ENTSTEHUNG, ERKENNUNG UND BEHANDLUNG INNERER KRANKHEITEN

VON

Dr. LUDOLF KREHL

PROFESSOR IN HEIDELBERG

ERSTER BAND

DIE ENTSTEHUNG INNERER KRANKHEITEN:

PATHOLOGISCHE PHYSIOLOGIE

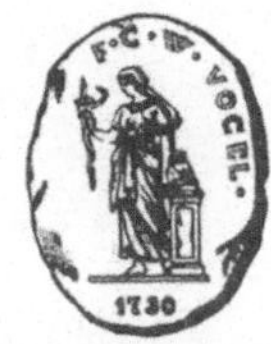

1 9 3 2

VERLAG VON F. C. W. VOGEL IN BERLIN

PATHOLOGISCHE PHYSIOLOGIE

VON

Dr. LUDOLF KREHL

14. AUFLAGE

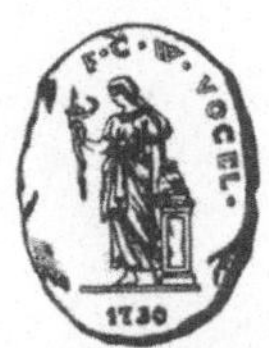

1932

VERLAG VON F. C. W. VOGEL IN BERLIN

ISBN-13: 978-3-642-89064-2   e-ISBN-13: 978-3-642-90920-7
DOI: 10.1007/978-3-642-90920-7

Vorwort zur dreizehnten Auflage.

Ich versuche, die bei Entstehung, Erkennung und Behandlung innerer Krankheiten ablaufenden Vorgänge darzustellen. Im ersten Bande bringe ich die Entstehung der Krankheiten und das, was bei ihnen im Organismus vor sich geht, man pflegt es unter den Begriffen der Pathogenese und pathologischen Physiologie zusammenzufassen. Im zweiten hoffe ich, wenn ich Kraft behalte, die allgemeinen Grundsätze der Erkennung und Behandlung innerer Krankheiten vorlegen zu können. Auf das krankhafte Geschehen am Menschen muß ich mich beschränken. Eine vergleichende Betrachtung, die zum mindesten die höheren Tiere, am besten auch die niederen und die Pflanzen umfaßte, wäre vorzuziehen. Denn allen gemeinsam ist das Lebendige, und die Tiefen des Lebendigen werden durch nichts besser erhellt als durch seine Betrachtung unter verschiedenen Formen und Bedingungen der Erscheinungen. Das ist ja auch der Grund, daß Physiologie und Pathologie letzten Endes zusammengehören, denn in ihnen erleben wir verschiedene Äußerungen des gleichen Grundvorgangs. Meine Beschränkung auf die krankhaften Erscheinungen am Menschen hat einmal äußere Gründe. Eine vergleichende Pathologie gibt es nicht. Wahrscheinlich würde man schließlich in der Literatur eine Reihe brauchbarer Angaben finden. Aber eine Darstellung? Ich würde sie nicht wagen können. Wir müssen den Gedanken ins Auge fassen, solche Untersuchungen anzufangen.

Völlig von den Vorgängen am Tier abzusehen, ist weder beabsichtigt noch möglich. Möglich ist es deswegen nicht, weil ein erheblicher Teil der Unterlagen, von denen wir ausgehen müssen, am Tier gewonnen ist. Die Betrachtung aller krankhaften Vorgänge muß in Beziehung gesetzt werden zu den normalen. Eine Normalphysiologie des Menschen fehlt leider noch. Die Physiologie berücksichtigt zwar einzelne Tatsachen, die wir vom Menschen her kennen, im wesentlichen aber ist sie aufgebaut auf Beobachtungen an Tieren. Damit tritt die theoretische Pathologie von selbst in Beziehung zu den Vorgängen beim Tier. Um so mehr ist das der Fall, als jede erklärende Naturwissenschaft, um Vorgänge unter einfachen und klaren Bedingungen zu sehen, sich des Versuchs bedienen muß. Entsprechend der Experimentalphysiologie entstand so zuerst durch französische Forscher, MAGENDIE und CLAUDE BERNARD, eine Experimentalpathologie, die bei uns dann in TRAUBE, COHNHEIM, NAUNYN und seinen Schülern, in v. MERING und MINKOWSKI ihre klassischen Vertreter fand. Niemand kann verkennen, was die deutsche Pathologie diesen Forschern verdankt: die von ihnen gefundenen Tatsachen, die Grundsätze ihrer Gedankenrichtung und ihrer Experimentierkunst werden von jeder theoretischen Pathologie der Zukunft nicht nur hochgehalten, sondern immer von neuem zur Aufklärung der krankhaften Vorgänge benutzt werden.

Indessen wir dürfen uns dem nicht verschließen: die krankhaften Vorgänge am Menschen sind so außerordentlich verwickelt, daß wir, wie auch oft betont wurde, im höchsten Maße vorsichtig sein müssen, sie allein aus den einfachen und künstlichen, oft zu einfachen und zu künstlichen Verhältnissen des Tierversuchs abzuleiten. Also das letzte für das Verständnis einer pathologischen

Physiologie des Menschen wird allein schon aus diesem Grunde immer die Beobachtung des kranken Menschen sein müssen unter Heranziehung aller genauesten Methoden, soweit man sie, ohne zu schaden, am Menschen verwenden kann. Es war ein großer Fortschritt für die Entwicklung der pathologischen Physiologie, als namentlich unter dem Einflusse Naunyns die Bedeutung der Klinik neben der alten Form der experimentellen Pathologie für die Auflösung des krankhaften Geschehens hervortrat.

Und für mich ist das der zweite, der innere Grund für die Beschränkung auf die Darstellung der krankhaften Vorgänge am Menschen. Ich bin Arzt, und für den Arzt ist der Mensch alles. Seine Erkrankungen und ihr Verständnis ist etwas für sich, wie es immer etwas Besonderes ist, wenn der Mensch als Ganzes zum Vorwurfe der Forschung dient. Da kann man nicht mehr fragen, gehört eben diese Erforschung zu der Naturwissenschaft, zur Biologie, zu den Geisteswissenschaften? Sie braucht sie alle, sie steht zu allen in Beziehung, ja ist in mehr als einer Hinsicht auf sie begründet, sie muß sie verstehen — aber sie geht in keiner von ihnen auf, weil etwas Besonderes, ihr Eigenartiges und in ihrem Wesen Begründetes hinzukommt. Das Problem des kranken Menschen erschöpft sich nicht in objektiver Betrachtung. Gewiß ist sie auch das, und in dem Sinne, daß sie z. B. für die Erforschung chemischer und physikalischer Prozesse, die im Organismus ablaufen, natürlich die Methoden und Anschauungen der Chemie und Physik braucht, sogar im strengsten Sinne braucht, kann man sie eine angewandte Wissenschaft nennen. Sie ist aber noch mehr. Denn in dem Maße, wie sich der Gegenstand der belebten Natur von dem der unbelebten durch die Autonomie, die das Leben charakterisiert, unterscheidet, in diesem Maße stellt die Erforschung des kranken Menschen etwas grundsätzlich anderes dar als die der übrigen lebenden Wesen. Sie bedeutet etwas für sich, indem der kranke Mensch die gleiche schaffende Welt ist, wie der Beobachter, der Arzt. Der Mensch vermag seine Krankheitsvorgänge zu gestalten durch seinen körperlichen und seelischen, am besten gesagt, menschlichen Einfluß auf eben diese Vorgänge. Und er ist nicht nur Objekt, sondern stets zugleich Subjekt: das ist es, was die nie sich erschöpfende Vielseitigkeit der krankhaften Vorgänge am Menschen erzeugt. Jeder Kranke bietet Erscheinungen, die nie da waren und nie wiederkommen werden in Bedingtheit und Gestaltung, damit aber auch in der Entstehung der pathologischen Prozesse. Und weil der Kranke nicht nur Objekt ist, sondern stets auch Subjekt, besteht zugleich von seiner Seite eine Reaktion auf den Beobachter. Wegen der genannten Vorgänge erfordert die Darlegung der am kranken Menschen ablaufenden Prozesse eigenartige Betrachtungsformen, die zu den in der unbelebten und belebten Natur notwendigen, sie umfassend, als etwas Neues hinzukommen. Das ist aber das Zeichen einer eigenen Wissenschaft.

Heidelberg, Oktober 1929.   **L. Krehl.**

Vorwort zur vierzehnten Auflage.

Ich habe im Texte nach Kräften nachgetragen und zu bessern gesucht, eine Reihe Stellen auch neu geschrieben. Wie sehr alles hinter dem mir vorschwebenden Ideal zurückbleibt, weiß keiner besser als ich. Aber niemand kann mehr geben, als ihm gegeben ist. Das Buch will genommen sein in fester Beziehung zum zweiten und dritten Teil der Erkennung und Behandlung innerer Krankheiten. Ich arbeite mit aller Kraft an dem Versuch einer Darstellung der Therapie.

Heidelberg, Dezember 1931.   **L. Krehl.**

Inhaltsverzeichnis.

1. Endogene Krankheiten und Konstitution.

Ein Gebiet des Naturgeschehens systematisch anschauen bedeutet im wesentlichen: das, was geschieht und was man sieht, unter einige wenige Kategorien des menschlichen Verstands aufnehmen. Vielmehr noch heißt, da unsere verstandesmäßigen Klassifizierungen die Mannigfaltigkeit der Natur nie zu erschöpfen vermögen, die Systematisierung von Naturvorgängen: sie beugen unter unsere eignen dürftigen Begriffe.

So hat sich jede Betrachtung der Ursachen und Entstehung der Krankheiten um die beiden Pole gedreht: was schädigt den Organismus von außen und was schädigt ihn dadurch, daß die Vorgänge in seinem Innern von sich aus fehlerhaft verlaufen. Diese Form der Betrachtung ist gleichsam natürlich gegeben. Denn der Mensch lebt als selbstherrliche eigne Welt in einer Welt, die, von ihm unabhängig, doch durch zahllose Fäden nicht nur mit ihm verbunden ist, sondern durch diese Fäden auf ihn einwirkt. Wenn Kranksein charakterisiert ist durch bestimmten Ablauf bestimmter Vorgänge im Organismus, so ist es natürlich ganz gebunden an diesen selbst, und dieser ist gebunden an die Umwelt. Da haben wir jene Betrachtungsform von selbst. Aber in Wirklichkeit liegt die ganze Angelegenheit doch viel weniger einfach.

Versucht man von dem alten Schema auszugehen: äußere Krankheitsursachen, innere Krankheitsursachen, so ist eins von vornherein klar und unbestreitbar: Krankheit ist ein Vorgang am Organismus. Der Organismus, sein Zustand, die Art seiner Funktionen, seine Beschaffenheit, seine Art zu reagieren ist nicht nur von Bedeutung für die Krankheit, sondern ist das erste, das, was in ihrem Mittelpunkte steht.

Ich möchte fast erinnern an die Betrachtungen der Philosophie über die Außen- und Innenwelt. So, wie die entdeckungsfrohe, von Erfolg zu Erfolg vorwärtsschreitende Naturwissenschaft für die Auffassung des Verhältnisses der Erscheinungen in Gefahr war, die Bedeutung der anschauenden Persönlichkeit zu vergessen, so hat die stürmisch sich entwickelnde Erforschung der belebten Krankheitserreger wohl nicht immer ausreichend berücksichtigt, daß diese nur wirksam werden, wenn sie innerhalb des Organismus ihr Leben entfalten, und daß dann alles davon abhängt, in welchem Umfange und in welcher Weise sie das tun können und tun. Aber so bös und so einseitig, wie ihnen von der andern Seite vorgeworfen wurde, waren die großen Bakteriologen jedenfalls nicht. Die Frage nach den Beziehungen der äußern und innern Krankheitsursachen, die zu den schwierigsten gehört, wurde eben nicht ruhig untersucht, sondern vielfach dogmatisch statuiert. Die Vorgänge, die dem Kranksein zugrunde liegen, sind Lebensvorgänge, sie gehören also mit dem, was wir normales Leben zu nennen pflegen, untrennbar, ja ohne jede scharfe Grenze zusammen. Denn ob ein bestimmter Prozeß zum einen oder andern gerechnet wird, hängt für die Theorie nur ab von der Form, den Grundsätzen und den Absichten der menschlichen Betrachtung, ist also durchaus konventioneller Natur, ist Sache der Definition der Krankheit.

Der Mensch lebt, wirkt und schafft inmitten einer Umwelt, auf die er tausendfache Einwirkungen ausübt, und von der er tausendfache Einwirkungen erfährt in jeder Sekunde seines Lebens. Die Art, wie sich diese Einwirkungen in seinen Verrichtungen und seinem Zustand äußern, charakterisieren sein Leben.

Dieses Gegenverhältnis zur Außenwelt ist nun bei dem Menschen etwas äußerst Verwickeltes. Es ist gewiß dadurch charakterisiert, wie, ich möchte sagen, das rein Naturhafte im Menschen reagiert. Aber doch nur auf der einen Seite rein passiv reagiert. Denn hier kommt doch schon, untrennbar mit dem Körperlichen verbunden, — nur die unlösliche Vereinigung beider charakterisiert ja den einzelnen Menschen — das Seelische hinzu. Seine Reaktion auf die Ereignisse der Umwelt ist in weitem Ausmaß davon abhängig, wie der Mensch reagieren will. Das schon hat er, natürlich innerhalb von Grenzen, in der Hand. Und wenn wir dann noch dazu nehmen, daß er bewußt und unbewußt, jedenfalls seelisch, seinen Körper und seine Verrichtungen beeinflussen kann, daß es doch in mehr als einer Hinsicht von seinem Willen, seinen Anschauungen, seinen Gewohnheiten, also wiederum von seinen seelischen Fähigkeiten abhängt, ob er sich bestimmten Umständen der Umwelt aussetzt und wie er das tut, so ermessen wir die enorme Verwicklung dieser Verhältnisse.

Dem entspricht auch die Klassifizierung oder Rangierung der Krankheitsursachen. Wir brauchen auf die erkenntnistheoretische Erörterung über Haupt- und Nebenursachen, über zureichenden Grund und über die Ersetzung des Ursachenbegriffs durch den Konditionalismus nicht einzugehen, denn hier kommt es nur auf eine Schilderung der Tatsachen an. Für jeden, der ärztlich zu tun hat, erweisen diese aber, daß die Entstehung eines Krankheitszustands, von verschwindenden Ausnahmen abgesehen, kaum je eindeutig von einem Gesichtspunkt aus zu erklären ist. Selbst in den verhältnismäßig klaren Fällen äußerer Krankheitsursachen kommt es immer auf verwickelte Verhältnisse ihrer Beziehung zum Organismus an — es sei denn z. B., daß ein zusammenstürzendes Haus einen Menschen zertrümmert oder verletzt. Das ganz Gewöhnliche ist für den Kranken vielmehr: das Zusammentreffen bestimmter Umstände hat den bestimmten Ablauf bestimmter Vorgänge in seinem Organismus zur Folge. Zu diesen gehören die krankhaften.

Die Aufgabe unserer Darlegung ist, diese verschiedenen Umstände in ihrer Beziehung zueinander und in ihrer Bedeutung für das, was geschieht, sorgfältig abzuwägen.

Jede Betrachtung hat also davon auszugehen, was der Mensch ist. Zunächst ist er das Ergebnis seiner Ahnen, und das ist er ganz unabhängig von allen Einflüssen des Lebens auf ihn selbst. Wir untersuchen also; was gibt es für Krankheiten und Funktionsanomalien, die nur auf eine fehlerhafte Anlage zurückzuführen, mithin Folge einer eigenartigen Erbmasse sind („idiotypische Krankheiten"[1])?

In diesen Fällen muß man annehmen, daß die morphologische oder funktionelle Grundlage der Krankheit in der Erbmasse einmal entstanden ist. „Von selbst", jedenfalls aus vorerst unbekannten Gründen entsteht sie: durch Idiovariation (Mutation), wie man zu sagen pflegt[2]. Die experimentelle Biologie hat durch sehr interessante Versuche in einer Reihe von Fällen Analoga zu einer übertragbaren Veränderung der Erbmasse geschaffen.

Durch das veränderte Idioplasma wird in den zunächst zu erörternden Fällen gleichsam — ich wage den Ausdruck, obwohl ich mir nicht verhehle, wie er anstoßen kann — die Krankheit selbst übertragen. Wir müssen in diesem Idioplasma irgendwelche chemisch-morphologische Anomalien vermuten; in einzelnen Fällen ist die Vererbungslehre sogar so kühn, von Störungen durch Fehlen bestimmter Gene oder Chromomeren zu sprechen. Daraus folgt in dem sich entwickelnden Organismus einer Anzahl von Kindern mit furchtbarer Notwendigkeit eine abwegige Gestaltung und Funktion, die wir eben als Krankheit bezeichnen. Und diese Funktionsstörung tritt ein, ohne daß irgendeine andere oder weitere Ursache hinzutreten muß, als die genannte Veränderung der Erbstücke: Welcher Art diese sei, darüber müssen wir uns für den kranken Menschen vorerst jedes Urteils enthalten, weil am Kranken doch noch alle Unterlagen und Möglichkeiten für eine Anschauung fehlen.

Hierher gehören von den von uns zu besprechenden Krankheiten z. B. Hämophilie, Alkaptonurie und Cystinurie, Myotonie, Dystrophia musculorum, hämolytische Konstitution. Außerdem gibt es Stammbäume für Diabetes mellitus, Diabetes insipidus, Huntingtonsche Chorea, und eine Reihe idiotypischer zerebraler und spinaler Erkrankungen, z. B. solcher nach der Art der FRIEDREICHschen Krankheit. Das sind Beispiele, eine vollständige Anführung der hierher gehörigen Zustände ist nicht beabsichtigt.

Klinisch ist charakteristisch, daß die Funktionsanomalie frühzeitig auftritt und in manchen Fällen im wesentlichen unverändert bleibt. Das ergibt sich mit Notwendigkeit aus dem fehlerhaften Zustande des Idioplasma.

Indessen ist schon hier keineswegs alles geklärt. Als Typen solcher Krankheiten kann man Hämophilie und Myotonie ansehen. Die Myotonie z. B. soll sich nach den Angaben guter Neurologen öfters erst gegen die Pubertät hin geltend machen. Das ist schwer verständlich. Und die Hämophilie soll gegen das 50. Jahr hin gewöhnlich aufhören Manifestationen zu machen, so daß kaum ein älterer Mensch an

---

[1] J. BAUER, Die konstitutionelle Disposition zu inneren Krankheiten. 3. Aufl. — Vgl. H. W. SIEMENS, Einführung in die allgemeine und spezielle Vererbungspathologie des Menschen. 2. Aufl. 1923. — BRUGSCH u. LEWY, Biologie der Person. Berlin 1926.
[2] O. NAEGELI, Allgemeine Konstitutionslehre 1927.

hämophilen Blutungen sterbe. Auch für diese merkwürdige Angabe wäre erst eine sichere Begründung durch registrierte Beobachtungen notwendig.

Wir werden sogleich noch weitere Eigenarten im Verlauf dieser Zustände kennenlernen. Aber das eine, was diese Fälle charakterisiert, daß die einzige Ursache in der fehlerhaften Bildung des Idioplasma liegt, daß jede andere Einwirkung fehlt und daß die krankhaften Erscheinungen mit der Notwendigkeit und in der Weise sich einstellen, wie sie die Vererbungswissenschaft aufzeigt, das alles tritt doch höchst eindrucksvoll hervor.

Durch eine Anzahl sorgfältiger Untersucher ist schon jetzt für eine größere Anzahl dieser Krankheiten der Erbgang nach MENDELschen Prinzipien klargestellt. Der Mendelismus ist ja zweifellos eine in der Natur weit verbreitete Form des Vererbungsgeschehens[1], und er ist auf die meisten der genannten Zustände — soviel kann man jetzt schon sagen — anwendbar, auch wenn man strengsten kritischen Maßstab an die Beobachtungen legt, und wenn man keinen Augenblick im unklaren bleibt über die enormen Unterschiede, die die Züchtung reiner Rassen an der Pflanze oder am niedern Tiere auf der einen Seite, die Mischnatur aller Menschen auf der andern Seite bietet.

Man hat, wie gesagt, in einzelnen Fällen auch die bestimmte Form des Erbgangs (der Idiophorie) schon festgesetzt. Aber hier rate ich doch noch zu großer Vorsicht, weil bei der Benutzung von Ahnenreihen, deren Gesundheitszustand natürlich nur anamnestisch festgestellt werden kann, klinisch vorerst noch zu vieles unklar bleibt. Das zeigt z. B. schon die Hämophilie, die neben der Hemeralopie als eine der am besten erforschten idiotypischen Krankheiten gilt. Man bezeichnete früher den Erbgang hier häufig als dominant. Die künftige Forschung muß erst noch feststellen, ob bei den weiblichen Mitgliedern hämophiler Familien echte Hämophilie sicher vorkommt. Das behaupten die einen, z. B. GRANDIDIER, und leugnen die meisten andern. In der großen Zusammenstellung von BULLOCH und FILDES[2] über 235 Stammbäume, findet sich kein einziger sicherer Fall von Hämophilie bei einer Frau! Auch ich konnte mich nicht davon überzeugen, daß es Frauen mit echter Hämophilie gibt. SCHLÖSSMANN bespricht in seinem großen Werke[3] die ganze höchst verwickelte Frage eingehend unter Berücksichtigung der jüngsten Literatur einschließlich des letzten sehr merkwürdigen Falls von MADLENER[4]. Augenblicklich läßt sich ein endgültiges Urteil noch nicht fällen. In den Gedankengängen wird meines Erachtens erbbiologischen Möglichkeiten oder Nichtmöglichkeiten allgemein ein zu großer Raum gegeben. Es kommt nicht darauf an, was gedanklich möglich ist, sondern was geschieht. Andrerseits sind auch die Beobachtungen nur sehr schwer zu ordnen, weil noch zu viele Grundlagen und sichere Kriterien fehlen. Wir wissen noch nicht genug vom Zustand des Blutes selbst und namentlich nicht vom Blute der Konduktoren und der andern Mitglieder hämophiler Familien. Wir können es deswegen noch nicht sicher abgrenzen gegen das bei einzelnen etwas anders gelagerten Fällen mit Blutungsneigung, wie sie beschrieben werden. Endlich sind Kranke, die den Betrachtungen über Vererbung zugrunde gelegt werden, oft überhaupt nicht eingehend klinisch untersucht. So beobachtet man bei Frauen aus Bluterfamilien häufig eine Neigung zu Blutungen[5], die klinisch anders zu werten ist, als die Hämophilie. Eine höchst eigenartige Tatsache,

---

[1] Über Einwände gegen seine universelle Bedeutung vgl. HERZ, Naturwiss. **11**, 833 (1923).
[2] In PEARSON, Treasury of human. Inheritance.
[3] SCHLÖSSMANN, Die Hämophilie. Stuttgart 1930, S. 180.
[4] MADLENER, Arch. Rassenbiol. **20**, 390.
[5] Vgl. NAEGELI, Blutkrankheiten. 4. Aufl., 365. 5. Aufl., 437; SCHLÖSSMANN l. c.

die erst noch geklärt werden muß durch eine weitere Untersuchung des Wesens dieser Blutungsneigung.

Die moderne Erblichkeitsforschung, die auf dem Standpunkt steht, daß nur männliche Mitglieder hämophiler Familien die Krankheit bekommen, bezeichnet den Erbgang jetzt als rezessiv-geschlechtsgebunden[1]. Mit Benutzung der neuen GOLDSCHMIDTschen Forschungen wurden schon höchst interessante Annahmen über die feineren morphologischen und funktionellen Seiten des Vererbungsvorgangs geäußert[2]. Aber natürlich sind das nur Vermutungen.

Bei all den genannten Krankheitszuständen werden also offenbar, so wie bei den bekannten erblichen Sehstörungen, z. B. der Hemeralopie und wie bei den Anomalien der Fingerentwicklung, veränderte Erbstücke, oder es wird das Fehlen bestimmter Stücke übertragen. Die Übertragung erfolgt dominant oder rezessiv. Manchmal findet, wie gesagt, eine geschlechtsgebundene (gynophore) Vererbung statt.

Ein hervorragender Fachmann auf dem Gebiete der Vererbungsforschung, PLATE, hat seine Auffassungen über den Erbgang bei menschlichen Krankheiten in seiner Vererbungslehre (Leipzig 1913) dargelegt[3]. Durch die Verschiedenheiten des Erbgangs sowie durch das so außerordentlich wechselnde Zusammentreffen der verschiedensten Arten von Menschen, sowie der Menschen mit den verschiedenen Formen der Anlage erklärt sich vieles Eigenartige in dem zunächst schwer verständlichen, oder manchmal auch scheinbar unverständlichen Auftreten vieler idiotypischer Krankheiten, ich möchte sagen des Wechsels von Gesunden und Kranken, des Fehlens der Krankheiten in mehreren Generationen. In der Vererbungswissenschaft ist alles noch im Flusse, in der klinischen Vererbungslehre alles im Anfang. Der Fortschritt wird hier davon abhängig sein, daß nach dem Vorgang von SIEMENS für die betreffenden Krankheiten genaue Familienregister angelegt werden, und daß in der ärztlichen Erblichkeitsforschung nur Männer sprechen, die die theoretischen Grundlagen beherrschen.

Auf weitere Einzelheiten einzugehen versage ich mir, weil ich selbst nicht mehr die Kenntnisse habe, diese verwickelten Fragen urteilsfähig zu erörtern. Deswegen kann ich auch hier weder eine Vollständigkeit der Betrachtung noch eine Auseinandersetzung mit der modernen Erblichkeitsforschung geben. Ich muß und will mich hier darauf beschränken an einigen klinischen Beispielen auf die Grundsätze dieser Vorgänge hinzuweisen, die mir für die innere Medizin in Betracht zu kommen scheinen.

Das bisher Gesagte gilt nur für einen Teil der bisher behandelten Fälle. Wie mir scheint für Hämophilie, Myotonie, Cystinurie, Alkaptonurie und die hämolytische Konstitution[4] ganz, für die andern Zustände jedenfalls nur zum Teil. Auch da bestehen wieder beträchtliche Unterschiede. Z. B. für den Diabetes insipidus und Diabetes mellitus ist diese Form der Idiophorie sicher ganz die Ausnahme. Die Ätiologie und Pathogenese des Diabetes mellitus ist viel häufiger eine ganz andere; davon wird später noch zu sprechen sein. Leider ist in der Klinik die eingehende, auf völliger Kenntnis der theoretischen Grund-

---

[1] SIEMENS, l. c. — Vgl. RIEBOLD, Med. Klin. **1913**. NAEGELI l. c.
[2] Z. B. BAUER, Dtsch. Z. Chir. **176**.   [3] PLATE, Arch. Rassenbiol. 8, 164.
[4] GÄNSSLEN, ZIPPERLEN, SCHÜZ, Arch. klin. Med. **146**, 1.

lagen beruhende erbbiologische Durchforschung der Krankheiten noch längst nicht
genügend anerkannt. Aber wir haben doch gute Anfänge[1]. Besonders auf die
Zwillingspathologie[2] hat man große Hoffnungen gesetzt. Sie kann auch wichtige
Ergebnisse haben, wenn ihre Erforschung umsichtig gehandhabt wird[3].

Äußerst verwickelt liegt alles bei vielen Fällen idiotypischer Nervenkrankheiten. Gewiß gibt es auch hier Verhältnisse und Stammbäume, die in der
besprochenen Hinsicht reinlich und klar sind[4].

Über den Erbgang bei Dystrophia musculorum progressiva liegen jetzt sehr eingehende Untersuchungen vor[5], und wenn auch die Forscher, die sich damit beschäftigten, vorerst noch nicht zu einer einheitlichen Auffassung kamen, so ist doch das
ganz sicher und von allen anerkannt, daß bei Muskeldystrophie klarere und be-
stimmtere Verhältnisse bestehen, als bei den meisten heredo-familiären Krankheiten des Nervensystems, bei denen oft eine ganze Reihe klinischer Eigenarten
vorkommt.

Daß die krankhaften Erscheinungen in diesen Fällen nicht immer von der
Kindheit an vorhanden sind, vielmehr öfters sich erst später zeigen, und bei
verschiedenen Geschwistern nicht immer zu gleicher Zeit auftreten, spricht nicht
gegen die Übertragung der Krankheit durch das Idioplasma. Denn wir müssen uns
die Aufeinanderfolge der Zellen eines Organs doch als einen genau abgestimmten
Vorgang von völlig unbekannter Form der Regelung denken. Das Ausfallen
von Generationen für die Entwicklung der Krankheit fällt in empirisch Bekanntes
und ist nach Mendels Befunden über rezessive Vererbung verständlich. Das
Auftreten von „Einzelfällen" dürfte wohl so zu erklären sein, daß sich familiär
vorausgehende Krankheiten unserer Kenntnis entzogen.

Die Verhältnisse des zeitlichen Auftretens idiotypischer Krankheiten werden
ja von manchen Vererbungsforschern nicht für wichtig angesehen. Aber ich
kann mich dem Eindruck nicht verschließen, daß hier doch bedeutsame Verhältnisse verborgen liegen können[6]. Einmal tritt die gleiche Krankheit in der gleichen
Sippe, also bei Geschwistern einer Sippe, in der Regel um die gleiche Zeit auf,
während der Beginn in verschiedenen Familien starken Schwankungen unterworfen ist. Zweifellos fängt oft die Krankheit bei den Deszendenten immer
früher an als bei den früheren Generationen. Und so wie die Krankheit früher
beginnt, wird sie mit ihrer Häufung in Generationen immer schwerer, wird
also für die Erhaltung der Sippe immer deletärer.

[1] Weitz, Klin. Wschr. 1926, Nr 54. — Gänsslen, Z. Abstammgslehre 54, 299. — Curtius,
Dtsch. Arch. klin. Med. 162, 194, 330. — Frhr. v. Verschuer, Münch. med. Wschr. 1931,
Nr 4.
[2] Vgl. Siemens, Die Zwillingspathologie. Berlin 1924. — v. Verschuer, Erg. inn.
Med. 31, 35; Ges. phys. Anthrop. VI. — Curtius u. Kornhaus, Z. Konstit.lehre 15, 229.
[3] Luxenburger, Nervenarzt 3, 385.
[4] Vgl. hier Kehrer, Erblichkeit und Nervenleiden. Berlin 1928. — Kehrer, Stern,
Sidler, Nervenarzt 2, H. 5 (1929). — Davidenkow, Z. Rassenbiol. 19, 102.
[5] Weitz, Dtsch. Z. Nervenheilk. 72, 143; 102, 209. — Diehl, Hansen und v. Ubisch,
Dtsch. Z. Nervenheilk. 99, 54. — Minkowski u. Sidler, Arch. Klaus-Stifg 3, 239.
[6] Vgl. Bremer, Arch. Psych. 66, 497.

Es erscheint ferner recht interessant, daß, wie Jendrassik hervorhebt[1],
die idiotypischen Erkrankungen des Hirns und Rückenmarks in ihrer Symptomatologie und das heißt in ihrer anatomischen Grundlage, wenigstens in feineren
Einzelheiten, wechseln. Das deutet doch hin auf individuelle Schwankungen
im Verhalten der allerkleinsten Teile des krankhaft veränderten Idioplasma,
vor allem Polymerie des Erbgangs. Es deutet das vielleicht hin auf die Bedeutung
weiterer Einflüsse, auf die wir nachher zu sprechen kommen. In der gleichen
Familie haben die Krankheitsbilder oft auffallende Ähnlichkeit untereinander,
ebenso wie die Krankheit in der gleichen Familie sich häufig annähernd um
die gleiche Zeit einstellt, während für beides in verschiedenen Familien Unterschiede bestehen. Alles das erinnert lebhaft an den familiären Verlauf von Infektionskrankheiten. Ob sich hier der Einfluß und die Bedeutung paratypischen
Geschehens auf eine abnorme Erbmasse erweist? Es würden sich dann Beziehungen zu der nächsten großen Krankheitsgruppe ergeben.

Weiter zeigt sich nun, daß die idiotypische Anlage primitiver und zusammenfassender Komplexe diesen noch eine wechselnde Entwicklungsmöglichkeit gewährt. Man hat nämlich, allerdings nur selten, gesehen[2], daß in der
gleichen Familie direkt verschiedene Typen dieser hereditären Krankheiten
zusammen vorkommen. Das erweist die nahe innere Verwandtschaft aller
dieser Zustände. Bei ihnen ist tatsächlich die Unregel Regel. Wir beobachten gerade bei den idiotypischen Nervenkrankheiten die größten Schwankungen sowohl im Krankheitsbild als auch in der Zeit und der Art der Entwicklung.

Während nach allem, was wir wissen, bei der Hämophilie und der Myotonia
congenita der krankhafte Zustand im wesentlichen als stationär angesehen
werden muß, sind die idiotypischen Nervenkrankheiten progressiver Natur.
Die nervösen Zellen und Fasern sind also vielleicht anfangs richtig gebildet
worden, allmählich aber verfallen sie, sei es durch die Schwäche ihrer eigenen
Struktur, sei es paratypisch; sogar die Edingerschen Aufbrauchgedanken
wurden hier herangezogen, wie mir scheint, nicht mit Recht. Auch echt äußere
Schädlichkeiten, wie z. B. schwere Infekte, werden von manchen verantwortlich
gemacht. Hier reichen für ein endgültiges Urteil die vorliegenden Beobachtungen[3]
noch nicht aus. Schwanken doch z. B. für die Friedreichsche Krankheit die
Angaben über die Bildung des Rückenmarks außerordentlich. In einzelnen
Fällen wurde, auch bei ganz frühzeitigem Tod, das Rückenmark dünn, zart
und schwach gefunden, halb so groß wie ein normales. In andern Fällen hielten
sich auch bei einem im ganzen schwachen Rückenmark die Stränge ausgezeichnet.
Und bei einer dritten Gruppe von Kranken entstanden in wohlgebildetem oder
schwachem Mark die schwersten Entartungen von Zellen und Fasern.

---

[1] Jendrassik, Lewandowskys Handb. d. Neurologie 2. — Über diese Fragen siehe
Kehrer, Stern, Sidler, l. c. — Lichtenstein und Knorr, Dtsch. Z. Nervenheilk. **114**, 1.
[2] Higier, Dtsch. Z. Nervenheilk. **9**, 1. — Curtius, Z. Neur. **126**, 209.
[3] Bing, Erg. inn. Med. **4**, 82.

Es weist hier also doch vieles auf die mögliche Bedeutung paratypischer Einflüsse hin, die in besonderer Weise wirksam werden, weil das Idioplasma idiotypisch an bestimmten Stellen oder in gewisser funktioneller Beziehung schwach, schlecht, widerstandsunfähig gebildet ist.

Die Erbanlage, das Idioplasma, wurde bisher als bestimmt charakterisiert vorausgesetzt, oder es traten in ihm aus unbekannten Gründen neue und vererbbare Eigenschaften ein. Bleibt nun die Summe der Lebenseinflüsse, die doch zum großen Teil Zellen und Gewebe eines Individuums mit Gefahren bedrohen, ja sie direkt schädigen können, ohne Einfluß auf das Keimplasma, also auf Zellen, deren Beschaffenheit mit dem gesamten Stoffwechsel und der Tätigkeit der inkretorischen Drüsen aller Voraussetzung nach doch in innigster Beziehung steht, und damit auf die Eigenschaften der nächsten Generation? Nach Meinung vieler Forscher allerdings. Aber es gibt doch andrerseits schöne Experimentalbeobachtungen an niedern Tieren, nach denen die Haltung eines Organismus unter bestimmten Umständen Nachkommen mit veränderten Eigenschaften geboren werden läßt. Diese Eigenschaften bilden sich ja häufig innerhalb weniger Generationen wieder zurück. Aber in anderen Fällen werden sie doch wohl erhalten.

Sollte eine jahrzehntelange Einwirkung von Giften, wie z. B. Alkohol, Blei, Quecksilber und vor allem das Gift der Syphilis alle oder fast alle Zellen des Organismus beeinflussen und nur gerade das Idioplasma unverändert lassen? Ärztlich wird man das kaum glauben wollen. Und in der Tat nehmen hervorragende Forscher, ich erinnere z. B. an Forel und Bumke, durch Alkohol und Syphilisgift allgemein gesagt eine Schädigung des Nachwuchses an[1].

Einmal in der Entstehung von Epilepsie, seelischen Minderwertigkeiten und Geisteskrankheiten wurde dieser Einfluß gesehen. In der Tat gibt es eine Reihe höchst eindrucksvoller Fälle, die in diesem Sinne sprechen. Aber im ganzen sind die zahlenmäßigen Unterlagen sicherer Beobachtung über eine Giftschädigung des Idioplasma doch noch recht gering. Man wird für ein sicheres Urteil auch hier noch Jahrzehnte warten müssen, bis die Beobachtungen, die jetzt allerorts eingehend angestellt werden, Früchte getragen haben. Und jedenfalls ist ein Mann wie O. Naegeli der Meinung, daß toxische Schädigungen der Nachkommenschaft in der Anlage sich in wenigen Generationen völlig zurückbilden. Immerhin teile ich ebenso wie mein verehrter Freund F. von Müller[2] die Auffassung, daß jedenfalls Alkohol und das Gift der Syphilis Keim- und Fruchtschädigungen hervorrufen können, die sich in dem Auftreten der obengenannten Erkrankungen, vor allem aber durch die Geburt elender, schwacher, mit allen möglichen Gebrechen behafteter und wenig lebensfähiger Kinder äußern. Aber — darin ist Siemens recht zu geben — Beweise für erworbene Schädigungen des Idioplasma liegen noch nicht vor. Ob und wieweit akute, während der Schwangerschaft die Mutter treffende Infekte auf die Nachkommen wirken, wäre noch zu untersuchen.

Sehen wir von den verhältnismäßig klaren Fällen ab, in denen die gleiche Krankheit sich in Generationen wiederholt, so wird die ganze Angelegenheit des

---

[1] Über diese Fragen, z. B. H. Hoffmann, Vererbung und Seelenleben 1922, S. 85. — Lenz, Menschliche Erblichkeitslehre 1921, S. 252. — Bumke, Kultur und Entartung. 2. Aufl.

[2] F. Müller, Nothnagel-Vorlesung. Med. Klin. **1924**, Nr 48/49.

„Erblichen“, also dessen, was der Mensch mit zur Welt bringt, außerordentlich verwickelt, sobald wir das große Heer der übrigen Krankheitszustände be trachten, unter dem Gesichtspunkt, wie weit „Erblichkeit“ als bedeutungsvoll gilt. Gilt! Denn hier wird die Verbreitung durch Vererbung ungefähr für alle Krankheiten behauptet, abgesehen von den augenfälligsten Infektionskrankheiten.

Wir wollen hier von einem Beispiel ausgehen, dem des Diabetes mellitus. Auch hier gibt es, wie gesagt, Fälle, in denen ganz nach Art der vorhergehenden Gruppe die Krankheit in Familien vorkommt, also vererbt wird[1], ja ich möchte mich dem kaum mehr verschließen, daß, wie es die moderne Erbforschung auch verlangt, der Diabetes letzten Endes überhaupt eine idiotypische Krankheit ist[2].

Dann beginnt sie schon im Kindesalter, ja sie kann bald nach der Geburt anfangen. Also: ich meine, daß hier grundsätzlich kaum etwas anders zu sein braucht, als bei der Hämophilie.

Man wird da auch gar nicht ablehnen können, daß etwas für die Entstehung der Krankheit Fundamentales vererbt werden kann nach Analogie der MENDEL-schen Grundsätze. Wir müssen nur die Art dieses „Fundamentalen“ erst einer Betrachtung unterziehen. Bei der Hämophilie liegt das Fehlen eines Zellstoffs, bei Alkapton- und Cystinurie die Abartung eines chemischen Vorgangs, bei FRIEDREICHscher Krankheit Entartung an bestimmten Zellen des Zentralnervensystems zugrunde. Diese Form des direkt erblichen Diabetes könnte auf eine mangelhafte Verrichtung der LANGERHANSschen Inseln zurückzuführen sein. Wahrscheinlich ist es in der Tat so bei den, ich möchte sagen, einfachen schweren Fällen von familiärem Diabetes, bei denen die Krankheit mit furchtbarer Folgerichtigkeit und in immer früherem Alter und immer schwerer bei den Deszendenten auftritt. Das sind aber glücklicherweise doch recht seltene Fälle.

Damit ist also die Frage der Erblichkeit bei dem Diabetiker keineswegs erschöpft. Ganz abgesehen davon, ob man den Diabetes überhaupt als eine einheitliche Erkrankung ansehen soll, — ich persönlich tue das nicht — muß man jedenfalls anerkennen, daß Diabetes bei Erkrankung der verschiedensten Organe vorkommt. NAUNYN legt das in seinem Meisterwerk[3] ausführlich und klar da. Wollte man dann noch einen einheitlichen Angriffspunkt retten, so müßten wir ihn in das Pankreas verlegen und durch mangelhaften Zustrom des Inkrets der Inselzellen zum einzelnen Organ dann die Störung entstehen lassen. Man führt den Diabetes in der Regel auf eine „Schwäche des Zuckerstoffwechsels“ zurück und legt der Entwicklung der Krankheit eine „Anlage“ zu dieser Schwäche zugrunde.

In der Tat kennen wir diese „Schwäche“ in allen Übergängen von den Grenzen der Norm bis zum schwersten Diabetes. Und wir sehen die Wirksamkeit der

---

[1] Vgl. z. B. UMBER, Ernährung und Stoffwechselkrankheiten. 3. Aufl. — v. NOORDEN und ISAAC, Die Zuckerkrankheit. 8. Aufl. — GROBER, Arch. Rassenbiol. **1**, 664. — E. GRAFE, Krankheiten des Stoffwechsels. 1931.

[2] Vgl. FINKE, Z. klin. Med. **114**, 713 (UMBER).

[3] NAUNYN, Der Diabetes mellitus. 2. Aufl. 1906.

familiären Anlage bei den verschiedensten Anlässen, z. B. die Arteriosklerose des Pankreas führt zum Diabetes bei bestehender Anlage zum Diabetes. Ebenso vielleicht bei bestehender Anlage der übermäßige gewohnheitsmäßige Genuß von Kohlehydraten. Dazu passen ALLENS Beobachtungen. In solchen Fällen würde also die Anlage gleichsam manifestiert werden durch äußere Einwirkungen.

Gerade für den Glykogen- und Zuckerumsatz in der Leber und die aus ihren Störungen erfolgenden Diabetesformen dürfte die Anlage von besonderer Bedeutung sein.

In seiner Erbmasse hätte dann der Diabetiker die „Anlage" zur Schwäche des Zuckerstoffwechsels, d. h. zum Diabetes, sie wird vererbt und dürfte etwa bei 20%, vielleicht bei einer größeren Anzahl von Diabetikern der Entwicklung der Krankheit zugrunde liegen.

Diese „Anlage" ist doch nun etwas ganz anderes, als das, was im vorausgehenden Abschnitt vererbt wurde. Dort etwas relativ Klares, man kann vergleichsweise sagen Einfaches. Hier etwas für unsere gegenwärtigen Anschauungen Nebelhaftes, Verschwommenes, etwas Dynamisches, ein „Vermögen". Aber allerdings müssen wir uns erinnern, daß in der Regel nicht eine Eigenschaft vererbt wird, sondern die Reaktionsform.

Über diese Anlage und ihre Entwicklung ist noch viel zu sagen. Einmal gilt bei den Vorläufern als Zeichen der Anlage zum Diabetes nicht nur dieser selbst als bedeutungsvoll, sondern ebenso die Gicht und die Fettleibigkeit, das, was die französischen Ärzte als „famille nevro-pathique" bezeichnen. Gicht und Fettleibigkeit kommen nicht selten mit dem Diabetes zusammen vor; das hängt vielleicht auch mit gewohnheitsmäßig zu reichlichem Essen zusammen. Besonders wichtig ist die Beziehung des Diabetes zur Fettleibigkeit. Darüber gibt es eine große Reihe von Vermutungen[1]. Ebenso treten diese Krankheiten als seine Vorläufer auf. Eine Beziehung der drei Krankheiten untereinander könnte man sich durch die Leberzelle vermittelt vorstellen: sie beherrscht unter Führung des Nervensystems und des Inkrets der Inselzellen sicher den Stoffwechsel des Zuckers und des Fetts. Es würde keine grundsätzlichen Hindernisse geben, ihr auch die Verwaltung der Purinkörper zuzusprechen, ganz abgesehen davon, daß wir nicht einmal mit Sicherheit wissen, ob sich das Wesentliche der Gicht in den Purinkörpern erschöpft.

Freilich ist das nur eine Vermutung. Der „nervöse" Diabetes[2] würde sich, da der Leberstoffwechsel vom Nervensystem beherrscht wird, in den Ring aufnehmen lassen — auch ich stehe dem „nervösen" Diabetes mehr als skeptisch gegenüber. Aber die Schwierigkeit liegt darin, daß wir so doch immer wieder auf ein Organ kommen, hier die Leber, so wie oben auf das Pankreas, während der „Zuckerstoffwechsel", dessen Schwäche den Diabetes darstellt, auf eine Anzahl von Geweben verteilt ist, jedenfalls auf Pankreas, Leber, Muskeln. Dazu kämen noch die endokrinen Drüsen. In der Tat nehmen wir, wie gesagt, Entstehung des Diabetes bei verschiedenen Organerkrankungen an. Aber allerdings ließe sich schließlich auch die

---

[1] Vgl. FINKE, l. c. Auch Abschnitt Diabetes.
[2] Vgl. v. NOORDEN u. ISAAC, Die Zuckerkrankheit. 8. Aufl., S. 93.

Annahme verteidigen, daß die Störung letzten Endes immer auf das Pankreas zurückgeht, sei es mit, sei es ohne Nervensystem.

Gewiß ist es mit der Vorstellbarkeit von Erbstücken, noch dazu von krankhaft veränderten, an sich eine heikle Sache. Aber man findet, soviel ich sehe, doch weniger Schwierigkeiten, wenn sie sich beziehen soll auf die Anlage der Finger oder der Pankreaszellen, als wenn sie sich erstrecken soll auf den über viele Gewebe verbreiteten Zuckerstoffwechsel. Oder — dieser Vorgang ist beim Diabetes viel mehr organologisch lokalisiert, als wir bisher anzunehmen geneigt sind. Es wird zwar von den Inselzellen gleichsam verbreitet. Aber diese wirken doch durch und an andern Zellen, in verschiedenen Fällen an verschiedenen Organen, je nachdem deren Zellen selbst wieder besondere krankfhafte Eigenschaften aufweisen. Schließlich siegt auch hier wieder MORGAGNI. Aber doch in ganz anderer Form als bei den einfachen idiotypischen Krankheiten.

Diese Anlage — und das ist ein weiterer Unterschied gegen die erste Gruppe — ist nun auf der einen Seite doch nur in einer verhältnismäßig geringen Anzahl von Fällen nachweisbar. Gerade bei den Fällen von „reinem" Diabetes fehlt meines Erachtens der Nachweis der Anlage nicht selten. Allerdings möchte ich ein solches Urteil mit jedem Jahre meines Lebens zurückhaltender und scheuer aussprechen[1]. Denn ganz offen gesagt: Unsere ohne besondere erbbiologische Bildung abgegebenen klinischen Urteile sind zu schlecht. Demgegenüber hebt NAUNYN für diese Fälle die Bedeutung psychisch-nervöser Einwirkungen hervor; in der Regel fehlen meines Erachtens auch diese. Das zusammengehalten damit, daß auf der andern Seite sehr häufig trotz einer zu vermutenden Anlage Diabetes nicht eintritt, weist doch mit Nachdruck hin, daß vor allem noch irgendwelche andere, jedenfalls paratypische Ursachen für die Entstehung des Diabetes Bedeutung haben. Wir müssen mithin für die Entstehung des Diabetes mit folgenden Tatsachen rechnen:

1. Der Diabetes entsteht auf angeborner Grundlage im Sinne der Erörterungen des vorausgehenden Abschnitts.

2. Eine Anlage zum Diabetes ist angeboren. Er entsteht auf Grund dieser Anlage aus bekannter Veranlassung, z. B. Zirrhose der Leber oder des Pankreas, Sklerose der Pankreasgefäße oder häufiger ohne zur Zeit bekannte Veranlassung.

3. Der Diabetes entsteht ohne Anlage aus äußern Gründen. Die Ursache ist dann in einzelnen Fällen klar, z. B. wenn das Pankreas durch eine schwere Verletzung geschädigt ist. Aber das ist sehr selten. Meist kennen wir die Ursache nicht; hierher gehört die große Mehrzahl der Fälle von „reinem" Diabetes.

Denn wenn man von ihnen sagt: es ist ein Pankreas (Insel-) Diabetes, so ist das, nach der Funktion gesagt, biochemisch richtig. Recht häufig sind auch anatomische Veränderungen des Pankreas vorhanden[2]. Aber weder steht ihre Stärke und Ausdehnung in einem Verhältnis zum Diabetes, noch ist das Vorhandensein stets mit Diabetes verbunden, noch wissen wir etwas allgemein Gültiges über

---

[1] Vgl. FINKE, l. c.

[2] Vgl. C. SEYFARTH, Neue Beiträge zur Kenntnis der Langerhansschen Inseln usw. Jena: Fischer 1920 (Marchands Institut). — HERXHEIMER, Hirsch, Handb. d. innern Sekretion 1. — WEICHSELBAUM-KRAUS, in Henke-Lubarsch Handb. 5, II.

ihre Ursachen. Wir können im Verständnis der Entstehung des Diabetes nur weiter kommen, wenn in jedem einzelnen Falle Ätiologie und Pathogenese genau festgestellt und in Beziehung gesetzt wird zu den anatomischen Veränderungen.

Mit einigen Worten möchte ich noch auf die Gicht eingehen. Sie kommt, wie gesagt, mit dem Diabetes zusammen und weiter in erblicher Abhängigkeit mit ihm und der Fettleibigkeit vor. Sie entsteht sehr häufig — soweit sich das beurteilen läßt in mehr als der Hälfte der Fälle — direkt vererbt. Bei bestehender Anlage tragen übermäßiges Essen, namentlich von Fleisch, faules Leben und Alkoholgenuß sicher zur Entwicklung der gichtischen Erscheinungen bei.

Ob diese Eigenarten der Lebensweise aber auch ohne erbliche Anlage Gicht erzeugen, erscheint mir äußerst zweifelhaft, während allerdings ein so ausgezeichneter Forscher wie MINKOWSKI das annimmt[1]. Auf der andern Seite kann Gicht rein exogen, nämlich durch chronische Bleivergiftung entstehen, und, soviel ich sehe — allerdings ist diese Frage auf Grund der Beobachtungen noch nicht einwurfsfrei zu entscheiden — dann auch ohne erbliche Anlage. Nach Ansicht mancher Kliniker führt die Bleiintoxikation besonders dann zur Gicht, wenn sie mit reichlichem Essen (MINKOWSKI) oder mit starkem Alkoholgenuß (STRÜMPELL) verbunden ist. Im ganzen doch recht viel Ähnliches wie bei Diabetes!

Der Diabetes ist ja für unsere ganze Erörterung nur ein Beispiel. Dieses Beispiel bringt uns mit den großen Fragen zusammen, die für die Mehrzahl der Krankheiten Ätiologie und Pathogenese beherrschen. Das Eintreten, der Verlauf und das Ende der meisten Krankheiten ist beherrscht auf der einen Seite durch den gesamten (körperlichen und seelischen) Zustand, mit dem der Kranke in die Krankheit eintritt, das, was man gemeinhin seine Konstitution nennt, auf der andern durch die sogenannten (vielfach von außen kommenden) Krankheitsursachen. Ist die Krankheit das, was sich am Körper unter dem Einfluß dieser Einwirkung abspielt, so wird ihr Verlauf dargestellt durch das Verhältnis der beiden Reihen von Lebensvorgängen.

Wir sprachen bisher von Erbstück und Anlage als den Dingen, die der Mensch mit seinem Idioplasma von den Vorfahren übernimmt. Das Erbstück zeigt sich an durch das Auftreten von Krankheitserscheinungen in einer gegebenen, und zwar variabeln Zeit.

Wie wir schon sagten, sind morphologische oder dynamische Vorstellungen über eine mögliche Form solcher Erbstücke am kranken Menschen vorerst nicht möglich. Jedenfalls würden sie rein spekulativer Natur sein. Ja, es schwindelt einem fast vor der Möglichkeit solcher Vorstellungen, noch dazu, wenn die Symptome sich erst nach ungezählten Generationen von Zellen entwickeln und wenn sie naturnotwendig „von selbst“, d. h. nur auf Grund der Erbverfassung ohne Hinzutreten weiterer Veranlassungen sich einstellen.

Man kann also das, was wir in der vorausgehenden Gruppierung Erbstück, und das, was wir Anlage nannten, nicht grundsätzlich trennen; das ist hier, wenn

---

[1] Die Gicht. Nothnagels Handb. 7, II (1903).

wir sie auch getrennt besprachen, damit nicht beabsichtigt. Wir wollten nur so sagen: bei manchen Zuständen scheint allein die fehlerhafte Erbmasse Krankheitserscheinungen im Gefolge zu haben, bei andern — und das ist sicher die große Mehrzahl — wird vererbt nur eine Anlage, die unter bestimmten paratypischen Zuständen zum Erkranken führt. Ich möchte die Unterscheidung dieser beiden Gruppen keinesfalls dogmatisch fassen; sie soll nur sagen, daß mir in der Art, wie erbliche Krankheiten sich entwickeln und auftreten, gewisse Unterschiede bemerkbar sind.

In die Krankheit ein tritt der Organismus nun nie allein mit den Eigenschaften seiner Erbmasse oder Anlage, es sei denn, daß er im Uterus oder unmittelbar nach der Geburt krank wird. Geschieht das später, so haben immer schon weitere Einwirkungen von größter Zahl und der allerverschiedensten Art stattgefunden: die Darmflora ändert sich, die Tätigkeit der Nerven und Muskeln übt sich, in den Organismus dringen von Lungen und Darm aus die verschiedensten morphologischen und chemischen Stoffe ein, ungeformte Teile wie Staub und Kohle sowohl als Mikrobien. Diese verändern das biologische (also das chemische oder physikalische) Verhalten aller Zellen, wie wir aus v. Pirquets Allergie mit Sicherheit wissen. Gifte dringen in den Körper ein und gestalten wiederum alle Zellen um oder wenigstens die Zellen vieler Organe.

Das sind nur Beispiele und es soll nicht mehr sein. Wer wollte aber in einer kurzen Darstellung alle Möglichkeiten des Lebens erschöpfen! Wer könnte alles das zusammentragen, was, namentlich im sog. Kulturzustand auf den Menschen einwirkt, unablässig auf ihn einwirkt und ihn dadurch zu einem anderen macht, als er vorher war?

Hier kommt es darauf an hervorzuheben, daß wir viel zu wenig mit der nachhaltigen, nicht selten dauernden Wirkung dessen rechnen, was an einem Organismus geschah, was über ihn hereinbrach. Wer von uns ist aus diesem Kriege nicht seelisch anders hervorgegangen als er vorher war? Und unsere Körperzellen sollten durch alle die Einwirkungen des Lebens nicht verändert sein?

Im Gegenteil: auch körperlich bilden wir uns dauernd um. Der Mensch wird seelisch und körperlich täglich ein anderer durch die Interferenz seiner Erbanlage und der Einflüsse des Lebens. Das, was er so ist, aus diesen beiden Wurzeln seines Lebens geworden ist, bezeichnet die alte Klinik als seine Konstitution. Mit ihr und in ihr ist er in jedem Augenblick den weiteren Einwirkungen des Lebens ausgesetzt, also auch den Schädigungen, die zur Entstehung der Krankheit führen können. Vom Verhältnis zwischen Konstitution und Krankheitsursache hängt, wie gesagt, alles Weitere des Krankseins ab.

Wir bezeichnen also in Übereinstimmung mit Martius, v. Pfaundler und Brugsch[1] sowie mit den Begriffen der alten Klinik als Konstitution die gesamte

---

[1] Martius, Pathogenese innerer Krankheiten. 2. Heft; Konstitution und Vererbung 1914. — v. Pfaundler, Klin. Wschr. **1922**, Nr 17. — Brugsch, Allgemeine Prognostik. 2. Aufl. 1922.

Beschaffenheit eines Menschen zu einer gegebenen Zeit. Wenn hervorragende Forscher, z. B. TANDLER und J. BAUER[1] den Begriff des Konstitutionellen nur auf das einengen, was durch die Erbmasse überliefert ist, also auf das Idiotypische, und das, was das Leben hinzufügt als „konditionell" davon abtrennen, so verstehe ich sehr gut die Klarheit der Definition und der Begriffe, die darin liegt. Weil aber am Kranken uns beides ungetrennt und nicht selten auch gar nicht abtrennbar entgegentritt, halte ich fest an der Begriffsbestimmung der alten Klinik. Das enthebt uns natürlich nicht von der Aufgabe, in der Forschung mit aller Schärfe dem auf den Grund zu gehen, was angeboren ist und was erworben. Auch das ist ganz sicher: In manchen Fällen tritt das Erworbene, in andern das Angeborne auch ärztlich beherrschend in den Vordergrund. Das erstere z. B. bei allem, was durch allergische Vorgänge verändert wird und das durchaus in das Konstitutionelle hineingehört. Das letztere z. B. bei den körperlichen Typen psychisch Kranker, die KRETSCHMER in seinen schönen Untersuchungen herausgearbeitet hat[2]. Ich verstehe vollkommen, daß gerade Forscher, die sich mit Vererbungsstudien befassen, um der Klarheit der Analyse willen Konstitution und Kondition gern trennen. Ich sehe auch für diese Aufgabe die Vorteile der Trennung ein. Aber aus den obengenannten ärztlichen Gründen bleibe ich bei dem klinisch-historischen Begriff der Konstitution.

· Dieser Begriff der Konstitution hat historisch in der Medizin eine große Rolle gespielt. Man kann sogar, wie das auch oft getan wurde[3], die ganze alte Klinik als eine solche des Konstitutionalismus charakterisieren. Die Lehre von den „Sedes morbi" und die VIRCHOWsche Lokalpathologie hat dann jene allgemeinere Betrachtungsform zweifellos zurückgedrängt, und manche meinen, daß die moderne Bakteriologie den Begriff des Konstitutionellen völlig außer Kraft gesetzt habe. Ganz gewiß hat sie ihn in ihrer Entdeckerfreudigkeit nicht immer gebührend beachtet oder wenigstens hervorgehoben, und gewiß ist die neuerliche Wertung und Übung konstitutioneller Betrachtungen ein Fortschritt und bringt uns ärztlich auf gesünderen Boden. Aber der moderne Konstitutionalismus hat sich nicht überall nur zum Vorteil entwickelt. Es wird in der Klinik leider sehr viel mehr geredet, als geforscht[4], und die Scheu vor dem Verbergen biologischer Schwierigkeit hinter Redensarten, die unsere Väter zur Zurückhaltung in diesen schwierigen Fragen bewog, ist zur Zeit sehr gering.

Die Lehre von der Konstitution kann sich nur in groben Umrissen und in den allgemeinsten Begriffen an die Auffassungen der alten Klinik anlehnen. Denn deren Begriffsformen sind, wie z. B. der der schwachen oder starken Konstitution, ganz unbestimmt oder sie entsprechen, wie z. B. der Begriff der biliösen oder der syphilitischen Konstitution, nicht mehr der Möglichkeit unserer

---

[1] TANDLER, Z. angew. Anat. **1**, 11. — J. BAUER, Konstitution. Disposition zu innern Krankheiten. 3. Aufl. — TOENNIESSEN, Erg. inn. Med. **17**, 399.

[2] KRETSCHMER, Körperbau und Charakter. Berlin 1921.

[3] Z. B. WUNDERLICH u. KRAUS.

[4] Man lese nur den vortrefflichen Bericht von HART, Der Status thymico-lymphaticus in Lubarsch-Ostertag, Ergebnisse **20**, I (1922).

Übereinstimmung. Von dem alten Begriffe verwenden wir also nur einiges wenige noch.

Ich wiederhole: Wir brauchen eine Wissenschaft von der Konstitution. Aber das Gebäude muß von den Grundmauern aus neu aufgebaut werden und muß erstehen nach den strengen Grundsätzen der pathologischen Anatomie und Physiologie, der Erbbiologie und der Psychologie, wie sie uns leiten in der Krankheitslehre.

Die Konstitutionspathologie war die Verkörperung der Annahme von Allgemeinerkrankungen, sie trat in den Hintergrund seit der Herrschaft der MORGAGNI-VIRCHOWschen Organpathologie. F. KRAUS möchte in seiner geistvollen und gedankenreichen Jugendschrift[1] der Konstitution „jene vermöge aller Vorkehrungen zur Selbstregulierung gewährleistete Stabilität als resultierende Leistung der Erhaltungsfunktion an keinen der Teile, sondern am ganzen Organismus unterlegen“. In der Regel verstehen wir auch unter der konstitutionellen Beschaffenheit die der Person, des einzelnen Menschen als solchen: „Es gibt so viele Konstitutionen als Menschen, so wie es ebenso viele Krankheiten gibt als Kranke[2].“ Indessen möchte ich nicht meinen, daß das Allgemeine, d. h. also im strengen Sinne die Charakterisierung aller Zellen zur Charakterisierung des konstitutionellen Zustands gehören muß. Schließlich setzt sich der Organismus bei aller Anerkennung der Einheit der Person zusammen aus Organen, und, wenn auch in einem gegebenen Falle manche oder viele Gewebe normal sind, d. h. in Beschaffenheit und Verhalten derjenigen bei der Mehrzahl der Menschen gleichen, so können doch ein oder mehrere Organe aus irgendwelchen Gründen eine besondere Eigenart aufweisen und nichts hindert, diese als konstitutionell zu bezeichnen.

BR. BLOCH hat neuerdings in einer sehr schönen Arbeit[3] an der Haut gezeigt, wie die „konstitutionelle“ Neigung zur Ausbildung von Ekzemen auf örtlichenVerhältnissen der Haut beruht. Das gleichzeitige Auftreten von Asthma z. B. ist gegeben durch eine koordinierte, wiederum örtliche Bereitschaft der Lungen. Beiden Vorgängen liegt zuweilen in der Überempfindlichkeit ein Gemeinsames zugrunde. Diese Arbeit erscheint mir als ein Muster dafür, wie konstitutionelle Probleme untersucht und nicht nur beredet werden.

„Die Gesamtkonstitution ist die Summe der Teilkonstitutionen[4].“ Und: „Es dürfte also der Schluß wohl zulässig sein, daß die Gesamtdiathesen in eine Art von Sonderbereitschaften zerfallen, die ziemlich selbständig auftreten können[5]“. So sagen zwei unserer besten Forscher auf diesem Gebiete. v. PFAUNDLER spricht hier zwar von Diathese, nicht von Konstitution, beginnt aber seinen Vortrag mit den Worten: „$\Delta\iota\acute{\alpha}\vartheta\varepsilon\sigma\iota\varsigma$ = Dispositio = Bereitschaft.“ Somit kann und muß man immer im Auge behalten, daß jedes Organ seine Konstitution hat und mittels dieser Konstitution auf das Ganze einwirkt. Aber

---

[1] Die Ermüdung als ein Maß der Konstitution. Bibliogr. inn. Med. D I, H. 3, 3. 1897.
[2] UHLE u. WAGNER, Handb. d. allgem. Pathologie. 7. Aufl., S. 69. 1876.
[3] Z. klin. Med. **99**, S. 2 (Festschrift f. W. HIS).   [4] MARTIUS, l. c.
[5] v. PFAUNDLER, Verh. dtsch. Ges. inn. Med. **28**, 54 (1911).

das Ganze setzt sich in seiner Konstitution des Ganzen nicht nur aus den Teilkonstitutionen zusammen, so wenig das Eigenartige der Person sich nur aus der Summe der Organe erklärt. Sondern das Ganze als Ganzes hat dadurch noch außerdem seine besondern konstitutionellen Beziehungen und Eigenheiten, und der alte klinische Begriff ging ursprünglich auf diese hinaus.

Unserer ganzen Erörterung liegt ja das zugrunde, daß Konstitution die Beschaffenheit des Organismus darstellt, die er zu irgendeiner Zeit schädigenden Ursachen darbietet, mit der er also in die Krankheit eintritt und aus denen man sich Vorstellungen zu bilden berechtigt ist über Form und Verlauf der Krankheit, sowie über die Art, wie man sie auffassen soll. Dann darf natürlich zur Konstitution nicht etwas gerechnet werden, was schon selbst Krankheit ist. Gewiß hält es bei allen Naturvorgängen äußerst schwer, die unendliche Fülle des Geschehens in die mageren Kategorien der begrifflichen Unterscheidung unterzubringen. Es wird deswegen unter allen Umständen eine ganze Reihe Fälle geben, über die man verschiedener Meinung sein kann. Aber wenn WUNDERLICH z. B. von einer plethorischen Konstitution, einer kretinenartigen oder einer solchen mit übermäßiger Fettbildung spricht[1], so vermag ich ihm da nicht zu folgen, denn die Leute, die das haben, sind krank.

Das schlechteste Auskunftsmittel ist von „konstitutionellen Krankheiten" zu sprechen, wie es so oft weniger geschieht als geschah. MARTIUS hat völlig recht[2], daß man diesen Begriff überhaupt nicht mehr verwenden sollte. Auch seinem Urteile über die Diathesen muß ich völlig beipflichten. Das, was wir so zu nennen pflegen und was wir 1911 in Wiesbaden verhandelt haben[2], ich erinnere an die exsudative Diathese, den Lymphatismus, den Arthritismus, steht vielfach auf der Grenze von Anlage, Konstitution, Disposition, Bereitschaft und Krankheit. Und Krankheitserscheinungen sind ihre Manifestationen; sie erwachsen auf dem Boden einer in der Regel eigenartigen Konstitution mit meist erblicher Anlage. Aber eben diese Manifestationen sind doch direkte Krankheitszeichen, deren Entstehung im einzelnen oft auf äußere Ursachen zurückzuführen ist. Ihre besondere Stellung in der Pathologie haben diese „Diathesen" offenbar deswegen, weil bei ihnen auf der einen Seite die Anlage von höchster Bedeutung ist. Auf der andern ist der Verlauf und das Bild dieser Zustände dadurch ein ungewöhnliches, daß während eines vieljährigen Verlaufs Zeiten mit deutlichen Krankheitssymptomen abgelöst werden von solchen, in denen die Kinder nichts Abnormes zu bieten scheinen. Aber ist das bei manchen echten Krankheiten, z. B. bei der Gicht, etwa anders? Oder auch bei einzelnen Formen von Tuberkulose? Anders bei dem allergischen Asthma? Man sieht auch hier wieder, wie schwer in der Natur alle strengen Klassifikationen sind.

Die Untersuchung der verschieden gearteten Konstitutionen werden wir führen durch die Darstellung ihres Verhältnisses zu den Krankheitsursachen und zu den äußeren Umständen, unter denen der Mensch erkranken kann. Das ist natürlich nicht der einzige Weg, sich ein Urteil über die Art der Konstitution eines Menschen zu verschaffen. Vor allem werden wir immer untersuchen und prüfen müssen[3], wie die Leistungen eines Menschen gegenüber bestimmten

---

[1] C. A. WUNDERLICH, Handb. d. Pathol. u. Therapie 1, 215 ff.
[2] Verh. dtsch. Kongr. inn. Med. 28 (1911).   [3] Vgl. F. KRAUS, l. c.

Anforderungen sind. Das Ergebnis wäre dann zu vergleichen mit dem, was der Durchschnitt der Menschen unter den gleichen Voraussetzungen liefert.

Wie wir schon sahen, ist der konstitutionelle Zustand durch die Einwirkung der Lebensereignisse auf das Idioplasma gegeben. Die Form der Konstitution, der Gesamtkonstitution ebenso wie der Partialkonstitutionen, wird dann natürlich geschaffen durch die dabei entstehende Struktur und Funktion der Organe und ihres Zusammenwirkens. In einer Reihe von Fällen sind quantitative Verhältnisse von Bedeutung. So verdanken wir F. W. BENEKE den interessanten und wichtigen Versuch[1], auf Grund der absoluten und relativen Organgröße mehrere Konstitutionstypen zu schaffen. Wir können nur wünschen, daß über die Größenverhältnisse der Organe, namentlich in Verbindung mit der Betrachtung ihrer Funktion, noch ein viel größeres Material gewonnen wird. Freilich kann ein solches nur die Grundlage der funktionellen Studien sein, auf die es ankommt.

Auch über konstitutionelle Beziehungen einzelner Organe haben wir mancherlei gelernt. Nachdem WILHELM MÜLLER in einer mustergültigen Untersuchung[2] das Verhältnis der Herzgröße zum Körpergewicht erforscht hat, lernte man die mangelhafte Funktion vieler Herzen im Pubertätsalter kennen und führte sie auf ein anfängliches Zurückbleiben im Wachstum zurück[3].

KRAUS schuf dann[4] den Begriff des konstitutionell schwachen Tropfenherzens. Anatomische Untersuchungen fehlen leider. Man weiß nicht, ob diese Herzen, nach W. MÜLLERS Verfahren untersucht, im Vergleich zur Körpermasse zu klein sind, man kennt nicht die Beschaffenheit ihrer Muskulatur. Jedenfalls sind auch ihre Träger schwach und wenig leistungsfähig. Ich möchte mit F. VON MÜLLER[5] und E. VON ROMBERG[6] auf die Schwächlichkeit des ganzen Körpers das Hauptgewicht legen.

Das ist ja nur ein Beispiel für eine Organkonstitution. Aber es tritt doch auch hier — für mich wenigstens — die Beziehung zum Ganzen in den Vordergrund. Von welcher Bedeutung aber für die Konstitution des Körpers Einzelorgane sind, zeigen am besten die endokrinen Drüsen. Pubertät und Menopause erwirken eine echte konstitutionelle Veränderung des Körpers, seelisch und körperlich. Ja, sogar die Zeit der Periode schafft sie schon! Einzelne Organe werden besonders betroffen, ich erinnere an Nervensystem und Herz. Wir sprachen bereits davon, in welch ausgedehnter Weise die ganze Körperform und Körperbildung von der Tätigkeit der endokrinen Drüsen abhängt. Aber hier ist sofort auch wieder schnell das Krankhafte da. Gerade das fehlerhafte Zusammenwirken dieser Drüsen, die Veränderungen mehrerer auf einmal, haben ganz gewöhnlich Erscheinungen im Gefolge, die wir schon in das Pathologische hineinrechnen müssen. Und auch dann, wenn die Funktionserhöhung oder Funktions-

---

[1] F. W. BENEKE, Konstitution und konstitutionelles Kranksein der Menschen. Marburg 1881.

[2] W. MÜLLER, Die Massenverhältnisse des menschlichen Herzens. 1883.

[3] Z. B. KREHL, Erkrankungen des Herzmuskels. 1913.

[4] F. KRAUS, Med. Klin. 1905, Nr 50 — Berl. klin. Wschr. 1910, Nr 6. Leuthold-Festschrift.

[5] F. v. MÜLLER, Münch. med. Wschr. 1917, Nr 15.

[6] E. v. ROMBERG, Herzkrankheiten. 5. Aufl., S. 276.

verminderung einer Drüse allein geltend macht, z. B. bei Schilddrüse, Hypophyse, Ovarien, auch dann sind doch in der Regel krankhafte Erscheinungen vorhanden, von den „pluriglandulären" Drüsenveränderungen gar nicht zu reden. Höchst eindrucksvoll tritt bei allen Folgezuständen einer veränderten Funktion inkretorischer Drüsen immer auch das Seelische hervor.

Wir haben schon wiederholt davon sprechen müssen, daß der Konstitutionsbegriff der alten Klinik vom ganzen Körper ausging, und daß auch hier die auflösende Forschung erst allmählich die Partialkonstitutionen herausschälte. Ist denn vom allgemeinen überhaupt noch etwas übrig geblieben? Man sprach früher von einer „schwachen Konstitution". Dieser Begriff wurde ärztlich immer gebraucht, und man rechnete Menschen hinein, die man in erster Linie für idiotypisch schwach hielt. Durch STILLER hat der Begriff eine gewisse Präzision erhalten[1]. Die geistig und körperlich wenig leistungsfähigen, dünnen, muskelschlaffen Menschen mit ihrem langen Brustkorb, ihrer Enteroptose und dem berühmten „Degenerationszeichen" der beweglichen 10. Rippe sind ja oft genug beschrieben. Für die Verwertung dieser sog. Zeichen der Entartung möchte ich recht große Vorsicht empfehlen. Ich gebe wenig auf sie, und neuerdings ist man ja auch allgemein mit dem Urteil über ihre Bedeutung viel zurückhaltender geworden.

Nicht immer zu trennen ist die STILLERsche Asthenie von dem Zustande des Infantilismus, wie ihn MATHES in schöner Weise schilderte[2]. Auch hier die gleiche allgemeine Elendigkeit des ganzen Körpers, die geringe Leistungsfähigkeit, und wenn hier die Erscheinungen von seiten der Generationsorgane stark in den Vordergrund treten, so schließt das nichts weniger als eine grundsätzliche Trennung ein, denn auch bei der obengenannten Form der Asthenie, ist das Geschlechtliche von großer Bedeutung. Alle diese Zustände zeichnen sich meines Erachtens weniger durch eine besondere Neigung zu bestimmten Erkrankungen, etwa zu bestimmter Infektion aus, als vielmehr durch die geringe allgemeine Leistungs- und die schlechte Widerstandsfähigkeit gegenüber den gewöhnlichen Einwirkungen des Lebens und gegenüber allerlei exogenen Krankheitsursachen, indessen auch das trifft nicht etwa alle schwächlichen Menschen. Der Zustand kommt wohl in einzelnen Fällen, so in den klassischen Beispielen von STILLER und MATHES idiotypisch vor. Aber es gibt das gleiche oder mindestens äußerst Ähnliches entschieden auch paratypisch. Die berühmte Empfänglichkeit der Astheniker für Tuberkulose[3] löst sich meines Erachtens — das nehme ich ebenso wie F. VON MÜLLER an — wesentlich so, daß manche äußerst chronisch verlaufende Tuberkulosen das Bild der Asthenie machen. Ferner kenne ich schwerste Fälle von allgemeiner Asthenie von Psychopathen her, die monatelang nur äußerst spärliche Nahrung nahmen. Auch alle möglichen andern Ver-

---

[1] STILLER, Die asthenische Konstitution. Stuttgart 1907.
[2] PAUL MATHES, Der Infantilismus, die Asthenie usw. 1912.
[3] F. VON MÜLLER, Konstitution und Tuberkulose. Münch. med. Wschr. **1922**, Nr 11. — Vgl. demgegenüber J. BAUER, Konstitut. Disposition. 3. Aufl., S. 88.

anlassungen zu paratypischer Asthenie sind bekannt. Die erworbenen Asthenien, die wesentlich auf Inanition und mangelhaften Muskelgebrauch zurückzuführen sind, weichen im einzelnen des Bildes, das sie bieten, schon von der STILLER-MATHESschen Erkrankung ab, z. B. hinsichtlich der 10. Rippe und der Enteroptose. Aber das sind im ganzen doch Einzelheiten, auf die es wenig ankommt: es bleibt die Asthenie gegenüber den Anforderungen des Lebens.

In die Menschen mit asthenischer Konstitution kann man wohl auch die jungen Leute hineinnehmen, deren Körperbeschaffenheit, schon von VIRCHOW und F. W. BENEKE beschrieben, in neuerer Zeit wieder Beachtung fand[1]: junge Menschen von zartem Bau, kleinem Herzen, engen peripheren Arterien, blassem Aussehen. Schwäche und Leistungsunfähigkeit stehen im Vordergrund. Meines Erachtens gehören diese jungen Menschen zusammen mit den oben beschriebenen Asthenikern mit „Tropfenherzen". Der alte VIRCHOWsche Zustand der Aorta angusta, den man ärztlich nie sieht, hat sich ohnehin als irrig erwiesen[2] und, wie ich schon sagte, reichen radiologische Untersuchungen als Grundlage allein nicht aus.

Gewissermaßen die Gegenpole des asthenischen Konstitutionszustands: die Kräftigen, Vollblütigen, mit der sog. arthritischen oder apoplektischen Konstitution brauchen wir hier nicht zu erörtern. Das sind kräftige Menschen, bei denen die Gesundheit zuweilen fast herausfordernd hervortritt — ohne daß deswegen die Neigung zu allen möglichen schweren Krankheiten besonders gering zu sein braucht; davon ließe sich bei der Entstehung der Infektionskrankheiten sprechen. Pneumonien sind sogar bei kräftigen Menschen eher häufiger.

Auf der anderen Seite sind es direkt Kranke mit Gicht, Fettleibigkeit, Alkoholismus, Erythrozytose und Plethora, bei denen erfahrungsgemäß ganz bestimmte Gefahren drohen. Diese Menschen sind aber eben als krank zu bezeichnen.

Gewiß müssen in die Eigenarten der allgemeinen Konstitution die Zustände der idiotypischen und der paratypischen Immunität sowie der paratypischen Überempfindlichkeit gerechnet werden. Denn gerade hier stellt sich doch immer mehr heraus, daß alle Gewebe des Körpers verändert sind. Man wird das behaupten dürfen — jedenfalls sind es alle untersuchten, z. B. Haut, Lungen, Leber, Zentralnervensystem. Diese Zustände gehören also jedenfalls mit hierher, besprochen sind sie aus Gründen des Zusammenhangs bei der Immunität.

Zu den Eigenarten der Konstitution, die vorerst noch als allgemeine angesehen werden dürfen, gehört die berühmte Diathese, die im Ausland vielfach, namentlich in Frankreich, als Arthritismus beschrieben, in den letzten Zeiten auch in Deutschland weitgehende Erörterung fand. Ihre Erforschung in Deutschland knüpft sich hier hauptsächlich an die Namen von CZERNY, ESCHERICH, v. PFAUNDLER und MORO. Idiotypisch — den Beweis hierfür erbrachte v. PFAUNDLER[3] — entwickelt sich doppelt so häufig bei männlichen als bei weiblichen Kindern, ohne daß man ihnen auch bei sorgfältiger Untersuchung etwas anzumerken braucht, eine ganz besondere Neigung, auf geringste Reize hin mit exsudatreichen Entzündungen zu antworten. VIRCHOW schildert das auf Grund des WHITEschen Ausdrucks schon

---

[1] Vgl. BRUGSCH, Allgemeine Prognostik. 2. Aufl., S. 124.
[2] LUISE KAUFMANN, Veröff. Kriegs- u. Konstit.path. **1919**, H. 2. — HART, Lubarsch-Ostertag, Ergebnisse **20 I**, 360ff.
[3] v. PFAUNDLER, Dtsch. Kongr. inn. Med. **1911**, 56.

sehr schön[1] als „entzündliche Diathese" (und Skrofulose). Den Begriff der Skrofulose möchte ich mit Moro[2] als eine besondere Form der Tuberkulose ansehen, die sich aufpflanzt auf die hier zu besprechende Kinderdiathese. Gewiß gehört sie zur Tuberkulose, aber auch meines Erachtens ist sie nicht reine und nur Tuberkulose. Daran möchte auch ich festhalten[3]. Die entzündlichen Vorgänge der exsudativen Diathese treten an den verschiedensten Stellen des Körpers auf: Rachen, Zunge, Haut, Bronchien, Magendarmkanal, Vulva. Schwellungen der Lymphdrüsen und der adenoiden Organe spielen als primäre Erscheinungen eine große Rolle, also auch ohne daß nach Meinung vieler Kinderärzte die Lymphdrüsenhyperplasien von der Infektion der Haut oder Schleimhäute abzuleiten wären. Moro hat[4] das Schicksal solcher „exsudativer" Kinder weiter verfolgt: Schwankungen am Gefäßsystem, Obstipation, Idiosynkrasie gegen Hühnereiweiß, Asthma bronchiale, Spasmophilie wurden bei ihnen später viel häufiger beobachtet als bei den Kontrollen, nicht aber Lymphdrüsenschwellungen und adenoide Vegetationen! Meist sehen die Kinder gesund aus und werden von den Eltern als völlig gesund bezeichnet. Wenn Moro bei seinen, den einfacheren Volkskreisen entstammenden „Ekzemkindern" psychisch-nervöse Erscheinungen im wesentlichen vermißte, während v. Pfaundler sie in der Privatpraxis der gleichen Stadt häufig antraf, so zeigt das, daß diese Segnungen der Kultur besonderen Einflüssen der Umgebung entstammen. Und noch später bis in die Zeit des Erwachsenen hinein, findet sich bei den Trägern dieser Diathese Asthma bronchiale sowie andere „eosinophile" Zustände, z. B. Colica mucosa[5]. Auch zu Diabetes, Gicht, Fettleibigkeit sollen Beziehungen bestehen. Ich möchte diese letztere, nicht die erste Annahme als durchaus problematisch ansehen; hier ist wohl mehr vom deduktiven Standpunkt des „Arthritismus" ausgegangen als genau untersucht worden.

Es ist in der Eosinophilie das verbindende Glied der erstgenannten Gruppe von Krankheiten gesehen worden. Kaum mit Recht. Diese Erscheinung ist doch zu vieldeutig und gewissermaßen zu äußerlich, um als Grundlage einer Zusammenfassung oder Einteilung dienen zu können. Tatsächlich ist die Eosinophilie auch nicht der Grundlage eigen, sondern charakterisiert nur die Manifestationen, die Äußerungen des Grundvorgangs. Endlich gehört sie, wenn man sie unterbringen will, noch am ehesten zur Anaphylaxie.

v. Pfaundler sieht die einzelnen Symptomgruppen („Zeichenkreise") für unabhängig voneinander an und legt der Diathese nicht einen bestimmten Grundvorgang zugrunde, sondern mehrere. Die Kinder sind zum Teil dünn und elend, zum Teil fett, „pastös", wasserreich. Der Stoffwechsel soll in einigen wenigen Fällen der der Luxuskonsumption sein, in andern eine Retardation aufweisen. Aber hier sind viel mehr gute Untersuchungen nach den strengen Regeln der Stoffwechselphysiologie erforderlich. Daran fehlt es meines Erachtens noch vollkommen, und es ist im Interesse unserer Kenntnisse von dieser Diathese in hohem Grade zu bedauern, daß so wenig eingehende quantitative Untersuchungen des Stoffwandels vorliegen. Z. B. wäre eine genaue Feststellung des Wasserwechsels und Wasserhaushalts dieser Kinder notwendig. Daß eine Wasseransammlung bei ihnen eine Rolle spielt, das kann man als sicher ansehen. Ob der gesamte Wasserwechsel aber grundsätzlich andere Verhältnisse darbietet, als bei andern Kindern mit Ernährungsstörungen, das erscheint mir noch nicht als sicher entschieden.

<hr>

[1] Virchow, Sein Handb. der spez. Path. u. Therapie 1, 342.
[2] Moro, Jb. Kinderheilk. 106, 127.
[3] Vgl. demgegenüber Rietschel in Feers Lehrb. d. Kinderheilk. 1926, 692.
[4] Moro u. Kolb, Mschr. Kinderheilk. 9, Orig. 428.
[5] Strümpell, Med. Klin. 1910, Nr 23. — Stäubli, Erg. inn. Med. 6, 192. — Otfried Müller, Med. Klin. 1917, Nr 15.

Interessant ist, daß eine Veränderung der Ernährung die entzündlichen Manifestationen zuweilen beeinflußt. Aber der anfangs angenommene sichere Einfluß einer milch- bzw. fettarmen Ernährung auf das Verschwinden dieser Manifestationen wird sehr verschieden beurteilt. Nach der Auffassung mancher Forscher scheint er doch so selten zu sein, daß man das in die Theorie nicht aufnehmen kann[1], vor allem deswegen nicht, weil man nicht mit Sicherheit weiß, ob diese seltenen Einflüsse der Ernährung auf die exsudative Diathese beschränkt sind und nicht ebenso bei anderen Zuständen vorkommen. Es gibt z. B. ausgezeichnete Dermatologen, die jede andere Einwirkung der Ernährung auf die Kinderekzeme, sowie die andern dermatologischen Manifestationen der exsudativen Diathese leugnen, als daß irgendwelcher Wechsel der Ernährung zuweilen von Einfluß sei; allerdings auch das selten!

Die Theorie muß man offen lassen. Es ist etwas da, das unter den sonst harmlos verlaufenden normalen und abnormen Reizen des gewöhnlichen Lebens diese Kinder zu den genannten Anomalien der entzündlichen Reaktion, der Ernährung, des Stoffwechsels, des Nervensystems disponiert. Daß auch hier andere Auffassungen durchaus möglich sind, zeigt PÄSSLERS Ansicht[2], diese „Diathesen" seien keine Diathesen, sondern ihre Erscheinungen seien lediglich Folgen von Infektionen, die von den Tonsillen ausgingen. Eine anatomische Grundlage könnte vielleicht in einer, bei diesen Kindern über das bei Kindern ohnehin starke Maß anatomischer und funktioneller lymphatischer Hyperplasie noch hinausgehenden lymphatischen Reaktion liegen. Denn der alte Lymphatismus und der Status thymico-lymphaticus PALTAUFS[3] hat meines Erachtens Beziehung zu dieser „Kinderdiathese", ebenso der Status hypoplasticus von BARTEL[4], der sich häufig mit den Erscheinungen der Asthenie und allen möglichen Entwicklungsanomalien verbindet.

Ich will damit nicht sagen, daß exsudative Diathese und Status hypoplasticus das gleiche seien. Indessen exsudative Diathese und Lymphatismus stehen sich jedenfalls sehr nahe; ja, diese beiden möchte ich als identisch ansehen. Andrerseits ist der Status thymico-lymphaticus, wie er jetzt gefaßt wird, und der Status hypoplasticus jeder für sich etwas so Weites, Verschwommenes, Unsicheres, daß von einer klaren Begriffsbestimmung gar keine Rede sein kann, und daß man andererseits auch Fälle findet, die in den Status thymico-lymphaticus und den Status hypoplasticus zugleich hineinpassen. Im allgemeinen überwiegt bei dem BARTELschen Status das Unentwickelte oder Unterentwickelte, bei jenem die thymische und lymphatische Wucherung. Dann kann aber in der Tat in jenen alles hineingerechnet werden, was eben zu einer minderwertigen Anlage und Entwicklung gehört. Und dann sind wir wieder bei der besprochenen Asthenie angelangt. Ich persönlich kann beiden Begriffen keinen großen Geschmack abgewinnen. Man lese auch hier den lehrreichen Bericht von HART[5], sowie den von THOMAS[3], um zu sehen, wie unsicher und unbestimmt das in der Tat alles ist. Gibt es doch Forscher und Ärzte, die den Status thymico-lymphaticus als etwas Besonderes überhaupt nicht anerkennen. Auf der andern Seite ist scharf hervorzuheben, daß ein Kliniker wie MORO an

[1] Vgl. z. B. MORO u. KOLB, l. c. — MORO, Mschr. Kinderheilk. **11**, Orig. 21. — v. PFAUNDLER, Kongr. inn. Med. **1911**, 79.

[2] PÄSSLER, Münch. med. Wschr. **1913**, Nr 47. — Vgl. BAUER, Konstit. Disp., 3. Aufl., S. 55.

[3] PALTAUF, Wien. klin. Wschr. **1889**. — v. NEUSSER, Der Status thymico-lymphaticus 1911. — WIESEL, in Lewandowskys Handb. d. Neurologie 4, 380. — FRIEDJUNG, Zbl. Grenzgeb. Med. u. Chir. **3**. — THOMAS, Klinik und Pathologie des Status thym.-lymph. Jena 1927.

[4] BARTEL, Morbidität und Mortalität des Menschen 1911; Status thymico-lymphaticus und Status hypoplasticus 1912.

[5] In Lubarsch-Ostertag, Erg. **20 I**. — R. THOMAS, l. c.

dem Bestehen eines Status thymico-lymphaticus mit seiner Neigung zu plötzlichem Herztod scharf festhält[1]. Die ganze Angelegenheit ist durch die neueren Kriegsbeobachtungen erst recht problematisch geworden. Klar erschienen uns die alten Beschreibungen des Status thymico-lymphaticus durch den vortrefflichen PALTAUF[2]. Wie erwähnt, betraf hier der Befund einer verhältnismäßig großen Thymusdrüse und großer Lymphdrüsen vorwiegend junge Leute, die plötzlich gestorben waren; im Blut wurde nicht selten eine Lymphozytose beobachtet. Aber R. BENEKE hat diesen Befund dann auffallend häufig bei Soldaten erhoben[3], die zum Teil mehr oder weniger schnell verstorben waren. GROLL fand das gleiche[4] und hebt meines Erachtens mit vollem Recht hervor, daß vielleicht gerade die Größe des lymphatischen Apparates (vielleicht im Verein mit Blutlymphozytose) das normale, weil nicht durch eine lange Krankheit reduzierte, darstelle. Dann werden aber die anatomischen Grundlagen des Status thymico-lymphaticus ganz unsicher. Und RICHTER zieht[5] in der Tat die Folgerung: „es gibt keinen Status thymico-lymphaticus", denn starke Entwicklung der Thymusdrüse und der Lymphdrüsen sind das Kennzeichen eines kräftigen Körperbaus bei jungen Leuten. Für die Thymusdrüse wurden die Größenverhältnisse erst durch die neueren Arbeiten HAMMARS[6] festgestellt. Es ist erwiesen, daß auch diese Drüse bei jungen gesunden Menschen groß ist[7].

Die Fälle, die SCHRIDDE von angeborenem Status lymphaticus beschreibt[8], sind wohl etwas Besonderes und zur Zeit Dunkles. Dieser Zustand scheint mit einem eigenartigen Verhalten des Fett- und Wasserhaushalts in Beziehung zu stehen. Auch die Tätigkeit der inkretorischen Drüsen hat einen Zusammenhang mit Schwellungen der Thymusdrüse und der andern Lymphorgane.

Ob und wieweit plötzlicher Tod mit Schwellungen der Thymusdrüse etwas zu tun hat[9], wage ich nicht zu erörtern. Wir wissen am Ende doch in der Regel überhaupt nicht, warum d. h. aus welch letztem Grunde jemand stirbt. Und was gibt es für unerklärliche schnelle Todesformen, z. B. im anaphylaktischen Shock und bei Erkrankungen der Nebennieren! Ich kenne eine mögliche Beziehung zwischen Thymushyperplasie und Tod nur bei Kranken, denen wegen Basedowscher Krankheit die Schilddrüse verkürzt wurde. Auch mir scheint, daß bei solchen Kranken, die plötzlich und unerwartet sterben, auffallend oft die Thymusdrüse vergrößert sei.

Zusammenfassende Darstellungen des Zustands geben die großen Referate von HART, WIESEL und FRIEDJUNG[10] sowie THOMAS[11].

Reiner Lymphatismus, charakterisiert durch deutlich fühlbare, etwas große Lymphdrüsen, fühlbare Milz und oft durch Blutlymphozytose, kommt auch bei Er-

---

[1] MORO, Klin. Wschr. **1930**, Nr 47.

[2] PALTAUF, Wien. klin. Wschr. **1899**, Nr 46; **1890**, Nr 9; **1893**, Nr 28.

[3] R. BENEKE, Kriegspathologische Tagung Berlin 1916.

[4] GROLL, Münch. med. Wschr. **1919**, Nr 30. — Ebenso LOEWENTHAL, Jb. Kinderheilk. **93**.

[5] RICHTER, Münch. med. Wschr. **1919**, Nr 31.

[6] HAMMAR, Die Menschenthymus **1** (1926); **2** (1929). — DE RUDDER, Med. Klin. **1929**, Nr 21.

[7] Vgl. z. B. LOEWENTHAL, l. c. — HAMMAR, l. c.

[8] SCHRIDDE, Münch. med. Wschr. **1914**, Nr 44. — UNGER, Wien. klin. Wschr. **1912**, Nr 18. — SCHIRMER, Beitr. path. Anat. **65**, 227. — DIETRICH, Münch. med. Wschr. **1914**, 565.

[9] Kritische Bemerkungen bei ASCHOFF, Die plötzlichen Todesfälle vom Standpunkt der Dienstbeschädigung. Jena 1917. — HART, Erg. Lubarsch-Ostertag **20**, 255.

[10] HART, l. c. — Zbl. Grenzgeb. Med. u. Chir. **12**. — WIESEL, Lubarsch-Ostertag, Ergebnisse **15**. — FRIEDJUNG, Zbl. Grenzgeb. Med. u. Chir. **3**. — WIESEL, in Lewandowskys Handb. d. Neurologie **3**, 380.

[11] THOMAS, l. c.

wachsenen vor. Manchem gilt der Zustand als Zeichen einer „Minderwertigkeit des Gesamtorganismus"[1], er soll sogar zu Infektionskrankheiten disponieren, aber vor Tuberkulose eher schützen. Mir erscheint das alles als ganz unsicher. Ich sah[2] diese Erscheinungen des Lymphatismus sehr häufig im Kriege bei den kräftigsten jungen Leuten, ohne daß etwas Besonderes an ihnen zu entdecken gewesen wäre. Ob es nicht ähnlich ist, wie mit der starken Entwicklung der Thymusdrüse bei kräftigen Menschen? Neigt doch das jugendlichere Alter ohnehin zum Hervortreten von Lymphdrüsen und Lymphzellen.

Alles in allem möchte ich im Verein mit v. Pfaundler, Czerny und Moro eine eigenartige Konstitutionsanomalie des kindlichen Alters annehmen (Moros „Kinderdiathese"). Sie dürfte Beziehungen haben zu einer auffallenden Neigung für infektiöse Entzündungen sowie zur Entwicklung allergischer Manifestationen.

Der berühmte „Arthritismus" der französichen Ärzte geht, soweit er sich nach den Combyschen Angaben beim Kinde findet, ebenfalls in dieser Diathese auf. Wir sprachen schon davon, daß Erwachsene, die als Kinder „exsudativ" waren, nicht selten echtes Asthma bronchiale bekommen. Die allgemeine Neuropathie und die Neigung zu Allergie mit ihren somatischen Folgeerscheinungen, z. B. dem Quinckeschen Ödem, der Urtikaria, den unbestimmten Schmerzen, den Schwankungen der Herzfrequenz, kurz den Erscheinungen, die man so häufig bei den fast immer psychisch und nervös eigenartigen Asthmatikern findet, verstehe ich einigermaßen bei dem „Arthritismus" der Erwachsenen — dann sind die Leute mit Arthritismus eben teils Neuropathen, teils Allergische mit einer Gruppe von Stigmen. Alles andere verstehe ich nicht und beschäftige mich auch nicht mehr damit, weil für mich da jede Möglichkeit einer Klarheit aufhört. Was soll man zu einer Symptomreihe sagen, die Bloch[3] nach Brocqschen Beobachtungen bringt? Mit dieser Verworrenheit kann ich nichts anfangen.

Von größter Bedeutung ist natürlich die Frage nach der Äußerung der Konstitution für den Arzt. Wie erkennt der Arzt die Art einer Konstitution? Wie wir schon sagten: dadurch, daß er den betreffenden Menschen möglichst genau untersucht im weitesten Sinne des Wortes. Also, genau wie bei der Erforschung der Krankheit, eingehend befragt nach Herkunft, Vorfahren und Vorleben, ein Verfahren, das noch längst nicht die ihm gebührende Achtung fand. Dann genau untersucht, seelisch und körperlich, den ganzen Organismus und jedes Organ einzeln.

Am Kranken sieht der Erfahrene sehr vieles, gerade auch hinsichtlich des Konstitutionellen, also dessen, was uns zu einem Urteil über Verlauf und Ausgang der Krankheit berechtigt (Brugschs Prognostik). Indessen dieses Urteil ist selbst wieder ein höchst verwickelter Vorgang. Das Aussehen des Kranken, sein Habitus spielt in ihm eine große Rolle. Aber es gehen doch noch sehr viele andere Dinge in dieses Urteil ein. Nicht umsonst ist der Erfahrene unterstützt durch das, was er erlebte. Er hat eben schon gesehen, daß, wenn bestimmte Ereignisse vorausgehen oder wenn bestimmte Umstände zusammentreffen, daß dann meistens Folgen bekannter Art sich einstellen. Die alten Ärzte und

---

[1] Vgl. Moewes, Arch. klin. Med. **120**, 183.
[2] Krehl, Veröff. Mil.san.wes. 1914.
[3] Bloch, Dtsch. Kongr. inn. Med. **1911**, 91.

Kliniker haben sich auf diese Weise sehr eingehende Vorstellungen darüber gebildet, was die betreffenden Menschen einer Krankheit entgegenbringen, wie sie in sie eintreten.

Die moderne Medizin ist ja sehr tätig auf diesem Gebiet und die neuen Betrachtungen der Gestaltungsbiologie werden sie in interessanter Weise fördern. Mir erscheinen, wie gesagt, die Bestrebungen[1] KRETSCHMERS höchst bedeutungs- und verheißungsvoll; wir innern Mediziner können sie als Vorbild brauchen, denn bei uns sind die Gedanken über solche Probleme vorerst noch ganz unformuliert.

Das krankhaft veränderte Leben ist, genau so wie das normale Leben, ein unaufhörlich und ohne Rast dahinfließender Strom von Vorgängen, die mit einer Verwicklung von unvorstellbarer Größe ineinander greifen. Dauer und Ruhe gibt es nicht. Das, was wir einen krankhaften Zustand nennen, ist das Ergebnis einer Abstraktion, die wir machen dürfen, weil bei vielen Vorgängen die Langsamkeit der Veränderung für unsere Sinne Gleichmäßigkeit des Seins vortäuscht, so daß der Kranke dem Arzt als ein Bild mit bestimmten Linien und Farben entgegentritt, der Vorgang für unsere Anschauung in einen Zustand verwandelt zu sein scheint. In Wahrheit aber ist und bleibt Krankheit ein Vorgang und ist als solcher von einem Zustand zu trennen[2]. Aber auch der Begriff der Krankheit ist nur eine Ableitung aus dem, was durch die Beobachtung einer Anzahl gleichartiger Naturvorgänge an kranken Menschen gewonnen wurde. Krankheiten als solche gibt es nicht, wir kennen nur kranke Menschen. Wenn wir die Krankheiten des Menschen erforschen, so beschreiben wir den Ablauf eines Lebensvorganges am einzelnen Menschen, d. h. wir beschreiben die Beschaffenheit des Menschen, an dem, die Bedingungen, unter denen, und die Art und Weise, wie jener Vorgang abläuft. Damit ist schon gesagt, daß für uns nicht der Mensch als solcher (auch den gibt es nicht), sondern der einzelne kranke Mensch, die einzelne Persönlichkeit in Betracht kommt. Hier zeigt sich eine Schwierigkeit, auf die wir eingehen müssen. Die ärztliche Beobachtung, diese Grundlage jeder Pathologie, bietet Einzelvorgänge an einzelnen Individuen. Jeder Kranke ist ein besonderes Phänomen, alle Aufgaben des Arztes drängen auf das bestimmteste zum einzelnen Kranken hin; in der unendlichen, nie sich erschöpfenden Fülle seiner Erscheinungen findet der Arzt das Gebiet seiner Tätigkeit.

Diese einzelnen kranken Menschen sind untereinander nicht gleich. Es macht auf mich den größten Eindruck, daß schon auf den tiefsten Stufen des Tierreichs das Protoplasma von Individuen der gleichen Art und Herkunft durchdringende Unterschiede aufweist[3]. Bei den höheren Tieren, die wir er-

---

[1] KRETSCHMER, Körperbau und Charakter. Berlin 1921.
[2] VIRCHOW, Sein Handb. d. Path. u. Therapie 1, 10.
[3] BRUGSCH-LEWY, Biologie d. Person 1. Berlin 1926. — E. STRAUS, ebenda S. 26.— LUBARSCH, S. 431.

forschen, sind Besonderheiten der Mitglieder gleicher Art immer weit stärker und deutlicher ausgeprägt, als gewöhnlich angenommen wird. Unter den Menschen gleicht körperlich keiner dem andern völlig, vom Geistigen gar nicht zu reden. Bei der unauflöslichen Verbindung geistiger und körperlicher Vorgänge, die die Persönlichkeit ausmachen, wird die Variationsbreite als außerordentlich groß angesehen werden müssen, als so groß, daß jeder Krankheitsvorgang am Menschen etwas Neues, noch nie Dagewesenes darstellt[1].

Hier trifft die Pathologie bei der modernen Biologie auf einen wenig vorbereiteten Boden. Denn diese hat sich bisher immer bemüht, nicht nur das Individuelle, sondern vielleicht sogar das Artliche abzustreifen; gibt es doch nicht einmal eine ausgesprochene Physiologie der Organfunktionen des Menschen! Wir brauchen neue eingehende Forschungen über die Verschiedenheit der Menschen. Da jede zusammenfassende Betrachtung in den Naturvorgängen am Einzelnen das Gemeinsame, das Wiederkehrende sucht, ja ohne das sogar völlig unmöglich wird, so müssen wir Ärzte uns durch unsere Beobachtung gesunder und kranker Menschen die Grundlage dessen, was im Typus vorkommt, schaffen. Wir werden für jeden Einzelvorgang die Grenzen kennenlernen, innerhalb deren er nach Art und Stärke abläuft, und, indem wir das Ergebnis dann vereinigen mit der Betrachtung der Bedingungen, die auf das Einzelne des Verlaufs und seine Variationen von Einfluß sind, lernen wir so die Lebensvorgänge in all ihren Abstufungen kennen. Wir sehen auf der einen Seite, wie alles zusammenhängt: das Gesunde und das Kranke sind Äußerungen am gleichen Wesen, die ohne Grenze ineinander übergehen und im wesentlichen für unsere Betrachtungsform, also durch eine Definition sich scheiden. Auf der andern Seite aber lernen wir den Ablauf des einzelnen Vorgangs kennen, in seinem Verhältnis zu dem, was der Mensch, die Schule, die Wissenschaft nach ihren gegenwärtigen Auffassungen als gesund und was sie als krank auffaßt. Hier kam es darauf an: vielfach fehlt zur Zeit noch die Grundlage der normalen Physiologie für die Zusammenfassung der Schwankungen des Individuellen zum Typisch-Artlichen bei dem einzelnen Funktionsvorgang des Menschen. Wie gesagt, wird hier die Pathologie, gewissermaßen von rückwärts, diesen Teil der Physiologie schaffen müssen. Bis wir sie haben, gilt es, sich mit Kunst durch den dichten Wald der Erscheinungen am Menschen zu finden. Am besten gelingt das dem nüchternen, einfachen und erfahrenen Beobachter, am schlechtesten dem regelgeschulten und vorurteilsvollen Jünger, der unter den Bäumen den Wald nicht sieht.

Für uns gilt also die seelische und körperliche Eigenart jedes Menschen, die nie zu erschöpfende Verschiedenheit der Einzelnen untereinander. Ist nun jede Anlage anders, in jedem Falle etwas ganz Neues, sind die äußeren und inneren Bedingungen und Einwirkungen in ihrer Vereinigung für jeden Menschen immer etwas Neues und Besonderes — auch die äußeren wirken ja nie ganz gleich und jedenfalls treffen sie immer ein neues Wesen —, so führt jede Form der

---

[1] Vgl. KREHL, Dtsch. med. Wschr. **1928**, Nr 42.

Betrachtung des kranken Menschen immer von neuem auf das Individuelle des Krankseins hin, und es erheben sich die obengenannten Schwierigkeiten, wie für die Physiologie, so erst recht für die Pathologie. Der Einzelorganismus wird krank. Machen sich in seinem Getriebe, seien es von außen kommende, seien es innere, von früher her eingeleitete, nun in ihm selbst erstehende Bedingungen für eine Veränderung seiner Lebensvorgänge, also die Möglichkeit des Krankseins geltend, so gestaltet sich der Effekt nach ihren Beziehungen zum Durchschnitt aller struktuellen und funktionellen Prozesse seelischer und körperlicher Art, die zu diesem Augenblicke ablaufen. Durch ihn wird bestimmt, ob eine neue Krankheitsursache wirkt: ob der Organismus gesund bleibt, krank wird, sich am Leben erhält oder stirbt. Dieser Durchschnitt aber ist das Wesentliche seiner Konstitution. Sie hängt nicht nur etwa mit dem einen oder andern Organ zusammen, nicht z. B. allein mit den Lungen oder den endokrinen Drüsen. Sie ist nicht nur Erworbenes oder nur Angeborenes; man kann nicht sagen: hier oder da liegt sie, sondern sie ist alles in allem, die Summe aller Einzelheiten, aller Organarbeit und ihrer Leitung. Wir können nur wiederholen: sie ist durch die Gesamtheit der Bedingungen erfüllt, die auf den Organismus je eingewirkt haben und noch einwirken. Aber zu ihrer Erforschung, für ihre Auflösung müssen wir in gleicher Weise, wie wir die Funktionen des Gesamtorganismus in die seiner Organe zerteilen und aus deren Zusammenwirken wieder aufbauen, der Mitwirkung jedes einzelnen Gewebes an der Herstellung der Gesamtkonstitution nachgehen. Es gelten auch hier auf der einen Seite die Grundsätze von MORGAGNIS unvergänglichem Werke, auf der andern sind die Gedanken der exakten Physiologie für die Erforschung der Vorgänge unumgänglich notwendig.

Hier treffen nun die konstitutionelle und die pathologische Forschung auf das gleiche gewaltige Problem: Organe, Zusammenarbeit von Organen, Persönlichkeit. Krank ist der einzelne Mensch. Er ist ein Ganzes. Die alte Pathologie hat demgemäß im wesentlichen von Allgemeinkrankheiten gesprochen. Der Neuerer MORGAGNI forderte den Sitz der Krankheit zu finden und VIRCHOW kennt nur noch Lokalkrankheiten; es gibt keine Allgemeinkrankheiten. Der Mensch ist krank. Er ist eine Einheit und es gibt keine Allgemeinkrankheiten?

Die pathologische Anatomie und mit ihr die Krankheitslehre ist seit VIRCHOWS Eingreifen bei uns offen und klar den Grundsätzen MORGAGNIS gefolgt: das erkrankte Organ zu suchen und aus seinen und andern an der Leiche gefundenen Strukturveränderungen die Ursache der Erkrankung festzustellen. An den übrigen Organen wird ebenfalls auf das sorgfältigste nachgesehen, ob ihr Bau von der Norm abweicht. Das wird dann in Beziehung gesetzt zu dem Zustande, den das im Vordergrunde stehende Gewebesystem aufweist. Ein leitender Gedanke, der die Gesamtheit aller an einem Organismus gefundenen Veränderungen zusammenfaßt, wird gesucht und schon jetzt — so gut wie immer — gefunden. Wer in der Klarheit und Sicherheit dieser Auffassungsform aufwuchs, wird sich ihrer werbenden Kraft nie wieder entziehen wollen. Für ihn ist und bleibt sie etwas Unerschütterliches und die pathologische Anatomie eine der unumgänglich notwendigen Grundlagen der ärztlichen Tätigkeit.

Vielleicht befremdet in einem Buche, das von pathologischer Physiologie sprechen will, diese Wertschätzung des anatomischen Gedankens. Gibt sich doch die Medizin unserer Zeit, vielfach nicht ohne Selbstgefälligkeit, gegenüber anatomischen Betrachtungen als „funktionell". Wir verstehen das als Reaktion gegenüber der alten Wiener pathologischen Anatomie und ihrem übermütigen Einfluß auf die Klinik. Aber mehr nicht, und das ist jetzt vorbei. Die großen alten Physiologen waren alle auch noch Anatomen, und denen, die sie kannten und verstanden, gilt es als selbstverständlich, daß Bau und Verrichtung von Zellen und Geweben zusammengehören. Jede Betrachtungsform hat eine Bedeutung je nach ihren Aufgaben, aber stets braucht eine die andere. Rangstreitigkeiten zwischen anatomischer und physiologischer Betrachtungsweise sind kindisch.

Und doch bleibt beiden die Frage: Wie ist es aber mit dem Ganzen? Zunächst fügt sich eine große Reihe von Krankheitszuständen ohne weiteres dieser lokalistischen Betrachtung und ebenso ein erheblicher Teil des konstitutionellen Geschehens: es gibt, wie schon früher hervorgehoben wurde, Teildispositionen des Menschen, Teilbereitschaften zur Erkrankung. Auch ich möchte nicht aufhören, die feste Absicht, diesen Weg zur Erforschung weiter zu verfolgen, als das zu bezeichnen, was allein uns klar weiter führt. Darin dürfen wir uns nicht irre machen lassen, auch wenn in Wirklichkeit zum mindesten der Schein der Vorgänge ein ganz anderer ist. Bei einer großen Reihe von Zuständen mit klaren Sedes morbi im Sinne von MORGAGNI weist für die eingehendere Forschung der Organismus nämlich unzweifelhaft eine viel größere Menge von Veränderungen der Struktur, der Zusammensetzung und der Funktion auf, als die jetzt herrschende Krankheitslehre und die sich auf pathologische Anatomie begründende ärztliche Betrachtung anzunehmen pflegen. Das wird mir als Arzt täglich klarer. Von den Beispielen, die man geben könnte, sind besonders Infekte mit einem erkrankten „Hauptorgane" anzuführen, z. B. Lungentuberkulose[1], genuine Pneumonie, rekurrierende Endokarditis. Meines Erachtens liegt hier ein großes Gebiet vor uns, sowohl für die ärztliche Erforschung der Krankheitszustände als für die anatomische: es würde sich verlohnen, einfach mittels der gebräuchlichen Methoden festzustellen, was vorkommt, was das Gewöhnliche, was die Regel ist. Das erscheint mir ganz sicher: tatsächlich wird schon jetzt viel mehr gefunden, als man gegenwärtig anzunehmen pflegt. Jeder einzelne Krankheitszustand — wahrscheinlich auch der wohlbekannteste und „ganz einfach" erscheinende, wird sich den üblichen Annahmen gegenüber als viel verwickelter darstellen. Aber sagt das etwas gegen MORGAGNIS und VIRCHOWS Prinzip? Nichts. Der Sitz der Krankheit ist nur viel ausgebreiteter. Ja, es gibt nicht einen Sitz, sondern jede Krankheit hat mehr oder weniger viele Sitze.

---

[1] Vgl. FAHR, Virchows Arch. **275**, 288.

Nun lehren uns die Pathologie des Stoffwechsels, die Immunitätsbetrachtungen und die Konstitutionslehre aber doch noch Verhältnisse kennen, die sich dem VIRCHOWschen Gedanken zum mindesten nicht zwanglos, nicht ohne weiteres fügen. Ich gebe einige Beispiele. Bei Erkrankungen der Schilddrüse ändert sich der Stoffwechsel; hier wird es darauf ankommen, ob dies durch eine Erkrankung sämtlicher mit einem „Wandel des Stoffs" einhergehender Zellen geschieht oder durch eine Veränderung etwaiger, den Stoffwechsel leitender „Zentren". Offenbar ist beides von Bedeutung[1]. Infektionen können den Organismus „allergisch" zurücklassen. Wir kennen nach einer Reihe bestimmter Infektionen eigenartige, sich in charakteristischer Reaktionsweise kundgebende Veränderungen von Körperzellen. Alle, die untersucht wurden, zeigen sie. Vieles spricht dafür, daß sie tatsächlich an allen auftreten.

Bei der „Konstitutionsanomalie" der Hämophilie ist die Menge eines zur Gerinnung gehörigen Stoffes vermindert. Vielleicht trifft das alle Zellen — dafür ließe sich mancherlei anführen. Kann aber Funktion (und Struktur) aller Zellen eines Organismus verändert sein, so wird man doch von einer Allgemeinerkrankung sprechen können. Das sind ja nur einzelne Beispiele, aber die an ihnen gezeigten Grundgedanken dürften doch für mehr Zustände zutreffen, als wir gemeinhin annehmen.

Vor allem wird man für viele Infektionskrankheiten Gedanken in dieser Richtung haben. Von ihren Folgen sprachen wir ja schon. Das, was da in Betracht kommt, bereitet sich aber schon während der Infektion vor: die Umstimmung der Zellen, vielleicht aller Zellen, fängt hier an. Und wenn VIRCHOW seine lokalistische Auffassung so begründete: die pathologische Anatomie lehrt, daß bei keiner Krankheit jedes Organ verändert ist, vielmehr finde man immer unverändertes Gewebe, so wird man doch gerade an dieser Annahme für die Infektionen zu zweifeln berechtigt sein. Auf den ärztlichen Eindruck einer Beteiligung aller Organe sowie auf die sezierende Anatomie und Histologie wollen wir uns hier nicht gründen, sie dürften für die Besprechung der Frage nicht ausreichen. Aber: bei jeder Allgemeininfektion — und dazu gehören wohl alle, jedenfalls alle schwereren Infektionskrankheiten — kreisen die Mikroben im ganzen Organismus, ihre Gifte treten an alle Zellen heran. Liegt nicht die Annahme am nächsten, daß hier wirklich alle Zellen eine Veränderung erleiden? Und wie ist es bei Vergiftungen rein chemischer Natur, z. B. bei dem chronischen Morphinismus?

Jeder von uns kann nur in den Anschauungen seiner Zeit denken. Wir haben keine Veranlassung, uns in der Frage nach örtlichen und allgemeinen Krankheiten festzulegen, vielmehr bleibt die Entscheidung weiterer Erfahrung und damit der Zukunft vorbehalten; wenn ich nicht irre, wird sie für eine ganze Reihe von Zuständen gegen die Grundform der Betrachtung VIRCHOWS entscheiden. Aber allerdings sind die Erwägungen über diese Frage äußerst schwierig, viel

---

[1] HANS H. MEYER, Arch. internat. Pharmacodynamie **38**.

schwieriger als ich früher selbst dachte. Darüber ist S. 28 im 2. Bande dieses Buches gesprochen.

Unter allen Umständen müssen uns bei diesen Erörterungen die Grundsätze führen, die wir von den großen Physiologen, Pathologen und Klinikern des vergangenen Jahrhunderts lernten. Hier besteht Gefahr! Gegenwärtig machen sich Worte bedenklich breit, die, leicht geschaffen, die mühevolle planmäßige Beobachtung ersetzen oder übertreffen zu können meinen. Das droht uns um die harterrungenen Früchte zu bringen, die wir unseren Vätern verdanken. Ich kann verstehen, wie besonnene und strenge Forscher wieder die Gefahr sehen, daß die Klinik und mit ihr die Pathologie von neuem wie zu Anfang des vorigen Jahrhunderts in dürre Worte und Systembildungen einmünden, statt bei der nimmer sich erschöpfenden Beobachtung zu bleiben. Um so ernster müssen wir diese Gefahr abwehren, als die Vernachlässigung klaren Beobachtens bei den scharfdenkenden Köpfen unweigerlich eine Verachtung philosophischer Synthese nach sich zieht. Und diese braucht auch der Naturforscher — vom Arzt und Mensch ist hier gar nicht zu reden — genau so notwendig, wie die nüchterne Beobachtung.

Das zeigt sich meines Erachtens zweifellos bei einer weiteren Frage nach Krankheitszuständen, die über das Örtliche hinausgehen: es ist die Frage nach der Persönlichkeit.

Der Mensch ist eine Einheit und dieser Mensch erkrankt. Die alte Pathologie rechnete allein mit einem Kranksein des ganzen Organismus als einer Einheit. Gewiß setzt sich der Körper aus Organsystemen zusammen. Wenn aber die Pathologie nur die Erforschung von Störungen der Gewebe und ihrer Korrelation betrieb, so übersieht sie eben — in voller Übereinstimmung mit vielfach gepflegter Forschungsrichtung in der Physiologie — das Wesentliche der Einheit aller Gewebe und Zellen in der Persönlichkeit. Unsere Zeit sucht auch hier Wandel zu schaffen; ich verweise auf die bedeutsamen, originalen und zusammenfassenden Werke von F. KRAUS. Wir verzichten, hier die Probleme zu erörtern, weil meines Erachtens schon für die einfachsten Organbeziehungen erst die normalen Grundlagen, sei es durch Physiologen, sei es durch Pathologen herausgearbeitet werden müssen. Vor allem aber: hier scheiden sich die Geister. Hier geht es meiner festen Überzeugung nach nicht mehr ohne „Philosophie der Natur". Nur wenn dieser nach der Sitte viel verlästerte Begriff in unzertrennlicher Verbindung mit induktiver Forschung wieder in seine Hoheitsrechte eingesetzt wird, kommen wir für diese Fragen weiter. Denn „ob hier das Ganze — in unserem Falle die Persönlichkeit — ein zu den einzelnen wahrgenommenen Teilen Hinzugedachtes ist" oder ob der Mensch als Einzelwesen etwas völlig Neues, Eigenartiges, den Teilen Übergeordnetes darstellt: das wäre die Grundfrage und diese ist meines Erachtens nicht zu lösen allein durch die herrschenden Begriffe physikalischer und chemischer Forschung, sie zeigt vielmehr die unzertrennliche Zusammengehörigkeit wie der Biologie, so auch der Pathologie mit einer Philosophie der Natur.

Und nicht einmal das ist das Letzte. Denn es handelt sich gar nicht nur um die Zusammenfassung der Organverrichtungen zur Einheit des Menschen. Diese geschieht sogar in jedem Einzelnen in besonderer Weise oder wenigstens zu einem Ergebnis, wie es nie da war und nie wiederkehrt. Die Besonderheit und Eigenart jeder einzelnen Persönlichkeit ist das Hauptproblem. Und es ist die Frage, mit der sich jeder Arzt jeden Tag beschäftigt, mit der sich der Kliniker abmüht, denn hier liegt der Vorwurf der Klinik. Will die pathologische Physiologie uns das krankhafte Geschehen verstehen lehren, so hat sie künftig auch diesen Fragen näherzutreten, d. h. sie wird auch ein Teil der Geisteswissenschaften.

Hier zeigt sich zugleich die innige Verbindung mit dem Ärztlichen. Ich versuchte jetzt nur darzulegen, wie sich die Krankheit dem beobachtenden Forscher darstellt. Der Arzt hat aber auch damit zu tun, was sie für den kranken Menschen bedeutet. Und was sie da ist, das gehört unbedingt zum Begriff und zum Wesen der Krankheit, ohne das würde jede Erörterung über sie als Ganzes durchaus unvollständig sein. Davon ist im zweiten und dritten Teile dieses Buchs die Rede.

2. Infektion und Immunität.

Reizbarkeit, Eindrucksfähigkeit und das Vermögen, auf Einwirkungen in irgendwelcher Weise zu antworten, gehören zu den Grundeigenschaften des Protoplasmas. Ein großer Teil der Pathologie besteht in der Betrachtung der Vorgänge, die sich dabei abspielen, nämlich alles das, was sich um das Verhalten der Zelle und des Organismus gegenüber äußeren Eingriffen in ihr Gefüge dreht. Für die inneren Krankheitsursachen liegt die Sache etwas anders. Sie gehen ja vom reagierenden Teile selbst aus und können deswegen in ganz anderer Weise zugleich mit der Einwirkung der Krankheitsursache die Form der Reaktion bedingen. Wenigstens dann, wenn die innere Krankheitsursache sich an der gleichen Zelle bemerkbar macht, deren Reaktion zu betrachten ist. Am höheren Organismus mit seiner Zusammensetzung aus verschiedenen Organen braucht das nicht so zu sein. Denn hier sind bei der Verteilung der Verrichtungen des Organismus auf verschiedene Gewebe die einzelnen innerhalb gewisser Grenzen voneinander unabhängig in ihrem Leben. Da kann aus inneren Ursachen die Tätigkeit eines Organs verändert sein, und die andern müssen sich damit abfinden. D. h. die — in ihrem Wesen hier nicht weiter zu besprechende — Neigung und Fähigkeit des Organismus, die Tätigkeit seiner Organe so zu beeinflussen, daß sie der Erhaltung des Ganzen dienen, läßt alle reagieren auf äußere Eingriffe in seinen Bestand, und ebenso vermögen, falls eines oder einzelne inneren Krankheitsursachen unterliegen, und dadurch in ihrer Reaktionsfähigkeit beeinflußt werden, die unversehrt gelassenen Gewebe im Sinne der Erhaltung des Ganzen zu reagieren.

Gerade für die Betrachtung dieser Reaktions- und Ausgleichsvorgänge schafft die Verteilung der Verrichtungen des Organismus auf verschiedene Gewebe eine ungeheure Verwicklung des Geschehens. Denn in jedem Organismus schlingen sich organspezielle, also einzelne, und gemeinsame Vorgänge unauflöslich ineinander. Eine Schädigung kann an sich das Herz oder die Lungen oder die Nieren treffen. Scheinbar, und innerhalb gewisser Grenzen auch wirklich, können andere Gewebe, als von der Schädigung ungetroffen, sich darauf einstellen. Aber man bedenke, wieviel doch allen Zellen eines Organismus, also auch denen der verschieden funktionierenden Organe, als von der Einheit des Organismus abhängig, gemeinsam ist: von Blut, Lymphe, Retikuloendothel, Bindegewebe, Nervensystem Hormonen abgesehen alles das, was man durch die genannten Beziehungen, aber vor allem auch durch die Abstammung aus der gemeinsamen Anlage bedingt, als das Rätsel der Konstitution bezeichnet. Tatsächlich antworten auf die

Schädigung eines Gewebes entweder nur die Zellen dieses Gewebes oder noch andere Gewebe oder alle Gewebe oder der Organismus als Ganzes.

Wie schon gesagt wurde, läßt sich ein großer Teil der Pathologie unter dem Gesichtspunkte der Reaktion der Gewebe auf eine krankheitserzeugende Einwirkung betrachten; in jedem einzelnen Abschnitte wird sich das für jedes Organsystem zeigen. Eine gemeinsame Besprechung hier sub hac specie ist notwendig, weil einiges den Zellen des Organismus Gemeinsame und sie zusammen Treffende vorhanden ist.

Beobachtungen über Reiz und Reaktion wurden angestellt an den verschiedensten Arten von Zellen, an Organen, Gewebssystemen und ganzen komplizierten Organismen, sie wurden vorgenommen von Physiologen[1], Pathologen[2], Klinikern, in den letzten Jahrzehnten vor allem aber auch von Bakteriologen. Infolgedessen sind alle diese Beobachtungen von den allerverschiedensten Gedankenrichtungen und Auffassungsformen erfüllt und durchdrungen. Vorgänge, die scheinbar nichts mieinander zu tun haben, treffen sich schließlich in den letzten Gesichtspunkten.

Irgendwelche Form von Eingriff in das Leben der Zelle, der sie nicht völlig zerstört, führt zu ihrer Degeneration und Regeneration. Im letzteren Falle entsteht eine neue Zelle, die Form und Funktion der alten wieder zeigt, aber noch genauer darauf untersucht werden muß, ob und inwieweit sie außerdem noch neue Eigenschaften aufweist, die mit der Art des Störungs- und Ausgleichs-, kurz des Krankheitsvorganges zusammenhängen, den sie eben durchmachte. Von Gründen, die sich für diese Annahme heranziehen ließen, wird sogleich zu sprechen sein.

Trifft die Schädigung ein Gewebe, das von Blutgefäßen durchzogen ist, so erfolgt seine und der Zellen Reaktion meist in Form dessen, das die alte Krankheitslehre und auch die moderne Pathologie als Entzündung bezeichnet[3]. Die Unterscheidung des entzündlichen Vorgangs von dem erstgenannten degenerativen und regenerativen ist eine menschlich-willkürliche: Forscher wie COHNHEIM, WEIGERT, F. MARCHAND trennen beides, VIRCHOW und ASCHOFF fassen es zusammen. BIER hebt vor allem die ausgleichende sowie die Erhaltung des Organismus und seines Bestands fördernde Wirkung der Entzündung hervor.

An dieser Stelle hier ist beides dadurch verbunden, daß Sinn und Ende des Vorgangs darauf hinauskommt, Leben und Verrichtung eines Gewebes einwirkenden Schädlichkeiten gegenüber zu erhalten. Die alte Klinik, und von modernen Forschern AUGUST BIER[4] und noch mancher andere, rechnen neben der Entzündung unter diese Ausgleichsvorrichtungen der Zellen, der Gewebe, des Organismus auch das Fieber, das man von jeher als ein (Allgemein-) Äquivalent des (örtlichen) Entzündungsvorgangs ansah. Auch ich habe das Fieber in diesem Gesamtabschnitt untergebracht.

---

[1] Vgl. BROEMSER, Handbuch d. path. Phys. **1**, 277.
[2] Vgl. VIRCHOW, Handb. spez. Path. **1**, 1 (1854).
[3] MARCHANDS großes Werk in Krehl-Marchand, Allgemeine Pathologie **4** I, 78. — A. BIERS Darlegungen in mehreren Nummern der Münch. med. Wschr. **1931**.
[4] „Heilfieber", Münch. med. Wschr. **1921**, Nr 6.

Aus solchen Entartungs-, Entzündungs- und Herstellungsprozessen gehen nun die Gewebe und der Gesamtorganismus nicht unverändert hervor. Wir dürfen unserer Besprechung zugrunde legen, daß die den Organismus treffenden, zu Zellschädigung und Entzündungen führenden Einwirkungen infektiöser bzw. chemischer oder physikalischer Natur sind. Degenerative oder entzündliche Veränderungen der Zelle wird der Vorgang der Infektion immer hervorrufen, und der Sturm der Infektion, der über einen Organismus hinfuhr, läßt diesen als Folge der Reaktion „allergisch"[1], anders aus dem Sturme hervorgehen. Das hat aber eine weitertragende Bedeutung: für die Entstehung der Allergie ist dieser Sturm gar nicht notwendig, sondern sie entsteht schon im sanften Sausen der menschlichen Berührung des Organismus mit fremden Stoffen der verschiedensten Art. Es ist nur die eine Bedingung unerläßlich: daß der einwirkende Stoff in einer physikalischen oder chemischen Beziehung zu dem lebenden Gebilde, sagen wir zu der Zelle tritt, von deren Reaktion die Rede ist. Chemisch oder physikalisch Indifferentes erzeugt keine Gegenwirkung.

Es wird nicht jede Zelle allergisch, an der einmal etwas vor sich ging. Zum mindesten sind unsere Untersuchungen noch nicht so weit gediehen, daß wir das behaupten können. Vielmehr kennen wir erst das besondere Verhalten bestimmter Organismen, Gewebe und Zellen nach bestimmten Einwirkungen, wenn auch unser Wissen von Umfang und Verbreitung der hierher gehörigen Erscheinungen täglich wächst.

Unsere Kenntnisse heben bei der Tatsache an, daß Kranke, die eine bestimmte Infektion überstanden, sich der Gelegenheit zur gleichen Infektion gegenüber anders verhielten. JENNER hatte diese Erfahrung ja schon in der Weise des genialen Menschen der Schutzimpfung des Menschen gegen Pocken dienstbar gemacht.

Über das, was an diesen Kranken vor sich geht, ist eine ungeheuere Fülle von Tatsachen bekannt; sie werden zusammengefaßt in dem Begriff der Immunität bzw. Allergie. Ausdruck und Begriff stammen, wie gesagt, aus der Lehre von den Infektionskrankheiten: der Organismus zeigt, nachdem er eine Infektionskrankheit überstand, gegen den Erreger dieses Infekts eine veränderte, und zwar in der Regel erhöhte Reaktions-, in erster Linie Widerstandsfähigkeit.

Soll nicht jeder Überblick verloren gehen, so müssen wir zunächst die verschiedenen Tatsachenreihen betrachten, die bekannt sind über die Reaktionsform des Organismus, seiner Gewebe und seiner Zellen auf die verschiedenen Einwirkungen hin. Erst nachdem diese alle gewürdigt sind, kann versucht werden, ein sie einigendes Band aufzufinden.

Wie auch MUCH mit vollem Rechte hervorhebt, wehrt der lebende Körper immer Mikroparasiten ab, ohne überhaupt zu erkranken. Nicht nur dadurch, daß er sie vom Eindringen in seine Säfte und Gewebe abhält — davon ist später

---

[1] v. PIRQUET u. SCHICK, Die Serumkrankheit 1905. — v. PIRQUET, Allergie, in Erg. inn. Med. **1**, 420.

die Rede. Hier sprechen wir darüber, daß der Organismus Mikroben unschädlich macht, die bereits in ihn eingedrungen sind.

Tut er das, so heißt man ihn immun gegenüber diesen Mikroben. Unempfindlichkeit gegen Mikroben kann angeboren oder erworben sein. Wie mir scheint, umfaßt das, was man angeborene Immunität oder natürliche Bakterienresistenz nennt[1], grundsätzlich Verschiedenes. In einem Teil der Fälle kann eine bestimmte Spezies von Organismen durch bestimmte Mikroben unter keinen Umständen geschädigt werden, z. B. sind Tiere absolut unempfindlich gegen das Gift von Scharlach und Masern und ebenso Menschen gegen den Erreger der Rinderpest[2]. Hier dürfte jede Möglichkeit einer physikalischen oder chemischen Beziehung zwischen Mikro- und Makroorganismus fehlen. Die Mikroben werden wohl von Phagozyten als indifferente Fremdkörper aufgenommen und vernichtet.

Diese angeborene Immunität trifft immer eine ganze Tierart. M. W. kommt es nicht vor, daß nur einzelne Individuen einer Spezies angeboren resistent sind[3]. Beobachten wir das letztere, so liegt gewiß immer eine durch leichteste Erkrankung oder auch nur durch leichtesten Infekt erworbene Immunität vor, wie solche so häufig einhergeht ohne eigentliche Erkrankung im ärztlichen Sinne.

Aber vielfach ist es doch ganz anders[4]: unter Umständen läßt sich durch künstliche Einwirkung eine Infektion oder Intoxikation einer Tierart durch Bakterien oder Gifte erzielen, gegen die sie im natürlichen Leben immer oder fast immer unempfänglich ist.

So können weiße Mäuse durch ungeheuere Mengen von Tuberkelbazillen infiziert werden, während geringere, die andere Tierarten krank machen, dies nicht tun und während weiße Mäuse unter natürlichen Verhältnissen nicht an Tuberkulose erkranken. Hühner, die nie Tetanus bekommen, können mit Tetanusgift, ebenso wie Ratten mit Diphtheriegift, nur vergiftet werden, wenn man das Toxin direkt ins Gehirn bringt. In all diesen Fällen ist also eine Beziehung zwischen Wirt, Mikroorganismus und Gift da, und nur besondere biologische Verhältnisse verhindern das Erkranken unter natürlichen Verhältnissen und verhindern die Infektion unter den gewöhnlichen Bedingungen des Experiments.

In den wissenschaftlichen Beobachtungen namentlich des Tierversuchs liegen zahlreiche Mitteilungen darüber vor, wie eine solche angeborene Immunität überwunden werden kann, so daß also solche Tiere doch einem Infekte unterliegen, gegen den sie sonst gefeit sind. Fast immer stellen die Maßnahmen, mit deren Hilfe das erreicht wurde, stärkste Eingriffe auf die natürlichen Lebensverhältnisse der Organe dar, und zum Teil so gewaltsame und widernatürliche, daß sie für die Beurteilung der Verhältnisse am Menschen kaum in Betracht kommen.

In all diesen Fällen, in denen ein Infekt erzwungen werden kann, muß natürlich die Möglichkeit einer chemischen oder physikalischen Beziehung zwischen Krankheitserregern und Organismus bestehen, aber eine Beziehung, die nur unter bestimmten gewaltsamen Bedingungen hergestellt wird.

---

[1] Zusammenfassend M. Hahn in Kolle, Kraus, Uhlenhuth, Handb. d. path. Mikroorg. 3. Aufl. 1, 2, S. 1.

[2] Dieudonné u. Weichardt, Immunität usw. 11. Aufl. 1925, S. 5.

[3] Vgl. über diese Fragen die ausgezeichnete Darstellung von M. Hahn, l. c.

[4] Zahlreiche Beispiele bei Dieudonné-Weichardt, l. c.

In der Regel unterscheidet man diese angeborene Immunität als natürliche unabgestimmte Resistenz, d. h. als Resistenz nichtspezifischer Natur von der eigentlichen erworbenen Immunität[1].

Von dieser spricht man, wenn der Zustand des Geschütztseins erst vom Einzelnen erworben wird. Also der Organismus ist hier empfänglich für irgendwelche Infektion, vermag aber einen Schutz gegen sie zu erwerben. Das geschieht unter natürlichen Verhältnissen durch Überstehen einer Krankheit; und, da auch leichteste Infekte den Impfschutz verleihen, Infekte, die den Träger kaum im gewöhnlichen Sinne krank oder überhaupt nicht krank machen, von denen er jedenfalls gar nichts zu bemerken braucht, so ist diese Form von Immunität viel verbreiteter, als man in der Regel denkt[2]. Diese Tatsache kann man gar nicht genug berücksichtigen.

Unter künstlichen, vom Naturforscher beeinflußten Verhältnissen wird die Immunität erworben durch Einimpfung von immunisierenden Stoffen. In diesen beiden Fällen ist die Immunität abgestimmt auf den Erreger, durch dessen Eindringen der Mensch erkrankte oder mit dessen Produkten er behandelt war.

Indessen man muß mit der scharfen Trennung zwischen spezifischer und nicht spezifischer Resistenz einigermaßen zurückhaltend sein. Es gibt mancherlei Verbindungsfäden zwischen den beiden, und gerade für den Schutz vor den Infektionskrankheiten des Menschen ist die nicht abgestimmte Widerstandsfähigkeit von erheblicher Bedeutung. Gibt es doch sogar bedeutende Forscher, wie z. B. Much, wohl auch Neufeld, die sie für wirkungsvoller zu halten geneigt sind als die spezifische. Ich teile diese Ansicht nicht. Aber das ist in der Tat richtig: alles, was man die Kräftigung des Menschen nennt, ein großer Teil der alten hippokratischen Prophylaxe und Therapie geht hinaus auf eine allgemeine Widerstandserhöhung des Organismus. Auch experimentell gibt es darüber eine Reihe von Erfahrungen. Man bedenke: für den Widerstand gegen die Tuberkulose sprechen hervorragende Forscher der natürlichen Resistenz sogar die hauptsächliche Bedeutung zu. Schon vor langen Jahren vermochte Wooldridge Tiere durch sein Gewebsfibrinogen gegen Milzbrand zu schützen. Dann lernte man alle möglichen anderen Mittel kennen, die bei subkutaner oder intraperitonealer Infektion einen vorübergehenden Schutz gegen eine intraperitoneale Cholerainfektion beim Meerschweinchen schaffen. Pfeiffer und Isaeff konnten zeigen[3], daß diese Immunität keine spezifische, sondern eine allgemeine, auch gegen andere Bakterien gerichtete ist und daß sie sehr rasch abklingt, während die spezifische aktive Immunität monatelang andauert. Diese nicht spezifische Resistenz (Pfeiffer) oder unabgestimmte Immunität (Much) ist stark hervorgehoben worden, namentlich durch die Arbeiten von W. Weichardt und Much[4].

---

[1] Zusammenfassend Kolle u. Prigge in Kolle, Kraus, Uhlenhuth, Handbuch **1**, 607. — E. P. Pick u. Silberstein, ebenda **2**, 317.

[2] Vgl. v. Pfaundler, Klin. Wschr. **1928**, Nr 13. — Reiter, Dtsch. med. Wschr. **1925**, Nr 27; Z. Immun.forschg **46**, 173. — Kolle, Schweiz. med. Wschr. **1929**, Nr 20, 59. — Friedemann, Zbl. Bakter. I Orig. **110**, 2, 28.

[3] Pfeiffer, Z. Hyg. **16**, 268. — Isaeff, ebenda 287.

[4] Z. B. W. Weichardt, in Kolle-Wassermanns Handb. 2. Aufl. 2, II; Münch. med. Wschr. **1920**, Nr 4 u. 38. — Much, Dtsch. med. Wschr. **1920**, Nr 18, 29; Münch. med. Wschr. **1920**, Nr 37. — Sachs, Ther. Mh. **1920**, Nr 14, 15. — Schittenhelm, Münch. med. Wschr. **1919**, Nr 49. — Lindig, Münch. med. Wschr. **1920**, Nr 34. — Bier, Münch. med. Wschr. **1921**, Nr 6. — Jungblut, in Weichardt Jahresber. **11**, 1.

Die parenterale Einverleibung von Eiweißkörpern verschiedensten Ursprungs soll die Widerstandsfähigkeit des Organismus gegen Infektionen, ihre Heilung, sowie die Heilung örtlicher Entzündungen fördern, wie WEICHARDT annimmt, durch eine „Aktivierung" des Protoplasmas der Körperzellen. BIER legt den hauptsächlichen Wert auf eine Förderung der „Heilbestrebungen" des Organismus vor allem durch Erzeugung von Fieber und Entzündung; er nennt das Reiztherapie. FREUND und GOTTLIEB begannen die im Organismus nach parenteraler Eiweißdarreichung ablaufenden Vorgänge wirklich zu erforschen[1]. Ich gebe eine Kritik dieser Form von Therapie, deren klinischen Teil ich vorerst nicht hoch schätze, im dritten Teile dieses Buches bei Besprechung der Behandlung.

Unsere Kenntnisse bewegen sich ganz wesentlich auf dem Gebiete der erworbenen spezifischen Immunität.

Bei der künstlichen Immunisierung wird der zu immunisierende Organismus dadurch vorbereitet, daß ihm die Erreger der betreffenden Krankheit bzw. deren Produkte einverleibt werden: aktive Immunisierung.

Man gibt dann entweder sehr kleine Mengen dieser Stoffe. Oder man gibt sie in veränderter, abgeschwächter Form. Die verschiedensten Methoden sind für diesen Zweck ausgebildet. Auf Kunst und Technik kommt nicht weniges an, denn es muß die Mitte gehalten werden zwischen zu schwachen und zu starken Darreichungen. Der Organismus erkrankt dann in der Regel mit einer fieberhaften „Reaktion"; das hat Bedeutung für die Auffassung des Fiebers.

Die volle aktive Immunität tritt langsam ein (man muß mindestens 10 bis 14 Tage rechnen), denn die geeigneten Zellen werden nur allmählich in den neuen Zustand veränderter Funktion versetzt. Aber sie hält auch lange Zeit, Monate, Jahre, in manchen Fällen das ganze Leben hindurch an, und gegenüber Versuchen, die Gegenkörper aus dem Blute zu entfernen (z. B. durch starke Blutentziehungen) erfolgt stets schnell eine Neubildung davon. Ja, die Immunität tritt sogar ein, wenn der künstlich gesetzte Krankheitsherd nach kurzem Bestehen wieder entfernt wird[2].

Bei einer zweiten Form, der passiven Immunisierung, wird der fertige Immunstoff direkt auf einen anderen Organismus übertragen, und zwar geschieht das vorläufig, solange man nicht imstande ist, den Gegenkörper rein darzustellen. durch Einspritzung von Blutserum immunisierter Tiere. Wir verdanken diese Methode E. v. BEHRING und KITASATO.

In diesem Falle tritt die Immunität sehr schnell, sofort mit der Darreichung des Immunserums ein. Aber sie ist auch viel weniger dauerhaft: innerhalb von Wochen schwindet sie häufig schon.

Da am Menschen fast immer artfremdes Serum eingespritzt wird, so wird die kurze Dauer dieser passiven Immunität damit zusammenhängen, daß die die wirksamen Körper führenden Bestandteile des fremden Bluts nicht lange im Körper bleiben. In der Tat hält sich das von artgleichen Organismen gewonnene Immun-

---

[1] FREUND u. GOTTLIEB, Münch. med. Wschr. 1921, Nr 13. — FREUND, Med. Klin. 1920, Nr 17.
[2] FRIEDBERGER u. TENTI, Z. Immun.forschg 39, 452. — FRIEDBERGER u. HUANG, Z. Immun.forschg 39, 459.

serum länger bei den mit ihm behandelten Tieren, z. B. das von Rindern erzeugte Serum gegen Rinderpest nach Übertragung auf fremde Rinder. HAMBURGER hat nachgewiesen[1], daß die Ausscheidung des Antitoxins annähernd parallel geht mit derjenigen des mit dem Antitoxin verbundenen präzipitablen Substanz, mit der das Antitoxin festverbunden ist. Der Befund HAMBURGERS erklärt so die kurze Dauer der passiven Immunität.

Der Nachteil der aktiven Immunisierung besteht also darin, daß der betreffende Organismus eine Krankheit überstehen muß, daß der Schutz meist erst nach 10 bis 14 Tagen sich einstellt; der Nachteil der passiven darin, daß der Schutz nur von kurzer Dauer ist. Um dem abzuhelfen, hat man seine Zuflucht zu der kombiniert aktiv-passiven Schutzimpfung genommen. Man hat Bakterien bzw. deren Produkte gleichzeitig mit Immunserum entweder gemischt oder aber an verschiedenen Körperstellen injiziert[2]. Hierbei muß man jedoch berücksichtigen, daß je mehr Serum mit eingespritzt wird, desto weniger Antikörper gebildet werden[3]. Deswegen läßt BESREDKA[4] die zur Impfung dienenden Bakterienleiber nur soviel Immunserum aufnehmen, als sie eben binden können, und entfernt den Rest durch Zentrifugieren und Waschen. Die Immunität tritt dann nach 24—96 Stunden ein, sie hält monatelang an.

In dem immunen Körper werden die eingedrungenen Mikroben vernichtet, ehe sie krankhafte Störungen erzeugen können. Warum sterben sie? Unzweifelhaft besitzt der immunisierte Organismus Stoffe (vorsichtig gesagt Kräfte), die das Leben der Kleinwesen erschweren oder aufheben. Zunächst haben Serum und Plasma sehr häufig die Fähigkeit, Mikroorganismen abzutöten[5]. An der Tatsache ist nicht zu zweifeln; sie ist oft und unter den verschiedensten Umständen festgestellt. Bakterien, die in das ihnen schädliche, frisch gewonnene Blutserum hineingetan werden, werden abgetötet und aufgelöst. Das geschieht entweder direkt oder nachdem sie gefällt und miteinander verklebt (agglutiniert) sind. Worauf ist diese Wirkung des Blutserums mancher Tiere gegen manche Mikroben zurückzuführen? Man wird zunächst daran denken, daß der fremde Nährboden den Bakterien nicht bekommt. Das kommt wohl in Betracht, ist aber sicher nicht als der ausschließliche Grund anzusehen, vor allem deswegen nicht, weil halbstündiges Erwärmen des Serums auf 55° seine bakterientötende Fähigkeit aufhebt. Dadurch treten gewisse physikalische Veränderungen an den Eiweißkörpern des Plasmas, namentlich an seinen Globulinen[6] ein. Diesen gehört die differente Wirkung der Blutflüssigkeit zu oder sie ist wenigstens in einer für uns noch nicht abtrennbaren Weise mit ihnen verbunden. Organsäfte und Lymphe weisen gleichfalls bakterizide Stoffe auf,

---

[1] HAMBURGER, Münch. med. Wschr. 1907, Nr 6.

[2] LORENZ, Zbl. Bakter. 13, 15, 20. — R. KOCH, Reiseberichte. Berlin 1908. — KOLLE u. TURNER, Z. Hyg. 29, 309. — SOBERNHEIM, Dtsch. med. Wschr. 1904, Nr 26, 27.— LECLAINCHE, Rec. Méd. nat. 7. — CALMETTE u. SALIMBENI, Ann. Inst. Pasteur 13, 905.

[3] BEINAROWITSCH, Arch. des Sci. biol. 6.   [4] BESREDKA, Ann. Inst. Pasteur 16, 918.

[5] v. FODOR, Dtsch. med. Wschr. 1886, 1887; Arch. f. Hyg. 4, 129. — NUTTALL, Z. Hyg. 4, 253. — NISSEN, Z. Hyg. 6, 487. — BEHRING u. NISSEN, Z. Hyg. 8, 412; 9, 95. — H. BUCHNER, Arch. f. Hyg. 10, 84; 19, 112. — PFEIFFER, Z. Hyg. 18 u. 20; Dtsch. med. Wschr. 1896, Nr 7.

[6] Vgl. PHILIPPSON, ref. Ber. Physiol. 41, 263. — RISPENS, ref. Ber. Physiol. 33, 217.

jedoch ist es strittig, ob diese Substanzen denjenigen des Blutserums nach Art und Stärke der Wirkung gleichgestellt werden dürfen.

Bleiben wir zunächst bei der Annahme, daß die Körpersäfte so, wie sie sind, bakterientötende Wirkung haben, so fragen wir weiter, ob ein Parallelismus zwischen der bakterientötenden Kraft des Blutes und der Immunität einer Tierart vorhanden ist.

Für die angeborene Immunität keinesfalls unbedingt. Zwar gibt es Übereinstimmungen zwischen bakterizider Kraft der Körperflüssigkeiten und Immunität eines Tieres. Z. B. ist die weiße Ratte gegen Milzbrand unempfindlich und ihr Serum tötet die Milzbrandbazillen leicht ab. Aber man beobachtet zahlreiche Ausnahmen: das Kaninchen, dessen Serum Milzbrandbazillen stark beeinträchtigt, ist für Milzbrand empfänglich.

Man muß überhaupt sehr vorsichtig sein, die Versuche mit Körpersäften, die den Bedingungen des Lebens entzogen sind, ohne weiteres auf den lebenden Organismus zu übertragen. Das lebende Blut, das Blutplasma von Kaninchen und Ratte, übt[1] nämlich nur einen ganz schwachen Einfluß auf Milzbrandbazillen aus. Die bakterizide Substanz, welche bei der Blutgerinnung reichlich ins Serum übergeht und die Milzbrandbazillen tötet, stammt auch nicht von den Leukozyten, sondern von den Blutplättchen dieser Tiere; sie wirkt nur gegen Milzbrandbazillen, sie wird bei 56° nicht vernichtet, darf also mit den gewöhnlichen bakterienfeindlichen Stoffen des Serums nicht identifiziert werden. Weiteres kommt hinzu. v. Behring hat unermüdlich auf den Unterschied zwischen natürlicher und künstlicher Infektion hingewiesen. Wie oft wird das vergessen! Man hält den Körper wie die Mikroorganismen gar zu leicht für etwas Gegebenes, Unveränderliches. Aber beide sind in verschiedenen Fällen verschieden und beide wandeln sich. Auf die gegenseitige Einwirkung im einzelnen Falle kommt es an. Nicht nur jede Krankheitsform, sondern eigentlich jeder Krankheitsfall ist einzeln für sich zu betrachten. Mit allen Übertragungen der Verhältnisse eines Infekts auf die anderer kann man nicht vorsichtig genug sein[2]. Die erhebliche Verschiedenheit der einzelnen Krankheitsformen wird sich im nächsten Kapitel zeigen.

In neuerer Zeit wurde großer Wert darauf gelegt, daß die Haut bei Erzeugung der Immunität eine große und besondere Rolle spielt[3]; für die Tuberkulose hat das Much schon längst behauptet. Zum mindesten für manche Infekte scheint die Haut eine besondere Bedeutung zu haben. Untersuchungen von Besredka ließen sich in diesem Sinne verwenden[4]. Ja, man könnte auf Grund seiner Beobachtungen zwei verschiedene Arten von Immunität unterscheiden. Die eine, die man die allgemeine nennen könnte, erstreckt sich auf alle Gewebe und Säfte. Von ihr allein war bisher die Rede. Und die andere rein örtlich bedingte, die Besredka annimmt[5]. Er zeigt, daß Milzbrandbazillen am Meerschweinchen nur den Epidermiszellen der Haut gefährlich sind; gegenüber allen Gewebszellen können sie durch ihre Anwesenheit und mit ihrem Gifte nichts ausrichten. Und nur von der Haut aus kann das Tier

---

[1] Gruber u. Futaki, Münch. med. Wschr. **1907**, Nr 6. — E. G. Dresel u. H. Freund, Arch. f. exper. Path. **91**, 317. — Freund, ebenda **91**, 272. — Dresel, Z. Hyg. **102**, 461.

[2] Vgl. die Ausführungen von Rössle in Lubarsch-Ostertag, Egebn. **13 II**.

[3] Vgl. Bogendörfer, Zbl. Path. **33**, 198. — Vgl. Böhme, Z. exper. Med. **40**, 456. — Vgl. demgegenüber Neufeld, Z. Hyg. **101**, 466.

[4] Vgl. Besredka, Bull. Inst. Past. **22**, Nr 6 u. 7. — Demgegenüber Neuhaus u. Prausnitz, Zbl. Bakter. I Orig. **91**, 444.

[5] Besredka, Die lokale Immunisierung. Deutsch 1926.

immunisiert werden. Das Tier ist dann gegen Milzbrand unempfänglich, weil das einzige, für diese Art des Infekts empfängliche Gewebe immunisiert ist. Immunkörper sollen in den andern Geweben und im Blutplasma nicht vorhanden sein. Unklar erscheint mir, ob örtliche Immunisierung der Haut gegen Milzbrand zur Immunität der ganzen Haut führt. Ich möchte es meinen, da bei großen Tieren (Pferd, Hammel) sich die örtliche Immunisierung sehr gut bewährte. Das ist wunderbar, da doch das Blut frei bleiben soll, jedenfalls geht es noch nicht ein in unsere gewöhnlichen physiologischen Vorstellungen. Ich möchte sogar annehmen: es bereitet unserem Denken fast unüberwindliche Schwierigkeiten.

Bei Staphylo- und Streptomykosen ist es nicht so. Gegen deren Erreger sind alle Gewebe empfindlich. Immunisierung einer Hauptpartie schützt hier nur ihre Umgebung. Indessen auch hier nimmt BESREDKA eine besondere Verwandtschaft der Erreger zur Haut an und damit die Möglichkeit, von ihr aus durch intrakutane Einspritzungen eine besonders gute Möglichkeit der Immunisierung zu haben.

Für die Erreger der Typhus-Ruhrgruppe legt BESREDKA eine besondere Beziehung zum Darmepithel zugrunde. Deswegen befürwortet er Immunisierung vom Magendarmkanal aus mit lebenden abgeschwächten Erregern.

BESREDKA spricht[1] dieser seiner zellularen Immunität, die auf der Bildung des Antivirus aus den von den Phagozyten zerstörten Substanzen des Bakterienleibes beruht, ganz allgemein die wesentliche Bedeutung für den angeborenen wie erworbenen Schutz der Organismen zu. Demgegenüber läßt er im Gegensatz zu BORDET die Bedeutung der Antikörper völlig zurücktreten.

Immerhin erscheinen diese Fragen, besonders die nach einer rein örtlichen Gewebsimmunität noch nicht geklärt. Z. B. bei Variola und Vakzine wurde früher eine rein örtliche Immunität angenommen, während man jetzt doch eine allgemeine Immunität mit der Bildung von Gegenkörpern für erwiesen hält[2]. Nach LEVADITI[3] entsteht bei Behandlung mit Neurovakzine erst eine Haut-, dann allmählich eine allgemeine Immunität aller Organe. Diese setzt sich aus den einzelnen Gewebsimmunitäten zusammen. Auch ich meine, daß die Frage über einen besonderen Einfluß der Haut und der in ihr ablaufenden Vorgänge auf die Bildung von Reaktionskörpern noch weiter geklärt werden muß. SACHS spricht ihr eine Bedeutung für gewisse Formen der Antikörperbildung zu[4], ebenso MORO[5]; ich erinnere ferner an die Befunde von BOGENDÖRFER[6]. Man wird aber die Frage nach einer besonderen Stellung der Haut ganz unabhängig von den Immunitätsvorstellungen BESREDKAS ansehen müssen. Zum mindesten die letzteren haben sehr lebhafte Gegenansichten hervorgerufen[7], indem auch die Richtigkeit von BESREDKAS tatsächlichen Befunden sehr stark bezweifelt wird. Eine bloße Immunität der Haut ohne solche der anderen Organe bzw. des Organismus scheint auch mir wenig wahrscheinlich[8]. An der Haut dürfte vielleicht die Bildung einer örtlichen, auf den Ort des Infekts und seine nächste Umgebung beschränkte Immunität bedeutungsvoll sein.

Das größte Interesse besitzt das Verhältnis des Organismus zu den Bakterien bei der erworbenen Immunität, wie sie sich einstellt nach dem Überstehen gewisser Krankheiten.

---

[1] Die lokale Immunisierung, übersetzt 1926, S. 146.

[2] SOBERNHEIM, Weichardts Ergebn. **7**, 133.

[3] LEVADITI u. NICOLAN, C. r. Acad. Sci. Paris **177**, Nr 8.

[4] SACHS, z. B. Wien. klin. Wschr. **1928**, Nr 13/14.

[5] MORO u. KELLER, Klin. Wschr. **1925**, Nr 36.   [6] Zbl. Path. **33**, 198.

[7] Z. B. KOLLE, in Handb. pathog. Mikroorg. 3. Aufl. **1**, 613. — MILLER u. PHILIP, Z. Hyg. **107**, 253.

[8] Vgl. NEUFELD, Z. Hyg. **101**, 466.

Keineswegs jede Infektionskrankheit läßt das Individuum, welches sie überstand, immun werden. Am regelmäßigsten tun es die akuten Exantheme. Auch der Typhus und das Fleckfieber z. B. erzeugen meist viele Jahre lang dauernde oder immer anhaltende Immunität. Andere Krankheiten, z. B. Diphtherie und Cholera, verringern die Aussicht auf erneute Erkrankung nur für kurze Zeit. Bei manchen Infektionen stellt sich, nachdem die nur auf Tage und Wochen sich belaufende Immunität verstrichen ist, der alte Zustand wieder her; man sieht sogar auffallend häufig Menschen an der gleichen Krankheit wiederholt erkranken. Die Schwere des Infekts, der Krankheit, welche überstanden wurde, steht in keinem Verhältnis zur Höhe der Immunität; manche Individuen erreichen schon nach sehr leichter Erkrankung einen hohen Immunitätsschutz; das ist, wie gesagt, von größter Bedeutung. Auch ich bin fest davon überzeugt, daß sehr viele Formen von Immunitäten durch leichteste Infekte ohne eigentliches Kranksein entstehen (v. PFAUNDLERS stille Feiung). Wahrscheinlich spielt dieser Faktor bei Menschen und Tieren, die sich im Kulturleben bewegen, für die Gestaltung des Verlaufs vieler Infektionen sowie für das Vorhandensein von Gegenkörpern die größte Rolle.

Leider lassen sich die akuten Exantheme für Studien über die Immunität nur schwer verwerten, weil ihre Erreger uns nicht bekannt sind. Für diejenigen Krankheiten mit erworbener Bakterienimmunität, welche genauer studiert sind, z. B. Typhus und Cholera, darf man sagen, daß die bakterizide Kraft des Blutplasmas durch den Immunisierungsakt eine gewaltige Erhöhung erfährt. Diese Erhöhung ist eine spezifische, sie erstreckt sich nur auf die Mikroorganismen, die zur Immunisierung gedient haben. Bei den Typhusrekonvaleszenten z. B. wirkt das Blutserum in erhöhtem Maße bakterizid auf die Typhusbazillen, daneben nur noch — aber nicht so stark — auf deren nahe Verwandte. R. PFEIFFER ist geneigt, in dem Anwachsen der bakteriolytischen Substanzen ein höchst wichtiges Glied für die Entstehung der erworbenen Immunität zu sehen[1]; das Vorhandensein bakterizider Immunkörper gilt gewissermaßen als Indikator für eine bestehende Immunität. Die Bakterizidie des Blutserums, sowohl die durch Reagensglasversuche als die durch den PFEIFFERschen Versuch festgestellte, tritt aber bereits während des Krankheitsverlaufs auf, z. B. bei Typhuskranken zu einer Zeit, in der von einer bereits bestehenden Immunität noch keine Rede ist. Der Wirkungsgrad, den man bei ein und demselben Serum im Reagensglas und Plattenversuch erhebt, entspricht nicht demjenigen im Tierversuch[2]. Diese Befunde beweisen, daß die Bakterizidie jedenfalls nicht die einzige Ursache der Immunität bei bakteriellen Infektionskrankheiten ist, wenn sie auch ihrerseits eine Bedeutung für den Schutz des Körpers hat. Jedenfalls ist die Bakterizidie nicht identisch mit den Immunität und Heilung bedingenden Faktoren[3]. Für die Krankheiten, deren Erreger ein lösliches Gift schaffen, ist die Bildung des Antitoxins zweifellos eins der Hauptmittel, das der erkrankte Organismus zur Heilung

---

[1] R. PFEIFFER, in Friedberger-Pfeiffer, Mikrobiologie 1.
[2] TÖPFER u. JAFFÉ, Z. Hyg. 52, 393.   [3] Vgl. KOLLE u. PRIGGE, Handbuch 1, 628.

anwendet; davon wird sogleich die Rede sein. Beide Vorgänge erklären aber nicht „die erworbene Immunität", sondern sind Äußerungen ihres Eintretens; ihre letzten Gründe liegen offenbar viel tiefer. Hatte BEHRING schon größten Wert auf die „histogene" Immunität gelegt, so wiesen die Beobachtungen von RÖMER[1] und MUCH[2] für die Tuberkulose mit vollster Sicherheit auf die Bedeutung der Körperzellen hin: auch hier wieder schließen diese das letzte Geheimnis ein.

Die Abtötung und Auflösung von Zellen erfolgt — das erscheint mir als das größte Rätsel — nach den herrschenden Vorstellungen durch das Zusammenwirken zweier Substanzen bzw. durch das Zusammenwirken zweier Kräfte, die sich an den Stoffen der Zellen und des Plasmas äußern.

Von diesen hat die eine vielleicht enzymartige Eigenschaften. Sie verliert ihre Wirksamkeit durch die verschiedensten Einwirkungen, die man unter dem Namen der Inaktivierung zusammenzufassen pflegt. Am bekanntesten ist kurze Erwärmung auf 56°. Aber auch vieles andere, z. B. Verdünnen mit Wasser[3], Zusatz bestimmter Substanzen wirkt genau so[4]. Man ist im Verständnis der Erscheinungen meines Erachtens jetzt doch wesentlich weitergekommen: die Alexinwirkung hängt an den Globulinen und ist gebunden an gewisse Eigenschaften dieser Eiweißkörper, wahrscheinlich an einen bestimmten Dispersionsgrad[4]. Ändert er sich, so hört die Alexinwirkung auf.

Diese Substanz ist im Blute des gesunden Organismus immer vorhanden; sie wurde von HANS BUCHNER entdeckt und ist unter dem Namen des Alexins beschrieben worden, EHRLICH und seine Schule bezeichnen sie als Komplement, METSCHNIKOFF als Zytase. Ich behalte die Bezeichnung Alexin bei, obwohl H. BUCHNER ursprünglich mit diesem Worte die Vereinigung von Zwischenkörper und Komplement meinte.

Die Alexine in dem eben genannten engeren Sinne können nach verbreiteter Auffassung für sich allein keinerlei Wirkung auf Zellen und Bakterien ausüben, weder beim unbeeinflußten Tier noch bei den Organismen, deren Blutserum infolge einer bestimmten Vorbehandlung eine besonders starke abtötende Wirkung hat. Wie mir scheint, entzieht sich diese Tatsache vorerst noch völlig jedem allgemeinen Verständnis. Ich kann sie nur in der Richtung fassen, daß das, was man Alexin nennt, Tätigkeitsäußerung einer im Plasma immer befindlichen Funktion ist, die nur unter bestimmten Bedingungen eintritt. Über die Herkunft der „Substanz" ist sehr viel untersucht und verhandelt worden. Man hat zeitweise an die Leukozyten als an ihre Muttersubstanz gedacht, weil sich unter Umständen mit stark leukozytenhaltigen Flüssigkeiten stärkere Allgemeinwirkungen erzielen lassen[5]. Jetzt dürfte die Annahme einer Bedeutung der weißen

---

[1] RÖMER, z. B. Beitr. Klin. Tbk. **13**, 17, 22.

[2] MUCH, Erg. Immun.forschg **2**, 662, enthält MUCHS Arbeiten.

[3] SACHS u. TERUUCHI, Berl. klin. Wschr. **1907**, Nr 16, 17, 19.

[4] Vgl. SACHS, Kolloid-Z. **24**, 113 (Lit.); Berl. klin. Wschr. **1916**, Nr 52. — Vgl. F. KLOPSTOCK, Dtsch. med. Wschr. **1924**, Nr 51.

[5] M. HAHN, Arch. f. Hyg. **28**, 312. — Demgegenüber NEUFELD, Arb. ksl. Gesdh.amt **28**, 125.

Blutzellen als Mutterboden der Alexine ganz zurücktreten. Gehört die Wirkung an die Globuline, so ist natürlich nur nach deren Herkunft zu fragen. Jedenfalls kann die Alexinwirkung auch aus Organen, z. B. aus der Leber, stammen[1]. Wahrscheinlich steht sie in nächster Beziehung zu den Retikuloendothelzellen[2] und zum Knochenmark. Beide Gewebe befinden sich ja offenbar in dauerndem chemischem Austausch mit dem Plasma.

Was das Alexin ist[3], weiß kein Mensch, es ist für mich die rätselhafteste Substanz oder Wirkung, die ich kenne. Denn die Physiologie vermag nichts von ihr zu sagen: man wäre versucht zu denken, daß das Alexin für den gesunden Organismus gar nicht nötig ist, daran ändert auch die Vermutung nichts, daß es bei der Zellernährung von Bedeutung sei, denn das ist, soviel ich sehe, eine Vermutung ohne jede Grundlage — man braucht es eigentlich nur für die Bakteriolyse und die hämolytischen Systeme. Das ist natürlich dummes Zeug. Aber wir müssen wiederholen: Was die Alexine am Gesunden tun, wissen wir nicht. Sie haben am ehesten den Charakter eines Enzyms; ein proteolytisches Ferment ist das Alexin wohl nicht, wenigstens fehlt jeder Anhaltspunkt dafür. Die Wirkung des Alexins ist gebunden an die Erhaltung der Plasmakolloide und besonders der Globuline.

Die andere Substanz, welche zur Wirkung des Alexins notwendig ist, widersteht in der Mehrzahl der Fälle Temperaturen von über 60°. Sie ist häufig schon im normalen Serum vorhanden, aber, wie es scheint, hier immer in relativ geringen Mengen. Diese wachsen aber außerordentlich, wenn eine bestimmte Behandlung des Organismus oder eine Erkrankung vorausging: das, was sich bei dem Prozeß der Immunisierung im Serum ändert, ist die „Menge“ dieser Substanz, während die Menge des Alexins, soviel wir wissen, unverändert bleibt. Die Substanz wird von Pfeiffer Immunkörper, von Bordet Substance sensibilisatrice, von Gruber Präparator, von Metschnikoff Fixateur (Philozytase), von Ehrlich Zwischenkörper (Ambozeptor) genannt[4]. Auch hier ist im allgemeinen nur die Wirkung bekannt. Die Annahme einer „Substanz“ rührt auch hier von dem Wunsche her, unser Vorstellen zu erleichtern.

Der Zwischenkörper wird von den Zellen, zu deren Vernichtung er nicht nur beiträgt, sondern notwendig ist, aufgenommen und festgehalten. Darauf gründete Ehrlich seine geniale Methode, die Immunkörper aus einer Flüssigkeit zu entfernen. Diese Verbindung von Zwischenkörper mit der zu vernichtenden Zelle tritt schon bei 0° ein, also bei Temperaturen, die jede Wirkung des Alexins ausschließen. Der Immunkörper wird von den Zellen an sich nach festen Proportionen aufgenommen. Außerdem ist seine von den Zellen festgehaltene Menge von den verschiedensten Umständen abhängig[5].

---

[1] Hahn u. v. Skramlik, Biochem. Z. **98**, 120.

[2] Vgl. Oeller, Krankheitsforschung **1**. — Jungeblut, Weichardt Jahresber. **11**, 1.

[3] Sachs u. Klopstock, Hämolyseforschung S. 141. — F. Klopstock, Dtsch. med. Wschr. **1924**, Nr 35.

[4] Zusammenfassend Sachs, Erg. Path. **11**. — Rössle, Erg. Path. **13 II**.

[5] Ausgezeichnete Besprechung bei Sachs u. Klopstock, Methoden der Hämolyseforschung **1928**, 89.

Wie wiederholt erwähnt wurde und noch gesagt werden wird, hat die Forschung hier Wirkungen als Substanzen bezeichnet und dazu noch für verschiedenes Geschehen verschiedene, voneinander getrennte Stoffe angenommen. Beide Hypothesen erscheinen vorerst noch nicht als gesichert. Und neuere Beobachtungen[1], sprechen eher dagegen, daß die Wirkungen, z. B. Agglutination und Präzipation, durch verschiedene „Stoffe" hervorgerufen werden.

Der Zwischenkörper hat eine eigene Beziehung zu der Zellart, die er angreift. Sobald ein Serum auf verschiedene Bakterien oder Zellen höherer Tiere einzuwirken vermag, nimmt man verschiedene Immunkörper in ihm an. Das schließt man daraus, daß die verschiedenen Zwischenkörper durch verschiedene Arten Zellen aus einer Blutflüssigkeit weggenommen werden können.

Wie wirkt nun der Zwischenkörper auf die Zellart? Welche Beziehung hat er zum Alexin? Schon die Bezeichnungen für die Substanz drücken die Verschiedenheiten der Ansichten aus, die man sich über ihre Tätigkeit macht. GRUBER und METSCHNIKOFF möchten vorerst nicht anderes feststellen, als daß sie die Einwirkung des Alexins auf die Zelle befördert und ermöglicht. BORDET vergleicht ihre Wirkung mit der der Farbenbeizen, und EHRLICH sieht sie als eine Zwischensubstanz an, welche das Komplement an die Zelle fesselt; ihn leiten morphologisch-zelluläre Anschauungen.

Seine berühmte „Seitenkettentheorie" erklärt auf Grund WEIGERTscher biologischer Vorstellungen[2] zugleich die reichliche Erzeugung des Zwischenkörpers bei der Immunisierung und dessen Fähigkeit, das Alexin an die Zelle zu binden. EHRLICHS Theorie beherrscht die deutschen Auffassungen über Immunität fast völlig und wir verdanken ihrem unvergleichlichen heuristischen Werte eine Fülle wichtiger Entdeckungen. Aber sie hat meines Erachtens unsere Forschungen gehemmt in ihrem Fortschreiten nach der Richtung der strengsten Physik und Chemie[3]. Mir scheint die Schwierigkeit, ja wirkliche Unmöglichkeit der EHRLICHschen Gedanken zu liegen in der Vermengung zellulärbiologischer und strukturchemischer Anschauung. WEIGERTS Gedanke der unbeschränkten Regeneration, der meines Erachtens nicht einmal zutrifft, bezieht sich auf die Zelle, einen Elementarorganismus mit übermaschinellen Eigenschaften. Die Zelle ist eine Vereinigung einer enormen Anzahl von chemischen Molekülen; sie hat keine Seitenketten. Diese Vorstellung wird auch nie in der Physiologie, etwa wie EHRLICH annahm, für die Ernährung gebraucht. Der Begriff der Seitenketten gehört der Chemie an. Aber es fehlt jeder Grund zu der Annahme, daß sich Seitenketten regenerieren. Und noch dazu im Überschuß!

In genau der gleichen Weise wie gegen pathogene Bakterien verhalten sich die Körperzellen gegen andere Zellen, d. h. es werden Gegenkörper gegen sie gebildet, falls diese Zellen dem Körper fremd sind. Das zeigt höchst klar die Hämolyse. Sie hat ein ganz besonderes Interesse dadurch gewonnen, daß das Studium der dabei ablaufenden Prozesse unsere allgemein physiologischen Anschauungen sowie die Theorie der Bakterizidie in ungeahnter Weise erweiterte[4].

---

[1] v. GAZA, Z. Immun.forschg **71**, 1.
[2] WEIGERT, Dtsch. med. Wschr. **1896**, Nr 40.
[3] Vgl. FELIX KLOPSTOCK, Zbl. Bakter. I Orig. **85**, Ref. **1927**, 323.
[4] ASCHOFF, Z. allg. Physiol. **1**, 389. — SACHS, Erg. Path. **7** u. **11**. 1900. 1901. 1906. — HERZFELD u. KLINGER, Biochem. Z. **87**, 36. — SACHS u. KLOPSTOCK, Methoden der Hämolyseforschung 1928.

Schon längst war bekannt, daß das Blut bestimmter Tierarten das Hämoglobin aus den Erythrozyten bestimmter anderer Tiere löst[1]. Lag doch in dieser Erfahrung der Hauptgrund für die Abschaffung der Transfusion mit Lammblut. Die roten Blutscheiben mancher Tiere sind gegen fremdes Blut besonders empfindlich, manche Sera sind besonders giftig. Man hat so Skalen konstruiert[2], und im allgemeinen finden sich auch feststehende Unterschiede in der gegenseitigen Einwirkung des Bluts verschiedener Tiere. Aber wie bei jeder Schematisierung ist auch hier große Vorsicht geboten, weil sehr erhebliche individuelle Schwankungen vorkommen. Die giftigen Wirkungen des Blutserums wurden in ihrem Zusammenhang mit plättchenstörenden Einflüssen eingehend erforscht[3]; von der ausschließlichen Bedeutung osmotischer Einflüsse[4] muß man absehen. Vielmehr weiß man auch hier, daß für das Zustandekommen der Hämolyse ein Zwischenkörper und Alexin zusammenwirken.

Es gelingt, die hämolytische Wirkung eines Serums in hohem Grade zu verstärken, wenn man die serumgebenden Tiere vorher längere Zeit hindurch mit den gleichen Blutscheiben, welche zerstört werden sollen, behandelt. Also ein Tier der Spezies A wird hämolytisch für die Erythrozyten einer Spezies B, wenn man ihm solche mehrmals in die Lymphräume oder Blutgefäße einspritzt[5]. Das zur Erzielung der hämolytischen Wirkung Bedeutungsvolle ist die Injektion der Stromata von Spezies B. Ob das Serum von A schon vor der Behandlung hämolytisch für die Erythrozyten von B war, ist nicht gleichgültig. War das der Fall, so gelingt die Immunisierung viel leichter, wahrscheinlich kommt sie nur dann zustande. Es bildet sich also unter dem Einfluß der Behandlung mit Stromata eines fremden Blutes im Organismus die Fähigkeit aus, Stromata der gleichen Art, wie sie eingespritzt wurden, an ihrer Oberfläche so zu schädigen, daß sie ihr Hämoglobin austreten lassen. Auch das ist im Prinzip genau derselbe Vorgang, wie er bei der Immunisierung eines Organismus gegen Bakterien beobachtet wird. Man spricht deswegen auch von einer Immunisierung gegen bestimmte Blutkörper, und tatsächlich hat das Studium der hämolytischen Prozesse vieles zum Verständnis der Immunität beigetragen.

Die durch die Behandlung mit Stromata in einem Organismus erzeugte Fähigkeit des Serums wirkt allein oder jedenfalls am stärksten auf die Erythrozyten, mit denen die Vorbehandlung ausgeführt wurde, sie ist also in diesem Sinne spezifisch.

Die Spezifität und immunisatorische Vermehrung der Zwischenkörper ist bei der Hämolyse genau so wie bei der Wirkung des Immunserums gegen Bakterien. Der Immunkörper hat eine hohe Verwandtschaft zu den Erythrozyten; er wird von ihnen fixiert. Ja, es gelingt sogar, ihn dadurch aus dem Immunserum zu entfernen, daß man nach Erwärmung auf 56° letzteres mit den zugehörigen roten Scheiben zusammenbringt. Dann ziehen diese die Substanz an sich, man kann mit der Zentrifuge die Erythrozyten samt der Substanz von der Flüssigkeit abscheiden und nun an den herausgehobenen roten Scheiben durch Zusatz einfachen Serums die Hämolyse erzielen.

Sowohl das normale wie das „hämolytisch gemachte" Blutserum kann nacheinander der Einwirkung auf verschiedene Blutkörper beraubt werden. Eine mögliche Erklärung für diese Tatsache ist, daß Substanzen von bestimmter Wirkung

---

[1] Vgl. LANDOIS, Die Transfusion des Blutes. 1875.

[2] Vgl. GÜRBER, Zur Kenntnis der Chemie und Physiologie des Blutserums. Festschrift für A. FICK, S. 123. Braunschweig 1899.

[3] H. FREUND, Arch. f. erxper. Path. 88, 39; 91, 272.

[4] Vgl. v. BAUMGARTEN, Die Hämolyse vom Gesichtspunkt osmotischer Störungen betrachtet. Festschrift für JAFFE, S. 279. Braunschweig 1901.

[5] BELFANTI u. CARBONE, Giorn. R. Acad. di Med. d. Torino 1898, 61, 321. — BORDET, Zahlreiche Abhandlungen in den Ann. Inst. Pasteur. — EHRLICHS und seiner Schüler Untersuchungen in EHRLICH, Gesammelte Arbeiten zur Immunitätsforschung. Berlin 1904.

mittels bestimmter Maßnahmen aus dem Serum entfernt werden. Auch Ehrlichs Erfahrungen über die Bildung lösender Substanzen für die Erythrozyten verschiedener Individuen der gleichen Spezies legen diese Annahme nahe. Behandelte er mehrere Ziegen mit lackfarbenem Ziegenblut, so gewann das Serum jedes dieser Tiere lösende Eigenschaften für die Erythrozyten anderer Ziegen, doch löste das Serum von Tier A nicht die Erythrozyten genau der gleichen Tiere wie das Serum von B. Also auch das läßt an das Vorhandensein zahlreicher Immunkörper denken. Und ebenso tun das bakteriologische Erfahrungen. Physiologisch stößt die Annahme so zahlreicher Zwischenkörper auf große Bedenken. Von hohem Interesse erscheint der Nachweis, daß bei der Hämolyse eine lipoide Hüllschicht oder die Verbindung von Lipoiden und Proteinen in den Blutkörperchen desintegriert wird. Es wurde nämlich von verschiedener Seite eine große Anzahl von Beobachtungen beigebracht[1], die dafür zu sprechen scheinen, daß lipoide Substanzen in engster Beziehung zu der Erzeugung und Wirkung der Hämolysine des Blutserums stehen und daß speziell die Antigene der künstlich erzeugten Hämolysine vielleicht in die Gruppe der lipoidartigen Substanzen gehören. Mit noch größerer Wahrscheinlichkeit ist das für die Substanzen der roten Blutkörperchen anzunehmen, welche die Hämolyse in vitro hemmen.

Man wird sich fragen, wiefern für die Auflösung von Bakterien und von Zellen in dem immunisierten Organismus das Zusammenwirken zweier Kräfte notwendig ist, ein Vorgang, der in der Physiologie nur ein chemisches Analogon hat in der Aktivierung der Fermente durch Kinasen. Es ist wohl am wahrscheinlichsten[2] anzunehmen, daß nur die Auflösung der Zellen als solche dem Alexin zuzuschreiben ist. Das, was zur Immunität gehört, ist allein der Immunkörper, also bei den bisher besprochenen Vorgängen der für Bakterien- und der für Erythrozytenauflösung wirksame. Seinem Eingreifen allein ist es zu danken, daß Bakterien und solche Körperchen dem Alexin zum Opfer fallen können; er präpariert sie dafür.

Auch die Hämolyse durch Substanzen, die im Tierreich vorkommen, beruht zuweilen auf dem Zusammenwirken zweier Substanzen; z. B. Gifte von Spinnen und Schlangen wirken bei dem Menschen hämolytisch. Diese Hämolyse durch Kobragift wird vielfach durch besondere Stoffe ermöglicht oder gefördert[3]. Bedeutsam ist in manchen Fällen das Alexin genau so, wie bei der künstlich erzeugten Hämolyse. Der Mechanismus der Alexinwirkung scheint hier ein anderer zu sein, als es soeben für die immunisatorisch erzielte Hämolyse geschildert wurde. Sachs hält eine Veränderung der Globuline durch Kobragift und Alexin für das wahrscheinlichste.

Da in einer Reihe von Fällen das Kobragift auch durch hitzebeständige Serumstoffe aktiviert wird, so kommt dafür die gewöhnliche Alexinwirkung natürlich nicht in Betracht. Man weiß hier, daß alkoholätherlösliche Stoffe, Lipoide, vor allem Lezithin, das wirksame Prinzip sind[4]. Das Kobragift vermag leicht aus Lezithin einen Fettsäurerest abzuspalten. Dann entsteht ein Mono-Fettsäurelezithin und dieser Körper wirkt stark hämolytisch[5].

Das Blutserum vermag auch die Wirkung chemischer Substanzen aufzuheben und dadurch den Organismus vor der Wirkung der als Toxine bezeichneten Gifte zu schützen, d. h. derjenigen Gifte, die die Fähigkeit haben, nach

---

[1] Landsteiner u. Eisler, Zbl. Bakter. **39**, 309. — Pascucci, Beitr. chem. Physiol. u. Path. **6**, 552. — Bang u. Forssmann, Beitr. chem. Physiol. u. Path. 8, 238. — Dautwitz u. Landsteiner, Beitr. chem. Physiol. u. Path. 9, 431. — Vgl auch Tallquist, Z. klin. Med. **61**, 427. — Eisler, Z. Immun.forschg **2**, 159. — Forssmann, Biochem. Z. **12**. — Takaki, Beitr. chem. Physiol. u. Path. **11**. — Demgegenüber K. Meyer, Z. Immun.forschg **3**, 114.

[2] Vgl. Wells, Chem. Anschauungen über Immun.-Vorgänge 1927.

[3] Vgl. Sachs u. Klopstock, Hämolyse S. 52. — Schütz, Z. Immun.forschg **44**, 105.

[4] Sachs u. Klopstock, l. c. 59.   [5] Ebenda S. 61.

ihrer Einverleibung in den Körper Gegenwirkungen oder, wenn man auch hier von „Substanzen“ spricht, „Antitoxine“ zu erzeugen[1]. Wir sprechen hier von Giften, die, aus Zellen oder Bakterien stammend, im Blutplasma durch Bestandteile von ihm entgiftet werden. Die Entdeckung dieser Bestandteile verdanken wir dem Geiste E. v. Behrings. Er fand, daß das von den Diphtheriebazillen erzeugte Gift durch das Blut von Tieren, die mit diesen Giften vorsichtig behandelt waren, unwirksam gemacht wird. Diese glänzende Tat, die Entdeckung des „Antitoxins“ gegen Diphtheriegift, gab den Anlaß zu einer Fülle neuer Untersuchungen und Befunde. Für den Tetanus wurden ebenfalls durch Behring sehr bald die gleichen Befunde erhoben; auch das Gegengift gegen die Toxine des Botulismus und des Gasbrands hat eine praktische Bedeutung[2].

Die Toxine finden sich also im Blutplasma Erkrankter und sie erzeugen im Organismus Stoffe, die sie verändern. Es handelt sich nicht um eine Zerstörung, denn bei Einhaltung gewisser Vorsichtsmaßregeln läßt sich das Gift auch nach der Einwirkung des Antitoxins nachweisen[3]. Sondern es erfolgt, wenn die Einwirkungszeit eine genügend lange gewesen, eine Bindung des Toxins durch das Antitoxin, und zwar kann diese in konstanten Proportionen vor sich gehen[4]. Man denkt an eine kolloidale Reaktion[5]. Bewiesen ist allerdings noch nicht, daß die Toxine kolloidaler Natur sind; für die stets an Eiweiß gebundenen Antitoxine[6] dürfte dies wohl zutreffen. Auch an die Auffassung von Arrhenius sei erinnert, nach der die Reaktion zwischen Toxin und Antitoxin auf dem Boden des Massenwirkungsgesetzes vor sich gehe. Dieser Ansicht ist allerdings vielfach und von keinem Geringeren als Ehrlich widersprochen worden.

In der Mehrzahl der Fälle wirken Toxin und giftempfindliche Zelle direkt aufeinander. Aber, wie oben erwähnt wurde, ist für eine Reihe tierischer Gifte, die Hämolyse hervorrufen, eine Ergänzung durch Alexin oder durch lezithinartige Aktivatoren notwendig.

Über die Entstehung der Antitoxine herrscht noch keinerlei Einigkeit. Buchner vertrat ursprünglich mit Lebhaftigkeit die Vorstellung, sie seien durch Umwandlung der Toxine im Organismus entstanden; es würde sich so am besten die weitgehende Spezifität erklären. Das ist unzweifelhaft richtig. Die meisten deutschen Forscher sehen mit Ehrlich die Antitoxine als Reaktionsprodukte des Organismus gegen die Gifte an. Eine berühmte Behringsche Fassung[7] lautet: dieselbe Substanz im lebenden Körper, welche, in der Zelle gelegen, Voraussetzung und Bedingung einer Vergiftung ist, wird Ursache der Heilung, wenn sie

---

[1] Toxine und Antitoxine Walbum in Kolle, Kraus, Uhlenhuth, Handb. **2**, 512.

[2] Über Botulismusgift Schübel, Arch. f. exper. Path. **96**, 193.

[3] Z. B. Calmette, Ann. Inst. Pasteur **1895**, 225. — Wassermann, Z. Hyg. **22**, 263. — Morgenroth, Berl. klin. Wschr. **1905**.

[4] Vgl. auch das sog. Phänomen von Denysz, Ann. Inst. Pasteur **16**.

[5] Biltz, Zangger, Landsteiner, Jogis. Vgl. O. Porges in Handb. d. Technik u. Methodik d. Immunitätsforschung von Kraus u. Levaditi **2**, 1136.

[6] v. Behring, Casseler Natf.-V. 1903. — Römer, Beitr. exper. Ther. Heft 9. — Vgl. Reymann, Z. Immun.forschg **39**, 15.

[7] v. Behring, Über Heilprinzipien. Dtsch. med. Wschr. **1898**, Nr 5.

sich in der Blutflüssigkeit befindet. Mir scheint es ein großer Fortschritt zu sein, daß neuerdings wieder die Gegenkörper zu den Antigenen in Beziehung gebracht werden[1], weil eben nur so ihre Spezifität und ihr gegenseitiges Beziehungsvermögen dem Verständnis näher gebracht werden. HERZFELD und KLINGER denken an eine Bindung der Antigenspaltprodukte an die globulinartigen Körper des Plasmas und an deren Umwandlung zu Antitoxin. Dadurch, daß Eiweißspaltlinge des Antigens ihrem individuell-charakteristischen Bau nach sich an die Körpersubstanzen, sowohl an Zellen als auch an Plasmastoffe anlegen, könnte die gewissermaßen körperliche Beziehung zwischen Antigen und Gegenkörper entstehen nach Analogie des berühmten Vergleichs von EMIL FISCHER für die Fermente. Wie mir scheint, ist die ganze Darlegung von HERZFELD und KLINGER über die Verhältnisse des Plasmaeiweißes von großer Bedeutung. Ich möchte in erster Linie an veränderte Eigenschaften der Zellen denken, die die Plasmastoffe liefern, wenn ich auch alle Schwierigkeiten einsehe, die wegen der Art der Zelloberfläche dagegen sprechen. Für die Vorstellung über die Entstehung der Antitoxine ist nachzuweisen versucht worden, daß die giftempfindlichen Organe das Gift binden[2]. Natürlich muß eine Beziehung zwischen den durch das Gift beeinflußten Zellen und dem Gifte da sein, sonst würden sie nicht geschädigt werden. Aber für diese Bindung des Toxins an die Zellen wäre seine Giftwirkung nicht notwendig. Daß auch als Entstehungsort der Antitoxine die Retikuloendothelien in Betracht kämen, wird man nach Analogie der Gegenkörper leicht annehmen. Die Verhältnisse liegen sehr verwickelt: z. B. bekommen einzelne Tiere (Huhn, Alligator) schwer Tetanus, produzieren aber leicht Antitoxin.

Ist die Bildung des Antitoxins einmal in Gang gekommen, so fährt der Organismus mit dieser Tätigkeit längere Zeit fort. Daher kommt es, daß die isopathische Immunität eine erhebliche Dauer hat, daß sogar nach künstlichen starken Blutentziehungen das Blut immer wieder Antitoxine enthält[3], daß sekretionsbefördernde Mittel, wie Pilokarpin, diese Stoffe im Blute vermehren können[4].

Demgegenüber bleibt, wie gesagt, das passiv übertragene Antitoxin nur recht kurze Zeit im Blut, offenbar namentlich dann, wenn es mit artfremdem Serum gegeben wird. Diese Momente stellen also auch für die Produktion dieser Stoffe die Körperzellen in den Mittelpunkt.

Wenn unter der Einwirkung der Antitoxine bei den obengenannten Krankheiten (Diphtherie, Tetanus, Botulismus, Gasbrand und Ruhr) eine Heilung des Krankheitsprozesses zustande kommt, so ist das gewissermaßen etwas Indirektes: die Mikroorganismen werden ihrer Waffen beraubt, sie können deswegen dem Menschen nichts mehr schaden. Aber sie vermögen auch in ihm nicht weiter zu

---

[1] Vgl. HERZFELD u. KLINGER, Biochem. Z. **85**, 1. — WEICHARDT, Ergebn. **4**, 282.

[2] WASSERMANN u. TAKAKI, Berl. klin. Wschr. **1898**, Nr 1. — RAMSON bei BEHRING, Dtsch. med. Wschr. **1898**, Nr 5.

[3] ROUX u. VAILLARD, Ann. Inst. Pasteur **1893**, 64.

[4] SALOMONSON u. MADSEN, Ann. Inst. Pasteur **1897**, 315.

leben, sondern werden von seinen Zellen und Kräften getötet. Die Vorgänge, die dabei stattfinden, wären unseres Erachtens noch aufzuklären; es liegt nahe, an das Fehlen von Aggressinen zu denken.

Das Antitoxin ist konstant und reichlich immer nur im Blute von Menschen und Tieren vorhanden, welche erkrankt oder in bestimmter Weise behandelt waren. Aber es kommt auch bei gesunden Individuen vor. Sogar bei Neugeborenen, so daß also eine vorausgehende Erkrankung nicht wahrscheinlich ist; das würde mit SAHLIS Auffassung der Vorgänge sehr gut zusammenstimmen.

SAHLI sieht[1] die Antitoxine als Kolloide des normalen Blutplasmas an. Dieses sei ein Sekret aller Körperzellen, es enthält kolloidale Körper verschiedenster Art und Bildung. Unter ihrer großen Zahl sind immer solche da, die auf bakterielle Substanzen einzuwirken vermögen, und eine große Wirkung kann deswegen zustande kommen, weil sie bei ihrer Bindung an die bakteriellen Körper und dem dadurch erfolgenden Sinken ihrer Menge im Blute automatisch immer neu ergänzt werden. Ich führe die Anschauung SAHLIS wegen meiner Verehrung für den Autor an, vermag ihr aber nicht zu folgen.

Die Antitoxine wirken entweder am stärksten oder allein gegen das Gift, welches sie hervorrief. Sie sind wenig widerstandsfähig, allerdings nicht ganz so empfindlich wie die Toxine: Licht, Sauerstoff, feuchte Hitze von 76—70° sind schädlich für sie.

EHRLICH fand[2] die fundamentale, für die Praxis überaus wichtige Tatsache, daß je höher man ein Tier immunisiert, an je größere Toxinmengen man es gewöhnt, desto stärker sein Blutserum antitoxisch wirkt: in der bei uns herrschenden Sprache ausgedrückt, sammeln sich dann mehr Antitoxine im Blute an. Das scheint zunächst in einem gewissen Gegensatz zu der Tatsache zu stehen, die wir oben anführten, daß auch leichteste Infektionen eine starke Immunität hinterlassen. Das (histogene) Moment, das der Immunität zugrunde liegt, steht mit der Bildung der chemischen Stoffe, mit denen wir rechnen, wohl nur in lockerem Zusammenhange. Außerdem muß man immer bedenken, daß die künstliche Einverleibung von Gift etwas ganz anderes ist, als die natürlichen Infekte.

Nicht allein das Blutserum, sondern alle Körpersäfte immunisierter Tiere führen Antitoxin, allerdings in geringeren Mengen, Besonders erwähnenswert ist der Übergang in die Milch[3]. In ihr ist zwar 15—30 mal weniger Antitoxin enthalten als im Serum[4], aber es werden so große Mengen von Milch sezerniert, daß wir hier eine wichtige Antitoxinquelle vor uns haben. Durch die Säugung können die Schutzstoffe der Milch von der Amme auf den Säugling übertragen werden (EHRLICH[5]).

Gleich nach Entdeckung der „Antitoxine" war man bemüht, nicht nur den gesunden Organismus Schutz zu impfen, sondern auch den bereits infizierten oder besser gesagt vergifteten Organismus zu heilen bzw. zu entgiften. Ist dies

---

[1] SAHLI, Schweiz. med. Wschr. **1920**, Nr. 50/51; **1921**, Nr 12.
[2] EHRLICH, Dtsch. med. Wschr. **1901**, Nr 32.
[3] EHRLICH, Z. Hyg. **12**, 183. — P. H. RÖMER, Z. Immun.forschg **1**, 171.
[4] EHRLICH u. WASSERMANN, Z. Hyg. **18**, 239.
[5] Vgl. EHRLICH, Z. Hyg. **12**.

überhaupt möglich, so kann es nur so vor sich gehen, daß das im Organismus bereits gebundene Gift noch nachträglich durch das Gegengift unschadlich gemacht wird. Bei diesen Versuchen stellte sich aber bald heraus, daß man zum Heilen viel mehr Antitoxin braucht als zum Immunisieren, und zwar um so mehr, je längere Zeit zwischen Beginn der Intoxikation und der Einführung des Antitoxins bereits verstrichen ist. Schließlich tritt ein Zeitpunkt ein, in welchem auch die gewaltigste Menge von Antitoxin nicht mehr imstande ist, das Gift unschädlich zu machen[1]. Das sind für die praktische Verwendung der Serumtherapie höchst wichtige Tatsachen! Man muß also zeitig und große Dosen Antitoxin geben, und, da es einen Nachteil hat, größere Mengen fremden Serums einzuführen, ging das Bestreben dahin, möglichst hochwertiges Serum herzustellen.

Wir sprachen zunächst von den Gegenwirkungen des Organismus gegen lebende Körper, die in ihn eindrangen, dann gegen Gifte und damit gegen chemische Stoffe. Sie erstrecken sich aber gar nicht nur gegen solche, die wir als Gifte ansehen, sondern ebenso gegen zahlreiche andere, die wir nicht unter diesen Begriff aufnehmen, weil sie, vom Magendarmkanal aus eingeführt, völlig gleichgültig für den Organismus sind.

Hier reden wir aber nicht vom Eintreten der Stoffe in den Magendarmkanal, sondern in das, was der geistreiche Ausdruck von CLAUDE-BERNARD als Milieu interieur bezeichnet, und da kann alles schädlich wirken, was nicht zu den regelmäßigen Bestandteilen der Säfte des Individuums gehört. Alles das wird schleunigst entfernt, zerstört oder ausgeschieden. Der Organismus bedient sich hierbei der allerverschiedensten Mittel; für jeden Stoff sind sie neu zu erforschen. Zu diesen Mitteln gehört auch das, was man die Bildung von Gegenkörpern nennt[2]. Ich möchte es vorsichtiger nennen: die Hervorrufung von Wirkungen, die Substanzen, welche krankhaft eindrangen, auf besondere Weise ihres Einflusses berauben.

In einer berühmten Abhandlung teilte EMIL FISCHER mit[3], daß das Blut verschiedener Tiere Fermente zur Aufspaltung zusammengesetzter Zucker enthält, z. B. das Serum des Karpfens führt eine Trehalose. Ob der Karpfen Trehalose unverändert zu resorbieren Gelegenheit hat, weiß ich nicht, weil mir nicht bekannt ist, ob die Pflanzen, die er frißt, Trehalose enthalten. Ich vermag also auch nicht zu sagen, ob diese Fermente als „Gegenwirkung" entstanden sind. Die Voraussetzungen hierfür sind gegeben. Daß im Serum von Tieren, die Rohrzucker subkutan erhielten, ein Invertin entsteht[4], haben wir nicht beobachten können[5].

HEILNER nahm auf Grund seiner Beobachtungen[6] an, daß parenteral zugeführtes Eiweiß durch Fermente zerstört wird, die vom Körper auf die Ein-

---

[1] Vgl. v. BEHRING, Z. Hyg. **12**, 1; **10**, 45. — v. BEHRING u. KNORR, ebenda **14**, 407. — DÖNITZ, Dtsch. med. Wschr. **1897**.

[2] Über Biochemie der Antigene und Antikörper zusammenfassend und original E. P. PICK u. SILBERSTEIN in Kolle, Kraus, Uhlenhuth, Handb. **2**, 317. — Über Antigene SACHS, Weichardts Jahresber. **9**, 1.

[3] E. FISCHER u. NIEBEL, Sitzgsber. preuß. Akad. Wiss., Physik.-math. Kl. **1896**, 73.

[4] WEINLAND, Z. Biol. **47**, 279.   [5] BERG, Diss. Heidelberg **1931**.   [6] HEILNER, Z. Biol. **49**, 26.

spritzung des artfremden Eiweißes hin gebildet werden. ABDERHALDEN und PINCUSSOHN wiesen[1] die Fähigkeit des Blutserums sensibilisierter Tiere nach, das Eiweiß, womit sie sensibilisiert worden waren, zu zersetzen. Aber schon das Serum von Menschen, die keinerlei Vorbehandlung erfahren hatten, kann Eiweiß fermentativ abbauen.

Nun können proteolytische Fermente in wirksamer und in unwirksamer Form aus Magen und Darm (als Pepsin und Trypsin) sowie aus zerfallenden Leukozyten stammend, im Blutplasma vorhanden sein. Durch Bindung an Eiweiß wird Trypsin seiner Giftigkeit im Blut beraubt[2]. Ich kann mir nicht vorstellen, daß resorbiertes Pepsin und Trypsin im Blut zur Wirkung kommen, das Pepsin nicht wegen der Reaktionsverhältnisse, und das Trypsin nicht, weil es gebunden ist. Da das Trypsin auch für das lebende Gewebe des eignen Körpers im höchsten Maße giftig ist[3], so kann es frei im Plasma gar nicht vorhanden sein. Ich würde also meinen, daß, falls überhaupt wirksame proteolytische Enzyme im Blut vorhanden sind, diese dann aus Retikuloendothelien oder Leukozyten stammen.

Gehen Körperzellen zugrunde, so wird ihr Eiweiß von den eignen Fermenten der Zelle abgebaut, bei denen wir zurzeit eine auffallend stark spezialisierte Einstellung annehmen. Es dürfte deswegen in der Regel von blutfremdem Eiweiß nichts in das Blut gelangen. Geschieht das unter krankhaften Verhältnissen aber doch, so erzeugen solche Stoffe nach den wichtigen Beobachtungen von ABDERHALDEN[4] im Körper Fermente, die auf die kreisenden Eiweißabbauprodukte besonders eingestellt sind. Von hier aus nimmt die ganze von ABDERHALDEN geschaffene Forschung über den Nachweis der Gewebe, die bei einem Krankheitsvorgang abgebaut werden, ihren Ausgang. Alle Fragen über die Entstehung dieser Gegenwirkungen (Abwehrfermente) gehen auf in den Betrachtungen dieses Abschnitts. Die Angelegenheit der Abbaufermente ist zu einer völligen Klärung noch nicht gekommen[5]. Die ganze Gedankenfolge ABDERHALDENS ist von höchst eindrucksvollem Weitblick. Indessen ihre theoretische Begründung, wie ihre praktische Verwertbarkeit hängt ganz ab von der Frage der Organspezifität im eigenen Organismus, und diese ist so außerordentlich verwickelt[6].

So wie die Gifte von Mikroorganismen mitunter durch Stoffe des normalen Serums, viel stärker desjenigen spezifisch erkrankter, bzw. immunisierter Tiere entgiftet werden, so erfahren alle Arten Eiweißkörper eine Fällung durch Substanzen des Blutes, die durch künstliche Behandlung mittels eben dieser Stoffe erzeugt werden („Präzipitine"[7]). Die zur Vorbereitung verwandten Antigene

---

[1] ABDERHALDEN u. PINCUSSOHN, Hoppe-Seylers Z. **61**. — Weitere Zitate bei ABDERHALDEN, Abwehrfermente. 4. Aufl.

[2] KIRCHHEIM, Arch. f. exper. Path. **73**, 139.

[3] KIRCHHEIM, Arch. f. exper. Path. **74**, 374.

[4] Die Abwehrfermente. 4. Aufl. — Vgl. GROTE, Klin. Wschr. **5**, Nr 22 (1926).

[5] Vgl. ABDERHALDEN, Abwehrfermente. — JACOBI, Z. Neur. **83**, 153. — ZACHERL, Arch. Gynäk. **119**, 440. — OPPENHEIMER, Fermente Handb. 5. Aufl. **1**, 441; **2** 1048ff. — GROTE, Klin. Wschr. **1926**, Nr 22.

[6] GRAETZ, Weichardt Ergebnisse **6**, 397. — WITEBSKY u. SOLLUZZO, Z. Immun.foschg **67**, 1. — WITEBSKY, Handb. d. norm. u. pathol. Physiol. **13**, 473 (1929).

[7] R. KRAUS, Wien. klin. Wschr. **1897**, 736. — TSCHISTOWITSCH, Ann. Inst. Pasteur **13**. — BORDET, ebenda **13**. — WASSERMANN u. SCHÜTZE, Berl. klin. Wschr. **1901**, 187. — UHLENHUTH, Dtsch. med. Wschr. **1901**, 82; Das biol. Verfahren zur Erkennung und Unterscheidung von Menschen- und Tierblut. Jena 1903. — ROSTOSKI, Würzburger Abhandlungen Nr 35.

nennt man „Präzipitinogene"; die entstehenden Niederschläge „Präzipitate". Die Präzipitine sollen im Serum den Globulinen anhaften. Die Reaktion kommt bei schwach alkalischer und neutraler Reaktion zustande. Salze, und zwar gleichgültig welcher Art, sind absolut notwendig. Ebenso wie bei Abwesenheit von Salzen tritt auch bei Überschuß von präzipitinogener Substanz eine Ausflockung nicht ein (sog. spezifische Hemmung[1]). Das Eintreten oder Ausbleiben der Reaktion ist sehr leicht beeinflußbar und von mancherlei Umständen abhängig. Z. B. können fremde Eiweißlösungen von höherer Konzentration den Eintritt der Fällung verlangsamen, schwache Niederschläge in Schwebe erhalten. Man hält deshalb die Präzipitatausfällung für eine kolloidale Reaktion. Bei der Niederschlagsbildung kommt es zum Verbrauch von Präzipitin und Präzipitinogen. man hat es also nicht mit einem fermentativen Prozeß zu tun. Die präzipitierenden Substanzen haben verhältnismäßig große Widerstandskraft gegen mancherlei Einflüsse. Temperaturen über 60° werden längere Zeit vertragen. Wie aus den UHLENHUTHschen Blutversuchen hervorgeht, vermögen Austrocknung und sogar Fäulnis die Präzipitierung nicht aufzuheben. Ein Präzipitin ergibt nicht nur einen Niederschlag, wenn man es mit der auslösenden Eiweißsubstanz, seinem Präzipitinogen, zusammenbringt, sondern auch wenn man Eiweißstoffe beifügt, die diesem verwandt sind. Aber es walten quantitative Verhältnisse ob; den stärksten Niederschlag gibt das Präzipitin immer nur mit seinem eigenen Präzipitinogen. Es folgt dann das nächstverwandte usw. NUTALL hat mit hochwertigen Säugetiereiweißserum Niederschlagsbildung bei allen untersuchten Säugetierarten erzielt. Die Reaktion stellt sich um so deutlicher ein, je näher die Verwandtschaft mit dem zur Immunisierung dienenden Präzipitinogen ist. So quantitativ aufgefaßt, darf man das Präzipitinphänomen als spezifisch betrachten. Das Präzipitin des behandelten Organismus gibt nun außer mit dem Stoff, der zur Behandlung verwendet wurde, noch mit anderen vom gleichen Tier stammenden Eiweißkörpern Fällungen: Menschenblutimmunserum z. B. mit menschlichem Sperma, Menschenmilch usw. Das Eiweiß mancher Organe, z. B. das der Linse oder des Gehirns, nimmt eine Sonderstellung ein: es löst keine artspezifischen Präzipitine aus. Die durch Behandlung der Tiere mit Linsen von Warmblütern gewonnenen Sera zeigen mit dem Linseneiweiß sämtlicher Warmblüter, Reptilien und Amphibien Präzipitinreaktion (UHLENHUTH).

Die Präzipitinreaktionen haben eine große praktische Bedeutung gewonnen (UHLENHUTH), darauf ist hier nicht einzugehen. Daß die Immunpräzipitine im Sinne von Abwehrfermenten wirken, also zur Heilung von Infekten beitragen[2], ist ganz unwahrscheinlich, z. B. die Verhältnisse bei Tuberkulose sprechen direkt dagegen. Hier haben uns noch zwei Fragen zu beschäftigen. Einmal wie das „Präzipitinogen" zu den anderen „Antikörpern" steht; davon wird nachher noch gesprochen werden, wenn wir von Natur und Wirkung der Antigene reden.

---

[1] L. MICHAELIS, Beitr. chem. Physiol. u. Path. **4**, 59.

[2] DOERR u. BERGER, Biochem. Z. **123**, 144. — KOLLE u. PRIGGE in Kolle, Kraus, Uhlenhuth, Handb. **1**, 638.

Und weiter wie die Präzipitation zustande kommt. Hierfür müssen wir erst noch einen weiteren Vorgang betrachten.

Immunserum vermag fremde Zellen und Bakterien, eben die, gegen welche immunisiert wurde, zusammenzuballen und auszufällen, zu agglutinieren. M. Gruber hat den Vorgang entdeckt[1] und seine Bedeutung sofort erkannt. Sahen Gruber und Durham, daß die agglutinierende Fähigkeit des Serums 3 bis 10 Tage nach Einverleibung ihrer Stoffwechselprodukte nachweisbar ist, so fand Widal[2], daß schon das Serum von Typhuskranken gewöhnlich vom Ende der zweiten Woche ab die Agglutination auslöst, daß also auch eine Infektionsreaktion vorliegt. Mit diesem Befunde begann die Serumdiagnostik der typhoiden Krankheiten, die unser ärztliches Erkennen in so hohem Maße förderte. Für die Entwicklung der Agglutinationsreaktion scheint das zentrale Nervensystem von Bedeutung zu sein[3]. Es ist von höchstem allgemein-biologischem Interesse, daß der Agglutinintiter, also eine Immunitätsreaktion, durch einen bedingten Reflex ausgelöst werden kann[4].

Ob der Vorgang der Agglutination mit dem Krankheitsschutz bzw. der Krankheitsheilung etwas zu tun hat, weiß man ebensowenig sicher, wie für die Präzipitation. Metschnikoff lehnt das ganz ab. Auch ich habe nicht den Eindruck, daß Agglutination und Präzipitation eine Bedeutung für die Immunität haben. Andererseits könnte man denken, daß die zusammengeballten Zellen leichter abgetötet werden; die der Hämolyse manchmal vorausgehende Hämagglutination ließe sich in diesem Sinne verwerten. Nun bewahren agglutinierte Bakterien oft lange ihre Lebensfähigkeit und auch tote werden agglutiniert!

Der Vorgang selbst ist eine Reaktion an Oberflächen von Kolloiden. Auch hier wirkt ein Antigen zusammen mit einer von ihm erzeugten Reaktionskraft. Dieses Zusammenwirken führt dazu, daß die Dispersionsverhältnisse der in Betracht kommenden Eiweißkörper — auch hier wieder wohl die Globuline — geändert werden. Die Körper und Stoffe, auf die es nach der abgestimmten Wirkung des Antigens ankommt, werden aus dem fein dispersen in einen grob dispersen Zustand übergeführt: Zellen und Bakterien werden agglutiniert, kolloidal gelöste Stoffe präzipitiert. Die mannigfachsten Umstände sind von Einfluß auf den Ausfall der Reaktion: z. B. Temperatur, Salzgehalt, Zeit. Über die Entstehung der Vorgänge gibt es eine große Reihe Untersuchungen und Gedanken[5]. Jedenfalls sind die „Agglutinine" ebensowenig wie die „Präzipitine" komplexer Natur.

Von besonderer theoretischer und praktischer Bedeutung wurde die Hämagglutininforschung, weil durch sie wichtige vererbbare Bildungen menschlicher

---

[1] Gruber u. Durham, Kongreß inn. Med. **1896**, 218; Münch. med. Wschr. **1896**, 285. — Gruber, Münch. med. Wschr. **1899**, Nr 41.

[2] Semaine méd. **1896**.

[3] Bogendörfer, Arch. f. exper. Path. **124**, 66; **126**, 378; **133**, 107.

[4] Metalnikoff, C. r. Soc. Biol. Paris **102**, 672 (1929).

[5] Vgl. z. B. Wells, Chem. Anschauungen usw. S. 129. — Sachs u. Klopstock, Methoden der Hämolyseforschung 1928.

Blutgruppen aufgedeckt wurden[1], und weil wir dadurch in den Stand gesetzt werden, sowohl die Zusammengehörigkeit von Menschen als auch die Eignung von Blut bestimmter Menschen für die Transfusion anderer festzustellen.

Das berühmte BORDET-GENGOUsche Prinzip[2], das zur Erkennung von Stoffen in stärkster Verdünnung soviel gebraucht wird[3] und auch der Wassermannschen Reaktion zugrunde liegt („Komplementbindung"), geht davon aus, daß das Alexin nur sensibilisiertes Antigen beeinflußt und alsdann nicht mehr nachweisbar ist; auf den Zwischenkörper allein hat es keine Einwirkung. Früher erfuhr die Erscheinung eine höchst einfache Auffassung[4]. Jetzt wissen wir, daß auch hier verwickelte an Kolloiden sich abspielende physikalisch-chemische Vorgänge[5] zugrunde liegen. Auf Viskosität, Adsorption, Oberflächenspannung, Leitfähigkeit, Dispersion der Teilchen und Art der Elektrolyte kommt es auch hier an. Offenbar wirken die die Bindung des Alexins und damit das Ausbleiben der Hämolyse erzeugenden Einflüsse grundsätzlich im Sinne der von SACHS aufgefundenen Verhältnisse, z. B. der Alexinstörung durch Wasserzusatz. Im einzelnen vermag ich die Beziehungen nicht ausreichend klar zu übersehen und zu schildern, kann also nicht sicher sagen, wieweit sie noch nicht völlig geklärt sind, wieweit meine ungenügende Kenntnis der Kolloidvorgänge verantwortlich gemacht werden muß. Die Vorgänge, die zur Komplementbindung führen, sind nach allem, was ich sehe, mehr physikalischer als chemischer Natur. Freilich macht dann die strenge Spezifität, die gerade hier vorwaltet, z. B. bei dem Nachweis einer Eiweißart durch die vereinte BORDET-GENGOUsche und Präzipitationsreaktion die Annahme chemischer Reaktionen bei dem Vorgang der primären Antigen-Antikörperbindung erforderlich.

Auf dem Boden der Anschauungen über Komplementbindung ist die praktisch so außerordentlich erfolgreiche Reaktion von v. WASSERMANN, NEISSER und BRUCK entstanden[6]. Beim Zusammenbringen von Syphilisantigen (dem Extrakt von luetischen Lebern Neugeborener) und Antistoffen (dem Serum Luetischer) wird das Alexin verbraucht, und nachher mit ihrem Immunkörper zugefügte Erythrozyten bleiben ungelöst. Beim weiteren Studium dieser Seroreaktion bei Lues hat sich aber die überraschende Tatsache herausgestellt, daß man gar keinen Extrakt aus luetischen Organen nötig hat, daß alkoholische Extrakte aus normalen Organen denselben Dienst leisten; offenbar kommt es auf das Vorhandensein lipoider Antigene, namentlich aus der Gruppe der Lezithine an. Die Komplementabsorption wird also hervorgerufen nicht nur durch Luesantigen und Luesgegenkörper, sondern auch durch das Zusammen-

---

[1] LANDSTEINER, VON DUNGERN u. HIRSCHFELD; Literatur und eigene Erfahrungen zusammenfassend bei SACHS u. KLOPSTOCK, l. c.

[2] BORDET u. GENGOU, Ann. Inst. Pasteur **15**, 289.

[3] Vgl. NEISSER u. SACHS, Berl. klin. Wschr. **1905**, Nr 44; **1906**, Nr 3.

[4] Dieses Buch 12. Aufl., S. 53.

[5] HECHT, Z. Immun.forschg **36**, 231. — KISS, Biochem. Z. **129**, 487. — H. SCHMIDT, Z. Hyg. **88**, 495.

[6] WASSERMANN, NEISSER u. BRUCK, WASSERMANN u. PLAUT, BRUCK u. SCHLUCHT, Dtsch. med. Wschr. **1906**; Berl. klin. Wschr. **1907**.

treffen von bestimmter Art normaler Körpersubstanz und luetischem Serum. Die Reaktion hat — richtig ausgeführt — praktisch außerordentliche Bedeutung, auch wenn sie, wie es aus ihrer Natur fast selbstverständlich ist und wie es auch die Erfahrung bestätigt, nicht ausschließlich für Syphilis charakteristisch ist, denn sie kommt auch bei Lepra, Frambösie, Malaria und vielleicht auch Viridansendokarditis vor; mir ist das letztere nicht sicher. Auf unserer Klinik in Heidelberg wurde die Reaktion im Institut von Professor SACHS unter seiner Aufsicht ausgeführt. Das geschah mit so fabelhafter Präzision, daß ich mich nie erinnere, einen Fehlschlag gesehen zu haben. In etwa 20 Jahren haben nur 2 oder 3 Kranke mit Lymphogranulom die Reaktion gezeigt, bei denen von Syphilis nichts gefunden und autoptisch nicht nachweisbar war. Aber gerade bei ihnen war ein früherer Infekt nicht entfernt ausgeschlossen. Für das Verständnis stehen wir erst am Eingang. Aber schon jetzt haben die Beobachtungen doch zu höchst bedeutsamen Variationen der Reaktion geführt[1].

Sehr ansprechend ist der Gedanke von SACHS, daß die Reaktion auf einer Selbstimmunisierung gegen Zellipoide beruht. Die Beobachtungen von SACHS[2] und seinen Mitarbeitern haben das Verständnis der bei der Wassermannschen Reaktion sich abspielenden Vorgänge durch den Nachweis der Lipoidantikörpernatur der syphilitischen Blutveränderung in hohem Maße gefördert.

Sicher liegen, wenn man in der EHRLICHschen Sprache spricht, echte Antikörperwirkungen vor. Es wirken Lipoidantigene, wahrscheinlich sowohl aus den Spirochäten, als auch aus den Körperzellen, die unter der Einwirkung des Giftes zerstört werden. Vielleicht spielen in manchen Fällen metasyphilitischer Erkrankung des Zentralnervensystems sogar dessen Lipoide eine besondere Rolle. Die ganzen Beziehungen der Lipoidantigene sind ja wegen ihres Angewiesenseins auf das Eiweiß und ihrer schwierigen Disponibilität etwas höchst Verwickeltes. Sie sind nicht nur ubiquitär, es kommen bei ihnen auch organspezifische und gruppenspezifische Anordnungen in Betracht; manche Antigene laufen gleichsam einander den Vorrang ab. Wenn hier als Antigene auch andere als syphilitische Organe verwendet werden können, so liegt dem vielleicht zugrunde, daß die Hauptreaktionsfähigkeit der syphilitischen Organe auf ihrem Gehalt an weit verbreiteten Lipoiden beruht.

Die vorausgehende Darlegung über die Entwicklung der Immunität gegen Infekte hatte dazu geführt zu zeigen, daß der Organismus, der einen Infekt durchmachte, gegen die Erreger dieses Infekts weniger empfindlich oder unempfindlich werden kann. Nach JENNERS Entdeckung haben uns die großen Erforscher dieses Gebiets PASTEUR, KOCH und v. BEHRING die Augen geöffnet. Das prinzipiell andre Verhalten des infizierten Organismus gegen eine erneute Infektion sowie gegen die Darreichung chemischer, von dem Erreger stammender Stoffe hat

---

[1] Z. B. SACHS u. GEORGI, Med. Klin. **1918**, Nr 33. — MEINICKE, Z. Immun.forschg **27**, 350; Münch. med. Wschr. **1918**, Nr 49; **1919**, Nr 3; **1929**, Nr 8. — KAHN, Klin. Wschr. **1928**, Nr 42. — MÜLLER, Arch. Derm. **151**, 231; Med. Klin. **1928**, 300. — SACHS u. WITEBSKY, Klin. Wschr. **1928**, Nr 26; **1929**, Nr 5. — Lit. auch in folgender Fußnote.

[2] H. SACHS, A. KLOPSTOCK u. WEIL, Dtsch. med. Wschr. **1925**, Nr 15. — SACHS u. A. KLOPSTOCK, Dtsch. med. Wschr. **1927**, Nr 10. — SACHS, Wien. klin. Wschr. **1928**, Nr 13/14. — Vgl. F. KLOPSTOCK, Dtsch. med. Wschr. **1926**, Nr 6 u. 35. — WICHELS u. Gen., Münch. med. Wschr. **1929**, Nr 42 (KATSCH).

R. Koch bereits völlig klargelegt; die bedeutsamen Arbeiten Behrings, Römers und Muchs über Tuberkuloseimmunität sind auf diesem Boden erwachsen. Die weitere Erforschung dieser Beziehungen schob die Grenzen hinaus und erweiterte so die Bedeutung des Gegenstandes für Physiologie, Pathologie, ja für die gesamte Biologie außerordentlich. Der Organismus, der bestimmte Einwirkungen erfuhr, verhält sich gegen erneute Einwirkungen anders als ein unberührter. v. Pirquet, der die praktische Bedeutung der Frage erkannte, nannte dieses eigenartige Verhalten Allergie.

Für die weitere Erörterung ist aller Wert zu legen auf das: „anders verhalten". Denn nun kommt als neues und weiteres hinzu: gegen das Antigen kann nicht nur eine herabgesetzte, sondern auch eine — zum mindesten scheinbar gesteigerte Empfindlichkeit bestehen.

Anfangs sah man also das Wesentliche im Gegensatz zur Herabsetzung der Empfindlichkeit bei der Immunität in einer Art gesteigerter Empfindlichkeit. Die grundlegenden Tatsachen dieses Geschehens entdeckten schon Behring und Koch. Behring beobachtete „Überempfindlichkeit", wie er den Zustand nannte, zuerst bei einem Pferde, das gegen Tetanustoxin immunisiert war: das Tier ging nach einer verhältnismäßig kleinen Toxingabe an Tetanus zugrunde, obwohl in seinem Blute große Mengen von Antitoxin kreisten. R. Koch zeigte uns die Überempfindlichkeit tuberkulös infizierter Tiere gegen kleine Gaben Tuberkulin und auch die Überempfindlichkeit gegenüber der parenteralen Einverleibung von körperfremden Substanzen bakterieller und nicht bakterieller Herkunft ist in ihren Grundzügen schon lange bekannt (Krehl, Matthes). Krehl und Matthes untersuchten damals den Einfluß aller möglichen Substanzen auf tuberkulöse Tiere im Vergleich zu dem auf gesunde, und Krehl stellte fest, daß eine Vorbehandlung mit bakteriellen und nicht bakteriellen Stoffen, z. B. Milch, Tiere zu einer andern Form der „Reaktion", sogar zum Tode auf erneute Einspritzung des gleichen Stoffs brachte als normale, frische, „ungebrauchte" Tiere. Die Grundzüge der Überempfindlichkeit waren also gefunden, freilich wurde ihre allgemeine Bedeutung nicht genügend hervorgehoben.

Otto[1] fand auf Grund einer Beobachtung von Theobald Smith den plötzlichen Tod nach intravenöser Reinjektion eines an sich ungiftigen Eiweißkörpers, nachdem Krehl u. Matthes das schon nach subkutaner Einverleibung gesehen hatten, und Richet, dem wir eigene wichtige Beobachtungen verdanken[2], beschrieb den „anaphylaktischen Shock" nach Wiedereinspritzung von Muschelgift. Von Richet stammt auch die seitdem eingebürgerte Bezeichnung des Vorgangs als „Anaphylaxie"[3].

Diese Überempfindlichkeit ist also eine eigenartige Form der Reaktion eines irgendwie von der Natur oder künstlich vorbehandelten Organismus auf verschiedenartige Einwirkungen hin, vor allem auf die Wiederverabreichung des gleichen Stoffs, mit dem er vorbehandelt war. In dem Vorgange selbst steckt das

---

[1] Leuthold, Gedenkschrift 1906.   [2] Richet, Ann. Inst. Pasteur **21**, 497.
[3] Zusammenfassend über Anaphylaxie: v. Pirquet u. Schick, Die Serumkrankheit 1905. — H. Pfeiffer, Das Problem der Eiweißanaphylaxie 1910. — Friedberger, Anaphylaxie in Kraus-Brugsch, Handb. **2 I**, 859. — Schittenhelm in v. Bergmann, Staehelin-Handb., 3. Aufl. **1 I**, 1. — Doerr, Erg. Immun.forschg **1914 I** u. in Kolle, Kraus, Uhlenhuth, Handb. 3. Aufl. **1**, 759.

allerverschiedenste darin; er ist von außerordentlicher Vielseitigkeit. Seine wissenschaftliche Entwicklung wurde dadurch merkwürdig beeinflußt, daß einmal das Ergebnis gewisser Tierversuche durchaus als nicht zu umgehendes Modell und ferner ein Gegensatz gegen die Unempfindlichkeit bei Immunität zu sehr hervorgehoben wurde. Demgegenüber ist, wie gesagt, aller Wert zu legen nicht in erster Linie auf das quantitative, sondern auf das qualitativ andere Verhalten des vorbehandelten Organismus. Das zeigt DOERR mit vollstem Rechte klar und scharf[1].

Wir sprechen zunächst vom Tierversuch; ich werde ihn aber nur so weit bringen, als er mir für das Verständnis der Krankheitserscheinungen am Menschen bedeutungsvoll zu sein scheint. Denn wollte man einen wirklichen Überblick über die Fülle der Experimentalbeobachtungen geben, so müßte man ein eigenes Buch schreiben. Die Vorbehandlung erfolgt hier natürlich künstlich durch Einspritzung dessen, was man ein Antigen heißt (darüber später). Die sensibilisierende Injektion in Peritoneum, Muskeln oder in die Vene braucht nur einmal vorgenommen zu werden. Das erscheint mir als eine der wichtigsten Tatsachen, daß durch eine systematische wiederholte Einspritzung Anaphylaxie sicher vermieden werden kann. Für die sensibilisierende Substanz ist die geringe Größe der ausreichenden Gabe höchst eindrucksvoll. Die zur Auslösung der Reaktion bestimmte Einspritzung wird nach einer bestimmten Zeit (10—20 Tagen) verabreicht; nur sei man sehr vorsichtig mit zu enger Umgrenzung. Die zweite Injektion wird am besten intravenös vorgenommen, wenigstens ist dann der Erfolg am stärksten und sichersten. Intraperitoneale und subkutane Injektionen wirken auch; die Reaktion wird dann schwächer, sie erhält eine andere Form und zieht sich länger hin; übrigens verhalten sich gerade hier die verschiedenen Tiere verschieden. Sogar durch reichliche Fütterung mit Eiweiß lassen sich Meerschweinchen gegen nachträgliche parenterale Verabreichung der gleichen Eiweißart überempfindlich machen. Und schließlich kann bei gefütterten Tieren mit Linseneiweiß die anaphylaktische Reaktion erzeugt werden. Das Linseneiweiß ist nach früheren Beobachtungen auch hier wieder etwas Besonderes. Es wirkt nicht art-, sondern organspezifisch[2]; Meerschweinchen ließen sich durch Linseneiweiß der gleichen Art, ja sogar des eigenen Körpers, anaphylaktisch machen. Bei dem Linseneiweiß ist es auch gleichgültig, von welcher Tierart der zur Reinjektion benutzte Stoff stammt; mit jedem läßt sich die Reaktion erzielen. Doch wird neuerdings bezweifelt, ob zur Erzeugung von Allergie arteigene Linse hinreicht. Den anaphylaktischen Shock bei der Reinjektion kann man sicher mit arteigener Linse auslösen. Und ebenso vermochte v. DUNGERN mit Geschlechtszellen bei arteigenen Tieren Anaphylaxie hervorzurufen, besonders durch Spermatozoen bei schwangeren Weibchen. Allerdings wird die Sicherheit des Eintretens der Reaktion gegen arteigenes Gewebe von FRIEDBERGER[3] sehr zurückhaltend beurteilt und die direkte Giftigkeit von Organextrakten für die entstehenden Krankheitserscheinungen stark betont. Soviel ich sehe, wird sich die ganze Frage der Art- und Organspezifität lösen mit der chemischen Konstitution des Antigens. Auf seinen Bau in den Einzelheiten kommt es an. Das ist nach zahlreichen Untersuchungen[4] das wahrscheinlichste. Weil man schließlich immer auf die Bedeutung der

---

[1] DOERR, Arch. f. Dermat. **150**, 509; v. BERGMANN-STAEHELIN, Handb. 4 **I**, 449; Allergie und Anaphylaxie in Kolle, Kraus, Uhlenhuth, Handb. **1**, 759.

[2] Über Organspezifität s. GRUND, Arch. klin. Med. **87**, 148. — FLEISHER, ref. Ber. Physiol. **24**, 146. — Vor allem GRAETZ, Weichardt Erg. **6**, 397.

[3] FRIEDBERGER, Anaphylaxie. S. 874.

[4] OBERMAYER u. PICK, Wien. klin. Wschr. **1906**, Nr 12. — LANDSTEINER, Z. Immun.-forschg **20**, 137. — H. FREUND, Biochem. Z. **20**, 503 (Lit.). — SCHITTENHELM u. STRÖBEL, Z. exper. Path. u. Ther. **11**, 102.

Variation des sterischen Baus der Antigene ausging, identifizierte man sie so lange Zeit mit den Eiweißkörpern, denn bei diesen läßt die Form der Verknüpfung aus etwas 20 Aminosäuren auch bei Gleichheit der chemischen Zusammensetzung eine unendliche Variation des Baus zu. Gemeinsame (immunisatorische) Eigenschaften der chemischen Bestandteile in den Organstoffen einer Person, einer Tierart, phylogenetisch verwandter Tierarten, aber auch einzelner Stoffe völlig verschiedener Herkunft lassen so den Schimmer eines Verständnisses zu. Wenn man das mit „Rezeptorengemeinschaft" erklärt, so ist damit wohl gemeint eine Gemeinschaft chemischer Beziehungen.

In den Schulversuchen kommt es darauf an, daß die Reinjektion mit der gleichen Eiweißart erfolgt, mit der das Tier sensibilisiert war. Stellt man die quantitativen Verhältnisse der zur Sensibilisierung und zur Auslösung notwendigen Gaben in den Vordergrund, so ist die Reaktion streng spezifisch: Sensibilisierung und Shock kommen in den höchst eindrucksvollen kleinen Gaben nur zustande, wenn für beides genau der gleiche Stoff verwendet wird. Sieht man aber vom Quantitativen ab, so sollten wir die Notwendigkeit der Gleicheit des zuerst eingespritzten und des reinjizierten Körpers nicht einseitig hervorheben. Gerade in den ältesten tatsächlichen Beobachtungen über Überempfindlichkeit, die damals freilich in ihrer allgemeinen Bedeutung noch nicht genügend hervorgehoben wurde[1], erfolgte die Fieber oder Kollaps erzeugende Reinjektion teils mit dem gleichen, teils mit ganz anderen Stoffen. Bei Erörterung der Tuberkulinreaktion wird davon noch die Rede sein. Ganz gewiß haben FRIEDBERGER und DOERR damit recht, das Bedeutsame und Interessante der Spezifität an der Erscheinung hervorzuheben; die außerordentliche Geltung kleiner Gaben bei der Reinjektion tritt, wie gesagt, so am augenfälligsten hervor. Aber auch nach nichtspezifischer Vorbehandlung sind bei der zweiten Einspritzung schon viel kleinere Gaben eines Stoffes als sonst wirksam, sowohl zur Erzeugung von Fieber als zu der von Kollaps; auch dann wirken Stoffe giftig, die bei Erstinjektion überhaupt nichts machen, z. B. Milch[2]. Man hat die Vielfältigkeit der Eingriffe kennengelernt, die am kranken Tiere Symptome von Überempfindlichkeit hervorrufen. Wie mir scheint, haben sie auch für den kranken Menschen Bedeutung. Die nichtspezifische Überempfindlichkeit würde sich durchaus eines neuen Studiums verlohnen, gerade für den Menschen. Ich meine, daß wir in diesen verwickeltsten Fragen des Zellebens, die doch erst seit wenigen Jahrzehnten erforscht wurden, weil sie erst seit dieser Zeit bekannt sind, ein irgendwie abschließendes Urteil zurzeit weder abgeben können noch abgeben sollen. Das Material reicht noch nicht aus, trotz der großen Zahl von Untersuchungen.

Die Art der Reaktion ist abhängig von der Art der Sensibilisierung und von der Größe der zur Auslösung der Reaktion bestimmten Gabe; die verschiedene Form der Darreichung hat offenbar nur dadurch Bedeutung, daß die in Wirksamkeit tretende Dosis und die Geschwindigkeit, mit der sie zur Geltung kommt, von ihr bestimmt wird. Vor allem ist die Art der Reaktion abhängig von der Art des Tieres. Merkwürdigerweise entsteht die Überempfindlichkeit des Menschen bei den allergischen Krankheiten durch eine dauernd gleichmäßige Zuführung des Antigens, während dieses Verfahren an Tier und Mensch, falls man parenterale Einspritzungen vornimmt, die Entstehung der Anaphylaxie verhindert und vielmehr zur Unempfindlichkeit führt.

---

[1] MATTHES, Arch. klin. Med. **54**, 39. — KREHL, Arch. f. exper. Path. **35**, 251. — Vgl. THIELE u. EMBLETON, Z. Immun.forschg **16** u. **18**. — Vgl. auch RICHET. — Ferner DUJARDIN u. DECAMPS, ref. Kongreßzbl. inn. Med. **43**, 333.

[2] KREHL, Arch. f. exper. Path. **35**.

Affe und Ratte zeigen sicher die Erscheinungen der Anaphylaxie am allerschwersten; manche Forscher halten sie für allergisch refraktär, andere bezeichnen sie als wenig empfindlich. Ferner treten die allergischen Symptome, die unter dem Namen des Shocks zusammengefaßt zu werden pflegen, z. B. bei Hund, Kaninchen und Meerschweinchen in verschiedener Form auf. Vor allem aber ist — in den Tierversuchen wenigstens — Art und Form der Reaktion unabhängig von der Beschaffenheit des Antigens, mit dem sensibilisiert und reinjiziert wird.

Das klassische Tier für die Experimentalbeobachtungen ist das Meerschweinchen. Wird bei ihm die Gabe zur Reinjektion groß genug gewählt — die absoluten Mengen sind unter allen Umständen außerordentlich gering —, so wird das Tier nach der Reinjektion sofort unruhig, verfällt in Krämpfe und stirbt an Erstickung. Durch Verringerung der die Reaktion auslösenden Gabe kann man die verschiedensten Arten von ihr erzielen: Kollaps mit Temperatursenkung und Tod nach einigen Stunden, Temperaturabfall und allmähliche Erholung und bei weiterer Verkleinerung der Gaben Temperatursteigerungen von wechselnder Höhe. Meines Erachtens ist das — sogar bis in alle wichtigen Einzelheiten — durch R. KOCHs Beobachtungen über die Anwendung des Tuberkulins am tuberkulösen Meerschweinchen im Prinzip schon dargelegt. MATTHES[1] und KREHL[2] haben dann an tuberkulösen Tieren mit Albumosen, aber auch an nicht bakteriell behandelten Tieren, d. h. an Tieren, die mit allen möglichen Stoffen, z. B. Milch, vorbehandelt waren, mit nicht bakteriellen Stoffen alle die gleichen Vorgänge schon vor mehr als 30 Jahren gezeigt. Der Tod im anaphylaktischen Shock, wie man jetzt sagt, im Kollaps, wie wir es damals ausdrückten, gleicht, wie wir auch damals schon bemerkten, in mancher Beziehung dem der Vergiftung mit Albumosen oder Peptonen (oder auch mit Histamin). Daß in dieser Form des Kollapses der gesamte Stoffwechsel sinkt, stellten wir schon damals fest. Auch der Sektionsbefund erschien uns dem der Peptonvergiftung höchst ähnlich; Lungenblähung, Blutungen, Enteritis. Die Hautnekrosen nach subkutaner Reinjektion haben wir gesehen. Alles das war uns genau bekannt. Die Gleichheit des Gesamtbildes bei beiden Vorgängen wurde auch später wieder hervorgehoben[3]. Im einzelnen sind allerdings Verschiedenheiten da. Z. B. ist das Bild des in wenigen Minuten sich abspielenden anaphylaktischen Shocks, wie wir es bei dem sensibilisierten Meerschweinchen nach Reinjektion mit dem zur Sensibilisierung verwendeten Eiweiß beobachteten, bei dem tuberkulös infizierten Tier mit Tuberkulin nicht zu erzielen, auch wenn das Tuberkulin intravenös zugeführt wird.

Man kann die Verschiedenheit des Bildes, unter dem sich die Reaktion, der Shock zeigen kann, gar nicht genug hervorheben. SCHITTENHELM, dem wir viele wertvolle Beobachtungen verdanken, hat das eingehend geschildert[4]. Das Verschiedenartige und Wechselnde der Erscheinungen des Shocks hängt, wie gesagt, von dem Zusammentreffen einer Reihe von Umständen ab, die oben genannt wurden. Es ist meines Erachtens ganz falsch, auf Grund von Unterschieden des Verlaufs

---

[1] MATTHES, Arch. klin. Med. **54**, 39. — KREHL u. MATTHES, Arch. f. exper. Path. **36**, 417.
[2] KREHL, Arch. f. exper. Path. **35**, 222.   [3] Z. B. VON BIEDL u. KRAUS.
[4] SCHITTENHELM, in v. Bergmann-Staehelin, Handb. **1 I**, 1.

der Reaktion ein Geschehen von der eigentlichen Anaphylaxie abtrennen zu wollen. DOERR hebt das für die Tuberkulinreaktion sehr klar hervor[1].

Was während der Sensibilisierung und durch sie im Organismus vorgeht, wissen wir nicht ausreichend[2]. Der Shock ist doch nur eine Phase des ganzen Vorgangs. Sie verläuft sehr verschieden und ist deswegen als allgemein biologische Erscheinung wenig klar definiert; sie ist auch meines Erachtens gewissermaßen als Charakteristikum der Anaphylaxie einseitig in den Vordergrund geschoben worden. Mit großer Wahrscheinlichkeit kann man sagen: bei der Sensibilisierung eines Organismus erfahren das Blut und die Zellen aller Organe eine höchst eigenartige Veränderung. Und das merkwürdigste: Wird der Shock überstanden, so verschwinden die Eigenschaften der Sensibilisierung zuweilen viele Tage lang, um dann von neuem zu beginnen! Das ist, soviel ich sehe, die herrschende Annahme. Indessen: es gibt Beobachtungen von DOERR[3], die damit kaum vereinbar sind.

Ich will nur einige wenige Beispiele von verschiedenen Organismen geben, um zu zeigen, wie verschiedenartige Organstörungen in dem Zustande der Allergie vorkommen und was für Organbedingungen für die Ausbildung der Erscheinungen erfüllt sein müssen.

Am Meerschweinchen weisen vor allem die glatten Muskeln eine erhöhte Erregbarkeit auf. Das weiß man z. B. für den Uterus[4], sowie für die Muskulatur der Bronchien und des Darms. An den Lungen entsteht im Shock eine anatomische Veränderung der Kapillaren[5]. Der Darm ist am Hund besonders stark verändert[6].

Am Hund kommt sowohl die anaphylaktische Reaktion[7] als auch die Sensibilisierung[8] ohne die Leber nicht zustande. Auch die Milz ist für die Sensibilisierung notwendig[9]. Am Hund zeigt sich die Bedeutung der Leber auch darin, daß ein Krampf der Lebervenen mit starker Blutüberfüllung der Leber und Senkung des arteriellen Drucks entstehen soll[10], was übrigens nicht unbestritten ist. Das zentrale Nervensystem spielt für die Entstehung der experimentellen Anaphylaxie nicht nachweisbar eine Rolle[11]. Aber Narkose verhindert den Shock. Und auch die Bedeutung der bedingten Reflexe für die Auslösung des Shocks[12] spricht für einen Einfluß des Nervensystems. Die peripheren vegetativen Nerven beteiligen sich in hohem Maße[13]. Der Stoffwechsel und namentlich der Eiweißumsatz sind verändert[14].

---

[1] In KOLLE, KRAUS, UHLENHUTH, Handb. **1**, 953ff.

[2] Vgl. BORDET, ref. Kongreßzbl. ges. inn. Med. **38**, 18.

[3] Arch. f. Dermat. **151**, 24.

[4] SCHULZ, J. Pharmacie **1**, 549. — DALE, J. Pharmacie **4**, 167.

[5] DOMAGK, Dtsch. Path. Ges. **20**, 280. (1925).

[6] SCHITTENHELM u. WEICHARDT, Dtsch. med. Wschr. **1911**, Nr 9.

[7] MANWARING, Z. Immun.forschg 8. — Vgl. v. FENYVESSY u. FREUND, Z. Immun.forschg **22**, 59. — RUMPF, Z. Immun.forschg **27**, 489.

[8] DENECKE, Z. Immun.forschg **20** (Fischler).

[9] MAUTHNER, Arch. f. exper. Path. **82**, 116.

[10] MAUTHNER u. PICK, Münch. med. Wschr. **1915**, Nr 34.

[11] SCHÜRER u. STRASSMANN, Z. Immun.forschg **12**, 143.

[12] METALNIKOV, Ann. Inst. Pasteur **40**, 893.

[13] TONIETTI, Z. exper. Med. **45**, 1 (SCHITTENHELM).

[14] KREHL u. MATTHES, Arch. f. exper. Path. **38**, 284. — U. FRIEDMANN u. ISAAC, Z. exper. Path. u. Ther. **1**, 513. — SCHITTENHELM u. WEICHARDT, Münch. med. Wschr. **1910**, Nr 34; **1916**, Nr 16 **1912**, Nr 2; Z. exper. Path. u. Ther. **11**, 69.

Außer an den Zellen zeigt der sensibilisierte Organismus auch Veränderungen des Blutes, z. B. Eosinophilie und stärkste Veränderungen der Leukozytenzahlen. Das Serum erfährt die Veränderungen, wie sie bei Immunisierung oder bei den Infektionsprozessen im allgemeinen vorkommen. Zuerst wird das Fibrinogen vermehrt. Dann steigt die Menge der Globuline. SACHS hat die Veränderungen des Bluteiweißes mit Nachdruck hervorgehoben: es finden Zustandsänderungen an den Globulinen statt, die mit einer Störung der Dispersion und mit Ausflockungen einhergehen. Die Aktivsera trüben sich. Von den Globulinen gehen die differenten Wirkungen aus. Im Shock kommt es zu starker Leukopenie[1], die Alexinwirkung geht fast völlig verloren. Am Menschen ist von großer Bedeutung die Reaktivität der Haut[2]; davon wird noch die Rede sein. Alles das erscheint auch deswegen von besonderem Interesse, weil der Zustand der Sensibilisierung mit dem Blut passiv übertragen werden konnte[3]. Die Übertragung gelingt aber nicht entfernt mit dem Serum jedes Tieres auf jedes andere Tier.

Das größte Interesse hat für uns alle natürlich das allergische Verhalten des Menschen. Hier sind innerhalb gewisser Grenzen weitere, innerhalb anderer eingeschränktere Untersuchungsmethoden anwendbar. Wie man jetzt sagen kann, spielt am Menschen alles in allem die Allergie eine erhebliche Rolle; man schätzt jetzt 6—7% der Menschen als allergisch. Allergiefähig sind offenbar viel mehr z. B. vielleicht alle gegen Primelgift[4]. Und wer will sagen, wie viele es wären, wenn man die gewaltsamen Methoden des Tierversuchs zu verwenden imstande wäre, wenn man z. B. systematisch mit Pferdeserum vorgehen würde[5].

Glücklicherweise ist der schwere Shock am Menschen recht selten. Sonst würde bei der unsinnigen Verbreitung sinnloser Einspritzungen sehr viel mehr Unglück vorkommen.

Ob die Sensibilisierung als solche am Menschen Krankheitserscheinungen macht, vermag ich nicht recht zu sagen, vor allem wohl, weil man nicht unterscheiden kann, was in der Anlage des Menschen liegt, der sensibilisiert wird. Ich habe ja den Eindruck, daß mindestens ein Teil dieser allergischen Menschen eigenartige Züge aufweist, körperlich und seelisch. Eine besondere seelische und nervöse Erregtheit ist bei vielen vorhanden, doch hat man bei einer Untersuchung der körperlichen Verfassung natürlich sensibilisierenden Menschen und besonders über den Zustand ihrer vegetativen Nerven bisher nichts Sicheres finden können.

Art und Zahl der sensibilisierenden Stoffe ist im wahren Sinne des Wortes unermeßlich. Man kann sagen: es gibt fast keine Substanz, die es nicht zu tun vermöchte. Ich kann sie nicht alle nennen.

Die alten Auffassungen von Überempfindlichkeit hielten sich alle an die Eiweißkörper als einzig mögliche Antigene. Aber man kennt jetzt doch auch die Überempfindlichkeit für sehr viele wohlbekannte, chemisch einfache Körper[6],

---

[1] MATTHES, Arch. klin. Med. **54**, 539. — SCHITTENHEIM, WEICHARDT u. GRIESHAMMER, Z. exper. Path. u. Ther. **10**, 412.

[2] TONIETTI, Z. exper. Med. **45**, 30 (SCHITTENHELM).

[3] Vgl. DOERR u. BLEYER, Z. Hyg. **106**, 371.

[4] BLOCH u. STEINER-WOURLISCH, Arch. f. Dermat. **152**, 283.

[5] Vgl. TONIETTI, l. c.

[6] A. KLOPSTOCK u. SELTER, Klin. Wschr. **1927**, Nr 35.

z. B. diazotiertes Atoxyl; jedenfalls läßt sie sich experimentell erzeugen. Sollen diese im üblichen Sinne als Antigene wirken, so wird man eine Anlegung an Eiweiß des betreffenden Organismus annehmen, sofern man dabei bleibt, daß zum Antigen Eiweiß gehören muß und daß die Überempfindlichkeit nach dem Schema der Antigen-Antikörperreaktion verläuft. Es liegen interessante Beobachtungen darüber vor[1], wieweit bei nicht eiweißartigem Antigen die Mitwirkung von artfremdem Eiweiß notwendig ist, damit einerseits Antigenwirkung, andrerseits die Reaktion zustande kommt. Hierher gehören die altberühmten Beobachtungen[2], nach denen einfache chemische Körper, wie Jod, an eiweißartigen Antigenen, d. h. im Verein mit ihnen eine besondere, in gewissem Sinne spezifische Wirkung entfalten können. So ist es auch mit den Lipoiden, die ja keineswegs artfremd zu sein brauchen, und den alkoholischen Extrakten aus Bakterien. Man wird letztere nicht mit Lipoiden gleichsetzen dürfen, denn sie können an sich sehr wohl Eiweißverbindungen enthalten. Wie im Versuch bei subkutaner Darreichung von einfachen Stoffen vielleicht — wenn das unbedingt notwendig sein sollte — im Organismus eine Anlegung an Eiweiß erfolgt, so geschieht das möglicherweise auch am Menschen. Da wurde z. B. echte Überempfindlichkeit, die sogar übertragbar war, gegen Melubrin beobachtet[3].

Antigen nennt man[4] einen Stoff, der im Organismus die Gegenwirkung erzeugt, die zur Immunität oder Anaphylaxie führt. Diese Gegenwirkung verkörperte man in dem „Antikörper". Ich persönlich hege Zweifel an der Berechtigung dieser Annahme[5], und sehe es als viel wahrscheinlicher an, daß die Gegenwirkung auf physikalisch-chemischen oder chemischen Zustandsänderungen normaler Körperstoffe beruht. Denkt man daran, so gewinnt die große Frage nach der Einheit oder Vielheit der Gegenkörper ein anderes Gesicht. Die meisten, die sich die Gegenwirkung in einem „Antikörper" versinnbildlichen, legen für den gleichen Infekt jetzt wohl einen solchen einheitlicher Natur zugrunde, der unter verschiedenen Umständen verschiedene, durch diese Umstände bedingte Wirkungen durchführt. Der gleichen Vorstellung kann man folgen, wenn man die Gegenwirkung ausgehen läßt von Stoffen der Zellen und des Plasmas, die unter dem Einfluß des Antigens eine charakteristische Umwandlung erfahren. Fast näher läge es dann, das Antigen selbst in einer besonderen Weise verändert werden zu lassen. Im Vordergrund steht immer die „Spezifität" der Beziehung. Sie erscheint hier als das erste. Ihretwegen liegen strukturchemische Ähnlichkeiten am nächsten, wenn diese sich auch nur auf Gruppen erstrecken, und deswegen möchte man immer wieder an die ursprüngliche Vorstellung von Hans Buchner denken, daß der Gegenkörper doch mit dem Antigen selbst zu tun habe, soviel auch gegen diese Auffassung spricht. Wie gesagt, eröffnen die Vorstellungen von Herzfeld und Klinger hier die Möglichkeit eines Verständnisses.

---

[1] Landsteiner, Biochem. Z. **93**, 106. — Sachs, Wien. klin. Wschr. **1928**, Nr 13/14; Ber. Physiol. **42**, H. 5/6 (Dtsch. phys. Gesellsch. Frankfurt 1927); Zbl. Bakter. I Orig. **104**, 128.

[2] Obermayer u. Pick, l. c. — Landsteiner, l. c. — Schittenhelm u. Ströbel, Z. exper. Path. u. Ther. **11**.

[3] Koenigsfeld, Z. klin. Med. **102**, 129.

[4] H. Sachs, Zbl. Bakter. **104**, Beih. S. 128; Jkurse ärztl. Fortbildg **1927**, Okt. — E. P. Pick u. Silberstein in Kolle, Kraus, Uhlenhuth, Handb. **2**, 317.

[5] Vgl. z. B. F. Klopstock, Zbl. Bakter. I Orig. **100**, 90.

Die alte Vorstellung, daß nur Kolloide von Eiweißnatur Antigene sein könnten, die man wohl hauptsächlich deswegen pflegte, weil man nur dem Eiweißmolekül wegen der sterisch so wechselnd möglichen Zusammensetzung aus den Aminosäuren die rätselvolle Eigenschaft der Spezifität zutraute und die noch von hervorragenden Forschern, z. B. GIDEON WELLS und E. P. PICK aufrecht erhalten wird, ist in dieser Beschränkung meines Erachtens nicht richtig. Auch Lipoide sind spezifisch. Den Antigencharakter der Lipoide hat MUCH von jeher festgehalten[1], LANDSTEINER und SACHS erwiesen ihn experimentell durch die Verbindung mit Eiweiß. Die Erfahrungen über die allergischen Krankheiten des Menschen zeigten die Vielfältigkeit der Antigene in jeder Hinsicht und Ausdehnung, wie gesagt, bis zu einfachen chemischen Stoffen.

Die Erfahrungen am Menschen haben uns auch für die Klärung der Grundbegriffe Bedeutsames geleistet. Als wir früher Beobachtungen über die „Reaktion" vorbehandelter Tiere machten, nachdem v. BEHRING die „Überempfindlichkeit" der gegen Tetanus immunisierten Pferde beschrieben hatte, erschien diese Überempfindlichkeit, wie auch das Wort ausdrückt, als ein direkter Gegensatz gegen die Unterempfindlichkeit der Immunität. Nach der sehr klaren Definition[2] DOERRS besteht diese Form der Allergie in der Fähigkeit, „einen nochmaligen Antigenreiz mit beschleunigterer und ausgiebigerer Antikörperproduktion zu beantworten, physiologisch gesprochen in einer Herabdrückung der Reizschwelle".

Die gesamten Erfahrungen am kranken Menschen zeigen uns aber meines Erachtens, daß aller Wert auf die „Andersempfindlichkeit" zu legen ist. Und mit dem „anders" macht sich natürlich zugleich die ungeheure Wechselhaftigkeit der Erscheinungen geltend: die Reaktion des sensibilisierten Organismus ist innerhalb gewisser Grenzen etwas Neues. Wohl kann auch hier der beim Meerschweinchen so klassisch beobachtete Shock zustande kommen. Wohl finden sich auch am allergischen Menschen zur Zeit der Reaktion immer mehr oder weniger große Anklänge an die Reaktionsformen der Tiere. Aber gemäß der viel größeren Variationen im ganzen Sein und Verhalten des Menschen haben wir eine unendlich viel größere Fülle von Symptomenkomplexen. Weder können noch sollen sie hier erschöpft werden: viele Fälle von Bronchitis mit Asthma, von Katarrhen der oberen Luftwege, von entzündlichen[3] Hauterkrankungen, von schnell auftretenden örtlichen Ödemen, von Magen- und Darmstörungen gehören hierher. Die Empfindlichkeit mancher Säuglinge gegen Kuhmilch, mancher Erwachsenen gegen Erdbeeren, Austern, Eier wäre zu nennen. Es gibt kaum eine Erscheinung, die Beziehung zu Vorgängen des vegetativen Nervensystems hat, die nicht auf allergischer Grundlage entstehen könnte.

Schließlich ist also die Möglichkeit als Antigen zu wirken für einen chemischen Körper etwas höchst Verwickeltes. Im Experiment haben wir jedenfalls vorerst

---

[1] MUCH, Pathol. Biologie u. Münch. med. Wschr. **1925**, Nr 49/50. — DOERR u. HALLAUER, Schweiz. med. Wschr. **55**, Nr 42. (1925); Z. Immun.forschg **45**, 170. — BORDET, C. r. Soc. Biol. Paris **1926**, Nr 887. — LANDSTEINER u. LEVENE, J. of Immun. **10**, 731. — LANDSTEINER, Klin. Wschr. **6**, Nr 3 (1927). — SACHS, KLOPSTOCK u. WEIL, Dtsch. med. Wschr. **1925**, Nr 15 u. Nr 25. — SACHS, Biochem. Z. **159**, 491. — A. KLOPSTOCK, Z. Immun.forschg **48**, 97.

[2] Arch. f. Dermat. **151**, 13.

[3] RÖSSLE, Dtsch. pathol. Gesellsch. 1914. — KAUFFMANN, Krkh.forschg **2** u. **3**. — KLINGE, Klin. Wschr. **1927**, Nr 48.

noch außerordentlich komplizierte Verhältnisse und der alte Gedanke von MUCH, daß die im Leben wirksamen Antigene in Partialantigene sich teilen, trifft jedenfalls etwas sehr häufig Vorkommendes. Durch die Beobachtungen von SACHS und seinen Mitarbeitern lernten wir auch die Schwierigkeiten kennen[1], die den Antigenen bei der Vielheit der im kranken Organismus befindlichen Substanzkomplexe entgegenstehen zur Bildung von spezifischen Gegenkörpern. Es ist interessant, daß immer wieder die Vorstellung auftritt, daß nur solche Wirkungen erzielt (oder verstärkt) werden, deren Anlage im Organismus schon vorhanden war. Diese verwickelten Verhältnisse geben uns die Grundlagen eines Verständnisses dafür, daß die schließliche Ausbildung einer Immunität oder Anaphylaxie durch die allerverschiedensten Umstände bedingt ist. Also neben die Art, die Abstammung und den Bau des Antigens stellt sich die Reaktionsfähigkeit der Zellen des Organismus, mithin etwas Konstitutionelles. Gerade bei den allergischen Krankheiten des Menschen fehlt, wie wir schon hervorhoben, noch jede eingehende Charakterisierung der Konstitution, die zur Allergie führt.

Die Antigene dringen am Menschen von den Luftwegen, den Schleimhäuten des Magendarmkanals, den Tonsillen und von der äußeren Haut aus in den Körper und immer dann, wenn sie zu einer Wirkung führen, in die Zellen ein. Die Sensibilisierung ist gewiß in der Regel eine allgemeine, wie beim Tier, das durch parenterale Einspritzung vorbereitet ist. Von welcher Bedeutung das Örtliche: gewissermaßen eine lokale Anaphylaxie ist, vermag ich nicht zu sagen. Mir erscheint diese Frage noch nicht als geklärt.

An der Haut kommt eine örtliche Überempfindlichkeit sicher vor. Man weiß nämlich, daß sich mit der Entfernung von einem Hautherde nach der Fläche die Allergie ändert. Auch sonst sind merkwürdige Erscheinungen von MORO an der Haut beobachtet worden: man sieht im allergischen (überempfindlichen) Zustande auch eigenartige Reaktionen gegen andere Einwirkungen[2] als sie das ursprüngliche Antigen setzt.

Auch sonst ist mancherlei denkbar. Z. B. bei Pollenasthma könnte die Sensibilisierung von der Atmungsschleimhaut aus erfolgen, sowie von dort aus die Reaktion und vielleicht deswegen besonders stark ausgelöst wird. Daß aber mindestens in vielen dieser Fälle eine allgemeine Sensibilisierung da ist, macht die so oft hervorgehobene Beziehung des Asthmas zur exsudativen Diathese und zur Enteritis membranacea mindestens wahrscheinlich. Andrerseits beruhen die höchst eigenartigen Überempfindlichkeiten am Magendarmkanal mindestens häufig auf örtlicher Sensibilisierung und örtlich erzeugter Reaktion.

Das sind vielfach zugleich die Fälle, die man als Idiosynkrasien bezeichnet. Man versteht darunter Reaktionsformen des Organismus, die sich auf bestimmte Einwirkungen hin einstellen. Meist ist der auslösende Stoff dem Träger sehr wohl bekannt, und meist geht die krankhafte Empfindlichkeit in die früheste Jugend zurück; sie gilt für angeboren. Vielfach trennte man diese Idiosynkrasien von der Anaphylaxie[3], weil man sie nicht als Folgen von Sensibilisierung und

---

[1] Z. B. SACHS, Jkurse ärztl. Fortbildg **1927**, Okt.; Zbl. Bakter. I Orig. **104**, 135.
[2] MORO, Mschr. Kinderheilk. **34** (1926). — KELLER, Dtsch. med. Wschr. **1928**, Nr 8/9.
[3] Z. B. TOUTON, Arch. f. Dermat. **151**, 37. — BLOCH, ebenda **145**, 34.

weil man für jene ein Verhalten nach der Beziehung Antigen—Gegenkörper als notwendig ansah, und dieses bei vielen Idiosynkrasien mindestens nicht nachweisbar ist. Doerr hält[1], soviel ich sehe, letztere Annahme nicht aufrecht und faßt ebenso wie Hansen[2] Anaphylaxie mit Idiosynkrasie zusammen. Ich stelle mich ganz auf ihren Standpunkt: auch ich meine, daß Anaphylaxie und Idiosynkrasie ineinander fließen.

Wer will — Hansen hat völlig recht — bei den überaus verschlungenen Wegen der Sensibilisierung ihr Fehlen im Einzelfall zu behaupten wagen! Ich brauche zum Belege nur an die Fälle von Shock nach erstmaliger Einspritzung von Diphtherieserum zu erinnern bei der verhältnismäßig nicht geringen Verbreitung der Überempfindlichkeit gegen Pferde. Und was heißt bei dem gegenseitigen geringen Zustand unserer Kenntnisse: ein Stoff kann Antigen sein oder kann es nicht sein! Diese Schwierigkeit halte ich nicht für so groß und verweise auf das früher Gesagte. Aber ich möchte viel weiter gehen. Das ganze System der Antigen-Gegenkörperwirkung und namentlich der Gedanke eines aus ihrem Zusammenwirken entstehenden Gifts[3] bereitet meines Erachtens der Zusammenfassung der beobachteten Erscheinungen große Schwierigkeiten. Wie sollte man dabei verstehen können, z. B. daß eine langsame Reinjektion den Shock vermeiden läßt[4], oder daß Verdünnung mit Kochsalz die Wirkung des Antigens aufhebt[5]. Bordet konnte alle Symptome des Shocks erzeugen durch ein Serum, dem eine dünne Agarlösung zugesetzt war[6]. Auch Sachs[7] vermochte durch rein physikalische Zustandsänderungen den „Antikörper" hervorzurufen oder in seiner Wirkung aufzuheben.

Gewiß kann der Zustand der Sensibilisierung übertragbar sein (passive Anaphylaxie), sowohl von einem Tier auf ein anderes, als auch von der Mutter auf das Kind. Aber wir hoben schon Erfahrungen vor, die das ablehnen. Da nach der Übertragung eine Zeit von 24 bis 48 Stunden vergeht, bis die Erscheinungen der Anaphylaxie auftreten, so wird man auch deswegen schon daran denken, daß an den Zellen des sensibilisierten Organismus das Entscheidende vor sich geht.

Der bei dem Zusammentreffen von Antigen und Immunkörper wirksame Stoff wurde von Friedberger in seinem Anaphylotoxin gesehen. Gegenwärtig denkt man an Histamin als wirksames Prinzip[8]. Daß die Histaminvergiftung ähnliche Erscheinungen hervorruft wie die Anaphylaxie, war von Dale gefunden[9]. Lewis ist der Ansicht, daß bei und durch den anaphylaktischen Zustand Histamin oder eine ähnliche Substanz aus den Zellen frei wird.

---

[1] Doerr, Arch. f Dermat. **151**, 7. — Vgl. Jadassohn, Arch. f. Dermat. **151**, 45.

[2] Hansen, Deutsche Klinik. 2. Aufl. — Koenigsfeld, Z. klin. Med. **102**, 129.

[3] Vgl. Friedberger, Anaphylaxie. — Demgegenüber Doerr, Arch. f. Dermat. **151**, 7.

[4] Friedberger, in Kraus-Brugsch, Handb. **2**, 908. — Vgl. Besredka, Ann. Inst. Pasteur **34**.

[5] Richet u. Mitarbeiter, C. r. Soc. Biol. Paris **169**.

[6] Bordet, Traité de l'immunité. S. 609.

[7] Sachs u. Ritz, Berl. klin. Wschr. **1911**, Nr 22. — Sachs u. Nathan, Berl. klin. Wschr. **1914**, Nr 25.

[8] Thomas Lewis, Die Blutgefäße der menschlichen Haut usw., 1928, S. 74 u. 107.

[9] Dale u. Laidlow, J. gen. Physiol. **41**, 318.

Sind nun die Zellen des Organismus so verändert, daß er in einer besonderen Weise auf bestimmte äußere Eingriffe reagiert, so kann kaum als notwendige Forderung angesehen werden, daß eine Sensibilisierung voranging. Es könnte doch bei manchen „Idiosynkrasien" auch die Anlage der Organe zu dieser eigenartigen Reaktionsfähigkeit führen. Dagegen wird die Spezifität der Erscheinungen eingewendet. Daß diese für den Tierversuch allerhöchstens quantitativ streng, nicht aber sonst gilt, wurde bereits erwähnt. Am Menschen ist sie zwar von gewisser Bedeutung. Aber gerade am Menschen lernt man doch mehr und mehr z. B. für das Asthma kennen, wie wichtig bei nicht wenigen Kranken die Empfindlichkeit gegen verschiedene, oft zahlreiche Stoffe ist. Unzweifelhaft überlagern sich hier die den Anfall auslösenden Körper; wie und in welchem Umfange, das müssen weitere Beobachtungen lehren. Vielleicht ist sogar die Art der Krankheitserscheinungen verschieden je nach der Art der auslösenden Substanz, nach der Menge ist sie es nicht[1]. Das Qualitative tritt bei Sensibilisierung, Auslösung und Krankheitssymptomen jedenfalls hervor.

Ich möchte also, ähnlich wie DOERR, annehmen, daß der hier besprochene Zustand der Allergie sich in verschiedenen Formen äußert, in verschiedenen Erscheinungen darstellt: v. BEHRINGS Überempfindlichkeit, RICHETS Anaphylaxie die Tuberkulinreaktion, die Idiosynkrasie, die Serumkrankheit wären dann gewissermaßen koordinierte Teilerscheinungen jenes Zustands. Und vorderhand scheint es mir fruchtbarer zu sein, die Entstehung und das „Wesen" der Erscheinungen im Einzelfall zu erforschen, als von Anfang an dogmatisch Grenzen und Regeln aufzustellen, nach denen die Vorgänge zu verlaufen haben. Bei einer ganzen Reihe von Fällen, die jetzt in das Gebiet der Idiosynkrasie und der Anaphylaxie hineingerechnet werden, liegen meines Erachtens sogar psychogene Einwirkungen im Falle und als Erreger der Auslösung vor, wenn ich auch HANSENS Bedenken[2], wie vorsichtig man mit dieser Annahme sein muß, völlig teile. Man sieht also, welch weitverzweigte Beziehungen die ganze Angelegenheit hat.

Das Wesentliche sehe ich, ebenso wie DOERR, in einer veränderten Beschaffenheit der Zellen des allergischen Organismus. Sie stellt sich dadurch ein, daß zell- und blutfremde Stoffe bestimmter Art (in Verbindung mit Eiweiß?) in den Kreislauf gelangen und die Gewebe verändern.

Nach DOERRS Auffassung[3] geschieht das dadurch, daß das Antigen in die Zellen eindringt. Es verschwindet hier schnell, und langsam bildet sich ein „Antikörper". Seine Reaktion mit dem Antigen erzeugt bei seiner erneuten Zufuhr und seinem erneuten Eindringen in die Zelle die Noxe der Reaktion. Antigen, das nicht in die Zellen eindringt, ruft weder Allergie noch die Reaktion hervor. Der anaphylaktische Reaktionskörper findet sich nur in der Globulinfraktur des Blutplasmas[4]. Ich persönlich halte die Existenz der „Antikörper" für problematisch und denke, wie gesagt, mehr an veränderte Wirkungen physiologischer Stoffe, die aus anders funktionierenden Zellen stammen.

---

[1] Vgl. die interessanten Ausführungen von JADASSOHN, Arch. f. Dermat. **151**, 48.
[2] Med. Klin. **1929**, Nr 3. [3] Arch. f. Dermat. **151**, 7. [4] DOERR, Z. Immun.forschg **47**, 363.

Welcher Art diese Veränderung der Zellen sein könnte, vermag ich zur Zeit auf Grund der mir bekannten biologischen Vorgänge nicht zu sagen, weil ich keinen kenne, der mit all den beschriebenen Erscheinungen des allergischen Körpers vereinbar ist oder gar sie zu erklären vermöchte. Die Entstehung der Zellveränderung stelle ich mir nach den Gedanken von Herzfeld und Klinger vor.

Für die Anaphylaxie wird man immer wieder fragen, unter welch besonderen Umständen die Veränderung der Zellen bei der Reinjektion eines Antigens oder am Menschen bei einer erneuten Einwirkung von ihm ganz allgemein zur Schädigung führt. Wie ich meine, kommt es auf die Form und die zeitlichen Verhältnisse der Sensibilisierung an. Das wissen wir wenigstens sicher, daß wir es mit der Art, namentlich des zeitlichen Vorgehens bei der Vorbehandlung weitgehend in der Hand haben zu erreichen, ob die Allergie sich als Überempfindlichkeit äußert oder als Unempfindlichkeit. Experimentelle Erfahrungen geben uns gewisse Gesichtspunkte, weil sie uns zeigen, daß der Eiweißstoffwechsel und damit das Zellenleben tatsächlich sich in den verschiedenen Stadien der Vorbehandlung verschieden verhält[1]. In der Zeit vor der Anaphylaxie baut der Organismus neu zugeführtes Eiweiß sehr schnell, beschleunigt ab, während im anaphylaktischen Stadium die Zersetzung herabgesetzt ist. Aber das sind auch nur Andeutungen. Klare Vorstellungen erscheinen mir noch nicht möglich.

Ich weiß am allerbesten, wie unvollkommen diese Darlegungen über die Überempfindlichkeit sind und wie wenig sie wetteifern können mit der vollendeten Darstellung eines Doerr oder Sachs. Auch das Subjektive der Auffassung kann man vielleicht beanstanden. Hier konnte es aber bei der ungeheuren Ausdehnung des Schrifttums dieser Vorgänge nur darauf ankommen, einige für den Arzt wichtige Gedanken über sie zu bringen.

Die Serumkrankheit (v. Pirquet u. Schick) tritt bei ungefähr einem Zehntel der zum erstenmal mit Serum injizierten Menschen auf, und etwa nach 10 Tagen. Bei wiederholter Einspritzung, besonders intravenöser, stellt sie sich leichter und viel schneller ein. Urtikariaähnliche Ausschläge, Fieber, Gelenkschwellungen, Muskelschmerzen und Albuminurie charakterisieren den Zustand. Das Allgemeinbefinden ist oft sehr erheblich gestört; das Bild einer schweren Infektionskrankheit kann auftreten. Die Entstehung der Serumkrankheit hängt einmal wohl ab von der Beschaffenheit des injizierten Menschen: man macht hier in der Regel die Annahme eines Gegenkörpergehaltes des Blutes (vgl. Sahlis Auffassung). Ferner aber in hohem Maße von der Beschaffenheit des verwendeten Serums. Darüber liegen aus der Technik der Serumgewinnung ausgedehnte Erfahrungen vor. Vielleicht wirken hauptsächlich solche Sera ungünstig, die Antigen und Gegenkörper nebeneinander enthalten. Das kommt aus völlig unbekannten Gründen vor, ohne dem Träger Schaden zu bringen. Erst bei Übertragung auf einen anderen Organismus tritt ein solcher ein. Auch das macht meines Erachtens rein chemische Vorgänge ganz unwahrscheinlich, es weist auf die Mitwirkung von Zellen hin, und mir scheint die Annahme am nächsten zu liegen, daß durch besondere, vorerst unbekannte Umstände die Zellen im Sinne

---

[1] Friedmann u. Isaak, Z. exper. Path. u. Ther. 1. — Schittenhelm u. Weichardt, Ebenda 11, 69. — Heilner, Z. Biol. 58, 333.

der Anaphylaxie verändert werden. Höchst interessant ist die von Klinge aufgefundene willkürliche Erzeugung der die Serumüberempfindlichkeit begleitenden Gelenkserkrankungen[1]. Man kann durch Abstufung von Sensibilisierung und von Einspritzungen in die Gelenke die verschiedensten Formen von Arthritis hervorrufen. Das ist vielleicht auch wichtig für das Verständnis der Pathogenese des Gelenkrheumatismus.

Bei der Reinjektion treten die gleichen Erscheinungen schneller (sofort, nach Stunden oder Tagen) und zuweilen schwerer ein. Auch Todesfälle kommen unter den Symptomen schwerster Kreislauflähmung (Schittenhelm) vor, und dieser tödliche Shock ist sogar bei der Erstinjektion kaum seltener. Man muß eben bedenken, daß die Anaphylaxie gegen Pferde doch häufiger vorkommt, als im allgemeinen angenommen wird.

Es erscheint als eigenartiges Schicksal, daß die älteste Form von Überempfindlichkeit, die bekannt ist, von vielen nicht für Anaphylaxie im Sinne der Schule gehalten wird, die Überempfindlichkeit des tuberkulösen Organismus gegen Tuberkulin. R. Koch hat an ihr schon alles klinisch Bedeutsame, Prinzipielle der Erscheinung gezeigt: die Empfindlichkeit des kranken Organismus gegen viele kleinere Gaben gegenüber dem gesunden, die Fiebersteigerung bei kleinen, den Kollaps und Tod bei großen Gaben, den Sektionsbefund der Albumosenvergiftung. Die Lokalreaktion der tuberkulös veränderten Organe sowie der Impfstellen war schon hier völlig klar — aber vieles wird von Zeit zu Zeit neu entdeckt.

Reaktion, Fieber, Kollaps und Tod werden durch das Tuberkulin hervorgerufen. Es ist ein Glyzerinextrakt aus Tuberkelbazillen[2], welches in verschiedenen Präparaten offenbar eine ungleichmäßige Zusammensetzung hat, wenigstens wechseln die Angaben z. B. über seinen Eiweißgehalt in hohem Maße. Die gleichen Reaktionen lassen sich aber auch mit Eiweißkörpern der verschiedensten Art und des verschiedensten Ursprungs erzielen, also mit solchen, die keinerlei Beziehung zu Tuberkelbazillen haben[3]. Von ihnen sind nur viel größere Gaben notwendig. So sind auch sowohl am tuberkulösen Tier als am tuberkulösen Menschen[4] unspezifische Tuberkulinwirkungen schon seit alter Zeit bekannt. Vielleicht bringt das Tuberkulin ebenso wie die anderen wirksamen Eiweißkörper die in den tuberkulösen Herden liegenden Albumosen[5] bei der Reaktion in den Kreislauf, so daß sie dann die Temperatursteigerung erzeugen[6]. Jedenfalls ist die Tuberkulinwirkung gebunden an das Vorhandensein oder wenigstens eine

---

[1] Klinge, Beitr. path. Anat. **83**, 185 (Hueck) — Dtsch. path. Gesellsch. Wien **1929**, 13. (Disk.)

[2] Kühne, Z. Biol. **12**, 221 (1893). — M. Hahn, Dtsch. med. Wschr. **1891**, Nr 46. — R. Koch ebenda Nr 43.

[3] H. Buchner, Münch. med. Wschr. **1891**, Nr 49. — Matthes, Arch. klin. Med. **54**, 39. — Krehl, Arch. f. exper. Path. **35**, 222. — Neuerdings R. Schmidt u. Kaznelson, Z. klin. Med. **83**, 79. — Uhlenhuth, Festschrift für A. Schloßmann. 1927.

[4] Vgl. Romberg, in Die Tuberkulose. 1924.

[5] Matthes, Berl. klin. Wschr. **1894**, Nr 30/31.

[6] Matthes, Zbl. inn. Med. **1895**, Nr 16.

Einwirkung tuberkulöser Herde, vielleicht an das Vorhandensein von Herden bestimmter Form, nach der alten Auffassung an das Vorhandensein von Tuberkelbazillen. Indessen es treten doch immer wieder Angaben auf, nach denen die Tuberkulinwirkung auch bei Bestehen anderer Krankheitsherde vorkommt. Das ist sicher sehr selten und es ist gewiß eine Quantitätsfrage. Aber nach Erfahrung und Theorie würde man jene Beobachtungen nicht ablehnen können.

Auch abgetötete Tuberkelbazillen, vom Darm aus oder unter die Haut verabreicht, vermögen eine örtliche Tuberkulinempfindlichkeit hervorzurufen[1]. Eine Antigen-Antikörperwirkung liegt nach Auffassung bester Forscher bei der Tuberkulinreaktion nicht vor[2]. Das Tuberkulin gilt nicht als Antigen, wohl aber kann es durch Kombination mit Serum zu einer Überempfindlichkeitsreaktion führen[3]. Deswegen wollen manche Forscher die Tuberkulinwirkung von der Anaphylaxie abtrennen; ich teile diesen Standpunkt nicht. Auch DOERR tut das nicht und begründet seine Auffassung ausführlich[4]. Wahrscheinlich entstehen durch das Tuberkulin, ebenso wie durch die zahlreichen andern chemischen und physikalischen Einwirkungen, die die Tuberkulinreaktion hervorzurufen imstande sind, Reizzustände an dem tuberkulösen Gewebe bzw. dort, wo Tuberkelbazillengifte ihren Einfluß schon ausgeübt hatten[5]. Und die Spezifität geht so wenig mit, besser: ist so wenig vorhanden, daß selbst der Grundherd nicht tuberkulöser Natur zu sein braucht[6]. Allerdings sind über die Notwendigkeit des tuberkulösen Herdes für die Entstehung der Tuberkulinreaktion die Ansichten geteilt. F. KLEMPERER hebt sie hervor[7], während TOENNIESSEN im Verein mit anderen eine direkte Sensibilisierung der wärmeregulierenden Vorrichtungen annimmt[8]. Vorgänge im vegetativen Nervensystem spielen nach MOROS Auffassung bei der Tuberkulinwirkung eine wichtige Rolle[9]. MORO sieht die Tuberkulinreaktion geradezu als einen Sonderfall angioneurotischer Entzündung an. Die Tuberkuloseinfektion gehe also mit einer „Umstimmung" des vegetativen Nervensystems, mit einer Art „nervöser Allergie" einher.

In unseren Erörterungen über die Reaktion des Organismus auf wirksame fremde Substanzen, auf die Bildung der Gegenkörper und die Entstehung z. B. des anaphylaktischen Shocks fehlt eine Erwähnung des Nervensystems.

MORO hat[9] eine Beteiligung der vegetativen Nerven an der Tuberkulinreaktion daraus erschlossen, daß die durch Einreiben von Tuberkulinsalbe erzeugte Reaktion sich zuweilen auch an symmetrischen Stellen der anderen Seite geltend macht. SCHÜRER und STRASSMANN sahen[10] den anaphylaktischen Shock auch nach Entfernung des Großhirns, sowie nach Durchschneidung des Halsmarks zustande kommen. GRAFE ist geneigt, mit der Regulation der Wärmebildung und des Stoffwechsels auch die der Bildung der Gegenkörper vom Zentralnervensystem abhängig zu machen. BOGENDÖRFER sah[11] bei Hunden mit durch-

---

[1] BOECKER, Z. Hyg. **101**, 1 u. 11.

[2] Vgl. SELTER, Tuberkulinempfindlichkeit und Tuberkulinwirkung. Königsberg 1926.

[3] KELLER u. DÖLTER, Z. Immun.forschg **52**, 1.

[4] Artikel Anaphylaxie in Kolle, Kraus, Uhlenhuth, Handb. **1**.

[5] Über diese Fragen s. MORO, Mschr. Kinderheilk. **29**, 324.

[6] Vgl. KELLER, Mschr. Kinderheilk. **34**, 201.   [7] F. KLEMPERER, Brauers Beitr. **30**, 433.

[8] TOENNIESSEN u. FRIEDRICH, Dtsch. med. Wschr. **1926**, Nr 47.

[9] MORO, Münch. med. Wschr. **1908**, Nr 39.   [10] Z. Immun.forschg **12**, 143.

[11] Arch. f. exper. Path. **124**, 65; **126**, 378.

schnittenem Halsmark die Ausbildung des Agglutinationsvermögens auf Bac. paratyph. B ausbleiben, während sie nach Durchschneidung des Brustmarks zustande kam. Ich persönlich muß wegen des schweren Zustands der Tiere mit durchschnittenem Halsmark zu einer gewissen Vorsicht im Urteil raten[1].

Von einer Erklärung der Heilung der Infektionskrankheiten sind wir meines Erachtens noch weit entfernt. Zum mindesten möchte ich das annehmen für alle die Krankheiten, deren Erreger nach unsern heutigen Kenntnissen kein lösliches spezifisches Gift produzieren, ich denke sogar für alle Infekte. In der Bakteriolyse sehen zwar für manche Krankheiten hervorragende Forscher, wie z. B. R. PFEIFFER, das wichtigste Moment der Heilung, doch kann daran meines Erachtens nicht festgehalten werden. In den deutschen Betrachtungen über Heilung und Immunität stand anfangs die Bedeutung der Säfte im Vordergrund. Indessen wurden bald die Zellen der Gewebe als Erzeuger der Blutbestandteile für alle Überlegungen stark herangezogen, und allmählich setzte sich auch hier der VIRCHOWsche Grundgedanke durch, daß alles von den Zellen ausgeht. In Frankreich haben unter dem Einfluß von ELIAS METSCHNIKOFF von Anfang an andere Gedanken das Feld beherrscht[2]. Wanderzellen, die teils zu den Blutleukozyten gehören, teils den Retikuloendothelien entstammen, durchziehen alle Teile des Organismus und nehmen fremde Partikel, die an eine Stelle der Gewebe nicht hingehören, mit sich fort. Überall dort, wo Fremdkörper sich anhäufen — und zu ihnen muß man alles rechnen, was nicht in den Säften gelöst oder in den Bestandteil der Zelle aufgenommen ist —, überall dort sieht man Wanderzellen erscheinen und die fremden Körper wegtragen. Dabei beschränken sie sich keineswegs auf eine mechanische Tätigkeit. Sondern man kann direkt sehen, wie sie Substanzen, die überhaupt gelöst werden können, allmählich verflüssigen und zerstören. Es geschieht das offenbar durch Abscheidung von enzymartig wirkenden Sekreten. Jedenfalls hat man den Eindruck, daß die Aufgabe der Entfernung fremder Substanzen durch die Wanderzellen mit doppelten Mitteln betrieben wird: Verflüssigung und Auflösung in den Körpersäften, so daß diese das Gelöste wegschwemmen, und dabei zugleich Zersprengung in einzelne Partikel, die wegen ihrer Kleinheit einen Transport ermöglichen, Wegschaffung von ihnen.

Wir sehen so bei vielerlei Krankheitszuständen Wanderzellen auftreten. Wahrscheinlich werden sie durch chemotropische Einwirkungen an den richtigen Ort geführt. Auch hier wieder kann das, was sie am kranken Organismus tun, natürlich nur eine Erweiterung, gewissermaßen eine Fortführung ihrer Tätigkeit am gesunden sein.

Leider ist unsere Kenntnis darüber, was die Leukozyten am gesunden Organismus tun, eine völlig ungenügende. Daß dieser ganze außerordentliche Apparat lediglich zum Wegschaffen von „Fremdkörpern" in Tätigkeit gesetzt wird, ist ganz unwahrscheinlich. Viel näher liegt doch die Annahme einer Beteiligung der Wanderzellen

---

[1] Vgl. BOGENDÖRFERS Einwendungen Arch. f. exper. Path. **124**, 70.

[2] METSCHNIKOFF, Immunit. b. Infektionskrankheiten. 1902; Erg. Path. **11**.

am normalen Stoffwechsel; dafür spricht meines Erachtens auch ihre Fähigkeit der Fermentproduktion. Kommen denn für den Stoffwechsel alle Substanzen nur so weit in Betracht, als sie gelöst sind? Werden vielleicht Produkte des intermediären Stoffwechsels als feste Körper durch Wanderzellen transportiert? Die Erfahrungen bei niederen Tieren und bei der Embryotrophe könnten durchaus in diesem Sinne sprechen.

Die Fähigkeit der Wanderzellen, feste Fremdkörper aufzunehmen und wegzutragen, wurde nun schon frühzeitig zur Aufklärung der Immunität herangezogen. Die „Phagozytentheorie" knüpft sich an den Namen METSCHNIKOFFS, und dieser Forscher hat sie gegenüber all den zahlreichen Angriffen mit unermüdlichem Scharfsinn verteidigt[1]. Daß Wanderzellen Mikroorganismen in sich aufnehmen, ist sicher. Sicher geschieht das auch nicht nur mit Mikroben, die schon vorher abgestorben sind. Denn METSCHNIKOFF hat Milzbrandbazillen, die von Zellen aufgenommen waren, züchten können. Unzweifelhaft verläßt auch bei manchen (künstlichen) Infektionen der allerg ößte Teil der eindringenden Mikroorganismen innerhalb von Wanderzellen die Infektionsstelle.

Verschieden beurteilt wird nur die Frage, ob die verschiedenen Formen von Mikroorganismen in den Zellen, die sie aufnehmen, in der Regel abgetötet werden oder ob sie vielmehr darin wuchern und dann ihrerseits die Zellen zugrunde richten. In festsitzenden Zellen, z. B. Endothelien und Epithelien, werden Kleinwesen sicher abgetötet. Die meisten Forscher nehmen an, daß das gleiche in den Wanderzellen geschieht. Andere, z. B. MUCH, widersprechen[2] dem heftig. Wahrscheinlich könnten die verschiedensten Arten von Mikroben, z. B. Gonokokken, Staphylokokken, Tuberkelbazillen, sich über Zeiten in Leukozyten halten und vielleicht sogar mit ihnen die Infektion verschleppen. Aber für klar erwiesen halte ich das alles nicht. Es ist eben in diesen Fragen sehr schwer, nur nach mikroskopischen Bildern zu urteilen. Ich möchte meine Meinung dahin sagen, daß man wohl nur schwanken kann über den Umfang der Bakterienzerstörung in den weißen Zellen. Mir scheint die Abgrenzung von Bakterienherden durch die Wälle von Leukozyten, sowie die massenhafte Aufnahme von ihnen in die Zellen, endlich das Freibleiben der äußeren Umgebung von Mikroben am wahrscheinlichsten für eine Zerstörung zu sprechen. Auch die Vorgänge im pneumonischen Exsudat der Alveolen möchte ich so deuten.

Im Kampfe gegen die Bakterien spielen also die polymorphkernigen Leukozyten eine wichtige Rolle. METSCHNIKOFF bezeichnet sie als Mikrophagen im Gegensatz zu seinen Makrophagen, den großen mononukleären Phagozyten. Markrophagen sind keine Zellart, sondern man muß darunter Zellen der verschiedensten Art und Herkunft verstehen, die, viel größer als die polymorphkernigen Leukozyten, Bakterien und Zellen aufzunehmen imstande sind. Der größte Teil der makrophagischen Zellen dürften Endothelien der Blutgefäße und Zellen des Bindegewebes sein.

Damit treten auch hier die Zellen hervor, die ASCHOFF unter dem Namen der Retikuloendothelien zusammenfaßte[3]. Ihre Bedeutung für die Ausbildung der Immunität hat sich mehr und mehr geltend gemacht[4]: sowohl auf Grund von anatomischen wie physiologischen Erfahrungen muß man sie hervorheben. Dort, wo Mikroorganismen isoliert oder beseitigt werden sollen, wie z. B. am Tuberkel, treten immer Zellen auf, die zu ASCHOFFS System gehören, im Falle des Tuberkels die sog. epitheloiden

---

[1] Vgl. METSCHNIKOFF, Immunität bei Infektionskrankh. 1902; Erg. Physiol. **11**.
[2] Pathol. Biologie. 5. Aufl., S. 109.   [3] ASCHOFF, Erg. inn. Med. **26**, 1.
[4] JUNGEBLUTH, Weichardts Erg. **11**, 1.

Zellen. Oft werden die für diese Aufgaben sich geltendmachenden Zellen als Lymphozyten angesehen oder als „Monozyten". Meines Erachtens darf man sich aber bei diesen Artdiagnosen nicht beruhigen. Denn in pathologisch-anatomischen Präparaten geht manches unter dem Namen von Lymphozyten, was mit den eigentlichen Lymphozyten nichts zu tun hat — die Einkernigkeit ist dann das verbindende Glied — und die Monozyten erscheinen mir nicht einmal, wenn sie im Blut systematisiert werden sollen, als klar abgegrenzt. Und im Gewebe sind es eben die Zellen des retikuloendothelialen Systems, des Bindegewebes, die jedenfalls zu den Monozyten die nächsten Beziehungen haben. Meines Erachtens haben Gefäßendothelien, Bindegewebszellen und einkernige Zellen des Bluts die größte Bedeutung für die Immunitäts- und Heilungsvorgänge bei Krankheiten sowie alles, was mit ihnen zusammenhängt.

Die Leukozyten bilden proteolytische Fermente und Lipasen, die sie vielleicht schon in ihrem Leben abscheiden, jedenfalls aber bei ihrem Untergang frei geben. Es ist nicht wahrscheinlich, daß diese einfach verdauenden Enzyme die Kleinwesen töten, wenigstens tun das die starken tryptischen Fermente des Körpers nicht.

Man wird wohl doch besondere Arten von Kräften (Stoffen) in wandernden und ruhenden Zellen annehmen müssen, denen ein schädigender Einfluß auf die Kleinwesen zu danken ist. Die weitere Beobachtung hat nämlich erwiesen, daß die Beziehungen zwischen Körperzellen und Mikroben sich recht verwickelt gestalten. Z. B. die angeborene Immunität des Huhnes gegen Milzbrand steht nach Gruber und Futaki[1] im guten Einklang mit den ausgesprochen phagozytären Eigenschaften der Leukozyten dieses Tieres gegen die Milzbranderreger. Wichtig ist nun der Befund der genannten Autoren, daß die Anthraxbazillen sich gegen die Phagozyten schützen können, indem sie Kapseln bilden. Letztere locken die Leukozyten nicht an. Nach subkutaner Injektion werden bei Huhn und Hund die Milzbrandbazillen sofort vernichtet, es kommt zu keiner Kapselbildung. Anders dagegen beim empfänglichen Meerschweinchen und Kaninchen. Zu ähnlichen Ergebnissen führten die Untersuchungen Löhleins[2] für Pestbazillen. Auch Sauerbeck[3] war zu der Ansicht gelangt, daß der Widerstand der infizierenden Bakterien gegenüber den Schutzkräften des Organismus in struktureller Umbildung komplizierterer Art zu suchen sei. Im Unterhautzellgewebe des Huhns ist die Lymphe bakterizid für Milzbrandbazillen, sie reizt die einwandernden Leukozyten zur Abgabe eines milzbrandfeindlichen Sekrets „Leukanthrakozidins" (Gruber und Futaki). Der Unterhautzellgewebslymphe von Kaninchen und Meerschweinchen geht diese Fähigkeit der Hauptsache nach ab, bei ersterem Tier läßt sie zu wirksamer Tätigkeit sich erzwingen durch künstliche Stauung nach dem Vorgehen von Bier. Die Bakterien abtötenden Stoffe gehen anscheinend nicht in das normale Blutplasma über. Die Leukozyten wären also zu berücksichtigen als Phagozyten, und als Erzeuger bakterizider Stoffe[4]; ob das Alexin in ihnen entsteht, ist noch nicht sicher.

In der Frage nach der Beziehung von Immunkörper und Tätigkeit der Phagozyten nahm Metschnikoff folgenden Standpunkt ein: Bei der intrazellulären Verdauung einzelner Mikroben durch die Mikrophagen treten zwei „Fermente" in Tätigkeit, zunächst sog. vorbereitende Fixatoren und dann erst die Mikrozytase. Die Fixatoren sind nicht so fest an die Zellen gebunden wie die Zytase, sie verlassen die Phagozyten. Während bei dem Immunisierungsprozeß

---

[1] Gruber u. Futaki, Münch. med. Wschr. 1907, Nr 6.
[2] Löhlein, Zbl. Bakter., Ref. 38, Beil. S. 32.   [3] Sauerbeck, Folia Serolog. 2 II, H. 1.
[4] Vgl. Pettersson, Zbl. Bakter. I Orig. 45, 160, 235; 46, 405.

die Zytase nicht vermehrt wird, kommt es bei den Fixatoren gerade zu einer enormen Überproduktion. Dies Verlassen der Zellen und diese Überproduktion trifft man jedoch nicht bei allen bakteriellen Infektionskrankheiten. Die Immunsera enthalten also massenhaft die Fixatoren, sie bereiten die Verdauung der Bakterien in irgendeiner Weise vor, letztere kann aber im lebenden Organismus meist nur im Innern der Phagozyten vor sich gehen. Bei der PFEIFFERschen Reaktion handelt es sich nach METSCHNIKOFF zunächst um die obenerwähnte Phagolyse, die infolge der Infektion eintritt und zum Freiwerden von Zytase führt. Dieser Forscher spricht auch bei der PFEIFFERschen Reaktion der Phagozytose eine ausschlaggebende Rolle zu: Töte man die Choleraimmuntiere zu einer Zeit, in der das Exsudat nur Kugeln führt und untersuche sorgfältig die Wandungen des Peritoneums sowie des Omentums, so treffe man zahlreiche mit Vibrionen angefüllte Leukozyten[1]. Es erfolgt aber andrerseits der Zerfall der Bakterien jedenfalls zum Teil viel schneller, als Leukozyten auftreten.

Es muß zugegeben werden, daß bei der gegen Bakterien erworbenen Immunität die erhöhte Phagozytose eine regelmäßig beobachtete Erscheinung ist. Das Phänomen der Bakterizidie kann, wie schon oben bemerkt wurde, kaum als allgemeingültige Erklärung für die erworbene Immunität angenommen werden. Dem steht der Umstand im Wege, daß Immunsera dargestellt werden, die gar keine bakteriziden Immunkörper führen, z. B. das Pneumokokkenserum, Schweinerotlaufserum, Milzbrandserum. METSCHNIKOFF und seine Schüler haben die immunisierende Wirkung dieser Sera einzig und allein auf phagozytäre Vorgänge zurückgeführt. NEUFELD und RIMPAU, ebenso wie DENYS und seine Schüler zeigen[2] am Beispiele des Strepto- und Pneumokokkenimmunserums, daß hier in der Tat die Phagozytose eine wichtige Rolle spielt. Brachten sie nach dem Vorgang von DENYS-LECLEF Leukozyten, Kokken und das entsprechende Immunserum im Reagenzglas zusammen, so entwickelte sich eine lebhafte Phagozytose, während die Kontrollen mit Normalserum sie vermissen ließen. Das gilt für virulente, selbst tote Mikroben; avirulente werden ohne jegliche Vorbereitung von den Leukozyten aufgenommen. Die Einwirkung des Immunserums betrifft nur die Bakterien und sie bereitet sie noch in starken Verdünnungen zur Aufnahme in die Phagozyten spezifisch vor („bakteriotropes Serum"[3]).

NEUFELD und HÜNE[4] zeigten, daß selbst in den bakteriolytischen Immunsera von Cholera und Typhus solche die Phagozytose vorbereitende Stoffe, „Bakteriotropine", vorhanden sind. WRIGHT[5] und seine Schüler sprachen einen

---

[1] GRUBER, Münch. med. Wschr. **1896**. — CANTACUZÈNE, Ann. Inst. Pasteur **1898**, 273.

[2] Lit. s. bei NEUFELD u. RIMPAU. Z. Hyg. **51**, 283.

[3] Über Streptokokkenimmunität: F. MEYER u. JOSEPH, Med. Klin. **1923**, Nr 4.

[4] NEUFELD u. HÜNE, Arb. ksl. Gesdh.amt **25**. 1907. — Siehe auch NEUFELD mit TÖPFER u. BICKEL. Lit. bei NEUFELD, Opsonine u. Bakteriotropine im Handb. d. pathog. Mikroorganismen von Kolle u. Wassermann. 1. Erg.-Band.

[5] WRIGHT, Dtsch. med. Wschr. **1904**, 1919; Proc. roy. Soc. Lond. **72**, 357; **73**, 128; **74**, 141. — Siehe SAUERBECK, in Erg. Path. **11**, 1907. — Für die klinische Verwertung zu diagnostischen und therapeutischen Zwecken W. ROSENTHAL, Med. Klin. **1907**, Nr 17. — WEICHARDTS, Jber. Immun.forschg. **3**. — WRIGHT, Studien über Immunisierung. Jena 1919.

ähnlichen Gedanken aus, daß im Normalserum vorbereitend auf Bakterien wirkende und so phagozytosebefördernde Substanzen vorhanden seien, die „Opsonine". Auch hier wieder ist eine Wirkung durch einen Stoff gewissermaßen personifiziert. Mir kommt es darauf an, daß man immer sieht, wie chemische Wirkungen und Zellwirkungen ineinander greifen, wie die einen die andern bedingen und fördern.

Wenn die Phagozyten die Bakterien in ihrem Innern aufgenommen haben, so sind sie in der Lage, manche von ihnen aufzulösen. Für alle Arten ist eine solche Auflösung noch nicht nachgewiesen. Es geht also nicht an, die Wirkung der Tropine und Opsonine zu verallgemeinern. Stellt man sich auf den Standpunkt, daß die METSCHNIKOFFschen Fixatoren zum Teil wenigstens den bakteriotropen Substanzen gleichzusetzen sind, dann haben wir die Phagozytenlehre und die humorale Theorie in Einklang. Die Aggressine lassen sich ja gleichfalls, wie wir gesehen, gut einreihen, sie hemmen die Phagozytose. Vielleicht stellen die Opsonine und Tropine die Gegenkörper der Aggressine dar (A. PETERSSON[1], E. LEVY). Da letzteren doch Giftwirkung zugesprochen werden muß, da weiter lösliche Stoffwechselprodukte aggressinartig wirken und man schließlich einen prinzipiellen Unterschied zwischen Toxinen und Bakterienleibersubstanzen nicht mehr machen darf, so haben wir das Recht, auch hier von einer Art antitoxischer Immunität zu sprechen. Also jedenfalls haben die Wirkungen von Kräften besonderer Substanzen, die sich im Plasma befinden, und die, welche von Wander- und festsitzenden Zellen ausgehen, die nächsten Beziehungen zueinander. Man sollte also nicht nach menschlicher Art der Natur Grenzen aufzwingen und nicht das Feldgeschrei haben: hier Phagozyten, hier Gegenkörper. Denn bei manchen Infekten scheint das eine mehr im Vordergrund zu stehen, bei anderen das andere. Z. B. bei Diphtherie und Tetanus herrschen die Antitoxine, bei Staphylokokken- und Pneumokokkenerkrankungen die Wanderzellen. In den meisten Fällen dürfte ein Zusammenwirken beider Vorgänge von Bedeutung sein.

Für jede Form von Infektion muß die Entstehung der Immunität und der Heilung besonders erforscht werden. Wir lassen gern diese durch jene erfolgen. Aber es scheint mir doch, daß wir es hier mit Vorgängen zu tun haben, die gewiß nahe Beziehungen verbinden, die aber nicht das gleiche sind. Und für beide kommen — dafür haben wir jetzt genug Anhaltspunkte — bei verschiedenen Infekten soviel verschiedene Arten von Vorgängen in Betracht, daß die nächste Zukunft wohl darauf ausgehen muß, das Einzelne am Einzelvorgang zu untersuchen.

Bei Patienten, die eine Infektionskrankheit überstanden haben, bleiben die spezifischen Erreger häufig im Organismus zurück. Nach Cholera, Typhus können die Fäzes, nach Diphtherie kann der Mundschleim, nach epidemischer Meningitis der Schleim des Nasenrachenraums die pathogenen Keime führen. Manchmal hält diese Persistenz der Erreger nur kurze Zeit an, bisweilen erstreckt sie sich auf Monate, Jahre, selbst Jahrzehnte. Es stellte sich heraus, daß frühere Typhuspatienten außer-

---

[1] A. PETTERSSON, Zbl. Bakter. **39**, 423.

ordentlich lange — 10 Jahre und weit drüber — in Knochenmark, Milz, Gallenwegen und Gallenblase Typhusbazillen beherbergen und seltener mit dem Harn, häufiger mit ihren Fäzes zur Ausscheidung bringen (Bazillenträger). Organismus und Kleinwesen haben sich hier aneinander gewöhnt, an die gegenseitigen Stoffwechselprodukte, Abwehrmaßregeln usf. Bei vollständiger Anpassung entwickelt sich ein Stadium der Toleranz zwischen Parasiten und Wirt; letzterer wird dann zum Bazillenträger und -ausscheider. Man kann nun darüber verschiedener Meinung sein, ob bei diesen Bazillenträgern, die von ihnen selbst und von ihrer Umgebung als völlig gesund angesehen werden, wirklich alle pathologischen Prozesse abgelaufen sind. SCHÜRER nimmt an[1], daß bei ihnen doch noch Entzündungsvorgänge bestehen, z. B. nach Typhus in Gallenwegen und Gallenblase, nach Diphtherie in den Tonsillen. Für die Ausscheider von Ruhrbazillen trifft das jedenfalls zu. Die Bakterien können unzweifelhaft zu Neuinfektion Veranlassung geben, wenn sie vielleicht auch nicht so virulent sind, wie die von Kranken stammenden (E. LEVY). Man darf sagen, daß die Parasitenträger eine wesentliche Veranlassung zur Ausbreitung der bei uns endemischen Infektionskrankheiten darstellen[2] (R. KOCH).

In noch ausgedehnterem Maße als bei den bakteriellen Infektionen dürfte dies bei den Protozoenkrankheiten der Fall sein. Bei diesen bleiben nach überstandener Infektion, selbst nach einer künstlich zu Schutzimpfungszwecken gesetzten leichten, die Krankheitserreger fast immer als Parasiten zurück.

Es kann aber auch sich ereignen, daß im Verlauf einer Infektion der größte Teil der Erreger durch die Abwehrkräfte des Organismus unschädlich gemacht wird, während ein kleinerer Teil, die resistenteren unter den Mikroben, diesem Schicksal entgeht. Letztere werden sich vermehren, ein gegen die erstgebildeten Abwehrvorrichtungen des Organismus wenigstens für eine kurze Zeit festes Geschlecht erzeugen, und nach einer kurzen Zeit anscheinenden Gesundseins werden sie ein Rezidiv veranlassen. Dieser Tatbestand ist z. B. für die Rückfälle der Rekurrens außerordentlich wahrscheinlich gemacht worden. Daß man Krankheitserreger sogar gegen bekannte, gut charakterisierte Gifte fest machen kann, zeigen die schönen Untersuchungen von EHRLICH[3], dem es gelang, Trypanosomen an Atoxyl, Fuchsin, Trypanrot, also für diese Parasiten deletäre Präparate, zu gewöhnen und aus ihnen atoxylfeste Stämme zu erzeugen. Diese Giftfestigkeit ist vererblich und spezifisch gegen eine ganze chemische Klasse.

Auch bei Individuen, die nicht nachweisbar erkrankt waren, besonders bei solchen aus der Umgebung von Kranken, findet man nicht selten spezifische Erreger (z. B. Diphtheriebazillen, Pneumokokken, Typhusbazillen). Ob sie, ebenso wie die entzündung- und eitererregenden Mikroorganismen, die auf der Haut und in sämtlichen offenen Körperhöhlen sich aufhalten, als Residuen früher abgelaufener Krankheitsprozesse oder als pathogene Keime bei anscheinend Gesunden aufzufassen sind, steht dahin. Alle diese Keime sind für den Träger in der Regel unschuldiger Natur, vielleicht weil er durch eine leichteste Erkrankungsform immunisiert wurde. Sie können aber nicht nur für einen fremden Organismus virulent werden, sondern wahrscheinlich unter Umständen auch für den Organismus des Trägers, namentlich wenn seine Widerstandsfähigkeit vermindert ist (Autoinfektion).

---

[1] SCHÜRER, Berl. klin. Wschr. **1920**, Nr 5. — Vgl. KRAUSE, in von Schjernings Handb. d. ärztl. Erfahrungen im Weltkriege **3**.

[2] FRIEDEMANN, Zbl. Bakter. I Orig. **110**, 2, 28.

[3] P. EHRLICH, Berl. klin. Wschr. **1907**, 233, 280, 310, 341.

3. Die Entstehung der Infektionskrankheiten.

Wir beginnen mit den Krankheiten, deren Entstehung gewissermaßen den Gegenpol zu dem darstellt, was im ersten Kapitel besprochen wurde, indem hier unter allen Umständen eine bestimmte äußere Ursache vorhanden sein muß, wenn der Krankheitszustand überhaupt zustande kommen soll. Und hier an diesem Gegenpol hat sich der neue Konstitutionalismus gleichsam entzündet, indem seine Erneuerer die „Beschränktheit und Einseitigkeit" vieler Forscher hervorheben, die um die Entdeckung der pathogenen Mikroorganismen sich besonders verdient gemacht hatten. Gewiß war es für die gesunde Entwicklung wissenschaftlicher Betrachtung von entschiedenem Vorteil, daß das Mitwirken des erkrankenden Organismus mehr untersucht wurde. Gewiß, es war dieser Punkt in der Forschung nicht selten unverhältnismäßig zurückgetreten. Aber wir wollen auch hier keine Donquixoterie treiben: im ärztlichen Bewußtsein, ja in der ungeschriebenen Wissenschaft war der menschliche Organismus in seiner Bedeutung für Ausbildung und Ablauf der Infektion nie vergessen. Und auch den großen Erforschern der Infektionskrankheiten hat man vielfach bitter Unrecht getan. Nicht nur haben die meisten von ihnen die Notwendigkeit eines Mitwirkens des menschlichen Körpers als etwas Selbstverständliches angesehen — es gehört ja zu den modernen Anforderungen, daß auch das Selbstverständliche wenn es Geltung haben soll, in einer „Mitteilung" erst eigens gesagt werden muß —, sondern die weitere Betrachtung wird vor allem zeigen, wie außerordentlich verschlungen oft die Wege sind, auf denen der Infektionsträger in die Gewebe des Menschen hineingelangt und welche Zufälligkeiten und Kleinigkeiten der Bedingungen hier bedeutsam werden für die Entstehung der Infektion, ohne daß eine Disposition des Menschen überhaupt erst in Frage kommt. Da wird sehr leicht die schwierige Erforschung der Verhältnisse des Einzelfalls schnell abgetan mit dem Begriff der Disposition!

Die Infektionskrankheit ist ein Drama, das sich zwischen dem pathogenen Mikroorganismus und dem Menschen abspielt. Der Mensch erkrankt, wenn das Kleinwesen in ihn eindringen und vermöge seiner Vegetationsbedingungen in ihm leben und ihn beeinflussen kann. Hier ist also für die Entstehung einer Krankheit zunächst vorausgesetzt das Bestehen einer biologischen Beziehungsmöglichkeit. Wir nennen diejenigen Mikroben, die ein Glied der Spezies homo überhaupt schädigen können, pathogen für den Menschen. Fehlt diese Beziehungsmöglichkeit, so ist z. B. der für Rind, Pferd oder Huhn gefährliche Mikroorganismus in der Menschenpathologie völlig bedeutungslos, ebenso wie das umgekehrte Verhältnis eine Rolle spielt.

Da wir nur vom Menschen reden, interessiert uns also lediglich eine beschränkte Anzahl von Kleinwesen. Von diesen haben wiederum einzelne eine solche Kraft biologischer und chemischer Wirkung, daß, wenn auch nur wenige so in den Menschen eindringen, daß sie leben und sich vermehren können, daß dann dieser selbe Mensch immer erkrankt.

Hierher gehören die Erreger der Masern und der Pocken. Ebenso ist es mit der Pest. Auch hier sprechen Beobachtungen in Epidemien wie im Laboratorium für eine außerordentlich große Empfänglichkeit des Menschen und für das Ausreichen weniger Bazillen zur Infektion.

Fleckfieber, Rotz, Milzbrand, Gelbfieber, Tuberkulose und für Kinder Malaria stehen wohl hinsichtlich der Bösartigkeit und Gefährlichkeit ihrer Erreger sehr nahe. Hier ist es schwer, ein Urteil abzugeben. Bei Rotz und Milzbrand ist glücklicherweise für den Menschen die Gelegenheit zur Infektion sehr selten. Aber auch hier hat man doch aus Laboratoriumsbeobachtungen den Eindruck vom Genügen verhältnismäßig weniger Exemplare des Mikroorganismus zur Erzeugung einer Infektion.

Fleckfieber wird, wie bekannt, durch den Biß der Kleiderlaus, Malaria durch den Stich von Anopheles übertragen. In Malariagegenden bekommt fast jedes Kind das Wechselfieber. Menschen aus Ländern, in denen Fleckfieber endemisch ist, erkranken später verhältnismäßig selten oder ganz leicht an Fleckfieber. Da die Gefahr gerade dieses Infekts verhältnismäßig gering im jugendlichen Alter, später aber sehr groß ist, so liegt die Annahme nahe, daß die Einwohner in der Jugend einen leichten Infekt durchmachen, ganz wie bei der Tuberkulose. Ob es sichere Beobachtungen gibt, daß Menschen, die noch nicht erkrankt waren, von infizierten Läusen verletzt wurden ohne zu erkranken, weiß ich nicht. Für die Malaria ist es mir nicht bekannt, ob Menschen, die als Kinder den Infekt hatten, von infizierten Anophelen ohne Schaden gebissen werden können. Ebensowenig weiß ich, ob Menschen, die sicher nicht Malaria hatten, ohne Schaden mit größeren Mengen von Malariaparasiten fertig wurden.

Bei den beiden letzgenannten Krankheiten zeigt sich das Prinzip einer Übertragung des Erregers durch einen bestimmten Zwischenwirt, wobei es für unsere Betrachtung gleichgültig ist, ob dieser Zwischenwirt lediglich gleichsam als Beförderungsmittel wirkt, oder ob er der Entwicklung des Erregers dient. Fehlt der Überträger, so kann die Infektion keinesfalls zustande kommen. Entweder in dieser strengen Form der Notwendigkeit eines einzigen, ganz bestimmten Zwischenwirts oder auch gleichsam in einer milderen Art, indem es mehrere Überträger gibt, gewinnt dieses Prinzip der Übertragung von Infektion wachsende Bedeutung und gibt Ausblicke in äußerst verschlungene Wege der Entstehung von Infekten.

Wenn man sagt: einige wenige Mikroorganismen genügen zum Infekt, so ist das ein unbestimmter Ausdruck. Wir vermögen ihn für den Menschen natürlich nicht genauer zu präzisieren, weil Experimentalbeobachtungen verschlossen sind. Zugrunde legen können wir eben die Tatsache, daß Masern und Pocken fast jeder Mensch bekommt, der der Infektion wirklich ausgesetzt war, wenn er die Infektion, vielleicht in leichtester unmerklicher Form, nicht schon vorher hatte und dadurch immunisiert wurde oder — und das ist gegenüber diesen Krankheiten äußerst selten — der von Natur unempfänglich ist. Einzelne Unempfängliche gibt es vielleicht; sehr wenige Menschen haben keine Masern gehabt. Wir können da nur von den Masern sprechen, denn für die Pocken fehlt doch vielen die Gelegenheit zur Infektion. Aber die Ausnahmen sind so verschwindend selten, daß kaum jemand den Beweis antreten kann: es könnte hier nicht ein rudimentärer Infekt in der Kindheit vorgelegen haben. Man könnte diesen Gedanken für viele Infekte durchzuführen geneigt sein.

Von seiten der Mikroben ist eine ganze Reihe einzelner Eigenschaften bedeutungsvoll für das Erkranken überhaupt sowie seine Form und Stärke. Von der Zahl sprachen wir schon und auch davon, daß sie für den Menschen kaum bestimmbar ist. Das kann man aber sagen: eine um so kleinere Zahl Mikroben genügt für das Krankmachen, je höher ihre Virulenz ist[1]. Im Tierversuch ist die Inkubation um so kürzer, eine je größere Anzahl von Bakterien eingeführt wird.

Auf die Frage nach dem Wesen der Virulenz der Mikroben läßt sich zur Zeit noch keine völlig befriedigende Antwort geben. Man versteht darunter ihre Angriffsfähigkeit auf den Menschen. Wie oben gesagt wurde, ist diese bei einzelnen Arten besonders groß, in den meisten Fällen ist sie eine überaus schwankende und durchaus relative. Sehr merkwürdig ist ihre Steigerung durch wiederholte Einverleibung in die gleiche Art Wirt. Andererseits kann das Eintreten von Krankheitserregern in einen andern Organismus ihre Virulenz dauernd herabsetzen, wie es wahrscheinlich bei der Bildung der Vakzine aus dem Variolagift im Körper des Rindes ist.

Auf die Relativität der Virulenz ist großer Wert zu legen. Letzten Endes darf jede Virulenz nur in Beziehung auf die Empfänglichkeit des betreffenden Organismus angesehen werden. Gerade in dieser Beziehung gibt sie für die Schwere des Krankheitsprozesses in vielen Fällen den Ausschlag. Andrerseits wächst die Bösartigkeit der Erreger auch wieder mit der Intensität der Erkrankung. Ist aber das Höhestadium der Infektion überschritten, so nimmt bei der beginnenden Heilung, wie wir schon sahen, aus vorerst unbekannten Gründen die Virulenz der Mikroben für diesen Makroorganismus wieder ab.

Ist im Leben die Virulenz als die Tätigkeit der Mikroorganismen, schnell und stark krank zu machen, ein zusammengesetzter und verwickelter Begriff, so löst sich dieser doch nicht etwa in lauter Relativitäten auf. Schafft man sich einheitliche und klare Verhältnisse: also für eine bestimmte Tierart einen bestimmten Weg der Infektion, eine bestimmte Menge von Erregern bestimmter Art mit einer gleichmäßigen Fähigkeit zur Bildung chemischer Gifte, einer bestimmten Vermehrungsgeschwindigkeit und einer vollendeten Anpassung an die zu infizierende Tierart, so gibt es von seiten der Mikroben noch eine wechselnde Fähigkeit der Wirkung, die wir eben als Virulenz bezeichnen.

Einige Einzelheiten sind bekannt, die die Virulenz der Mikroben beeinflussen. So spielt vielleicht die Kapselbildung[2] eine Rolle; sie könnte den betreffenden Bakterien eine erhöhte Widerstandsfähigkeit verleihen, sie gegen

---

[1] Vgl. demgegenüber Jkurse ärztl. Fortbildg **1930**, 1. Okt.

[2] Vgl. demgegenüber PFEIFFER, in Friedberger-Pfeiffer, Mikrobiologie **1**.

die Abwehrkräfte des Organismus schützen. BAIL spricht[1] auf Grund einer Theorie von KRUSE den Bakterien eigene Kräfte bzw. die Abscheidung gewisser Stoffe („Aggressine") zu, welche die Phagozyten von ihnen fernhalten. Andere sehen in ihnen Bestandteile des Bakterienleibes[2], DOERR Bakteriengifte, die die Widerstandsfähigkeit des Organismus herabsetzen[3]. Im ganzen wird das, was man Aggressine nennt, sehr verschieden beurteilt: KRUSE[4] hält sie, vermutlich wegen ihrer Schädigung der Phagozytose, für recht bedeutungsvoll, während PFEIFFER sich sehr zurückhaltend äußert.

Neben der Virulenz ist wohl auch die Variabilität der Krankheitserreger von Bedeutung[5]. Wenigstens schwankt in manchen Epidemien der gleichen Krankheit, z. B. bei dem Erreger der Grippe, des Scharlaches, der Masern, des Typhus die durchschnittliche Schwere der Krankheitsfälle so außerordentlich, daß eine Begründung für Art und Schwere des Krankheitsverlaufs durch die Reaktionsform der Menschen als sehr wenig wahrscheinlich erscheint. Man wird kaum um die Annahme herumkommen, daß Krankheitserreger ihre Virulenz sprungweise ändern. Diese Änderung der Virulenz dürfte eine erhebliche Rolle spielen. Über einige Umstände, unter denen sie eintritt, sprachen wir schon. Aber unbekannte Verhältnisse haben den größten Einfluß; bei manchen Mikroben scheinen Schwankungen von geringsten bis zu höchsten Werten vorzukommen.

Unter den Waffen, mit deren Hilfe die Mikroben den Organismus schädigen, sind chemische Gifte von großer Bedeutung. Wir wissen nicht, ob am Ende nicht alle Kleinwesen durch Gifte wirken. Sicher werden solche gebildet vom Diphtheriebazillus[6], vom Erreger des Tetanus[7], des Botulinus[8], von den Gasbrand- und Dysenteriebazillen[9], vom Cholerabazillus[10].

Die Toxine der Diphtherie- und Tetanusbazillen werden sowohl im lebenden Organismus als auch in den künstlichen Kulturen gebildet, die des Bacillus botulinus dagegen nur auf den toten Nährstoffen. Diese spezifisch wirkenden, leicht in die umgebende Kulturflüssigkeit übergehenden Gifte (Toxine) zeichnen sich durch große Empfindlichkeit gegen feuchte Hitze, gegen Licht, gegen Sauerstoff aus; sie haben manche Eigenschaften mit den Fermenten gemein. Chemisch wissen wir von beiden bisher nichts Endgültiges. Die Giftigkeit der in Betracht kommenden Stoffe ist eine ganz außerordentliche und läßt alles, was wir sonst über die Intensität von Giften wissen, weit hinter sich. Das ist um so erstaunlicher, als wir die reinen Substanzen ja noch gar nicht kennen, vielmehr bisher lediglich mit Gemischen arbeiten.

---

[1] BAIL, Krkh.forschg 1, 227; Arch. Hyg. 52, 272; 53, 302; Zbl. Bakter. I Orig. 40, 371.

[2] WASSERMANN u. CITRON, Zbl. Bakter. I Orig. 40, 153; Z. Hyg. 52, 238; Zbl. Bakter. I Orig. 43, 373. — E. LEVY u. FORNET, Dtsch. med. Wschr. 1906, Nr 26. — E. LEVY, Zbl. Bakter. I Orig. 45, 360.

[3] DOERR, Zbl. Bakter. 38, Ref. Beih. S. 14.   [4] KRUSE, Mikrobiologie. S. 2011 (Lit.).

[5] Vgl. NAEGELI, Allg. Konstitutionslehre 1927, 79. — GOTSCHLICH, in KOLLE, KRAUS, UHLENHUTH, Handb., 3. Aufl. 1, 206. — DRESEL u. STICKL, Kongr. inn. Med. 1930, 551 u. 553.

[6] ROUX u. YERSIN, Ann. Inst. Pasteur. 2, 629 (1888); 3, 273 (1889).

[7] KITASATO, Z. Hyg. 10, 267.   [8] VAN ERMENGEN, Z. Hyg. 26, 1.

[9] Lit. bei DOERR, Das Dysenterietoxin 1907.

[10] HAHN u. HIRSCH, Z. Hyg. 110, 355.

Vom Orte ihrer Entstehung gelangen die Gifte, wie erwähnt, in den Saftstrom. Aber schon hier ist vieles ganz anders als bei den sonst bekannten giftigen Substanzen. Während für Gifte aus der Gruppe der Alkaloide, z. B. das Strychnin, die Verbreitung von der Applikationsstelle durch den Kreislauf und die Anziehung durch bestimmte empfindliche Zellen erwiesen ist, wandert das Tetanusgift vom peripheren Nerven aus an die Ganglienzelle heran, auf die es einwirkt[1], darüber wird im Abschnitt Tetanus gesprochen. Auch der auf das Nervensystem einwirkende Teil des Diphtheriegiftes schädigt in der Regel die dem Erkrankungsort zunächst liegenden Partien. Sein Angriffspunkt liegt nach allem, was wir wissen, vornehmlich in den peripheren Nerven und den zugehörigen Zellen des verlängerten Marks; wir möchten glauben, daß da ähnliche Beziehungen maßgebend sind wie bei dem Tetanusgift. Auch die Gifte der Lyssa und Poliomyelitis acuta dürften sich auf dem Wege der Nervenbahnen verbreiten.

Bei sehr vielen pathogenen Bakterienarten lassen sich nach vorsichtiger Abtötung in ihren Leibessubstanzen starkwirkende Gifte nachweisen. R. PFEIFFER hat zuerst diese Tatsache für die Choleravibrionen festgestellt[2]; später wurden genau dieselben Befunde für Typhus, Koli usw. erhoben. Man hat diese giftigen Substanzen als Endotoxine bezeichnet und sie auf eine Stufe mit den Endoenzymen der Hefe gestellt. Es sollte damit ausgedrückt werden, daß sie in den Bazillenleibern haften und daß sie in Gegensatz zu bringen sind zu den eben besprochenen Toxinen bei Diphtherie und Tetanus, die leicht löslich ohne weiteres in die umgebende Flüssigkeit übergehen. Keineswegs ist jedoch diese Unterscheidung so streng aufrecht zu erhalten; ich glaube sogar, daß man sie ganz fallen lassen muß. Auch die Endotoxine lassen sich in Lösung überführen, auch sie müssen als eine Art von Sekretionsprodukt der Bakterien betrachtet werden. Allerdings diffundieren sie lange nicht so leicht wie die Toxine. Vom klinischen Standpunkt ist ja als wahrscheinlich anzusehen, daß nicht allein bei Diphtherie und Tetanus Gifte im Krankheitsbild mitwirken, sondern daß schließlich mit jeder Infektion eine Intoxikation vergesellschaftet ist.

Die Endotoxine kommen hauptsächlich dann zur Wirkung, wenn ihre Träger absterben. Da das bei jeder Infektion geschieht, so sind diese Bedingungen immer gegeben. Das Ergebnis hängt ab von der Art des Giftes, das frei wird, von der Weise, in der das geschieht, und von den Mengen der Mikroben, die absterben. So können in einem infizierten Organismus besondere Vorgänge, z. B. Darreichung von bakteriziden Stoffen oder abgetöteten Erregern bei bestehender Immunität u. a. gefährlichste Vergiftungen erzeugen. MUCH stellt das sehr lehrreich dar. Man sieht, wie gefährlich hier unbedachte „Behandlungsversuche" unter Umständen sein können. Wenn trotz des reichlichen Untergangs der Mikroben Endotoxine meist nicht stark zur Wirkung kommen, wird das an ihrem schnellen und tiefen Abbau liegen. Offenbar bleibt dieser nur selten vorher stehen.

Die durch das Bakterienwachstum entstehenden chemischen Stoffe haben also die größte Bedeutung für die mannigfachsten lokalen und allgemeinen Erscheinungen der entstehenden Krankheitsbilder. Es kann wohl kaum ein besseres

---

[1] H. MEYER u. RANSOM, Naturwiss. Ges. Marburg **1902**, Nr 1; Arch. f. exper. Path. **49**, 369.

[2] PFEIFFER, Z. Hyg. **11**, 493. — Über Diphtheriegift HOSOYA u. MIYAA, C. r. Soc. Biol. Paris **99**, 1297.

Beispiel dafür geben, als daß ein rein oder mindestens ganz vorwiegend antitoxisches Serum wie das deutsche Diphtherieserum die Krankheit zu heilen vermag.

Andererseits darf man das Moment der Intoxikation auch nicht als das allein Maßgebende hinstellen. Bei den Infektionskrankheiten, deren Erreger sich massenhaft im Blute finden, weil sie andauernd in das Blut eintreten, können die Bakterien als solche eine verderbliche Rolle spielen. Die Art dieser Wirkung ist im einzelnen noch nicht bekannt. Gewiß liegen auch dann letzten Endes die Gedanken chemischer Wirkung am nächsten, und gewiß sind sie von größter Bedeutung, wohl in Formen, die wir noch nicht übersehen. Aber auch alle möglichen anderen Vorstellungen lassen sich denken. Für jetzt können wir sagen: die Mikroben treten mit allen Körperzellen in Verbindung und wirken auf deren Zustand ein. Offenbar ist das eine ganz allgemeine Erscheinung. Je genauer wir die Infektionskrankheiten kennenlernen, desto häufiger finden wir die Erreger im Blut.

Wir sprachen bisher von einigen Beziehungen und Eigenschaften der den Organismus infizierenden Kleinwesen, aber schon alle diese hatten immer nur Bedeutung in Rücksicht auf den erkrankenden Körper selbst. Von jetzt an werden dessen Verhältnisse mehr und mehr in den Vordergrund treten. Das zeigt sich schon bei Erörterung einer Bedeutung der Eintrittspforte der Mikroorganismen. Warum erkranken nicht viel mehr Menschen viel häufiger durch sie? Sind doch nicht wenige von ihnen häufig zu finden und weit verbreitet. Aber das Eindringen in den Körper ist gar nicht leicht. Es müssen mancherlei Bedingungen an den Eintrittspforten erfüllt sein, ehe es zu einer Infektion kommt. Darin liegt wohl unser vornehmlicher Schutz. Auf ihn hat v. Behring immer in außerordentlich klarer Weise hingewiesen[1]. Er unterscheidet mit vollem Recht zwischen epidemiologischer und experimenteller Immunität. Tiere können sehr leicht durch die künstliche Einimpfung eines Virus erkranken und in ihrem Leben fast nie durch die betreffende Krankheit ergriffen werden (z. B. Mäusemilzbrand, Meerschweinchentuberkulose). Diese interessanten Beobachtungen zeigen auch wieder, wie verwickelt die Verhältnisse einer Infektion unter natürlichen Verhältnissen sind.

Andererseits muß gewiß damit gerechnet werden, daß viel häufiger, als wir gemeinhin denken, Mikroorganismen von ihren Wohnstätten in den mit der Außenwelt verbundenen Körperhöhlen in das Innere des Organismus eindringen. Die Erfahrungen über den Bakteriengehalt von Blut und Geweben wachsen mehr und mehr. Die alte Erfahrungstatsache, daß nach perkutanen Verletzungen verhältnismäßig häufig bakterielle Erkrankungen eintreten, ist kaum anders als durch die Annahme einer vorausgehenden Anwesenheit von Bakterien zu deuten. Somit tritt auch hier in einer Reihe von Fällen eine Veränderung des Körpers durchaus in den Vordergrund, d. h. der Körper kann unter der Einwirkung äußerer und innerer Ereignisse der allerverschiedensten Art empfänglich

─────────
[1] v. Behring, Diphtherie in Bibliothek Coler 1901, 95.

werden gegen Mikroorganismen, die bisher in seinem Innern oder auch auf seinen Oberflächen in einer nach allem, was wir wissen, für ihn ganz gleichgültigen Weise sich aufhielten. Für die praktische Medizin ist diese Tatsache äußerst wichtig.

Die Eintrittspforte hat in mehr als einer Hinsicht große Bedeutung. Einmal, weil die äußeren und inneren Bedeckungen des menschlichen Körpers ein großer Schutz sind. Dann aber auch, weil es für Ausbildung und Form des Erkrankens in hohem Maße darauf ankommt, an welche Art von Zellen die eindringenden Mikroorganismen zuerst kommen und wie diese von Anfang an reagieren. Wie wir früher sahen (S. 38), können manche Kleinwesen in erster Linie von der äußeren Haut aus den Körper schädigen, weil die Zellen der Haut gegen sie besonders empfindlich sind. Vielleicht auch hauptsächlich von der Haut aus entsteht die Immunität gegen sie oder wenigstens haben die Zellen der Haut eine hervorragende Stellung in der Ausbildung der Immunität. Es kommt also in diesem Falle für das, was geschieht, ganz darauf an, in welcher Form, Schnelligkeit und Menge die Mikroben in die Haut dringen.

Bildet sich in der Haut durch die Gegenwirkung der Gewebezellen und Gefäße ein Entzündungsherd, so läßt dieser die Kleinwesen nur langsam und vielleicht abgeschwächt oder überhaupt nicht in den Kreislauf treten und schützt so den Körper. Darin liegt eine Bedeutung der Entzündung. So ist bei der Infektion mit Milzbrand die „Pustula maligna" verhältnismäßig ungefährlich gegenüber dem immer tödlichen Eindringen massenhafter Milzbrandbazillen in die Blutbahn, wie sie häufig vom Darm aus eintritt. Auf der andern Seite verfügt das Blut über starke Kräfte zur Abtötung von Mikroben. Eine ganze Reihe von ihnen ist weniger schädlich, wenn man sie vom Blut aus gibt, als wenn sie subkutan zugeführt werden. Allerdings stammt diese Erfahrung mehr von „Injektions"- als von „Infektionskrankheiten" her.

Die unversehrte äußere Haut ist völlig undurchgängig für Kleinwesen. Welche Bedingungen bei ihrer Verletzung im Einzelfalle gegeben sein müssen, damit ein Infekt von der Haut aus zustande kommen kann, entzieht sich vielfach unserer Kenntnis. Wahrscheinlich wird es bei manchen kleinen Verletzungen eines sehr verwickelten Zusammenwirkens von Umständen bedürfen (Haften der Mikroben, Mischinfektion, Blutversorgung).

Offenbar ist es ganz ähnlich an den Schleimhäuten der Atemwerkzeuge. Durch das unversehrte Zylinderepithel der oberen Luftwege dringen Mikroben nicht hindurch. Nur die zarten Plattenepithelien der Alveolen lassen wahrscheinlich Mikroben passieren; jedenfalls vermögen feste Bestandteile durch sie hindurchzudringen, wenn sie sehr reichlich in der eingeatmeten Luft vorhanden waren[1]. Auch Mikroorganismen können nach Ansicht mancher Forscher dort in die Lunge ein- und durch sie hindurchdringen[2]. Sie können Lungenerkrankungen erzeugen, vielleicht sogar ohne das zu tun, in die Lymph-

---

[1] Vgl. ARNOLD, Untersuchungen über Staubinhalation. Leipzig 1885.

[2] H. BUCHNER, Arch. f. Hyg. 8, 145. — ENDERLEN, Z. Tiermed. 15, 50. — HILDEBRANDT, Beitr. path. Anat. 2, 143. — GRAMATSCHIKOFF, Arb. path.-anat. Inst. Tübingen 1.

drüsen transportiert werden, um dort weiterzuwuchern, zugrunde zu gehen oder auch zunächst latent liegenzubleiben. Jedenfalls haben die Lungen eine erhebliche Fähigkeit, die Mikroorganismen abzutöten; diese Ansicht BAUMGARTENS ist wieder bestätigt worden[1]. Ihr Durchtreten durch die Lungen stößt also auf erhebliche Schwierigkeiten[2], während lösliche Gifte in den Lungen leicht aufgesaugt werden. FICKER hält[3] nach seinen Versuchen den Respirationstraktus junger Tiere für bakteriendurchlässig. Da durch die Lunge hindurchdringende Kleinwesen das Organ gewöhnlich zur Erkrankung bringen, so hat man zweifellos die Berechtigung, manche Entzündungen der Lunge als das Ergebnis eines Schutzversuches für den Körper anzusehen. Aber allerdings kommt nur für eine beschränkte Anzahl der verschiedenen Formen von Lungenentzündung die Infektion auf diese Weise zustande. Bei der krupösen Pneumonie war ich geneigt, die Infektionen wesentlich vom Blutwege aus entstehen zu lassen. Es scheint aber doch, daß das nicht richtig ist. Jedenfalls ist die Mehrzahl der Forscher der Meinung, daß für die meisten Formen der Pneumonie, auch die lobären, die Erreger von den Luftwegen aus, also von oben, vom Hilus aus eindringen[4]. Allgemeininfektionen von der Lunge aus dürften nur ganz selten eintreten, ohne daß sie selbst oder die zugehörigen Drüsen erkranken. Man ist also nicht in der Lage, die intakte Lunge als eine hauptsächliche Eintrittspforte für pathogene Mikroorganismen anzusehen.

Wie eine Infektion der Luftwege zustande kommen kann, ist durch den Tierversuch genau studiert[5]; über die Verhältnisse am Menschen sind unsere Erfahrungen viel geringer. Die für den Erfolg geeigneten gewaltsamen Verhältnisse des Tierversuchs fehlen hier naturgemäß; die Infektion des Menschen erfolgt bei gewöhnlicher Atmung und einem geringen Bakteriengehalt der Luft. Man muß hier mit Verhältnissen rechnen, die gewissermaßen mit geringer Stärke, aber über längere Zeiten hin sich geltend machen. So wäre es doch z. B., wenn man durch den Auswurf eines Tuberkulösen Mitglieder seiner Umgebung erkranken lassen würde. Da werden wohl Hilfsmomente von Bedeutung sein. Z. B. feinste trockne Stäubchen, die mit Bakterien beladen sind. Ferner gehen, wie wir durch die wichtigen Untersuchungen FLÜGGES[6] und seiner Schüler lernten, bei Husten, Niesen und lebhaftem Sprechen feinste, keimhaltige Tröpfchen in die Luft über und können eingeatmet werden. Sie übertragen dann die Mikroorganismen. Wenn Nahrungsbestandteile oder Wasser in die Lunge hineinlaufen, so entstehen immer schwere, meist in Gangrän ausgehende Entzündungsprozesse unter dem Einflusse der mechanischen Schädigung und des Bakteriengehalts seitens der Substanzen, die eindrangen.

Alles was die Epithelien der Luftwege schädigt, was z. B. eine Entzündung der Schleimhaut hervorruft, alles das begünstigt in außerordentlicher Weise

---

[1] SNEI, Z. Hyg. **40**, 103.   [2] BESREDKA, Ann. Inst. Pasteur **34**, 361.
[3] FICKER, Arch. f. Hyg. **53**, 50.
[4] H. LENHARTZ, Arch. klin. Med. **156**, 283. — MATTHES, Neue Dtsch. Klin. **6**, 290.
[5] Vgl. KLIPSTEIN, Z. klin. Med. **34**, 191.   [6] FLÜGGE, Z. Hyg. **25**, 179; **30**, 107; **38**, 1.

das Hinabwandern der Bakterien von Kehlkopf und Trachea aus und damit
auch ihre Ansiedelung in den Lungen. Daß stärkere — bei manchen Menschen
auch schon geringere — Abkühlungen oder Durchnässungen der Körperoberfläche leicht infektiöse Erkrankungen der Bronchien und Lungen hervorrufen,
darf als sicher angesehen werden; vielleicht handelt es sich dann um Schädigungen
des Epithels, die das Eindringen von Bakterien befördern. In solchen und ähnlichen Momenten sind wohl viel mehr, als die meisten zur Zeit annehmen, die
näheren Bedingungen des Erkrankens zu suchen.

Fällt der Schutz weg, welchen die an Faltungen und Biegungen reichen
obersten Partien der Luftwege sowie die bakterizide Kraft ihres Sekrets gewähren, so gelangen die in der Luft befindlichen Mikroorganismen viel leichter
in die tiefen Teile. Schon aus diesem Grunde ist es immer ein Nachteil, wenn
zur Atmung nicht die Nase, sondern der Mund benutzt wird.

Am Magen-Darmkanal liegt die Sache wohl noch komplizierter. Mikroorganismen der verschiedensten Art gelangen teils mit der Nahrung, teils durch
Verschlucken von Speichel stetig in den Magen hinein. Über die Verhältnisse
im Mund und Magen wird im Abschnitt Verdauung gesprochen werden. Dort
ist dargelegt, daß Duodenum und Jejunum des Gesunden nur wenige Keime
einiger weniger und harmloser Arten beherbergen. Es bestehen sowohl von seiten
der Darmwand, als auch durch ihre Sekrete und in den untern Darmabschnitten
durch die Eigenmikroben des Darms besondere Schutzmaßregeln gegen das
Wuchern fremder Kleinwesen. Wahrscheinlich versagen sie gegenüber großen
Mengen fremder Keime, sowie gegenüber besonders virulenten und aggressiven.
Ebenso sicher können andrerseits durch Störungen des Organismus die Verhältnisse der Darmwand, der Sekretion und der Eigenbakterien in Unordnung
kommen; darin dürfte die wichtigste und häufigste Ursache für das Auftreten
krankhafter Wucherungen von Bakterien im Darm des Menschen liegen. Von
erheblicher Bedeutung kann ferner das Eindringen von Bakterien sein, die ihrerseits sekundär eine Ansiedlung von andern Mikroben im Darm zur Folge haben[1].
Durch sie gelangen also Arten, die an sich nicht leicht haften, zum Wachsen im
Darm. Solche Wucherungen gehen in der Regel dem Eindringen von Bakterien
durch die Darmwand voraus. Entschieden dürfte jetzt doch die Frage sein, daß
durch das unversehrte Epithel des Darms am erwachsenen Menschen manche
Mikroben hindurchzudringen vermögen. Ebenso ist an kleinen Kindern und
jungen Tieren der Darmkanal für Mikroorganismen schon durchgängig[2]. Zum
mindesten ist das für Tuberkelbazillen jetzt an Erwachsenen und Kindern erwiesen[3]. Am Tier sah v. BAUMGARTEN[4] Tuberkelbazillen durch die unverletzte
Schleimhaut in Follikel und Drüsen verschwinden. Aber wer weiß, ob dieser

---

[1] SEIFFERT, Arch. f. Hyg. **101**, 117 (UHLENHUTH).
[2] FICKER, Arch. f. Hyg. **52**, 179; **54**, 354; **57**, 56 — Vgl. HILGERMANN, Arch. f. Hyg.
54, 354 — KOLLE, Zbl. Bakt. I Orig. **44**, 325.
[3] MORO-KELLER in Handb. d. Kinderheilk., 4. Aufl., **2**, 685.
[4] v. BAUMGARTEN, Z. klin. Med. **10**, 49.

Befund auf andere pathogene Bakterien von ganz anderen Eigenschaften zu übertragen ist.

In der Vagina vermag das normale Sekret eindringende Mikroorganismen zu schädigen[1], und wahrscheinlich wirken auch die gewöhnlich in der Scheide lebenden Bakterien dabei mit. Das Scheidensekret des gesunden weiblichen Wesens hat saure Reaktion; ihm sind Mikroben angepaßt, welche, fakultativ anerob, bei dieser Reaktion ihre besten Wachstumsbedingungen finden. Dann würden ähnliche Verhältnisse in Betracht kommen, wie wir sie am Darm vermuteten: die normalen Bewohner eines Raumes wehren ihrerseits fremde Eindringlinge ab[2]. Alles in allem wird durch die saure Reaktion, durch besondere bakterizide Kräfte, die teils vom Körpersekret, teils vom Stoffwechsel anderer Mikroorganismen ausgehen, sowie durch Leukozyten das Eindringen fremder Bakterien erschwert bzw. gestört, und es ist zur Erkrankung erst die Überwindung dieser Schutzvorrichtungen nötig. Aber allerdings muß zugegeben werden, daß in der Vagina ebenso wie in den übrigen „offenen" Körperhöhlen entzündung- und eitererregende Mikroorganismen gefunden wurden, die sich trotz der erwähnten Schutzvorrichtungen dort angesetzt haben.

Schließlich kann für das Eindringen sowohl als auch für die Verbreitung, gewissermaßen das Durchdringen der Mikroorganismen im Körper eine eigenartige Verbindung verschiedener Mikroben bedeutungsvoll sein. Denn nicht selten trifft man im erkrankten Organismus mehrere Arten von Mikroben vergesellschaftet, z. B. Diphtheriebazillen mit Streptokokken, Tetanusbazillen mit den gewöhnlichen Eitererregern, Stäbchen mit Spirillen bei der PLAUT-VINCENTschen Angina. Man spricht hier von Mischinfektion[3]. An sich können wir uns, wenn mehrere Mikroben in Symbiose den Organismus bevölkern, verschiedene Möglichkeiten ihrer Beziehungen vorstellen. Entweder sie haben gar nichts miteinander zu tun, ihre Vereinigung ist etwas Zufälliges. Oder die Symbiose macht den eigentlichen Krankheitserreger virulenter bzw. befähigt ihn erst, sich in den Geweben zu vermehren. Oder aber sie verhindert ihn zu wuchern. Im ersteren Fall begünstigen die Begleitbakterien das Zustandekommen der Krankheit. Z. B. von ihrer Giftschicht befreite Tetanussporen vermögen selbst in den Geweben empfänglicher Wirte nicht auszukeimen, sie lösen keinen Tetanus aus[4]. Werden sie jedoch mit begünstigenden Bakterien zusammen injiziert, so erkranken die Tiere. Das Gift und die Unterstützung durch andere Bakterien kann für die Infektion durch Tetanus- oder Gasbrandbazillen ersetzt werden durch Beifügung kleiner Mengen von Kalziumsalzen[5]. Im Darm ist der Synergismus von Mikroben wichtig für Urobilin- und Porphyrinbildung[6].

Die Wirkungsweise der Begleitbakterien besteht hier vielleicht zum Teil darin, daß sie das Gewebe nekrotisieren. Vielleicht aber ist von noch größerer Bedeutung der Verbrauch von Sauerstoff durch sie. Allerdings sollen aseptisch

---

[1] DÖDERLEIN, Das Scheidensekret usw. Leipzig 1892.
[2] KRÖNIG u. MENGE, Bakterien des weiblichen Genitalkanals. Leipzig 1897.
[3] BRIEGER u. EHRLICH, Berl. klin. Wschr. 1880.
[4] VAILLARD u. ROUGET, Ann. Inst. Pasteur 1892, 385.
[5] BULLOCK u. CRAMER, Proc. roy. Soc. 90 (Zbl. Biochem. u. Biophysik 22, 50).
[6] KÄMMERER, Klin. Wschr. 3, Nr 17 (1924).

angelegte Verletzungen in gleicher Weise wie die Begleitbakterien die infizierende Kraft der Tetanussporen befördern. Zahlreiche Autoren haben auf dem Wege des Versuchs die Virulenzsteigerung der Krankheitserreger durch die Symbiose erwiesen. Eine Hemmung pathogener Bakterien durch Begleitmikroben hat sich im Tierexperiment noch nicht mit Sicherheit nachweisen lassen. Doch muß man an dieser Möglichkeit festhalten. Man könnte sonst z. B. kaum verstehen, daß bei der großen Verbreitung der Tetanuskeime und bei der Empfänglichkeit des Menschen für das Tetanusgift der Wundstarrkrampf eine doch immerhin verhältnismäßig seltene Krankheit ist. Kulturell vermag man antagonistische Wirkung zwischen Bakterien leicht zu zeigen[1]. Es scheinen lösliche Stoffwechselprodukte zu sein, die hier in Frage kommen.

Dringen bei einer schon bestehenden Infektionskrankheit nachträglich noch andere infektiöse Keime ein, so spricht man von Sekundärinfektion. Bei allen Infektionskrankheiten, in deren Verlauf es zu einer Lädierung der schützenden Decke von Haut und Schleimhaut kommt, können die die Haut und die offenen Körperhöhlen bewohnenden entzündungs- und eitererregenden Mikroorganismen Gelegenheit finden, in den Organismus einzuwandern, und zwar wahrscheinlich um so leichter, je mehr dessen Widerstandskraft durch die primäre Krankheit als herabgesetzt angenommen werden muß. So sehen wir Misch- und Sekundärinfektionen durch alle möglichen Erreger, in erster Linie durch Streptokokken entstehen bei Typhus, Ruhr, Pocken usw. Diese sekundär infizierenden Mikroorganismen können ihrerseits gleichfalls ins Blut gelangen und entweder mit den primären Erregern zusammen oder aber für sich allein septische und pyämische Prozesse hervorrufen. Das klinische Krankheitsbild erfährt durch diese weiteren Infektionen häufig Veränderungen. Das Fieber zeigt einen anderen Typus, es bilden sich alle möglichen entzündlichen und eitrigen Prozesse aus: Otitiden, Empyeme, Endokarditiden. Nicht selten tritt die Sekundärinfektion ganz in den Vordergrund. Kranke mit „septischer" Diphtherie sieht man so durch die Wirkung der Streptokokken zugrunde gehen. Diese Tatsachen beanspruchen auch Beachtung für die Therapie, denn diese muß nicht nur die ursprünglich wichtigen, sondern auch die nachher hinzukommenden Mikroorganismen berücksichtigen.

Für Scharlach hat diese ganze Frage ein besonderes Gepräge dadurch bekommen, daß wohl die meisten Forscher jetzt den Erreger des Scharlachs in einem (besonderen?) Streptokokkus sehen. Dann würden also die Streptokokkenkomplikationen ätiologisch in die Grundkrankheit hineingehören[2]. Ich persönlich möchte noch nicht unterschreiben, daß der Scharlach ein Streptokokkeninfekt ist, aber unter allen Umständen sind für die Gestaltung dieser Krankheit Streptokokken von höchster Bedeutung[3]. Gewöhnt man sich an den Gedanken, daß der Scharlach eine Form von Streptokokkeninfektion ist, so würde eben die Krankheit von den akuten Exanthemen völlig getrennt und der Streptokokken-

---

[1] Lode, Zbl. Bakter. I, Orig. 33, 196.   [2] Verh. dtsch. Ges. inn. Med. 1929.
[3] Vgl. Fahr, Beitr. path. Anat. 85, 445.

sepsis zugewiesen werden müssen. Wund- und Puerperalscharlach könnten in diesem Sinne verwendet werden.

Gelingt es den Mikroben, die Schwierigkeiten der Eintrittspforte zu überwinden, so können sich auch dann noch die Erscheinungen des infizierten Organismus verschieden gestalten[1]. Das hängt mit den verschiedenen Momenten zusammen, die wir schon erwähnten: mit der Virulenz, der Zahl, dem Ort des Eintritts, der Fähigkeit Gifte zu bilden und vor allem mit der Widerstandsfähigkeit des Organismus. Wichtig ist die Möglichkeit der Bildung eines Depots, von dem aus Bakterien dauernd in den Kreislauf eingeschwemmt werden können. Die Bedeutung eines solchen „Sepsisherdes" für die Entstehung jeder septischen Allgemeininfektion hat SCHOTTMÜLLER mit vollstem Recht seit langen Jahren hervorgehoben und sich dadurch ein großes Verdienst erworben, um jede erfolgreiche Behandlung dieser Infekte, denn diese muß zur Zeit in erster Linie darin bestehen, den Sepsisherd zu entfernen.

Daß auch örtliche Erscheinungen von einem oft latenten Infektionsherd aus (Tonsillen, Zähne, es kommen aber auch zahlreiche andere Orte in Betracht) entstehen können, ist sicher. Namentlich PÄSSLER[2] verdanken wir sehr wertvolle Betrachtungen darüber. Umstritten sind noch Bedeutung und Reichweite solcher örtlicher Infekte für die Erkrankung anderer Organe. Unzweifelhaft wird da neben vielem Wertvollen auch nicht wenig Phantastisches in der Literatur behauptet.

Mitten in diesen Fragen steht die Angelegenheit der sog. Inkubationszeit, d. h. der Zeit vom Beginn des Eindringens der Mikroorganismen bis zum Beginn des Erkrankens[3]. Am Krankenbett rechnet man mit dieser Zeit als mit etwas Bestimmtem. Wie mir scheint, kommt das her von dem berühmten Beispiel der Entstehung der Masern auf den seit Jahrzehnten gänzlich unverseuchten Färöer. Ist ein unberührter Organismus für einen Erreger so empfänglich, wie für den der Masern, reichen von ihm wahrscheinlich schon wenige Exemplare aus, um die Krankheit hervorzurufen, dann wird diese Inkubationszeit eine fest umschriebene. Aber so liegen die Verhältnisse offenbar nur selten. Bei den zahlreichen Umständen, die vom ersten und dann wiederholten Eintritt einzelner Kleinwesen für ihre Entwicklung, ihre Ausbreitung, ihre Angriffsfähigkeit sowie die Fähigkeit des Organismus zu erkranken bedeutungsvoll sind, ist es viel wahrscheinlicher, daß bei den meisten Krankheiten die Inkubationszeit für den Einzelfall erheblichen Schwankungen unterliegt. In diesem Sinne spricht auch die ärztliche Erfahrung.

Es gibt noch eine ganz andere Fassung des Begriffs der Inkubationszeit[4]. Sieht man sie als die Zeit an, „die vom Moment der Infektion bis zum Wirksamwerden der spezifischen Antikörper verstreicht", so beträgt sie in der Regel 8—10 Tage bei Vakzination, Variola, Masern und auch bei experimenteller Tu-

---

[1] Vgl. SEIFFERT, Zbl. Bakter. I Orig. **109**, 193.

[2] Vgl. PÄSSLER, Dtsch. Kongr. inn. Med. **1930**, 381 (Disk.) — MORAWITZ u. SCHOEN, Klin. Wschr. **1930**, Nr 14.

[3] Vgl. HAMBURGER, Münch. med. Wschr. **1926**, Nr 30.

[4] Vgl. MORO, Klin. Wschr. **4**, Nr 36 (1925).

berkulose. Ich sehe keinen rechten Grund, den alteingebürgerten Begriff zu ändern, denn die zweite Definition stellt nur einen Spezialfall dar; für Scharlach z. B. und andere Infekte paßt diese Auffassung kaum. Es ist aber natürlich durchaus berechtigt, die Krankheitszustände mit auf diese Weise typisch normierter Inkubationszeit als „spezifische Reaktionskrankheiten" zusammenzufassen[1]. Allerdings kann ich nicht zugeben, daß man über Antikörper bei Variola, Masern, Tuberkulose irgend etwas weiß. Mir erscheint es deswegen mindestens nicht erwiesen zu sein, daß eine bestimmte Form von Reaktion in Zusammenhang steht mit „Serumantikörpern".

Fragt man schließlich: wovon hängt es letzten Endes ab, ob ein Mensch an einer Infektionskrankheit erkrankt, so sollte die vorausgehende Darlegung jedenfalls zeigen, wie außerordentlich verschlungen die Wege sind, auf denen das Gift eindringen kann, aber auch, wie verwickelte Bedingungen oft erfüllt sein müssen, wenn es auch nur zur Berührung mit den Körperzellen kommen soll. Und auch dann noch verfügt, wie der zweite Abschnitt zeigte, der Körper über vielerlei und höchst eindrucksvolle Maßnahmen, mit deren Hilfe er dem Infektionsstoff gegenüber seinen Bestand aufrecht zu erhalten versucht. Alles das, was vom Organismus aus das Erkranken erleichtert oder erschwert, fassen wir zusammen im Begriff der Disposition. Hier stehen also Eigenschaften und Fähigkeiten des Organismus ganz im Vordergrund, und hier gehört alles, was mit der Konstitution, den Lebensverhältnissen, der Tätigkeit des Menschen zusammenhängt, soweit als es sein Verhalten gegenüber infektiösen Einwirkungen bestimmt. Das ergibt nach der Definition, man möchte sagen vom grünen Tische aus, ganz reine und klare Begriffe. Aber im Leben, im Einzelfalle, ist alles doch äußerst verwickelt, indem alles das, was im vorausgehenden über die Bedingungen des Erkrankens gesagt wurde, erst geklärt sein muß, ehe man an die eigentliche Disposition des Organismus herankommt. Das wird so oft verwechselt. Wie häufig spricht man von einer starken oder mangelnden Disposition des Erkrankens, während das Maßgebende in Wirklichkeit in den eigenartigen Bedingungen der Entstehung des Infekts liegt! Meines Erachtens kann man die außerordentliche Verschlungenheit der Wege, die gegangen werden müssen, bis es überhaupt zur Berührung zwischen Mikroorganismen und Körperzellen kommt, gar nicht genug hervorheben, und je mehr man in das Verständnis der Infektionskrankheiten eindringt, desto eindrucksvoller tritt einem gerade diese Beziehung vor Augen, diese Beziehung, deren Vernachlässigung immer als Bollwerk für Vorwürfe gegen „einseitig bakteriologische" Betrachtung diente! Soll die Entstehung des Infekts im Einzelfalle aufgeklärt werden, so sind vor jeder Betrachtung über Disposition und Immunität gerade diese Verhältnisse bis auf das letzte zu klären. Die zunehmende Kenntnis von der Häufigkeit der leichtesten, unter der Schwelle der Merkbarkeit ablaufenden Infekte spricht doch für die Durchseuchung einer viel größeren Anzahl von Menschen, als wir gewöhnlich

---

[1] Moro, Experimentelle und klinische Überempfindlichkeit. 1910; Ärztl. Mittlgn. Baden **1930/31**, Nr 24.

annehmen. Sollte die Schickprobe wirklich eine Immunität gegen Diphtherie erweisen[1] — wogegen sich allerdings mancherlei einwenden läßt[2] —, so würde das sogar für die Diphtherie gelten[1].

Das, was der Organismus selbst beiträgt, ist schon zum großen Teile erörtert, als von Resistenz, Immunität, kurz von den Kräften der Zellen gesprochen wurde. Alle diese Eigenschaften der Zellen und Gewebe, die sich an ihnen abspielenden Vorgänge, gehen natürlich in den Begriff der Disposition, der Fähigkeit zu erkranken, sowohl nach der positiven, als auch nach der negativen Seite ein. Es wird Aufgabe der Forschung sein, diese Disposition für jeden Einzelfall in ihre Einzelbestandteile aufzulösen und diese zu klären. Die alte Medizin hat da stets mit einer großen Reihe bestimmter Faktoren gerechnet, z. B. mit Hunger, Unterernährung, Erkältung, Überanstrengung, Kummer und Sorge, Verletzungen, Infekten. In Wirklichkeit gestalten sich die Verhältnisse offenbar für die verschiedenen Krankheiten ganz verschieden. Wahrscheinlich bietet sogar nicht nur jede Krankheitsart, sondern sogar das Zusammentreffen der Bedingungen für jeden erkrankenden Menschen neue und eigenartige Beziehungen dar.

Auf welche Einzelheiten es ankommt, zeigt z. B. die Erfahrung, daß nach Aufnahme von Typhusbazillen, die in Milch geraten sind und dort wuchern konnten, unterschiedslos beinahe sämtliche Menschen sehr schwer erkranken, denn die Milch dient den Bazillen nicht nur als Vehikel, sondern auch als Nährflüssigkeit, in der sie sich ausgiebig vermehren, in der sie ihre Stoffwechselprodukte bilden. Es handelt sich also dann um eine Infektion mit sehr zahlreichen Mikroorganismen.

Die Wirkung der Erkältung ist ärztlich so gut gestützt, daß füglich an ihrer Bedeutung bei der Entstehung von Anginen, Bronchitiden, vielleicht auch Pneumonien nicht gezweifelt werden kann. Über wenige Probleme ist so viel nachgedacht worden. Seit den berühmten Versuchen von PASTEUR wurden zahlreiche Beobachtungen[3] ausgeführt — ein klares Verständnis für die Wirkungsweise der Erkältung ist noch nicht gewonnen. Erniedrigung der Eigentemperatur des Organismus, vor allem aber bestimmter Körperstellen, Zirkulationsstörungen und Schädigungen der Zellernährung sowie des Kolloidzustands der Zelle werden am häufigsten in den Vordergrund gestellt. Vielleicht spielen auch Reflexe, namentlich im sympathischen System, eine Rolle.

Daß ermüdete, elende und — im allgemeinsten Sinne — überanstrengte Menschen Infektionskrankheiten besonders leicht zum Opfer fallen, ist ebenfalls sicher; die Verbreitung der Tuberkulose in unserem durch die Hungerblockade geschwächten Volke hat das erschreckend gezeigt. Aber auch hier fehlt unseres Erachtens noch jede Vorstellung über das „Wie" des Zusammenhangs. Nur

---

[1] Vgl. DEGKWITZ, Klin. Wschr. 1926, Nr 49. — SCHICK in Pfaundler-Schlossmann, Handb., 4. Aufl. 2, 1.

[2] Z. B. SMITS, ref. Kongreßzbl. inn. Med. 46, 512.

[3] Z. B. ZILLESSEN, Über Erkältung als Krankheitsursache. Diss. Marburg 1899 (F. MÜLLER). — LODE, Arch. f. Hyg. 28, 344. — DÜRCK, Arch. klin. Med. 58, 430. — SIEGEL, Z. exper. Path. u. Ther. 5. — STICKER, Erkältungskrankheiten. Berlin 1915. — SCHADE, Münch. med. Wschr. 1919, Nr 36; 1920, Nr 16. — HARPUDER, Dtsch. med. Wschr. 1928, Nr 15.

erleichtert die obengenannte Tatsache, daß auf den Oberflächen unseres Körpers
sehr häufig Bakterien, und zwar in stark virulentem Zustande wohnen und daß
es für die Frage ihres Eindringens in erster Linie auf das Verhalten des Körpers
ankommt, die Möglichkeit eines Verständnisses.

Traumen setzen zweifellos einen Locus minoris resistentiae für die Ansiedlung von Mikroorganismen. Das ist klinisch und experimentell sichergestellt[1].
Vergiftungen z. B. mit Alkohol, vermindern ebenfalls die Widerstandsfähigkeit.
Ärztlich möchten wir das für sicher halten. Auch experimentelle Erfahrungen
könnte man in diesem Sinne deuten[2]. Allerdings nicht ohne auf Widerspruch
zu stoßen. Über die besondere Bedeutung des Mangels besonderer Stoffe wissen
wir noch nichts.

Die neuere Zeit und namentlich die Erfahrungen des Krieges haben uns
die Bedeutung gewissermaßen „zufälliger" äußerer Einwirkungen auf das Eintreten einer Infektion mit spezifischen Erregern auf das deutlichste vor Augen
geführt. Ich gebe nur ein Beispiel. Dort, wo endemisch Typhus und Paratyphus
herrschten, brach im Kriege die Erkrankung ungemein häufig aus im Anschluß
an schwere Erschütterungen, an Verwundungen, an Gasschädigungen, an Ver-
schüttungen und andere Einwirkungen der verschiedensten Art. Eine Betrachtung der gesamten Verhältnisse machte zufälliges Zusammentreffen von Infektion und äußerer Schädigung ganz unwahrscheinlich. Viel näher liegt dem
beobachtenden Arzt die Annahme, daß bei Menschen, die einer Gelegenheit zur
Infektion ausgesetzt sind, tatsächlich wesentlich häufiger, als wir denken, Krankheitserreger aus Organherden schubweise in den Kreislauf eindringen, und daß
sie unter der Einwirkung äußerer Schädigungen die Macht gewinnen, den dadurch
veränderten Körper krank zu machen. Am deutlichsten wurde mir das bei einer
Schutzimpfung gegen Typhus. Ich sah bei einem Truppenteil, in dem einzelne
Erkrankungen herrschten, plötzlich unter dem Einfluß der Impfung eine erhebliche Endemie ausbrechen[3]. Die Malaria gibt, wie mir scheint, den deutlichsten
Beweis. Leute, die Intermittens hatten, jetzt frei von Krankheitserscheinungen
sind, aber in Milz und Knochenmark Parasiten haben, bekommen erneute Anfälle unter Einwirkung zahlreicher bekannter Momente: z. B. Reisen, Ortswechsel,
Erschütterungen, Beklopfen der Milz, kalte Übergießungen, andere Fieber.

Mit diesen Erörterungen wollte ich allgemein darzulegen versuchen, ein wie
außerordentlich verwickelter Vorgang das Krankwerden an Infekten ist.

Gar nicht zu trennen sind die Bedingungen des Nichterkrankens oder Erkrankens von der Form der Krankheit, die sich entwickelt. Auch hier wirken
natürlich, wie wir so oft schon hervorgehoben, die Erreger und die Zellen des
Organismus. Aber, wie auch schon erwähnt wurde: mehr und mehr treten doch

---

[1] SCHÜLLER, Zbl. Chir. **14**, 385.

[2] Vgl. THOMAS, Arch. f. exper. Path. **32**, 38. — LAITINEN u. FRÄNKEL, Z. Hyg. **34**, 206.
— GOLDBERG, Zbl. Bakter. **30**, 696. — FRIEDBERGER, Congr. internat. d'hygiène Brüssel
1903. — P. MÜLLER, Arch. f. Hyg. **51**, 365. — WIGRIN, Zbl. Bakter. **38**, 200. — C. FRÄNKEL,
Berl. klin. Wschr. **1905**. — KRUSCHILIN, Z. Immun.forschg **1**, 407.

[3] Vgl. STROEBE, Z. klin. Med. **108**, 752. — FRIEDBERGER, Klin. Wschr. **1930**, 1771.

Kräfte und Eigenschaften des erkrankenden Organismus in den Vordergrund — allerdings sehr erheblich schon unter dem Einfluß des Infekts und von Ereignissen, die vorausgingen. Das, was der Organismus leistet, zeigt sich hier in der Zweiheit des Angeborenen und des Erworbenen. Hierbei gewinnt man eine Ahnung von der Variabilität in der Gestaltung der Infekte[1].

Wir beurteilen ja das Kranksein sowohl nach Empfindungen, die der Mensch hat, als auch nach Merkmalen, die er darbietet. Immer und immer muß man sagen, daß die Verhinderung dieser Vorgänge wahrscheinlich eine ganze Reihe vorausgehender Prozesse erfordert, von denen wir zunächst nur wenig wissen. Das, was hier dem Drama der eigentlichen, für den Kranken und seine Umgebung merkbaren Erkrankung vorausgeht, ist von ihr gar nicht zu trennen. Es ist vielmehr ihre Einleitung und ihr Vorspiel, die beide, ohne daß der Vorhang fällt, in das Hauptdrama übergehen. Und die Vorgänge, die während dieser ersten Anfänge im Organismus wesentlich als seine Gegenwirkungen gegen den Angriff ablaufen, dürften im Grundsätzlichen die gleichen sein wie die krankhaften: es kommt darauf an, ob der Körper den Angriff der Erreger so abzuschlagen imstande ist, daß er in die eigentliche Krankheit gar nicht eintritt. Aber alle diese Abtrennungen sind künstliche: in Wahrheit gehören alle Vorgänge untrennbar zusammen. Das, was der Organismus durch seine Reaktionsform zur Gestaltung der Krankheit leistet, sie so verschieden, ja in Wirklichkeit für den Einzelmenschen zu einem ganz persönlichen Ereignis gestaltet, ist abgesehen von den Einflüssen des Seelischen und den Einflüssen auf die Persönlichkeit gegeben durch seine Organisation, wie sie allmählich wurde, und deren Umbiegung durch die allergischen Einflüsse des Infekts[2] nach der Richtung gesteigerter oder verminderter Empfindlichkeit. Jedes Gewebe und seine Reaktionsform auf die Angriffe der Erreger und ihrer Gifte ist dadurch geführt, weil es an dieser Allergie teilnimmt. Auf Grund seiner Beobachtungen[3] an infizierten Tieren und kranken Menschen schließt E. F. MÜLLER, daß durch eine von den Infektionsträgern ausgelöste zentral-vegetative Innervationserregung vom Beginn des Infekts an Hirn, Haut, Muskeln ihren Blutgehalt einschränken, während das Splanchnikusgebiet und besonders die Leber große Blutmengen erhalten und namentlich die letztere in lebhafte Tätigkeit gerät. Die Anämie von Hirn, Haut, Muskeln führe zu den Prodromalsymptomen, die Kranke mit Infekten ganz gewöhnlich darbieten: Kopfschmerzen, Mattigkeit, Frösteln und vieles andere. Die hyperergische Entzündung[4] verläuft stärker und schneller als die am unversehrten Organismus. Das ist nur ein Beispiel, aber dieses eine Beispiel weist schon auf die Möglichkeit ganz verschiedener Krankheitsgestaltung im Verlauf der gleichen Krankheit hin. Denn die Entzündung bei dem vorher behandelten oder infizierten, kurz bei dem veränderten Organismus verläuft nicht nur stärker, sondern anders. Darüber hat

---

[1] Vgl. OELLER, Krkh.forschg 1.   [2] OELLER, Z. klin. Med. **94**, 49; **95**, 328.
[3] E. F. MÜLLER, Dtsch. Arch. klin. Med. **166**, 1 (Zusammenfassung früherer Arbeiten,Lit.).
[4] RÖSSLE, Dtsch. path. Ges. **19**, 44 (1923). — KLINGE, Klin. Wschr. **6**, Nr 48 (1927). — KAUFFMANN, Krkh.forschg **2**, 372.

Kauffmann an der v. Bergmannschen Klinik sehr interessante Beobachtungen angestellt. Hier ergeben sich Beziehungen zur Wandlung der Form der auftretenden Leukozyten sowie zu den Mengen des Fibrins. Die Bedeutung der einkernigen Zellen in der „Heilphase“ tritt auch hier hervor.

Höchst interessant ist mir immer erschienen, daß Infektionskrankheiten in Familien und Häusern charakteristisch verschieden verlaufen[1]. Auch ich kenne das aus pommerschen Typhusepidemien z. B. mit Enzephalitiskomplikation sehr genau. Natürlich wird man an konstitutionell-familiäre Einflüsse in erster Linie denken. Aber örtliche Modifikationen der Krankheitserreger müssen in Erwägung gezogen werden.

Vielleicht für keine andere Krankheit wurde die Notwendigkeit einer besonderen Disposition zur Infektion so eingehend besprochen wie für die Tuberkulose[2]. Das ist in der landläufigen Annahme sicher nicht richtig. Denn tatsächlich infiziert sich fast jeder Mensch, der, ohne vorher mit Tuberkulose in Beziehung gekommen zu sein, einer Infektionsmöglichkeit auch nur für Stunden ausgesetzt war. In diesem Sinne spricht doch alles, was wir über den tuberkulösen Primäraffekt wissen[3]. Bei der ungeheuren Verbreitung der Tuberkulose in „Kulturländern“ erfolgt die erste Infektion so gut wie immer im jugendlichen Alter.

Nun ist bei den Abkömmlingen unserer tuberkulosedurchseuchten Rasse der erste Infekt im jugendlichen Alter in der Regel verhältnismäßig wenig gefahrvoll. Relativ wenige Kinder sterben bei ihm an Tuberkulose. Das muß man sagen, wenn wir in Rücksicht ziehen, daß eben bei uns alle Menschen oder fast alle Menschen im Verlaufe der Kinderjahre mit Tuberkulose infiziert werden und daß die große Mehrzahl der Menschen diesen Infekt übersteht. Worauf das beruht im Gegensatz zu dem furchtbaren Verlaufe der tuberkulösen Infektion bei Menschen aus völlig undurchseuchten Gegenden, ist noch nicht festgestellt. Ich möchte doch daran denken, daß unsere Kinder schon von ihren Eltern irgendeine Art von Schutz mitbekommen[4].

Der sog. Primäreffekt macht[5] nämlich nicht immer charakteristische klinische Erscheinungen. Ärztlich treten vielfach die Allgemeinsymptome in den Vordergrund. Aber deren Kenntnis und die Ausbildung der örtlichen Diagnostik sind doch jetzt soweit ausgebildet, daß dem erfahrenen Arzt, der alle Hilfsmittel seines Berufs anzuwenden versteht, wohl in der Regel gelingen wird, die Diagnose zu stellen. Dem, der nicht ganz eingehend diagnostisch vorgeht, können allerdings leicht Verwechslungen mit anderen Infekten unterlaufen. Wie oft wird „Grippe“ diagnostiziert! Und wie häufig wird überhaupt keine Diagnose ge-

---

[1] E. Wagner, Arch. klin. Med. **32**, 285.

[2] Vgl. hier Naegeli, Allgem. Konstitutionslehre **1927**, 100.

[3] Z. B. Küss, L'hérédité parasitaire de la tuberculose humaine. Paris 1898. — Ghon, Der primäre Lungenherd bei der Tuberkulose der Kinder. Wien 1912. — Ranke, Arch. klin. Med. **129**, 224. — Hamburger in v. Pfaundler-Schloßmanns Handb. 3. Aufl., **2**, 576. — Beitzke, Beitr. Klin. Tbk. **57**, 351. — Schmincke, Münch. med. Wschr. **1926**, Nr 30. — Moro u. Keller, Handb. d. Kinderheilk., 4. Aufl., **2**, 661.

[4] Vgl. Selter, Münch. med. Wschr. **1929**, Nr 36.

[5] Moro-Keller in Handb. d. Kinderheilk., 4. Aufl., **2**.

stellt! Tatsächlich wissen wir bei den meisten Menschen nicht, in welchem Alter sie angesteckt wurden. Es scheint die Infektion im ersten Lebensjahre sehr ungünstig zu sein, d. h. verhältnismäßig oft von schwerer Erkrankung und Tod gefolgt zu sein, während einige Jahre später der Primäreffekt in der Regel harmlos verläuft. Bis zum Pubertätsalter ist die Durchseuchung des Volkes in der Regel vollendet.

Die Infektion erfolgt ganz vorwiegend durch Menschen, die Tuberkelbazillen aushusten[1]; daraus geht schon hervor, in welch souveränem Maße die Kinder tuberkulöser Eltern gefährdet sind. Aber es genügt unter Umständen auch schon ein wenigstündiges Zusammensein mit Bazillenhustern; das zeigt bei der ungeheuren Verbreitung der Tuberkulose die Gefahr, in der jedes Kind schwebt. Für die Bedeutung der FLÜGGEschen Form der Tröpfcheninfektion spricht die Beobachtung, daß eine Annäherung des zu Infizierenden auf etwa 50 cm an den Bazillenspender für das Zustandekommen der Infektion wichtig ist (HAMBURGER). Manche Forscher legen größeren Wert auf die Infektion mit getrocknetem und zerstäubtem Material. Überall ist das Epithel gegen den Tuberkelbazillus in hohem Maße widerstandsfähig. Es kommt vielmehr darauf an, daß humane Tuberkelbazillen das verletzte Epithel durchdringen und dann in Lymphdrüsen wuchern.

Das Gewöhnliche ist: Infektion durch Inhalation in die Lungen, Primäraffekt in der Lunge, sekundäre Drüseninfektion. Im Vergleich dazu tritt die Darminfektion durch menschliche oder bovine Tuberkelbazillen an Häufigkeit und Bedeutung zweifellos in den Hintergrund, wenn auch über ihre Häufigkeit die Akten noch nicht geschlossen sind. Auch die Aufnahme von Bazillen durch die verletzte Haut ist offenbar weniger wichtig und häufig. Welche Rolle die Infektion von Mund und Nase spielt, ist wohl noch nicht ganz geklärt. Von hier aus können natürlich auch Bazillen eindringen, die mit Hilfe der Tröpfchenübertragung durch die Luft befördert werden.

Nun zeigt sich die Tatsache, die auch meiner Überzeugung nach die Pathologie der Tuberkulose beherrscht: dieser erste Infekt immunisiert den menschlichen Organismus gegen Tuberkulose. In den einzelnen Fällen in verschiedenem Grade, wir haben gewissermaßen alle Abstufungen von Null bis Unendlich. Ganz vereinzelte Menschen bekommen überhaupt keine tuberkulöse Erkrankung mehr. Die meisten aber erkranken noch einmal und überwinden die Krankheit. Also fast regelmäßig dürften die Menschen unserer Kultur gegen das Ende der Kindheit noch eine zweite Erkrankung mit Tuberkelbazillen durchmachen. Das wissen wir von den Narben her, die sich, wie NAEGELI vor allem hervorhob, bei der großen Mehrzahl der Menschen (über 90%) in einem oder in beiden Oberfeldern finden. Diese sind keineswegs mit dem Primäraffekt identisch, weder nach der Form noch nach dem Sitz. Ob und wie dieser zweite Infekt klinische Erscheinungen macht, ist auch noch nicht ausreichend geklärt. Ich

---

[1] Über diese Fragen vgl. F. v. MÜLLER in v. Mering-Krehls Lehrbuch **1**. — v. STRÜMPELL, Lehrbuch **1**. — HAMBURGER in v. Pfaundler-Schloßmanns Handb., 3. Aufl., **2**, 576. — MUCH in Handb. d. Tuberkul., 3. Aufl., **1**. — MORO-KELLER, l. c.

habe den Eindruck, daß sog. Grippen, Bronchitiden, Erkältungen oft fälschlich als Grundlage angenommen werden. Die Infektion wird wohl auch hier von den meisten als exogen angesehen. Der Sitz in den schlecht ventilierten Spitzen könnte hier vielleicht eher an eine Staub- als Tröpfcheninfektion denken lassen. Aber für manche Fälle kommt möglicherweise auch eine hämatogene Ausstreuung in Frage.

Selbst mit diesem Infekt wird die große Mehrzahl der Menschen fertig, denn sie sind, obwohl sie die Trümmer dieses Infekts in sich tragen, praktisch als gesund anzusehen; ich z. B. habe solch alte Spitzenherde nie als Spitzenerkrankung gerechnet. Von hier aus beginnt die moderne Diskussion über die „Entstehung der Lungentuberkulose". Während man früher von den Herden dieses zweiten Infekts durch hämato-, lympho- und bronchogene Verbreitung die chronische Lungentuberkulose ihren Ausgang nehmen ließ, sieht man jetzt als deren Anfang mehr akute pneumonische Prozesse an[1], die einer dritten exogenen (oder vielleicht auch endogenen) Infektion entstammend, sich klinisch unter den verschiedensten Formen akuter Infekte zeigen.

Wenn man die Immunität ausgehen läßt von Tuberkelbazillen, die lebend im Organismus zurückbleiben, so ist hierfür vielleicht wichtiger als der Primäraffekt der zweite Herd, denn in jenem sollen die Bazillen häufig absterben[2].

Nach den Grundgedanken von v. Behring und Roemer, die Ranke seinem System zugrunde legte[3], schafft der Infekt mit menschlichen Tuberkelbazillen in der Jugend den Schutz, den einzigen Schutz, den der Mensch hat; das muß zugleich die Richtlinie sein für alle immunisatorischen Bestrebungen. Ob ganz allgemein die Immunität gegen Tuberkulose nur durch die Anwesenheit für die Art virulenter lebender Bazillen bzw. die Infektion mit ihnen geschaffen wird, steht dahin. Dagegen sprechen könnte die, wenn auch schnell vorübergehende Immunität, die v. Behring bei Rindern mit den für sie nicht pathogenen menschlichen Tuberkelbazillen erzeugte. Allerdings ist diese Frage noch nicht klar zu beurteilen[4]. Auch die von Calmette mit seinem B.C.G.-Stamm erzielte Immunität dürfte hierher zu rechnen sein[5]; ebenso die Beobachtungen von Friedmann, soweit man sie anerkennt. In all diesen Fällen werden Mikroben, die an sich zum Stamme der Tuberkelbazillen gehören, aber für den Menschen nicht mehr pathogen sind, die Immunität erzeugen. Neuerdings wurde[6] durch Behandlung mit abgetöteten Bazillen eine Empfindlichkeit gegen Tuberkulin erzielt; das könnte vielleicht eine Eiweißanaphylaxie sein. Indessen, glaube ich, muß man den

---

[1] Redeker, Entstehung der Lungentuberkulose, 2. Aufl. 1929; Dtsch. Ges. Tuberkul. in Beitr. Klin. Tbk. **70**, 129. — v. Romberg ebenda S. 295. — Bacmeister, Dtsch. med. Wschr. **1927**, Nr 51. — Über die Frage der Immunität bei Tuberkulose vgl. Dtsch. Ges. inn. Med. **1921**, 13ff. — Uhlenhuth, Dtsch. Tuberkul. Ges. 1927 (Beitr. Klin. Tbk. **67**, 241). — Much u. Leschke, Beitr. Klin. Tbk. **31**, 335. — Uhlenhuth, Dtsch. med. Wschr. **1923**, Nr 37, 38. — Liebermeister, Schweiz. med. Wschr. **1923**, Nr 43/44.

[2] Koenigsfeld u. Puhl, Z. exper. Med. **35**, 340.

[3] Ranke, Dtsch. Arch. klin. Med. **129**, 224 (Lit.).

[4] Vgl. Selter, Beitr. Klin. Tbk. **55**, 330.   [5] Calmette, Z. Tbk. **53**, 193.

[6] Langer, Klin. Wschr. **1924**, Nr 43.

Gedanken aufgeben, daß Immunität gegen Tuberkulose direkt gebunden ist an Tuberkulinempfindlichkeit oder durch sie angezeigt wird.

Da tatsächlich jeder Mensch, der einer wirksamen Infektion mit Tuberkelbazillen ausgesetzt wird, auch der Infektion unterliegt, so ist die Frage nach einer Disposition für das Erkranken überhaupt hinfällig geworden. Aber es besteht doch noch der sehr erhebliche Unterschied: Menschen — die Beobachtungen sind an Erwachsenen angestellt —, die aus völlig abgeschlossenen und tuberkulosefreien Gegenden in die „Kultur" versetzt werden, erkranken schnellstens an schnell und tödlich verlaufenden Tuberkuloseformen und die Kinder der „Kulturbevölkerung" überstehen den ersten Infekt in der großen Mehrzahl der Fälle, meist sogar unter äußerst geringen Krankheitserscheinungen!

Ob der in der Jugend infizierte Mensch später an Tuberkulose erkrankt, hängt doch wohl ab vom Grade der Immunität, den diese erste Infektion hinterläßt, von ihren durch innere und äußere Umstände gegebenen Schwankungen, sowie den dadurch gegebenen Widerständen gegen exogene Reinfektion und gegen Neuwucherung der im Körper befindlichen Bazillen. Und von der gleichen Bedeutung ist natürlich auf der anderen Seite die Gelegenheit zu erneuter Infektion von außen.

Das Problem der Erkrankung an Tuberkulose ist also dadurch gegeben, wie bestimmte Grade und Schwankungen der durch die Erstinfektion erworbenen Immunität sowie der unspezifischen Resistenz während des ganzen Lebens, über das sich ja schließlich die Folgen des tuberkulösen Infekts hinziehen, zusammentreffen mit Gelegenheiten zur Reinfektion sowie zur Rezidivierung. Offenbar sind diese beiden Vorgänge für die am Menschen sich entwickelnden Organtuberkulosen verantwortlich zu machen, und der Arzt muß versuchen, für den Einzelfall seine Verhältnisse aufzuklären. Über die größere Häufigkeit des einen oder anderen Vorgangs besteht noch lebhafter Widerspruch[1].

Die bei der Zweitinfektion im Körper zurückbleibenden Tuberkelbazillen werden nämlich offenbar nur in der seltensten Zahl von Fällen völlig abgetötet. Vielmehr üben sie dadurch, daß sie leben, einen dauernden Schutz aus. Aber auf der andern Seite bilden sie eben durch ihr Fortleben für den Träger eine ebenso dauernde Gefahr für den Fall, daß sie in seinen Kreislauf kommen und bei Gelegenheit sinkender Immunität eine fortschreitende örtliche oder eine allgemeine Infektion hervorrufen. Ob sich eine Infektion durch die eigenen, im Körper befindlichen Tuberkelbazillen einstellt, hängt einmal von zufälligen äußern örtlichen Einwirkungen ab. Man weiß z. B., daß Quetschungen oder schwere Erschütterungen, kurz Verletzungen irgendwelcher Teile eines tuberkulösen Organismus zu seiner endogenen Infektion führen können — wenn seine Immunität entsprechend gesunken ist. Das Kreisen von Tuberkelbazillen

---

[1] Z. B. Hübschmann, Münch. med. Wschr. 1922, Nr 48. — Beitzke, Berl. klin. Wschr. 1921, Nr 21 u. 48. — Beitzke, Beitr. Klin. Tbk. 57, 351. — Gras u. Scheidemann, Klin. Wschr. 1922, Nr 35. — Aschoff, Klin. Wschr. 1922, Nr 34. — Puhl, Beitr. Klin. Tbk. 52, 116. — Aschoff, Klin. Wschr. 1929, Nr 1.

kommt sicher viel öfter vor[1], als man früher annahm. Allerdings gibt es nicht viele methodisch gute Arbeiten. Dieses Kreisen selbst genügt zum Krankmachen nicht; es muß ein Zustand großer Empfindlichkeit bestehen. Das wird man vielleicht selbst dann annehmen müssen, wenn nach Einbruch eines tuberkulösen Herds in Venen oder in große Lymphgefäße eine Überschwemmung des Körpers mit zahllosen Bazillen eintritt; doch erscheint mir das zweifelhaft.

Seitdem man gesehen hat, daß die Miliartuberkulose der Lungen heilen kann, ist auch für diese Krankheit der Immunitätszustand des Organismus in seine Rechte getreten. Die pathogenetischen Grundlagen, die seit PONFICK und WEIGERT klar festzustehen schienen, werden ebenfalls wankend. Ich verweise auf die Anschauungen von HÜBSCHMANN[2], der den bloßen Einbruch tuberkulöser Herde in Venen oder Lymphgefäße als Grundlage der Entstehung völlig ablehnt.

Die Immunität und Resistenz müssen wir uns demnach als schwankend vorstellen: offenbar steigen sie und fallen sie, wiederum unter dem Einfluß zahlreicher Einwirkungen, von denen wir nur die wenigsten kennen: schlechte Ernährung, Abmagerung, Kummer und Sorge, Mangel an Luft und Licht gehören zu denen, die sie herabsetzen. Das Gleiche erreicht chronischer Alkoholismus, übermäßige Sonnenstrahlung und die Infektion mit manchen Krankheitserregern. Als sicher bedeutungsvoll nenne ich Keuchhusten, Masern, Typhus, aber auch andere Infekte kommen in Betracht. Es kann sich während oder unmittelbar nach jeder dieser genannten Infektionen irgendwelche ausgebreitete Tuberkulose so schnell und so „von selbst" entwickeln, daß die Annahme einer exogenen Reinfektion kaum in Frage zu ziehen ist. Für das Verständnis dieser Angelegenheit muß unser Ziel bleiben, das Schwanken der Immunität zu untersuchen. Indessen müssen wir stets bedenken, daß wir über das Wesen der Immunität bei Tuberkulose — sie ist nach verbreiteter Auffassung wesentlich zellulär und hat mit der Tuberkulinempfindlichkeit nichts zu tun — nichts wissen. Meist bewegen wir uns in einem Zirkelschluß: der Kranke wird schlechter, dadurch, daß seine Immunität sinkt, und wir schließen auf das Sinken der Immunität aus der Verschlechterung des Krankheitszustandes: einen anderen Maßstab haben wir nicht. Die Erforschung der Immunität gegen Tuberkulose ist eine unserer dringendsten Aufgaben[3]. Wir wissen ja noch nicht einmal, wieweit die unabgestimmte Resistenz, wieweit die abgestimmte Immunität für die Widerstandsfähigkeit gegen Tuberkulose das Feld beherrscht oder im Einzelfalle den Vorrang hat. Man braucht darüber nur die so weit auseinandergehenden Ansichten der ersten Forscher, wie z. B. v. ROMBERG[4] und NEUFELD[5] auf der einen Seite, und von BEHRINGS, ROEMERS und RANKES Gedanken auf der andern miteinander zu vergleichen. Wie mir scheint, sind gerade diese Fragen noch ganz ungeklärt. Ich stellte es im vorausgehen-

---

[1] Vgl. LIEBERMEISTER, Tuberkulose. 1921. — LOEWENSTEIN, Z. Tbk. **42**, 177.
[2] HÜBSCHMANN, Pathologische Anatomie der Tuberkulose. 1928.
[3] Vgl. SELTER, Beitr. Klin. Tbk. **55**, 318; Münch. med. Wschr. **1929**, Nr 36.
[4] In v. MERING-KREHL, Lehrb. inn. Med., 16. Aufl., **1**, 9.   [5] Beitr. Klin. Tbk. **70**, 280.

den so dar, daß Schwankungen der Immunität die wechselnde Empfänglichkeit der Menschen bedingen, und daß diese Schwankungen der Immunität unter anderem durch äußere Einflüsse bedingt sind. Das würde der Auffassung von BEHRING, RÖMER, RANKE entsprechen. Andere sehen das Schwanken der Empfänglichkeit, wie gesagt, als konstitutionell bedingt an im Sinne der unspezifischen Resistenz. Auch hier gibt es zwischen beiden Auffassungen viele Zwischenglieder[1]: manches, das beide vereinigt, z. B. die CALMETTEsche Immunität steht der „Resistenz" doch recht nahe.

Gewiß spielt für die Verbreitung der menschlichen Tuberkulose als Krankheit die Infektion von außen eine große Rolle. Zu ihr ist ja bei der Verbreitung des Tuberkelbazillus die größte Gelegenheit gegeben. In einer ganzen Reihe von Fällen läßt sich die Infektionsgelegenheit klar nachweisen. Dann ist wahrscheinlich die Zahl der eindringenden Bazillen von großer Bedeutung. Wir alle kennen Fälle, in denen eine besonders massige Infektion in furchtbarster Weise die schwersten Erscheinungen schnell nach sich zog. Demgegenüber scheint die an sich schwankende und an sich gewiß auch wichtige Virulenz der Bazillen zurückzutreten.

Das Krankheitsbild, die Krankheitsform der menschlichen Tuberkulose, seine enorme Vielgestaltigkeit — das ist der zweite wichtige Punkt — hängt einmal ab von dem Stande der allgemeinen, gewiß aber auch der Organimmunität. Ob der Begriff der Disposition ganz darin aufgeht, läßt sich wohl noch nicht mit voller Sicherheit sagen. Vielfach wird dieser auch bei der Tuberkulose durch Verhältnisse der Exposition vorgetäuscht[2]. Die Gründe für die Form und die Verbreitung der Tuberkulose im Einzelfalle sind jedenfalls sehr verwickelte. Außer den genannten Umständen kommen hierfür noch in Betracht die Form und Stärke der Reaktion aller Körperzellen. Ich möchte kaum annehmen, daß diese nur durch die Beziehungen zur Immunität gegeben ist.

Es wird ebenso schwierig wie reizvoll sein, die vor uns liegende große Aufgabe in Angriff zu nehmen: für den Einzelfall aufzuklären, wieweit die Entwicklung einer Tuberkulose abhängt von der Ausbreitung schon in dem Kranken wohnender Tuberkelbazillen, wieweit von einer Neuinfektion, und die Wege beider Vorgänge klarzulegen. Vor allem muß der Nachweis der Neuinfektion für den Einzelfall mehr geführt werden, und wir dürfen uns nicht zu sehr spekulativ auf die Ubiquität der Bazillen verlassen.

Unsere ganze Darlegung hat sich bis jetzt damit beschäftigt die allgemeinen Gesichtspunkte zu besprechen, die für die Infektion des einzelnen Menschen in Betracht kommen. Es wäre an sich notwendig, diese Vorgänge für die verschiedenen Arten von Infekten zu erörtern; ich muß das aus Mangel an Raum unterlassen. Eine gewisse Anzahl von Infektionskrankheiten tritt nun aber gehäuft auf in Endemien und Epidemien[3]. Dann reichen die Gesichtspunkte,

---

[1] Vgl. MAGATH, Med. Welt **1930**, Nr 42. (Lit.)
[2] Vgl. z. B. REINDERS, Beitr. Klin. Tbk. **60**, 102.
[3] Vgl. GOTSCHLICH, Handb. path. Mikroorg., 3. Aufl., **3**, 669.

die bisher besprochen wurden, zwar für das Verständnis der Entstehung vieler Endemien und Epidemien aus. Aber für manche Explosionen und Züge der großen Seuchen kommen doch wohl noch besondere Gesichtspunkte in Betracht[1], die in dem bisher Gesagten nicht aufgehen, wenn sie sich mit ihm auch auf das innigste verschlingen. Ich verzichte hier darauf, die epidemiologischen Fragen zu erörtern. Einmal würde das Buch zu umfangreich, ich muß mich beschränken. Und dann fühle ich mich der Besprechung dieser Angelegenheiten doch nicht ganz gewachsen. Aber eines möchte ich noch hervorheben. Es ist augenblicklich vielfach Sitte, die KOCHschen Grundsätze als zu einfach und völlig unzureichend für die Erklärung der Epidemien anzusehen. Auch ich glaube, wie gesagt, daß sie in manchen Fällen noch von anderen Gedanken umfaßt werden müssen, und auch ich halte ein voraussetzungsloses Studium des Bildes und des Verlaufs von Epidemien für nötig. Aber man bedenke doch auf der anderen Seite die außerordentlichen Schwierigkeiten der Beurteilung der Exposition und vor allem des Durchseuchungszustandes vieler Individuen und der damit gegebenen Immunität[2] Im Verlauf der Jahre sind bei endemischen Krankheiten die minimalen, aber zum Schutz führenden Infektionen für zahlreiche Menschen von außerordentlicher Bedeutung. Man möchte nur an Fleckfieber, Scharlach, Diphtherie, Typhus, Tuberkulose erinnern. Über die massenhaften Erkrankungen der Jungen, Unbeeinflußten gibt es jetzt sehr große Erfahrungen. Wie mir scheint, ist, wenn man das berücksichtigt, die allgemeine Empfänglichkeit für die meisten Infekte doch viel größer, als in der Regel angenommen wird.

---

[1] Vgl. z. B. WOLTER, Pettenkofer-Gedenkschrift 7, 1 (1926); Dtsch. med. Wschr. 1927, Nr 4; Münch. med. Wschr. 1927, Nr 27. — KISSKALT, Dtsch. med. Wschr. 1923, Nr 18.

[2] Vgl. die geistvollen Ausführungen von FRIEDEMANN, Jkurse ärztl. Fortbildg 1926, Oktober. — U. FRIEDEMANN, Zbl. Bakter. I Orig. 110 (Dtsch. Verein. Mikrob. 1928).

4. Das Fieber.

Die aus alten Zeiten am längsten bekannte Reaktionsform des Organismus auf das Eindringen fremder Substanzen ist der Symptomenkomplex des Fiebers[1]. Das Charakteristische, wesentlich Bedeutungsvolle des Fiebers wurde zu verschiedenen Zeiten in sehr verschiedenen Vorgängen gesehen. Das ist verständlich. Denn am Kranken trifft man natürlich nie Fieber ohne die Fülle der Ursachen, die zum Fieber führen und ohne ihre andern Einwirkungen auf den Körper. Diese sind außerordentlich reich an Krankheitssymptomen der verschiedensten Art. Man muß diese also von den gewissermaßen „reinen" Fiebererscheinungen abtrennen. Da geht es ohne gewisse Willkürlichkeiten nicht ab. Wir fassen hier unter dem Begriff Fieber die eigenartige Temperaturveränderung, ihre Entstehung und die Erscheinungen zusammen, die zu ihr in direkter Beziehung stehen.

Am Menschen entwickelt sich das Fieber im wesentlichen bei Infekten. Hierbei wird das Protoplasma sowohl von Körperzellen als auch von Infektionsträgern zerstört, und es entstehen Stoffe von besonderer Wirkung, wie wir im vorausgehenden schon erwähnten und sogleich noch weiter ausführen werden. Ganz ähnlich liegt das Grundsätzliche bei einer zweiten Gruppe von Umständen, unter denen wir Fieber am Menschen beobachten, das ist die aseptische Zerstörung von Körperzellen auf mechanischem Wege, z. B. bei Knochenbrüchen[2], Blutergüssen[3], bei Auflösung von Blutkörperchen und Plättchen[4]. In all diesen Fällen geht Protoplasma von Zellen, sei es des Organismus, sei es des Krankheitserregers zugrunde, und dabei entwickeln sich die Bedingungen für die Ausbildung von Einwirkungen auf das Nervensystem, die zum Fieber führen.

Auch die Resorption giftig wirkender Substanzen aus dem Darm vermag

---

[1] Rubner, Biol. Gesetze. Marburg 1887; Die Gesetze des Energieverbrauchs. 1902. — Wunderlich, Das Verhalten der Eigenwärme in Krankheiten. 1865. — Liebermeister, Handb. d. Path. u. Ther. d. Fiebers 1875. — v. Recklinghausen, Allgem. Pathologie, S. 449. — Naunyn, Arch. f. exper. Path. 18, 49. — Ughetti, Das Fieber. Deutsch. Jena 1895. — Kraus in v. Noordens Handb., 2. Aufl., 1, 578 (1906). — Löwit, Die Lehre vom Fieber. Jena 1897. — Aronsohn, Allgem. Fieberlehre. Berlin 1906. — Matthes, Dtsch. Klin. 12, 1 (1909) — Kongr. inn. Med. 1913 (H. H. Meyer, Krehl, Diskussion). — H. Freund, Erg. inn. Med. 22. — Krehl in Krehl-Marchand, Allgem. Pathologie 4 I, 1. — Isenschmid, Handb. path. Phys. 17, 3. — H. Freund, ebenda 17, 86. — Gessler, Asher-Spiros Ergebn. 26 I, 185.

[2] Volkmann u. Genzmer, Volkm. klin. Vortr. 21. — Grundler, Bruns' Beitr. 1, 225.

[3] v. Bergmann u. Genzmer, Würzburger Festschrift. — v. Angerer, Klinische und experimentelle Untersuchungen usw. Würzburg 1879.

[4] Vgl. H. Freund, Arch. klin. Med. 105, 44.

Fieber hervorzurufen. Es erscheint mir bedeutungsvoll, daß auch hier Eiweißkörper und ihre Spaltprodukte mit größter Wahrscheinlichkeit die wirksame Ursache darstellen[1].

Von jeher hat man am Menschen die Frage überlegt, ob direkte Erkrankungen des Nervensystems zur Entstehung von Fieber Veranlassung geben könnten. Die Stellen des Gehirns, sowie die Art der Veränderung, auf die es dabei ankommt, wurden neuerdings genauer bekannt. Aber von einer zum Fieber führenden primären, nicht auf dem Wege der Vergiftung entstehenden Erkrankung des Nervensystems wissen wir am Menschen bis jetzt noch nichts. Das Fieber der Hysterischen ist meines Erachtens nicht einwurfsfrei bezeugt[2]. Ich leugne seine Möglichkeit nicht, aber wir kennen es nicht sicher. Wir werden sie um so weniger ablehnen können, als ja jetzt durch Hypnose Temperatursteigerungen hervorgerufen werden konnten[3]. Offenbar gelingt eine hypnotische Erzeugung von Fieber aber nur äußerst schwierig und selten. Wir haben uns auf unserer Klinik bisher vergeblich abgemüht. Vielleicht müssen an den vegetativen Werkzeugen des Menschen, an denen der Versuch gelingen soll, doch gewisse Voraussetzungen erfüllt sein. Die Gehirnkrankheiten, die mit Fieber verbunden sind (z. B. Herdsklerose, progressive Paralyse), lassen einen gleichzeitigen Untergang von Gewebe eher wahrscheinlich oder mindestens als ebensogut möglich erscheinen; außerdem kommt ja bei ihnen noch das infektiöse Moment in Betracht. Es gibt zwar vereinzelte ganz dunkle Beobachtungen, die man vielleicht im Sinne eines rein nervösen Fiebers deuten möchte[4]; auch manche Schmerzanfälle sind mit Fieber verbunden. Immerhin ist der Gegensatz zwischen der Fülle von experimentellen Erfahrungen über Entstehung von Fieber durch Eingriffe am Nervensystem des Tieres[5] und der völligen Unsicherheit primär-nervösen Fiebers am Menschen höchst eindrucksvoll.

Etwas Besonderes sind die Temperaturen, die sich zuweilen nach hochsitzenden Verletzungen des Rückenmarks[6] entwickeln. Sie erreichen eine ganz ungewöhnliche Höhe: 45° und mehr ist gesehen worden. Meist trifft das Kranke mit sehr schweren Quetschungen des Halsmarks. Am Tier sahen es schon NAUNYN und QUINCKE vornehmlich dann, wenn das Rückenmark nicht mit dem Messer durchtrennt, sondern mit Pinzetten zerquetscht wurde. Offenbar ist es aber ein sehr seltenes Ereignis sowohl am Menschen als auch am Tier. Auf unserer Klinik beobachteten es GRAF SCHÖNBORN und H. FREUND einigemal sowohl nach Durchschneidung des Halsmarks als auch nach Stich in das Mark, aber man hat die Versuchsbedingungen zur Erzeugung dieser Temperatur-

---

[1] Lit. u. eigene Beobachtungen bei MORO u. HIRSCH, Jb. Kinderheilk. **85, 86, 88.**

[2] Vgl. demgegenüber MOHR, Münch. med. Wschr. **1914**, Nr 40.

[3] EICHELBERG, Dtsch. Z. Nervenheilk. **68/69**, 352. — MOHR, l. c.

[4] Z. B. DIPPE, Arch. klin. Med. **64**, 212.

[5] Ich erinnere an die große Literatur, die sich im Anschluß an den Wärmestich von ARONSOHN u. SACHS entwickelt hat.

[6] Experimentelles bei NAUNYN u. QUINCKE, Arch. Physiol. **1869**, 184 u. 511; Lit. u. Beobachtungen bei v. RECKLINGHAUSEN, Allgem. Pathologie, S. 463. Zusammenfassend TH. KOCHER, Mitt. Grenzgeb. Med. u. Chir. **1**, 415.

steigerungen nicht sicher in der Hand. Infektionen spielen kaum eine Rolle; die zeitlichen Verhältnisse passen nicht dazu. Sicher ist das Maßgebende auf der einen Seite die durch die Unterbrechung des Rückenmarks erzeugte Störung oder Aufhebung der chemischen und physikalischen Wärmeregulation, auf der andern starke Erregung von Muskeln durch die Verletzung sowie die Beeinträchtigung der Wärmeabgabe. Die meisten dieser hohen Temperaturen wurden nämlich im Sommer und bei erheblicher Einhüllung der verwundeten Menschen und Tiere beobachtet, also wenn zusammentreffen: Störung des Regulationsvermögens, starke Wärmebildung und guter Wärmeschutz.

Gewiß am häufigsten entsteht das Fieber des Menschen durch die chemische Wirkung von Zersetzungsprodukten irgendwelcher Zellen. Das war ja auch der Punkt, der den Komplex des Fiebers mit den Vorgängen der vorausgehenden Abschnitte verband, indem durch das Eindringen fremder Substanzen eben Zellen verschiedener Art, sowohl solche des Körpers als auch die des Infektionsträgers, zugrunde gehen und ihre Stoffe dann im Organismus aufgelöst werden. Man denkt in erster Linie an die Zersetzungsprodukte von Eiweißkörpern als an das Wirksame. Dafür spricht die altbekannte Beziehung des Fiebers zum Eiweiß, das Verhältnis der Überempfindlichkeit zum Eiweißstoffwechsel einer-, zum Fieber andererseits, sowie eine große Reihe von experimentellen Erfahrungen. Bei Tieren und Menschen vermag man mittels der subkutanen oder intravenösen Einverleibung aller möglichen Arten von Eiweißkörpern das ganze Bild des Fiebers hervorzurufen[1]. Der Vorstellung, daß dann immer Bakterienwirkungen zugrunde liegen[2], vermag ich mich nicht anzuschließen. Verschiedene Eiweißkörper wirken bei verschiedenen Tieren verschieden stark. Im allgemeinen ist das aufgespaltene Molekül von stärkerer Wirkung. Aber es ist noch nicht klar, wo die bestwirksamen Spaltprodukte zu suchen sind. Hochmolekulare, schwer diffusible Eiweißabkömmlinge enthalten pyrogene Stoffe, aber gerade auch leicht diffusible von geringer Molekulargröße enthalten sie. Unter den Abbauprodukten wirken die diaminosäurereichen besser als die mit mehr Monaminosäuren. Sogar tiefstehende Substanzen, z. B. das Histamin, sind bedeutungsvoll. Über die Konstitution einfacherer Spaltprodukte der Eiweißkörper und ihren Einfluß auf die Erzeugung von Fieber liegen die Anfänge bedeutsamer Untersuchungen vor[3]. Abkömmlinge von Bakterieneiweiß sind viel wirksamer als die aus gewöhnlichem Eiweiß, ebenso wie die beiden Arten von Muttersubstanzen sich in der gleichen Richtung wesentlich unterscheiden. Also alle möglichen Gruppen von Eiweißkörpern und ihre Spaltprodukte

---

[1] Lit. u. eigene Beobachtungen bei KREHL, Arch. f. exper. Path. **35**, 222. — MATTHES, Arch. klin. Med. **54**, 39. — Weitere Arbeiten von KREHL u. MATTHES im Arch. f. exper. Path. **36**ff. — SCHITTENHELM, WEICHARDT, HARTMANN, Z. exper. Path. u. Ther. **10**, 448. — SCHITTENHELM u. WEICHARDT, ebenda **11**, 69. — FRIEDBERGER, zahlreiche Arbeiten mit seinen Mitarbeitern in der Z. Immun.forschg. — LEPEHNE u. WIEGAND, Arch. f. exper. Path. **123**, 348 (MATTHES).

[2] Vgl. SEIBERT, Arch. f. exper. Path. **121**, 247.

[3] CLOETTA u. WÜNSCHE, Arch. f. exper. Path. **96**, 306. — CLOETTA u. WASER, ebenda **98**, 198.

gehören hierher, haben mithin die Fähigkeit, Fieber hervorzurufen. Auch das, was FRIEDBERGER als Anaphylatoxin bezeichnet, ist hierher zu rechnen; wir haben davon im vorausgehenden Abschnitt bei der Überempfindlichkeit gesprochen. Herkunft und chemische Beschaffenheit dieser Substanzen, die man aus Bakterien und aus Körperzellen und ebenso auch die Art der pyrogenen Stoffe, die man z. B. aus Erythrozyten, Leukozyten und aus Plättchen gewinnen kann[1], sind nicht entfernt gleichartig. Gegenüber früheren Versuchen ein einheitliches „Fiebergift" aufzustellen[2] möchte ich[3] in voller Übereinstimmung mit SCHITTENHELM[4] annehmen, daß nicht nur in den Symptomenkomplexen verschiedener Infektionen die verschiedensten Gifte zur Wirkung kommen, sondern daß auch der oben enger umgrenzte Zustand des Fiebers unter dem Einfluß verschiedener Stoffe entsteht. Sicher werden alle parenteral auftretenden Eiweißkörper zerstört; die Stoffe, die dabei entstehen und die Fieber hervorrufen, sind von künftiger Forschung festzustellen.

Erst wenn ausgedehnte neue Untersuchungen vorliegen, wird man der Frage nach der Einheitlichkeit eines Fiebergiftes mit Erfolg näher treten können. Es bleibt eben immer die außerordentliche Empfindlichkeit, ja ich möchte sagen Hinfälligkeit der Körperzellen, besonders krankhaft veränderter: die meisten von ihnen gehen außerordentlich leicht zugunde, viel leichter als wir meist annehmen, namentlich die Zellen des Blut-, Gefäß-, Bindegewebsapparats, z. B. Leukozyten, Endothelien[5], Plättchen[6].

Der Untergang von Plättchen dürfte für die meisten Fälle von künstlich durch Einspritzung gelöster oder kolloider Stoffe erzeugtem Fieber das maßgebende Moment darstellen[6]. Also in dem Zerfall von Körperzellen, namentlich von Blutplättchen, könnte immerhin eine gewisse Einheitlichkeit für die Wirkung verschiedener Fiebergifte gesehen werden können. Das Natriumion[7] scheint mir auf diese Weise Fieber zu erzeugen; allerdings gibt es klare Stimmen, die die pyrogene Wirkung von Kochsalzlösung nicht dem Natriumion zusprechen. Aber für seine Bedeutung spricht mir die Gegenwirkung des Kalziumions und die Tatsache, daß reine Kochsalzlösung für Zellen nicht gleichgültig ist. Metallsalze und Metalle[8] wirken wohl aus gleichem Grunde pyrogen; wir wissen durch die bekannten Untersuchungen LEBERS, wieviel von ihnen sich löst. Und selbst die Darreichung feinster Aufschwemmungen völlig indifferenter Körper[9] sowie die von Kapillargiften braucht keineswegs die Zellen unverändert zu lassen. Auf die wichtigen Untersuchungen von FISCHLER[10] über die Bedeutung der Zusammensetzung des Bluts und der Kohlehydratverhältnisse des Organismus[11] sei hingewiesen.

---

[1] Z. B. FREUND, Arch. klin. Med. **105**, 44.

[2] CENTANNI, Dtsch. med. Wschr. **1894**, Nr 7/8. — KREHL u. MATTHES, Arch. f. exper. Path. **40**, 430; Arch. klin Med. **60**, 501. — SCHULTESS, Arch. klin. Med. **58**, 315; **60**, 55.

[3] Vgl. MORAWITZ u. DIETSCHY, Arch. f. exper. Path. **54**, 88.

[4] SCHITTENHELM, Kongreß inn. Med. **1913**, 44.

[5] DOMAGK, Virchows Arch. **253**, 594.   [6] H. FREUND, Arch. klin. Med. **105**, 44.

[7] L. F. MEYER, Dtsch. med. Wschr. **1909**, Nr 5. — Vgl. SCHLOSS, Biochem. Z. **18**, 14. — Lit. u. eigene Beobachtungen bei BINGEL, Arch. f. exper. Path. **64**, 1. — FREUND, ebenda **65**, 225; **74**, 311. — HIRSCH u. MORO, Mschr. Kinderheilk. **21**, 129.

[8] KISSKALT, Z. Hyg. **71**, 472. — BOCK, Arch. f. exper. Path. **68**, 1. — SCHÖNFELD, ebenda **84**, 88.

[9] Lit. u. eigene Beobachtungen bei BOCK u. SCHÖNFELD, l. c.

[10] FISCHLER u. SCHMID, Arch. f. exper. Path. **155**, 91.

[11] HIRSCH, O. MÜLLER u. ROLLY, Dtsch. Arch. klin. Med. **75**, 264.

Immer zeigt sich für die Entstehung des Fiebers durch Spaltprodukte der Eiweißkörper die Bedeutung der Überempfindlichkeit. Tiere, die schon eine Einwirkung der gleichen Art, zuweilen auch solche, die eine andere, aber ähnliche Behandlung erfahren hatten, fiebern viel leichter, also auf die gleiche Gabe stärker und schon nach kleineren Gaben[1]; mit dem Menschen ist es genau so. Stärkste Gaben erzeugen Temperaturabfall, Kollaps und Tod. Alles, was im vorausgehenden Abschnitt schon darüber gesagt wurde, gilt natürlich auch hier. Aber ebenso ist jeder Zustand durch kleine Gaben besonders stark wirkender Stoffe und durch große schwächerer auch am unberührten Tiere zu erreichen. Daß für die Erscheinungen des Fiebers am Menschen die Sensiblisierung durch den Infekt eine Rolle spielt, ist möglich, aber wir wissen es nicht sicher. Friedberger hat am überempfindlichen Tier durch zeitlich abgestufte Einspritzungen wirksamer Substanzen Temperaturkurven erhalten, die dem menschlichen Fieber entsprechen[2]. Das würde sich unseres Erachtens mit anderen Gaben auch am frischen Tiere genau so erreichen lassen. Immerhin bleibt für den überempfindlichen Organismus die Kleinheit der wirksamen Gaben. Irgendwelcher Beweis dafür, daß der infizierte fiebernde Kranke ganz allgemein und regelmäßig überempfindlich ist und dadurch fiebert, scheint mir zu fehlen[3]. Aber möglich ist es sehr wohl, daß für die Temperaturbewegungen des fiebernden Menschen anaphylaktische Vorgänge tatsächlich auch eine Rolle spielen. Der auffallend geringe Einfluß von Einspritzungen mit Impfstoff bei Typhuskranken scheint mir bisher nicht auf regelmäßiges Vorhandensein eines stärkeren Grades von Überempfindlichkeit hinzuweisen. Ich meine aber nicht, daß man diese Frage überhaupt allgemein beantworten kann. Da bei Fiebernden Eiweiß parenteral abgebaut wird, ist natürlich mit der Möglichkeit eines Zustandes von Überempfindlichkeit immer zu rechnen.

Die chemischen Stoffe, die das Fieber schließlich erzeugen, greifen — das ist zweifellos der wichtigste Teil ihrer Endwirkung — in die Regulation der tierischen Eigenwärme ein. Am gesunden Homoiothermen paßt sich die Summe der wärmebildenden und wärmeabgebenden Vorgänge trotz der außerordentlichen Schwankungen ihrer Größe so aneinander an, daß man am Menschen für gewisse Körperstellen, z. B. Hautfalten, Mund, Mastdarm, von einer Durchschnittstemperatur sprechen kann, die innerhalb gewisser Grenzen gut festgehalten wird. Dabei haben andere Orte und Organe, je nach dem durch ihre Lage gegebenen Wärmeschutz, je nach ihrer Blutdurchströmung und je nach den in ihnen ablaufenden wärmebildenden Vorgängen, eine völlig andere, aber auch bestimmte Temperatur. Auf die sehr verwickelte physiologische Temperaturregelung[4] kann hier nicht eingegangen werden. Sie wird von umschriebenen Stellen der grauen Substanz des Zwischenhirns besorgt, die kaudal und ventral von den Streifenkörpern liegen, zum mindesten muß man sagen, daß, wenn diese Stellen fehlen, die Eigenwärme der homoiothermen Tiere nicht mehr aufrecht erhalten wird. Die hinteren Partien der Sehhügel sind vielleicht daran beteiligt, die hauptsächlichsten Stellen liegen aber in dem Grau ventral der

[1] H. Buchner, Berl. klin. Wschr. 1890; Münch. med. Wschr. 1891. — Krehl, Krehl u. Matthes, Schittenhelm u. Weichardt, Friedberger.

[2] Friedberger, Z. Immun.forschg 10.

[3] Vgl. die Darlegung von Schittenhelm, Kongr. inn. Med. 1913, 44.

[4] Isenschmid, Handb. norm. path. Phys. 17, 1.

Thalami[1], also in der Regio subthalamica im Tuber cinereum. Dort ist überhaupt ein Zentralort für vegetative Prozesse[2], und wenn auch die Innervation der Gefäße dort in Gang gesetzt wird[3], und die der Schweißdrüsen, vor allem aber da von dort aus auch die Stoffwechselvorgänge geleitet werden, so ist das alles für die Wärmeregulation natürlich von besonderer Bedeutung.

Diese wärmeregulierenden Vorrichtungen sind als äußerst komplizierte Werkzeuge vorzustellen. Sie haben Beziehungen zu allen Stätten des Stoffwechsels, zur Innervation der Haut und der Atmung, sowie zur Wasserabgabe auf Haut und Lungen. Das läßt sich mit Sicherheit sagen, denn alle Vorgänge der Wärmebildung und Wärmeabgabe können von ihnen aus angeregt und gedämpft werden. In der feinsten Anpassung dieser Vorgänge aneinander besteht ihre Aufgabe, und das Ziel, das in wunderbarster Weise unter höchst wechselnden äußeren und inneren Bedingungen erreicht wird, ist die Erhaltung der Eigentemperatur des Organismus.

Bedeutende Forscher haben eingehende Anschauungen über die Natur dieser regulierenden Vorrichtungen und die Art ihres Wirkens entwickelt[4]. Ich bitte mir zu erlassen auf solche Erörterungen einzugehen. Denn sie bestehen meines Erachtens nur in einer, von einer Theorie diktierten dialektischen Deutung und Gruppierung einiger weniger Tatsachen. Die Erregungen zum Spiel dieser Vorrichtungen sind offenbar mannigfachster Art: Reflexe von Nervenendigungen der Haut, chemische Produkte des Stoffwechsels, im Notfalle auch die Temperatur des Blutes[5] dürften von Bedeutung sein. Es ist aber zum mindesten für den Menschen als völlig sicher anzusehen, daß das Wesentliche der temperaturregulierenden Anregungen von den Temperaturnerven der Haut ausgeht[6].

Auf die regulierenden Vorrichtungen des Zwischenhirns vermögen zahlreiche andere, und zwar höher im Hirn gelegene Orte einzuwirken. Von diesen ist keiner so bekannt wie das von ARONSOHN und SACHS[7], RICHET[7], OTT[7] aufgefundene „Zentrum" in den Streifenhügeln, von denen auch hier der linke vorzuherrschen scheint. Für diese Stelle wird seitens der Schule H. H. MEYERS eine eigenartige Empfindlichkeit gegen Temperatureinwirkungen angenommen[8] — allerdings konnte CLOETTA[9] diesen Befund nicht bestätigen. An der

---

[1] ISENSCHMID u. KREHL, Arch. f. exper. Path. 70, 199. — ISENSCHMID, Med. Klin. 1914, Nr 7; Arch. f. exper. Path. 75, 10. — CITRON u. LESCHKE, Kongr. inn. Med. 1913, 65. — LESCHKE, Z. exper. Path. u. Ther. 14. — JAKOBJ, Arch. f. exper. Path. 72, 97. — JAKOBJ u. ROEMER, ebenda 70, 149. — ISENSCHMID u. SCHNITZLER, ebenda 76, 202.

[2] KARPLUS u. KREIDL, Pflügers Arch. 129, 135, 143. — EDINGER, Vorl. Bau nervöser Zentralorgane. 1911.

[3] L. R. MÜLLER, Kongr. inn. Med. 1913, 114.

[4] Z. B. LIEBERMEISTER, Pathol. d. Fiebers. — H. H. MEYER, Kongr. inn. Med. 1913, 15. — FREUND, Handb. norm. path. Phys. 17, 88; Dtsch. med. Wschr. 1926, Nr 38.

[5] Vgl. KAHN, Arch. f. Physiol. 1904 (Suppl.).

[6] GESSLER, Asher-Spiros Ergebn. 26, 1, 185.

[7] ARONSOHN u. SACHS, Pflügers Arch. 37, 332. — RICHET, C. r. Acad. Sci. Paris 1884 u. 1885. — OTT, J. nerv. Dis. 1884.

[8] BARBOUR, Arch. f. exper. Path. 77, 16.

[9] CLOETTA u. WASER, Arch. f. exper. Path. 77, 16.

Sensibilisierung des Organismus nehmen auch diese Zellen des Streifenhügels teil[1].

Bei der Erregung dieser Orte durch chemische Stoffe steigt nach CLOETTAS Angaben[2] in ihnen die Temperatur früher als z. B. im Darm; bringt man die wirksame Substanz direkt in das Gebiet der Seitenventrikel, so genügen viel kleinere Mengen davon als bei Einspritzung in das Blut.

Werden diese Teile des Zwischenhirns am Homiothermen entfernt, so kühlt er sich unaufhaltsam ab und geht zugrunde, falls man nicht durch sorgfältige Herstellung einer bestimmten Außentemperatur dafür sorgt, daß seine Eigenwärme auf der normalen Höhe erhalten wird. Tut man das, so laufen seine Funktionen ungestört ab; wie er sich zu fiebererzeugenden Einwirkungen verhält, wird nachher besprochen.

Es wird sich nun fragen, ob die fiebererzeugenden Stoffe auf die eben angeführten Regulationsvorrichtungen einwirken, oder ob die Temperatursteigerung des Fiebernden auf andere Weise zustande kommt. Denn Erhöhung der Eigenwärme ist eben vorerst noch für uns die wesentliche Erscheinung des Fiebers: die mittlere Temperatur des Körpers überschreitet im Fieber die der Norm gesteckten Grenzen. An den inneren Organen ist die Eigenwärme entsprechend höher gesteigert. Das Temperaturgefälle und das Verhältnis der Temperaturen in den einzelnen Organen ist erhalten[3].

Im einzelnen ist der Temperaturverlauf bei den fieberhaften Infekten außerordentlich verschieden und oft für die einzelnen unmittelbar charakteristisch (WUNDERLICH); wir können uns als Ärzte kaum mehr vorstellen, wie man ohne diese Kenntnisse diagnostisch auskommen sollte. Aber das muß immer bedacht werden: die fieberhaft erhöhte Temperatur zeigt zwar in der Regel Schwankungen von gleichem Typus wie die normale. Sie wird indessen längst nicht so zäh festgehalten, wie die Temperatur des Gesunden; sie ist viel größerem Wechsel unterworfen. Immerhin: auch der fiebernde Organismus reguliert[4]. Die Kraft und Präzision der Regulation ist zwar im ganzen nicht so scharf wie am Gesunden, aber im einzelnen ist das Regulationsvermögen sehr verschieden gut erhalten, je nach dem Stadium und der Art des Infekts. Gut im Anfang mancher schwerer Infekte, sinkt es in der Regel mehr und mehr im Verlaufe der Erkrankung, so daß zu ihren späteren Zeiten die fieberhafte Temperatursteigerung meist sehr leicht zu beeinflussen ist. Auch manche Arten von Fieber, z. B. das bei Tuberkulose, unterliegen leicht jeder äußeren Einwirkung. Für jetzt kommt es nur darauf an, diese Tatsachen festzustellen.

Ihre Bedeutung für eine Theorie des Fiebers werden wir erst erörtern, wenn wir die andern Grundlagen dafür dargelegt haben. Das sind die verschiedenen Seiten der thermischen Vorgänge im Fieber, vor allem die der Wärmebildung

---

[1] HASHIMOTO, Arch. f. exper. Path. **78**, 370.

[2] CLOETTA u. WASER, Arch. f. exper. Path. **73**, 436; **75**, 406.

[3] KREHL u. KRATZSCH, Arch. f. exper. Path. **41**, 185. — HIRSCH, O. MÜLLER u. ROLLY, Arch. klin. Med. **75**, 264.

[4] LIEBERMEISTER, Pathol. d. Fiebers. — STERN, Z. klin. Med. **20**, 77.

und Wärmeabgabe; beide finden ja unausgesetzt statt und aus ihrem Verhältnis folgt eben die Eigenwärme. Wie gestalten sich beide Reihen von Prozessen am fiebernden Menschen?

Die Summe der gesamten Wärmebildung[1] ist am fiebernden Organismus in der Regel gesteigert im Vergleich zu seinem Verhalten unter vergleichbaren Verhältnissen am Gesunden. 20—30% stellen einen oft beobachteten Grad der Erhöhung dar. Es gibt aber auch wesentlich höhere Werte, namentlich im Anfang schwerer fieberhafter Infektionen bei kräftigen jüngeren Menschen. Da kommen Steigerungen bis auf mehr als 60% der Norm vor; sie bilden hier durchaus die Regel, und sogar 100% wurden beobachtet! Ich habe den Eindruck, daß bei starkem Infekt gesunder Menschen hohe Steigerung der Wärmebildung etwas ganz Gewöhnliches ist.

Es gibt auch Erhöhungen der Wärmeproduktion, die unter diesen Maßen bleiben. Das findet man namentlich bei älteren, schwächlichen Menschen, sowie gegen das Ende von langdauernden Infektionen. Allerdings wäre zu berücksichtigen, daß in diesen Fällen und Zuständen meist ein richtiger Vergleichszustand fehlt, auf den man sich mit Recht beziehen kann; die Wärmebildung bei normaler Temperatur ist nämlich in den entsprechenden Zuständen abnorm niedrig.

Wechselt die Temperatur, so besteht stärkere Vermehrung der Wärmeproduktion bei wachsender, geringere bei fallender Temperatur; in solchen Fällen können Durchschnittswerte für die Beurteilung des Ganzen leicht unrichtige Ergebnisse haben. Bei dem schnellen und starken Ansteigen der Temperatur, das mit Schüttelfrost verbunden zu sein pflegt, ist die Erhöhung der Wärmeproduktion eine besonders erhebliche.

Es gibt einige wenige Beobachtungen, in denen eine fieberhafte Steigerung der Eigenwärme einherging mit nicht erhöhtem Energieverbrauch. Abgesehen von ihrer außerordentlichen Seltenheit halte ich das, was ich kenne, für methodisch nicht einwandfrei[2]. Meines Erachtens kann man jetzt sagen, daß im Fieber des Menschen die Wärmebildung gesteigert ist gegenüber seiner Energieproduktion, wie sie unter sonst gleichen Bedingungen in fieberfreiem Zustande stattfindet.

Die Steigerung der Wärmebildung wurde gefunden sowohl durch Messung der Oxydation und des gesamten Stoffwechsels als auch durch Feststellung der gesamten Wärmeabgabe (und Wärmebildung) auf kalorimetrischem Wege. Die Ergebnisse beider Methoden stimmen so gut überein, daß man zugleich sagen kann: Wie beim gesunden Organismus des Homoiothermen sind auch am fiebernden Oxydationsvorgänge die wesentliche Quelle der Wärme. Andere exotherme Prozesse kommen daneben quantitativ nicht in Betracht, am Fiebernden ebensowenig wie am Gesunden.

---

[1] Zahlreiche Beobachtungen z. B. LIEBERMEISTER, Pathol. d. Fiebers. — KRAUS, Z. klin. Med. 18, 160. — LOEWY, Virchows Arch. 126, 218. — REGNARD, Recherch. expér. sur les combust. respir. Paris 1879. — ROLLY u. HÖRNIG, Arch. klin. Med. 95, 74. — MAY, Z. Biol. 30, 1. — NEBELTHAU, ebenda 31, 293. — KREHL u. MATTHES, Arch. f. exper. Path. 38, 284. — GRAFE, Arch. klin. Med. 101, 209.

[2] KREHL in Krehl-Marchand, Allgem. Pathol. 4, 1.

Nach Ablauf länger dauernden Fiebers sinken die wärmebildenden Vorgänge erheblich; auch die Körpertemperatur liegt dann nicht selten für eine Zeitlang tiefer. Der Körper des Rekonvaleszenten hat zunächst die Fähigkeit, diese niedrige Energieproduktion bei geringer Zufuhr zu erhalten, bei der gewöhnlichen also Stoff einzusparen[1], namentlich gilt die Fähigkeit des Einsparens für das Eiweiß. Im Leben läuft der Stoffwechsel des Rekonvaleszenten allerdings trotz seines geringen energetischen Bedürfnisses bei reichlicher Zufuhr und erheblichem Verbrauch ab[2]. Auf diese Weise dürfte die Neuherstellung der Gewebe am besten durchgeführt werden.

Bei starker Einwirkung von Stoffen, die in kleinen Gaben Fieber hervorrufen, fällt die Temperatur unter schwerster Beeinträchtigung des Allgemeinbefindens, der Tod kann eintreten. Dann sinkt die Wärmebildung (und mit ihr zugleich die Wärmeabgabe) außerordentlich stark. Am Tier haben wir Werte bis auf die Hälfte der Norm beobachtet[3]. Das entspricht dem Zustand des Kollapses bei Infektionskrankheiten und zugleich dem des anaphylaktischen Shocks[4]. Wenn hierbei, offenbar durch zentrale Wirkung, gleichzeitig der Kreislauf von den Gefäßen aus leidet, so ist auch für die Entstehung dieser Erscheinung die Beziehung der Gefäßnervenzentren zu den wärmeregulierenden Vorrichtungen von großer Bedeutung. Eine starke chemische Wirkung lähmt dann gewissermaßen die Wärmeregulation und den Kreislauf.

Die Wärmeabgabe ist bei steigender Temperatur am Tier meist eingeschränkt, am Menschen selbst im Schüttelfrost normal[5], auf der Höhe des Fiebers vergrößert[6]. Beim Sinken der Temperatur verhält sie sich verschieden. Sie kann unter gleichzeitiger Schweißabgabe gesteigert sein, aber nicht selten, sogar wie mir scheint in der Regel, sinkt mit der Einschränkung der Wärmebildung auch ihre Abgabe; auf diese Weise wird der normale Zustand erreicht.

Wie man sieht, sind Bildung und Abgabe von Wärme im Fieber verändert, aber nicht in regelloser, unbestimmter Weise, sondern so, daß eine Steigerung der Eigenwärme daraus erfolgt. Sie werden also aneinander angepaßt, sie sind in eigenartiger Weise miteinander verknüpft[7]; ihre krankhafte Veränderung hält gleichsam einen Plan ein.

Das ist wiederum bedeutsam für jede weitere Betrachtung und Auffassung. Über die Entstehung der Wärmeproduktion des fiebernden Organismus und die Orte, an denen sie abläuft, könnte man erheblich und grundsätzlich verschiedene Auffassungen haben. Die Wärmebildung könnte man sich im Fieber auf sehr verschiedene Weise entstehend denken, entweder so, daß man sie direkt in die Vegetationsorte der Bakterien und in die erkrankten Zellen legt, oder daß man

---

[1] Svenson, Z. klin. Med. 43, 86. — Schwenke, Arch. f. exper. Path. 48, 70.
[2] Svenson, l. c.
[3] Krehl u. Matthes, Arch. f. exper. Path. 38, 284. — Diehl, ebenda 87, 206.
[4] Loening, Arch. f. exper. Path. 66, 84.
[5] Du Bois, Basal metabolism usw., 2. Aufl. 1927.
[6] Nebelthau, Z. Biol. 31, 293. — Krehl u. Matthes, Arch. f. exper. Path. 38, 284.
[7] Schmiedeberg, Grundriß der Arzneimittellehre, 4. Aufl.

die fiebererzeugenden Stoffe eine veränderte, und zwar vermehrte Bildung von
Wärme in den Geweben hervorrufen läßt. Beides kommt sicher vor und mit
dieser Tatsache muß man rechnen: in entzündlich veränderten Geweben gehen
exotherme Prozesse vor sich[1]. Und ebenso könnte die veränderte, das ist im
Fieber vermehrte, aber nicht ausreichend große Steigerung der Wärmeabgabe durch
direkte Einwirkung der pyrogenen Substanzen auf die Wasserabgabe von Lungen
und Haut und durch eine solche auf das Spiel der Hautgefäße beherrscht sein.
Demgegenüber steht ein Einfluß der fiebererzeugenden Substanzen auf die
wärmeregulierenden Vorrichtungen des Nervensystems. Dann würden deren beide
Grundfunktionen: die Leitung der Bildung und Abgabe von Wärme im Fieber
zusammen verändert durch die Störung des beide Vorgänge beherrschenden
Apparats. In diesem Sinne spricht die erwähnte Erfahrung über die auch im
Fieber erfolgende Anpassung von Wärmeabgabe und Wärmebildung aneinander.
Aber wir sind doch noch weit entfernt, darin einen Beweis für die direkte Beeinflussung der wärmeregulierenden Vorrichtungen des Hirns durch die fiebererzeugenden
Stoffe erblicken zu dürfen. Vielmehr wäre es immer noch denkbar, daß jene Apparate des Gehirns, auch beim Fiebernden wesentlich unversehrt, abnorme Vorgänge
der Wärmebildung und Wärmeabgabe in den Geweben unter ihre Herrschaft
bringen.

Für ein näheres Verständnis der Frage nach der Entstehung des Fiebers
müssen wir uns deswegen zunächst noch eingehend damit beschäftigen, wie die
thermischen Vorgänge sich im einzelnen dabei gestalten in qualitativer und
örtlicher Hinsicht. Wir sahen: die Wärmeproduktion erfolgt im wesentlichen
auf Grund von Verbrennungen. Verbrannt werden im Fieber grundsätzlich
die gleichen Stoffe, wie am gesunden Organismus. Der respiratorische Quotient,
wie wir seit Pflüger das Verhältnis der ausgeatmeten Kohlensäure zum aufgenommenen Sauerstoff bezeichnen, gleicht dem des gesunden Organismus, ist
also abhängig von seinem Ernährungszustand und von der Art der aufgenommenen
Nahrung; nach dem Verhalten des Fiebernden, nach der Art, wie er meist behandelt wird, ist im wesentlichen der Hungerzustand zugrunde zu legen.
F. Kraus hat diese Unverändertheit des respiratorischen Quotienten im Fieber
immer behauptet und hat völlig recht behalten. Es gibt eine Reihe entgegengesetzter Erfahrungen auch von guten Forschern[2]. Sie sind aber nicht mehr
aufrecht zu erhalten. Wie die von ihnen beobachteten tiefen respiratorischen
Quotienten im Fieber zustande kamen, weiß niemand genau. Wahrscheinlich
hat vor dem Versuche eine zu starke Abscheidung von Kohlensäure stattgefunden.

Am Gesunden beteiligt sich das Eiweiß mit etwa 15—20% am Gesamt-
stoffwechsel. Das ist bei der Mehrzahl der Fiebernden ebenso, und zwar, wie es
scheint, bei den, wenn ich so sagen darf, mittelstarken Fiebern und bei nicht

---

[1] Z. B. Gessler, Arch. f. exper. Path. **91**, 366. — Keller, Z. exper. Med. **58**, 119.

[2] Z. B. Regnard, l. c. — Loewy, Virchows Arch. **126**. — Riethus, Arch. f. exper. Path.
44. — Rolly, Arch. klin. Med. **95** u. **103**. — Grafe, ebenda **95** u. **101**.

allzu schwerer Infektion[1]. In den schwersten Fällen und bei den heftigsten Infektionen kann der Anteil des Eiweißes über 20, 25% und noch darüber anwachsen. Früher betrachtete man die Stärke der Eiweißzersetzung nicht im Rahmen des gesamten Energieverbrauchs, wie es nach den Darlegungen Rubners unumgänglich notwendig ist[2], sondern in der Klinik galt der Zerfall des Eiweißes als etwas völlig Unabhängiges, für sich Bestehendes. Daß er im Fieber absolut genommen hoch ist, wußte man seit der berühmten Arbeit Vogels[3]. Wie Hunger und Mangel an Kohlehydraten auf ihn einwirken, wurde trotz warnender Stimmen[4] nicht ausreichend berücksichtigt. Man begann den wesentlichen Grund der fieberhaften Stickstoffausscheidung in einer durch den Infekt erzeugten Giftschädigung und Zerstörung der Gewebe zu sehen[5].

Es hat mit dem Eiweißstoffwechsel im Fieber eine besondere Bewandtnis, das ist auch meine Überzeugung. Aber im einzelnen ist noch nicht alles klar, sowohl hinsichtlich der Tatsachen, als auch hinsichtlich ihrer Deutung. Von einer Theorie sind wir noch weit entfernt. Die Tatsachen: Es gelingt sicher, Kranke mit schwerstem Fieber durch eine reichliche und richtig zusammengesetzte Ernährung in das Stickstoff- und Energiegleichgewicht zu bringen[6].

Die Beobachtungen sind zwar technisch oft sehr schwierig anzustellen, weil die meist appetitarmen Kranken wegen ihres hohen Energieverbrauchs viel Nahrung aufnehmen müssen. Aber in guten Versuchen wurden von sorgfältigen Beobachtern diese Schwierigkeiten überwunden. Also die Tatsache steht fest. Damit scheint in direktem Widerspruch die Beobachtung zu stehen, daß die Abnutzungsquote im Fieber um das Mehrfache erhöht gefunden wurde[7].

Zwar sind auch die meines Erachtens besten Versuche dieser sehr schwierigen Beobachtungen noch nicht einwandfrei. Denn ich finde in den Versuchen von Krauss die Nahrungszufuhr nicht ausreichend: der Energiebedarf ist nämlich leider nicht festgestellt, sondern berechnet und meines Erachtens zu niedrig angesetzt.

Aber wenn wir auch die Abnutzungsquote mit Krauss nicht um das Mehrfache, sondern z. B. auf das Doppelte erhöht ansehen, so scheint mir doch ein unüberbrückbarer Gegensatz mit der Erzielung des N-Gleichgewichts im Fieber zu bestehen. Allerdings sind die Vorgänge bei der Einstellung in die Abnutzungsquote noch viel zu wenig bekannt. Wer wird z. B. ablehnen können, daß die Leber des Gesunden bei überreichlicher Zufuhr von Kohlehydraten doch noch Synthesen von Aminosäuren ausführt, während die, wie noch zu erörtern sein wird, ganz anders funktionierende Leber des infizierten und fiebernden Menschen das nicht mehr zu tun imstande ist?

---

[1] E. Grafe, Arch. klin. Med. **101**, 209.

[2] Rubner, Gesetze des Energieverbrauchs.   [3] Vogel, Z. ration. Med. N. F. **4**.

[4] Bauer u. Künstle, Arch. klin. Med. **24**, 53. — Hirschfeld, Berl. klin. Wschr. **1906**, Nr 2 u. 8. — May, Z. Biol. **30**, 1. — Aronsohn, Allgem. Fieberlehre. Berlin 1906.

[5] Vgl. Naunyn, Arch. f. exper. Path. **18**. — F. Müller in v. Leydens Handb. d. Ernährungsther., 2. Aufl., **1**. — v. Noorden, Handb., 1. Aufl., 193. — Weber, Arch. f. exper. Path. **47**, 19. — Kraus, v. Noordens Handb. **1**. In diesen Abhandlungen Lit. — Vgl. die gleiche Vorstellung in früheren Auflagen dieses Buches.

[6] Colemann, J. amer. med. Assoc. **1909**, 1145. — Colemann u. Schaffer, Arch. int. Med. **1909**, Dez. — A. Rolland, Arch. klin. Med. **107**, 440 (E. Grafe). — Colemann, Amer. J. med. Sci. **1912**, Jan.

[7] Lit. u. eigene Beobachtungen bei Krauss, Arch. klin. Med. **150**, 13.

Und wie stark ist bei Einstellung in die Abnutzungsquote der schließlich erreichte minimale Eiweißverbrauch abhängig von der Größe der Überernährung!

Daß eine sehr erhebliche Abweichung der in der Leber sich abspielenden Stoffwechselprozesse für schwere fieberhafte Infekte von großer Bedeutung ist, wird in diesem Abschnitt öfters hervortreten. Namentlich trifft das den Umsatz des Glykogens: die Lebern Fieberkranker sollen immer glykogenarm sein. Störungen der Leberzellen, die mit Beeinträchtigung ihrer Glykogenie einhergehen, führen zu Stegerungen des Eiweißumsatzes, die in ihrer Größenordnung die bei Infektion beobachteten noch übertreffen, falls sie mit Infekten kombiniert sind; so ist es bei experimentellem Pankreasdiabetes an Hunden, die fiebern oder infiziert sind[1], so bei Phosphorvergiftung[2].

Es ist für diese ganze Frage an sich kaum richtig, immer vom fieberhaften Infekt als solchem zu sprechen. Denn die Art, Stärke und Schwere der verschiedenen Infekte sind ohnehin ganz verschieden, das drückt sich auch in ihrem Stoffwandel aus: wie LOENING in systematischen Beobachtungen zeigte[3], führen verschiedene Infekte zu einer Eiweißzerstörung von verschiedener Stärke. Auf Grund der alten NAUNYNschen Untersuchungen möchte man dem Gift des Fleckfiebers einen besonderen Einfluß zusprechen. Gerade in diesem Zusammenhang möchte ich die NAUNYNsche Vorstellung von einer Zerstörung von Zelleiweiß durch Bakteriengifte für manche schwere Infekte keineswegs ablehnen, nur spielt sie nicht prinzipiell eine Rolle für die Erklärung des febrilen Eiweißzerfalls als solchen[4].

Bei manchen Kranken mit sehr schweren Infekten könnte der Stoffwechsel der Mikroorganismen und der der erkrankten Körperzellen ein besonderer und eigenartiger sein (vgl. GRAFFs Beobachtungen an Leukämieblut), so daß er seinerseits quantitativ in Betracht kommt. Die Beobachtungen von SOETBEER und KREHL an infizierten Poikilothermen würden hierzu gut passen[5].

Endlich und vor allem ist aber noch die allgemeine Lage der vegetativen Werkzeuge im Zwischenhirn zu berücksichtigen. Dort liegt ja eine große Reihe von Werkzeugen, die vegetative Vorgänge regulieren: so wie für die Körperwärme für die Gefäße, den Energiehaushalt, den Stoffwechsel des Eiweißes[6]. Wie wir wissen, können diese bei Infekten ganz oder teilweise in der eigenartigsten Weise kombiniert oder einzeln erregt oder gelähmt werden. Es sei nur auf einiges hingewiesen, was hierher gehört: der Stoffwechsel kann ansteigen, ohne daß die Temperatur wächst[7]. In der Inkubationszeit fieberhafter Infekte kann bei noch normaler oder fast normaler Temperatur der Eiweißumsatz[8] schon

---

[1] FALTA, GROTE u. STAEHELIN, Beitr. chem. Physiol. u. Path. **8.**

[2] RETTICH, (GRAFE) Arch. f. exper. Path. **76,** 345.

[3] LOENING, Klin. Jahrb. **18,** 199.

[4] GRAFE, zusammenfassend in Pathol. Physiol. d. Stoffwechsels **1926,** 376.

[5] KREHL u. SOETBEER, Arch. f. exper. Path. **40,** 275.

[6] FREUND u. GRAFE, Arch. f. exper. Path. **93,** 285. — GRAFE, Münch. med. Wschr. **1927,** Nr 8.

[7] GRAFE, Münch. med. Wschr. **1920,** 1081. — GESSLER, Dtsch. Arch. klin. Med. **144,** 188.

[8] NAUNYN, Arch. f. Anat. **1870,** 159. — BIRK, Jb. Kinderheilk. Beiheft 1926. — STRIECK u. WILSON, Arch. klin. Med. **157,** 173 (GRAFE).

beträchtlich erhöht sein und auch die Höhe des Energieumsatzes[1] kann die Grenzen der Norm schon weit überschreiten. Der Eiweißumsatz wächst um das Mehrfache, wenn die Wärmeregulation operativ[2] oder chemisch[3] ausgeschaltet ist ebenso wie am Poikilothermen die Beteiligung des Eiweißumsatzes viel höher ist als am Homoiothermen. Wenn die Größenordnung der Steigerung des Eiweißumsatzes dann auch noch mit der der Unfähigkeit der Leber, Kohlehydrat zu verwerten, gut übereinstimmt und diese Frage also geprüft werden muß, so liegt es doch sehr nahe, einen chemischen Einfluß mancher schwerer Infekte auf dieses Werkzeug anzunehmen, so wie ihn z. B. das Morphin ausübt. Dann würde die starke Eiweißzerstörung in schwersten Infekten dem Verständnis näher gerückt sein.

Alles in allem erfolgen im Fieber, abgesehen von diesen Fällen mit sehr hoher Zerstörung von Eiweiß, die Zersetzungen in gleicher Weise und damit — das ist theoretisch das Wichtigste — offenbar durch die gleichen Vorrichtungen wie am gesunden Organismus. Also der erheblichere Teil des Kraftwechsels geschieht auf Kosten von stickstofffreien Substanzen. Sehr schnell wird das Glykogen verbraucht. Dann schwindet das Fett; dessen Beteiligung am fieberhaften Stoffwechsel hat Staehelin in Rubners Institut gebührend hervorgehoben[4].

Qualitativ ist eine Reihe von Abweichungen des Stoffwechsels bei Fiebernden vorhanden. Produkte hydrolytischer Eiweißaufspaltung finden sich zuweilen im Harn. An die Ehrlichschen Diazokörper ist zu erinnern. Alles das ist natürlich von größtem Interesse und größter Bedeutung, aber es kommt quantitativ für die Beurteilung des Stoffwechsels nicht in Betracht. Man muß diese qualitativen Abweichungen vielmehr als das Ergebnis von Vorgängen ansehen, die neben den Hauptprozessen einhergehen; hier wird der Infekt als solcher, seine Art und sein Umfang von Bedeutung sein. Man darf nicht meinen, daß alle am Fiebernden ablaufenden krankhaften Vorgänge der Wärmebildung unter allen Umständen nur vom Zwischenhirn aus vermittelt werden. Wie schon erwähnt, liegt es nahe, an den Vegetationsorten der Mikroben exotherme Prozesse vor sich gehen zu lassen; die vorher angeführten alten Beobachtungen von Soetbeer und Krehl sprechen durchaus in diesem Sinne und ebenso einige neuere, nachher zu erwähnende Erfahrungen. Früher dachte ich mir die fieberhaften Vorgänge der Wärmebildung direkt in den Geweben angeregt, dann überzeugte ich mich von der Bedeutung des Gehirns. Aber man soll doch immer sehr vorsichtig sein, den sehr verwickelten Vorgang in Schemata zu pressen. Offenbar ist es bei verschiedenen Fiebernden verschieden, offenbar geht der Stoffwechsel der einzelnen Arten von Mikroben und seine Einwirkung auf die Körperzellen quantitativ und qualitativ nicht entfernt immer mit den gleichen Vorgängen einher. So versteht man doch besser den Wechsel der Erscheinungen für Art und Stärke des gesamten Kraftwechsels und auch für den Eiweißzerfall.

---

[1] Strieck u. Wilson-Glasgow, l. c.   [2] Freund u. Grafe, l. c.
[3] Freund, Arch. f. exper. Path. 88, 216.   [4] Staehelin, Arch. f. Hyg. 49, 77.

Daß die Wärmeabgabe am Fiebernden qualitativ verändert ist, dürfte als erwiesen anzusehen sein. Vom fiebernden Tier weiß man, daß die Wärmeabgabe durch Wasserbildung auf der Lungenoberfläche trotz der gesamten Steigerung der Wärmeabgabe im Verhältnis nicht erhöht ist[1]. Das erscheint auffallend, denn nach den Erfahrungen am Menschen wächst die Wasserabgabe bei Erhöhung der Wärmebildung prozentarisch sehr stark. Am fiebernden Menschen ist die Wasserausscheidung auf der Haut um etwa 15% größer als am Gesunden[2]. Das ist eine recht unbedeutende Erhöhung der Wärmeabgabe durch Wasserverdampfung. Steigt sonst am Menschen die Wärmeproduktion, so schützt sich der Organismus bei allen nicht tiefen Außentemperaturen vor Anwachsen seiner Eigenwärme durch eine wesentlich stärkere Schweißbildung. Oft wird die gesamte Wärmesteigerung auf dem Wege der Wasserverdampfung weggeschafft, und auch der Fiebernde reagiert auf andere Erhöhungen der Wärmebildung, z. B. solche durch reichliche Nahrungsaufnahme, mit viel stärkerer Schweißabsonderung[3], so daß die geringe Höhe der Wasserverdampfung bei der febrilen Wärmebildung etwas für diesen Zustand Eigenartiges darstellt, dessen Ursache unzweifelhaft in der krankhaften Störung der zerebralen Innervation liegt.

Im einzelnen kommt auch hier starker Wechsel vor; nicht nur die verschiedenen Krankheitszustände, sondern die verschiedenen Menschen bieten außerordentlich ungleiche Verhältnisse. Je mehr der Organismus gewissermaßen die Neigung hat, seine Eigenwärme zu erhöhen, desto trockener ist die Haut. Die Fähigkeit zu schwitzen wächst mit dem Beginn von Temperaturschwankungen; sie ist am stärksten, wenn in kürzester Zeit die Temperatur von hohen Werten auf tiefe sinkt. Andrerseits ist die Schweißabsonderung auch im Fieber zweifellos individuell sehr verschieden. Vor allem aber gehen bestimmte Infekte, z. B. Maltafieber, Granulom, Trichinose, öfters auch Polyarthritis mit besonders starker Schweißbildung einher. Durch die Entziehung der Verdunstungswärme kühlt sich dabei der Organismus ab. Indessen wird man die thermische Bedeutung des Schwitzens Fiebernder nicht so hoch anschlagen dürfen, wie es gewöhnlich geschieht. Die kritischen Schweiße sind in der Regel nur eine Begleitung des durch Einschränkung der Wärmebildung eingeleiteten Temperaturabfalls, und man kennt so manchen Fiebernden, der trotz scheinbar starken Schwitzens seine Temperaturerhöhung nicht verliert. Offenbar ist für die Erzielung wirklicher Temperaturminderung die Schweißabscheidung nicht nachhaltig, ausgebreitet, stark genug und die Wärmebildung oft zu kräftig; auf letztere kommt es in erster Linie an.

Die Wärmeabgabe durch Leitung und Strahlung ist größer und verläuft nach den kalorimetrischen Beobachtungen am fiebernden Tier völlig gleich-

---

[1] KREHL u. MATTHES, Arch. f. exper. Path. 38, 284.

[2] GARRATT, Medico-chir. Transact. 67, 163. — SCHWENKENBECHER u. INAGAKI, Arch. f. exper. Path. 54, 168. — LANG, Arch. klin. Med. 79, 343. — Lit. bei SCHWENKENBECHER, Med. Klin. 1907, Nr 28, 29 u. bei MORAWITZ, Handb. d. Biochem. 5, 286.

[3] SCHWENKENBECHER u. TUTEUR, Arch. f. exper. Path. 57, 285.

mäßig[1]. Am fiebernden Menschen, der sich unter ruhigen, gleichmäßigen Verhältnissen befindet, zeigt die Hauttemperatur ebenfalls einen regelmäßigen Gang[2].
Das weist auf eine ruhige Kontinuität der Wärmeabgabe in der Haut sowie des
Füllungs- und Durchströmungszustandes der Hautgefäße hin. Zunächst erscheint
das höchst verwunderlich. Denn es galt als eine der sicheren und bedeutsamen
Tatsachen, daß die Wärmeabgabe der Haut im Fieber ungenügend sei, weil sie
wegen des unaufhörlichen Wechsels der Innervation der Hautgefäße jeder Be-
ständigkeit ermangele[3]. Das ist nicht richtig, wenn der Fiebernde unter ruhigen
gleichmäßigen Verhältnissen z. B. im Bett bei mittlerer Temperatur gehalten
wird. Aber andererseits sind die Hautgefäße des Fiebernden außerordentlich
leicht in krankhaftem Grade erregbar. Abkühlungen und Erwärmungen wirken
auf ihn viel stärker, weil seine Hautgefäße so leicht abnormen Reaktionen unterliegen. Wechseln die äußeren Bedingungen auch nur in mäßigem Grade, so
antworten die Hautgefäße mit Zusammenziehungen und Erweiterungen viel
lebhafter als am gesunden Menschen. Das macht so manche Beschwerde des
Fiebernden verständlich und hängt mit Eigenarten seiner peripheren wie zentralen Apparate zusammen, auf die wir später noch einzugehen haben und
die sich namentlich in den späteren Zeiten der fieberhaften Infekte geltend machen.

Im einzelnen gibt es bei fiebernden Kranken noch zahlreiche Abweichungen
des Stoffwechsels; für die meisten von ihnen sind Einfluß des Infekts und des
Fieberzustandes als solchen nicht zu trennen; der erstere dürfte an Bedeutung
meist voranstehen.

Manche Kranke mit fieberhaften Infekten halten Wasser zurück, das entspricht der berühmten von LEYDEN festgestellten Tatsache[4]. Er hatte gefunden,
daß Typhuskranke auf der Höhe der Krankheit an Gewicht zunehmen und
nach der Entfieberung viel Harn ausscheiden, dann an Gewicht abnehmen.

Diese Form von Wasserretention trifft nicht jeden Kranken und ist nicht jeder
fieberhaften Krankheit eigentümlich. Inanition, Eiweißverarmung, Kachexie sind
wohl die eigentliche Veranlassung[5]. Alle möglichen Einwirkungen, besonders der
Infekt, seine Stärke und Dauer, auch der Zustand des Kreislaufs dürften wichtiger
sein als die Temperaturerhöhung. Also der LEYDENsche Befund trifft weder alle
Kranken mit fieberhaftem Infekt[6], noch hat er überhaupt mit dem fieberhaften
Zustand als solchem etwas zu tun. Im Fieber als solchem scheint es zu einer Verminderung des Plasmaeiweißes ohne Hydrämie zu kommen[7].

Bleibt Wasser im Körper zurück, so geschieht das in Form einer Kochsalzlösung,
also es gibt dann gleichzeitig eine Zurückhaltung von Kochsalz. Das meint man aber
nicht, wenn man von den bekannten „fieberhaften" Störungen des Kochsalzwechsels

[1] KREHL u. MATTHES, l. c.

[2] GRÜNEWALD, Arch. klin. Med. 78, 333. — Über Hauttemperaturen s. COBET, Asher-
Spiros Ergebn. 25, 439.

[3] Literatur z. B. KREHL, Pathol. Physiol., 8. Aufl., 545.

[4] E. LEYDEN, Arch. klin. Med. 5, 366.

[5] SCHWENKENBECHER u. INAGAKI, Arch. f. exper. Path. 54, 168.

[6] Vgl. MORAWITZ in Handb. d. Biochem. 4 II.

[7] BERGER u. GALEHR, Z. klin. Med. 105, 154.

spricht. Diese charakterisiert ganz wesentlich die Pneumonie[1]: bei ihr schwindet das Kochsalz ganz oder fast völlig aus dem Harn. Nicht, weil die Nieren es nicht ausscheiden[2], vielmehr kommt das Kochsalz gar nicht in ausreichender Menge an die Nieren heran. Der Kochsalzgehalt des Blutserums ist abnorm niedrig und der Schwellenwert des Kochsalzes, der zu seiner Ausscheidung durch die Nieren führt, wird bei Pneumonie nicht erreicht[3]. Das spricht mit Sicherheit für eine Zurückhaltung des Kochsalzes in den krankhaft veränderten Geweben. Es liegt sehr nahe, bei der Pneumonie an die Bildung des kochsalzreichen Exsudats in den Alveolen zu denken. Das ist gewiß auch bedeutungsvoll. Aber das ist nicht das allein Wichtige. Denn bei Influenza ist es genau so[4], sowohl wenn Pneumonie da ist, als auch wenn Entzündungsherde — physikalisch nachweisbar — fehlen; allerdings könnten in letzterem Falle kleine verstreute Herde dagewesen sein.

Für die pneumonische Infektion möchte ich also die Zurückhaltung von Kochsalz im Gewebe als sicher ansehen. Ebenso scheint es bei Masern und Scharlach zu sein, ferner bei manchen Fällen von Tuberkulose[5]. Es kommt mithin auf die Art des Infekts an, denn bei Malaria tertiana ist im Anfall die Ausscheidung der Chloride erhöht[6]. Und auch bei den Infekten, die mit Kochsalzretention einhergehen, schwindet diese im Verlaufe der Krankheit[7], das ist sehr wichtig. Bei Überhitzung und in experimentellen Fiebern wurden ähnliche Beobachtungen gemacht[8].

Das ist das, was ich zu sagen wage. Mehr nicht, denn viele der vorliegenden Beobachtungen — wie immer beim Mineralstoffwechsel — sind nicht gut. Wir sprachen vom Kochsalz. Untersucht wurde auch hier meistens das Harnchlor. Aber man darf ruhig vom Kochsalz sprechen, denn es liegen auch Feststellungen der Natriumausscheidung vor[9].

Die merkwürdigen Wasserverschiebungen zwischen Blut und Geweben, sowie zwischen den Geweben untereinander, besonders zwischen Haut und Muskeln, Wasserverschiebungen, die die chemische Wärmeregulation und die Schweißabsonderung der Haut begleiten[10], sind für die fieberhaften Krankheiten noch nicht ausreichend untersucht.

Von dem bisher Dargelegten ließ sich schon mancherlei dafür anführen, daß die fiebererzeugenden Stoffe direkt auf die wärmeregulierenden Vorrichtungen des Gehirnes einwirken, und daß somit die Vorgänge im Fieber an die Seite zu setzen sind denen, die bei der chemischen und physikalischen Wärmeregulation vor sich gehen. In beiden Fällen würden vom Zwischenhirn Funktionsabläufe ausgelöst werden, die sich in bestimmten Organtätigkeiten äußern. Wir würden uns einem Beweise nähern, wenn wir zeigen könnten, wie weit die Wege, auf denen die Erregung zur thermoregulatorischen und fieberhaften Wärmebildung vom Hirn nach den Stätten des Stoffwechsels geleitet wird, und wie weit eben diese Orte, an denen die wärmebildenden Prozesse bei chemischer

---

[1] Redtenbacher, Z. k. k. Ges. d. Ärzte Wien 1850, 6, 373. — Zahlreiche weitere Arbeiten. Von neueren v. Hoesslin, Arch. klin. Med. 93, 404. — v. Monakow, ebenda 122, 124; 123, 1.

[2] Vgl. v. Monakow, l. c.　　[3] Snapper, Arch. klin. Med. 111, 429.

[4] Eisler, Arch. klin. Med. 134, 69.

[5] Lit. bei Krehl in Krehl-Marchands Handb. d. Path. 4 I, 38.

[6] Lit. u. eigene Beobachtungen bei Rem-Picci u. Caccini, Moleschotts Unters. 16, 219. — Hitzig, Arch. klin. Med. 62, 358.

[7] C. v. Noorden, Pathol. d. Stoffwechsels, 1. Aufl., 222.

[8] Grünbaum, Erlanger physik.-mediz. Sozietät 39 (1905). — H. v. Hoesslin, Z. Biol. 53, 25.

[9] Salkowski, Virchows Arch. 53, 209.

[10] Darlegung und Lit. bei Gessler, Asher-Spiros Ergebn. 26 I, 185.

Wärmeregulation und Fieber ablaufen, miteinander übereinstimmen. Denn die Art der Zersetzungen, die in beiden Fällen ablaufen, sind nach dem, was oben erörtert wurde, in allem Grundsätzlichen die gleichen. Die beabsichtigte Vergleichung der Leitungswege und der Stoffwechselstätten läßt sich aber zur Zeit noch nicht streng durchführen. Denn wir wissen darüber noch zu wenig und merkwürdigerweise für die chemische Wärmeregulation eher noch weniger, als für das Fieber.

Die fieberhafte Wärmebildung selbst läuft in den großen Unterleibsdrüsen und in den Muskeln ab. Das ist erwiesen durch die bekannte Untersuchung von HEIDENHAIN und KÖRNER[1] über die Wärme des Blutes, das aus den Muskeln fiebernder Tiere kommt, durch die Untersuchung von ALBERT[2] über die dem Arterienblute gegenüber erhöhte Temperatur des Venenblutes von Leber und Niere bei fiebernden Tieren sowie durch die früher angeführten Beobachtungen über die Temperaturtopographie fiebernder Tiere[3]. Die Beteiligung der Muskeln an der fieberhaften Wärmeproduktion lehnt[4] E. F. MÜLLER, zum mindesten für die Zeit des Schüttelfrostes ab; ich vermag mich aber in diesem Punkte seinen Beweisführungen nicht anzuschließen. Aus dem Gesagten wissen wir noch nichts über das Maß der Wärmebildung in jedem Organe. Das würden wir vielmehr erst erfahren können, wenn wir die Größe der Energieproduktion, sowie die Leistung des Blutstroms in jedem Gewebe kennen würden; zu beiden ist aber für den fiebernden Organismus vorerst noch keine Aussicht.

Die exothermen, in den Geweben ablaufenden Oxydationsvorgänge und die ihnen vorausgehenden Spaltungen gleichen sich also, daran dürfen wir festhalten, im Grundsatz bei Fieber und chemischer Wärmeregulation. Nur spielen im Fieber neben den gewöhnlichen Prozessen noch eigenartige Vorgänge sich ab, die zwar für die ganze Summe der Wärmebildung, für das Quantitative kaum in Betracht kommen, aber für den Vorgang des Fiebers allerlei interessante Beziehungen enthüllen. Die Verhältnisse des Eiweißstoffwechsels gehören hierher. Wie ich meine, kann man hier von ihnen absehen, weil bei ihnen doch besondere Beziehungen eine Rolle spielen: Unterernährung, eigenartige Gestaltung der Leberarbeit, Art und Schwere des Infekts, besondere Einwirkungen auf die stoffwechselregulierenden Werkzeuge im Zwischenhirn.

Die eigentlich fieberhaften exothermischen Vorgänge in den Geweben werden von den früher beschriebenen Stellen der Regio subthalamica angeregt; das sind die gleichen Orte, welche die Regulation der normalen Körpertemperatur leiten. Fällt der Einfluß dieser im Zwischenhirn liegenden Nervenzellen und Nervenfasern weg, so ist der Organismus, falls man ihm nicht hilft, völlig außerstande, seine Eigenwärme aufrechtzuerhalten: unter stetem Sinken der Temperatur geht e zugrunde; seine Fähigkeit der Wärmeregulation ist verloren.

---

[1] HEIDENHAIN u. KÖRNER, Pflügers Arch. **3**, 562.
[2] ALBERT, Jahrb. d. k. k. Ges. d. Ärzte Wien **1862**, 367.
[3] KREHL u. KRATZSCH, l. c. — HIRSCH, O. MÜLLER u. ROLLY, l. c.
[4] E. F. MÜLLER u. PETERSEN, Münch. med. Wschr. **1927**, Nr 29.

Sorgen wir bei Tieren ohne Wärmeregulation durch Erhöhung der Außentemperatur, deren absoluter Wert im Einzelfalle für jedes Individuum sorgfältig ausgeprobt werden muß, für Erhaltung der Eigenwärme, so bleibt der Stoffwechsel auf einem normalen Stande. In einigen Beobachtungen von FREUND und GRAFE war er um ein weniges erhöht gefunden worden; hier könnten aber Infektionen einen gewissen Einfluß gehabt haben. Tauben, die Infektionen kaum je unterliegen, zeigen nach Ausschaltung der Wärmeregulation keine Veränderung des Stoffwechsels[1]. Sehr merkwürdige qualitative Veränderungen des Stoffwechsels spielen sich an dem der Wärmeregulation beraubten Warmblüter ab, indem der prozentarische Anteil des Eiweißes an der gesamten Zersetzung außerordentlich, auf mehr als das Doppelte erhöht ist[2], ähnlich wie bei manchen Poikilothermen z. B. Fischen. Ja, es gibt Beispiele, in denen der größere Teil der Wärmebildung auf Kosten von Eiweiß erfolgt; das ist eine eigenartige Illustration zu den Gedanken, die SENATOR über den fieberhaften Stoffwechsel hatte. Es zeigt das eine Regulation der Form des Stoffwechsels vom Nervensystem aus, die wir zunächst noch nicht verstehen. Beziehungen zu besonderen fieberhaften Steigerungen der Eiweißzersetzung können sich aber, wie oben schon erwähnt wurde, sehr wohl ergeben.

Solche Tiere ohne Wärmeregulation haben die Fähigkeit zu fiebern eingebüßt[3]. Infektionen steigern ihre Temperatur nicht mehr; also bezüglich der thermischen Verhältnisse verhalten sie sich genau wie Poikilotherme: auch bei diesen bleibt die Körpertemperatur nach Infektion unverändert[4].

Indessen bei schwerkranken Fröschen konnte eine Steigerung des Gaswechsels festgestellt werden. Am poikilotherm gemachten Warmblüter bleibt die Steigerung der Wärmeproduktion nach Infektionen meist aus[5], aber es gibt auch Angaben über Erhöhung der Sauerstoffaufnahme und Kohlensäureausscheidung[6]. Tetrahydronaphthylamin ruft bei solchen Tieren immer Temperatursteigerung hervor, und ebenso wirken Kokain, Koffein, salizylsaures Natron. Für letzteres und das erstgenannte Gift ist auch eine Steigerung des Stoffwechsels sichergestellt. Unzweifelhaft gibt es also Gifte, die die Stätten des Stoffwechsels direkt in Erregung zu setzen vermögen; für das Adrenalin, für das eine zentrale Wirkung außerdem bekannt ist[7], wissen wir es sicher[8]. Die Erfahrungen von KREHL und SOETBEER an infizierten Fischen passen gut dazu. Hüten wir uns also vor jedem engen Gesichtskreis und jedem starren Schema. Das Fieber ist vom Infekt erzeugt und begleitet. Der Infekt wirkt höchst vielfältig und vielgestaltig. Er kann sehr wohl neben den Erscheinungen des Fiebers noch besondere Wir-

---

[1] ROGERS u. WHEAT, Amer. J. Physiol. **57**, 218. — ROGERS u. LACKEY, ebenda **66**, 453.

[2] FREUND u. GRAFE, Arch. klin. Med. **121**, 36; Pflügers Arch. **168**, 1.

[3] FREUND u. GRAFE, l. c. — CITRON u. LESCHKE, Kongr. inn. Med. **1913**, 65.

[4] KREHL u. SOETBEER, Arch. f. exper. Path. **40**, 275.

[5] FREUND u. GRAFE, Arch. klin. Med. **121**, 36; Pflügers Arch. **168**, 1.

[6] ISENSCHMID, Arch. f. exper. Path. **85**, 271.

[7] CLOETTA u. WASER, Arch. f. exper. Path. **79**, 30.

[8] H. FREUND u. GRAFE, Arch. f. exper. Path. **93**, 285.

kungen im Gefolge haben, und diese sind wahrscheinlich in verschiedenen Krankheitsfällen und bei verschiedenen Krankheiten verschieden; sie vermischen sich ohne Grenze mit den direkten des Fiebers.

Die Wege, auf denen die thermischen Erregungen vom Großhirn zu den Organen verlaufen, kennen wir[1]. Sie gehen durch Rückenmark, Sympathici und N. vagi. Am Hund und Kaninchen hebt Durchschneidung des Halsmarks vor dem 7. und 8. Segment die Wärmeregulation auf. Dabei kommt es auf Fasern an, die von Segment 8 an zum Sympathikus hinübergehen[2]. Durchschneidung des Brustmarks wirkt ebenso, wenn gleichzeitig die Ganglia stellata entfernt oder die Nervi vagi bei ihrem Eintritt in die Bauchhöhle durchschnitten werden. Der letztere Eingriff allein führt nicht zum Ziele, ebensowenig die bloße Entferung der Ganglia stellata[3]. Wahrscheinlich kommt es auch hier auf die Unterbrechung der sympathischen Fasern an. Diese legen sich, wie bekannt, zum Teil an die Vagusstämme an und wahrscheinlich gibt es dabei Varianten ihres Verlaufs. Indessen die zerebrospinalen Fasern des vegetativen Systems könnten genau so von Bedeutung sein.

Nun kommt aber die große Lücke unserer Kenntnisse und zugleich das Meer der Fragen. Vor allem: gehen die Nerven direkt an die Stätten des Stoffwechsels, um sie zu erregen? Oder schieben sich chemische Wirkungen von seiten einzelner Drüsen dazwischen? Die Nerven- und Rückenmarksdurchschneidungen weisen durchaus auf die großen Drüsen des Leibes hin. In der Leber läuft höchstwahrscheinlich ein sehr wichtiger Teil der Vorgänge ab, die zur Fieberreaktion führen oder sie selbst darstellen. Das geht, wie wir schon erwähnten, aus der hohen Temperatur der Leber hervor: hier herrschen also verstärkte Oxydationsvorgänge. Außerdem aber ist die Leber eine, wie bekannt, wichtigste Stätte der Prozesse des intermediären Stoffwechsels. Und für das Fieber weist doch mancherlei auf die Leber hin. Aseptisches Fieber ist z. B. mit manchen sonst wirksamen Stoffen am hungernden Tier nicht zu erzeugen[4]. Auch für das Wärmestichfieber scheint ihr Glykogengehalt immerhin von einer großen Bedeutung, wenn nicht sogar notwendig zu sein[5]. Die Regelung des Verhältnisses der Kohlehydrat- und Fettzersetzung einerseits, des Eiweißumsatzes andererseits erfolgt in der Leber, und diese Regelung ist gefährdet bei Beeinträchtigung der wärmeregulierenden Vorrichtungen und vielleicht öfters gestört bei schweren Infekten mit hohem Fieber, eben denen mit prozentarisch höherer Eiweißzerstörung. Ich erinnere an die mangelhafte Fettwirkung auf den Eiweißschutz bei schwerem Fieber.

Schließlich möchte ich noch zugunsten der großen Bedeutung des Leberstoffwechsels die neueren experimentellen Erfahrungen anführen, die man über die Beteiligung der Leber an der chemischen Wärmeregulation machte. Wenn die mit den Gefäßen zur Leber gehenden Nerven durchschnitten sind[6], noch besser wenn die Leber völlig entnervt ist[7], so ist die chemische Wärmeregulation

<hr>

[1] GRAF SCHÖNBORN, Z. Biol. **56**. — FREUND u. STRASSMANN, Arch. f. exper. Path. **69**, 12. — FREUND u. GRAFE, ebenda **70**, 135. — FREUND, ebenda **72**, 295.

[2] GRAF SCHÖNBORN, l. c.   [3] ENDERLEN u. GESSLER, Dtsch. Z. Chir. **206**, 1.

[4] KREHL u. MATTHES, Arch. f. exper. Path. **40**, 340.

[5] HIRSCH, O. MÜLLER u. ROLLY, Arch. klin. Med. **75**, 264. — ROLLY, ebenda **78**, 250.

[6] FREUND, Arch. f. exper. Path. **76**, 311.   [7] R. PLAUT, Z. Biol. **76**.

auf das schwerste beeinträchtigt. Nach dem, was wir vorher über die grundsätzlichen Beziehungen zwischen dem Zustand der chemischen Wärmeregulation und dem des Fiebers sagten, ist das alles zugunsten einer starken Beteiligung der Leber an der fieberhaften Wärmebildung zu verwenden. Es spricht für eine Auslösung von exothermischen Vorgängen in der Leber. Sie stehen jedenfalls unter der Herrschaft vegetativer, vorwiegend sympathischer Nerven. Von diesen ist ja ihre nahe Beziehung zu chemischen Vorgängen bekannt: sie wirken auf solche ein und sie werden von ihnen beeinflußt.

Indessen von hier an fehlt es doch an Kenntnissen, um eine rationelle Betrachtung durchzuführen. Alles befindet sich noch im Flusse der Forschung. Wir können nur anführen, was zur Zeit prinzipiell über die einzelnen Organe und ihre Beteiligung an den thermischen Vorgängen bekannt ist.

Die Nebennieren liegen in dem Bereiche der Nerven, deren Durchschneidung Wärmeregulation und Fieberfähigkeit aufhebt. Das Adrenalin erzeugt Temperatursteigerungen[1]. Die Organe selbst stellen einen unumgänglich notwendigen Bestandteil des Organismus für die Erhaltung der Eigenwärme dar, und zwar sind Rinden- und Marksubstanz erforderlich[2], denn nach ihrer Entfernung sinkt die Temperatur unaufhaltsam zum Tode.

Die Wucherung der Schilddrüse mit Verstärkung der Funktion macht häufig, aber keineswegs immer Fieber; wie andernorts erwähnt ist, steigt dann der Stoffwechsel. Sehr merkwürdig[3], aber unseres Erachtens unrichtig[4] ist die Angabe, daß fiebernde Tiere nach Entfernung der Schilddrüse keine Steigerung des Gesamtstoffwechsels und der Eiweißzersetzung zeigen. Auch die chemische Wärmeregulation ist bei schilddrüsenlosen Ratten erhalten[5]. BOLDYREFF beschreibt[6] eine Beeinträchtigung des Wärmeregulationsvermögens bei Hunden, denen sämtliche Glandulae thyreoideae und parathyroideae weggenommen sind.

Frühzeitig nach Entfernung der Schilddrüse ist offenbar die Wärmeregulation, besonders gegenüber sehr starken Einwirkungen auf die Körpertemperatur nicht so fest, wie am gesunden Tier[7], während sich die Fähigkeit der Regulation mit der Zeit nach der Operation besser und besser einrichtet. Ob auch später noch ein quantitativer Unterschied besteht, dürfte noch nicht endgültig entschieden sein.

Keinesfalls also kann man von einer Notwendigkeit der Schilddrüse für die chemische Wärmeregulation sprechen. Diese Drüse ist bei der Bedeutung ihres Inkrets für die Höhe des Stoffwechsels natürlich wichtig für jede Seite des Energie-

---

[1] BIEDL, Innere Sekretion. — FREUND, Arch. f. exper. Path. **65**, 235. — R. HIRSCH, Z. exper. Path. u. Ther. **13**, 142.

[2] FREUND u. MARCHAND, Arch. f. exper. Path. **72**, 56. — Lit. ISENSCHMID, Handb. d. norm. path. Phys. **17**, 71.

[3] MANSFELD, Pflügers Arch. **161**, 399. — DITTLER, Z. Biol. **76**, 141.

[4] Z. B. GRAFE u. v. REDWITZ, Hoppe-Seylers Z. **119**. — ENDERLEN, BLANCO, GESSLER, Arch. f. exper. Path. **122**, 195.

[5] HILDEBRANDT, Arch. f. exper. Path. **90**, 330.   [6] BOLDYREFF, Pflügers Arch. **154**, 470.

[7] SCHENK, Arch. f. exper. Path. **92**, 1. — H. PFEIFFER, ebenda **98**, 253. — CORI, ebenda **95**, 378. — Lit. bei ISENSCHMID, Handb. d. norm. path. Phys. **17**, 67.

haushalts. Aber sie ist für die energetischen Prozesse der chemischen Wärmeregulation und des Fiebers zwischen das Zentralnervensystem und die Orte der
Wärmebildung nicht notwendig zwischengeschaltet.

Über die Bedeutung der Hypophyse für die Wärmeregulation möchte
ich deswegen kein Urteil abgeben, weil hier erst noch Tiere auf ihre Regulier-
fähigkeit untersucht werden müssen, die nach Aschner operiert sind. Diesem
Forscher ist es gelungen, Tiere auch nach Entfernung der Hypophyse längere
Zeit am Leben zu erhalten. Bis solche Tiere eingehend geprüft sind, ist es besser,
das Urteil über die Regulationsfähigkeit hypophysenloser Tiere auszusetzen,
die nur kurz lebten.

Die Muskeln galten als der klassische Hauptort der tierischen Wärmebildung am Gesunden und am Fiebernden[1]. Kurarisierte Tiere vermögen in
der Tat ihre Eigentemperatur nicht aufrecht zu erhalten. Sie kühlen sich unaufhaltsam ab. Aber das dürfte in erster Linie daran liegen, daß sie ebenso wie
alle künstlich atmenden Tiere oder sogar wie nur tracheotomierte Katzen eine
außerordentlich starke, für sie unausgleichbare Wärmeabgabe haben[2]. Die Herabsetzung der Muskelbewegungen und die dadurch verminderte Wärmebildung
wirkt gewiß mit. Hält man durch entsprechende Gestaltung der Außentemperatur
ihre Eigenwärme aufrecht, so bleibt der Stoffwechsel normal[3], die Tiere behalten
ihre Fähigkeit zu regulieren. Sie fiebern auf den Wärmestich und auf chemische
Mittel[4].

Wie wir schon früher sahen, beteiligen sich die Muskeln an den fieberhaften
Oxydationsvorgängen. Die Anregung dazu mag vielleicht hormonal bedingt
sein, gewiß ist sie auf nervösem Wege vermittelt. Wir wissen jetzt völlig sicher[5],
daß Rubners chemische Wärmeregulation auch am Menschen dauernd wirksam
ist, und daß das Kältezittern mit Willkürbewegungen nichts zu tun hat, sondern
zu ihr gehört. Die Innervation erfolgt dann sowohl auf zerebrospinalem als auf
vegetativem Wege. Für letzteres lassen sich die Beobachtungen von Freund
und Janssen anführen[6], sofern man annehmen darf, daß vegetative Nerven
längs der Gefäßwand verlaufen und von ihr aus in die Muskeln eintreten. Allerdings begegnet diese Vorstellung neuerdings erheblichen Einwendungen. E. F.
Müller lehnt[7] gerade für die Entstehung des Schüttelfrosts jede Wärmebildung
in den Muskeln ab. Wie ich bereits anführte, vermag ich mich dieser Auffassung
nicht anzuschließen, möchte vielmehr annehmen, daß die Muskelbewegung im
Frost ebenso wie das Muskelzittern bei der chemischen Wärmeregulation Bedeutung haben für die Steigerung der Wärmeproduktion des Organismus.

<hr>

[1] Vgl. Zuntz, Zbl. med. W. **20**, 561. — Böhm u. Hoffmann, Arch. f. exper. Path. **8**,
271, 375. — Heidenhain u. Körner, l. c.

[2] Freund u. Schlagintweit, Arch. f. exper. Path. **77**, 258.

[3] O. Frank u. F. Voit, Z. Biol. **42**, 309.

[4] Sinelnikow, Arch. f. Physiol. **1910**, 279. — Freund u. Schlagintweit, Arch. f. exper.
Path. **77**, 258.

[5] Gessler, Asher-Spiro Ergebn. **26**, 185.   [6] Freund u. Janssen, Pflügers Arch. **200**, 96.

[7] E. F. Müller, Münch. med. Wschr. **1926**, Nr 33; **1927**, Nr 29/30; Dtsch. Arch. klin.
Med. **166**, 1.

Steigt am Fiebernden die Körpertemperatur sehr schnell — das geschieht dann, wenn ein starker pyrogener Reiz, vor allem bald nach plötzlichem Einbruch großer Mengen mancher Arten von Keimen in die Blutbahn und ihrer wenigstens zum großen Teil erfolgenden Auflösung die regulierenden Vorrichtungen im Zwischenhirn trifft — so ist die Wärmebildung auf das höchste gesteigert. Die Wärmeabgabe wächst, wie die früher angeführten Beobachtungen von Dubois und Barr zeigen, auch schon, aber längst nicht entsprechend. Der Kranke hat einen Frost mit Schütteln der Glieder. Die Empfindung des Frierens ist zentraler Natur: eine Kranke mit zerstörtem unteren Halsmark, deren Sensibilität völlig aufgehoben war, fror bei einem Frost stark an den Beinen. Es erfolgt zugleich mit der Erregung der wärmeerzeugenden Vorrichtungen ein starker vasomotorischer Reflex auf die Hautgefäße. Die erhöhte Wärmebildung geht auch hier in den gleichen Organen vor sich wie im Fieber.

Die sympathische Innervation spielt, wie wir wiederholt hervorgehoben, zur Erzeugung der fieberhaften Wärmebildung eine hervorragende Rolle für alle Organe. Gifte bekannter Natur, die die Temperatur des Organismus erhöhen, z. B. Adrenalin und Tetrahydronapthylamin, sind sympathikotrop. Aber für eine weitere Betrachtung stehen wir noch vor Rätseln, sowohl für ihre Angriffspunkte (zentral und peripher), als auch für ihre Beziehung zum Ergotoxin.

Alle Organe, bei denen sowohl während der chemischen Wärmeregulation als auch in dem fieberhaften Infekt exothermische Vorgänge beobachtet wurden, sind mithin ebenso wie in die thermoregulatorische, so auch in die fieberhafte Wärmeproduktion verwickelt. In ihnen laufen für diese maßgebende Prozesse ab, und diese werden von den regulierenden Vorrichtungen des Hirns geleitet und erregt. Aber wir kennen bisher weder die verschlungenen Wege, auf denen, noch die feinere Art, in der die wärmeregulatorischen Vorrichtungen ihre Einwirkung auf den Stoffwechsel vollführen. Indessen alles spricht dafür, daß dies für die Aufgaben der chemischen Wärmeregulation und die der Fiebererzeugung im wesentlichen zusammenfällt; von dieser Annahme als von mehr denn einer heuristischen Hypothese dürfen wir ausgehen und sie weiteren Beobachtungen zugrunde legen.

Also für das Fieber des Menschen steht im Mittelpunkt die Veränderung der wärmeregulierenden Vorrichtungen im Zwischenhirn, und zwar meiner Auffassung nach ein Erregungszustand von ihnen. Wir haben ausreichend dargelegt, welchen Folgezustand diese Veränderung nach sich zieht: Steigerung der Eigenwärme mit einer gewissen Regulation für diese erhöhte Temperatur. Liebermeister hat für diesen Zustand den berühmten Ausdruck gebraucht, die Regulierung sei auf einen höheren Temperaturgrad eingestellt, ein Ausdruck, der seitens der Forscher ebenso schroffe Ablehnung[1] wie begeisterte Zustimmung[2] gefunden hat. Die Formulierung ist eine genial ausgedrückte und in mancher Hinsicht richtige Beschreibung der Tatsachen. Diese Beschreibung paßt an-

---

[1] Z. B. Cohnheim, Allg. Path., 2. Aufl., 2.
[2] Viele Neuere. Vgl. Hans Meyer, Kongreß für inn. Med. 1913.

nähernd für die ersten Zeiten schwerer Infekte: hier wird durch Anpassung der Wärmeabgabe an eine erhöhte Wärmeproduktion eine Steigerung der Eigentemperatur erzielt, und es wird oft scharf reguliert. Aber schon um diese Zeit nicht und erst recht nicht zu späteren Zeiten der Erkrankung und bei den zahllosen leichteren Infekten ist die Konstanz der Eigenwärme von annähernd solcher Beschaffenheit wie am Gesunden; hier würde eine Beschreibung vielmehr das höchst verwickelte Ineinandergreifen wärmebildender und wärmeabgebender Vorgänge sowohl in den Zentren wie in der Peripherie, ihre Schwankungen, ihre Erregbarkeitsveränderungen und ihre Ineinanderfügung treffen müssen. Das läßt sich aber nicht mit Hilfe einer Definition erreichen. LIEBERMEISTER will nur beschreiben. COHNHEIM wendet sich vom Standpunkte seiner Ansichten über die Naturvorgänge folgerichtig schon gegen die Ausdrucksform. Ein Teil der modernen Bewunderer von ihr, der sie sogar dogmatisch zu fassen scheint, ist sich der philosophischen Tragweite ihres Handelns kaum bewußt.

Die übliche Einteilung der Einwirkung auf tierische Funktionen in Erregung und Lähmung erschöpft nicht entfernt die Vielfältigkeit des Lebens. Wollen wir ihr hier folgen, so würde man im wesentlichen einen Erregungszustand der wärmeregulierenden Vorrichtungen annehmen, in den meisten, in den gewöhnlichen Fällen für Wärmebildung und Wärmeabgabe, unter Einhaltung eines Plans; das will ja auch LIEBERMEISTERS Beschreibung ausdrücken. Daß aber qualitativ manches anders ist als in der Norm, erwähnten wir schon; ich erinnere z. B. an die Insuffizienz der Wasserausscheidung. Also man soll jedenfalls mit dogmatischen Auffassungen sehr vorsichtig sein.

Die Regulation fiebernder Kranker gegen Abkühlung hatte LIEBERMEISTER annähernd normal gefunden[1]. Den gleichen Befund erhob[2] STERN, für Typhuskranke durch Prüfung auf das Auftreten der Gegenregulation. Auch in den wenigen Beobachtungen von RIETHUS war eine Regulation gegen Abkühlung nachweisbar[3] und GESSLER sah[4] bei Kranken nach Proteinkörperfieber (durch Schwefeleinspritzung), sowie nach Rekurrensinfektion in methodisch einwandfreien Versuchen die Reaktion gegen Kälteeinwirkung während der Zeit steigenden und anhaltenden Fiebers in der gleichen Größenordnung sich abspielen, wie die des Gesunden. Bei sinkender Temperatur kühlt sich der Fiebernde leichter ab. Auch die physikalische Wärmeregulation kann normal sein, z. B. die Verdauung einer reichlichen Mahlzeit erhöht die Wärmeabgabe durch Wasserverdunstung ganz wie am Gesunden[5].

Das stimmt mit Erfahrungen überein, die schon früher im PFLÜGERschen Laboratorium an infizierten Tieren gemacht waren. Tatsächlich sind Fiebernde, namentlich in den spätern Zeiten einer fieberhaften Infektionskrankheit, äußern Einwirkungen gegenüber wesentlich weniger temperaturfest als der Gesunde. Aber daraus allein,

---

[1] LIEBERMEISTER, Handb. d. Pathologie u. Therapie d. Fiebers, S. 348. 1875.
[2] STERN, Z. klin. Med. **20**, 77.   [3] RIETHUS, Arch. f. exper. Path. **44**, 239.
[4] GESSLER, Arch. klin. Med. **148**, 129.
[5] SCHWENKENBECHER u. INAGAKI, Arch. f. exper. Path. **54**, 168. — LANG, Arch. klin. Med. **79**, 343.

ebenso wie aus den von selbst vorkommenden Schwankungen der Eigentemperatur ist nur mit großer Vorsicht auf den Zustand der thermogenetischen Apparate zu schließen. Denn die Verhältnisse liegen eben äußerst verwickelt. Man bedenke, was alles zusammenkommen muß, um die Höhe der Temperatur, die schließlich da ist, zu gewährleisten. Vor allem bedenke man die Bedeutung des Zustandes der Gefäßnerven, sowohl an der Stelle ihrer zentralen Innervation, als auch an der Peripherie. Man erinnere sich, welchen Einfluß gerade auf den Kreislauf die Art und Stärke des Infekts hat, wie dadurch wegen seiner Bedeutung für die Wärmeabgabe die Temperatur des Organismus maßgebend gestaltet werden kann. In späteren Zeiten, z. B. schwerer typhöser Infekte, ist die Vasomotorenleistung zweifellos schlechter. Das allein ist höchst wichtig für die leichte Abkühlbarkeit Typhöser um diese Zeit. Aber gerade um diese Zeit ist nun auch offenbar die Erregbarkeit des regulierenden Apparats beeinträchtigt — das, was allmählich in den Temperaturabfall überführt.

Kannte man schon aus alten ärztlichen Erfahrungen die konstitutionell verschiedene Festigkeit der wärmeregulierenden Apparate, hatte R. Schmidt sogar die wechselnde Fähigkeit verschiedener Menschen, auf Einspritzung aseptischer Stoffe zu fiebern, zur Beurteilung der Konstitution herangezogen[1], so verdanken wir erst Gessler[2] eingehende Untersuchungen über den verschiedenen Zustand und die wechselnde Erregbarkeit der wärmeregulierenden, in specie der thermogenetischen Zentren bei Tag und bei Nacht, im Winter und im Sommer sowie bei den einzelnen Menschen. Die weitere Forschung muß die Störung der Funktion für die einzelnen Teile des großen Werkzeugs für Wärmebildung, Wärmeabgabe und für die einzelnen Vorgänge der Regulation festzustellen versuchen.

So wie unsere Kenntnisse augenblicklich stehen, muß man meines Erachtens sagen[3], daß im Beginn einfacher, nicht durch besondere Einwirkungen des Infekts komplizierter Fieber ein Erregungszustand der wärmeregulierenden Werkzeuge besteht mit im wesentlichen erhaltener Fähigkeit zu regulieren[4]. Im weiteren Verlauf der Infekte und namentlich bei chronischen Infektionskrankheiten wird und ist das aber anders. Es fängt dann Stärke und Vollkommenheit der Wärmeregulation an zu sinken: die Kranken unterkühlen sich dann leicht bei ungünstigen Bedingungen der Wärmeabgabe. Ich persönlich habe den Eindruck, daß es bei manchen Infekten und besonders bei konstitutionell zarten Menschen von Anfang an so sein kann. Die pathogenetische Beurteilung ist sehr schwierig, weil das Ergebnis, das in bezug auf die Temperatur erreicht wird, nicht nur von dem Zustand der zerebralen Apparate abhängt, sondern ebenso vom Kreislauf, also von der Innervation der Gefäße und der damit gegebenen Leitung und Strahlung der Wärme sowie schließlich von den Verhältnissen der Umgebung.

Freund sieht[5] das Wesentliche des Fiebers in dem Wegfallen normaler vom Hirn ausgehender Dämpfungen der Wärmeproduktion und des Eiweißumsatzes. H. H. Meyer[6] nimmt Erregung eines „Heiz-“ und Schwäche eines „Kühlzentrums“

---

[1] R. Schmidt, Z. klin. Med. 85, 303.
[2] Gessler, Asher-Spiros Ergebn. 26, 185 — Pflügers Arch. 207.
[3] Gessler, Arch. klin. Med. 148, 129 — Asher-Spiros Ergebn. 26, 185.
[4] Vgl. Hári, Biochem. Z. 149, 447.
[5] H. Freund, Handb. d. path. Phys. 17, 87 — Dtsch. med. Wschr. 1926, Nr 38.
[6] H. H. Meyer, Dtsch. Ges. inn. Med. 1913, 15.

an. Die Aufstellung eines „Kühlzentrums" erfolgte in Beziehung zu der Wirkung von „Krampfgiften" auf die tierische Wärme[1].

Ich vermag mich der Auffassung dieser beiden, von mir besonders hochgeschätzten und mir besonders nahestehenden Forscher nicht anzuschließen. Alle unsere Auffassungen sind mögliche Deutungsformen der Tatsachen. Wie ich meine, ist eine weitere Erörterung im Rahmen dieser Darstellung nicht angebracht.

Den Stätten des Stoffwechsels und der Bedeutung ihrer Tätigkeit für die einzelnen Stadien des Fiebers sowie vielleicht für seine verschiedenen Formen, namentlich in ihrer Beziehung zu den wärmeregulierenden Vorrichtungen müssen wir uns mehr zuwenden. Denn es gilt für die Schwankungen der Temperatur am einzelnen fiebernden Menschen eigentlich noch alles aufzuklären; vor allem wären hier die Vegetationsschwankungen der Mikroorganismen mit dem Wechsel der in den Kreislauf abgeschiedenen und auf das Zwischenhirn — vielleicht auch auf die peripheren Werkzeuge — einwirkenden Gifte zu untersuchen.

Die pharmakologische Betrachtung hat das Verhalten der wärmeregulierenden Orte nach Darreichung antipyretischer Mittel in interessanter Weise für das Verständnis ihrer Wirkung in den Mittelpunkt gestellt[2]. Auch hier wird eine genaue Analyse der Einzelvorgänge am Menschen noch manches Wichtige aufklären können.

Das Fieber wird hier behandelt im Rahmen der Abwehrvorgänge des Organismus gegen das Eindringen fremder Substanzen in sein Inneres[3]. Es entsteht in der Reihe der verwickelten Prozesse, die nach dem Eintreten gewisser wirksamer Substanzen in den Kreislauf Gegenstoffe gegen eben diese Substanzen im Organismus erwirken. Die praktischen Erfahrungen der Herstellung von Immunkörpern lehren uns, daß ihre gute Ausbildung einherzugehen pflegt mit fieberhaften Reaktionen, obwohl die erfahrensten Kenner Wert darauf legen, daß im Interesse der Entstehung einer starken Immunität das Fieber sich in Grenzen hält. Jedenfalls ist der fieberhafte Vorgang ein Zwischenglied in der Reihe dieser Reaktionen; er ist das Sinnfällige, das in die Augen Springende, das uns mit seiner Häufigkeit zugleich die Allgemeinheit jener Prozesse vorführt. Nach dem, was wir in den vorausgehenden Abschnitten erörterten, verstehen wir auf diese Weise auch die Verbreitung des Fiebers. Die Frage nach seiner Bedeutung und seinem „Sinn", seinem „Nutzen" steht und fällt also mit der nach der Bedeutung jener eigentümlichen Art von Reaktionsprozessen des Organismus, die in dem Auftreten von Gegenkörpern, der Umstimmung der Zellen zur Immunität, sowie der dadurch gegebenen Lebenssicherheit und Krankheitsheilung gipfelt. Es ist mit dem Fieber vielleicht ähnlich wie mit der Frage nach der Bedeutung der Überempfindlichkeit für die Ausbildung der Immunität.

Möchte man weiter fragen, was an dem Fieber selbst das Charakteristische sei: die Temperatursteigerung oder die Summe von Stoffwechselprozessen, die zu

---

[1] Z. B. LICHT, Arch. f. exper. Path. **121**, 320.

[2] Vgl. GOTTLIEB, in Meyer-Gottliebs Exp. Pharm., 7. Aufl., 574. — GESSLER, Arch. f. exper. Path. **98**, 257. — VIRCHOW, ebenda **127**, 28.

[3] Vgl. KRAUS, in v. Noordens Handb. **1**.

ihr führt, zum mindesten mit ihr verbunden ist, so ließe sich das wohl verschieden beantworten. Immerhin möchte ich aber annehmen, daß die beschriebene Art von Temperatursteigerung im Mittelpunkt steht. Denn sie ist dasjenige, was unter Einhaltung eines merkwürdig und zäh durchgeführten und erhaltenen Plans vom Organismus immer wieder erreicht wird, während die Mittel, mit deren Hilfe der Körper zum Ziele kommt, uns im wesentlichen keine außergewöhnlichen zu sein scheinen. Eine ordnende Tätigkeit des Nervensystems ist auch hier die Führerin zum Ziele. Ob freilich, wenn man von einem Sinn oder Nutzen des Fiebers sprechen will, auch dann die Erhöhung der Eigenwärme das Maßgebende ist, wird man mangels ausreichender Kenntnisse zurückhaltender beantworten müssen. Denn wir wissen für die Beantwortung dieser Frage noch viel zu wenig über das Innere, das Intime der Zellvorgänge, die als Grundlage der infektiösen und der wärmeregulierenden Prozesse in den einzelnen Geweben z. B. Leber und Muskeln ablaufen. Wir kennen vorerst noch viel zu wenig die Bedeutung des einzelnen von ihnen für den Organismus. Wie ich schon sagte, haben hier weitere Beobachtungen einzusetzen.

Wenn die Tätigkeit der die Wärmebildung anregenden Vorrichtungen im Zwischenhirn sinkt, so mindert sich auch die Eigenwärme des Organismus. Wir beobachten das ganz gewöhnlich, und zwar in einer milden Form nach dem Ablauf mancher schweren Infektionskrankheiten. Für diese Fälle ist uns die Einschränkung der Wärmebildung bekannt. In einer viel schwereren Form kommt das vor, wenn eine erhebliche Schädigung aller vegetativen Zwischenhirnzentren eintritt, wie bei Kollaps und Shock. Auch hier ist die sehr starke Verminderung der Wärmeproduktion festgestellt. Über die gleichzeitig eintretenden Gefäßstörungen ist im Abschnitt Kreislauf gesprochen. Bei der schweren anaphylaktischen Schädigung liegen die gleichen Verhältnisse vor.

Wenn die Wärmeregulation beeinträchtigt ist, wie z. B. im Zustande der Alkoholvergiftung oder im Verlaufe, namentlich in der späteren Zeit schwerer Infekte, so sinkt die Eigenwärme sehr erheblich, falls der Organismus in höherem Maße einer Abkühlung ausgesetzt ist. Auf die Konkurrenz, möchte ich fast sagen, dieser beiden Beziehungen kommt es fast immer an für das Fallen der Eigenwärme: auf die Höhe (oder vielmehr Tiefe) der Wärmebildung und das Regulationsvermögen einer-, auf die Größe und Dauer der äußeren Abkühlung andererseits. Aber es gibt noch eine ganze Reihe Fälle[1] von Verminderung der Körpertemperatur, in denen wohl besondere Verhältnisse vorliegen, die wir noch nicht übersehen.

Über Herabsetzung der Eigentemperatur.

Am Kranken steht die Herabsetzung der Eigentemperatur sehr nahe neben ihrer fieberhaften Steigerung. Das ist auch bei Besprechung des Fiebers mehrfach erörtert: chemische Stoffe, z. B. gerade solche, die aus dem Leib von Bakterien stammen, wie z. B. das Tuberkulin, können, besonders am kranken Orga-

---

[1] Vgl. Janssen, Arch. klin. Med. **53**, 247.

nismus, in kleinen Gaben die Eigenwärme erhöhen, in großen sie herabsetzen. Das gleiche sehen wir im „Kollaps" des Kranken mit Infekten, wenn plötzlich große Mengen pyrogener Stoffe in das Blut eingeschwemmt werden. So wie im Fieber pathogenetisch die wärmeregulierenden Vorrichtungen — wie wir meinen durch Erregung — im Mittelpunkt stehen, so für das Fallen der Temperatur durch Lähmung. Mit dem Sinken der Temperatur ist dann in der Regel auch eine Schwäche der vasomotorischen Vorrichtungen mit vorwiegender Ansammlung des Bluts in Arterien und Venen des Splanchnikusgebiets sowie in der Leber verbunden und auch die Regulation der Atmung leidet in der Regel.

Solche Zustände sehen wir, wie gesagt, ganz gewöhnlich im Gefolge schwerster Einwirkungen der Gifte und pyrogenen Stoffe, die von Infektionsträgern gebildet werden, und von manchen in ganz besonderem Maße. Aber auch ganz andere chemische Stoffe, z. B. narkotische Mittel wie Morphin, Äther, Chloroform sowie schwerste Einwirkungen auf das Gehirn: furchtbarer Schreck, stärkste Erschütterungen, Verwundungen und Verletzungen können zu dem führen, was man Shock nennt und das wohl ebenfalls auf eine ganz schwere Beeinträchtigung der obengenannten hypothalamischen Zentren zurückzuführen ist. Wir sprechen ja hier von der Wärmeregulation. Sie ist in den genannten Fällen von Kollaps und Shock gestört durch eine Herabsetzung der Wärmeproduktion. Aber auch hier zeigt sich, ebenso wie in dem Gegenstück, dem Fieber, die Verrichtung der Orte für die Gefäß- und Schweißabscheidungs- und Atemfunktion mit gestört ist, so auch hier die Beeinträchtigung der gleichen Apparate im Sinne stärkster Herabsetzung der Leistungen, und das führt zum Sinken der Eigenwärme. Die zentralen Einrichtungen haben gleichzeitig die Fähigkeit der Regulation verloren. Während Erhöhung der Wärmeabgabe bei dem Gesunden zu einer nie versagenden Erhöhung der Wärmeproduktion führt[1], fehlt diese, wenn Menschen mit gelähmter Wärmeregulation der Kälte ausgesetzt werden. Deswegen unterkühlen sich kollabierte Menschen so leicht, wenn man sie nicht warm zudeckt. Deswegen erfrieren Betrunkene bei Winterkälte, deswegen sind Schlafende in der Kälte gefährdet, denn bei Alkoholvergiftung und im Schlafe ist die Wärmeregulation gestört. Deswegen auch bekommen Kranke in späteren Zeiten von Infekten bei ungenügendem Wärmeschutz leicht tiefe Eigentemperaturen. Denn im weiteren Verlaufe von Infektionskrankheiten sinkt nach allem, was wir wissen, das Wärmeregulationsvermögen des Zwischenhirns.

Die schwersten Beeinträchtigungen der Wärmeregulation mit tiefstem Sinken der Eigentemperatur sehen wir im anaphylaktischen Shock der Tiere, besonders des Meerschweinchens. Andeutungen davon kommen auch bei Anaphylaxien des Menschen vor, aber die schweren Fälle mit tiefem Sinken der Eigentemperatur sind bei ihm glücklicherweise sehr selten.

---

[1] Zusammenfassende Darlegung der normalen und krankhaften Verhältnisse in der ausgezeichneten Abhandlung von GESSLER, in Asher-Spiros Ergebn. **26**, 185. — COBET u. Gen., Z. exper. Med. **70**, 739.

Schwankungen der Erregbarkeit[1] der wärmeregulierenden Orte am Tuber cinereum beobachten wir schon am Gesunden. Sie machen sich z. B. zu verschiedenen Tages- und Jahreszeiten geltend, und sie erklären die Schwankungen der Tagestemperatur. Auch bei verschiedenen Menschen, und namentlich bei Kranken, spielen sie eine Rolle[2]: es gibt gesunde Menschen und es gibt Menschen mit bestimmten Krankheiten, z. B. solche mit Diabetes, die schwer, andere, die leicht fiebern, d. h. die wärmeregulierenden, vielleicht kann man im engeren Sinne sagen: die thermogenetischen Zellen am Tuber cinereum sprechen bei verschiedenen Menschen und unter wechselnden normalen und pathologischen Bedingungen verschieden leicht an.

Nicht nur im akuten Kollaps, sondern auch über längere Zeiten hin sehen wir tiefe Eigentemperaturen am Menschen bei elenden ausgehungerten Leuten, bei Menschen mit schweren Kachexien durch Karzinome oder ADDISONsche Krankheit, oder bei Kranken mit chronischen Infekten ohne Fieber, vor allem mit Tuberkulose.

Nach dem, was wir wissen und schließen können, ist in all diesen Fällen die Wärmeproduktion eingeschränkt. Für die Temperatursenkungen durch große Mengen pyrogener Gifte, sowie für die anaphylaktischen Temperatursenkungen ist das durch die kalorimetrischen Beobachtungen von KREHL und MATTHES erwiesen und durch weitere respiratorische Untersuchungen bestätigt. Steigerungen der Wärmeabgabe durch Leitung, Strahlung und Wasserverdampfung mögen die Einschränkung der Wärmebildung begleiten. Aber das eigentlich maßgebende für die Herabsetzung der Eigenwärme bleibt die Verminderung des zentralen Antriebs für die exothermischen Prozesse in Leber und Muskeln.

Die Tiefe der Eigenwärme, die erreicht wird, hält sich in den Fällen allgemeiner Elendigkeit, in denen sie länger dauert, meist um 35—36° axillär oder rektal. Temperaturen von 34° oder 33° sind auch bei Kollapsen oder Anaphylaxie recht selten. Noch niedrigere Grade der Eigenwärme kommen vorübergehend vor auch so, daß Heilung eintritt. Was als tiefste Temperatur am Menschen als vorübergehende, sich wieder ausgleichende Erscheinung möglich ist, weiß ich nicht. Das ist immer im Auge zu behalten, daß die Herabsetzung der Wärmeproduktion um so stärker zur Auswirkung kommt, je ungünstiger der Wärmeschutz ist.

Von den winterschlafenden Säugetieren her wissen wir, daß ihre wärmeregulierenden Vorrichtungen sich bei allmählicher Entwicklung tieferer Außentemperaturen bzw. in bestimmten Jahreszeiten anders einstellen. Ob das an anderen Homoiothermen auch zu erreichen ist, weiß ich nicht. Die an Fakiren möglicherweise zu gewinnenden Erfahrungen sind für die Wärmelehre leider noch nicht ausgenutzt.

---

[1] Grundlegende eigene Untersuchungen und Zusammenfassung bei GESSLER, l. c.
[2] Vgl. R. SCHMIDT, Z. klin. Med. **85**, 303.

5. Der Energiewechsel.

Kein Abschnitt dieses Buches setzt sich so aus komplexen Teilen zusammen, wie das Kapitel über den Stoffwechsel[1], und keiner ist, auch in den Zeiten der schärfsten analytischen Organphysiologie so einheitlich, so vom „Ganzen aus" behandelt worden! Gewiß beruht der Stoffwechsel auf den Bedürfnissen und den Fähigkeiten der einzelnen Organe; jedes nimmt je nach dem, was es braucht und was es schafft, an der Leitung des Ganzen teil und bedingt dadurch diese zugleich. Später, wenn unsere Kenntnisse über den Stoff- und Energiewechsel der einzelnen Organe sowie über den gesamten intermediären Stoffwechsel weiter gefördert sind, werden wir auch solche Überlegungen einführen können und müssen. Vorderhand sind wir noch nicht dazu imstande. Aber auch dann, wenn wir es einst werden tun können, bleibt die Betrachtung der Leistung des Ganzen und ihrer Störung übrig. Denn der Stoff- und Energiewechsel der einzelnen Organe kettet sie in dem, was der Körper als Einheit tut, unauflöslich aneinander. Das eine Gewebe schafft, wie wir seit vielen Jahrzehnten vermuten[2] und jetzt wissen[3], Stoffe, die für das Leben eines oder vieler andern notwendig sind. Und Stoff- wie Kraftwechsel werden für den Organismus als Ganzes einheitlich geleitet. Das, was die einzelnen Organe brauchen, wird gegenseitig abgestimmt und von der Leitung so geregelt, daß das Höchstmaß des Nutzens für den Körper herauskommt. Also auch hier liegt eine Harmonie[4] in der Tätigkeit und Eingliederung der Teile aneinander, ebenso wie in ihrer Zusammenfassung zur Gesamtleistung und zur Betätigung des Körpers in der Außenwelt.

[1] Die grundlegenden Abhandlungen über Ernährung und Stoffwechsel von Bischoff, Pettenkofer, Voit und ihren Schülern in der Z. Biol. — Rubners Abhandlungen ebenda und in seinem Archiv; Die Gesetze des Energieverbrauchs. Leipzig 1902. — Die Arbeiten Pflügers und seiner Schüler in dessen Archiv. — C. Voit, Physiologie des allgem. Stoffwechsels und der Ernährung, in Herrmanns Handb. **6 I**, gibt eine klassische Darstellung dessen, was bis 1881 bekannt war. — C. v. Noorden, Physiologie und Pathologie des Stoffwechsels. Berlin 1891. — Magnus-Levy, Physiologie des Stoffwechsels, in v. Noordens Handb., 2. Aufl., **1** (1906). — Lusk, Ernährung und Stoffwechsel. Wiesbaden 1901. — Über Pathologie des Stoffwechsels: C. v. Noorden, Handb., 2. Aufl. — F. v. Müller, Allg. Pathol. d. Ernährung, in v. Leydens Handb. d. Ernährungstherapie, 2. Aufl., S. 162. — F. v. Müller, Dtsch. med. Wschr. **1923**, Nr 16/17. — Umber, Ernährungs- und Stoffwechselkrankheiten, 3. Aufl. 1925. — Grafe, Path. Phys. d. Stoff- u. Kraftwechsels. 1923; Die Krankheiten d. Stoffwechsels. 1931 — Handb. norm. path. Phys. **5** (Rubner, Bornstein, Grafe, Jost, Neubauer, Isaac). — Du Bois, Basalmetabolism, 2. Aufl. 1927. — Thannhauser, Lehrb. d. Stoffwechsels. 1929.

[2] Brown-Sequard — Gaule, Festschrift für C. Ludwig, S. 132. 1887.

[3] Vgl. den letzten Abschnitt dieses Buches.

[4] Vgl. Johannes Müller, Handb. der Physiologie des Menschen, 4. Aufl. 1844. — v. Uexküll, Theoret. Biologie. 1920.

Auch hier unzweifelhaft eine Leitung durch die Persönlichkeit! Aber über das Verhältnis dieser Leitung und der Einheit zu den Vorgängen fangen wir jetzt erst an etwas zu lernen. Vorerst müssen wir unserer Betrachtung die Gesamtheit der Gewebe zugrunde legen.

„Die Erscheinungen, durch welche sich das individuelle Leben kundgibt, sind innig gebunden an Form- und Mischungsveränderungen der organischen Materie, welche die Träger desselben ausmachen. Alle Tätigkeitsäußerungen in der niemals rastenden Werkstatt des lebenden Körper . . . werden eingeleitet und begleitet, von manchen darf man wohl sagen, bedingt durch Umsetzungsprozesse der den tierischen Leib konstituierenden Elemente[1]“. Zahlreiche Organprozesse, z. B. die Herz- und Muskelbewegung, alles, was mit der chemischen Wärmeregulation zusammenhängt, die Absonderungen der Nieren und des Magen-Darmkanals, sind mit Energieverbrauch verbunden. Für den Ersatz des durch den Lebensvorgang verbrauchten Protoplasmas, ebenso wie für den Ansatz am rekonvaleszenten oder wachsenden Körper gehen höchstverwickelte exo- und endothermische Prozesse an den Nahrungsstoffen vor sich[2], und das gleiche dürfte gelten für die mannigfachsten Organvorgänge, die teils besonderen Funktionen, teils der Präparation der Ernährung dienen. Alles das wäre in seine Komponenten aufzulösen, für sich zu betrachten und dann wieder zusammenzusetzen. Wir brauchen nicht hervorzuheben, wie weit wir von diesem Ideale entfernt sind.

Der Energiewechsel ist das, was die Leistung des Organismus im Gesamten bedingt und erweist. Er wirkt durch den Stoffwechsel, und die Art, wie das geschieht, zeigt wieder die wunderbare Ausgleichungsfähigkeit der lebenden Wesen. Wir werden also zunächst eine Besprechung der Vorgänge versuchen, in denen der Energiewechsel den Ton angibt und die Melodie führt. Hierbei fügt sich der Stoffwechsel in den Kraftwechsel ein nach Maßgabe der Gewohnheiten, der Möglichkeiten und des Bestandes, in dem der Organismus lebt. Aber wir werden doch auf der anderen Seite auch sehen, wie der Stoffwechsel grundsätzlich den Energieaufwand beeinflußt. Beide lassen sich vorerst nicht voneinander trennen, man hat sie ohnedem schon manchmal zu sehr auseinandergerissen. Deswegen habe ich hier auch die quantitativen Störungen des Eiweißhaushaltes mit besprochen. Vielleicht würde einzelnes klarer hervortreten, wenn für die Eiweißkörper Energiewechsel und Stoffwechsel getrennt behandelt würden. Aber ich scheute die Wiederholungen, die dann unausbleiblich wären dadurch, daß gerade der Eiweißhaushalt für so viele — allerdings nicht für alle — Zustände an den Energiewechsel gebunden ist[3].

Die Größe des Energiewechsels bei dem normalen Menschen ist von zwei Dingen abhängig, einmal von dem Protoplasma, wohl von der Reaktionsfähigkeit bestimmter Zellen des Zentralnervensystems[4]. Vor allem aber — und

---

[1] FRERICHS, Die Verdauung, in Rudolf Wagners Handwörterb. **3** I, 658.
[2] Vgl. KRAUS, Syzygiologie **1**, 291.
[3] Vgl. RUBNER, Arch. f. Hyg. **66**; Energieverbrauch. Handb. norm. path. Phys. **5**.
[4] Literatur und ausgezeichnete Besprechung bei GRAFE, Stoffwechsel, S. 18ff. — Vgl. H. v. HOESSLIN, Z. Biol. **86**, 369. — KNIPPING, Klin. Wschr. **1928**, Nr 2.

darauf beziehen sich in erster Linie die berühmten älteren Untersuchungen Rubners[1] und die vortrefflichen neuen Untersuchungen Bohnenkamps[2] — von der Wärmeabgabe, in erster Linie der Strahlung und der Wasserverdampfung. Die sonst so häufig genannten Momente: Körpergröße, Körperoberfläche, Umgebungstemperatur, Ernährung, Fettpolster dürften aufgehen in den Verhältnissen der Wärmeabgabe. Namentlich zur Größe des Fettpolsters und damit zum spezifischen Gewicht des Körpers wurden von Bohnenkamp höchst interessante Beziehungen aufgedeckt. Variationen der Protoplasmareaktion bedürfen noch eines eingehenden Studiums, für das streng gleichmäßige Gestaltung der Wärmeabgabe Voraussetzung ist. Die Atmungsgröße isolierter Gewebe von Tieren mit verschieden hohem Energiewechsel ist längst nicht so ungleich wie eben dieser, im Gegenteil, sie wurde recht ähnlich gefunden[3]. Dann könnte die im Leben tatsächlich sehr verschieden große Atmung der Organe zu beziehen sein auf die Einwirkung von Nervensystem oder Hormonen. In den Organismus als lebende Gebilde eingefügt funktionieren sie unter dem Einfluß des Kreislaufs, des Nervensystems und der anderen Organe tatsächlich anders, als wenn sie als Zellen allein da sind. Vor allem halten wir auch hier den Einfluß der Wärmeabgabe für höchst bedeutungsvoll.

Am Menschen wird die Zersetzungsgröße ebenso wie bei den anderen Homoiothermen direkt bestimmt durch den Zustand bestimmter Nervenzellen im Zwischenhirn. Auf diese übt alles, was den Körper abkühlt, in erster Linie also die Größe der Wärmeabgabe, den maßgebenden Einfluß aus. Aber der stoffwechselregulierende Apparat unterliegt am Menschen, wenn man nach Analogien schließen darf, gewiß sehr erheblichen individuellen Eigentümlichkeiten, Eigenarten, Schwankungen, Reaktionsgrößen und -formen und noch Einwirkungen mannigfacher anderer Art, in allererster Linie des seelischen Zustands. Der Arzt wird bei verschiedenen gesunden und namentlich bei abnormen Menschen durchaus den gleichen Eindruck gewinnen. Dann ist die Größe des Stoffumsatzes und der Ansatz in letzter Linie nicht Frage und Folge eines Rechenexempels, d. h. des Verhältnisses zwischen Angebot und gewöhnlichem Verbrauch. Denn dazwischen schieben sich zwei große Faktoren: die individuelle Einstellung und die individuelle Reaktionsfähigkeit.

Der Arzt merkt in der Regel kaum etwas vom Energiewechsel als solchem, er sieht, ebenso wie der Kranke selbst, mehr eins seiner Ergebnisse, den Ernährungszustand. Das entspricht einer ganz allgemeinen Erfahrung. Krankheiten sind nicht Zustände und Zustände sind nicht Krankheiten, denn die Krankheit ist ein Geschehen. Wie oft entgeht uns aber die Wahrnehmung des Geschehens, und wieviel mehr haftet unser Auge an den Zuständen, die sich aus ihm ergeben!

---

[1] Rubner, Energieverbrauch.

[2] Bohnenkamp, Physik. mediz. Sozietät. Würzburg (8. Jan. 1931).

[3] Grafe u. Reinwein, Biochem. Z. **165**, 102. — Grafe, Dtsch. med. Wschr. **1925**, Nr 16. — Reinwein u. Singer, Biochem. Z. **165**, **183**, **197**. — Terroine, Arch. internat. Physiol. **24**, 356, zit. Ber. Physiol. **33**, 566; C. r. Acad. Sci. Paris **180**, Nr 3, zit. Ber. Physiol. **21**, 248. — Vgl. demgegenüber Wels, Pflügers Arch. **209**, 32.

Ein niedriger Energiewechsel geht zuweilen mit einem schlechten und ein hoher mit einem guten Ernährungszustand einher, man sagt auch oft: mit gutem oder schlechtem Zustand der Kraft oder sogar der Konstitution. In dieser Ausdrucksform liegen richtige und liegen unrichtige Gedanken. Der Arzt muß, um die Höhe des Energiewechsels im Einzelfalle zu werten, feststellen, aus welchem besonderen Grunde er hoch oder tief ist, sowie wodurch er bestritten wird, ob durch Zersetzung von Körpersubstanz oder von Nahrung. Die Störungen des Energiewechsels und des Ernährungszustands sind also nie eine primäre Krankheit, sondern sie stellen im allgemeinen die Begleiterscheinung von irgend etwas anderem dar. Nur soll man, wozu wir nach den gegenwärtigen Bestrebungen unserer Physiologie geneigt sind, die Grenzen der Norm nicht zu eng ziehen. Es gibt vereinzelte muskel- und fettarme Menschen mit niedrigem Energieumsatz, die ganz gesund und leistungsfähig sind.

Ich weiß wohl, wie außerordentlich vorsichtig und zurückhaltend man sein muß mit der wissenschaftlichen Verwertung ärztlicher Eindrücke und vulgärer Anschauungen. Indessen hier scheinen mir diese für das Verständnis der Mannigfaltigkeiten des Lebens doch das Richtige getroffen zu haben, und sicher spielt beim Menschen der „individuelle" Faktor eine weit größere und beherrschendere Rolle als beim Tier. Ganz gewiß wurde er bisher stark vernachlässigt.

Nach den Bedingungen, denen die Höhe des Energiewechsels unterliegt, kann man seine Verhältnisse, namentlich die individuellen, nur beurteilen, wenn man jene Bedingungen entweder genau kennt und in die Rechnung einstellt, oder wenn man sie einfach und klar gestaltet. Vor allem müssen, namentlich auf Grund der neuen Beobachtungen von BOHNENKAMP, die thermischen Verhältnisse wegen ihres Einflusses auf die Höhe des Energiewechsels genau gleichmäßig und bekannt gestaltet werden. RUBNER hatte diese Forderung schon immer gestellt. Auch den Stoffwechsel kann man nur so kennenlernen, denn auch manche seiner Beziehungen zum Energiewechsel ändern sich, wie schon erwähnt wurde, mit den inneren und äußeren Bedingungen.

Der Organismus verschafft sich seine Energie aus allen Stoffen, die er zu spalten und oyxdieren imstande ist. Das, was der tierische Körper an mechanischer und thermischer Energie schafft, ist äquivalent dem energetischen Wert seiner Zersetzungen; das hat RUBNER erwiesen[1] und das ist von andern bestätigt[2]. Nicht sicher wissen wir, ob Kräfte ganz anderer Natur von dem Organismus verwendet werden. Z. B. ist es nicht klar, wie weit tierische Gewebe die Energie der Lichtstrahlen auszunutzen vermögen. Bei den intermediären Zellvorgängen könnten Kräfte entstehen und wieder so umgewandelt werden, daß sie sich dem Nachweise entziehen, wenn nur Anfangs- und Endzustände untersucht werden. Dann wäre physikalisch noch vielerlei denkbar. In der Regel bezeichnet man Eiweiß, Fette und Kohlehydrate als die Quelle der Kraft. Das ist auch richtig. Denn in diese drei Gruppen lassen sich die hochmolekularen Stoffe des Organismus

_____

[1] RUBNER, Biologische Gesetze. 1887.
[2] KREHL u. MATTHES, Arch. f. exper. Path. **38**, 284.

einreihen, durch deren Zersetzung er lebendige Kraft und Wärme zu gewinnen vermag. Der hungernde Körper hält sich in der Tat an diese drei Arten von Substanz, und der in gewöhnlicher Weise ernährte folgt ihm in der Regel, weil unsere Nahrungsmittel im wesentlichen aus jenen Stoffen bestehen. Aber in Wirklichkeit benutzt er alles, was er zu zersetzen vermag, und es gibt doch auch noch andere Stoffe, die für das Leben zuweilen eine nicht geringe Rolle spielen, z. B. den Alkohol, die Fruchtsäuren, andere niedere Säuren der Fettreihe. Und notwendig für die Existenz des Organismus sind zweifellos noch weitere Körper.

Der Zustand des Hungerns ist, wenn der Mensch auch sonst unter klaren Bedingungen gehalten wird (Ruhe, mittlere Temperatur), ein sehr geeigneter Zustand zur Erforschung des Stoffwechsels[1].

Auch bei Untersuchung des Eiweißstoffwechsels ging man früher meist von der Eiweißzersetzung im Hunger aus. Jetzt wählt man dafür lieber die RUBNERsche „Abnutzungs-(Abfalls-)quote" (LANDERGRENS „Minimalstickstoff"[2]), d. i. die im Harn bei Überernährung vorwiegend mit Kohlehydraten auftretende Stickstoffmenge. Oder das „Eiweißminimum als die Ernährungsform, mit der die Abfallsquote als Bilanz gedeckt wird". Beim wachsenden Menschen fallen Eiweißminimum und Abfallsquote zusammen, beim Erwachsenen liegt jenes aber doppelt so hoch als dieses. Ich persönlich habe gewisse Bedenken gegen die Benutzung der Abfallsquote als Ausgangswert, weil sie auch am gleichen Menschen nicht konstant ist, sondern innerhalb gewisser Grenzen sogar mit der Art und jedenfalls mit der Höhe der Energiezufuhr wechselt. Die Aufteilung der Abnutzungsquote in ihre Bestandteile (Harnstoff, Ammoniak, Harnsäure, Kreatinin, Kreatin, Formolstickstoff) ist gut charakterisiert[3]. Ganz gewiß ist der Zustand des Organismus in der Abfallsquote von allerhöchstem Interesse, besonders wegen der Frage der Stickstoffverwertung.

Praktisch spielt der Hunger ja am Kranken auch eine nicht geringe Rolle. Aber im Leben sieht man natürlich viel häufiger die Unterernährung, die Folgen ungenügender Zufuhr von Nahrungsstoffen. Dieser Zustand beherrscht sogar den Stoffwechsel bei manchen schwächlichen Menschen und bei zahlreichen Krankheitszuständen, sei es, daß die Kranken zu wenig Nahrung aufnehmen wollen oder können oder — was allerdings viel seltener ist — daß sie ungenügend resorbieren.

Im Hunger, bei Ruhe und bei einer solchen Temperatur, daß der Einfluß der chemischen Wärmeregulation wegfällt, hat der Kraftwechsel eine gewisse individuelle Höhe. Diese Höhe ist, wie gesagt, bei verschiedenen Menschen verschieden; sie hängt ab vom Bestande des Organismus und in der ersten Zeit des Hungerns von Art und Stärke der vorausgehenden Ernährung. Das, was man

---

[1] Neueste Darstellung und umfassende Bearbeitung bei BENEDICT, A Study of prolonged fasting 1915. — GRAFE, Handb. norm. path. Phys. **5**, 212. — SCHWENKENBECHER, Sitzgsber. Ges. Naturwiss. Marburg **62**, 165.

[2] RUBNER, Verh. Ges. dtsch. Naturforsch. **1920**, S. 84. — LANDERGREN, Skand. Arch. Physiol. (Berl. u. Lpz.) **14**, 112. — GRAFE, Stoffwechsel, S. 60. — ZELLER, Arch. f. Physiol. **1914**, 213. — F. MÜLLER, Dtsch. med. Wschr. **1922**, Nr 16/17. — E. KRAUSS, Arch. klin. Med. **150**, 13. — F. MÜLLER, Dtsch. Ges. inn. Med. **1928**, 25. — RUBNER, Z. exper. Med. **72**, 99, 127.

[3] KRAUSS, l. c.

die Breite der Norm nennt, schwankt sogar in ziemlich weiten Grenzen. Das kann man sagen, obwohl alle Reduktionen auf eine Einheit einigermaßen unsicherer Natur sind, dadurch, daß das Körpergewicht bei fast jeder ihrer Formeln immer wiederkehrt und das Gewicht eben sich aus verschiedenen Bestandteilen zusammensetzt. Mit dem Fortschreiten des Hungerzustandes und dem Herabgehen des Gewichtes sinkt auch die Höhe des Energiewechsels ab, in der Regel fallen die Verbrennungen stärker als das Gewicht. Man kann darin eine Art von Regulation sehen.

Auch der Stoffwechsel zeigt im Hunger recht regelmäßige und einfache Verhältnisse. Die Zerstörung von Eiweiß, in den ersten Hungertagen noch von den Einflüssen der vorausgehenden Ernährung abhängig, stellt sich nach einer geringen, bald vorübergehenden Steigerung auf etwa 12—15% des gesamten Energiewechsels ein, um bei sehr langdauerndem Hunger weiter zu sinken. Also das Eiweiß wird im ganzen geschont, und außerdem wird noch an den lebenswichtigsten Organen: Zentralnervensystem und Herz, gespart auf Kosten anderer, z. B. der Muskeln, die eine sehr erhebliche Abnahme aufweisen[1].

Die übrigen 85% des Energiewechsels erfolgen anfangs auf Kosten von Glykogen und Fett und, nachdem das erstere bald aufgebraucht ist, im wesentlichen auf Kosten von Fett. Ist das Fett annähernd zu Ende gegangen, so wird das Eiweiß stark in den Energiewechsel hineingerissen: aber jetzt steht der Tod vor der Tür. Ein guter Fettbestand nützt demnach für den Hunger. Er macht ihn nicht nur länger erträglich, sondern er schränkt auch noch die prozentarische Höhe des Eiweißes im Energiewechsel ein.

Also man sieht: der Körper kann alle Stoffe, die in Betracht kommen, zersetzen, indessen er bevorzugt das Kohlehydrat und er schont das Eiweiß. Das aber nur bis zu einer gewissen Grenze, die höher liegt, als daß man sie allein auf die Abnützung von Zellen und die Produktion von Sekreten und Hormonen aus Aminosäuren zurückführen möchte. Das geht auch schon daraus hervor, daß sich die Stickstoffzahlen des Hungers durch reichliche Zufuhr namentlich von Kohlehydraten sehr erheblich weiter herabdrücken lassen. Wenn also der Anteil des Eiweißes am Energiewechsel im Hunger höher ist, als bei bestimmten Formen reichlicher Ernährung, so beweist das eine noch andere Aufgabe des Eiweißes, als Ersatz der Abnützung durch Zellzerstörung.

Vielleicht hat das zu tun mit der Schaffung des unbedingt notwendigen Zuckers. Sei es, daß dieser, wie so leicht, direkt aus den desamidierten Ketten der Aminosäuren entsteht, sei es, daß Eiweiß mitwirkt bei der Zuckerbildung aus Fett. Die Zuckerbildung aus Fett ist für den Tierkörper nicht mit Sicherheit erwiesen. Aber sie ist meines Erachtens biologisch so notwendig und so wahrscheinlich, daß ich mit ihr als mit einer Tatsache rechne[2]. Ich halte also fest

---

[1] Vgl. die berühmten Arbeiten von MIESCHER in Schweizer Lit.-Sammlg. zur internat. Fischerei-Ausstellung. Berlin 1880.

[2] Vgl. darüber GEELMUYDEN, in Asher-Spiros Ergebn. **21 I**, 274; **22**, 51; **26**, 1; **30**, 1; **31**, 1. — v. HATTINGBERG, Arch. f. exper. Path. **145**, 72.

an der alten Vorstellung von Chauveau und Seegen, daß manche Körperzellen nur Zucker zersetzen und diesen haben müssen.

Die ganze zahlenmäßige Berechnung des Eiweißstoffwechsels leidet — darin ist Umber völlig zu recht geben[1] — an dem sehr dunklen Punkte, daß sie die Menge des Stickstoffs im Harn als das Maß kennt. Dabei wird die gewiß falsche Voraussetzung gemacht, daß dieser Stickstoff immer der gleiche sei, die gleiche Quelle habe. Welche Stoffe außer dem eigentlichen Eiweiß führen nicht Stickstoff! Und wieviele verschiedne Herkunftsarten des Stickstoffs sind bei der Verschiedenheit der Aminosäuren schon in dem gegeben, was man als Eiweiß zusammenzufassen pflegt! Vor allem aber können wir nicht mehr daran festhalten, daß Stickstoff bzw. Aminoverbindungen, die aus dem großen Eiweißmolekül losgelöst werden, immer und unter allen Umständen den Organismus in Form von Harnstoff verlassen. F. Müller führt eine ganze Reihe Zustände an, bei denen das nicht so ist, z. B. das Lösungsstadium der Pneumonie oder die Zeit nach Bestrahlung von leukämischen Kranken. Schon die alten Beobachtungen von Grafe[2] und Abderhalden[3] zeigten, daß der Organismus Ammoniaksalze verwertet. Von den Stickstoffverbindungen der im Stoffwechsel zerstörten Eiweißkörper kann unter Umständen, die näher zu erforschen sind, nach allem, was wir wissen, ein Teil wieder zu Eiweiß aufgebaut werden. Gerade, daß reichlichste Darreichung von Kohlehydraten die Zurückhaltung von Stickstoff fördert, scheint mir in diesem Sinne zu sprechen. Da kann sehr wohl der Stickstoff mancher Aminosäuren ausgeschieden, der anderer zurückgehalten und wieder aufgebaut werden. Die Regeneration von Eiweißbruchstücken, von Aminosäuren und Polypeptiden zu Eiweißmolekülen, ist nach allem, was wir jetzt sagen können, etwas Häufigeres als früher angenommen wurde. Namentlich am wachsenden Organismus. Die Untersuchungen von Krauss sprechen auch in diesem Sinne. Und auf solche Vorgänge könnte Art und Menge der anderen Nahrungsstoffe, z. B. gerade der Zuckerketten, sehr wohl von Einfluß sein. Unter allen Umständen ist es nicht mehr angängig, grundsätzlich die im Harn erscheinende Stickstoffmenge als Maß des Eiweißumsatzes anzusehen.

Die Art der Stoffe, die bei dem Energiewechsel in Wirklichkeit der Zersetzung unterliegen, hängt ab von ihrer Menge und ihrer Angreifbarkeit durch die Körperzellen. Wie wir noch sehen werden, zerfallen die Ketten der Polypeptide und Aminosäuren, wenn sie reichlich da sind, am allerfrühesten. Ihnen folgen, gewiß aus den gleichen Gründen, die sechsgliedrigen Ketten des Zuckers. Mit dem Fett ist es ganz anders. Es zerfällt viel schwerer.

Noch nicht ganz klar liegen die Verhältnisse bei der Unterernährung[4]. Offenbar verhalten sich die verschiedenen Menschen außerordentlich verschieden nach ihrer Individualität. Ferner wechseln die Bedingungen, die Form und die Stärke der Unterernährung in so hohem Grade, daß auch dadurch große Verschiedenheiten eintreten. Die Höhe des Energiewechsels ist bei Menschen

---

[1] Umber, Ernährung und Stoffwechselkrankheiten. 3. Aufl. Vgl. F. von Müller, Dtsch. Ges. inn. Med. 1928, S. 68.

[2] Grafe, Hoppe-Seylers Z. 77—90. — Lit. Schliephacke, Biochem. Z. 190, 59.

[3] Abderhalden, Hoppe-Seylers Z. 77—84.

[4] Für das Tier vgl. Zuntz, Biochem. Z. 55, 341. — Für den Menschen: Magnus-Levy u. v. Noorden, in v. Noordens Handb. 1. — Benedict, Miles, Roth u. Smith, Carneg. Instit. Publ. 1919, Nr 280. — Lusk, Physiologic. Rev. 1921 I. — Loewy, in Brugschs Ergeb. ges. Med. 2, 42. — Grafe, Stoffwechsel, S. 130. — Brugsch, in Oppenheimers Handb. 7, 1. — Grafe, Handb. norm. path. Phys. 5, 212.

mit starker und länger dauernder Unterernährung von verschiedenen Beobachtern recht verschieden gefunden worden[1]. Es gibt z. B., wie bei unterernährten Kindern und auch bei Erwachsenen einzelne sogar höhere Zahlen. Die meisten liegen tief und auf Grund der ausgedehnten Untersuchungen von BENEDICT nimmt man jetzt im allgemeinen an, daß die Wärmebildung als Ausdruck einer ausgleichenden Fähigkeit des Organismus zu sinken pflegt. Gewiß aber spielt auch hier das Individuelle eine große Rolle. Ich halte die Frage noch nicht für entschieden, weil die Zusammensetzung des unterernährten Körpers mir zu wenig sicher bekannt zu sein scheint und weil bei stark abgemagerten Körpern jede Möglichkeit der Bestimmung einer Einheit, auf die man beziehen kann, aufhört. Erhält der Organismus bei unzureichender Gesamternährung mehr Eiweiß als seiner Hungerzersetzung entspricht, so zersetzt er nicht die dem Hungerstickstoff entsprechende Menge, sondern wesentlich mehr Eiweiß. Bloße Zurückhaltung von Eiweiß ist also auch in der Not nicht möglich, sie erfolgt vielmehr nur im energetischen Gleichgewicht. Der Grund für dieses Verhalten dürfte wohl in der Art der Aufnahme des Eiweißes und seiner Bestandteile liegen, insofern, als schon im Darm das Eiweiß regelmäßig in Polypeptide und Aminosäuren aufgespalten wird; diese letzteren werden aber nach ihrer Resorption für den Energiehaushalt verwendet, d. h. sie werden schnell zersetzt. Also auch reichliche Eiweißgaben vermögen nicht als Eiweiß den Verlust an Protoplasma aufzuhalten, wenn die energetische Versorgung nicht ausreicht[2], sondern sie wirken selbst nur energetisch, d. h. also ihre desamidierten Aminosäuren wie Ketten von Kohlehydraten. Das ist eine längst schon aus der ältesten Zeit der Stoffwechselphysiologie bekannte Tatsache. In dieser klassischen Periode der deutschen Physiologie, als die stoffliche Betrachtung und das Eiweiß im Vordergrund standen, sprach man von Stickstoffgleichgewicht dann, wenn ebensoviel Stickstoff den Körper verläßt, wie aufgenommen wird. Das war nur der Fall bei verhältnismäßig hohen Gaben von Eiweiß und eiweißfreien Substanzen, wie wir jetzt sagen: im Zustande des Energiegleichgewichts, falls der prozentarische Anteil des Eiweißes eine gewisse Höhe einhält. Stickstoffgleichgewicht also ist im allgemeinen gebunden an Energiegleichgewicht. Von dieser Regel gibt es hin und wieder Ausnahmen, z. B. vielleicht manchmal bei Fettleibigen[3], aber gewiß ist das, wenn es überhaupt vorkommt, sehr selten. Ferner dürfte zuweilen bei langdauernder chronischer Unterernährung, z. B. bei Vegetariern, Stickstoffgleichgewicht bestehen[4], also bei Gewöhnung an einen sehr tiefliegenden Energieumsatz. Es bildet sich hier eine Art Anpassung an den Zustand der Unterernährung aus. Da liegen bei einzelnen Menschen offenbar ganz besondere Verhältnisse vor. Wie auch

---

[1] Beobachtungen und Lit. bei GRAFE, Stoffwechsel, S. 131 — Handb. norm. path. Phys. **5**, 212.

[2] Vgl. LOEWY u. ZUNTZ, Dtsch. med. Wschr. **1906**, Nr 30. — JANSEN, Arch. klin. Med. **124**, 1.

[3] v. NOORDEN, Die Fettsucht, 2. Aufl., S. 210. Wien 1910. — UMBER, Stoffwechsel, 3. Aufl.

[4] RABE u. PLAUT, Arch. klin. Med. **137**, 187.

CHITTENDENS Beobachtungen lehren, läßt sich in besonderen Fällen ein tiefes Stickstoff- und Energiegleichgewicht auch bei gewisser Leistungsfähigkeit durch Gewöhnung an niedrige Zufuhr von Eiweiß und stickstofffreien Substanzen erreichen. Mir erscheint höchst bedeutungsvoll, daß in solchen Fällen ein starker Wille zur Genügsamkeit und Leistungskraft, eine Leidenschaft zugrunde liegen muß.

Das Verhalten der Stickstoffausscheidung im Hunger, bei Eiweißzufuhr ohne Energiegleichgewicht, sowie bei Zufuhr großer Mengen von Kohlehydraten (Abfallquote) scheint mir auch ihrerseits dringend darauf hinzuweisen, wie sehr bedingt nur die Stickstoffauscheidung als Maßstab des Eiweißumsatzes anzusehen ist. Vielleicht sind wir in unserer Gesamtbeurteilung des Stoffwechsels mit diesem lange geltenden Dogma großen Irrtümern verfallen. Die starke Einschränkung der Stickstoffausscheidung bei reichlicher Kohlehydratgabe ist meines Erachtens ohne einen innern Wiederaufbau von Eiweiß nicht zu deuten.

Für die Erhaltung des Energiegleichgewichts sind alle obengenannten Stoffe wirksam, und zwar wirkt jeder, wenn er resorbiert und zersetzt ist, im wesentlichen nach Maßgabe seines Wärmewertes[1]. Hier ist aber noch nicht alles klar; wenigstens scheinen mir die Kriegserfahrungen darauf hinzudeuten, daß für lange Zeiten eine Fettdarreichung von nur sehr geringer Größe die Verrichtungen des Körpers nicht unberührt läßt[2]. Wahrscheinlich entsteht ja aus Eiweiß direkt Fett[3], eine besondere Art Fett oder Fett für eine bestimmte Aufgabe.

Das Eiweiß nimmt eine Sonderstellung ein; wie wir sahen, muß ein gewisser Anteil des Energievorrats in Form von stickstoffhaltigen Substanzen geliefert werden. Diese Menge ist stark einschränkbar durch eine erhebliche Höhe der Energiezufuhr. Am Menschen muß sie etwa die $1\frac{1}{2}$fache Höhe des gewöhnlichen Verbrauchs betragen. Hier machen sich aber stoffliche Wirkungen in nicht geringem Grade geltend: Kohlehydrate sparen Eiweiß viel leichter und in größerem Maße ein als Fette; zum mindesten muß ein größerer Teil der zugeführten Energiemenge aus Kohlehydrat bestehen. Die gute Wirkung des Zuckers führt man auf seine leichte Zersetzlichkeit zurück. Aber ich glaube, daß eher andere Gründe für die stärkere Wirkung des Zuckers in Betracht kommen. In den kleinsten und wohl am leichtesten angreifbaren Molekülen treten die Spaltprodukte des Eiweißes (Polypeptide, Aminosäuren) in den Kreislauf. In der Leber laufen für ihre Verwertung zum Ersatz des Eiweißes offenbar Vorgänge ab, die wir nicht kennen. Es besteht die Tatsache, daß diese Spaltungsprodukte für den Energiewechsel sehr leicht, wohl am leichtesten verwendbar sind, allerdings mit recht hohen energetischen Unkosten, die sich in der „dynamischen", für die Organtätigkeit nicht nutzbaren Wärmebildung zeigt. Man kann aus dem schnellen Erscheinen des Stickstoffs im Harn schließen, daß die Aminosäureketten in kurzer Zeit gesprengt, aus dem Anwachsen des Sauerstoffverbrauchs, daß sie

---

[1] Vgl. das klassische Werk RUBNERS, Die Gesetze des Energieverbrauchs.
[2] Vgl. GIGON, Pflügers Arch. **140**. — BLOCH, Jb. Kinderheilk. **89**, 405. — Vgl. HINDHEDE, Skand. Arch. Physiol. **39**, 78.
[3] Vgl. GIGON, Münch. med. Wschr. **1911**, Nr 25.

abgebaut und oxydiert werden. Auf die Frage, ob auch der ernährte Organismus direkt nur von seinen Depots lebt (was mir unwahrscheinlich ist), gehe ich hier nicht ein[1]. Ist das nicht der Fall, so kann die Wärmeproduktion des Nahrung aufnehmenden Organismus schnell wachsen: es ist für den Energiewechsel eine große Menge leicht angreifbaren Materials da. Der Aufbau von Eiweiß erfolgt, wie mir scheint, viel schwieriger von den tief abgebauten Ketten der Aminosäuren eines fremden Eiweißes aus, als wenn nur das Körpereiweiß von seinen Spaltprodukten aus aufzubauen ist: der Ersatz ist schwieriger als die Regeneration. Wahrscheinlich spielt hier das gegenseitige Verhältnis der verschiedenen Arten von Aminosäureketten eine Rolle. Und der Ersatz wird offenbar gefördert durch die Gegenwart großer Mengen, also durch eine Art von Massenwirkung sechsgliedriger Zuckerketten. So könnte man bis zu einem gewissen Grade wohl die eigenartigen Erfahrungen über das Stickstoffgleichgewicht, über das Eiweißminimum und über die gewissermaßen mühevolle Neuherstellung des Eiweißes verstehen. Man wird außerdem noch besondere, uns unbekannte Vorgänge in den Zellen annehmen müssen. Für sie stehen die kurzen Ketten des Zuckers ganz anders als die des Fetts. Aber unsere Kenntnisse reichen da noch nicht aus. Wir möchten erst noch den Anteil und die Bedeutung der einzelnen Organe kennenlernen und die Frage beantworten, ob das Bluteiweiß etwas Besonderes damit zu tun hat oder ob es als Organeiweiß zu rechnen ist. Vor allem aber müssen wir die Stellung des Fetts zu den Kohlehydraten genauer kennenlernen, namentlich wissen, ob ungesättigte Fettsäuren sich für eine etwaige Kohlehydratbildung aus Fett anders verhalten als gesättigte. Unzweifelhaft bevorzugen die Organe, besonders die Muskeln, zur Bestreitung ihrer Bedürfnisse Zucker. Wie auch ich glaube, können sie ohne Zucker nicht leben. Dann würde man den Übergang von Fett in Zucker anzunehmen haben. Aber wir wissen über diese Grundlage, wie gesagt, nicht ausreichend Bescheid[2]. Uns fehlen auch noch alle Kenntnisse darüber, ob und wie bei Krankheitszuständen der Einfluß von Kohlehydrat und Fett auf den Eiweißumsatz geändert ist. Offenbar kommt das vor, z. B. manchmal bei Lebererkrankungen[3].

Die Unterernährung schafft jedenfalls für den Organismus eigenartige Verhältnisse. Sein Bestand an Fett wird eher geschont als im Hunger, aber sein Eiweißbestand dürfte kaum weniger leiden. Ob gar mehr? So sieht manches aus. Aber wir haben keinen sicheren Anhaltspunkt dafür, und in späteren Stadien der Unterernährung wird der Körper relativ reicher an Stickstoff (ZUNTZ). Ganz besonders schädigend zeigt sich die Unterernährung für den Organismus, wenn gleichzeitig größere Anforderungen an seine körperlichen Leistungen gestellt werden. Wahrscheinlich wird dadurch der Eiweißbestand erheblich beeinträchtigt, weil bei Kohlehydratarmut der Zucker zunächst aus dem Eiweiß

---

[1] Lit. und klare Darlegung bei SCHUR, Grundumsatzbestimmung usw., S. 20. Berlin 1926.
[2] Vgl. KROGH, Biochemic. J. **14**, 290. — GEELMUYDEN, Asher-Spiro **21**, **22**, **24**, **30**, **31**. — THANNHAUSER, Stoffwechsel, S. 272. — v. HATTINGBERG, Arch. f. exper. Path. **145**, 72.
[3] TALLQUIST, Arch. f. Hyg. **65**, 39.

gebildet wird. Jedenfalls wächst der Eiweißzerfall sehr stark, falls der hungernde oder unterernährte Organismus starke Muskelbewegungen ausführt[1]. Der bekannte Eiweißzerfall bei Dyspnoe ist offenbar auch so zu erklären. Große Hindernisse für eine Klarheit in diesen Fragen sind, wie gesagt, dadurch geschaffen, daß für uns das Maß des Eiweißstoffwechsels die Menge des mit dem Harn ausgeschiedenen Stickstoffs ist und daß wir diesem nicht anzusehen vermögen, ob er aus der Nahrung oder dem Körper stammt.

Wie schon erwähnt wurde, spielt der Zustand der Unterernährung im Leben eine sehr große Rolle; er ist die häufigste Ursache der bei vielen schwächlichen Menschen und bei Kranken vorkommenden Abmagerungen. Bei bösartigen Geschwülsten und manchen chronischen Infektionen verbindet sich die Abmagerung noch mit besonderen Einflüssen des Krankheitszustandes auf die Zellen, insbesondere auf die der Haut, so daß ein elend-blaßgraues Aussehen der Kranken zustande kommt. Man spricht dann von „Kachexien", ich kann aber nicht finden, daß diesem Wort ein irgendwie klarer Begriff zugrunde liegt[2]. Der Zustand entwickelt sich jedenfalls bei einfacher Unterernährung mit Blutungen, z. B. bei Magengeschwür, ebensogut wie bei Karzinom. Alle diese Menschen sind in ihrer Widerstandsfähigkeit gegen alle möglichen äußeren Einflüsse, z. B. operative Eingriffe und Infektionen, in hohem Maße herabgesetzt; die näheren Gründe kennen wir nicht. Je nach der Dauer und der Stärke der Unterernährung sind Aussehen, Kräftezustand und die Zeit der Erhaltung des Lebens höchst verschieden.

Im Kriege haben wir Deutschen durch die Aushungerungspolitik unserer Gegner die Folgen dauernder schwerer Unterernährung in furchtbarem Maße kennengelernt. Der gesamte Stoffwechsel hat sich dabei nicht anders gezeigt, als aus den früheren Beobachtungen an Tier und Mensch zu entnehmen war[3]. Aber über die Folgen dieser Unterernährung für Bau und Verrichtung der einzelnen Gewebe sahen wir doch mancherlei Eigenartiges.

Für die Dauer der Unterernährung machen sich Regulationen bemerkbar. Wird ein Organismus — sei es künstlich, sei es durch den Zwang der Verhältnisse — auf einem niedrigen und zunehmend niedrigeren Eiweißstoffwechsel und Energiewechsel gehalten, so lernt er mit sehr niedrigen Werten beider Vorgänge auskommen. Der Eiweißhaushalt sinkt dabei in noch höherem Maße als der Energiewechsel. Sowohl im Gefolge einfacher langdauernder Unterernährung bei schwächlichen Menschen, als auch namentlich bei erschöpfenden Krankheiten und bei länger sich hinziehenden Infektionen scheint das der Fall zu sein[4]. An Tieren beobachtet man das gleiche[5]. Mit der Hebung des Ernährungszustandes ver-

---

[1] ATWATER u. SHERMANN, zit. bei GRAFE, Stoffwechsel, S. 451.

[2] Vgl. z. B. O. WARBURG, Naturwiss. **15**, Nr 1 (1927).

[3] Vgl. die genannten Arbeiten von LOEWY, ZUNTZ u. JANSEN sowie JANSEN, Arch. klin. Med. **132**.

[4] F. MÜLLER u. NEBELTHAU, Zbl. inn. Med. **1897**, Nr 38. — MAGNUS-LEVY, Z. klin. Med. **60**, 199. — F. MÜLLER, ebenda **19**, 496. — G. KLEMPERER, ebenda 550. — E. GRAFE, Arch. klin. Med. **102**, 15. — Ältere Lit. bei v. NOORDEN, Handb., 1. Aufl.

[5] ZUNTZ, Biochem. Z. **55**, 341.

liert sich die Erscheinung[1]. Solche längere Zeit unterernährte Kranke vermögen Eiweiß und Fett anzusetzen bei einer Nahrungszufuhr, die dem Gesunden und Kräftigen nicht entfernt die Unterhaltung seines Körperbestands gestattet. Manches, namentlich in der Einschränkung des Eiweißumsatzes, ist ähnlich in der Rekonvaleszenz von Infektionen und von erschöpfenden Krankheiten[2], doch kommen wir auf diese Zustände sogleich nochmals zu sprechen. Der Sinn der Vorgänge ist uns verständlich im Interesse des Wohles unseres Körpers. In diesem Zusammenhange ist es interessant, daß die Muskelarbeit bei Unterernährung auch ökonomischer geleistet wird. Wie in dem Kapitel über das Fieber dargelegt wurde, unterliegt die Leitung des der Aufrechterhaltung der Eigenwärme dienenden Energiewechsels dem Zentralnervensystem. Wir haben schon aus der Erfahrung Gründe zur Annahme, daß das für die Leitung des Energiewechsels überhaupt gilt, denn Tiere, denen die kaudalen Teile des Zwischenhirns fehlen, bieten völlig andere Verhältnisse dés Energie- und Stoffwechsels als normale. Bei jenen wird das Zwei- bis Dreifache an Eiweiß zersetzt wie am gesunden Tiere. Etwa ein Drittel des gesamten Energiewechsels kann dann vom Eiweiß gedeckt sein[3].

Nach Ausschaltung der wärmeregulierenden Vorrichtungen im Zwischenhirn zeigen die bei völlig konstanter Außentemperatur von bestimmter Höhe gehaltenen Tiere eine ganz bestimmte, ohne Schwankungen einhergehende Höhe ihrer Eigentemperatur[4] und ihrer Zersetzungen. Man könnte das als den wahren Grundumsatz bezeichnen. Nach den Beobachtungen von BOHNENKAMP würde seine Höhe im wesentlichen gegeben sein durch die Größe der Wärmeabgabe. Ich persönlich würde annehmen, daß außerdem noch die Art des Protoplasmas — sowohl bei verschiedenen Tierarten als auch bei den einzelnen Individuen einer Tierart bzw. des Menschengeschlechts —, man kann auch sagen seine Reaktionsform, z. B. auf die Reize der Wärmeabgabe von Bedeutung wäre. Jede verstärkte, mit positiver Wärmetönung einhergehende Tätigkeit eines Gewebes äußert sich dann durch eine Erhöhung der Wärmeproduktion und der Eigentemperatur; beides geht Hand in Hand, da die thermoregulatorische Funktion fehlt. Von den Werkzeugen des Zentralnervensystems kennen wir die Anpassungsfähigkeit, die wechselnde — und dem Organismus dienende — Einstellung ihrer Leistungen auf die Bedürfnisse des Organismus. Wir kennen den Einfluß der Gewöhnung und langsamen Erziehung auf ihre Tätigkeit. Wir wissen, daß das Niveau des Energiewechsels bei verschiedenen Individuen auch unter den gleichen Außenverhältnissen an sich verschieden sein kann. Also eine unter gewissen Bedingungen erfolgende Einstellung würde nicht ohne Analogie sein.

---

[1] Vgl. MAGNUS-LEVY, Z. klin. Med. **60,** 199.

[2] Z. B. SVENSON, Z. klin. Med. **43,** 86. — SCHWENKE, Arch. f. exper. Path. **48,** 170.

[3] FREUND u. GRAFE, Pflügers Arch. **168.** — Vgl. LESCHKE u. SCHNEIDER, Z. exper. Path. u. Ther. **19.** — GRÜNTHAL, MULHOLLAND u. STRIECK, Arch. f. exper. Path. **145,** 35.

[4] ISENSCHMID, Arch. f. exper. Path. **75,** 10. — FREUND u. GRAFE, Pflügers Arch. **168.**

Zustände von Unterernährung oder, wie man jetzt gewöhnlich sagt, von „Magersucht"[1] sind natürlich immer die Folge davon, daß die Nahrungszufuhr den Bedarf nicht deckt. Diese beiden Geschehnisse können in der verschiedensten Weise zueinander stehen. Wir haben bei fieberhaften Infekten sowie bei Hyperthyreosen und Morbus Basedowii, endlich bei manchen mageren Menschen einen hohen Energieverbrauch. Die Ernährung kommt ihm entweder nicht nach, oder sie ist infolge von Appetitlosigkeit außerdem noch herabgesetzt. Bei Infekt und Fieber ist letzteres das ganz Gewöhnliche und bei Hyperthyreosen nicht allzu selten.

Bei bösartigen Geschwülsten kann ebenfalls die Steigerung des Energiewechsels von Bedeutung sein. Aber den Ausschlag gibt doch, vor allem bei den Tumoren des Magendarmkanals, indessen auch bei andern, die zu geringe Nahrungzufuhr durch Mangel an Appetit. Meines Erachtens steht das im Vordergrund für fast alle Formen der Abmagerung. Nur Kranke mit schwerem Diabetes können, ebenso wie manche Menschen mit BASEDOWscher Krankheit, trotz übergroßer Nahrungsaufnahme abmagern. Bei Diabetes hängt das, wie bekannt, zusammen mit der mangelhaften Ausnutzung des Zuckers.

Auch die beiden Formen der Abmagerung, die mit schwerster Kachexie verbunden sind, die epirenale (ADDISONsche Krankheit) und die hypophysäre (SIMMONDsche Krankheit) dürften als Magerkeit letzten Endes beruhen auf der mangelhaften Nahrungsaufnahme der Kranken durch den völlig darniederliegenden Appetit. Dazu kommt gerade in diesen beiden Fällen noch eine große Reihe besonderer Erscheinungen, die von der eigenartigen Schädigung dieser besonderen inkretorischen Drüsen abhängt. Davon ist im letzten Abschnitt des Buches gesprochen. Durch diese besonderen Erscheinungen wird nicht nur die schwere Kachexie erzeugt, die man ja wohl innerhalb gewisser Grenzen von der Magerkeit als solcher trennen muß. Vor allem aber geben sie dem Krankheitsbild die eigenartigen Züge, die die Kranken aus der großen Gruppe der Mageren doch besonders hervorheben wie bei ADDISONscher Krankheit die Pigmentierung, die Herabsetzung des Blutzuckers und des Blutdruckes, die schwere Adynamie und anderes.

Wenn in den genannten Annahmen wohl auch die meisten Fälle aufgehen, so wird die künftige Forschung voraussichtlich doch immer mehr eigenartige Krankheitsfälle aufdecken wie z. B. das des merkwürdigen jungen Menschen ohne alle Hypophysensymptome, den GRAFE S. 180 seines Buchs schildert und bei dem trotz starker Nahrungsaufnahme und trotz Darreichung von Hypophysensubstanz eine nur geringe Gewichtszunahme eintrat. Indessen bei den meisten Menschen, die mager sind, besonders auch den sog. konstitutionell Mageren ist Unterernährung meines Erachtens das maßgebende[2]. Das muß ich den zahlreichen entgegengesetzten Behauptungen gegenüber streng betonen. Wenn nicht durch langdauernde und über lange Zeiten sich erstreckende Bilanzversuche die Größe der Nahrungszufuhr erwiesen ist, kann man nichts sagen.

---

[1] THANNHAUSER, Lehrb. d. Stoffwechsels, S. 54. — GRAFE, Krankh. d. Stoffwechsels, S. 170 — Verh. Ges. Verdgskrkh. **1929** (THANNHAUSER, Diskuss.). — H. CURSCHMANN, Z. ärztl. Fortbildg **1929**, Nr 13.

[2] Vgl. auch E. KRAUSS, Z. klin. Med. **112**, 289.

Eine wichtige Gruppe von Menschen mit starken Abmagerungen bilden noch die Kranken, die aus Gewohnheit anfangs wenig essen und schließlich ganz allmählich in schwere Unterernährung hineingleiten. Grafe hat ganz recht damit, daß das meistens Frauen sind. Bei manchen liegt gewiß nur eine eigenartige Angewohnheit vor, die sich, wie gesagt, allmählich und unmerklich so verstärkt, daß schließlich schwerste Abmagerung daraus hervorgeht. Indessen bei nicht wenigen dieser Kranken — wie gesagt meist Frauen — sind doch schon seelisch eigenartige Züge dabei. Und die schwersten Formen solcher ohne Organerkrankung einhergehenden Abmagerungen treffen unzweifelhaft Psychopathen, meist Hysterische, die aus irgendwelchen seelisch merkwürdigen Beweggründen nicht essen. Ich möchte nicht entfernt leugnen, daß es eine körperlich-zerebral bedingte „Magersucht“ geben kann[1]. Wer wollte das ablehnen, nachdem physiologisch der Einfluß der vegetativen Zentren des Nervensystems auf Stoffwechsel und auch auf den Haushalt des Fetts erwiesen wurde[2]. Ich meine nur, daß eine zentrale Magersucht nicht erwiesen ist, es sei denn, man meine, daß manche Hirn- und Geisteskranke sehr wenig essen und dadurch stark abmagern. In diesen Fällen können nur genaue Untersuchungen des Stoffwechsels entscheiden.

Wegen einiger krankhafter Zustände sind noch die Grundzüge des Verhaltens unseres Körpers bei Nahrungsaufnahme darzulegen, die Elemente wurden im vorausgehenden schon erwähnt.

Das Erstaunlichste ist hier die unbewußt richtigwählende Fähigkeit des Organismus. Mit Hilfe von Hunger und Appetit, mittels Sitte und Gewohnheit nimmt unter den wechselnden Bedingungen der größte Teil der Menschen die Nahrung so, daß die Bedürfnisse erfüllt werden. Dabei vermehrt das Kind sein Gewicht und der Ernährungszustand des Erwachsenen bleibt erhalten. Vielem liegt wohl ein vorsichtiges Tasten und ein gewohnheitsmäßiges Festhalten zugrunde. Es kommen auch schädliche Abweichungen nach beiden Richtungen hin vor. Aber das Treffen des Richtigen ist doch höchst erstaunlich. Freilich gilt es nur so lange, als der Mensch mit seinen Gelüsten und Leidenschaften nicht korrigierend, d. h. hier hindernd, eingreift. Die Regulation selbst müssen wir in die vegetativen Zentren des Zwischenhirns legen und von dort aus ein Zusammenwirken mit endokrinen Drüsen annehmen.

Gewiß sind die Schwankungen des Individuellen und des in manchen Volkskreisen und manchen Völkern Üblichen weit größer als die Wissenschaft anzunehmen pflegt. Ich bin fest überzeugt, daß die schulmäßig-physiologische Betrachtung unserer Kostmaße und Kostarten zu eng umgrenzt, zu doktrinär ist, obwohl ich natürlich die Notwendigkeit, eine sichere Grundlage festzuhalten, mit stärkster Überzeugung anerkenne. Weil ich aber an große Schwankungen im Leben fest glaube, habe ich mich als Arzt stets vor weit ins einzelne gehenden Vorschriften dieser Art gehütet, namentlich über das Wie, aber auch über

---

[1] Thannhauser, Lehrbuch. — H. Curschmann, Verh. Ges. Verdgskrkh. 1929, 155.
[2] Wertheimer, Pflügers Arch. 213, 262. — Grafe u. Grünthal, Klin. Wschr. 1929, 1013. — Grünthal, Mullholland u. Strieck, Arch. f. exper. Path. 145, 35.

das Wieviel. Daran müssen wir aber festhalten, daß die großen Grundlinien des Energie- wie des Stoffwechsels bei allen untersuchten Völkern die gleichen sind. Das hat Rubner in einer wunderschönen Untersuchung gezeigt[1].

Nicht nur Rekonvaleszenten und Unterernährte können bei einer Eiweiß- und Energiezufuhr, die ihren niedrigen Bedürfnissen angepaßt ist, Eiweiß, Glykogen und Fett ansetzen. Der grundsätzlich gleiche Vorgang der Anpassung wie bei Unterernährten und Rekonvaleszenten findet sich offenbar häufiger im Leben, als in der Regel angenommen wird. Darauf lassen doch mancherlei Berichte der Literatur schließen[2], vor allem Chittendens und Hindhedes umfangreiche Beobachtungen[3]. D. h. es gibt Menschen, bei denen es, sei es durch Angewöhnung, sei es durch Anlage, zu einem niedrigen Stande ihres Eiweiß- und ihres Energiewechsels gekommen ist. Wenn wir die Regelung des Energieverbrauchs als eine Funktion von Nervenzellen ansehen, ist das auch aus Analogien verständlich. Andererseits haben die Erfahrungen der Kriegszeit mit voller Sicherheit gelehrt, daß die gute Erfüllung starker Ansprüche an körperliche Leistungen gebunden ist an reichliche Energiezufuhr, und vorerst ist es praktisch jedenfalls das Richtige, die Menschen ihren Wünschen nach einer gewissen Größe der Energiezufuhr im allgemeinen folgen zu lassen, falls diese Neigungen nicht in das Unsinnige ausschlagen. Deswegen schließe ich mich persönlich unbedingt und auf das schärfste Rubners Forderungen[4] für Umfang und Art der Ernährung an. Einmal kommt es für die Erhaltung des Körperbestandes offenbar doch mehr, als wir früher dachten, neben der energetischen Höhe der Nahrung auf ihre Zusammensetzung an; das entnehme ich wenigstens manchen Kriegserfahrungen. Und ferner braucht unzweifelhaft die Mehrheit der Menschen zur Erhaltung ihrer Leistungsfähigkeit die Aufnahme einer gewissen, nicht geringen Menge von Eiweiß (80—90 g) und auch von Fett. Auch für die Erhaltung seelischer Kraft und Energie über längere Zeiten scheint mir doch die Größe des Energiewechsels und der Eiweißzufuhr nicht gleichgültig zu sein. Hier spielen, wie oben schon erwähnt wurde, Neigungen und Wünsche der Menschen, kurzum der gesamte seelische Zustand eine ausschlaggebende Rolle.

Wie Rubner mit vollstem Recht hervorhebt, ist es ganz falsch, einzelne und noch dazu häufig kurzdauernde und nicht selten von Fanatikern ausgeführte Beobachtungen zu verallgemeinern — auf das Seelische kommt eben sehr viel an. Gewiß gibt es wohl unter den schwierigen Verhältnissen der Zeit in unserem gequälten Volke nicht wenige Menschen mit tiefem Eiweißumsatz. Alle diese Menschen sind, wenn der Energieumsatz nicht gleichzeitig sehr hoch ist, wenig leistungsfähig und vor allem Schädigungen z. B. Infekten gegenüber wenig widerstandsfähig. Bis die Schädigungen im Eiweißbestand sich auswirken, dauert es oft recht lange Zeit. Deswegen müssen alle solche Beobachtungen über lange Fristen dauern. Und nicht selten zeigt sich die Beeinträchtigung des Organismus erst bei Anlässen, die seine Widerstandskraft in Anspruch nehmen, eben wie z. B. bei Infekten, bei Hunger, bei Erregungen.

---

[1] Rubner, Sitzgsber. preuß. Akad. Wiss., Physik.-math. Kl. **11**, 341 (1920).

[2] Z. B. die Beobachtungen von R. O. Neumann, Arch. f. Hyg. **45**, 1. — Renvall, Skand. Arch. Physiol. (Berl. u. Lpz.) **16**. — E. Buys, Ann. di Chemie e di Farm. **18**, 217, zit. Jber. Tierchem. **23**, 491 (1893).

[3] Chittenden, Physiol. Economy in Nutrition. Neuyork 1904 übersetzt. — Hindhede, z. B. Skand. Arch. Physiol. (Berl. u. Lpz.) **31**, 259. — Vgl. demgegenüber Rubner, Über moderne Ernährungsreformen. München 1914.

[4] Rubner, l. c.; ferner Z. exper. Med. **72**, 99, 123. — Vgl. Süsskind, Arch. Verdgskrkh. **44**, 371.

Sogar der Stoffwechsel der Rekonvaleszenten geht, obwohl sie auch bei geringer Zufuhr anzusetzen vermögen, tatsächlich in der Regel einen andern Weg als den durch Einsparung[1]. Sie setzen, ebenso wie das wachsende Kind[2], aus einer Nahrung an, die weit über ihrem Bedarf liegt. Vielleicht hängt das zusammen mit Gewohnheiten und mit dem gesteigerten Affekt der Menschen in diesem Zustande, eher wohl damit, daß der Körper und seine Gewebe sich auf diese Weise besser herstellen. Wahrscheinlich ist zur Regeneration der Zellen ein gewisser Überfluß an Eiweiß- und Energiezufuhr notwendig[3].

Ansatz kann bei verschiedenen Menschen sehr verschieden weit getrieben werden, sowohl quantitativ wie qualitativ. Gibt man ausreichend Eiweiß und sehr viel Kohlehydrate, so ist bei den meisten Menschen zunächst eine reichliche Ansammlung eiweißartiger Körper[4] in besonderer, vorerst noch unbekannter Form zu erreichen. Das Eiweiß liegt im wesentlichen paraplastisch, zum Teil jedenfalls in der Leber. Auch die Glykogen- und Fettmengen, die im Körper vorhanden sind, können sehr wesentlich erhöht werden, für das Fett ist es ganz besonders gut möglich. Beruhen doch die meisten sogenannten „Mastkuren" darauf, daß man den Bestand des Körpers an Eiweiß, Glykogen, Fett, Salzen und Wasser zu steigern bestrebt und diesen Plan innerhalb gewisser Grenzen auch durchzuführen imstande ist. Sowohl über die Zusammensetzung als auch über die Funktion einzelner Zellen, besonders der Leberzellen, ist da im einzelnen noch viel zu erforschen. In ihnen besteht z. B. ein gewisser Gegensatz zwischen Glykogen- und Fettgehalt. Wandert viel Fett in die Leberzellen ein, so schwindet in der Regel das Glykogen, und hoher Glykogengehalt der Leber geht meist mit Fettarmut einher. Indessen gibt es auch Ausnahmen. Uns fehlt noch ein Studium des Verhaltens der Leberzellen lediglich vom Standpunkt des Organismus aus: wie in ihnen alle Stoffe nur verwendet werden für die Aufgaben des gesamten Organismus. Daraus ergeben sich natürlich die größten Verschiedenheiten je nach der gesamten Lage.

Indessen schon hier zeigt sich eine neue Erscheinung. Wird einem an niedrigen Energieumsatz gewöhnten Organismus plötzlich eine überreichliche Nahrungsmenge angeboten, so erfolgt zunächst eine starke schnelle Steigerung des Stoffwechsels, dann eine Periode erheblichen Ansatzes. Dieser Ansatz wird allmählich geringer, die Zersetzungen wachsen wieder und wachsen nun rascher und stärker, als dem Gewicht entspricht. Wahrscheinlich sind gerade diese Verhältnisse zeitlich und ihrer Stärke nach bei verschiedenen Menschen verschieden ausgebildet.

Der Stoffwechsel kann also ähnlich werden, wie wir ihn oben für Kinder und Rekonvaleszenten schilderten; genau so ist es offenbar bei nicht wenigen viel essenden erwachsenen Menschen[5]. D. h. es findet eine sehr starke, zuweilen

---

[1] SVENSSON, Z. klin. Med. **43**, 86. — SCHWENKE, l. c.

[2] CAMERER sen., Der Stoffwechsel des Kindes. Tübingen 1894. — HEUBNER, Z. physik. u. diät. Ther. **5**, H. 1.

[3] Vgl. v. HOESSLIN, Arch. f. Hyg. **88** (Beob. u. Lit.).

[4] Eigene Versuche, ausführliche Erörterung und Literatur bei GRAFE, Stoffwechsel, S. 167ff; Handb. norm. path. Phys. **5**, 251. — BERG, Biochem. Z. **61**, 428. — STÜBEL, Pflügers Arch. **185**, 74. — LÜTHJE u. BERGER, Arch. klin. Med. **81**, 248.

[5] GRAFE u. KOCH, Arch. klin. Med. **106**, 564. — Vgl. v. HOESSLIN, Arch. f. Hyg. **88**. — GRAFE, Handb. norm. path. Phys. **5**, 239.

außerordentliche dynamische Zersetzung, eine wahre „Luxuskonsumption“ statt.

Den Physiologen war schon lange bekannt, daß mit sehr reichlicher Nahrungszufuhr die Zersetzungen wachsen. RUBNER hat diese Fragen weitblickend durchgearbeitet und seine Anschauungen in der Lehre von der dynamischen Wirkung der Nahrungsstoffe, namentlich des Eiweißes, zusammengefaßt[1].

Besteht der Überschuß der Nahrung über den Bedarf aus Eiweiß, so wächst die Wärmebildung außerordentlich an (bis 60 Proz.). Bei überreichlicher Aufnahme von Kohlehydraten ist diese dynamische Wärmeproduktion geringer; bei Fett fehlt sie fast völlig[2]. Das hängt gewiß in erster Linie mit der schnellen Aufspaltung und Oxydation der Eiweißmoleküle zusammen. Vielleicht übt die Ammoniakgruppe der Aminosäuren einen Reiz auf das Protoplasma der Zellen aus[3]. Mir ist am wahrscheinlichsten, daß — wie ich das schon seit mehr als 10 Jahren vertrat und wie besonders GEELMUYDEN hervorgehoben hat[4] — diese Erhöhungen des Energiewechsels, die manchmal, ja häufig mit reichlicher Nahrungszufuhr verbunden sind, abhängen von den intermediären Stoffwechselvorgängen, die sich an diesen Nahrungsbestandteilen abspielen. GEELMUYDEN stellt die Zuckerbildung aus Eiweiß und Fett in den Mittelpunkt. Die nach Zuckergenuß sich einstellenden Umsetzungen hat F. von MÜLLERS Klinik BAUR, untersucht[5] und gezeigt, wie verwickelt und unklar die Verhältnisse noch sind. Wie mir scheint, unterliegt das einzelne dieser Vorgänge sowohl bei verschiedenen Menschen als auch je nach dem Zustande der Zellen den größten Verschiedenheiten; exo- und endotherme Prozesse greifen auf das mannigfachste ineinander. Vom Überwiegen des Exothermen über das Endotherme hängt am Ende die Höhe der spezifisch-dynamischen Wirkung ab. Sie ist, wie gesagt, recht verschieden. Es liegt auch eine große Reihe von Beobachtungen vor über die Größe und Schwankungen der spezifisch-dynamischen Wirkungen sowohl des Eiweißes als auch der andern Nährmittel[6]. Ein irgendwie sicheres Urteil erscheint mir noch nicht statthaft. Einmal ist vielfach der Prozeß respiratorisch nur in Stichproben, zu selten und nicht zu Ende beobachtet worden. In vielen Fällen hat man auch die Nahrungsmenge, die zur Prüfung gereicht wurde, nicht klar in Beziehung gesetzt zu den Bedürfnissen des Organismus. Vor allem aber hat man die äußeren und innern Umstände des untersuchten Organismus nicht ausreichend berücksichtigt. Nicht nur seine ganze Stoffwechsellage wie Eiweißdepot, Glykogengehalt der Leber, Fettreichtum, die vorausgehende Ernährung, sondern auch die Bedingungen der Wärmeregulation müssen ganz im einzelnen in Betracht gezogen werden. FISCHLER hat[7] völlig recht, wenn er in dieser Beziehung auf die Bedeutung der Leber für die spezifisch-dynamischen Wirkungen der Nahrung hinweist. Denn in der Leber kommen alle

---

[1] RUBNER, Energieverbrauch. — Vgl. auch BENEDICT, Arch. klin. Med. **110**, 154. — LUSK u. RICHE, J. of biol. Chem. **13**, 155, 185. — GRAFE, Oppenheimers Handb. d. Biochemie, 2. Aufl., **6**, 609. — KRAUSS u. RETTIG, Arch. klin. Med. **163**, 337. — F. MEYER, Biochem. Z. **208**, 127. — Vgl. GIGON, Pflügers Arch. **140**, 1.

[2] Über diese Frage am Menschen: GIGON, l. c. — STAEHELIN, Z. klin. Med. **66**, 201.

[3] LUSK, J. of biol. Chem. **13**, 178; **20**, 557. — E. GRAFE, Arch. klin. Med. **118**, 1.

[4] GEELMUYDEN, Asher-Spiros Ergebn. **24**, 1. — F. MÜLLER, zit. bei BAUR, Arch. klin. Med. **164**, 134.

[5] BAUR, Dtsch. Arch. klin. Med. **164**, 202.

[6] Es ist eine Riesenliteratur da, besonders auch in amerikanischen Zeitschriften. Vgl. GRAFE, Handb. norm. path. Phys. **5**, 239ff.; Handb. Bioch. (OPPENHEIMER) **6**, 609. — REINWEIN, Arch. klin. Med. **160**, 278. — KRAUSS u. RETTIG, ebenda **163**, 337. — BAUR, ebenda **163**, 202. — SCHUR, Grundumsatz und Untersuchung usw. Berlin 1926. — JAHN, Arch. klin. Med. **159**, 335. — GANTENBERG, Erg. inn. Med. **36**, 325.

[7] FISCHLER, in v. d. Velden-Wolf, Handb. **1**, 479.

die Umformungen der Nahrungs- und Körperstoffe zustande, die für die Bedürfnisse des Organismus notwendig sind. Namentlich an die Bildung des Traubenzuckers aus Fett und Eiweiß ist immer wieder zu erinnern. Nach Nephrektomie scheint die dynamische Zersetzung bei Eiweißzufuhr zu wachsen[1]. Über den vielfach erörterten Einfluß der Hypophyse wage ich mich trotz der großen Literatur, die es darüber gibt, nicht auszusprechen, weil die Berichte so vielfach Entgegengesetztes behaupten. Das rührt wohl von der Unreinheit der verwendeten Präparate her. Das Hormon des Hinterlappens (Pituitrin) soll den Sauerstoffverbrauch und die spezifisch-dynamische Wirkung der Nahrungsstoffe steigern[2]. Ich enthalte mich absichtlich der Darlegung über die feineren Verhältnisse der Entstehung dieser dynamischen Stoffwechselsteigerung an Kranken, da wir die Verhältnisse meines Erachtens noch viel zu wenig übersehen. Wie verschieden sind z B. allein schon die Angaben über den Einfluß der Schilddrüse, und doch darf man an der Bedeutung der Schilddrüse für die Entstehung der dynamischen Zersetzungen meines Erachtens festhalten. Auf die Bedeutung der inkretorischen Drüsen sowie ihrer Erregungszustände und Erregungen für die dynamische Wärmebildung hat Jahn auf v. Rombergs Klinik jüngst hingewiesen[3]. Ein irgendwie abschließendes Urteil über Entstehung und Bedeutung der Erscheinungen ist meines Erachtens zur Zeit noch nicht möglich. Höchst merkwürdig ist die Mitteilung, daß Leber und in geringerem Maße auch Niere, eine sehr viel schwächere dynamische Wirkung haben[4] als Fleisch. In Übereinstimmung damit steht, daß die Nucleinsäuren offenbar zu den Stoffen gehören, denen keine obligate oder vielleicht überhaupt keine spezifisch-dynamische Wirkung zukommt[5].

Unter besonderen Umständen sind also sowohl am Tier[6] wie auch am Menschen[7] starke Steigerungen des Energiewechsels als Folge einer reichlichen Nahrungszufuhr beobachtet worden. Die Größenordnung übertrifft hier weit das, was in den physiologischen Untersuchungen bisher gesehen wurde. Nicht nur nach Eiweiß zeigte sich dieser starke Energiewechsel, sondern sogar nach fast reiner Ernährung mit Kohlehydraten. Bei Menschen, die abgemagert waren und herangefüttert werden sollen, sah es E. Grafe, dem wir die eingehendsten und klarsten Beobachtungen verdanken. Für die ganze Einrichtung von Mastkuren ist es wichtig, auf diese enormen dynamischen Wirkungen der Nahrungsmittel Rücksicht zu nehmen. Aber wir müssen auch in Betracht ziehen, daß solches Schwanken und namentlich solche Steigerung der dynamischen Nahrungswirkung unter den bunten Verhältnissen des natürlichen Lebens für die Einhaltung einigermaßen mittlerer Körpergewichte von Bedeutung sein kann. Sie schützt vielleicht eine große Anzahl der Vielesser vor übermäßigem Fettreichtum. Umgekehrt könnte ihr Fehlen die Entstehung der Fettleibigkeit fördern. Davon ist später noch zu sprechen. Offenbar handelt es sich um eine verbreitete und nicht entfernt ausreichend beachtete Reaktionsform der Regulierungsvorrichtungen, die wir in unserem Nervensystem auch für den Stoffwechsel besitzen.

Es gibt aber auch krankhafte Erhöhungen des gesamten Energiewechsels über die Grenzen hinaus, in denen er sonst unter mittleren äußeren Bedingungen verlaufen würde, unabhängig von der Ernährung. Äußerst merkwürdig sind die Erhöhungen des Energiewechsels, die sich zuweilen im Gefolge arterieller

[1] Strieck, Arch. f. exper. Path. **136**, 349.

[2] Raab, Hormone u. Stoffwechsel. 1926. — Biedl, Handb. d. path. Phys. **16** I, 458 (Lit.).

[3] Jahn, Dtsch. Arch. klin. Med. **166**, 257.   [4] Mark, Klin. Wschr. **1928**, Nr 42.

[5] Reinwein, Arch. f. exper. Path. **152**, 142.

[6] Grafe u. Graham, Hoppe-Seylers Z. **73**, 1.

[7] R. O. Neumann, Arch. f. Hyg. **45**, 1. — Chittenden, Economy in food. Übersetzt. München 1910. — Lit. u. eigene Beobachtungen bei E. Grafe u. Koch, Arch. klin. Med. **106**, 564. — Vgl. auch E. Grafe, ebenda **102**, 15; Stoffwechsel, S. 167; Handb. norm. path. Phys. **5**, 239; Oppenheimers Handb. Bioch. **6**, 609. — Lauter, Arch. klin. Med. **150**, 331.

Hypertonie entwickeln. Diese Stoffwechselsteigerungen bei Erhöhung des arteriellen Drucks sind ein dunkler Punkt. Man findet zuweilen Steigerungen des Energiewechsels bis 70 Proz. bei Kranken — viel weniger bei Kranken mit chronisch-hypertonischer primärer Nierenerkrankung als bei solchen mit hypertonischer Arteriolosklerose ohne wesentliche Beteiligung der Nieren. Darüber gibt es zahlreiche Untersuchungen[1]. Indessen uns fehlt noch jeder Anhaltspunkt für das, was die Steigerung des Stoffwechsels erzeugt. Der gesteigerte Arteriendruck und die verstärkte Herztätigkeit sind es keinesfalls, denn die Erhöhung der Sauerstoffabsorption fehlt bei den einen Kranken der gleichen Art aus beiden Gruppen, während sie bei andern da ist. Auch Azidose und Erhöhung des abiureten Stickstoffs sind nicht von Bedeutung[2]. Ebensowenig die Höhe des Blutzuckers. Weder andern noch uns ist es mit irgendwelcher Sicherheit gelungen, ein charakteristisches Merkmal der Kranken mit Stoffwechselsteigerung zu finden. Auch die thyreoidistischen Züge, die manche den Kranken mit Umsatzsteigerung zusprechen[3], sind keineswegs immer deutlich vorhanden. Es muß etwas da sein, das wir nicht wissen; vielleicht ist es doch ein von der Schilddrüse ausgehender Einfluß, ohne ausgesprochen thyreotoxische Symptome. Das läßt sich ärztlich als das wahrscheinlichste annehmen und das wirft ein, allerdings vorerst noch unklares Licht auf die Entstehung der Hypertonie für die Fälle mit Erhöhung des Stoffwechsels als auf etwas Endogen-Konstitutionelles: wir werden auf die Herde der zentralen Regulation der vegetativen Vorgänge geführt, dort, wo Gefäß- und Stoffwechselzentren nahe beieinander liegen. Bei Nephritis zeigen vorwiegend die akuten Fälle Steigerung des Stoffwechsels; aber bei ihnen besteht meist ein Infekt.

Auch für die Auffassung der physiologischen Beziehungen ist es von großem Interesse, daß eine solche Form der Erhöhung des Energiewechsels unter dem Einfluß gestörter Schilddrüsenfunktion eintritt[4]. Im Versuch läßt sich sowohl am Tier als auch am Menschen diese Steigerung der Gesamtzersetzungen hervorrufen durch Fütterung oder Einspritzung normalen Schilddrüsengewebes[5] bzw. von jodhaltigen Bestandteilen der Drüse[6] bzw. von Thyroxin[7]. Der Erfolg tritt nicht an jedem Menschen ein, vielmehr bleiben zahlreiche Gesunde auch durch große Mengen Schilddrüsensubstanz, während längerer Zeit dargereicht, völlig unbeeinflußt. Es ist wie mit dem Jod[8]. Auch diesen Stoff vertragen viele Menschen sehr gut, während andere mit einer Steigerung des Stoffwechsels und allen möglichen Erscheinungen von seiten des Nervensystems schnell auf seine Darreichung antworten. Hier sind das besonders Kröpfige, möglicherweise

---

[1] Z. B. MANNABERG, Wiener Arch. klin. Med. **6**, 147; Wien. klin. Wschr. **1922**, Nr 7; **1924**, Nr 4. — DÜRR, Z. exper. Med. **46**, 573. — NONNENBRUCH, Münch. med. Wschr. **1925**, Nr 26. — MAURER u. SIEBERT, Z. klin. Med. **100**, 47. — GRAFE, Handb. norm. path. Phys. **5**, 273. — GLATZEL, Arch. klin. Med. **166**, 216.

[2] AUB u. DUBOIS, Arch. int. Med. **19**, 865.

[3] BOAS-SHAPIRO, J. amer. med. Assoc. **1925**, 1558.

[4] Über Stoffwechsel bei Thyreoidismus, vgl. MAGNUS-LEVY, in v. Noordens Handb. **2**, 311. — OSWALD, Chem. Pathologie **5**, 350. — GRAFE, Stoffwechsel, S. 242. — KRAUSS u. Gen., Z. klin. Med. **112**, 19.

[5] SCHÖNDORFF, Pflügers Arch. **66**, 395. — F. VOIT, Z. Biol. **35**, 116. — MAGNUS-LEVY, l. c.; Berl. klin. Wschr. **1895**, Nr 20.

[6] OSWALD, Die Schilddrüse usw. Leipzig 1916.

[7] LÖHR, Kongr. inn. Med. **1925**, 383. — THANNHAUSER, Stoffwechsel, S. 29.

[8] Über diese Verhältnisse vgl. OSWALD, l. c.

auch Leute mit nervösen Störungen, solche vielleicht, die eine „Disposition" für
Thyreoidismus haben. Mit der Wirkung von Schilddrüsensubstanz ist es wohl
ähnlich, d. h. bedeutsam für das Eintreten der Stoffwechselsteigerung ist entweder
das Verhalten des Nervensystems oder der Schilddrüse. GRAFE hat wohl recht
mit der Annahme, daß es Menschen sind, die ohnehin schon eine stark funktionierende Schilddrüse haben, bei denen also gewissermaßen leicht ein Zuviel entsteht.

Auf der anderen Seite wird der herabgesetzte Stoffwechsel hypo- und athy-
reotischer Menschen durch Schilddrüsensubstanz leicht gehoben und der Norm
genähert[1]. Zu diesen beeinflußbaren Menschen gehören offenbar manche Fettleibige. Man wird daran denken, daß dann vielleicht ein mangelhafter Einfluß
der Schilddrüse für die Entwicklung der Fettleibigkeit mitwirkt, aber das ist
reine Vermutung.

Wenn die Steigerung des Energiewechsels überhaupt eintritt, so trifft sie schon
den Grundumsatz[2]. Keineswegs sind Unruhe, Zittern und Muskelbewegungen,
wie sie sich nach Schilddrüsengebrauch leicht einstellen, das allein wirksame
Moment für die Erhöhung der Wärmebildung. Es ist aber sehr wohl möglich,
sogar wahrscheinlich, daß sie zur Vermehrung des Grundumsatzes hinzukommen,
also für den Gesamtzustand des Stoffwechsels von erheblicher Bedeutung sind.

An der Steigerung der Zersetzungen beteiligen sich das Eiweiß und die stickstofffreien Substanzen genau in den gleichen Verhältnissen wie am gesunden
Menschen, nur läuft alles auf einem höheren Niveau ab. Wenn man besonders
hohe Stickstoffwerte im Harn fand, so ist gleichzeitig ein entsprechend gesteigerter Energiewechsel vorhanden. Die Abnutzungsquote ist nicht erhöht[3]. Vielmehr liegt eine Anregung des gesamten Energiewechsels vor, die sich ihrerseits
reguliert nach dem Zustande des Organismus.

Ebenso ist die gesamte Energieproduktion des Organismus erhöht bei manchen Fällen von Morbus Basedowii, namentlich in den stark ausgebildeten
Formen der Krankheit und bei Verschlimmerungen. Ferner haben offenbar
auch viele Kranke, selbst mit leichtestem Thyreoidismus, häufig eine Steigerung
ihrer gesamten Zersetzungen, und das ist schon kenntlich am Grundumsatz.

Man kennt diese Steigerung des Umsatzes aus indirekt kalorimetrischen
Beobachtungen, in denen Nahrungsaufnahme, Körpergewicht und Stickstoffausscheidung unter Berücksichtigung des Wasserwechsels für längere Zeiten
festgestellt wurden, so daß man erfahren konnte, wieviel energiegebende Substanz notwendig ist, um den Körperbestand aufrecht zu erhalten[4]. Der Sauerstoffverbrauch ist in solchen Fällen erhöht[5], und zwar ist er es auch im Grund-

---

[1] Vgl. MAGNUS-LEVY, Z. klin. Med. **33**, 269; **52**, 201.

[2] MAGNUS-LEVY, l. c.; Berl. klin. Wschr. **1895**, Nr 30.

[3] E. KRAUSS, Arch. klin. Med. **150**, 13.

[4] F. MÜLLER, Arch. klin. Med. **51**, 401. — LUSTIG, Diss. Würzburg 1890. — Zahlreiche
eigene Beobachtungen. — SCHOLZ, Z. klin. Med. **1895**, Nr 43/44. — MATTHES, Kongreß inn.
Med. **1897**, 232. — ISENSCHMID, Handb. norm. path. Phys. **16**, 238.

[5] Z. B. MAGNUS-LEVY, Z. klin. Med. **33**, 269; Berl. klin. Wschr. **1895**, Nr 30. — E. GRAFE
auf unserer Klinik. — BERNSTEIN, Z. exper. Path. u. Ther. **15**, 86. Zahlreiche Beobachtungen.

umsatz (MAGNUS-LEVY). Die Verhältnisse liegen also genau so, wie nach Zufuhr
von Schilddrüsensubstanz: auch bei der BASEDOWschen Krankheit verstärkt die
Unruhe den Stoffwechsel noch weiter. Wenn manche annehmen, daß jeder
Kranke mit Thyreoidismus Steigerung des Energiewechsels hat, so ist das für den
richtig, der diese Erhöhung des Stoffwechsels in die Definition der Hyperthyreose aufnimmt, sonst nicht.

Die Veränderung des Stoffwechsels trifft also nicht dauernd jeden Kranken
mit BASEDOWscher Krankheit, sondern nur solche, bei denen bestimmte Verhältnisse (der Schilddrüse?) sich besonders gestalten; sie trifft in den leichten Fällen
zu manchen Zeiten ein, zu anderen fehlt sie. Man findet sie, wie ich immer betonte,
und wie jetzt mehr und mehr angenommen wird[1], keinesfalls bei allen Kranken. In
den schweren Fällen ist sie fast immer vorhanden. Oft begleitet die Oxydations-
erhöhung den Wandel des Zustands mit Verminderung und Erhöhung[2], z. B.
auch so, daß operativ oder auf andere Weise, z. B. durch gleichzeitige Darreichung
von Jodkalium und Arsenik erzielte Besserungen sich mit einer Herabsetzung
des Energiewechsels verbinden[3]. Sehr wichtig ist die Erfahrung[4], daß Arbeits-
leistungen bei einer Reihe von Kranken mit Thyreoidismus zu einer außergewöhnlichen Steigerung der Zersetzungen führen.

Eiweiß, Glykogen und Fett bestreiten die Kosten des erhöhten Umsatzes.
Vielfach sind die Verhältnisse des Eiweißumsatzes untersucht worden ohne Berücksichtigung des gesamten Energiewechsels. Daher hat sich bei manchen Autoren,
ebenso wie für andere Erkrankungen, so auch für den Morbus Basedowii, die
Vorstellung einer besonderen Störung des Eiweißzerfalls ausgebildet. Diese
Annahme ist nicht zu halten, denn es gelingt, durch reichliche Gewährung von
Fett oder Kohlehydraten immer Stickstoffgleichgewicht zu erzielen[5]. Das zeigen
auch E. GRAFES Beobachtungen. Außerdem ist, wie gesagt, die Abnutzungsquote
normal.

Offenbar beruht die geschilderte Stoffwechselveränderung bei manchen
Fällen von Morbus Basedowii auf dem gleichen Grundvorgang, wie die erstgenannte Steigerung der normalen Höhe der Zersetzungen Gesunder durch die
Stoffe der Schilddrüse. Da hier wohl das Nervensystem beteiligt ist, so ergeben
sich auch hier wieder interessante Beziehungen zur Entstehung der Basedowschen
Krankheit und zur Wärmeregulation[6]. Stellt man mit BOHNENKAMP die Wärmeabgabe in den Mittelpunkt der Regulation des Stoffwechsels[7], so würde man
die Erhöhung der Wärmeabgabe bei Basedowkranken für ursächlich wichtig
halten.

Eine dritte Art von Steigerung des gesamten Energiehaushalts
findet sich bei Kranken mit malignen Tumoren, vor allem Karzinomen

---

[1] Vgl. LUBLIN, Z. klin. Med. **114**, 33. — Vgl. demgegenüber MORAWITZ, Dtsch. Z. Chir.**1931**.
[2] Vgl. CLEMENS, Z. klin. Med. **59**, 233.   [3] MATTHES, l. c. Eigene Beobachtungen.
[4] BOOTHBY u. SANDIFORD, J. amer. med. Assoc. **81**, 795. — HERXHEIMER u. KOST, Z.
klin. Med. **110**, 37.
[5] MATTHES, l. c.   [6] Vgl. BOLDYREFF, Pflügers Arch. **154**, 470.
[7] BOHNENKAMP, Verh. physik.-med. Ges. Würzburg **1931** (Jan.).

und Sarkomen[1]. Die Erhöhung der gesamten Stoffzersetzung kann bis 50% der Norm gehen, so daß erst mit einer Darreichung von etwa 50 Rohkalorien oder noch mehr pro Kilo Kraft- und Stickstoffgleichgewicht zu erzielen ist. Der größere Umsatz trifft Eiweiß und stickstoffhaltige Substanzen. Im Hunger beteiligt sich das Eiweiß in der gleichen prozentarischen Höhe wie in der Norm und wie bei mittlerem Fieber. Untersucht man den Eiweißumsatz für sich allein, so findet man ihn erhöht. Das ist auch zuerst gefunden worden, und von diesen berühmten Beobachtungen F. MÜLLERS und KLEMPERERS[2] gingen alle weiteren Forschungen aus. Solange man sich an das Eiweiß allein hielt, sprach man demgemäß von einem pathologischen Eiweißzerfall bei diesen Krankheitszuständen. Jetzt wissen wir[3], daß die erhöhte Eiweißeinschmelzung meist im Rahmen und nach Maßgabe der gesamten, und zwar erhöhten Energieproduktion stattfindet, indem das Eiweiß mit Glykogen und Fetten zerstört wird. Es handelt sich also nach der Form des Stoffwechsels in einer Reihe von Fällen um prinzipiell den gleichen Vorgang wie bei Thyreoidismus. Aber in anderen ist es doch insofern anders, als das Stickstoffminimum erhöht ist. Die dynamische Wirkung der Nahrung scheint sehr gering zu sein[4].

Diese Veränderung des Stoffwechsels findet sich nicht bei allen Kranken mit malignen Tumoren, sondern nur in einem erheblichen Teile der Fälle. Gewiß, die große Mehrzahl von ihnen büßt zwar an Gewicht ein wegen ungenügender Nahrungsaufnahme, befindet sich also im Stoffwechsel der Unterernährung, aber es fehlt bei manchen die eben beschriebene Steigerung der gesamten Zersetzungen. Es müssen sich also besondere Einwirkungen geltend machen, wenn diese eintritt, und man kann sie — entsprechend der Auffassungsform unserer Zeit — in Giftwirkungen sehen (F. MÜLLER). Ob diese vom Karzinomgewebe selbst oder, was viel weniger wahrscheinlich ist, von besonderen Organen ausgehen, wissen wir nicht. Wie es scheint, tritt die Wirkung vornehmlich in den schwersten Fällen mit Metastasen ein. Nach operativer Entfernung der Tumoren oder erfolgreicher Bestrahlung kehren Stoffwechselsteigerung und Eiweißumsatz zur Norm zurück[5].

Über die Veranlassung zu diesen chemischen Wirkungen gibt es Vermutungen und Beobachtungen. Man denkt an heterolytische Fermente[6], und in der Tat wurden Unterschiede zwischen den Wirkungen von Fermenten aus gesunden und karzinomatösen Geweben gefunden.

---

[1] Allgemeines über den Stoffwechsel bei Tumoren vgl. A. SCHMIDT, in v. Noordens Handb. **2**, 373. — F. BLUMENTHAL, Die chemischen Vorgänge bei der Krebskrankheit. Wiesbaden 1906. — GRAFE, Dtsch. Ges. inn. Med. **1928**, 18. — O. WARBURG, ebenda. — STRIECK u. MULHOLLAND, Arch. klin. Med. **162**, 51.

[2] F. MÜLLER, Z. klin. Med. **16**, 496. — G. KLEMPERER, ebenda **16**, 550.

[3] WALLERSTEINER, Arch. klin. Med. **116**, 145 (E. GRAFE).

[4] LAUTER u. JENKE, Arch. klin. Med. **146**, 323. — GRAFE, Dtsch. Ges. inn. Med. **1928**, 24.

[5] WALLERSTEINER, l. c. — HEINDEL u. TRAUNER, Mitt. Grenzgeb. Med. u. Chir. **40**, 416.

[6] ABDERHALDEN, Z. Krebsforschg 9; Hoppe-Seylers Z. **66**, 265, 276. — KEPINOW, Z. Krebsforschg **7** (Literatur). — GRAFE, Dtsch. Ges. inn. Med. **1928**, 25.

Im Mittelpunkt des Interesses bei dem Karzinom steht der Stoffwechsel der Krebszelle selbst. Wir verdanken über ihn O. WARBURG die wichtigsten Untersuchungen[1]. Wie er zeigte, spaltet die Karzinomzelle auch unter den gewöhnlichen Bedingungen der Sauerstoffversorgung und bei einer Bikarbonatkonzentration von bestimmter Höhe Zucker zu Milchsäure. Sie schafft sich also ihre besondere Energie anaerob durch Spaltung und verfügt außerdem für das gewöhnliche Wachstum noch über die Atmung. Diese Form des Energiewechsels hat die Karzinomzelle in der Größenordnung gemein nur mit der äußerst stabilen Retina und vor allem mit der Hefezelle. Alle anderen Gewebe des Organismus zerstören unter aeroben Bedingungen Milchsäure durch Oxydation, und in wachsenden Geweben kommt die Milchsäuregärung — dann aber in gleicher Größenordnung wie bei Geschwulstzellen — nur anaerob zustande. Schon alte Erfahrungen von LIEBIG und HOPPE-SEYLER (ARAKI) zeigten das regelmäßige Auftreten der Milchsäuregärung bei allen Körperzellen in der Erstickung. Wachsende Körperzellen haben anaerob die gleich große Gärungsfähigkeit wie Geschwulstzellen. Im ganzen wachsenden Organismus wurde auch aerobe Milchsäuregärung gefunden[2]. Tumorzellen gären, wie gesagt, gerade aerob, weil, wie WARBURG zeigt, ihre Atmung zu klein ist oder nicht ausgenutzt wird zur Vernichtung der Gärung. Auch von dem im Verband des Organismus liegenden Geschwulstgewebe wird Milchsäure an das Blut abgegeben[3].

Über den Eiweißstoffwechsel der Geschwulstzelle ist zunächst die wichtige Tatsache bekannt, die EDLBACHER fand[4]: die Geschwulstzelle enthält reichlich Arginase, spaltet also die Hexonbase Arginin stark. An Mäusen, die mit Tumoren geimpft sind, sinkt der Arginasewert der Niere; die Geschwulst zeigt also eine Fernwirkung[5]. Ferner zeigen die Beobachtungen an Explantaten[6] Erscheinungen, die auf Besonderheiten des Eiweißstoffwechsels schließen lassen: Geschwulst- ebenso wie embryonale Zellen sind in ihren Anforderungen an die Lebensbedingungen viel anspruchsloser als differenzierte Organzellen: sie vermögen, wohl durch den Besitz besonderer Enzyme, ihre Körpersubstanz aus weniger differenzierten Stoffen aufzubauen. Und immer haben sie unter den Zellen des ausgebildeten Organismus die nächste Beziehung zu den großen mononukleären Zellen und den Lymphozyten. Auch bei letzteren fand ja WARBURG[7] eine besonders starke anaerobe Glykolyse!

---

[1] O. WARBURG, Biochem. Z. **142**, 317; Katalytische Wirkungen der lebendigen Substanz. Berlin 1928: Über den Stoffwechsel der Tumoren. Berlin 1926; Klin. Wschr. **1925**, Nr 12; Naturwiss. **15**, H. 1 (1927). — Vgl. FAHRIG, Z. Krebsforschg **25**, 146 (Lit.).

[2] GYÖRGY u. KELLER, Klin. Wschr. **1931**, Nr 8/9. — Über die Sonderstellung wachsender Zellen in jeder Hinsicht vgl. WERTHEIMER, Pflügers Arch. **225**, 118.

[3] WARBURG, WIND u. NEGELEIN, Klin. Wschr. **1926**, Nr 19. — C. u. G. CORI, J. of biol. Chem. **65**, 397.

[4] EDLBACHER u. MÄRZ, Hoppe-Seylers Z. **171**, 252.

[5] FUJIWARA, Hoppe-Seylers Z. **185**, 1 (EDLBACHER).

[6] ALBERT FISCHER, Klin. Wschr. **1927**, Nr 10.

[7] FISCHER, l. c.

Über den gesamten Eiweißumsatz von Geschwulstzellen im Rahmen des Energiestoffwechsels weiß ich nichts. Die Zusammensetzung der Karzinomzellen bietet vielleicht einige Besonderheiten[1].

Daß sich die Geschwulstzelle aus einer gewöhnlichen Gewebszelle umbildet[2], darf als sicher gelten. Die Bedeutung hohen embryonalen Alters, also damit eines Ursprunges bis in die früheste Anlage des Organismus, von Cohnheim hervorgehoben, wird von bedeutenden Forschern noch festgehalten. Es haben sich die Auffassungen über Entstehungsmöglichkeiten des Karzinoms mehr und mehr erweitert. So wenig Sicheres man weiß, um so mehr gewinnt meines Erachtens der alte Gedanke Ernst Zieglers Raum, daß verschiedene Wege zur Entstehung bösartiger Geschwülste führen können, denn diese zeigen untereinander sowohl in ihrem Aufbau als ihrem Wesen und wahrscheinlich auch in ihrer Entstehung die größten Verschiedenheiten. Reize der verschiedensten Art, mechanische und chemische, können zur Umbildung der Zellen führen. Es gibt auch am Menschen Karzinome, die ohne Zwang auf einen Reiz zurückgeführt werden können, z. B. die der Gallenblase bei Steinen — in der großen Mehrzahl der Fälle von menschlichen Geschwülsten lassen sich solche ursächlich wirkende Reize nicht finden. Infekte können am Tier indirekt Geschwülste hervorrufen. Tiergeschwülste sind direkt oder sogar in Filtraten übertragbar. Grundsätzlich wird ein parasitärer Ursprung der meisten Geschwülste von fast allen Forschern abgelehnt. Wieviel sich gegen die Annahme eines parasitären Ursprungs einwenden läßt, ist viel erörtert. Ob man aber die prinzipielle Ablehnung so stark überspannen soll, erscheint mir doch zweifelhaft, denn auch unsere gegenwärtigen Gedanken über Infektion sind noch nicht der Wahrheit letzter Schluß und es läßt sich doch auch nicht weniges für einen infektiösen Ursprung wenigstens mancher Geschwülste anführen[3].

Man kann nun mit Wahrscheinlichkeit annehmen, daß bei manchen andern Zuständen Steigerungen des Energiewechsels vorkommen; solcher Art sind in der Literatur viele genannt. Aber es scheint mir da nicht weniges recht unsicher zu sein, manches dürfte auch wechseln, z. B. bei schweren Biermerschen Anämien hat E. Grafe in langdauernden Versuchen auf unserer Klinik nur zuweilen Erhöhungen des gesamten Energiehaushalts finden können[4]; sie dürften abhängen von einer regeneratorisch erhöhten Tätigkeit des Knochenmarks. Das steht in völliger Übereinstimmung mit den grundlegenden Beobachtungen von Kraus und v. Noorden[5], auch darin, daß bei schwerer Anämie Grundumsatz und Eiweißumsatz sich innerhalb normaler Grenzen hielten. Rolly und Grassheim sahen[6] in einigen Fällen von perniziöser Anämie deutliche Erhöhungen des gesamten Energiewechsels. „Perniziöse“ Anämie, und zwar in ihrer echten Form, kann bedingt sein durch Einwirkung

---

[1] Fahrig, l. c. — Willheim, Biochem. Z. **163**, 488.

[2] Über allgemeine Fragen s. Borst, Allg. Path. d. malignen Geschwülste **1924**; Verh. dtsch. path. Ges. **1927**, 6.

[3] Vgl. L. Heidenhain, Über das Problem der bösärtigen Geschwülstf. Berlin 1928/30.

[4] Grafe, Arch. klin. Med. **118**, 149; Stoffwechsel, S. 455. — Curschmann u. Bachmann, Arch. klin. Med. **152**, 280.

[5] Lit. bei Strauss, in v. Noordens Handb. **1**, 881.

[6] Rolly, Arch. klin. Med. **114**, 605. — Grassheim, Z. klin. Med. **111**, 601.

des Botriocephalus latus. In solchen Fällen wurde eine erhebliche Steigerung des Eiweißumsatzes gefunden[1], die nach Entfernung des Parasiten verschwand; sie hängt unzweifelhaft mit direkten Einwirkungen des Parasiten zusammen; der Energiewechsel ist dabei nicht untersucht. Jedenfalls führen Anämien nie zu einer Einschränkung des Energiewechsels. Bei Polyzythämie[2] kommt beides vor: normaler Energiewechsel und gesteigerter Energiewechsel, ohne daß wir eine Einsicht haben, warum das eine, warum das andere geschieht. Es liegt natürlich auch hier nahe, die verstärkte Funktion des Knochenmarks für das Verständnis heranzuziehen[3].

An diese Gruppe von Krankheitszuständen schließen sich endlich noch chronische Infektionen, wie z. B. schwere Tuberkulosen, Sepsis lenta, Granulom ohne Fieber an. Auch bei ihnen — allerdings sind das recht seltene Fälle, weil eben die meisten Kranken dieser Art fiebern — kann die gesamte Energieproduktion mit der entsprechenden Beteiligung des Eiweißumsatzes erhöht sein[4] in genau der gleichen Weise wie bei fieberhaften Infektionen, und damit kehren wir zur ersten und bekanntesten Veranlassung zurück (vgl. Abschnitt Fieber).

Manche Kranke mit hämolytischen Ikterus zeigen eine Erhöhung des Gesamtstoffwechsels[5]. Umber sah[6] das auch in Fällen kombinierter Leber-Milz-Erkrankung, bei denen man den Ausgangspunkt der Störungen in die Milz legt. In diesen Fällen sollte zugleich eine nicht oder nur schwer ausgleichbare Steigerung des Eiweißumsatzes bestehen und Entfernnung der Milz soll alle Erscheinungen zum Rückgang bringen. Mir ist das alles höchst zweifelhaft. Die Bantische Krankheit scheint es bei uns doch nicht zu geben[7], zum mindesten ist sie bei uns von den Fällen von splenomegaler Leberzirrhose nicht zu unterscheiden. Über die südländischen Beobachtungen kann ich natürlich nicht urteilen, aber gerade bei ihnen denkt man doch zuerst an Protozoeninfektionen (vgl. Kalaazar). Jedenfalls wurde bei hepatischen Erkrankungen mit Bantischem Symptomkomplex vielfach eine Steigerung des Stoffwechsels vermißt[8].

Bei chronischen Leukämien, und zwar ebenso bei myeloiden wie bei lymphoiden, kommen Erhöhungen des Kraftwechsels um 25 bis über 100, im Durchschnitt um 55% vor[9]. Wahrscheinlich hängt das zusammen mit der enormen Zellneubildung im Organismus sowie mit der starken Atmung der weißen Blutzellen. Diese läßt sich auch außerhalb des Körpers mit Sicherheit nachweisen. Soviel man aus den Untersuchungen von Grafe zu beurteilen vermag, kann die Steigerung der Zersetzungen im wesentlichen durch Kohlehydrate und Fett gedeckt werden. Dazu würde auch gut passen, daß Beobachtungen über den Eiweißumsatz[10] innerhalb der normalen Breiten liegende Ergebnisse hatten. Diese

---

[1] Rosenquist, Z. klin. Med. **49**, 193.

[2] Beob. u. Lit. bei Grafe, Handb. norm. path. Phys. **5**, 267.

[3] Über Einwirkung d. Knochenmarks s. v. Bréza, Arch. f. exper. Path. **117**, 240.

[4] Staehelin, Kongreß inn. Med. **1907**, 174. — E. Grafe, Münch. med. Wschr. **1920**, Nr 28; Stoffwechsel, S. 482; Klin. Wschr. **1**, Nr 2 (1922). — Gessler, Arch. klin. Med. **144**, 188. — E. Grafe, Beitr. Klin. Tbk. **75**.

[5] Schweriner, Berl. klin. Wschr. **1920**, Nr 50. — Eppinger, Hepatolienale Erkrankungen.

[6] Umber, Z. klin. Med. **55**, 289; Münch med. Wschr. **1913**, Nr 27.   [7] Vgl. Eppinger, l. c.

[8] Grafe, Arch. klin. Med. **139, 140**: Handb. norm. path. Phys. **5**, 277.

[9] Lit. und eigene Beobachtungen bei Grafe, Arch. klin. Med. **102**, 406; Handb. norm. path. Phys. **5**, 167. — Strieck u. Mulholland, Arch. klin. Med. **162**, 51. — Hobløll, Acta med. scand. (Stockh.) **72**, 326. — Stuber, Z. klin. Med. **111**, 214.

[10] Vgl. Strauss, in v. Noordens Handb. **1**, 896. — Grafe, Stoffwechsel, S. 465. — Lauter u. Jenke, Arch. klin. Med. **146, 323**.

Auffassung dürfte nicht allgemein gelten. Denn offenbar gibt es Leukämien ohne und solche mit Erhöhung des Energiehaushalts. Im letzteren Falle ist auch der Eiweißumsatz erhöht.

Wir sehen also Steigerungen der Eiweißzersetzung unter den allerverschiedensten Umständen. In einem Teil der Fälle liegt eine Erhöhung des gesamten Energiewechsels zugrunde. Vielleicht haben wir auch hier wieder verschiedene Zustände etwa so, daß manchmal der veränderte Energiewechsel vom Nervensystem, manchmal direkt von den Zellen bestimmt wird, oder beides vereint ist. Alles zeigt die innige, unzertrennbare Vereinigung von Energie- und Stoffwechsel, und die Vorgänge bei der Phosphor- und Phloridzinvergiftung weisen hin auf die Bedeutung intimer Zellvorgänge für diese Angelegenheit.

Unter den Verhältnissen des Lebens kennen wir nicht nur Steigerungen, sondern auch Verminderungen des gesamten Energiewechsels. Am klarsten erscheint mir das bei den Menschen mit Hypo- und Athyreose vorhanden zu sein. Hier kann der Grundumsatz bis auf 50% sinken, das hat Magnus-Levy am Kranken mit schwerem Myxödem festgestellt[1]. Nicht jeder Kranke zeigt die Erscheinung[2]; in leichteren und besonders in unsicheren Fällen kann sie fehlen. An Tieren wurde nach künstlicher Entfernung der Schilddrüse ebenfalls Herabsetzung des Energiewechsels gefunden[3]. Der Eiweißumsatz ist gleicherweise herabgesetzt, so daß Stickstoffgleichgewicht schon mit wesentlich niedrigerer Nahrungszufuhr erzielt werden kann[4].

Ferner gibt es Kranke mit Psychopathien, vor allem mit katatonischem Stupor, bei denen eine sichere Einschränkung des gesamten Energiewechsels vorhanden ist[5], das, was französische Forscher als Ralentissement de la nutrition bezeichnen. Auch die Verhältnisse des Gewichts und des Wasserwechsels bei bestimmter Nahrungsmenge und im Hunger ergaben höchst eigenartige Gesichtspunkte. Hier ist der Einfluß des psychischen Momentes auf den Stoffumsatz erwiesen. Wie häufig pflegte ihn die neuere Medizin in das Gebiet der Fabel zu verweisen! Ich muß auch hier zugeben, daß sehr leicht — gerade auf diesem Gebiete viel mehr auf unsichere Eindrücke hin behauptet wird, als man genau weiß. Es gibt ferner mancherlei Möglichkeiten indirekter Einwirkung; wir werden z. B. bei Erörterung des Einflusses der Geschlechtsdrüsen noch einmal dem Temperament begegnen. Dies kann, wie erwiesen ist, sehr leicht durch seinen Einfluß auf die Bewegungen der Körpermuskeln Einfluß auf den Energiehaushalt gewinnen. Die katatonisch Stuporösen sind ruhig, und ein Teil der Erscheinungen, die sie bieten, könnte sich darauf wohl zurückführen lassen.

---

[1] Magnus-Levy, Z. klin. Med. **33**, 169; **60**, 296. — v. Bergmann, Z. exper. Path. u. Ther. **5**, 649.

[2] Vgl. Steyrer, Z. exper. Path. u. Ther. **4**, 720.

[3] Grafe, Stoffwechsel, S. 242 (Lit.).   [4] Lit. bei Grafe, l. c.

[5] Lit. u. eigene Beobachtungen bei E. Grafe, Arch. klin. Med. **102**, 115; Hoppe-Seylers Z. **65**, 21. — Rosenfeld, Allg. Z. Psychiatr. **63**, 367. — Schill, Z. Neur. **17**, 202. — Zusammenfassend: Allers, ebenda **4, 6, 9**. — Grafe, Stoffwechsel, S. 411ff.; Handb. norm. path. Phys. **5**, 199.

Indessen gehen die gesicherten Zahlenwerte, die ihre Untersuchung ergab, weit über diesen Erklärungsgrad hinaus. GRAFE hat den Einfluß des psychischen Moments auf den Stoffumsatz auch sonst noch durch zufällige Beobachtungen zu belegen vermocht. Z. B. verlor ein Arzt, der sich im Stoffwechselversuch befand, bei kalorisch völlig ausreichender Nahrung, die ganz genommen und wie sonst ausgenutzt wurde, sehr erheblich an Gewicht infolge schwerer und plötzlich auftretender seelischer Gedrücktheit nach traurigen Erlebnissen. Schwerste seelische Erregungen, die gesunden Menschen in Hypnose suggeriert waren, konnten ohne jeden Einfluß auf den Stoffverbrauch bleiben[1]. Andrerseits konnten Affekte in der Hypnose nach weiteren Untersuchungen von GRAFE auch mit einer wesentlichen Steigerung des Umsatzes einhergehen. Gewiß kann man die Bedeutung von Hypnoseversuchen für diese Fragen zurückhaltend beurteilen, weil es doch noch zweifelhaft ist, ob die furchtbare Gewalt der schwersten seelischen Zustände überhaupt durch die Hypnose vermittelt zu werden vermag. Aber unzweifelhaft ist die Art, wie das Seelische wirkt, von Bedeutung; ich gewinne sogar mehr und mehr die Überzeugung, daß auch der Energiewechsel vom Nervensystem beherrscht und in vieler Hinsicht vom Seelischen geleitet wird. Das letzte endet auch hier in der Persönlichkeit.

Solange man annimmt, daß die Größe des Energieumsatzes bei Ruhe im nüchternen Zustande gewissermaßen etwas Gegebenes und fast ausschließlich von den Bedingungen der Wärmeabgabe Abhängiges ist und daß alles, was an Nahrung über den Bedarf eingeführt wird, dem Organismus zugute kommt, wird man den Zustand der Fettleibigkeit[2] im wesentlichen auf überreichliche Nahrung zurückführen. Unzweifelhaft entsteht Fettsucht bei vielen Menschen auf diesem Wege. Man ist neuerdings geneigt, in diesen Fällen einen gesteigerten Appetit zugrundezulegen. Meines Erachtens ist dann fast immer einfach die bei den meisten Menschen verbreitete Lust am Zuvielessen das Maßgebende. Dann trifft ein gewohnheitsmäßig reichliches Essen von Kohlehydraten oder Fetten oder beiden zusammen mit Mangel an ausreichenden Muskelbewegungen. Auch das ist als ein höchst bedeutsames Moment anzusehen. Gewöhnlich tragen alkoholische Getränke, namentlich Bier, das ihrige bei, indem sie auf der einen Seite die Nahrungsmenge stark vermehren, auf der anderen Seite die Ruheneigungen eines schlaffen Temperaments wesentlich unterstützen. Wie sehr gewohnheitsmäßige Ruhe und Unruhe in die Wagschale fallen, hat uns ZUNTZ

---

[1] GRAFE u. TRAUMANN, Z. Neur. **62**, 237. — GRAFE u. MAIER, Z. Neur. **86**, 247.

[2] Über Fettleibigkeit: v. NOORDEN, in Nothnagels Handb. **2**, 2. Aufl. — MAGNUS-LEVY, Z. klin. Med. **33**, 298. — v. BERGMANN, Handb. Bioch. **4**. — SCHWENNINGER u. BUZZI, Die Fettsucht. Leipzig 1894. — EBSTEIN u. HENNEBERG, Kongreß inn. Med. **1885**. — MATTHES, Erg. inn. Med. **13**, 82. — LAUTER, Arch. klin. Med. **150**, 315. — GRAFE, in Asher-Spiros Erg. **21 II**; Krankh. d. Stoffwechsels, S. 111. 1931. — ISAAC, Würzburg. Abh., N. F. **1**, H. 6. — LICHTWITZ, in v. Bergmann-Staehelins Handb. 2. Aufl. **4 I**, 892. — v. BERGMANN-STROEBE, in Oppenheims Handb. Bioch., 2. Aufl., **7**, 562. — THANNHAUSER, Karlsbad. ärztl. Vortr. **1925**; Lehrbuch des Stoffwechsels usw. 1929. — GESSLER, Arch. klin. Med. **157**, 46. — H. BERNHARDT, Erg. inn. Med. **36**, 1 (Lit.) — Verh. Ges. Verdgskrkh. **1929**: Referate: THANNHAUSER u. J. BAUER, Diskussion.

gezeigt[1]. Ganz gewiß scheint bei nicht wenigen Menschen die Entstehung der Fettleibigkeit in dieser einfachen Rechnung aufzugehen[2]. Sogar familiär! Denn das Vielessen steckt an. Hier bietet sich die denkbar beste Gelegenheit für eine erfolgreiche ärztliche Behandlung. Diese sollte mehr, als es bisher geschieht, die Mischung der Nahrungsstoffe und ihren Einfluß auf die individuelle Fettbildung berücksichtigen. Wir denken auch in diesem Punkte oft zu energetisch und zu wenig stoffwechselphysiologisch.

Freilich hat E. GRAFE völlig recht, wenn er auch für diese scheinbar einfachen und in ihrer Entstehung klaren Fälle darauf hinweist[3], daß selbst hier weit verwickeltere Erwägungen in Betracht kommen. Denn alles das, was bei den vielen zuviel essenden Menschen, die nicht dick werden, die Entstehung der Fettleibigkeit verhindert, muß hier ausgeschaltet sein; das ist wohl im wesentlichen die dynamische Wärmebildung.

Unklar bleibt in diesen Fällen die Rolle der Flüssigkeits- (Wasser-) zufuhr für die Entstehung der Fettleibigkeit. Tatsächlich speichern nicht wenige Fette sehr erhebliche Mengen von Flüssigkeit auf. Viele von ihnen trinken gewohnheitsmäßig große Mengen von Wasser, Kaffee, Tee oder auch von Bier und Wein. Die starke Gewichtsabnahme besonders im Beginn mancher Entfettungskuren beruht in erster Linie auf Wasserverlusten. Die Ausbildung eines starken Fettpolsters geht in der Regel mit Wasseransammlung einher; wie mir scheint, ist das bei bestimmten Formen von Fettsucht in besonderem Maße der Fall[4]. In den Erörterungen über den Wasserhaushalt wird das gesagt werden, was man über die Bedingungen der Wasserretention weiß. Nach meinen Eindrücken gehen bei der Fettleibigkeit zwei Prozesse nebeneinander her, die Ansammlung von Fett und von Wasser. Wahrscheinlich hängt dieser mit jenem zusammen.

Aber es handelt sich weiter noch um eine ganz andere Frage, nämlich um die direkte Beförderung der Fettansammlung durch die größere oder geringere sowie durch die zeitlich abgestufte Flüssigkeitsaufnahme. Ich vermag da eine entscheidende Antwort nicht zu geben. Die Tierzüchter geben Säugetieren, die fett werden sollen, nur kleine Mengen von Wasser[5]. Aber Gänse erhalten während des Stopfens viel Wasser. Am Menschen läßt Dursten die Fettzersetzung unverändert[6]. Wenigstens wurde das bei kurzdauernden Respirationsversuchen gefunden. Die rein klinischen „Erfahrungen" am Menschen[7] gestatten meines Erachtens ein sicheres Urteil noch nicht, trotz der Sicherheit in den Behauptungen. Es fehlt vorerst noch an klaren Beobachtungen. Bei mir festigt sich allerdings immer mehr der Gedanke, daß das gewohnheitsmäßige Trinken von Wasser bei reichlicher Ernährung, namentlich mit Kohlehydraten, die Ansammlung von Fett begünstigt. Oder steigert sie nur das Körpergewicht durch Wasserretention? Mit den Wasser- sind natürlich auch die Salzverhältnisse zu berücksichtigen[8], denn mit dem Wasser wird immer auch Salz zurückgehalten und mit Salz Wasser. Davon können nach neueren Beobachtungen die Wirkungen vom Salz ausgehen, und unzweifelhaft essen viele Fettleibige

[1] ZUNTZ, Ther. Gegenw., Juli 1901.
[2] Vgl. RUBNER, Beiträge zur Ernährung im Knabenalter. Berlin 1902.
[3] E. GRAFE, in Asher-Spiros Erg. 21 II.   [4] Vgl. GRAFE, Arch. klin. Med. 133, 41.
[5] HENNEBERG, Kongreß inn. Med. 1885, 46; J. Landw. 18 (II. F. 5), 247; 36, 1. — VOGEL, ebenda 39, 37.
[6] SALOMON, Über Durstkuren, in v. Noordens Sammlg. klin. Abhandlgn. 6.
[7] OERTEL, Allg. Therapie d. Kreislaufstörung, 4. Aufl. — LORENTZEN, Diss. Erlangen 1887.
[8] H. ZONDEK, Dtsch. med. Wschr. 1925, Nr 31; 1924, Nr 12.

auffallend viel Kochsalz, das dürfte Wasserretention erheblich fördern. Wir brauchen aber für ein klares Urteil eingehende Bilanzversuche über den Wasser- und Salzgehalt bei verschiedensten Fällen von Fettleibigkeit. Vorerst kann ich noch nicht zugeben, daß wir bis jetzt klare Anschauungen über diese Verhältnisse gewannen, und keinesfalls lassen sich Fälle von Fettsucht auf Grund der gegenwärtigen Kenntnisse des Wasser- und Salzhaushalts einteilen.

Ebenso sicher wie ein Übermaß von Nahrung die hauptsächliche Veranlassung der Fettansammlung sein kann, gibt es Fälle von Fettleibigkeit, bei denen Menge und Art der Ernährung nicht die maßgebenden Ursachen darstellen. Das ist die alte ärztliche Anschauung; sie war zeitweise fast völlig verlassen worden. Aber sie trifft gewiß für nicht wenige Menschen das Richtige. Dann ist eine Regulation gestört. Natürlich ist der letzte Anlaß für die Entwicklung der Fettleibigkeit auch hier ein Mißverhältnis zwischen Größe der Nahrungsaufnahme und Verbrauch. Wir wollen nur sagen, daß die Nahrungsaufnahme hier im Vergleich zu der anderer Menschen keine übermäßige ist, daß also die Regulationsstörung auffallender hervortritt als in jenem Falle.

Für das Verständnis der Pathogenese gibt es Schwierigkeiten. Sie bildeten wohl die wesentliche Veranlassung, daß man sich früher so häufig der Bedeutung der konstitutionellen (endogenen) Momente bei Erörterung der Fettsucht verschloß, obwohl doch einzelne Beobachtungen seltener Kasuistik ihre Existenz schon früher mit Sicherheit erwiesen und, wie gesagt, der unbefangene ärztliche Blick sie äußerst wahrscheinlich macht.

Auch wenn man an der Bedeutung eines sicher und wiederholt bestimmten Grundumsatzes festhält, wie ich das für die Beurteilung des Energiewechsels des nicht ernährten Menschen durchaus tun möchte, solange man daraus nicht den 24stündigen Nahrungsbedarf berechnet, fehlt für diese Fettleibigen jede Möglichkeit eines Vergleiches, weil sich weder eine Einheit des Gewichts noch eine solche der Oberfläche bestimmen läßt, auf die man die beobachteten Werte beziehen könnte, und weil jede Hilfsrechnung, auch wenn man die BENEDIKTschen Tafeln zugrunde legt, zu Ergebnissen von nicht ausreichender Sicherheit führt.

Sichere Bestimmungen des Grundumsatzes an Fettleibigen sind — meist in kurzen Versuchen — vorhanden[1], aber es hat sich aus ihnen vielfach nichts Abnormes ergeben. STAEHELIN fand einige auffallend tiefe Nüchternzahlen, indessen man hat ebenso tiefe Zahlen auch bei Nichtfetten gesehen. Und LAUTER fand sogar bei Fettleibigen nicht selten auffallend hohe Werte für den Grundumsatz. Nun liegen aber einige Beobachtungen über den gesamten Energiehaushalt in langdauernden Versuchen vor[2] mit so niedrigen Werten, daß man an einer Verminderung des Energiewechsels bei einzelnen Kranken nicht zweifeln kann.

---

[1] Z. B. MAGNUS-LEVY, Z. klin. Med. **33**, 301. — JAQUET u. SVENSON, ebenda **40**, 376. — Vgl. die Übersicht bei v. BERGMANN, in Handb. Bioch., 2. Aufl., **4 II**, 217. — LÖFFLER, Z. klin. Med. **87**. — GRAFE, Stoffwechsel, S. 282.

[2] v. BERGMANN, Z. exper. Path. u. Ther. **5**, 146; Dtsch. med. Wschr. **1909**, Nr 14. — STAEHELIN, Z. klin. Med. **65**, 425; Dtsch. med. Wschr. **1909**, Nr 14. — Vgl. LOEWY u. HIRSCHWALD, Dtsch. med. Wschr. **1910**. — GRAFE, Arch. klin. Med. **133**, 41. — ROLLY, Dtsch. med. Wschr. **1921**, Nr 31/32.

Von größtem Interesse finde ich die Vergleiche fetter Menschen mit solchen von etwa gleichem Gewicht; diese erweisen mit voller Sicherheit eine erhebliche Einschränkung des Energiewechsels bei manchen. Ferner zeigte ROLLY an zwei Kranken (Fettsucht nach Hodenexstirpation und Fettleibigkeit nach Strumektomie mit Störung der Ovarialfunktion), daß sie in der Zeitperiode der Fettsucht niedrigere Sauerstoffverbrauchswerte aufwiesen. In anderen jedenfalls viel zahlreicheren Fällen von Fettleibigkeit fehlt ein solches Ergebnis[1].

Auch die langdauernde Wägung der Kost unter täglicher Kontrolle des Körpergewichts, wie wir sie auf unserer Klinik schon seit fast 30 Jahren an isolierten Kranken durchführten[2], zeigt für manche Fettleibige unzweifelhaft, daß auffallend geringe Nahrungsmengen den Bestand aufrecht erhalten. Gewisse Schwierigkeiten kann dann die Beurteilung des Wasserwechsels solcher Kranken machen; er muß auf das Genaueste in Rechnung gestellt werden und natürlich spielt auch hier wieder eine große Rolle, welche Vergleichswerte man zugrunde legen soll, denn die Bedeutung des Gewichts ist eben unsicher.

Es kommt nun die Frage, ob auf der andern Seite die Größe des Stoffverbrauches durch den Krankheitszustand als solchen verändert ist. Für die Entwicklung der Fettleibigkeit wäre natürlich am bedeutsamsten, wenn er eingeschränkt wäre, denn das würde bei nicht verminderter Nahrungsaufnahme die Ansammlung von Fett fördern müssen. Daß die Fettleibigen häufig körperlich schwer beweglich und träge sind, darf man als sicher gelten lassen, wenn wir auch einzelne höchst eindrucksvolle Ausnahmen kennen. Zahlreiche Beobachtungen über die Zersetzungsgröße Fettleibiger bei bestimmter Muskelarbeit im Vergleich zu der Gesunder, hatten verschiedene Ergebnisse[3]: die Vergleiche sind eben sehr schwer anzustellen. In manchen Beobachtungen zeigte sich kein Unterschied, es wurde sogar ein besonders starker Verbrauch bei Fettleibigen gesehen, „weil sie sich stärker anstrengen mußten“ als Gesunde. Aber GESSLER konnte in methodisch völlig einwandfreien — meines Erachtens den einzigen einwandfreien — Beobachtungen zeigen, daß von 8 Fettleibigen 7 einen erheblich geringeren Sauerstoffverbrauch für dieselbe Hubarbeit aufwiesen, als die gleichaltrigen Gesunden. Ihre Ökonomie ist also in der Tat anders[4]. Das wäre etwas Konstitutionelles: hier ist etwas in den sehr komplizierten Vorgängen des Muskelstoffwechsels und ihrer Beziehung zur Entwicklung mechanischer Energie verändert. Die Ökonomie des Muskels wäre anders, und zwar durch Trägheit verbessert[5], wie das BENEDIKT bei Unterernährten beobachtet hat. Das müßte bei genügender Nahrungsaufnahme zur Anhäufung von Fett führen, besonders wenn wir bedenken, daß ja in allen diesen Fällen schon kleine Veränderungen große Folgen erzielen, weil sie lange Zeit und gleichmäßig wirken.

<hr>

[1] RUBNER, Beitrag zur Ernährung im Knabenalter. Berlin 1902.

[2] Vgl. SCHWENKENBECHER, Arch. klin. Med. 79, 48. — UMBER, Med. Klin. 1913, Nr 49.

[3] JAQUET u. SVENSON, Z. klin. Med. 41, 375. — v. WILLENBRAND, Skand. Arch. Physiol. (Berl. u. Lpz.) 20, 152. — BRODEN u. WOLPERT, Arch. f. Hyg. 39, 298. — LAUTER, Arch. klin. Med. 150, 315. — GESSLER, ebenda 157, 36. — BERNHARDT, Erg. inn. Med. 36, 23.

[4] Vgl. N. ZUNTZ, Ther. Gegenw., Juli 1901.   [5] v. BERGMANN, Handb. Bioch. 4 II, 221.

Die dynamischen Steigerungen des Stoffwechsels sind bei Fettleibigen nicht gleichmäßig gestaltet. Es gibt sichere Beobachtungen über Steigerung[1], es gibt aber auch solche über Herabsetzung. ROLLY fand bei zwei Kranken, daß nach reichlicher Mahlzeit die Sauerstoffwerte in der Periode der Fettleibigkeit längst nicht so hoch ansteigen wie zur Zeit der Magerkeit. PLAUT beobachtete das gleiche. Andere, z. B. LAUTER, vermißten das Fehlen oder die Einschränkung der Erhöhung. Also, wie gesagt, gleichmäßige Verhältnisse liegen nicht vor. Bedeutsam kann der Vorgang für die Entwicklung der Fettleibigkeit erscheinen, d. h. in manchen Fällen könnte auch er zur Entwicklung der Fettsucht beitragen. Für alle Erörterungen über die dynamische Stoffzersetzung bedenke man die methodischen Schwierigkeiten und Unsicherheiten vieler dieser Beobachtungen. Wenn die chemische Wärmeregulation Fettleibiger eingeschränkt ist[2], so trägt auch das gegebenenfalls zur Entwicklung der Fettleibigkeit bei.

Die Betrachtung des Energiewechsels zeigt also, daß man keinesfalls ein einzelnes Moment für sich allgemeingültig als Grundlage für die Entwicklung von Fettleibigkeit im Sinne der Anhäufung ungewöhnlich großer Fettmassen ansehen darf.

Bei den letzten Betrachtungen ragt in die Gestaltung der Vorgänge schon die Tätigkeit der inkretorischen Drüsen hinein, kennen wir doch von ihnen die erhebliche Bedeutung für die Führung des Stoffwechsels im ganzen und im einzelnen. Immer kehrt er hier wieder. Während des Stillens z. B. entwickelt sich bei manchen Frauen eine Fettleibigkeit durch überreichliche Ernährung. Man gewinnt den Eindruck, als ob diese dann auch ohne übermäßige Nahrungszufuhr weiter wachsen könne. Hier möchte man zunächst an den längeren Einfluß einer eingeleiteten Überernährung denken. Vielfach fehlt die Periode; Ovarien und Brustdrüse funktionieren anders.

Die Hauptsache ist wohl das Anhalten inkretorischer Störungen. Häufig wurde die Bedeutung von Hypophyse und Schilddrüse für den Fettumsatz hervorgehoben; im letzten Abschnitt dieses Buches ist davon die Rede. Beide Organe wirken zusammen, für sich oder im Verein mit den Geschlechtsdrüsen. Wahrscheinlich gehört ein Teil der Formen von konstituioneller (endogener) Fettsucht hierher[3]. Für die Entstehung der Fettsucht nach der rechnerischen Seite kommen auch dann die obengenannten Gesichtspunkte des Energiewechsels in Betracht. Gerade bei der Schilddrüse haben wir aus sonstigen Erfahrungen Anhaltspunkte für einen solchen Einfluß des Organs. Ich erinnere an die Bedeutung der Schilddrüse für die dynamische Wärmebildung[4], an die Einschränkung des Stoffwechsels bei Myxödem, sowie an die Zurückhaltung von Wasser

---

[1] GRAFE, Stoffwechselkrankh., S. 117. — LICHTWITZ, in v. Bergmann-Staehelins Handb. 4 I, 905. — JAQUET u. SVENSON, Z. klin. Med. **41**, 376. — STAEHELIN, ebenda **65**, 425. — v. BERGMANN, Z. exper. Path. u. Ther. **5**, 646; Dtsch. med. Wschr. **1909**, Nr 14. — ROLLY, ebenda **1921**, Nr 31 u. 32. — PLAUT, Arch. klin. Med. **139**, 285. — BERNHARDT, Erg. inn. Med. **36**, 1. — LAUTER, Arch. klin. Med. **150**, 315. — HAUSLEITER, Z. exper. Path. u. Ther. **17**, 413.

[2] MARK, Arch. klin. Med. **162**, 358.
[3] Vgl. Referate u. Verh. Ges. Verdgskrkh. (Berlin) **1929**.
[4] GRAFE u. ECKSTEIN, Hoppe-Seylers Z. **107**, 73.

und eine gewisse Neigung zur Fettansammlung dabei. Es kann wohl sein, daß gerade solche Formen der Fettsucht sich auszeichnen durch eine besondere Art des Fettpolsters und durch eine gleichzeitig eintretende stärkere Wasseranhäufung im Unterhautgewebe. Diese Vorstellungen liegen unzweifelhaft nahe. Es ist auch möglich, daß milde und rudimentärste Formen der Hypothyreose in Gestalt von Fettsucht, wie die Wiener Forscher annehmen[1], vielleicht häufiger vorkommen, als wir bisher dachten. Nur muß das zugegeben werden: von Sicherheit dieses Gedankens oder gar von Beweisen ist noch keine Rede. Vorderhand haben wir im wesentlichen die Vermutung, und ich persönlich gewann nicht einmal den Eindruck, daß Fettleibigkeit häufig auf mangelhafte Schilddrüsenfunktion zurückzuführen ist. Das gilt aber vielleicht doch mehr für Süddeutschland als für den Norden. In Mecklenburg sah H. Curschmann[2] thyreogene Fettsucht offenbar häufiger.

Der Einfluß der Geschlechtsdrüsen ist von Bedeutung. Es liegt sehr nahe, eine Störung der Ovarialfunktion für die Fettleibigkeit der Menopause anzunehmen und die Vermutung zu hegen, daß eine Verminderung ihrer inneren Sekretion den Fettansatz fördert. Unzweifelhaft besteht eine indirekte Beziehung zwischen Geschlechtsdrüsen und Energiewechsel, die über das Temperament geht[3]; vielleicht sind beide, Energiewechsel und Temperament, Folgen der Einwirkung auf die innere Sekretion. Wohl wurde auch der Grundumsatz nach Kastration kleiner gefunden[4] und steigerte sich manchmal nach Zufuhr von Ovarialsubstanz. Aber, wie ich meine, wären gerade hier längere Beobachtungsreihen und zahlreichere Untersuchungen notwendig, weil ein Fettwerden nach bloßer Minderung der Geschlechtsdrüsenfunktion keinesfalls als eine generelle Erscheinung angesehen werden kann; das Individuelle ist hier von größter Bedeutung. Außerdem kommt es offenbar ganz an auf die Mischung der Umstände, und in diese haben wir eine noch nicht entfernt ausreichende Einsicht. Ich verweise hier auf die vortrefflichen Darstellungen v. Bergmanns und Grafes[5]. Die Berechnung des gesamten Energiewechsels des natürlich ernährten Menschen aus einmal täglich für 20 Minuten ausgeführten Feststellungen des Grundumsatzes muß meines Erachtens abgelehnt werden, weil es auf das ankommt, was wirklich geschieht, nicht was geschehen kann. Für alle Umsatzfragen können nur sorgfältige Stoffwechselversuche weiter führen, die nach strengen Anforderungen über lange Zeiten hin ausgeführt werden. Magnus-Levy hat schon vor Jahrzehnten völlig klar dargelegt, was bei Bestimmung des Grundumsatzes zu berücksichtigen ist.

---

[1] Vgl. den letzten Abschnitt dieses Buches.

[2] H. Curschmann, Dtsch. med. Wschr. **1929**, Nr 42.

[3] Lüthje, Arch. f. exper. Path. **50**, 184, 268.

[4] Loewy u. Richter, Arch. f. Physiol. **1899**, Suppl.-Bd.; Berl. klin. Wschr. **1899**, Nr 50; Zbl. Physiol. **1902**, Nr 17. — Loewy, ebenda Nr 50; Erg. Physiol. **2 I**. — L. Zuntz, Zbl. Chir. **95**, 250; Arch. Gynäk. **98**, 188. — Korentschewsky, Z. exper. Path. u. Ther. **16**, 68. — Grafe u. Eckstein, Hoppe-Seylers Z. **107**, 73. — Grafe, in Asher-Spiros Ergebn., S. 265.

[5] v. Bergmann, Handb. Bioch., 2. Aufl., **7**, 562. — Vgl. auch Biedl, Innere Sekretion, 2. Aufl., S. 272. — Vgl. Bortschi, Biochem. Z. **104**, 37 (Asher). — Grafe, in Asher-Spiros Ergebn. **21 II**; Stoffwechsel **111**. — Wagner, Verh. Ges. Verdgskrkh. **1929**, 149, 282.

Endlich ist noch des Zentralnervensystems zu gedenken, denn der Fettstoffwechsel wird, ebenso wie alle andern Seiten des Gesamtstoffwechsels, auch von den vegetativen Zentren unter dem Tuber cinereum reguliert[1]. Es sind da Beziehungen zur Tätigkeit der Hypophyse da, darüber ist in dem Abschnitt über Diabetes insipidus und in dem Kapitel über das Zusammenwirken der inkretorischen Drüsen gesprochen. Das Fettgewebe ist sehr reichlich mit vegetativen Nerven versorgt. Die Anregungen zur Abscheidung der Lipasen in ihm geschehen offenbar sowohl auf chemischem als auch auf nervösem Wege. Auf Grund von Analogien kann man sich ohne weiteres vorstellen, daß krankhafte Einflüsse oder Hemmungen von den vegetativen Zentren auf das Fettgewebe ausgehend Anomalien des Fettbestandes erzeugen. Aber bekannt ist mir nichts darüber. Da die Vererbung bei endogener Fettleibigkeit von erheblicher Bedeutung ist, so wird man den Ursprung des Übels gerade für diese Fälle in der zentralen Regulation der vegetativen Vorgänge zu suchen geneigt sein.

Auf den genannten Grundlagen baut sich das Problem der energetischen Seite der Fettsucht auf. Wie man sieht, sind die in Betracht kommenden Verhältnisse oft auf der einen Seite außerordentlich verwickelt, auf der andern zur Zeit noch gar nicht einer genauen Prüfung und Beurteilung zugänglich. Es gibt Fälle, in denen entweder eine übermäßige Nahrungszufuhr oder eine verminderte Zersetzungsgröße die wesentliche Ursache der Fettleibigkeit darstellt. Häufiger scheint mir eine langsame Summierung kleiner Wirkungen und das Zusammenwirken verschiedener Momente den Ausschlag zu geben. Wir gehen am Krankenbett meines Erachtens viel zu häufig von der Annahme einer Krankheitsursache aus, während wir in der Regel einem höchst verwickelten Zusammenwirken der mannigfachsten Momente gegenüberstehen. Trifft sich z. B. ein niedriger Grundumsatz mit reichlicher Nahrungsaufnahme, mit der Vorliebe für bestimmt zusammengesetzte Speisen, für Wärme, für Muskelträgheit und mit einer geringen dynamischen Wirkung der Nahrung, kommen allerlei Gewohnheiten des Individuums dazu, so kann sich eine Fettleibigkeit entwickeln, obwohl die Untersuchung jedes einzelnen Vorgangs durchaus innerhalb der normalen Schwankungen liegende Werte ergeben würde. Ich bin überzeugt: solche Beziehungen haben eine Bedeutung, und sogar nicht so selten eine erhebliche. Für sie ist der Begriff einer endogenen Fettleibigkeit durchaus angebracht, denn hier liegt die Vereinigung der Bedingungen, die zur Fettsucht führen, in der Konstitution des Individuums, und zwar in seiner eigenartigen Reaktions- und Regulationsfähigkeit. Schließlich wird wohl auch hier das Nervensystem in den Mittelpunkt rücken. Es muß in der Regulation etwas verändert sein, das hebt v. BERGMANN sehr richtig hervor. Das Studium der Umsatzgröße ist bedeutungsvoll und notwendig, aber mit ihr ist es nicht getan.

Besondere Abscheidungsverhältnisse des Insulins und besondere fermentative Vorgänge in den Zellen des Fettgewebes stellt LICHTWITZ zur Erörterung. Man

---

[1] Vgl. E. GRAFE, Handb. Bioch., 2. Aufl., **9**, 67. — H. ZONDEK, Dtsch. med. Wschr. **1925**, Nr 31. — Vgl. WERTHEIMER, Pflügers Arch. **213**, 262.

lese seine interessanten und geistvollen Gedanken in der 2. Auflage seiner Klinischen Chemie. Dem Insulin wurde von Falta eine besondere gleichsam fettanbildende Wirkung zugewiesen und dieser Forscher führt auch manche Fälle von Fettleibigkeit auf Insulinwirkung zurück[1].

Das Fett der Fettleibingen sammelt sich in manchen Fällen an den gewöhnlichen Stellen der Fettdepots an, in andern werden besondere Orte bevorzugt aus Gründen, die wir noch nicht verstehen. Ich erinnere an die Fettanhäufung im Herzen und in den Körpermuskeln, an die bei der Dercumschen Krankheit und an die sonderbaren Befunde, nach denen das Fett dem Verlauf und der Form der Muskeln folgt und sogar in der äußern Gestalt starke Muskelentwicklungen vortäuschen kann. Vor allem aber wären hervorzuheben die merkwürdigen Ansammlungen des Fettes um das Becken und an den Beinen, wie Umber zeigt[2], mit geradezu segmentaler Abgrenzung.

Die Art des Fettes ist verschieden, je nach der Art der Ernährung: man weiß, daß die Fettsäuren aus der Nahrung in die Fettdepots übergehen können[3] und daß man so innerhalb gewisser Grenzen Fett von beliebiger Zusammensetzung herstellen kann. Auch die nicht fettartigen Quellen des Fettes haben einen Einfluß auf seine Zusammensetzung, z. B. ist sein Ölsäuregehalt abhängig von der Rolle, die die Kohlehydrate bei der Ernährung spielen. Zusammensetzung und Wassergehalt des Fettes können in großem Umfange schwanken[4].

Durch die Betonung einer wechselnden und in bestimmten Fällen eigenartigen Verteilung[5], sowie einer verschiedenartigen Zusammensetzung des Fettes bei vielen Kranken mit Fettleibigkeit, ist die Frage nach ihrer Entstehung auf ein anderes Gleis verschoben. Das betont v. Bergmann mit vollem Rechte. Die Pathogenese, zum mindesten mancher Formen von Fettsucht, ist damit aus den Gesetzen des normalen Stoffwechsels herausgehoben. Denn wenn das Fett sich nur an bestimmten Stellen anhäuft und wenn dieses krankhaft angesammelte Fett bei Unterernährung, wie Umber darlegt, nicht zur Erhaltung des Körpers beiträgt, sondern wenn dieser seinen Bedarf aus den normal bleibenden Stellen des Fettpolsters deckt, so muß örtlich in dem krankhaften Fettgewebe etwas Abnormes vorliegen, wie bei den lipomatösen Geschwülsten. Das dürfte v. Bergmann mit der Vermutung einer „lipomatösen Tendenz" meinen. Beziehungen dieser krankhaft fettspeichernden Orte zum Nervensystem sind höchstwahrscheinlich vorhanden; dafür spricht die Form der Fettverteilung in manchen Fällen[6]. Mir erscheinen diese Tatsachen äußerst interessant und wichtig für die zukünftige Forschung. Denn in allen Fällen, in denen der örtliche Zustand des Fettes bedeutsam ist und das Fett an verschiedenen Körperstellen den Einflüssen der Stoffwechselregulation gegenüber sich nicht gleichartig verhält, tritt deren Bedeutung für die Entstehung der Fettleibigkeit ganz zurück. Und ich habe den Eindruck, daß hierher viel mehr Fettleibige gehören, als man annimmt.

---

[1] Falta, Verh. Ges. Verdgskrkh. **1929**. — Vgl. Lublin, Klin. Wschr. **1929**, Nr 49.

[2] Umber, Stoffwechselkrankheiten, 3. Aufl.

[3] Lit. u. eigene Beobachtungen bei Leick u. Winckler, Arch. f. exper. Path. **48**, 163. — König, Z. Nahrungsm. **23**, 177. — Vgl. Abderhalden, Physiol. Chemie.

[4] Gehrmann, Diss. Heidelberg 1909. — Bozenraad, Arch. klin. Med. **103**, 120. — Schirmer, Arch. f. exper. Path. **89**, 263.

[5] Z. B. Umber, Stoffwechselkrankh., 3. Aufl. — J. Bauer, Klin. Wschr. **1922**, Nr 40. — Thannhauser, Internat. Ärztl. Fortbildungskongreß Karlsbad 1925; Lehrbuch.

[6] Z. B. Umber, l. c. — L. R. Müller, Kongreß inn. Med. **1921**, 428.

6. Der Stoffwechsel.

Bisher wurden die Beziehungen des Energiewechsels in den Vordergrund gestellt. Wie wir immer wieder sehen mußten, ist es überhaupt unmöglich, das Energetische und das Stoffliche völlig getrennt voneinander zu betrachten. Denn auf Schritt und Tritt ist die Entwicklung des einen davon abhängig, wie sich das andere gleichzeitig bietet und darstellt. Aber es gibt doch auch Vorgänge, bei denen das rein Stoffliche so an Bedeutung überwiegt, daß man von Stoffwechselvorgängen und ihren Störungen[1] sprechen kann.

Wenn das Stoffliche im Vordergrund steht, sind viel mehr Möglichkeiten von Anomalien gegeben, weil die Zahl der Substanzen, die hier in Betracht kommen, und vor allem die Variationsmöglichkeiten mit ihrer Umbildung eine recht große sind.

Wie früher hervorgehoben wurde, bedarf der Organismus zu seinem Leben einer gewissen Menge von Eiweiß. Eiweiß ist sicher die bequemste Form, in der die im Eiweiß notwendigen Substanzen zugeführt werden können. Aber es genügt auch, wenn die betreffende Menge Eiweiß schon außerhalb des Körpers aufgespalten wurde[2]. Dabei scheint die Menge gespaltenen Eiweißes kleiner sein zu können, wenn man dem Tier Eiweiß der gleichen Art gibt[3]. Die Ernährung mit den Spaltungsprodukten macht zuweilen deswegen Schwierigkeiten, weil in ihnen offenbar nicht immer die notwendigen Mengen oder Mischungen von Aminosäuren vorhanden waren. Es kommt für die Erhaltung des Organismus darauf an, daß er mit der Nahrung bestimmte Arten von Aminosäuren erhält. Man meint: er kann nicht alle Arten, z. B. von den heterozyklischen, Histidin, Tyrosin, Tryptophan, und ferner Cystin, Lysin, Arginin aus anderen herstellen[4](?) Da nun verschiedene Eiweißarten verschiedene Aminosäuren enthalten, so reicht nicht jedes Eiweiß für sich allein zu einer genügenden Ernährung aus. Allerdings geht die synthetische Fähigkeit des Organismus auch in dieser Beziehung offenbar sehr weit. Weiß man doch, daß bei besonders starkem Ansatzbedürfnis des Organismus und unter gleichzeitiger reichlichster Gabe von Kohlehydraten sogar Ammonsalze (zitronensaures und essigsaures Ammon) sowie Harnstoff innerhalb gewisser Grenzen für einen Teil des Nahrungseiweißes eintreten können[5]. Über die Natur der so erzielten Stickstoffretention läßt sich jedoch heute

---

[1] Lichtwitz, Klinische Chemie, 2. Aufl. Berlin 1930. — Grafe, Stoffwechsel.
[2] Loewi, Arch. f. exper. Path. **48**, 303; Lit. Pathol. Phys., 8. Auf., S. 416.
[3] Michaud, Hoppe-Seylers Z. **54**. — Vgl. Frank u. Schittenhelm, ebenda **70**.
[4] Vgl. F. Hofmeister, Erg. Physiol. **16**, 527.
[5] E. Grafes und Abderhaldens Arbeiten in Hoppe-Seylers Z.

noch nichts Sicheres aussagen; wir wissen noch nicht genau, wie weit dieser Stick-stoff in die Bestandteile des Protoplasmas eingeht, wie weit er nur in irgend-welcher Form als Reservestoff abgelagert wird.

So wie das Protoplasma sich aus den Bestandteilen von Ei und Sperma um-bildet, gestaltet und durch Aufnahme weiterer Molekülkomplexe wächst, so baut es sich nach dem durch die Lebensvorgänge bedingten Abbruch immer von neuem auf. Nicht das Eiweiß der Nahrung wird zum Eiweiß des Lebenden, sondern aus ihm sucht das Lebendige die Stoffe aus, aus denen er seine eigen-tümliche Substanz herstellt. Die Forschung muß lernen, wie einfach die Moleküle sein dürfen, die hierfür genügen, welche Kombinationen, welche Mengen, welche Verbindungen notwendig sind.

Schon frühzeitig wurde der Versuch gemacht, Tiere mit reinem Eiweiß, reinem Fett und reinem Zucker, sowie den notwendigen Salzen am Leben zu erhalten. Ich sah diese Versuche in den achtziger Jahren von Carl Ludwig aus-geführt in seiner Werkstätte. Schon damals zeigte sich, daß diese Tiere nicht am Leben bleiben. Seitdem ist die Beobachtung unabhängig davon oft wiederholt worden — für manche Tierarten immer mit dem gleichen Ergebnis. Es sind also außer den genannten drei Gruppen organischer Substanz und außer den Salzen noch andere Stoffe zum Leben notwendig, und aus dem Mangel solcher Stoffe leitet man die Entstehung einer Reihe von Krankheitszuständen ab. Sie finden sich nicht unter den gewöhnlichen Verhältnissen des Lebens, denn da sorgt schon die natürliche Beschaffenheit der Nahrungsmittel sowie Appetit und Eßlust dafür, daß die mannigfachsten Stoffe in den Magen-Darmkanal kommen. Gefahr besteht aber immer bei gewissen Einseitigkeiten der Ernährung, sei es, daß sie durch die Not oder durch Sitten oder durch seelische Eigentümlich-keiten der Menschen geschaffen werden. Die Einseitigkeit ist das, was bei den durch die Art der Nahrung erzeugten Störungen immer wiederkehrt. Wie merk-würdige Anomalien allein schon Einseitigkeit der Ernährung dadurch schafft, daß sie bestimmte an sich durchaus harmlose Körper für längere Zeit im Über-maße reicht, hat Gigon in interessanten Beobachtungen gezeigt[1]. Man sieht doch jetzt mehr und mehr — was wir anfangs in unserem Vertrauen auf das Regu-lationsvermögen des Organismus unterschätzt hatten — daß bestimmte, über längere Zeit eingehaltene Veränderungen der Ernährung eigenartige Veränder-ungen im feineren Getriebe des Organismus zur Folge haben[2]. Die Kinderheil-kunde verfügt über reichliche Erfahrungen auf diesem Gebiete.

Man pflegt die wesentliche Bedeutung der Einseitigkeit der Nahrung jetzt darin zu sehen, daß bestimmte Stoffe in ihr fehlen und daß unter diesen Umstän-den einige wohl charakteristische Krankheiten entstehen. Wir dürfen das an-nehmen für die unter dem Begriffe der Beriberi, des Skorbuts, der Pellagra und der Barlowschen Krankheit zusammengefaßten Zustände sowie für

---

[1] Gigon, Z. exper. Med. **40**, 1; Klin. Wschr. **3**, Nr 43 (1924).

[2] Z. B. Abderhalden, in Asher-Spiros Ergebn. **24**, 176. — Junkersdorf, Klin. Wschr. **4**, Nr 10 (1925). — Junkersdorf u. Jonek, Z. Kinderheilk. **40**.

Rachitis und Osteomalazie; für einige andere wird es vermutet. Am längsten bekannt ist es für den Skorbut; da weiß man, daß Stoffe, die im frischen Fleisch, in Gemüsen und Feldfrüchten, Obst und Kartoffeln enthalten sind, die Störungen schnell beseitigen.

Die Beriberi entsteht, wie wir aus den berühmten Untersuchungen von Eijkman[1] wissen, durch längere fortgesetzte Darreichung von Reis, bei dem die Rindenschicht der Körner zu weitgehend entfernt ist. Durch Darreichung solches Reises kann man bei Hühnern eine der Beriberi ähnliche Polyneuritis hervorrufen. Für die Entstehung der Barlowschen Krankheit ist bekanntlich die Ernährung der Kinder mit lange gekochter Milch bedeutungsvoll.

Die Forschung über die hier in Betracht kommenden Stoffe, die akzessorischen Nährstoffe oder Vitamine[2], hat eine große Menge von Kenntnissen gebracht. Zwei Arten von Vitaminen können unterschieden werden: die von Stepp und Mac Collum entdeckten fettlöslichen Vitamine A und D, sowie die beiden wasserlöslichen, das antineuritische Vitamin B und das antiskorbutische C.

Von den fettlöslichen Vitaminen gibt es zwei: ein gegen die Augenschädigung der Ratten wirksames (A) und das sog. antirachitische (D). Das Steppsche fettlösliche Vitamin ist am reichlichsten im Lebertran enthalten. Es erscheint interessant, daß der A-Körper da durch Vermittlung des Planktons letzter Linie aus Algen stammt. Im tierischen Körper kann er überhaupt nicht hergestellt werden, sondern wir sind für seine Gewinnung auf Pflanzen angewiesen. Wahrscheinlich ist man sogar der Kenntnis seiner chemischen Beschaffenheit nahe: das A-Vitamin scheint ein hoher Alkohol zu sein[3]. Höchst bedeutsam sind die Beziehungen zwischen A-Vitamin und andern, ich möchte sagen gewöhnlichen Stoffen des Stoffwechsels. Das Fehlen dieses akzessorischen Körpers wirkt für die Entstehung der charakteristischen Augenerkrankung viel leichter, wenn gleichzeitig wenig Eiweiß gegeben wird, während reichliche Eiweißzufuhr die Ausbildung der Xerophthalmie viel länger hinausschiebt. Die Bedeutung dieses Vitamins A dürfte aber eine viel weitere sein, als sie der Ausdruck „antixerophthalmisch" in sich schließt. Denn bei Säugetieren wenigstens braucht auch das Wachstum und eine ganze Reihe von Organfunktionen zu ihrer Unversehrtheit dieses Vitamin. Junge wachsende Tiere sind gegen diesen Mangel viel empfindlicher als ausgewachsene. Letztere scheinen in ihren Fettorganen Reserven davon aufgespeichert zu haben.

---

[1] Eijkman, Virchows Arch. **148**, 523; Münch. med. Wschr. **1903**, Nr 16. — Shimazono, Erg. inn. Med. **39**, 1.

[2] C. Funk, Die Vitamine, 3. Aufl. 1924. — Hofmeister, Erg. Physiol. **16**, 1, 510. — Abderhalden u. Mitarb., Z. exper. Path. u. Ther. **1**, 5; Pflügers Arch. **162**, 176, 178. — Stepp, Erg. inn. Med. **23**, 66; Zbl. Hyg. **11**, 625; Handb. norm. path. Phys. **5**, 1143. — Stepp u. György, Avitaminosen. 1927. — Kurt Voit, Die Vitaminlehre usw. Halle 1930. — Stepp, Wien. klin. Wschr. **1930**, Nr 3. — Kollath, ebenda **1931**, Nr 9/10.

[3] Thannhauser, Lehrbuch, S. 672. — v. Euler, Über A-Vitamin. Klin. Wschr. **1930**, Nr 20.

Das andere fettlösliche Vitamin D (das „antirachitische“)[1] kann man (Mc Collum) jetzt von dem A-Körper abtrennen, weil es Stoffe gibt (z. B. das Kokosnußöl), die D enthalten und frei von A sind. Sehr interessante Beziehungen bestehen — wenigstens im Tierversuch — zwischen D-Vitamin, Kalzium und Phosphor: bei einem bestimmten („günstigen“) Verhältnis von Kalzium und Phosphor genügt schon eine kleine Menge des Vitamins zur richtigen Ausbildung der Knochen und andererseits vermag schon eine einfache Verschiebung der Mengenverhältnisse Kalzium-Phosphor am Tier Rachitis hervorzurufen[2].

Nachdem gefunden worden war, daß sowohl die menschliche als die experimentelle Rachitis mit ultravioletten Strahlen geheilt werden kann, zeigte sich die Bildung des D-Vitamins in bestrahltem tierischem Gewebe und in gewissen bestrahlten Nährstoffen (Milch, Öl, Hefe, Mehl u. a.). Andere Stoffe, wie Lebertran und Eigelb sind bereits in unbestrahltem Zustand Träger des D-Vitamins. Als besonders wirksam erwies sich bestrahltes Cholesterin[3]. Doch ist nicht dieses selbst der wirksame Stoff, sondern eine Begleitsubstanz, die dem Cholesterin in kleinsten Mengen fest anhaftet und durch Bestrahlung antirachitische Eigenschaften gewinnt. Sie unterscheidet sich vom Cholesterin chemisch dadurch, daß sie drei Doppelbindungen statt einer enthält und wurde von Windaus und Pohl[4] Provitamin genannt. Später gelang es Windaus, diese Provitamin genannte Verunreinigung des Cholesterins zu isolieren und als Ergosterin zu identifizieren. Dieses hat (Pohl) ein ganz anderes Absorptionsspektrum als das Cholesterin. Unter weiterer Einwirkung der ultravioletten Strahlen verändert es sich weiter und wird unwirksam gegen Rachitis. Was sich an dem Ergosterin bei dem durch Bestrahlung bewirkten Übergang in den wirksamen Stoff vollzieht, wissen wir nicht, ebensowenig wie wir wissen, worauf die toxische Wirkung bei Überdosierung und der Verlust der antirachitischen Wirkung bei Überstrahlung beruht. Offenbar gehen physikalische Umgestaltungen vor sich, die sich in Veränderungen des ultravioletten Spektrums erweisen.

Mangel an D-Vitamin hat nicht nur für die Entstehung von Rachitis, sondern wohl auch für die der Osteomalazie und der sog. Spätrachitis Bedeutung. Aber wir wollen im Auge haben, daß Ursache und Pathogenese dieser Krankheitszustände noch nicht völlig aufgeklärt sind.

Für die beiden wasserlöslichen Vitamine B und C kennt man recht genau ihr Vorkommen in der Natur und deswegen auch die äußeren Umstände, unter denen ihr Mangel Krankheiten hervorruft. Ihre chemische Beschaffenheit ist noch nicht sicher bekannt[5], aber neuere Untersuchungen haben doch

---

[1] Darstellung bei Stepp, Handb. norm. path. Phys. **5,** 1198.

[2] Stepp, in Asher-Spiros Erg. Physiol. **24.** — Stepp u. György, Avitaminosen. — György, Behandlung und Verhütung der Rachitis. 1929.

[3] Hess u. Mitarb., Zahlreiche Arbeiten im J. of biol. Chem. von 1924 an.

[4] Windaus, Münch. med. Wschr. **1927,** 301; Hoppe-Seylers Z. **124,** 8. — Pohl u. Windaus, Nachr. Ges. Wiss. Göttingen, Math.-physik. Kl. **1926.**

[5] Levene, J. of biol. Chem. **79,** 465.

große Fortschritte gebracht[1]; ihre Existenz als Vitamin wurde sogar bezweifelt[2].

STEPP hat sehr recht[3], wenn er für die Entstehung der am Menschen vorkommenden Avitaminosen als wichtig hervorhebt, daß unter den den Menschen treffenden Bedingungen die in Betracht kommenden Stoffe kaum je ganz fehlen und auf der andern Seite fast immer noch andere Schädigungen sich geltend machen. Dadurch werden die am Menschen vorkommenden Bilder gegenüber den reinen und gewissermaßen gewaltsamen Erscheinungen, die das Experiment hervorruft, verschoben.

Mangel an Vitamin B hat Bedeutung für die als Beriberi (KAKKE) im Osten des Weltteils vorkommende Erkrankung des Nervensystems. Ihr Verständnis wurde ganz wesentlich aufgehellt durch die Auffindung der experimentellen Hühnerberiberi durch EIJKMAN. Das Bild der menschlichen Krankheit ist sehr verschiedengestaltig und z. B. für die Formen mit Ödem, gleichzeitig wohl noch durch andere Schädlichkeiten im Sinne ungenügender Ernährung bedingt. Welche Rolle Infekte spielen, wissen wir nicht sicher, aber sie sind wohl häufig von Bedeutung.

Mangel an Vitamin C ruft Skorbut und bei Kindern die Barlowsche Erkrankung hervor. Auch hier, besonders für den Ausbruch des Skorbuts spielen Infekte eine Rolle, wie ASCHOFF und KOCH zeigten.

Alle Vitamine haben nicht nur Bedeutung für die Entwicklung der genannten Krankheitsformen, sondern noch allerlei interessante und charakteristische Beziehungen zu Vorgängen und Geweben des Organismus, z. B. findet sich bei A-Mangel der Schwund von Blutplättchen, bei dem Fehlen von B-Vitamin die Leukopenie, die Störung der Absonderung im Verdauungskanal und die Verminderung der Oxydationen. BICKEL[4] sah bei Vitaminmangel kohlenstoffhaltige und stickstoffarme oder stickstofffreie Körper im Harn auftreten. Das B-Vitamin hat Beziehungen zum Stoffwechsel der Kohlehydrate, vielleicht auch zur Verdauung überhaupt. Das sind nur Beispiele; es sind viele Einzelheiten bekannt. Namentlich dürfte ein Zusammenwirken von Vitaminen bedeutungsvoll sein. Es scheint letzten Endes, daß der ganze feinere Stoffwechsel der Zellen bei Fehlen oder Mangel von Vitaminen nicht in den richtigen Bahnen abläuft, quantitativ und qualitativ. Aus alledem geht hervor, wie verwickelt die Pathogenese der Insuffizienzkrankheiten bei Vitaminmangel ist und wie viel die Forschung hier chemisch und biologisch noch aufzudecken hat. Man braucht nur an die quatitativen Verhältnisse zu erinnern: von welcher Bedeutung für Organ- und Allgemeinverhalten, z. B. gegenüber Infekten, es ist, ob der Organismus über kleine oder große Mengen von akzessorischen Nährstoffen verfügt. Auch der Unterschied zwischen wachsendem und erwachsenem Organismus ist immer hervorzuheben. Die Entwicklung des Organismus ist bei Mangel an akzessorischen Nährstoffen immer beeinträchtigt. Ob das aber an dem Fehlen noch weiterer besonderer Stoffe liegt oder ob die bisher bekannten Stoffe zur Erklärung dieser Anomalien ausreichen, wissen wir noch nicht sicher. Auch hier wieder müssen wir sehr vorsichtig sein, nicht mit Vermutungen voranzueilen. Daß das so gern geschieht, macht die Beschäftigung mit nicht wenigen Vitaminarbeiten so unerfreulich.

---

[1] S. JANSEN u. DONATH, Meded. Dienst Volksgezdh. Nederl.-Indie 1 (Batavia 1927); Zit. bei GRAFE, Krankh. d. Stoffwechsels, S. 28.

[2] Vgl. v. HAHN, Verh. naturw. Verein Hamburg 3, 11.

[3] STEPP, Handb. norm. path. Phys. 5, 1234.

[4] BICKEL u. KAUFFMANN-COSLA, Virchows Arch. 259, 186.

Die Störungen des Zwischen- (intermediären) Stoffwechsels[1].

Wir betrachten jetzt die Störung der Vorgänge, die bei der Umbildung und bei dem Abbau der Zellsubstanzen, der Reservestoffe und der Nahrungsbestandteile ablaufen. Es sind die Prozesse, die dem Energiehaushalt zugrunde liegen, ihn ausmachen: Spaltungen, Oxydationen und Synthesen der mannigfachsten Art und von zunächst unvorstellbarer Verwicklung. Bei ihnen entstehen die Endprodukte des Stoffwechsels, durch deren Bildung die für die Erhaltung des homoiothermen Organismus notwendige Wärme erzeugt wird. Die Prozesse des intermediären Stoffwechsels sind weiter das Ergebnis der Vorgänge, die die Leistungen der einzelnen Organvorrichtungen und damit der gesamten Körpertätigkeit ermöglichen, und im Zwischenstoffwechsel bilden sich auch — soweit sie nicht von außen eingeführt werden können oder müssen — die Stoffe, die die Funktion der Gewebe anregen, leiten, unterhalten.

Einen klaren Plan und Gedankengang kann man bei der Darstellung nicht oder nur schwer einhalten, weil die Vorgänge, wie gesagt, höchst verwickelt sind und sich unabsehbar ineinander flechten. Schon die Besprechung der hauptsächlichen Stoffe macht da Schwierigkeiten, weil sie gegenseitig, aufeinander und miteinander reagieren. Wir wollen ausgehen von dem, was man Eiweiß nennt, also da schon von einem äußerst verwickelt und mannigfaltig zusammengesetztem Körper. Denn jedes Gewebe hat seine eigenen Eiweißkörper von eigenartiger Zusammensetzung[2] aus bestimmten Aminosäuren, und dazu haben die Eiweißarten jedes Organismus noch eine besondere persönliche Note, von deren Art wir allerdings noch keinerlei Vorstellung haben.

Im Darm wird das Eiweiß[3] der Nahrung, wie bekannt, in seine Aminosäuren aufgespalten und diese gelangen zur Aufsaugung, um dann, teils in den Zellen der Organe direkt oder nach mehr oder weniger tiefem Abbau zum Ersatz des zugrunde gehenden Eiweißes wieder zu Proteinen aufgebaut und zum andern Teil in der Leber für den Stoff- und Energiehaushalt in anderer Weise verwendet zu werden. Man darf vorerst noch diese beiden Vorstellungen äußern, obwohl auch die Möglichkeit besteht, daß alle Eiweißsynthesen in der Leber verlaufen, und daß von dort aus den Zellen eine Art von Eiweißgrundkörpern z. B. in Form des Plasmaeiweißes zugeführt wird. Auf welche Weise das geschieht, wissen wir nicht. Namentlich ist es unbekannt, von welchen stickstoffhaltigen Komplexen aus das Eiweiß aufgebaut ist. Wir wissen weder zuverlässig, was möglich ist für das eigentliche Protoplasma noch was wirklich geschieht. Die gleiche Form der hydrolytischen Aufspaltung wie im Darm erfahren die Eiweißkörper der Zellen in diesen. Das kann als erwiesen angesehen werden; es gibt eine ganze Reihe von Beweisen dafür[4]. Jede Zelle hat hydrolytische

---

[1] v. Fürth, Lehrb. phys. u. path. Chem., 2. Aufl. — Neubauer, Handb. norm. path. Phys. **5**, 671. — Thannhauser, Lehrbuch. — Grafe, Stoffwechsel.

[2] Lang. Arch. exper. Path. **145**, 98. — Schenck, Naturwiss. **18**, 824 (1930).

[3] Über den intermediären Stoffwechsel des Eiweißes s. Neubauer, Handb. norm. path. Phys. s. S. 671.

[4] Abderhalden, Physiol. Chemie, 5. Aufl. — Hahn, Berl. klin. Wschr. **1921**, Nr 29.

Proteasen, und es ist sehr interessant, daß diese Fermente am stärksten auf das Eiweiß der eigenen Gewebsart wirken. Wird Organeiweiß aseptisch aufbewahrt, so spalten es seine eigenen Fermente in Peptide und Aminosäuren[1], sowie weitere einfache Körper. Das, was man früher Albumosen und Peptone nannte, also biurete Stoffe, hat man wohl nur deswegen nicht gefunden, weil diese Stoffe schnell weiterer Zersetzung unterliegen.

In krankhaft funktionierenden Organen kommt diese hydrolytische Aufspaltung von Zelleiweiß in Aminosäuren nicht selten vor. Dann können die Abbauprodukte im Blut erscheinen und sogar in den Harn übertreten. Im Blute des gesunden Menschen wurden Albumosen von manchen Beobachtern gefunden, von andern vermißt[2]; die Untersuchungstechnik ist sehr schwierig wegen der methodischen Hemmungen bei Unterscheidung von Albumosen und Aminosäuren.

Auch im Blut und vor allem im Harne von Kranken werden albumosen- und peptonartige, die Biuretreaktion gebende Stoffe häufig gefunden (Peptonurie, Albumosurie). Wir haben darüber ein großes älteres Schrifttum. Welche Bedeutung man diesen biuretgebenden Körpern zusprach, unter welchen Umständen man ihr Auftreten annahm, ist in früheren Auflagen dieses Buches geschildert. Wie ich meine, kann man jetzt absehen davon zu sprechen. Denn die methodischen Schwierigkeiten bei ihrer Darstellung und Isolierung sind so groß, daß ihre Existenz erst noch weiter erforscht werden muß. Krankhafte Verhältnisse sind also vorerst noch nicht mit Sicherheit zu übersehen.

Aminosäuren sind im normalen Blute immer vorhanden. Ihre Menge steigt während der Verdauung — das ist zugleich ein Beweis für die Resorption dieser Körper vom Darm aus, und das spricht für einen Aufbau der Zelleiweiße in den Zellen. Auch bei krankhaften Zuständen findet man größere Mengen.

Wenn Entzündungen oder Nekrosen sich im Organismus entwickeln, so kommt es in dem absterbenden Gewebe zum hydrolytischen Eiweißabbau. Bei Nekrosen wirken dann die Fermente der eigenen Zellen. Bei Entzündungen müssen wir außerdem noch mit einer enzymatischen Wirkung der Mikroorganismen rechnen und jedenfalls mit einer gleichen Einwirkung der neutrophilen weißen Blutzellen. Von diesen ist festgestellt, daß sie tryptische Fermente haben[3]. Durch F. Müller wissen wir[4], daß bei Lösung der fibrinösen Pneumonie Zerfall und Lösung erst eintreten, sobald die Zahl der neutrophilen Leukozyten im Exsudat stark anwächst. Vorher bleibt es trotz seines großen Reichtums an Pneumokokken unverändert. Bei der Rückbildung des puerperalen Uterus[5] beruht der Zerfall der Muskelfasern wohl auf der Wirkung seiner eigenen Fermente; wieweit hier Leukozyten mitwirken, scheint noch nicht völlig geklärt zu sein.

---

[1] Salkowski, Z. klin. Med. 17, Suppl.-Bd., 77; Dtsch. Klin. 11, 147. — Böhm, Arch. klin. Med. 98, 583. — Abderhalden, Hoppe-Seylers Z. 48, 537; Phys. Chem., 5. Aufl.

[2] Über diese Fragen s. Abderhalden, Phys. Chem., 5. Aufl.

[3] Leber. — E. Müller u. Jochmann, Münch. med. Wschr. 1906, Nr 29, 31, 41. — Willstätter u. Baumann, Hoppe-Seylers Z. 185, 267; 187, 107.

[4] F. Müller, Baseler naturf. Ges. 1901; Kongreß inn. Med. 1902, 192. — Simon, Arch. klin. Med. 70, 604 (unter F. Müller).

[5] Langstein u. Neubauer, Münch. med. Wschr. 1902, Nr 30. — Ehrström, Arch. Gynäk. 63, 695.

Im Parenchym der Leber kann es bei Krankheiten zu schweren Zerstörungen kommen. Manchmal geht eine Fettmetamorphose der Zellen voraus; dann setzt der Zerfall ein. In anderen Fällen ist die Zerstörung das erste. Die Leber wird kleiner, sieht blaß, gelb oder rötlich aus. Schließlich besteht sie nur noch aus Gefäßbindegewebe und einem formlosen Brei von Zellüberresten („akute gelbe Leberatrophie"[1]). Ein schwerstes und variables Krankheitsbild besteht: Fieber, Ikterus, Milztumor und höchst eindrucksvolle Erscheinungen von seiten des Nervensystems.

Der Zustand ist klinisch und pathogenetisch nichts Einheitliches. Pathogenetisch kommt in Betracht eine Schädigung bzw. Nekrose von Leberzellen durch chemische Gifte (z. B. Chloroform, Phosphor u. a. Salvarsan dürfte auch bedeutungsvoll sein können) oder infektiöse Schädigungen.

Es folgt nun ein Zerfall des Leberparenchyms durch Fermente. Auch diese sind kaum einheitlicher Natur und einheitlichen Ursprungs. Sie entstammen gewiß zum Teil der Leber, zum Teil aber auch dem Trypsin des Pankreas; Fermentwirkungen von Bakterien sind auch nicht abzulehnen. Man wird annehmen müssen, daß durch die verbreitete und starke Schädigung der Leberzellen ihre Regenerationsfähigkeit leidet[2], denn, wie man aus experimentellen und klinischen Beobachtungen weiß, ist diese an sich eine sehr große und vermag auch starke Einwirkungen auszugleichen, sofern diese nur eine gewisse Anzahl von Zellen freilassen.

Auch hier erfolgt der Zerfall unter hydrolytischer Aufspaltung der Eiweißkörper. Die Produkte treten in Blut und Harn auf: Peptone[3], Albumosen[4], Aminosäuren[5], z. B. Leuzin, Tyrosin, Lysin, Cystin, Glykokoll, Oxysäuren, z. B. Paraoxyphenylessigsäure, Milchsäure, Ammoniak[6]. Man findet diese Stoffe durchaus nicht in allen Fällen, sondern nur in den schweren und auch dann gewöhnlich nicht alle Stoffe zusammen.

Die Eiweißspaltkörper können in Blut und Harn so große Mengen erreichen, daß man sogar glaubte, sie nicht allein auf die Zerstörung der Leber zurückführen zu können, sondern hydrolytischen Eiweißabbau auch in anderen Organen, z. B. in den Muskeln, annahm[7]. Das steht dahin; da die Leber manchmal wirklich völlig zerstört wird, so ist für die Ansammlung reichlicher Mengen von

[1] FR. TH. FRERICHS, Klinik der Leberkrankheiten. — QUINCKE u. HOPPE-SEYLER, Krankheiten der Leber in Nothnagels Handb., 2. Aufl. — HERXHEIMER, Beitr. path. Anat. 72. — EPPINGER, in Kraus-Brugschs Handb. 6, 2. — FISCHLER, Physiol. u. Pathol. d. Leber, 2. Aufl., S. 178. 1925. — UMBER, in v. Bergmann-Staehelins Handb., 2. Aufl., 3 II, 84.
[2] M. JACOBY, Hoppe-Seylers Z. 30, 149.
[3] STADELMANN, Untersuchungen über Peptonurie. Wiesbaden 1894. — MIURA, Virchows Arch. 101, 317.
[4] MAIXNER, Prag. Vjschr., N. F. 3, 75. — v. JAKSCH, Z. klin. Med. 6, 413. — BOBITSCHEK, Dtsch. med. Wschr. 1893, Nr 24.
[5] FRERICHS, l. c. — NEUBERG u. RICHTER, Dtsch. med. Wschr. 1904, Nr 14. — ABDERHALDEN u. BERGELL, Hoppe-Seylers Z. 39, 9. — v. BERGMANN, Beitr. chem. Physiol. u. Path. 6, 40. — WOHLGEMUTH, Hoppe-Seylers Z. 44, 74. — BERGELL u. BLUMENTHAL, Char. Ann. 30, 19.
[6] SOETBEER, Arch. f. exper. Path. 50, 294.
[7] NEUBERG u. RICHTER, Dtsch. med. Wschr. 1904, Nr 14.

Spaltprodukten aus ihr schon Raum gegeben. Die Zusammensetzung des Harns
ändert sich völlig in jeder Hinsicht, während z. B. am Gesunden 2—5% des
Gesamtstickstoffs in Form von Ammoniak mit dem Harn austreten, hat man bei
akuter Leberatrophie 19% davon als Ammoniaksalze gefunden[1].

Genaue Beobachtungen über die feinere Gestaltung des intermediären Stoffwechsels dieser Kranken fehlen. Z. B. wissen wir nicht, was aus den desamidierten
Teilen der Aminosäuren wird. Wir wissen auch nicht, was die genauere Zusammensetzung der Gesamtmenge der stickstoffhaltigen Körper im einzelnen bedingt. Gewiß ist wohl der autolytische Zerfall das wichtigste. Aber auch die verminderte Fähigkeit der erkrankten Leber zur Harnstoffbildung könnte von Bedeutung sein. Das ist sogar die ursprüngliche Auffassung von FRERICHS und für
ihre Bedeutung spricht, daß nach Exstirpation der Leber der Aminostickstoff des
Blutes, stark ansteigt unter Verminderung seines Harnstoffgehalts[2]. Für das
Auftreten der großen Ammoniakmengen könnte auch die Fähigkeit dieses Körpers von Bedeutung sein als Neutralisator von Säuren zu dienen. Denn es
kommt, wie wir bereits sagten, auch bei der akuten Leberatrophie zur Bildung
von Säuren.

Wie wir oben schon sahen, findet eine hydrolytische Eiweißaufspaltung auch
im Organismus des Gesunden immer statt. Deswegen gibt es in Blut und
Harn immer Aminosäuren; man kann an ihnen aber nicht unterscheiden, wie
weit sie aus den Körperzellen, wie weit sie aus den Vorgängen im Darm stammen.
Durch die moderne Verbesserung der Methoden ihres Nachweises hat man
Aminosäuren im Harn bei den verschiedensten Krankheiten getroffen und
man kann fast sagen: alle möglichen Veranlassungen zum degenerativen und
zum entzündlichen Untergang von Körperzellen bei Gicht, Leukämie, Infektionskrankheiten können in einzelnen Fällen zum Auftreten von Aminosäuren
im Harn führen[3]. Aber es gibt gerade hier recht unsichere Untersuchungen.
Die Mengen der in Blut und Harn auftretenden Stoffe sind sehr verschieden. Von
einem Einblick in den intermediären Stoffwechsel bei solchen Kranken ist keine
Rede. Auch bei den chronischen Krankheiten der Leber mit Schwund ihres
Parenchyms (Zirrhose, Geschwülste, Degenerationen) wechseln die Befunde
offenbar sehr stark; die Verhältnisse sind noch nicht entfernt ausreichend geklärt. Manchmal ist die Ammoniak- und Aminosäurefraktion des Harns vermehrt, manchmal fehlt jede Veränderung[3].

Künstlich dargereichte Ammonsalze fand WEINTRAUD[4] auch bei vorgeschrit-
tenenen Krankheitszuständen der Leber stets in Harnstoff übergeführt. Dagegen
sah GLAESSNER[5] bei schweren Fällen von Zirrhose, Phosphorleber, Lebersyphilis
eingeführte Aminosäuren zum Teil als solche wieder ausgeschieden werden,
während die normale Leber sie völlig in Harnstoff umwandelt.

---

[1] SOETBEER, l. c.   [2] MANN u. MAGATH, in Asher-Spiros Erg. Phys. **23 I**, 212.
[3] Lit. bei NEUBAUER, Handb. norm. path. Phys. **5**, 684, 689.
[4] WEINTRAUD, Arch. f. exper. Path. **31**, 30.
[5] GLAESSNER, Z. exper. Path. u. Ther. **4**, 336. — Vgl. FREY, Z. klin. Med. **72**, 383.

Es gibt im Organismus noch eine große Reihe krankhafter Vorgänge, die zur Bildung abnormer und zum Teil giftiger Stoffe führen; NEUBAUER hat das gesamte sehr große Material ausgezeichnet dargestellt[1]. In den meisten Fällen geben Mikroorganismen die Veranlassung zur Bildung dieser chemischen Stoffe, vgl. Abschnitt 2. Dann kann eine Steigerung dessen zugrunde liegen, was schon am Gesunden im Darme vor sich geht. Z. B. wenn bei Hemmung des Darminhalts, wie sie bei Stenosen des Darms vorkommt, die Bildung der aromatischen Fäulnisprodukte sehr hohe Grade erreicht. In der Regel werden die giftigen Produkte im Organismus entgiftet, sei es durch Zersetzung, sei es durch Anlagerung an andere Substanzen. Diese kombinierten Stoffe werden dann, wie bekannt, von der Niere ausgeschieden.

Bakterielle Vorgänge mit Umwandlung von Zellsubstanzen in giftige Stoffe spielen, wie schon früher (Abschnitt 2) hervorgehoben wurde, bei den Infektionskrankheiten eine verderbenbringende Rolle. Sie können aber auch bei gewissermaßen örtlichen Erkrankungen auftreten. In der Lunge können sich in Abszeß- und Gangränhöhlen durch Ansiedlung bestimmter Bakterien giftige Stoffe bilden und ebenso kommt das in bronchiektatischen Räumen vor[2].

Sehr erhebliche Schwankungen macht unter pathologischen Verhältnissen die Bildung und Ausscheidung des Ammoniaks. Während beim Gesunden 2—5% des Gesamtstickstoffs in dieser Form mit dem Harn austreten[3], finden wir oft schon im Hunger und bei Krankheiten ganz andere Zahlen; so verließen z. B. bei akuter Leberatrophie 18% des gesamten Stickstoffs den Körper in Form von Ammoniaksalzen[4], und im Hunger kann es sogar noch mehr sein.

Die erhöhte Ausscheidung von Ammoniak hängt nicht nur oder unter allen Umständen von einer reichlicheren Entstehung dieses Körpers im Organismus ab; das kann man mit Sicherheit sagen, denn die Zufuhr von Ammoniaksalzen organischer Säuren steigert am gesunden Organismus nicht oder nur ganz unbedeutend seine Ausscheidung mit dem Harn[5]. Ammoniak ist vielmehr auch ein Säureindikator. Es dient dem Organismus des Fleischfressers und des Menschen unter anderem dazu, Säuren, welche eingeführt werden oder im Getriebe des Stoffwechsels entstehen, zu neutralisieren[6]. Dadurch erhält sich sein zur Umsetzung der Kohlensäure notwendiges fixes Alkali wenigstens zum großen Teil. EPPINGER[7] sieht das verschiedene Verhalten von Fleisch- und Pflanzenfressern nur in der Art der Nahrung begründet, d. h. das zur Neutralisation von Säuren verwendete Ammoniak stamme nicht aus dem fixen Eiweißbestande, sondern

---

[1] NEUBAUER, Handb. norm. path. Phys. 5, 773ff.

[2] REINWEIN, Hoppe-Seylers Z. 156, 144 (1926).

[3] Lit. bei v. NOORDEN, Path. d. Stoffwechsels, 1. Aufl., S. 63.

[4] Azidose bei akuter Leberdegeneration vgl. SOETBEER, Arch. f. exper. Path. 50, 294.

[5] HALLERVORDEN, Arch. f. exper. Path. 10, 125. — SALKOWSKI, Hoppe-Seylers Z. 1, 1. — J. MUNK, ebenda 2, 29. — CORANDA, Arch. f. exper. Path. 12, 76. — Vgl. RUMPF, Kongreß inn. Med. 1896, 509; Virchows Arch. 143, 1; Z. Biol. 34.

[6] WALTER, Arch. f. exper. Path. 7, 148. — SCHMIEDEBERG, ebenda 8, 1. — HALLERVORDEN, ebenda 10, 155.

[7] EPPINGER, Z. exper. Path. u. Ther. 3, 530; Wien. klin. Wschr. 1906, Nr 5.

aus dem labilen der Nahrung. Durch Darreichung sehr großer Mengen von Alkali kann man sogar den Ammoniakgehalt des Urins ganz zum Verschwinden bringen[1].

WALTER fand beim Hund nach Zufuhr von Salzsäure dreiviertel von ihr im Harn durch Ammoniak gedeckt: „der Rest hat teils zur Erhöhung der Azidität des Harns gedient, teils wahrscheinlich eine geringe Entziehung fixer Alkalien aus dem Blute bewirkt." Dementsprechend war auch der Kohlensäuregehalt des Blutes um annähernd 10 Volumprozente vermindert. Daß am Menschen nach Mineralsäurevergiftung schwerste Krankheitserscheinungen durch intravenöse Zufuhr von Natriumkarbonat weggeschafft werden können, die sich damit also lediglich als Folge einer Alkalientziehung erweisen, ist ganz sicher[2].

Demnach kann eine Vermehrung des Ammoniaks im Harn nicht nur eine gesteigerte Bildung davon innerhalb des Organismus, sondern auch eine erhöhte Säurebildung bedeuten. Die Säuren nehmen es vor der Harnstoffsynthese in Beschlag, oder es entsteht in der Niere aus Harnstoff. Das erstere ist die alte Vermutung, die man hatte; sie ist nicht erwiesen. Das letztere völlig sicher (siehe Abschnitt Nieren). Wir finden eine relative Vermehrung des Ammoniaks schon beim Gesunden, wenn die Vegetabilien in der Nahrung zurücktreten und das Fleisch vorwiegt; das Eiweiß liefert ja eine saure Asche. Ferner immer im Gefolge von Zerfall von Zelleiweiß — auch hier bilden sich ja Säuren der verschiedensten Art. Am stärksten ist die Bildung organischer Säuren bei zahlreichen Fällen von Diabetes — wir werden darauf noch eingehen. Auch im Fieber wird eine abnorme Säuerung des Körpers als das Gewöhnliche[3] angesehen. Ebenso spielt sie eine Rolle bei manchen Darmstörungen des Säuglingsalters. Jedenfalls schützt die Ammoniakbildung den Alkalibestand des Körpers.

Da bei Hunger und Unterernährung mehr oder weniger große Mengen von Zelleiweiß zerfallen, und da dabei Säuren entstehen, so ist bei jenen Zuständen schon durch den Hunger als solchen eine Veranlassung zum Auftreten von Azidose gegeben. Unter besonderen Umständen mögen bei manchen Infekten hierzu, d. h. zur Bildung von Säuren infolge von Hunger, noch weitere Momente für ihre Entstehung hinzukommen.

In den meisten dieser Fälle ist also die Vermehrung des Ammoniaks, wie auch wir glauben, ein rein sekundärer, reparatorischer Vorgang. Primär ist das Vorhandensein von Säuren. Darüber kann kein Zweifel bestehen, und wem solche auftauchen, der erinnere sich, daß starke Zufuhr von Alkali bei solchen Zuständen, z. B. Diabetes[4], Phosphorvergiftung[5] mit der Ausscheidung der Säuren die Ausscheidung des Ammoniaks außerordentlich beschränkt.

Nun fragt es sich, welcher Art sind diese Säuren, wie und wo entstehen sie? Am besten unterrichtet sind wir über die Vergiftungen, zunächst natürlich über die mit Mineralsäuren. Denn hier dient ja das Ammoniak nur dazu, diese zu

---

[1] NEUBAUER, Kongreß inn. Med. 1911, 540. — JANNEY, Hoppe-Seylers Z. 76, 99.
[2] F. MARCHAND, Münch. med. Wschr. 1912, Nr 4.
[3] HALLERVORDEN, Arch. f. exper. Path. 12, 237. — RUMPF, Virchows Arch. 143, 1.
[4] WOLPE, Arch. f. exper. Path. 21, 138.
[5] MÜNZER, Eulenburgs med. Jahrbücher 3, 587.

neutralisieren. Doch erscheinen auch bei der Phosphorvergiftung die Verhältnisse einigermaßen durchsichtig, denn bei ihr zerfallen große Mengen von Zelleiweiß, und, wie die enorme Steigerung der Stickstoffausscheidung erweist,
gehen tief abgebaute Zersetzungsprodukte auch in den Kreislauf über. Da entstehen Schwefel- und Phosphorsäure in erheblichen Quantitäten: dazu kommen
Fleischmilchsäure und aromatische Oxysäuren. Münzer hat berechnet, daß
diese Säuren völlig genügen, um die Quantität des ausgeschiedenen Ammoniaks
zu erklären. Immerhin muß doch auch hier schon mit einer Störung der Harnstoffbildung in den Leberzellen gerechnet werden.

Die Entstehung der organischen Säuren wird im nächsten Abschnitte erörtert werden.

Alkaptonurie. Die Tyrosin- und Phenylalaningruppe des Eiweißes wird
zuweilen in Form von Hydrochinonessigsäure (Homogentisinsäure) ausgeschieden. Diese Säure[1] tritt dann im Harn auf und reißt mit großer Begierde Alkali
unter Sauerstoffaufnahme an sich; dabei kann sich der Harn an der Luft schwarz
färben (Bezeichnung des Zustandes als Alkaptonurie). Doch tritt diese Farben-
veränderung nicht in allen Alkaptonharnen ein, weil bestimmte Bedingungen
erfüllt sein müssen: Die Homogentisinsäurekonzentration muß zwischen 1 und 2%,
die NH_3-Konzentration zwischen 1 und 4% liegen. Sauerstoff darf nur wenig heran-
treten; Ammonsalze, NaCl, $CaCl_2$, Na_2SO_4 hemmen in bestimmter Menge die Reaktion. Die Alkaptonharne reduzieren alkalische Kupfer-, nicht aber Wismutlösung.

Bestimmte Krankheitserscheinungen kommen den Kranken, die Alkapton-
harn produzieren, nicht immer zu. Die Homogentisinsäure ist aber im Blutplasma
vorhanden und dadurch, daß sie zuweilen in den Schweiß und in das Sekret der
Talgdrüsen übergeht und dann dunkle Flecken auf der Haut und in der Wäsche
erzeugt, kann sie sich doch bemerkbar machen, ebenso wie das Nachdunkeln
des Harns zuweilen auffällt. Neuerdings wurden nun bei diesen Kranken Störungen beobachtet, die ähnlich wie in manchen Fällen von Diabetes auf tiefgreifende Veränderungen im Organismus hinweisen. Allard und Gross fanden[2]
sehr schlechte Wundheilung bei einem Alkaptonuriker. Ferner dürfte eine Beziehung zwischen der als Ochronosis bezeichneten Veränderung des Knorpels
und Alkaptonurie bestehen[3]. Erstere kann eine Folge der letzteren sein. Die

---

[1] Die grundlegende Arbeit von Baumann u. Wolkow, Hoppe-Seylers Z. 15, 228. —
Huppert, ebenda 23, 412; Arch. klin. Med. 64, 129. — E. Meyer, ebenda 70, 443. —
Langstein u. E. Meyer, ebenda 78, 161. — Falta u. Langstein, Hoppe-Seylers Z. 37,
513. — Mittelbach, Arch. klin. Med. 71, 50. — Falta, ebenda 81, 23. — Abderhalden u.
Falta, Hoppe-Seylers Z. 39, 143. — Schumm, Münch. med. Wschr. 1904, Nr 36. — Abder-
halden, Hoppe-Seylers Z. 44, 17. — Pincussohn, Erg. inn. Med. 8, 455. — Fromherz,
Biochem. Z. 8, 1. — Neubauer, Arch. klin. Med. 95, 211. — Abderhalden u. Massini,
Hoppe-Seylers Z. 66, 140. — Blum, ebenda 67, 192. — Umber, in Kraus-Brugschs Handb.
1 I, 106. — Oswald, Hoppe-Seylers Z. 93, 307. — Katsch, Arch. klin. Med. 127, 210; 151,
329. — Lichtwitz, Klin. Chem., 2. Aufl. — Neubauer, Handb. norm. path. Phys. 5, 851.

[2] Allard u. Gross, Mitt. Grenzgeb. Med. u. Chir. 19, 24.

[3] Albrecht u. Zdarek, Z. Hals- usw. Heilk. 23. — Allard u. Gross, l. c.; Arch. f.
exper. Path. 59, 384. — Wagner, Z. klin. Med. 65, 179. — Landois, Virchows Arch. 193,
275. — Poulsen, Beitr. path. Anat. 48, 346, 437.

schweren Gelenkstörungen mancher Kranken mit Ochronose werden demnach auf dem Boden der Stoffwechselstörung erwachsen („Arthritis alcaptonurica"). Diese selbst ist eine angeborene, zuweilen auf familiärer Grundlage erwachsende Anomalie.

Man verlegte früher die Entstehung der Homogentisinsäure in den Darm. Jetzt darf als sicher angesehen werden, daß die genannten aromatischen Oxysäuren im intermediären Stoffwechsel entstehen. Der Störung zugrunde liegt eine Beeinträchtigung der Fähigkeit des Organismus, das Tyrosin und Phenylalanin, also die beiden aromatischen Aminosäuren des Eiweißmoleküls, abzubauen, denn es treten diese beiden Gruppen des Körper- und Nahrungseiweißes zum Teil als Alkaptonsäure in den Harn über[1]. Die Entstehung der Homogentisinsäure aus Tyrosin und Phenylalanin weist dabei zeitliche Verschiedenheiten auf.

Nie ist, wie mir scheint[2], entgegen der Annahme mancher Forscher, die Fähigkeit des Organismus, die beiden homozyklischen Aminosäuren abzubauen, völlig aufgehoben. Auch der Alkaptonuriker vermag einen in verschiedenen Fällen verschieden großen Teil der beiden ähnlichen aromatischen Aminosäuren bis zu den letzten Endprodukten zu verbrennen. Im Zustand des Hungerns bei dem Vorhandensein von Azidose wurden von manchen Alkaptonurikern die aromatischen Aminosäuren des Körpereiweißes besser verbrannt[3], vielleicht sogar die von zugeführtem Eiweiß. Sie sollen in Azetonkörper übergehen. Wenigstens wurde keine oder fast keine Homogentisinsäure mehr ausgeschieden. Dagegen war dies wohl der Fall, wenn dem Alkaptonuriker im Zustand der Kohlehydratkarenz fertige Homogentisinsäure verabreicht wurde. Es scheint, daß die aromatischen Aminosäuren des Eiweißes bei Kohlehydratmangel anders abgebaut werden als bei Kohlehydratzufuhr.

Sehr interessante und umfangreiche Untersuchungen liegen darüber vor[4], welche Konstitution aromatische Aminosäuren haben dürfen und haben müssen, um im Organismus des Alkaptonurikers in Homogentisinsäure überzugehen. Es handelt sich dabei sowohl um den Bau der Seitenkette als auch um den des Kerns[5]. Die ganze Form der Betrachtung hat großes Interesse wegen der Weiterbildung unserer Anschauungen über den physiologischen Abbau der aromatischen Aminosäuren im Organismus des Warmblüters[6]. Sie hat deswegen die nächsten Beziehungen zu der Frage, ob es sich bei der Alkaptonurie um eine qualitative Veränderung intermediärer Stoffwechselvorgänge handelt, oder ob

---

[1] ALLARD u. GROSS, Z. klin. Med. **64**, 359.

[2] Vgl. FROMHERZ u. HERMANN, Hoppe-Seylers Z. **91**, 194.

[3] KATSCH, l. c. — HÜRTHLE, Z. klin. Med. **114**, 144.

[4] Z. B. NEUBAUER u. FALTA, Hoppe-Seylers Z. **42**, 81. — BLUM, Arch. f. exper. Path. **59**, 273. — FROMHERZ, Diss. Freiburg 1908. — ABDERHALDEN, BLOCH u. RONA, Hoppe-Seylers Z. **52**, 435. — NEUBAUER, Arch. klin. Med. **95**, 221. — FROMHERZ u. HERMANNS, Hoppe-Seylers Z. **91**, 194. — EMBDEN u. BALDEN, Biochem. Z. **55**, 301.

[5] Das Einzelne s. bei FROMHERZ, Biochem. Z. **8**, 5. — E. MEYER, l. c. — THANNHAUSER, Lehrbuch, S. 117.

[6] Vgl. die wichtige Arbeit von NEUBAUER, l. c.

der Abbau der aromatischen Eiweißkerne immer über die Homogentisinsäure
führt, ob also das Charakteristische des Prozesses nur darin besteht, daß die Aufspaltung der aromatischen Aminosäuren vor der Auflösung des Benzolrings
stehen bleibt. Beide Anschauungen sind vertreten worden. Jedenfalls kann
die Toleranz gegenüber der Homogentisinsäure kleiner sein als gegenüber dem
Tyrosin. Das spricht mehr für eine qualitative Abweichung vom Stoffwechsel[1].
Andererseits deutet doch auch manches darauf hin, daß nur ein Stehenbleiben
des Abbaus der aromatischen Aminosäuren auf halbem Wege vorliegt[2]. Vielleicht
hat der Normale ebenso wie der Kranke mit Alkaptonurie verschiedene Möglichkeiten, verschiedene Mittel und Wege zum Abbau der genannten Aminosäuren.
Einer geht vielleicht auch beim Normalen über die Homogentisinsäure, wenigstens ist es möglich, diese Substanz im Harn zu finden, wenn sehr große Mengen
von Tyrosin dargereicht werden[3], allerdings gelingt dieser Versuch nicht immer[4].
Dieser Weg würde bei dem Alkaptonkranken an der Stelle der Homogentisinsäure
verlegt sein. Ein zweiter Weg[5] des Abbaus der aromatischen Säuren geht über
die Brenzkatechinessigsäure. Dieser Weg würde nach den Beobachtungen von
Katsch vom Alkaptonuriker im Zustand der Hungerazidose beschritten. Entweder wird dann von dem Kranken bei Kohlehydratmangel keine Homogentisinsäure gebildet, so scheint es tatsächlich zu sein. Oder ein Hemmungskörper,
der bei dem Kranken die Oxydation dieser Säure verhindert, die das Serum des
Gesunden auszuführen vermag, ist bei Azidose unwirksam[6]. Doch tritt diese
Veränderung nicht bei jeder, z. B. nicht bei der Salmiakazidose ein, sondern
nur bei der Azidose durch Kohlehydratmangel[7].

Die Menge der im Harn auftretenden Homogentisinsäure ist im allgemeinen
von Menge und Art des zersetzten Eiweißes abhängig: sein Gehalt an Tyrosin-
gruppen gibt den Ausschlag. In welchem Organe die Umwandlung des Tyrosins
und Phenylalanins zur Alkaptonsäure erfolgt, wissen wir nicht. Der gesamte
Eiweißumsatz hält sich bei der Stoffwechselstörung in den gleichen Bahnen
und Grenzen wie unter normalen Verhältnissen; speziell der Stickstoffumsatz
weist keine Veränderungen auf.

Bei der Cystinurie[8] liegt eine Störung im Stoffwechsel der Aminosäuren
der Fettreihe vor: das Cystin, welches der Träger des Schwefels im Eiweißmolekül
ist, wird bei diesen Kranken zum Teil als unverbrennbar ausgeschieden. Daß

---

[1] Grutternik u. Hijmans van den Bergh, zit. Jber. Tierchem. **1907**, 863.

[2] Embden, Hoppe-Seylers Z. **18**, 328. — Neubauer u. Falta, ebenda **42**, 81. — Neubauer, Arch. klin. Med. **95**, 211. — Thannhauser, Lehrbuch, S. 121.

[3] Abderhalden, Hoppe-Seylers Z. **77**, 454.

[4] Katsch u. Stern, Arch. klin. Med. **151**, 333.

[5] Dakin, J. of biol. Chem. **8**, 11. — Dakin u. Wakeman, ebenda **9**, 139. — Fromherz
u. Hermann, l. c. — Katsch, l. c.

[6] Katsch, Dtsch. Ges. inn. Med. **1926**, 464; Dtsch. Arch. klin. Med. **151**, 329. — Vgl.
dagegen Thannhauser, l. c. S. 121.　　　[7] Hürthle, l. c.

[8] Über Cystin s. Friedmann Erg. Physiol. **1 I**, 15. — Neuberg, in v. Noordens Handb.
2, 464. — Loewy u. Neuberg, Biochem. Z. **2**, 438. — Rosenfeld, Erg. Immun.forschg **18**,
118. — Neubauer, Handb. norm. path. Phys. **5**, 906.

aber auch bei ihnen ein Teil des Cystins weiterverarbeitet wird, ersehen wir aus dem Befund von Taurocholsäure und aus dem Vorhandensein einer, wenn auch geringen Menge von neutralem Schwefel im Harn. Die Störung bei Cystinurie scheint merkwürdigerweise darin zu bestehen, daß der Cystinuriker zwar Cystin als solches, wenn man es vom Magen aus gibt, verbrennen kann, aber nicht die Fähigkeit besitzt, die Cystingruppe im Proteinmolekül anzugreifen[1]. BAUMANN und seine Schüler[2] haben Sitz und Ursache auch dieser Stoffwechselanomalie ursprünglich in den Darm verlegt, weil sie in manchen Fällen kombiniert mit Diaminurie, mit der Ausscheidung von Putreszin und Kadaverin[3] auftritt. Da nun Diamine bei abnormen Vorgängen im Darm in den Fäzes gefunden wurden, so führte BAUMANN auch die Cystinurie anfangs auf pathologische Prozesse im Darm zurück; später gab er diese Ansicht wieder auf. Gewiß können Diamine gerade im Darm entstehen, und es wurden, wie gesagt, zuweilen bei Cystinurie Diamine im Stuhlgang gefunden. Aber alles in allem geht der krankhafte Prozeß doch viel wahrscheinlicher im intermediären Stoffwechsel (Leber?) vor sich. Bei der Cystinurie ist der krankhafte Prozeß nicht beschränkt auf die Zersetzung der Thioaminosäuren, sondern es findet sich im Harn auch Leuzin, Tyrosin, Asparaginsäure[4], Lysin[5], Arginin[6], Tryptophan[7], d. h. es ist eine krankhafte Veränderung des Abbaus zahlreicher Aminosäuren vorhanden[8]. Aus Lysin entsteht Kadaverin, aus Arginin Putreszin, offenbar auch durch Eigentümlichkeiten des intermediären Stoffwechsels. Wie und wo, wissen wir nicht. Wahrscheinlich spielen sich in verschiedenen Fällen die Vorgänge in verschiedener Weise ab; Vorgänge im Darm können mitwirken. Auch in der Blase könnten durch Infektion aus Diaminosäuren Diamine entstehen. Für das, was krankhaft den Stoffwechsel verläßt und im Harn gefunden wird, kommt es wohl auf verschiedene Umstände an: Menge und Ort des genossenen Eiweißes und damit der aufgenommenen Aminosäuren sowie der Ort ihres Eintritts in den Stoffwechsel[8] können Bedeutung haben.

Krankheitserscheinungen entstehen wesentlich durch das Auftreten von Cystinsteinen, doch finden sich bei einzelnen Kranken auch stärkere rheumatische Erscheinungen[9] und zuweilen die Ausbildung einer schweren Kachexie[10].

In einigen außerordentlich selten vorkommenden Krankheitsfällen[11], treten in den Geweben und im Harn Farbstoffe auf, die zu den Porphyrinen gehören. Es

---

[1] WOLF and SHAFFER, J. of biol. Chem. **4**, 439. — WILLIAM u. WOLF, ebenda **6**, 357.

[2] BAUMANN u. UDRANSKY, Hoppe-Seylers Z. **13**, 562; **15**, 77. — BAUMANN u. GOLDMANN, ebenda **9**, 260.

[3] THIELE, J. of Physiol. **36**, 68. — GUGGENHEIM, Biogene Amine. 1920.

[4] ABDERHALDEN u. SCHITTENHELM, Hoppe-Seylers Z. **45**, 468.

[5] ACKERMANN u. KUTSCHER, Z. Biol., N. F. **57**, 355.

[6] HOPPE-SEYLER, Arch. klin. Med. **154**, 97.   [7] GARROD u. HURTLEY, J. of Physiol. **34**, 217.

[8] Lit. bei NEUBAUER, Handb. norm. path. Phys. **5**, 910.

[9] EBSTEIN, Arch. klin. Med. **23**, 138.   [10] Lit. bei NEUBAUER, l. c. S. 912.

[11] GÜNTHER, Arch. klin. Med. **105**, 89; **134**, 257. — WEISS, ebenda **149**, 255 (Lit.). — Eine Grundlegung der ganzen Frage gibt die ausgezeichnete Monographie BORST u. KÖNIGDÖRFFER, Untersuchungen über Phorphyrie. 1929. — HANS FISCHER, Naturwiss. **1929**, Nr 31, gibt eine Übersicht über seine glänzenden Untersuchungen.

gibt akute und chronische Fälle von Porphyrie, im letzteren Falle dürfte der Zustand angeboren sein. Bei den angeborenen Fällen findet sich Uroporphyrin, bei den toxischen Koproporphyrin; diese beiden unterscheiden sich durch die Zahl der Carboxylgruppen. Die akuten Formen können auf unbekannter Grundlage oder nach Vergiftung mit Stoffen der Sulfonalgruppe bzw. mit Blei entstehen. Jedenfalls gehen die akuten Formen mit heftigsten Magendarmerscheinungen, Verstopfung, Schmerzen und mit Nervenstörungen einher. Die bei einem endogenen Falle auftretenden Farbstoffe, die photodynamisch wirken und deswegen zu starken Pigmentierungen führen, sind von Borst und Hans Fischer sowie seinen Schülern sehr genau untersucht. Bei dieser kongenitalen Form war der intermediäre Porphyrinstoffwechsel auf einer Entwicklungsstufe stehengeblieben. Es scheint sich dabei um eine eigenartige Synthese selbständiger Organporphyrine zu handeln. Einen Fehler im intermediären Gallenfarbstoffwechsel anzunehmen, haben wir keine Veranlassung.

Der Stoffwechsel der Nukleine und die Gicht[1].

Der Stoffwechsel der Purinkörper hat für den Pathologen ebenso wie für den Arzt ein besonderes Interesse, weil wir seit Wollaston und Garrod wissen, daß er in Beziehung steht zur Gicht. Die Gicht, in außerordentlich verschiedener Häufigkeit über die Gegenden und Länder der Erde, ja über die einzelnen Teile der Länder verteilt, entwickelt sich in erster Linie auf erblicher Anlage, so daß unter Vorfahren Gicht vorausgeht. Aber wie z. B. Ebstein hervorhob, genügt bei den Aszendenten auch das Vorkommen von Gliedern der Krankheitsgruppe, die die französischen Forscher als Famille nevropathique bezeichnen: des Diabetes, der Fettleibigkeit, der Arteriosklerose und ihres Arthritismus. Die chronisch-rheumatischen Prozesse, denen auch von guten Ärzten eine Beziehung zur Gicht zugesprochen wurde[2], kommen meines Erachtens nicht in Betracht. Aber wir wissen auch nicht, ob und wie die Gicht zu den erst genannten Zuständen in Beziehung steht. Ja, wir wissen auch nicht einmal, wie es mit den Verhältnissen der Gicht in der Aszendenz ist. Wir haben nichts als die oberflächlichen Beurteilungen solcher Dinge, wie wir sie in der klinischen Medizin leider gewöhnt sind und wie sie erst Martius kraftvoll angegriffen hat. Es rächt sich hier, daß die klinische Medizin so vielfach die Erfahrungen von Wissenschaften benutzen will, deren Grundlagen sie nicht genau zu kennen pflegt. Für die Beziehung zum Diabetes ist es merkwürdig, daß Gichtkranke nicht selten anfangs unklare und wechselnde Glykosurie, später einen Diabetes zeigen.

---

[1] Über Gicht: Garrod, Natur und Behandlung der Gicht. Deutsch. Würzburg 1861. — F. Müller, in v. Leydens Handb., 2. Aufl., 2, 236. — Minkowski, in Nothnagels Handb. 7 II. — v. Noorden, Handb. 2, 138. — Schittenhelm, Natur u. Wesen d. Gicht. Med. Klin. 1907, Beiheft 4. — Umber, Stoffwechselkrankheiten, 3. Aufl., 374. — Brugsch u. Schittenhelm, Der Nukleinstoffwechsel und seine Störungen. 1910. — Dyce Druckworth, Die Gicht, übersetzt von Dippe. 1894. — Brugsch, Gicht, in Kraus-Brugschs Handb. 1 I, 149. — Lichtwitz, in v. Bergmann-Staehelins Handb. 4 I. — Thannhauser, Handb. n. path. Phys. 5, 1047; Lehrbuch. 1929. — Gudzent, Berl. klin. Wschr. 1921, Nr 48; Gicht und Rheumatismus. 1928. — Goldscheider, Berl. klin. Wschr. 1914, Nr 28/29. — Lichtwitz, Klin. Chem., 2. Aufl.

[2] Vgl. z. B. B. Dyce Duckworth, Practioner 88, 1; zit. Zbl. inn. Med. 1, 5.

Das zweite, was wir von der Entstehung der Gicht wissen, ist ihr Verhältnis zur Bleivergiftung[1]: diese disponiert ebenso zur Gicht wie die erbliche Anlage, und sie führt ebenso wie die Gicht selbst zu Eigenarten im Verhalten der Harnsäure.

Dagegen sind noch unklar die Beziehungen des leichten Auftretens von Uratsedimenten sowie die Bildung von Uratsteinen zur Gicht[2]. Einzelne Forscher lehnen jede Verbindung dieser Vorgänge untereinander ab. Gewiß spielt für die Entstehung von Sedimenten die Reaktion des Harns die Hauptrolle, und diese Reaktion ist das Ergebnis sehr verwickelter Einwirkungen, aber es kommen neben ihr für das Ausfallen der Harnsäure noch andere besondere, vorerst unbekannte Momente in Betracht. Ich persönlich habe den Eindruck, daß an eine Beziehung zwischen leicht auftretenden Uratsedimenten und namentlich atypischen Gichtformen etwas daran ist. Mehr vermag ich nicht zu sagen, und über das Verhältnis von Steinen und Gicht wage ich kein Urteil.

Viel umstritten ist die Frage nach dem Einfluß der Ernährung auf die Ausbildung von Gicht. Daß bei erblich Disponierten eine gewohnheitsmäßig überreichliche und vermutlich viel Fleisch enthaltende, sowie mit erheblichen Mengen alkoholischer Getränke genommene Nahrung das Auftreten gichtischer Erscheinungen begünstigt, ist auch mein ärztlicher Eindruck, ebenso wie viele andere das glauben. Mancher Gichtiker pflegt solche Einflüsse auf die Entstehung der Anfälle ganz genau zu kennen; er weiß, daß er sie durch einfache vorsichtige Lebensweise einschränken oder sogar vermeiden kann. Etwas anderes ist es, ob Gicht, also die Anlage zum Auftreten gichtischer Erscheinungen, ohne Mitwirkung konstitutioneller Verhältnisse allein auf dem Boden üppiger Ernährung sich entwickeln kann. Wenn ein Mann wie Cohnheim diese Art der Beziehungen völlig ablehnt[3], so können wir ihm keinen Gegenbeweis bringen. Denn wir vermögen eben noch nicht zu sagen, ob auch ohne vorausgehende konstitutionelle Begünstigung das Überessen und Übertrinken eine Bedeutung nach der genannten Richtung hin hat.

Das Charakteristische der Gicht sind Ablagerungen von Salzen, unter denen harnsaure Salze den hauptsächlichen Bestandteil bilden. Diese Ablagerungen finden sich vorwiegend in den Gelenkknorpeln, in den Gelenkkapseln und um sie herum. In den Gelenken entwickelt sich vielfach eine eigenartige Form der Erkrankung[4], die in leichter, schwerer und allerschwerster Form wenige oder zahlreiche Gelenke ergreifen kann. Die Ablagerungen von Uraten kommen als kleine oder größere Anschwellungen (Tophi) auch im Knorpel der Ohrmuschel, an den Sehnen, in den Schleimbeuteln, im intramuskulären Bindegewebe, im Unterhautgewebe, in den Nieren und im Herzen vor; selten auch noch in anderen Organen. Das Mononatriumurat findet sich in feinen Nadeln; außerdem sind stets noch kleine Mengen von Kalziumsalzen vorhanden.

---

[1] Vgl. Lüthje, Z. klin. Med. **29**, 266.
[2] Vgl. Neubauer, E. Meyer, Lichtwitz, Kongreß inn. Med. **1911**, 160ff.
[3] Cohnheim, Allgem. Path., 2. Aufl., **2**, 288.
[4] Brogsitter, Arch. klin. Med. **153** u. **154**; eigene Beobachtungen u. Lit.

Die Ablagerungen können in einem intakten Gewebe liegen, so daß man tatsächlich nach Entfernung der harnsauren Salze nichts anderes sieht als die Lücken, in welchen sie lagen. Damit stimmt die Erfahrung überein, daß manchmal an Körperstellen, welche früher Uratansammlungen aufgewiesen hatten, die später vorgenommene histologische Untersuchung nicht die geringsten Veränderungen mehr zeigt. Andererseits stellen sich an den Uratablagerungen schließlich doch häufig mehr oder weniger schwere entzündliche Veränderungen ein — an den Gelenken ist das sogar die Regel — und diejenigen Ausscheidungen von Mononatriumurat, die zum akuten Gichtanfall führen, gehen immer mit einer sehr starken Entzündung einher. Sie bildet höchstwahrscheinlich das Wesentliche des akuten Gichtanfalls.

Die Ablagerung der Urate, namentlich im Unterhautgewebe und an manchen Knorpeln, erfolgt nicht selten, ohne daß den Kranken die Ausbildung der Knoten, der sog. Tophi, überhaupt zum Bewußtsein kommt. Sie können entstehen, eine beträchtliche Größe erreichen und wieder vergehen oder nach außen aufbrechen, ohne daß irgendwelche unangenehme Empfindung sich geltend macht; speziell fehlt jede Andeutung eines Anfalls. Man könnte geneigt sein, gerade die Existenz dieser Tophi im subkutanen Gewebe wesentlich gegen eine lokale Bildung der Harnsäure an den betreffenden Stellen zu verwenden, denn hier entstehen sie ja keinesfalls auf Kosten von untergehendem Gewebe und sie vergrößern sich durch Anlagerung von aufgenommener Harnsäure und Auseinanderdrängen der Koriummaschen.

Häufig aber, besonders bei der sog. regulären Form der Krankheit, ist die Entwicklung der Uratniederschläge mit charakteristischen Anfällen verbunden: entweder plötzlich oder nach irgendwelchen unbestimmten Vorboten stellt sich — meist nachts — ein heftiger Schmerz in einem Gelenk, am häufigsten in dem Metatarsophalangealgelenk der großen Zehe ein. Eine Entzündung des Gelenks und seiner Umgebung mit beträchtlichem Hautödem bildet sich aus, nach Stunden oder Tagen kann alles verschwunden sein, so daß man zuweilen selbst anatomisch nichts mehr findet. Diese Anfälle wiederholen sich sehr verschieden, oft in ganz unregelmäßigen Zeiträumen. Häufig bei den kräftigen Kranken, treten sie mehr und mehr in den Hintergrund, in dem Maße, wie diese kachektisch werden, wie die „reguläre“ Gicht in die „asthenische“ übergeht.

Jedenfalls ist durch diese Beobachtungen, die schon Garrod in unübertrefflicher Weise machte, festgelegt, daß eine Beziehung da sein muß zwischen Gicht und Ausscheidungen harnsaurer Salze an bestimmten Körperstellen. Ganz gewiß ist damit das Wesentliche der Krankheit nicht entfernt erschöpft. Denn auf der einen Seite entwickelt sich bei ihr noch eine große Reihe seltener oder häufiger beobachteter Krankheitserscheinungen, die wir bisher nur schwer oder gar nicht zur Harnsäure in Beziehung bringen können. Ich erinnere an die Arteriosklerose, an die Erkrankungen der kleinen Gefäße, der Nieren und des Herzens, die Veränderungen der Haut, des Magendarmkanals, des Nervensystems und an so vielerlei weiteres. Schließlich bildet sich zuweilen eine schwere allgemeine Kachexie aus, ohne daß wir wissen wie.

Auf der anderen Seite sehen wir zwar, daß die Verhältnisse der Harnsäure, ihrer Vorstufen und ihrer Quellen eine große Bedeutung im Bilde der Krankheit haben, die größte, die wir zur Zeit kennen. Was wissen wir aber über das Wesentliche der dabei in Betracht kommenden Prozesse? Ist vielleicht — wie z. B. v. NOORDEN, MINKOWSKI und WIENER hervorheben — die Störung des Harnsäurestoffwechsels nur ein Symptom, vielleicht gar nicht einmal das Wesentlichste?[1]. Etwa nur der Ausdruck einer noch unbekannten Stoffwechselanomalie?

Harnsäure entsteht immer im Organismus des gesunden Menschen[2] und wird während des Hungerzustandes in einer bei verschiedenen Menschen wechselnden, aber individuell ziemlich gleichmäßigen Menge ausgeschieden[3] (endogene Harnsäure). Bei Ernährung mit Kohlehydraten oder mit Fetten steigt diese Menge[4] und noch mehr wächst sie, wenn Eiweiß, auch ein an Nukleinen sehr armes Eiweiß verabreicht wird. Wird eine dem energetischen Bedürfnis des Organismus entsprechende gemischte, an Nukleinen sehr arme oder von diesen Stoffen freie Nahrung gegeben, so gibt es an sich verschiedene, aber individuell ziemlich gleichmäßige Harnsäurewerte. Gibt man Nahrungsstoffe, die größere Mengen von Nukleinen enthalten, so wächst die Menge der mit dem Harn austretenden („exogenen") Harnsäure erheblich[5], aber ohne daß irgendwelcher Parallelismus zwischen Menge dieser Nahrung und Menge der ausgeschiedenen Harnsäure zu finden wäre. Bei Darreichung kleinerer Mengen purinhaltiger Stoffe tritt mehr Harnsäure im Harn auf, als dem Puringehalt der Nahrung entspricht[6]. Diese Tatsache mahnt doch einigermaßen schon zur Vorsicht für die Vermutung einer direkten Abhängigkeit des Harnsäuregehalts des Harns von dem zerstörten Nuklein der Nahrung[7]. Man nimmt zurzeit an, daß die Harnsäure des Harns aus Nukleinen der Zellkerne stammt[8], sowie aus dem Hypoxanthin des Muskels[9]. Zweifellos zerfallen im Organismus immer Nukleine der Zellkerne. Diejenigen von ihnen, die im Adenin und Guanin den Purinkern enthalten — und das ist bei den verschiedensten Zellarten der Fall — sind imstande, Harnsäure zu liefern. Die Spaltung geht dabei von den Nukleotiden unter Abtrennung von Phosphorsäure zu den Nukleosiden. Nun erfolgt die Desamidierung und dann trennen sich die Kohlehydratmoleküle ab, die wie sonst ihresgleichen im Organismus verwendet werden[10].

Was aus den Pyrimidinkernen wird[11], weiß ich nicht. Jedenfalls aber entsteht aus den Purinkernen der Nukleine, die diese Zusammensetzung haben, mit Hilfe einer Reihe von Fermenten Harnsäure. Die Harnsäure ist das Stoffwechselendprodukt des menschlichen Purinstoffwechsels. Aber wohl kaum ist die Menge der

---

[1] Vgl. GUDZENT, Z. klin. Med. **99**, 20.

[2] Über die Quellen der Harnsäure vgl. A. KOSSEL, Münch. med. Wschr. **1911**, Nr 2. — GUDZENT, Zbl. Phys. Path., N. F. **1910**, Nr 8.

[3] BURIAN u. SCHUR, Pflügers Arch. **80**, 87. — HIRSCHSTEIN, Arch. f. exper. Path. **57**, 229.

[4] JOEL, Z. klin. Med. **95**, 170.

[5] WEINTRAUD, Berl. klin. Wschr. **1895**, 405. — UMBER, Z. klin. Med. **29**, 174. — JOEL, ebenda **95**, 170.

[6] Vgl. LICHTWITZ, Klin. Chem., 2. Aufl., S. 172.

[7] ABL, Kongreß inn. Med. **1913**, 187; Arch. f. exper. Path. **74**, 119.

[8] Vgl. Fußnote 2. — THANNHAUSER l. c.   [9] BURIAN, Hoppe-Seylers Z. **43**, 532.

[10] Über die Spaltung der Nukleinsäuren vgl. die ausgezeichnete Untersuchung von THANNHAUSER, Habilit.-Schrift. München 1917; Arch. klin. Med. **134**. 229.

[11] Vgl. THANNHAUSER, Handb. norm. path. Phys. **5**, 1740.

im Harn auftretenden Harnsäure ein Maß für die Menge des zerstörten Nukleins. Einmal sind die Nukleine verschiedener Zellen verschieden zusammengesetzt[1]. Ferner kommt, wie gesagt, wahrscheinlich das Hypoxanthin des Muskels als Harnsäurequelle in Betracht, und von diesem ist eine Zurückführung auf Muskelnuklein nicht sicher festgestellt[2]. Daß Harnsäure in irgendwie erheblichem Grade noch weiter abgebaut bzw. im Stoffwechsel für unseren Nachweis verschwinden kann, möchte ich auf Grund der vorliegenden Beobachtungen ablehnen[3]. Nur in den Magendarmkanal kann Harnsäure ausgeschieden und dann bei Kranken in nicht ganz geringer Menge zersetzt werden[4]. Ob das ganze im Körper zerstörte Nuklein oder nur ein Teil davon zu Harnsäure wird[5], scheint mir zwar noch nicht ganz sicher entschieden zu sein, aber es fehlen doch alle Anzeichen dafür, daß beim Gichtkranken eine Veränderung der Harnsäurebildung in Betracht kommt[6], selbst wenn man überhaupt an eine Synthese von Harnsäure im Organismus denkt[7] und in Betracht zieht, daß der Anteil des Nukleins, der als Harnsäure ausgeschieden wird, zum mindesten individuell schwankt[8]. Tatsächlich wechselt er doch individuell. Tatsächlich nehmen manche Forscher eine synthetische Bildung von Harnsäure im menschlichen Organismus an[9]. Wie vor allem die Entwicklung des Embryo aus dem nukleinfreien Ei und die Entstehung der Lachsspermatozoen aus Muskel zeigen, können mindestens zu gewissen Zeiten Nukleinsäuren im Organismus entstehen. Auch für den Säugling und den Erwachsenen ist das sehr wahrscheinlich.

Die im nüchternen Zustand und bei nukleinarmer Ernährung ausgeschiedene Harnsäure stammt zum großen Teile aus den Drüsen des Splanchnikusgebietes[10]. Anzunehmen, daß sie dort synthetisch entstehe, sehe ich keine Veranlassung; ich möchte eher an die Zellkerne als an ihre Quelle denken. Der Inhalt des Darms führt ja Purinbasen. Alle Einwirkungen, die Hyperämie und Tätigkeit des Magendarmkanals steigern, vermehren die Harnsäuremenge des Harns. Die Menge der Harnsäure, die nach „purinfreier" Kost im Harn erscheint, stellt somit, wie ABL es ausdrückt, gewissermaßen ein Zeichen für den „Tonus" im Splanchnikusgebiet dar. Dazu paßt sehr gut, daß die Verhältnisse der Harnsäure in hohem Maße vom Zustande des sympathischen Nervensystems abhängen[11]. Und für die Bedeutung des Verhaltens der Verdauungsorgane würde die alte Beobachtung von HOPKINS und

[1] A. KOSSEL, l. c.   [2] BURIAN, Hoppe-Seylers Z. **43**, 532.

[3] Vgl. d. Arbeiten von SCHITTENHELM, Hoppe-Seylers Z. **45**, 354; **50**, 30. — SCHITTENHELM u. SCHMID, Z. exper. Path. u. Ther. **4**, 424. — WIENER, Erg. Physiol. **1 I**, 555; **2 I**, 377. — Lit. bei v. NOORDEN, Handb. **2**, 149. — SOETBEER u. IBRAHIM, Hoppe-Seylers Z. **35**, 1. — WIECHOWSKI, Arch. f. exper. Path. **60**, 185. — UMBER u. RETZLAFF, Kongreß inn. Med. **1910**, 436. — THANNHAUSER, Arch. klin. Med. **135**, 224. — LICHTWITZ, in v. Bergmann-Staehelins Handb. **4 I**, 835. — THANNHAUSER, Handb. norm. path. Phys. **5**, 1073. — LICHTWITZ u. CONITZER, Z. klin. Med. **104**, 1. — HEYDKAMP, ebenda **105**, 83.

[4] LUCKE, Verh. dtsch. Ges. inn. Med. **1930**, 158 (H. STRAUB).

[5] Vgl. UMBER, Stoffwechselkrankheiten, 3. Aufl., S. 241.

[6] THANNHAUSER, Handb. norm. path. Phys. **5**, 1087 (Lit.).

[7] Über diese Frage vgl. MINKOWSKI, Gicht. — WIENER, Erg. Physiol. **1** u. **2**. — UMBER, Stoffwechselkrankheiten, 3. Aufl., Kap. 8.

[8] Z. B. KAUFMANN u. MOHR, Arch. klin. Med. **74**, 141. — BURIAN u. SCHUR, Pflügers Arch. **80**, 241; **94**, 273. — Lit. v. NOORDEN, Handb. **2**, 150. — ABDERHALDEN u. BUADZE, Med. Klin. **1929**, Nr 1.

[9] Erörterung der Frage bei ABDERHALDEN, Phys. Chem., 3. Aufl., S. 689. — THANNHAUSER, Handb. norm. path. Phys. **5**, 1077; Monographie, S. 177.

[10] MARES, Mh. Chem. **13**, 101; Pflügers Arch. **149**, 275. — SMETANKA, ebenda **149**, 287 u. zit. Zbl. inn. Med. **2**, 685. — ABL, Kongreß inn. Med. **1913**, 187; Arch. f. exper. Path. **74**, 119. — Vgl. JOEL, Z. klin. Med. **95**, 170.

[11] HARPUDER, Z. exper. Path. u. Ther. **42**, 1.

Hope sprechen, die Göppert anführt[1], daß verdaute Thymus das Vielfache ihres Nukleinstickstoffes an Harnsäure in den Harn befördern kann. Deswegen braucht man aus der starken Steigerung der Harnsäureausscheidung nach Darreichung von Hypoxanthin[2] meines Erachtens auch nicht auf einen direkten Übergang zu schließen.

So versteht man eine ganze Reihe von Erfahrungen über Schwankungen der Harnsäuremenge im Harn. Auch ihre Vermehrung nach Aufnahme von purinarmem Eiweiß versteht man wegen der dabei eintretenden reichlichen Ausscheidung von Verdauungssäften und Fermenten. Ob die starke Erhöhung nach Aufnahme von nukleinreichen Nahrungsstoffen dadurch entsteht, daß ein Teil dieser Nukleine direkt zu Harnsäure abgebaut wird, oder ob auch hier der Darmkanal vermittelnd eingreift, steht noch dahin; wahrscheinlich kommt beides in Frage.

Das für unsere gegenwärtigen Auffassungen Charakteristische der Gicht ist die Ablagerung von Uraten in bestimmten Geweben. Sie erfolgt z. B. im Unterhautgewebe sicher so, daß diese kaum lokal entstanden sein können, denn da wird die Harnsäure, wie bereits erwähnt wurde, abgelagert in den lockeren zellarmen Maschen des Koriums. An anderen Stellen, z. B. im Knorpel, an den Schleimbeuteln, an den Muskeln, wäre schon eine örtliche Entstehung denkbar. Aber sie ist, wenigstens allein, doch kaum wahrscheinlich, weil die Ablagerungen so erhebliche Dimensionen annehmen können, daß man von diesem Gedanken abkommen wird. Zudem vermag ja nach Hofmeisters Auffassung der Knorpel Harnsäure aus der umgebenden Flüssigkeit in besonderem Maße anzuziehen[3]. Allerdings wird dieser Befund jetzt meist abgelehnt. In den Geweben selbst ist eine vorausgehende Erkrankung bzw. eine Nekrose von Zellen nicht nachweisbar[4]. Also liegt es doch am nächsten, eine Ablagerung aus dem Blute anzunehmen und eine schädigende Einwirkung des Mononatriumurats auf das Gewebe. Diese Fähigkeit der harnsauren Salze ist bekannt; sie ist viel stärker als die der Harnsäure selbst.

Nach dem berühmten Fadenversuche[5] von Garrod soll das Blut bei der Gicht, namentlich vor dem Anfall, größere Mengen von Harnsäure enthalten. In neuerer Zeit hat man sich mit der Frage nach dem Harnsäuregehalt des Blutes natürlich sehr genau und mit den verschiedensten Methoden[6] beschäftigt. Die Antwort ist schwierig zu geben, denn die in Betracht kommenden Mengen von Harnsäure sind sehr klein und neben der Harnsäure sind immer Nukleotide im Blut vorhanden.

Im Blut des fast purinfrei ernährten Gesunden findet man auf 100 ccm 3 bis 5 mg Harnsäure[7]; es sind auch viel höhere Werte angegeben, doch dürften sie nicht richtig sein.

---

[1] Göppert, Kongreß inn. Med. **1913**, 208.

[2] Minkowski, Kongreß inn. Med. **1913**, 209.

[3] Almagia, Beitr. chem. Physiol. u. Path. **7**, 466. — Brugsch u. Citron, Z. exper. Path. u. Ther. **5**, 401.

[4] His, Arch. klin. Med. **67**, 82. — Freudweiler, Arch. klin. Med. **63**, 266.

[5] Garrod, Die Gicht.

[6] Schiller u. Wiener, Z. exper. Path. u. Ther. **3**, 411. — Bass, Kongreß inn. Med. **1913**, 196. — Bass u. Wiechowski, Wien. klin. Wschr. **1912**, 1863. — Thannhauser, l. c.; Hoppe-Seylers Z. **91**, 100, 107.

[7] Magnus-Levy, Z. klin. Med. **36**, 353. — Steinitz, Dtsch. med. Wschr. **1914**, Nr 19. — Kocher, Arch. klin. Med. **115**, 380. — Thannhauser, Lehrbuch, S. 208.

Von größter Bedeutung ist die Art der Harnsäurelösung im Blut[1]. Nach der alten und üblichen Auffassung kreist sie als Mononatriummurat. Dann würde man an einer einfachen Lösung als Salz festhalten[2]. Andere nehmen im Blut Harnsäure in kolloidaler Form an[3]; dabei ist die Harnsäure viel leichter löslich im Plasma als das Mononatriumurat. Ein Teil der Forscher bestreitet[4], daß eine kolloidale Lösung der Harnsäure im Blut nachgewiesen sei. Wohl aber wird man, wie Lichtwitz vor allem hervorhebt, bei dem ungünstigen Einfluß des Kochsalzes auf die Löslichkeit des Mononatriumurats, an die Bedeutung von Schutzkolloiden für die Lösung der Harnsäure denken müssen[5].

Nachdem A. Kossel[6] und Minkowski[7] die Fähigkeit der Nukleinsäuren sowie der Thyminsäure, Harnsäure durch eine Bindung in Lösung zu erhalten, erwiesen hatten, legt Minkowski viel Wert auf Verbindungen dieser Art zur Erklärung der Löslichkeit der Harnsäure im Körper, speziell bei der Gicht; Bornstein und Griesbach fanden[8] meist etwa die Hälfte der Harnsäure des menschlichen Blutes in gebundenem Zustande.

Es besteht nämlich die Tatsache, daß im Blut viel mehr Harnsäure gelöst ist, als die gleiche Menge Wasser Harnsäure oder harnsaures Natron aufzunehmen vermag. Ja, dem Blut von Gesunden und Gichtikern kann man sogar noch erhebliche Mengen von Harnsäure hinzufügen, ohne daß sie ausfiele[9]. Vielleicht läßt sich ein Teil der Blutharnsäure mit den gewöhnlichen Methoden gar nicht nachweisen[10]. In solchen „übersättigten" Lösungen hält sich die Harnsäure am besten, wenn sie in kolloidaler Form enthalten ist[11], wobei die verschiedensten Stoffe, z. B. Serumalbumin[12], als Schutzstoffe wirken können.

Ob in der Art und Form der Blutharnsäure Unterschiede bestehen zwischen dem Blut des Gesunden und des Gichtikers, wissen wir nicht. Nach Ansicht mancher Forscher sind bei Gichtkranken, die keine nukleinreiche oder die purinfreie Nahrung erhalten, die Harnsäurewerte des Blutes in der Regel erhöht[13], bei

---

[1] His u. Paul, Hoppe-Seylers Z. **31**, 1, 64.

[2] Z. B. His. — Gudzent, Z. klin. Med. **82**, 409. — Kohler, ebenda **78**, 205. — Gudzent, Hoppe-Seylers Z. **63**, 455.

[3] Bechhold u. Ziegler, Biochem. Z. **20**, 189; **24**, 146. — Schade u. Boden, Hoppe-Seylers Z. **83**, 347; **86**, 238.

[4] Lichtwitz, Hoppe-Seylers Z. **84**, 416. — Gudzent, ebenda **89**, 253. — Kohler, Z. klin. Med. **78**, 205. — Vgl. Lichtwitz, Klin. Chemie, 2. Aufl., S. 184. — Lichtwitz u. Steinitz, in Staehelin-v. Bergmanns Handb., 2. Aufl., **4 I**.

[5] Vgl. Harpuder u. Erbsen, Biochem. Z. **148**, 344.

[6] Goto, Hoppe-Seylers Z. **35**, 473 (A. Kossel).

[7] Minkowski, in Nothnagels Handb. **7 II**. — Vgl. Dohrn, Z. klin. Med. **74**, 445.

[8] Bornstein u. Griesbach, Biochem. Z. **106**, 190.

[9] G. Klemperer, Dtsch. med. Wschr. **1895**, 655. — Vgl. Trenkner, Zbl. inn. Med. **1904**, 45.

[10] Steinitz, Kongreß inn. Med. **1914**, 588.

[11] Bechhold u. Ziegler, l. c. — Schade, l. c.

[12] Bechhold u. Ziegler, Biochem. Z. **64**, 471.

[13] Garrod, Die Gicht. — G. Klemperer, Dtsch. med. Wschr. **1895**, Nr 40. — Brugsch u. Schittenhelm, Z. exper. Path. u. Ther. **4**. — Magnus-Levy, Z. klin. Med. **36**, 353. — Brugsch, in Kraus-Brugschs Handb. **1**. — Thannhauser, Arch. klin. Med. **135**, 224.

typischer Gicht mehr als bei atypischer. Doch kommen auch völlig normale Werte vor. Im Anfall wurde Erhöhung, nach ihm Verminderung gefunden[1]; Magnus-Levy vermißte jede Veränderung der Blutharnsäure durch den Anfall[2]. Gudzent fand ebenfalls in schweren Gichtfällen keine Vermehrung der Harnsäure im Blute[3] und beurteilt deswegen, ebenso wie manche andere Forscher, den diagnostischen Wert der Harnsäurebestimmung im Blut zurückhaltender.

Die absoluten Zahlen wechseln offenbar. Ich habe den Eindruck, daß sie nach den besten Methoden eher niedriger sind, als früher angegeben wurde, nur etwa das Doppelte des Normalen, also über 5 mg in 100 ccm Blut betragen; in einzelnen Fällen mehr. Im allgemeinen sollen wir bei der chronischen Gicht zwar mit etwas höheren Werten als normal rechnen. Aber in der Mehrzahl der Fälle nicht mit besonders hohen. Das scheint mir die zur Zeit verbreitetste Anschauung zu sein. Ich rate zu großer Vorsicht im Urteil.

Ein weiterer Punkt kommt hinzu. Außer bei Gicht findet man noch bei zahlreichen andern Zuständen erhöhte Harnsäurewerte des Blutes[4]: bei Leukämie, in und nach der Krise der Pneumonie, nach Röntgenbestrahlungen, bei Nieren- und arteriosklerotischen Erkrankungen[5]. Auf die näheren Verhältnisse der einzelnen Zustände einzugehen, ist hier nicht der Ort. Sicher ist die Höhe des Harnsäuregehalts vom Blut bei manchem dieser Prozesse, z. B. bei Leukämie[6] oder Nierenerkrankungen, nicht niedriger, sondern eher höher als bei Gicht, und das dauernd über lange Zeiträume. Trotzdem findet sich dabei Gelenkgicht als Folge recht selten[7]. Die Vermehrung der Purine im Blut bei Leukämie unterscheidet[8] sich allerdings qualitativ von der bei Gicht, indem bei ersterer die gebundenen Purine (der Nukleotidstickstoff) stärker vermehrt sind als die Harnsäure. Bei Gicht sind nach den Untersuchungen Thannhausers die Harnsäurewerte im Blute hoch, während die Vorstufen der Harnsäure, die Nukleotide, in normaler Menge vorhanden sind.

Einer besonderen Besprechung bedürfen noch die Nierenerkrankungen. Garrod sah eine mangelhafte Ausscheidung der Harnsäure durch die Nieren als Ursache der Harnsäurevermehrung im Blute an. In der Tat findet man eine Schrumpfniere recht häufig im Verein mit Gicht. Diese berühmte Gichtniere hat in einer Reihe von Fällen wohl besondere Eigenschaften[9]. Sie ist zuweilen ausgezeichnet durch Entzündungsherde, die sich um Ablagerungen von Harnsäure gebildet haben, wie sie unter und im Epithel der Kanälchen, sowie in diesen entstehen. Aber sie kann auch die Form der roten Gefäßschrumpfniere von Jores haben. Dann steht sie also mit der allgemeinen Erkrankung der kleinen Gefäße im Zusammenhang, die sich häufig im Gefolge der Gicht entwickelt,

---

[1] Brugsch, l. c.   [2] Magnus-Levy, l. c.

[3] Gudzent, Kongreß inn. Med. **1920**; Z. klin. Med. **90**, 147; Gicht und Rheumatismus, S. 93. — Vgl. Thannhauser u. Weinschenk, Arch. klin. Med. **139**, 100.

[4] Magnus-Levy, Virchows Arch. **152**, 107; Z. klin. Med. **36**, 372. — Thannhauser. Gudzent.

[5] P. Müller u. Krumeich, Arch. klin. Med. **165**, 95.

[6] Kocher, Arch. klin. Med. **118**, 380; vgl. Abschnitt Blut.

[7] Vgl. Glückmann, Gicht und Leukämie. Diss. Berlin 1910.

[8] Thannhauser u. Czoniczer, Arch. klin. Med. **135**, 230.

[9] Brogsitter u. Wodarz, Arch. klin. Med. **139**, 129 (F. Müller).

während die erstgenannte Form von Nierenerkrankung zu den direkten Folgeerscheinungen der Krankheit gehören würde. Kaum je bilden sich im Gefolge
chronischer Nephritis öfters gichtische Zustände[1] aus; THANNHAUSER denkt
über diesen Punkt anders.

Von einer anatomischen Veränderung oder sonstigen funktionellen Störungen der Nieren im Anfang der Gicht, als Grundlage der Harnsäurevermehrung
im Blut ist nichts bekannt, es sei denn, daß man mangelhafte Ausscheidung von
Harnsäure als das (einzige) Anzeichen der Funktionsstörung anzusehen geneigt
wäre. Wenigstens wurde für die Zeiten zwischen den Anfällen sonst kein Anhaltspunkt zu solcher Annahme gefunden. GOTTLIEB sah[2] allerdings bei der Niere
der Gichtkranken ein allgemein schlechtes Konzentratiosnvermögen. LICHTWITZ[3]
hebt die Fähigkeit der Niere zur Konzentration der Harnsäure als geschädigt
hervor (Beeinträchtigung einer Teilfunktion).

Im Anfall selbst wurden in einer wichtigen Beobachtung SOETBEERS[4] außer
der Harnsäure auch Ammoniak und Kali zurückgehalten. Natürlich kann das
auf Vorgängen im Stoffwechsel der Gewebe beruhen. Aber es läßt doch andererseits in hohem Maße an die Nieren denken. Allerdings werden andere harnfähige
Substanzen sehr gut ausgeschieden[5].

Wir können eben noch keine klare Antwort auf die Frage nach dem funktionellen Verhalten der Nieren im Anfange der Gicht geben. Sicher besteht
keine gewöhnliche Form von Nephritis. Ich kann das Vorhandensein funktioneller Störungen nicht einmal für alle Fälle von Bleigicht zugeben, wenigstens sind
bei ihr sichere Fälle ohne jedes Anzeichen einer Nephritis bekannt[6]. Freilich ist
zu bedenken, daß LICHTWITZ bei Bleikolik eine Beeinträchtigung der Ausscheidung
der Harnsäure beobachtete. Also ob nicht doch eigenartige Störungen des Aus-
scheidungsvermögens da sind, läßt sich mindestens nicht ablehnen; ich möchte es
sogar für möglich halten, weil mit dieser alten GARRODschen Auffassung meines
Erachtens eine Anzahl Erscheinungen, besonders die Zurückhaltung der Harnsäure am ungezwungensten, am natürlichsten erklärt wird. Es ist eben diese Art
von funktionellen Nierenstörungen noch zu wenig erforscht, sie gewinnt aber auf
Grund mancher neuerer Auffassungen, besonders auf Grund der Beobachtungen
von LICHTWITZ, an Wahrscheinlichkeit. THANNHAUSER legt großen Wert auf das
Vorhandensein renaler Funktionsstörungen für die Entstehung der gichtischen
Erscheinungen[7]. Demgegenüber lehnen andere, z. B. GUDZENT, jede Bedeutung
der Niere für die Ansammlung der Harnsäure in den Geweben ab[8].

Das Verhalten des Harns bei der Gicht läßt sich allerdings doch nur
schwer mit jener Annahme vereinbaren. Kurz vor dem Anfall sinkt nämlich

---

[1] Vgl. darüber C. v. NOORDEN, Handb. **2**, 165. — Im Gegensatz zu LEVISON, Z. klin. Med.
26, 295. — Englische Lit. bei BRUGSCH, Gicht, S. 171.

[2] Vgl. GOTTLIEB, ref. Kongreßzbl. inn. Med. **57**, 424; Acta med. scand. (Stockh.) **73**, 224.

[3] LICHTWITZ, Klin. Chem., 2. Aufl., S. 178.   [4] SOETBEER, Hoppe-Seylers Z. **40**, 55.

[5] Vgl. VOGT, Arch. klin. Med. **71**, 21.   [6] Vgl. LÜTHJE, Z. klin. Med. **29**, 303.

[7] THANNHAUSER u. CZONICZER, Arch. klin. Med. **135**, 224; Klin. Wschr. **1923**, Nr 2.

[8] GUDZENT, Kongreß inn. Med. **1920**, 193; Z. klin. Med. **90**, 147.

bei gleichmäßiger Ernährung, sowohl gemischter als auch purinfreier, in ihm die Menge der Harnsäure. Im Verlaufe des Anfalles steigt sie und ist an seinem Ende und unmittelbar nachher höher als in der Zwischenzeit[1]. Da müßte man also einen Wechsel in der Teilfunktion der Niere innerhalb von Stunden annehmen! Das macht mir persönlich gewisse Schwierigkeiten. Andererseits haben Thannhauser, Lichtwitz, Steinitz bei Gicht das Verhältnis von Harn- zu Blutkonzentration für Harnsäure gegenüber so stark herabgesetzt gefunden, daß man an einer Schädigung der Teilfunktion kaum zweifeln kann. Zuweilen liegt die Konzentration des Harns an Harnsäure unter der des Blutes!

Bei der chronischen Gicht wurden von manchen Forschern nach gewöhnlicher Kost keine deutlichen Veränderungen der Harnsäureausscheidung beobachtet[2]. Aber bei nukleinarmer Kost finden sich häufig doch niedrigere Werte als bei Gesunden, namentlich wenn diese Kost monatelang genommen wurde[3].

Gleichzeitig soll die Ausscheidung der Purinbasen wachsen[4]; doch dürfte über deren Verhalten noch ein zurückhaltendes Urteil am Platze sein[5]. In der Regel ist das Verhältnis zwischen Harnsäure und der Menge der übrigen Purinkörper wohl verändert, sowohl beim Anfall als auch bei chronischer Gicht. Auf die Steigerung der Harnsäureausscheidung nach dem Anfall folgt noch ein zweites erhebliches Sinken[6]. Allmählich kehrt sie zum mittleren Wert zurück, von dem soeben gesprochen wurde.

Bei Aufnahme von Fleisch oder von Thymus bleibt im akuten Anfall die Ausscheidung der Harnsäure im Vergleich zu den Verhältnissen des gesunden Menschen wesentlich zurück[7].

Bei chronischer Gicht ist nach Darreichung von Fleisch oder besonders nukleinreichen Geweben die Ausscheidung der Harnsäure oft — nicht in allen Fällen — erheblich verlangsamt, hingezogen und vermindert[8]. Das wurde häufig von den verschiedensten Forschern beobachtet; vor diagnostischer Verwertung wird auch hier gewarnt[9]. In Übereinstimmung damit hält der nukleinfrei ernährte Gichtiker intravenös einverleibte Harnsäure völlig oder zum größten Teil zurück[10], während der Gesunde sie innerhalb von 2 Tagen meist ausscheidet. Auch subkutan eingespritzte Harnsäure wird vom Gesunden nahezu völlig als

---

[1] His, Arch. klin. Med. **65**, 516. — Soetbeer, Münch. med. Wschr. **1907**, Nr 28. — Brugsch u. Schittenhelm, Z. exper. Path. u. Ther. 4, 480. — Pollak, Arch. klin. Med. **88**, 224. — Umber, Stoffwechselkrankheiten, 3. Aufl., S. 345.

[2] Z. B. His, Arch. klin. Med. **65**, 156. — Magnus-Levy, Z. klin. Med. **36**, 380.

[3] Brugsch u. Schittenhelm, Umber, l. c. [4] Weintraud, Charité-Ann. **20**, 215 (1895).

[5] His, l. c. — Magnus-Levy, Berl. klin. Wschr. **1896**, Nr 18/19. — Kaufmann u. Mohr, Arch. klin. Med. **74**. — Darstellung, Literatur u. Tabellen bei v. Noorden, Handb. **2**, 151.

[6] Brugsch, Z. exper. Path. u. Ther. **2**, 619.

[7] Vogt, Arch. klin. Med. **71**, 21. — Soetbeer, Hoppe-Seylers Z. **40**, 25. — Bloch, Arch. klin. Med. **83**, 499.

[8] Soetbeer, Hoppe-Seylers Z. **40**, 25, 55 (Literatur). — Eigene Beobachtungen u. Lit. bei v. Noorden, Handb. **2**, 157. — Umber, Stoffwechselkrankheiten, 3. Aufl., S. 347. — Vgl. Zofina, Untersuchungen zur Harnsäureausscheidung. Diss. Gießen 1919.

[9] Vgl. Ljungdahl, Z. klin. Med. **79**, 177.

[10] Umber, l. c. — Thannhauser u. Weinschenk, Arch. klin. Med. **139**, 100.

solche ausgeschieden[1]. Das verschiedene Verhalten von Gichtikern und Gesunden zeigt sich nach THANNHAUSER sehr deutlich[2]: beim Gichtiker wird aus intramuskulär eingeführten Nukleosiden (Guanosin, Adenosin) die Harnsäure zwar in völlig normaler Weise gebildet, aber teils schlecht, teils überhaupt nicht ausgeschieden, während sie den Körper des Gesunden sofort verläßt.

Wie ist es nun mit der Harnsäure im Harn bei andern Erkrankungen? Es kommen auch da erhebliche Vermehrungen vor, z. B. bei Leukämie, bei der Krise der Pneumonie, entsprechend dem erhöhten Harnsäuregehalt des Blutes. Hier liegt nun aber ein Unterschied vor. Einmal entsteht bei diesen Zuständen fast nie Gicht, und dann entspricht bei ihnen — im Gegensatz zur Gicht — einem erhöhten Gehalt des Blutes ein solcher des Harns. Bei der Gicht ist es umgekehrt: einer hohen Konzentration der Harnsäure im Blute entspricht eine niedrige im Harn, darauf kommt es an[3]. Auf der andern Seite zeigt aber die außerordentliche Seltenheit gichtischer Erscheinungen bei diesen Hyperurikämien, daß die Vermehrung der Blutharnsäure nur ein, und zwar ein relativ indifferentes Symptom der Krankheit ist.

Über das, was bei der Gicht vor sich geht, läßt sich auf Grund der Beobachtungen nur sehr wenig sagen, wir kennen gewissermaßen nur einen kleinen Ausschnitt der Ereignisse. Das genannte Verhalten der Harnsäure während der Anfälle und zwischen ihnen könnte nämlich auch ganz anders als durch eine Veränderung der Nierenfunktion zustande kommen: wenn sie z. B. bei Gicht in besonderer Bindung oder in besonderem physikalischen Zustand kreist. Oder indem sie von bestimmten Geweben zurückgehalten wird; das war die Auffassung von UMBER und GUDZENT[4]. Dann würde man annehmen müssen, daß aus dem Blut die Harnsäure, statt durch die Nieren auszutreten, von bestimmten Geweben weggenommen oder überhaupt in bestimmten Geweben zurückgehalten wird.

Wie entstehen die Anfälle? Gewiß in Zusammenhang mit Lösungsveränderungen der Harnsäure und Reizung des Synovialgewebes durch das harnsaure Natron[5]. Man dachte an eine Art Auskristallisieren der Harnsäure aus einer gewissermaßen übersättigten Lösung an bestimmten Stellen. Für diese Annahme spricht — das ist ohne weiteres zuzugestehen — die Auslösung von Anfällen durch nukleinreiche Nahrung. Und neuerdings sind manche sogar geneigt, nervöse Vorgänge, vor allem im vegetativen Nervensystem, für die plötzliche Veränderung im Verhalten der Harnsäure verantwortlich zu machen[6]. Daß nervöse Momente einen Einfluß auf die Entstehung der Anfälle haben, ist schon

---

[1] SOETBEER u. IBRAHIM, Hoppe-Seylers Z. **35**, 1.
[2] THANNHAUSER, l. c. Habil.-Schrift. München 1917.
[3] THANNHAUSER, Handb. norm. path. Phys. **5**, S. 1090.
[4] UMBER, Dtsch. med. Wschr. **1921**, Nr 47. — GUDZENT, WILLE u. KEESER, Z. klin. Med. **90**, 147.
[5] BROGSITTER, l. c.
[6] Z. B. UMBER, Ernährungs- und Stoffwechselkrankh., 3. Aufl. — THANNHAUSER, Handb. norm. path. Phys. **5**, 1093.

früher oft hervorgehoben. Ganz abgesehen davon, daß bei andern Zuständen, z. B. Leukämie und bei Nierenerkrankungen, zweifellos größere Mengen von Harnsäure kreisen können, ohne daß sie ausfällt — allerdings ist für beide Fälle die Form der Harnsäure nicht bekannt —, vermag, wie oben dargelegt wurde, das Blut noch wesentlich mehr Harnsäure aufzunehmen, als die größten Mengen, die beobachtet wurden. Mir liegt die Vorstellung näher, daß im Anfall Harnsäure an Orten, an denen sie sich angesammelt hatte, gelöst wird und zunächst nicht, dann aber, wie es im Verlaufe des Anfalls auch beobachtet wurde, den Körper sehr schnell durch die Nieren verläßt. Wir kennen[1] die Entzündung und Schmerz erzeugende Fähigkeit gelösten Mononatriumurats. Dabei entfalten Leukozyten eine erhebliche Tätigkeit[2]. Daß Mononatriumurat giftig wirken kann, wissen wir. Die sofort zu besprechenden, den Anfall manchmal begleitenden Steigerungen des Eiweißumsatzes ließen sich sehr wohl auf Wirkung der Harnsäure beziehen[3], denn diese führt tatsächlich Giftwirkungen herbei.

v. Noorden bespricht nämlich Eigenarten des Eiweißhaushalts, die bei Gichtikern beobachtet werden[4]. Die Steigerungen in und die Einschränkung nach dem Anfall läßt er mit seinem „toxischen" Charakter in Zusammenhang stehen, obwohl mir der mit dem Eiweißumsatz gleichzeitig bestehende Kraftwechsel noch nicht genügend untersucht zu sein scheint. Der Grundumsatz zwischen den Anfällen wurde bei Gicht in kurzen Versuchen innerhalb der normalen Grenzen gefunden[5]. Auch unabhängig von den Anfällen soll es Perioden steigender und fallender Stickstoffausscheidung geben. Vor jedem Versuche einer Theorie wollen wir aber bedenken, einmal, daß von vortrefflichen Untersuchern der Stoffwechsel aller anderen Eiweißstoffe als der der Nukleine völlig normal gefunden wurde[6], indem Umber die Schwankungen der Stickstoffausscheidung auf wechselnde Eliminationsbedingungen bezieht[7]. Und ferner fehlen, wie gesagt, noch eingehende Beobachtungen über den gesamten Kraftwechsel. Gerade das letztere muß von jedem endgültigen Urteil vorerst abhalten.

Jedenfalls ist also die Harnsäure giftig, und das Mononatriumurat wirkt stärker reizend, als die Harnsäure selbst. Die entzündungserregende Wirkung künstlich eingespritzter Harnsäure am Tier wird durch Säuren gehemmt, durch Alkalien begünstigt[8]. Das Mononatriumurat macht die Entzündung, wie manche annehmen, im Augenblick des Auskristallisierens; mir scheint eher durch seine Lösung. Ich möchte also glauben, daß im Anfall Harnsäure ins Blut kommt, weil mehr gelöst wird. Was an den Gichtherden vor sich geht und zur Erzeugung des Anfalls führt, läßt sich vorerst nicht sagen. Ich habe auch nicht den Eindruck, daß die verschiedenartigen Einflüsse, die als Veranlassungen des Anfalls genannt werden, seine Entstehung im physiologischen Sinne erklären. Nach einer starken Mahlzeit könnte man wohl an eine plötzliche Überschwemmung des Blutes

---

[1] Freudweiler, Arch. klin. Med. **63**, 266; **69**, 155. — Pfeiffer, Kongreß inn. Med. **1889**, 166.

[2] Freudweiler, l. c. — Rindfleisch, Virchows Arch. **171**, 361.

[3] Soetbeer u. Ibrahim, Hoppe-Seylers Z. **35**, 1.

[4] v. Noorden, Handb. **2**, 139; hier die Literatur.   [5] Magnus-Levy, Z. klin. Med. **36**, 353.

[6] Brugsch u. Schittenhelm, Z. exper. Path. u. Ther. **4**, 538.

[7] Umber, Stoffwechselkrankheiten, 3. Aufl.

[8] Pfeiffer, Kongreß inn. Med. **1889**. — van Loghem, Zbl. Phys. Path., N. F. **2**, 244.

mit Harnsäure denken. Aber diese kann auch an den Herden selbst wirken, und vielleicht kommen ebenso wie bei einem Alkoholexzeß oder einer Quetschung auch ganz andere Dinge in Betracht. Ich persönlich möchte eher an örtliche Entstehungsbedingungen des Anfalls denken. Dafür scheint mir auch zu sprechen, daß so häufig nur ein Gelenk für sich oder nur eine umschriebene Zahl zusammenliegender Gelenke getroffen wird.

Im Gegensatz zu den Anfällen geht die Ansammlung der Salze an den Tophi langsam und ohne Schmerz und Entzündung vor sich, in einem Gewebe, das, wie oben schon dargelegt wurde, nicht nekrotisiert ist. Durch welche Ursachen die Ablagerung der Harnsäure an den bekannten Lieblingsstellen veranlaßt wird, vermag ich nicht zu sagen. Mir ist doch am wahrscheinlichsten eine lokale Anziehung. Also auch ich möchte[1] in einer Neigung gewisser Gewebe zur Zurückhaltung von Harnsäure einen wichtigen Vorgang sehen. Blut und Nieren oder Nieren und Blut sind auch beeinflußt, sonst lassen sich die Tatsachen nicht verstehen. Die Anhäufung von Harnsäure im Blute und ihre schlechtere Ausscheidbarkeit müßte, wenn man nicht — was immerhin möglich wäre — an eine fehlerhafte Arbeit der Nieren denken will, wohl darin gesehen werden, daß die physikalischen oder chemischen Verhältnisse der Harnsäurelösung andere sind als am Gesunden. Im Anfalle selbst dürften Störungen der Ausscheidungskraft der Nieren beteiligt sein; speziell im Anfange. Aber deswegen brauchten diese doch noch nicht seine einzige Ursache zu sein.

Wie wir schon sagten, sind die Verhältnisse der Harnsäure der Gewebe, des Blutes, des Harns, sowie die Vorgänge um sie herum nur Ausschnitte aus dem ganzen Krankheitsbilde. Die bei Gicht eine große Rolle spielende Erkrankung (Sklerose) der kleinen und großen Arterien, die dazugehörende Erkrankung der Nieren und des Herzens könnte allenfalls mit giftigen Einwirkungen der Harnsäure im Zusammenhang stehen. Indessen das erscheint doch alles recht unsicher.

Das ist das Wenige und Dürftige, was sich etwa über Gicht sagen läßt. Von einer Theorie der Krankheit, von einem Verständnis auch nur der hauptsächlichsten Vorgänge kann noch keine Rede sein, weil zu viele Unterlagen noch fehlen. Von den Komplikationen schweigen wir völlig. Meines Erachtens ist es für die Weiterentwicklung unserer Kenntnisse eher gefährlich, jetzt schon Theorien aufzustellen, denn bei dieser Dürftigkeit der Grundlagen werden dann die Vorstellungen leicht in einseitige Bahnen gelenkt.

Die Störungen des Zwischenstoffwechsels der stickstofffreien Substanzen.

Die hydrolytische Aufspaltung der Eiweißkörper kann in allen Körperzellen erfolgen, das erweisen die früher angeführten Vorgänge in den krankhaft veränderten Geweben. Weniger sicher unterrichtet sind wir darüber, wo ihre Desamidierung erfolgt, ob diese auch schon in eben diesen Zellen aller Gewebe vor sich geht, oder ob sie in der Leber geschieht. Für die aus dem Darm resor-

---

[1] Vgl. v. Noorden, Umber.

bierten Aminosäuren ist das letztere wahrscheinlich. Indessen möchte ich persönlich auch für die im Stoffwechsel entstehenden Aminosäuren die Desamidierung vorwiegend in der Leber annehmen, weil in den Untersuchungen über Veränderung der Leberfunktion[1] und in den besten Beobachtungen über Leberexstirpation[2] die Menge der Aminosäuren im Blute des leberlosen Tiers wuchs, während sein Zuckergehalt sank.

Schon seit RUBNER wissen wir, daß die desamidierten Anteile der aus der Nahrung stammenden Aminosäuren vom Körper genau so verwendet werden, wie die übrigen stickstofffreien Körper, die Zucker und Fette, in erster Linie die Zucker. Man wird nicht fehlgehen, das auch für die in den Zellen — uns interessieren hier die krankhaften Vorgänge — entstehenden Spaltprodukte anzunehmen. Abgesehen von den wenigen Stoffen mit Benzolring, der im Organismus für bestimmte Aufgaben verwendet wird, und die der Menge nach keine große Rolle spielen, sind es im wesentlichen Fettsäureketten, deren weiteres Schicksal wir zu erörtern haben. Nach allem, was wir aus dem Energiehaushalt wissen, dürften sie für die Körperzellen leicht aufspaltbar und deswegen besonders gut sein für die Verwendung im Energiehaushalt, z. B. für die thermischen Aufgaben. Wenn mit der Nahrung Eiweiß reichlich gegeben wird, so wachsen einmal die Oxydationen (RUBNER) und ferner werden Kohlehydrate und Fette von der Zersetzung zurückgedrängt. Im allgemeinen kann man aber sagen, daß sowohl für die Aufgaben des Energiehaushalts als auch für die der Erzeugung von Arbeit in den einzelnen Organen z. B. für die Schaffung von Muskelarbeit, desamidierte Eiweißpaarlinge, Zucker und Fette gleichmäßig dienen. Man nimmt an: nach Maßgabe ihrer Zersetzlichkeit seitens der Körperzellen, und diese dürfte im allgemeinen der genannten Reihenfolge entsprechen. Da unzweifelhaft der Zucker im Mittelpunkt steht, weil er die Kraftquelle des Muskels ist, so liegt der Gedanke nahe, daß die offenen Ketten der desamidierten Aminosäuren und der Depotfette in der Leber nach Aufspaltung durch Synthese in Zucker übergehen. Über diese Frage ist andernorts gesprochen. Wie ich meine, dürfen wir uns die synthetischen Fähigkeiten der Körper-, hier der Leberzellen, gar nicht groß genug und vielseitig genug vorstellen. Gewiß erfolgt im intermediären Stoffwechsel die Aufspaltung der Zellbestandteile in der Regel sehr tief. Aber ebenso gewiß hat der Organismus die Fähigkeit, aus kleinen Spaltprodukten in höchst variabler Weise das aufzubauen, was seine Zellen brauchen.

Für die stickstofffreien Paarlinge der Eiweißspaltprodukte sprechen die Untersuchungen von MANN und MAGATH durchaus in dem Sinne, daß aus ihnen in der Leber Glykogen entsteht. Sahen wir oben schon, daß die Desamidierung in der Leber erfolgt, so werden wir auch die Umwandlung der zurückbleibenden Fettsäureketten in die Leber setzen, denn nach Entfernung der Leber hört dieser Vorgang auf: der Blutzucker sinkt. Der Muskel verfügt weder über die Fähigkeit

---

[1] FISCHLER, Phys. u. Path. d. Leber, 2. Aufl., S. 156ff.
[2] MANN u. MAGATH, in ASHER-SPIRO Erg. **23**, 212.

der Desamidierung, noch über die der Zucker(und Glykogen)bildung aus den Eiweißprodukten.

Für die Ausnutzung des Fettes[1] würde anzunehmen sein, daß Fett des Fettgewebes in die Leber einwandert und dort in Glykogen übergehen kann.

Unsere Kenntnisse sind zu gering, um für die Betrachtung des Zwischenstoffwechsels den geraden Weg des Geschehens an den stickstofffreien Körperstoffen im krankhaft veränderten intermediären Stoffwechsel verfolgen zu können. Wir müssen vielmehr uns zunächst an das halten, was wir als abnorme Stoffe am Kranken finden.

Überall besteht in den Geweben die Tendenz zur Entstehung von sauren Produkten: Kohlensäure, Karbaminsäuren und andern Substanzen[2]. Unsere Frage ist nun: wie können im Organismus des Kranken Säuren auftreten, die in dem des Gesunden fehlen oder an Menge ganz zurücktreten? Unsere Kenntnisse beschränken sich fast ausschließlich auf die Milchsäure, die Betaoxybuttersäure und die Azetessigsäure sowie die anorganischen Säuren: Schwefelund Phosphorsäure. Einem Vorschlag NAUNYNS folgend bezeichnen wir das der Bildung organischer Säuren zugrunde liegende Geschehen und seine direkten Folgen als Azidosis[3]. Der Begriff wird in der Klinik beibehalten — ich möchte sagen aus Ehrfurcht, denn er knüpft sich an die Namen von NAUNYN und SCHMIEDEBERG. Ich verstehe die Bedenken, die LICHTWITZ in seinem trefflichen Aufsatze äußert[4]. Ursprünglich wurden wohl Veränderungen der wirklichen Reaktion in Betracht gezogen. Dann sah man, daß diese wegen der sog. Pufferfähigkeit des Bluts ausbleiben und nur in den allerschwersten Fällen, wenn jene erschöpft ist, also nicht selten gegen das Lebensende hin auftreten. Das nennt man dann dekompensierte Azidose und, solange die Puffersubstanzen die „aktuelle Reaktion" innerhalb der Grenzen der Norm erhalten, sprechen wir von kompensierter. Das Verhältnis der freien Kohlensäure zu der an Natron gebundenen darf, wie bekannt, als Maß des Säurebasenhaushalts angesehen werden. Es ist leicht festzustellen durch Bestimmung der sog. Alkalireserve. Der Austritt von Kohlensäure durch die Lungen, die Verschiebung von Chlorion und Kohlensäureion zwischen Erythrozyten und Plasma, die Verschiebung des Natrons und der Phosphorsäure, die Fähigkeit von Plasmaeiweiß und Hämoglobin Säuren und Basen zu binden, der Austritt von Chlor, Schwefelsäure, Phosphorsäure, Natron und Ammoniak durch die Nieren, die Bildung von Ammoniak in der Niere — alles das vermag ausgleichend für das Blut zu wirken und so bei Zustrom von organischen und anorganischen Säuren (Azidose) oder bei Zufluß von Alkalien bzw. Verlust von Säuren (Alkalose), z. B. durch angestrengte Atmung oder durch Erbrechen salzsäurehaltigen Magensafts die Azidose bzw. Alkalose so zu halten, daß „Kompensation" vorhanden ist, d. h. daß die

---

[1] Vgl. FISCHLER, Phys. u. Path. d. Leber, 2. Aufl., S. 101.

[2] F. KRAUS, Erg. Path. (LUBARSCH-OSTERTAG) 1896.

[3] Vgl. LICHTWITZ u. MAINZER, Med. Klin. 1926, Nr 41. — Zusammenfassend ISAAC u. SIEGEL, Handb. norm. path. Phys. 5, 492, 528.

[4] LICHTWITZ, Klin. Chemie, 2. Aufl., S. 354.

aktuelle Reaktion erhalten bleibt. Das ist sicher richtig, daß der einfache Begriff der „Azidosis“ oder „Alkalosis“ nicht mehr genügend viel sagt, sondern in jedem einzelnen Falle ergänzt werden muß durch eine genaue Beschreibung des Zustands.

Die Milchsäure ist unter normalen wie krankhaften Verhältnissen außerordentlich verbreitet. Man kennt sie schon lange als Ergebnis des normalen wie krankhaft veränderten Stoffwechsels. Sie entsteht einmal anoxybiotisch aus Kohlehydraten bei der Tätigkeit des Muskels[1]. Aber auch aus dem Alanin kann Milchsäure entstehen.

Doch ist die Muskeltätigkeit nicht unbedingt an ihr Auftreten gebunden, wie die Beobachtung an dem mit Monojodessigsäure vergifteten Muskel erweist[2]. Es ist also möglich, den anoxybiotischen Zuckerzerfall aufzuheben, ohne daß die Oxydation des Zuckers, die ja bei der Muskeltätigkeit immer stattfindet, eingeschränkt wird. P. Müller[3] stützt mit dieser Tatsache die Annahme, daß die Zersetzung der Kohlehydrate nicht obligat über die Milchsäure verläuft, sondern daß diese nur ein unter gewissen Bedingungen, wie sie vom Gesunden allerdings meist gegeben sind, vorübergehend auftretendes Stabilisierungsprodukt des Methylglyoxals ist.
Ihr Schicksal ist sicher ein doppeltes. Einmal wird sie über Brenztraubensäure bzw. Methylglyoxal und Azetaldehyd zu Kohlensäure und Wasser oxydiert. Aber nicht unbeträchtliche, gewiß die hauptsächlichen Mengen erfahren — wohl vorwiegend in Muskeln und Leber — wieder einen Aufbau zu Kohlehydraten[4]. Wenn wir am Kranken erst in der letzten Zeit mehr über die Verhältnisse der Milchsäure erfuhren, so liegt das in erster Linie an einer verhältnismäßig späten Ausbildung guter Methoden zu ihrer Bestimmung. Aber gewiß auch daran, daß man den Wiederaufbau der Milchsäuremoleküle zu Zucker nicht kannte. Dieser Wiederaufbau ist nach Meyerhofs Annahme mit der Oxydation gekoppelt; das Methylglyoxal steht dabei als gemeinsames Molekül im Mittelpunkt.

Wir begegnen der Milchsäure im Stoffwechsel der verschiedensten Organe[5] und wir finden sie vermehrt in Harn und Blut, wenn entweder sehr viel Milchsäure entsteht, so daß die sie verarbeitenden Gewebe nicht schnell genug mit ihr fertig werden oder wenn die Verrichtung der letzteren leidet. Im Blut des stark arbeitenden Menschen ist reichlich Milchsäure vorhanden. Ebenso findet man sie (vgl. Abschnitt Kreislauf) in vermehrter Menge bei schwerer Kreislaufinsuffizienz[6]. Hypoxybiotische Zustände im Muskel sind hier wohl von Bedeutung, vielleicht aber auch eine mangelhafte Verrichtung der Leber.
Von jeher bekannt ist das Auftreten großer Mengen von Milchsäure bei schweren Erkrankungen der Leber[7], z. B. Phosphorvergiftung und akute gelbe

---

[1] Vgl. z. B. Embden u. Mitarbeiter, Biochem. Z. **45—55**. — Meyerhof, d. chem. Vorgänge im Muskel. Monogr. d. Physiol. Berlin 1930.

[2] Lundsgaard, Biochem. Z. **217**, 162.　　　　[3] P. Müller, Naturwiss. **1930**, 25.

[4] Vgl. Meyerhof, Klin. Wschr. **1922**, Nr 5. — Janssen u. Jost, Hoppe-Seylers Z. **148**, 41.

[5] Vgl. Hochrein u. Meier, Arch. klin. Med. **161**, 59. — Adler u. Lange, ebenda **157**, 129. — Isaac u. Adler, Klin. Wschr. **1924**, Nr 27.

[6] Irisawa, Hoppe-Seylers Z. **17**, 340. — v. Noorden, Handb., 1. Aufl., S. 317. Vgl. Abschnitt Kreislauf.

[7] Schultzen u. Riess, Char. Ann. **1869**. — v. Noorden, Handb., 1. Aufl., S. 294. — Mandel u. Lusk, Amer. J. Physiol. **16**, 129. — Janssen u. Jost, Hoppe-Seylers Z. **148**, 41. — Embden, Biochem. Z. **45**, 1. — Embden u. Jost, Hoppe-Seylers Z. **165**, 224. — Beckmann, Z. klin. Med. **110**, 163; Arch. klin. Med. **159**, 129.

Atrophie. Hier wird wohl einmal der Zerfall der Leberzellen von Bedeutung sein, vor allem aber ein krankhaft gestörter Aufbau der Milchsäure zu Glykogen. D. h. unsere Deutung hat sich geändert. Aber auch die modernen Erfahrungen haben das Altbekannte in den Tatsachen nur wenig erweitert. Zu dem neu Gefundenen gehört der Befund des Vorkommens von Milchsäure bei Thyreotoxikosen[1] — allerdings ohne daß man den Zusammenhang bis jetzt übersieht. Über Milchsäure bei Karzinom vgl. S. 148.

Das größte klinische Interesse knüpft sich an β-Oxybuttersäure und Azetessigsäure, die bei einer Reihe von Krankheitszuständen in den Geweben, in Blut und Harn auftreten. Führt man sie dem Organismus des Gesunden zu, so wandelt dieser sie zu Kohlensäure und Wasser um. Ihr Auftreten weist also darauf hin, daß irgendwelche Zellen die Fähigkeit verloren, diese Stoffe weiter zu verarbeiten. Mit dem oxydativen Vermögen hat das nichts zu tun, denn die Oxydationsfähigkeit ist in diesen Krankheitsfällen ungestört. Wir begegnen den Säuren am Gesunden im Hunger, bei kohlehydratfreier Kost mit viel Fett, ferner bei fieberhaften Infekten, bei (infektiösen) Darmstörungen der Kinder und vor allem bei Diabetes mellitus unter besonderen Umständen, endlich, wie schon erwähnt wurde, bei manchen Erkrankungen und Veränderungen der Leber, namentlich im Gefolge von Phloridzin- und Phosphorvergiftung. In den letzteren Fällen treten, wie wir schon sahen, noch andere Säuren auf: aromatische Oxysäuren und Milchsäure.

Wenn wir die Entstehungsbedingungen der Betaoxybuttersäure und der Azetessigsäure erörtern, so können wir zunächst von diesen Körpern allein sprechen. Zwar findet sich Azeton in der Regel mit ihnen zusammen, wie wir jetzt wissen, nicht nur in den Ausscheidungsorganen, in Nieren und Lungen, sondern es ist im Blut vorhanden, entsteht also in den Geweben selbst[2]. Aber es tritt quantitativ ganz zurück. Für die Bildung der beiden Säuren muß man sich an die Gewebe halten und für ihren Nachweis zum mindesten an das Blut. Denn die Nieren scheiden sie zuweilen nicht oder nur sehr unvollkommen aus, wie wir wiederholt sahen[3]. Gerade im schweren Diabetes kommt das vor.

Betaoxybuttersäure und Azetessigsäure gehen reversibel ineinander über. Im Harn des Diabetikers stehen beide in einem Gleichgewichtszustand[4]. Gibt man solchen Kranken eine von beiden Säuren, so werden im Harn beide vermehrt ausgeschieden; das steht im Gegensatz zum Verhalten des Gesunden[5]. GEELMUYDEN[6] ist allerdings der Meinung, daß Azetessigsäure zuerst entsteht und aus ihr Betaoxybuttersäure durch Reduktion hervorgeht.

Der Umstand, auf den es für das Auftreten größerer Mengen von Betaoxybuttersäure und Azetessigsäure ankommt, ist Glykogenarmut oder Glykogen-

[1] BIER, Klin. Wschr. 1929, Nr 28. — KÖNIG, ebenda Nr 14. — DRESEL, ebenda Nr 7.
[2] Vgl. WIDMARK, Biochemic. J. 13, 430; 14, 464. — ODIN, Acta med. scand. (Stockh.) Suppl.-Bd. 26, 457.
[3] Vgl. ABRAHAM u. ALTMANN, Klin. Wschr. 1927, Nr 51.
[4] NEUBAUER, Kongreß inn. Med. 1910, 566.
[5] Vgl. MARRIOTT, J. of biol. Chem. 18, 241.　　[6] ASHER-SPIRO, Erg. 22, S. 51 ff.

schwund der Leberzellen bei starker Fettzersetzung. Alle die genannten Umstände, unter denen die Säuren im Harn auftreten, haben die Glykogenarmut der Leber gemeinsam. Diese verbindet sich[1] gewöhnlich mit dem Einwandern von Fett in die Leber. Das hat den Sinn, daß die Leberzellen Eiweißkörper und Fette verwenden zur Herstellung der körpernotwendigen Stoffe, die sonst aus dem Zucker entstehen. Kein anderer Zustand führt so häufig zur Ketonurie, keiner führt zur Bildung so großer Mengen von Azetessigsäure und Betaoxybuttersäure als manche Zustandsbilder von Diabetes, denn bei keinem andern ist die Glykogenarmut der Leber so häufig und erreicht so hohe Grade wie in schweren Fällen von Diabetes. Und nach allem, was wir wissen, ist nicht eine mangelhafte Zersetzungsfähigkeit des Organismus für Zucker das für uns jetzt entscheidende, sondern das Fehlen des Glykogens in der Leberzelle und die damit einhergehenden, richtiger wohl: ihr zugrundeliegender Veränderungen ihrer Funktion. Ich meine aber doch, daß man so sagen muß: das Fehlen des Glykogens ist ein bei dem gegenwärtigen Zustand unseres morphologischen und chemischen Wissens von der Leberzelle wichtiges Zeichen. Aber es muß an der Funktion noch etwas anderes dabei sein. Denn wie LICHTWITZ sehr richtig hervorhebt, gibt es noch andern Glykogenschwund der Leberzelle, der nicht mit den gleichen Funktionsstörungen verbunden ist. Alles, was beim Diabetiker etwa noch vorhandenes Glykogen der Leberzelle schädigt, bzw. zu seinem Schwunde führt, ruft leicht das Auftreten der Säuren hervor, z. B. Fieber, Narkose, Infekte, und bei schweren Fällen ein Übermaß von Muskelbewegungen. Der Hunger gehört im Gegensatz zu den Verhältnissen des Gesunden nicht dazu. Das ist nicht unverständlich: die Leber des Gesunden verliert im Hunger stark und schnell an Glykogen, während der Zustand der Leberzelle bei dem schweren Diabetiker durch Hunger gebessert wird. Das sieht man an der Verminderung der Zuckerausscheidung im Hunger. Es wäre durchaus möglich — Untersuchungen liegen darüber meines Wissens nicht vor —, daß sich der Glykogengehalt der Leberzellen schwerer Diabetiker im Hunger sogar hebt. Man könnte sich das vorstellen, weil im Hunger unzweifelhaft die Arbeit der Leberzellen geschont wird.

Physiologisch gibt es eine ganze Reihe Belege dafür, daß die glykogenarme Leberzelle in ihren chemischen Verrichtungen verändert ist. Z. B. vermag sie auch bei Zuckerzufuhr nicht sofort Glykogenansatz zu schaffen. Mir erscheint das auch theoretisch von großem Interesse, denn es geht daraus hervor, daß das Glykogen nicht nur als parablastischer Einschluß anzusehen ist. Solange in der Leber Kohlehydrate abgebaut werden, z. B. zu Milchsäure, wird auch die Bildung der Azetessigsäure aus Fettsäuren in Schranken gehalten[2]. Das führte zu der viel erörterten Vorstellung, daß die Umwandlung der Azetonkörper an eine vorübergehende Bindung an Kohlehydrate geknüpft ist.

Völlig geklärt sind die Beziehungen der Struktur der Leberzelle zu ihrer Funktion leider noch in keiner Weise. Bei Phosphorvergiftung wird die Leber sehr schnell,

---

[1] Vgl. GEELMUYDEN, in Asher-Spiros Erg. **21 I**.
[2] EMBDEN u. ISAAC, Hoppe-Seylers Z. **99**, 297.

schon in der ersten Zeit, glykogenfrei und der Blutzucker bleibt bis kurz vor dem Tode auf seiner normalen Höhe[1]. Die Harnstoffbildung der Leberzelle ist bei schwerer Vergiftung mit den Stoffen der Amanita phalloides bei sinkendem Blutzucker erhalten[2]. In all diesen Fällen ist die Leberzelle mit Fett angefüllt. Wir haben leider — hierüber ist immer wieder zu klagen — keine feinere Histologie der Leberzelle, die in Beziehung gesetzt werden könnte zur Störung der Funktion. Wie mir scheint, kann gerade die Verfettung der Leber die Verrichtung ihrer Zellen weitgehend unverändert lassen; das ist auf Grund der gegenwärtigen Auffassung, die die Verfettung als Folge einer Fetteinwanderung ansieht, wohl verständlich. Andrerseits kennen wir das Zusammentreffen von Glykogenarmut, Fettanhäufung und Funktionsstörung. Ob aber in diesen Fällen das Fehlen des Glykogens nicht vielleicht nur der Ausdruck besonderer Veränderungen der Leberzelle ist und die Einwanderung von Fett für das Funktionieren der Leberzelle bedeutungslos?

Auch ich war bisher der Meinung, daß die diabetische Ketonurie ihre Entstehung mangelhafter Zuckerausnützung (-verbrennung) verdankt. Aber es ist meines Erachtens unmöglich, diese Vorstellung zu halten. Denn es kommt nicht an auf die Zuckerverbrennung in den Organen, sondern auf die Funktionsform der Leberzelle, die sich unter anderem erweist durch die mangelhafte Ablagerung von Glykogen. In der Leber erfolgt die Umsetzung der Ketonkörper. LICHTWITZ führt mit vollem Recht den berühmten Fall von UMBER[3] an: Tod an Säureakoma bei guter Zuckertoleranz, aber fast glykogenfreier Leber!

Als Muttersubstanzen der Betaoxybutter- und Azetessigsäure sind die Fettsäuren sowie manche Aminosäuren (z. B. Leuzin, Tyrosin, Phenylalanin) anzusehen. Wir finden jene beiden Säuren am Diabetiker tatsächlich immer in Begleitung einer verstärkten Fettzersetzung. MAGNUS-LEVY hat die Bedeutung des Fettes schon rechnerisch erwiesen[4]: in Fällen sehr hoher Bildung von Oxybuttersäure reichten die ausgeschiedenen Stickstoffwerte nicht entfernt aus, um nur das Eiweiß als Muttersubstanz anzuführen. Dabei wird allerdings die hier aber berechtigt erscheinende Annahme gemacht, daß der Stickstoff des zersetzten Eiweißes durch die Nieren auch austritt.

Die Fettsäuren zerfallen durch Oxydation am β-Kohlenstoffatom[5]. Wie man sowohl mit Hilfe der Durchleitung von Hundelebern[6] als auch durch Verfütterung von Substanzen an Diabetiker[7] feststellen konnte, bilden Fettsäuren mit mehr als 4 Kohlenstoffatomen und mit gerader Kohlenstoffzahl Betaoxybuttersäure, während die Säuren mit ungerader Zahl es nicht tun. Fettsäuren mit verzweigter Kohlenstoffkette können es dann tun, wenn sie eine gerade Kette von mindestens 4 Kohlenstoffatomen haben. Offenbar entstehen aber die beiden Säuren nicht nur durch

---

[1] IVANĆEVIĆ, Arch. f. exper. Path. **122**, 24.

[2] IMHÄUSER, Arch. f. exper. Path. **145**, 120 (STEPP).

[3] UMBER, Dtsch. med. Wschr. **1920**, Nr 28; Ernährung u. Stoffwechselkrankheiten, 3. Aufl.

[4] MAGNUS-LEVY, Erg. inn. Med. **1**, 372.

[5] KNOOP, Abbau aromat. Fettsäuren im Tierkörper. 1904.

[6] EMBDEN u. ALMAGIA, Beitr. chem. Physiol. u. Path. **6**, 44. — EMBDEN u. KALBERLAH, ebenda **8**, 120. — EMBDEN, SALOMON u. SCHMIDT, ebenda **8**, 129.

[7] SCHWARZ, Arch. klin. Med. **76**, 233. — A. LOEB, Zbl. Phys. Path. **3**, 198. — BAER u. BLUM, Arch. f. exper. Path. **55**, 98; **56**, 92; **59**, 321; **65**, 1. — BORCHARDT u. LANGE, Beitr. chem. Physiol. u. Path. **9**, 116. — BLUM, Med. Klin. **1908**, Nr 44. — Vgl. LICHTWITZ, Klin. Chem. 2. Aufl., 318.

sukzessive β-Oxydation langer Fettsäureketten, sondern auch synthetisch aus kleinen Spaltstücken, z. B. Azetaldehyd. Wenigstens ist bei Durchleitung glykogenarmer Lebern die Entstehung von Azetessigsäure aus solchen Spaltstücken gesehen worden[1], und STEPP wies das Vorkommen von Aldehyden im Harn Diabetischer nach[2]. Die nächsten Bedingungen der Entstehung dieser Säuren liegen natürlich in den innersten Verhältnissen der Leberzellenarbeit. Die meisten von uns[3] nehmen an, daß starker Eiweißverbrauch ihr Auftreten begünstigt, man wird das dann mit der Verarbeitung der Aminosäuren in Zusammenhang bringen können. Jedenfalls scheint es auch mir auf einen indirekten Einfluß der Aminosäuren anzukommen[4]. Neuerdings wird diese Bedeutung reichlichen Eiweißumsatzes wieder abgelehnt[5], wie mir scheint, nicht mit ausreichenden Gründen. Merkwürdigerweise vermögen manche aliphatische Fettsäuren, z. B. Glutarsäure, die Bildung von Buttersäure[6] zu hemmen. Und durch Glutarsäure wird an phloridzinvergifteten Hunden gleichzeitig die Bildung des aus Eiweiß entstehenden Zuckers eingeschränkt! n-Valeriansäure vermindert ebenfalls die Bildung von Azetessigsäure[7]. Offenbar ist auch hier der Glykogengehalt der Leberzelle von Bedeutung[8], denn diese Wirkung der Valeriansäure tritt nur ein in der Leber normaler, nicht in der von pankreaslosen oder phloridzinvergifteten Hunden[9]. Auch die Bildung von Azetessigsäure bei Blutdurchleitung wächst viel stärker in der Leber von pankreaslosen und phloridzinvergifteten Hunden[10], als in der von normalen[11]. Fischleberbrei kann sogar Azetessigsäure zerstören[12]. Durch die Beobachtungen von FISCHLER und KOSSOW[13] am Hunde mit direkter und umgekehrter ECKscher Fistel ist die Bedeutung der Leberzelle für die Bildung der Ketonkörper unzweifelhaft festgestellt. Wir dürfen ergänzend dazu sagen: am stärksten wirkt die Leberzelle in dem Zustande, der durch eine Verminderung an Glykogen gegeben ist. Leider ist es vorerst ganz unmöglich, die Beschaffenheit der Leberzelle funktionell oder anatomisch dabei irgendwie genauer zu umschreiben. Eine pathologische Anatomie der Leberzellen für diese Einzelzustände fehlt, wie gesagt, noch völlig. Nur EHRLICHS Beobachtungen aus FRERICHS Klinik beschäftigten sich mit den Tatsachen des Glykogengehalts. Was sonst noch funktionell von diesen Leberzellen zu sagen ist, ergibt sich aus den folgenden Darlegungen.

Bei der Art unseres Stoffwechsels ist es, wie gesagt, selbstverständlich, daß auch aus manchen Aminosäuren, z. B. aus Leuzin, Tyrosin, Phenylalanin, Arginin, Tryptophan Oxybuttersäure entsteht; denn die Fettsäureketten dieser Aminosäuren verhalten sich nach Desamidierung und nach Entfernung der aromatischen Gruppe im Stoffwechsel wie die entsprechenden aliphatischen Fettsäuren. Die Höhe des Eiweißumsatzes ist von großer Bedeutung für die Stärke der Azetonkörperbildung. Das ist für die praktische Behandlung wichtig. Es liegt der Gedanke nahe, die starke

[1] SATTA, Beitr. chem. Physiol. u. Path. **6**, 1, 376. — EMBDEN u. LOEB, Hoppe-Seylers Z. **88**, 246.

[2] STEPP, Hoppe-Seylers Z. **107**, 60.

[3] Vgl. z. B. PETRÉN, Diabetesstudien. — KREHL u. MEZGER, Hoppe-Seylers Z. **130**, 108. — Vgl. O. SCHMIEDEBERG, Sein Archiv **90**, S. 1.

[4] Vgl. THANNHAUSER u. MARKOWICZ, Klin. Wschr. **1925**, Nr 44. — THANNHAUSER u. TISCHHAUSER, Münch. med. Wschr. **1924**, Nr 41/42. — FALTA, ebenda **1924**, Nr 49.

[5] ADLERSBERG u. PORGES, Klin. Wschr. **1926**, Nr 32/33.

[6] BAER u. BLUM, Beitr. chem. Physiol. u. Path. **10**, 80; Arch. f. exper. Path. **65**, 1.

[7] EMBDEN u. WIRTH, Biochem. Z. **27**, 7.

[8] EMBDEN u. LOEB, Hoppe-Seylers Z. **88**, 246.   [9] GRIESBACH, Biochem. Z. **27**, 34.

[10] EMBDEN u. LATTES, Beitr. chem. Physiol. u. Path. **11**, 327.

[11] EMBDEN u. ENGEL, Beitr. chem. Physiol. u. Path. **11**, 323.

[12] EMBDEN u. MICHAUD, Beitr. chem. Physiol. u. Path. **11**, 332; Biochem. Z. **11**, 262.

[13] FISCHLER u. KOSSOW, Arch. klin. Med. **111**, 479; **112**, 539.

Inanspruchnahme der Leberzellen durch den Abbau der Aminosäuren in ihnen zu beschuldigen.

Wir sehen also: wenn bestimmte Höhen der Eiweiß- oder Fettzersetzung zusammentreffen mit bestimmten morphologischen und funktionellen Zuständen der Leberzellen (Glykogenarmut, Fettanhäufung durch Fettwanderung) ist Gelegenheit gegeben zur Entstehung von Oxybuttersäure und Azetessigsäure. Lichtwitz setzt[1] die Bedeutung dieser Vorgänge für die Erforschung des intermediären Stoffwechsels höchst lehrreich auseinander. Die Deutung und Vereinigung der Untersuchungsresultate ist oft recht schwierig. Für die Benutzung der Ergebnisse von Leberdurchleitungen soll man immer bedenken, daß diese isolierten Lebern nicht mehr unter dem Einfluß der auf sie im Körper wirkenden Hormone stehen, sowie, daß diese Lebern, so gut wie sicher, morphologisch und funktionell schwer gestört sind.

Treten Oxybutter- und Azetessigsäure auch im Stoffwechsel der Gesunden, also als normale Zwischenprodukte bei dem Abbau des Eiweißes und der Fette auf? Das wäre noch zu besprechen. Embdens und Fischlers Befund der Azetessigsäurebildung in der normalen Leber könnten dafür sprechen. Auch rechnerisch kann die Möglichkeit, daß alle Fett- und alle Spaltungsprodukte des Eiweißes in Oxybuttersäure übergehen, zugegeben werden. Da, wie gesagt, der gesunde Organismus große Mengen von Oxybuttersäure und Azetessigsäure ohne Schwierigkeiten zersetzt, so würde auch von dieser Seite kein Hindernis im Wege stehen. Aber erwiesen ist eine ständige Bildung von Oxybuttersäure im normalen Organismus nicht. Daß nach Baer und Blum bei leichten Diabetikern aus höheren Fettsäuren vermutlich weniger Oxybuttersäure entsteht[2] als aus Buttersäure, würde gegen eine obligate Bildung von Oxybuttersäure beim Abbau z. B. der Stearinsäure verwendet werden können. Ich kann aber nicht empfehlen, bei so verwickelten Zuständen, deren Grundlagen wir nichts weniger als beherrschen, aus Einzelbeobachtungen weitgehende Schlüsse zu ziehen. Das ist bei ungenügenden chemischen und physiologischen Grundlagen, wie sie hier doch vorliegen, oder vielmehr bei Grundlagen, die nicht vorliegen, eine ungeheure Gefahr. Unendlich viel Tierversuche, noch mehr Phantasien, Spekulationen, Möglichkeiten, eine unendliche Literatur und kein Ergebnis. Es gibt gewissermaßen eine ganze Menge Schlaglichter, die auf einzelnes hinweisen, die man aber doch wohl noch nicht klar deuten kann, z. B. die merkwürdige Tatsache, daß Mensch und Affe leicht, manche Hunde sehr schwer Ketonurie bekommen. Vielleicht hängt das mit der Gewöhnung an eine bestimmte Nahrung zusammen, denn C. v. Noorden fand die interessante Tatsache, daß Hunde, die an viel Brot gewöhnt waren, nach dessen Entziehung Azetonkörper ausscheiden. Auch die einzelnen Menschen verhalten sich verschieden. Schon kleine Mengen Kohlehydrate und größere Mengen Eiweiß bringen die Hungerazidose rasch zum Schwinden. Wie verwickelt und schwer deutbar die Vorgänge im einzelnen sind,

---

[1] v. Bergmann-Staehelin, Handb. **4 I**, 760. — Lichtwitz, Klin. Chem., 2. Aufl.
[2] Baer u. Blum, Arch. f. exper. Path. **59**, 321.

geht auch daraus hervor, daß manche Stoffe gleichzeitig Azetessigsäure und Zucker bilden!

Daß Azetessigsäure und Oxybuttersäure mit solcher Regelmäßigkeit auftreten, spricht meines Erachtens doch dafür, daß diese Substanzen zum Stoffwechsel der unter bestimmten Bedingungen arbeitenden Leberzellen gehören. Wie man gewöhnlich annimmt: im Sinne abbauender Vorgänge. Ich möchte mich mehr der Vorstellung anschließen, die ursprünglich MINKOWSKI äußerte und die dann vor allem GEELMUYDEN aufnahm und mit größtem Nachdruck vertritt: daß die Säuren ein Zwischenprodukt sind auf dem Wege zum Aufbau von Zucker aus Spaltstücken aliphatischer Fettsäuren, also aus Fetten und Aminosäuren, vielleicht unter Anlagerung an Spaltprodukte von Kohlehydratmolekülen[1].

Welche Bedeutung hat nun das Auftreten der Säuren im Stoffwechsel? Die Säuren entziehen, auch wenn nicht unbeträchtliche Mengen von ihnen frei im Harn auftreten, dem Organismus immer basisch wirkende Stoffe, zunächst Natron und Kali, dann Ammoniak, das wahrscheinlich ganz in der Niere gebildet wird[2], dann das Kalzium der Knochen[3]. Die Alkalireserve des Blutes kann erheblich sinken, es entsteht der Zustand der Hypokapnie. Besonders werden große Mengen Alkali verbraucht zur Neutralisation der erheblichen in den Geweben liegenden Säuremengen[4]. Vielleicht begrenzt sich der Verlust des Organismus an Basen von selbst dadurch, daß die Mengen von Oxybutter- und Azetessigsäure, die den Organismus verlassen, fast immer nur bis zu gewissen Höchstwerten ansteigen (40—50 g) und ein großer Teil der Säure frei im Harn ist[5]. Die aktuelle Reaktion des Blutes wird lange Zeit innerhalb der normalen Grenzen gehalten[6], dadurch, daß sein Kohlensäuregehalt ebenso wie die Menge des Alkali stark herabgesetzt wird („kompensierte Azidose"). Entsprechend der Herabsetzung des Kohlensäuregehalts des Blutes sinkt natürlich auch die Spannung der Kohlensäure in der Alveolarluft[7, 8]. Nur in den schwersten Stadien der diabetischen Intoxikation, wenn die Pufferfähigkeit des Bluts erschöpft ist, steigt seine H-Ionenkonzentration über die Grenzwerte der Norm[8] („dekompensierte Azidosen").

---

[1] Vgl. RINGER u .FRÄNKEL, J. of biol. Chem. **16**, 563. — SHAFFER, ebenda **47**, 433; **49**, 193; **54**, 399. — GEELMUYDEN, in ASHER-SPIROS Ergebn. Phys. **21**, 274; **22**, 51, 220; **30**, 1; **31**, 1.

[2] NASH u. BENEDICT, J. of biol. Chem. **48**, 463. — MAGNUS-LEVY, Z. klin. Med. **107**, 197. — WASSERMEYER, Arch. f. exper. Path. **143**, 117.

[3] VAN ACKEREN, in v. Noordens Path. d. Stoffwechsel, 1. Aufl., S. 416. — D. GERHARDT, Arch. f. exper. Path. **42**, 83. — DENNIG, DILL u. TALBOTT, ebenda **144**, 297.

[4] MAGNUS-LEVY, Arch. f. exper. Path. **42**, 149; **45**, 389. — STROEBE, Z. klin. Med. **112**, 312.

[5] HENDERSON u. SPIRO, Biochem. Z. **15**, 105.

[6] HÖBER, Dtsch. med. Wschr. **1912**, Nr 22/23. — VAN SLYKE, J. of biol. Chem. **48**, 153. — Zusammenfassend MICHAELIS, Die H-Ionenkonzentration. 1914. — H. STRAUB, Erg. inn. Med. **25**, 133.

[7] ROLLY, Münch. med. Wschr. **1912**, Nr 22/23; Dtsch. Z. Nervenheilk. **47**—**48**, 659.

[8] PORGES, LEIMDÖRFFER, MARKOVICI, Z. klin. Med. **73**, 389. — BEDDARD, PEMBREY, SPRIGGS, J. of Physiol. **37**, 39. — H. STRAUB, Arch. klin. Med. **109**, 223. — Große Lit. bei STRAUB, Erg. inn. Med. **25**. sowie v. NOORDEN u. ISAAK, Diabetes, 8. Aufl., S. 201. — FRIDERICIA, Z. klin. Med. **81**, 1. — Vgl. H. STRAUB u. K. MEYER, Biochem. Z. **89**, 156.

Im Verlauf der Säureintoxikation bei Diabetes entwickelt sich nicht selten ein eigenartiger Symptomkomplex (Coma diabeticum[1]), an dem früher die Mehrzahl der Diabetiker starb: die Kranken werden benommen und schläfrig, seltener erregt. Ihre Temperatur sinkt. Die Atmung vertieft sich, wird „groß" und auch häufiger. Die Herztätigkeit wird immer beschleunigter. In manchen Fällen steht Kreislaufsschwäche sogar im Mittelpunkt.

Das diabetische Koma stellt sich zum Teil ohne bekannten Grund ein, doch scheint zuweilen eine nach reichlicher gemischter Nahrung plötzlich einsetzende rigorose Fleischfettdiät von Bedeutung zu sein, und ebenso wie anderen ist auch uns aufgefallen, daß gar nicht selten dyspeptische Störungen den Vorgang einleiten[2]. Infekte und Narkosen kommen auch in Betracht: alles, was den Glykogenbestand der Leber in Anspruch nimmt, kann zur diabetischen Intoxikation führen — alles das bringt dem Diabetiker Gefahren. Sicher erinnern die Symptome in mehr als einer Beziehung an die von WALTER für das Tier beschriebenen Erscheinungen der Säurevergiftung, wie sie sich nach Vergiftung mit Mineralsäure auch am Menschen finden[3]. Sicher gibt es bei keinem andern Zustande so große Mengen von Oxybuttersäure in den Geweben und im Harn, wie besonders im Beginn des Komas.

Nach der Annahme NAUNYNS und seiner Schüler[4] beruht das Koma auf einer Hypokapnie („Säurevergiftung"). Dazu paßt das starke Hervortreten der Atemerregung im Krankheitsbild. Dazu paßt gut, daß durch energische Behandlung mit Soda die Erscheinungen des Komas zuweilen vermindert oder sogar weggeschafft werden können. Das sah ich selbst öfters mit voller Sicherheit; häufiger noch kann bei bestehender Hypokapnie der Eintritt der Erscheinungen durch Alkalidarreichung hinausgeschoben werden, solange es möglich ist, den Harn alkalisch zu machen.

Andererseits gelingt in den weitaus meisten Fällen von ausgesprochenem Koma eine Beseitigung der Erscheinungen durch Darreichung von Soda nicht. Es kommt noch manches andere dazu, das uns verhindern muß, die Grundlage jeder diabetischen Intoxikation allein in der Hypokapnie zu sehen. In nicht wenigen Fällen leidet von Anfang an in erster Linie der Kreislauf[5] und es entwickelt sich durchaus nicht immer die charakteristische Dyspnoe. Neben der Hypokapnie und der zunehmenden Säuerung des Blutes kommt — in Zusammenhang mit diesen Vorgängen — für die durch diabetische Intoxikation und Azidosis gegebene Schädigung gewiß noch der Verlust basischer Körper in Betracht. Wie verarmt an Alkalien der Organismus bei Azidose sein kann, zeigen lehrreiche Beispiele[6]. Auch Störungen der Nierenfunktion, von der wir vorhin schon sprachen, muß man in Betracht ziehen. Jedenfalls scheiden die Nieren in solchen

---

[1] KUSSMAUL, Arch. klin. Med. **14**, 1. — FRERICHS, Der Diabetes; Z. klin. Med. **6**, 1. — NAUNYN, Diabetes. — STADELMANN, Arch. f. exper. Path. **17**, 149. — MINKOWSKI, ebenda **18**, 43. — STADELMANN, Arch. klin. Med. **37**, 580.

[2] Vgl. KRAUS, Erg. Path. **1905**, 618.

[3] MARCHAND, Münch. med. Wschr. **1912**, Nr 4.   [4] STADELMANN u. MAGNUS-LEVY, l. c.

[5] Vgl. v. FRERICHS, Diabetes.   [6] ENDRES, Arch. klin. Med. **146**, 51.

Fällen nicht selten Azetonkörper und Zucker[1] viel schlechter aus als vorher. Es liegt also sehr nahe, neben dem Einfluß der Hypokapnie noch an besondere Giftwirkungen zu denken; vielleicht spielt die Giftigkeit der Buttersäure eine gewisse Rolle[2]; ich möchte glauben, daß man sich gegen diese Vorstellung zu dogmatisch gewandt hat[3].

THANNHAUSER[4] führt das Koma auf einen Zusammenbruch der Zuckerverwertung in der Leber zurück. Schließlich ist P. MÜLLER[5] der Ansicht, daß die letzten Gründe der diabetischen Intoxikation in einem allmählichen oder plötzlichen Aufhören jeglicher Kohlehydratverwertung der gesamten Körperzellen infolge fortschreitenden Insulinmangels zu suchen sind.

Symptomatisch und wohl auch pathogenetisch ist meines Erachtens die diabetische Intoxikation nicht ein pathogenetisch einheitlicher Zustand, aus den Schilderungen von FRERICHS und NAUNYN geht das auch schon hervor. Ich möchte mich am meisten den Auffassungen von THANNHAUSER und PIUS MÜLLER anschließen.

Störungen des Stoffwechsels der Kohlehydrate und der Diabetes[6].

Wie sich der Organismus auch ernähren mag und ob er lange hungert: immer entsteht in ihm Traubenzucker, denn das Blut des ruhenden gesunden Menschen enthält auch dann stets gleiche Mengen davon, bei völligem Hunger bis kurz vor dem Tode. Am gesunden Menschen beträgt die Dextrosemenge des Serums, wenn wir annehmen, daß das, was wir an reduzierender Substanz im enteiweißten Serum finden, Dextrose ist, immer nahe um 0,08—0,1%[7]. Bei verschiedenen Menschen etwas verschieden hoch, kann sie für den gleichen Men-

---

[1] Z. B. v. NOORDEN u. ISAAC, Die Zuckerkrankheit, 8. Aufl., S. 201.

[2] MARX, Z. klin. Med. **71**, 165. — EHRMANN u. ESSER, Z. klin. Med. **72**, 496. — EHRMANN, ebenda **72**, 500. — LOEWY u. EHRMANN, ebenda **72**, 502. — GIGON, Erg. inn. Med. **9**, 298. — HERTER u. WILBUR, zit. bei v. NOORDEN u. ISAAC, Zuckerkrankh., 8. Aufl., S. 205. Dort ist die Frage besprochen.

[3] Vgl. v. NOORDEN u. ISAAC, Zuckerkrankheit, 8. Aufl., S. 205.

[4] THANNHAUSER, Lehrbuch, S. 351.   [5] P. MÜLLER, Naturwiss. **1929**.

[6] Diabetes: v. FRERICHS, Über den Diabetes. 1884. — CLAUDE BERNARD, Vorlesungen über den Diabetes. Deutsch. 1878. — MAGNUS-LEVY, Diabetes, in Kraus-Brugschs Handb. — PAVY, Physiol. d. Kohlehydrate. Deutsch. 1896. — F. MÜLLER, in Leydens Handb. d. Ernährungstherapie **1**. — KÜLZ, RUMPF, ALDEHOFF u. SANDMEYER, Klin. Erfahrungen über Diabetes. 1899. — LÉPINE, Diabetes. 1909. — GIGON, Erg. inn. Med. **9**, 206. — UMBER, Ernährung und Stoffwechselkrankheiten, 3. Aufl. — GRAFE, Neue Deutsche Klinik **2**, 631. — v. NOORDEN u. ISAAC, Zuckerkrankheit, 8. Aufl. — PETRÉN, Diabetesstudien. — NAUNYNS klassisches Werk: Diabetes melitus, in Nothnagels Handb., 2. Aufl. 1906. — JOSTIN, Treatment of diabetes mellitus. 1928. — THANNHAUSER, Lehrbuch, S. 243. — GRAFE, Krankheiten d. Stoffwechsels, 1931, S. 188. — GEELMUYDEN, mehrere Abhandlg. in Asher-Spiros Erg. — LICHTWITZ, Diabetes, in v. Bergmann-Staehelins Handb., 2. Aufl., **4** I; Klin. Chemie, 2. Aufl. 1930. — STAUB, Handb. norm. path. Phys. **16** I.

[7] Über Blutzucker: BANG, Der Blutzucker. Wiesbaden 1913. — POLLACK, Erg. inn. Med. **23**, 337; Med. Klin. **1921**, Nr 31. — PETRÉN, Erg. inn. Med. **28**, 100. — TRAUGOTT, Z. exper. Med. **31**, 282. — GRAFE u. SORGENFREI, Arch. klin. Med. **145**, 294. — PIUS MÜLLER, Münch. med. Wschr. **1928**, Nr 29. — ISAAC, Z. klin. Med. **98**, 263. — SEYDERHELM u. OESTREICH, ebenda **109**, 35. — WACHSMUTH, Z. exper. Med. **70** u. **73**. — SOISALO, Acta Soc. Medic. fenn. Duodecim, Ser. B, **13**.

schen, unter gleichen Bedingungen geprüft, als sehr konstant angesehen werden; die Schwankungen, die im Laufe des Tages vorkommen, sind wenigstens recht gering[1]. Aber allerdings auf die strenge Einhaltung bestimmter äußerer Umstände muß man großen Wert legen, wenn gleichmäßige Blutzuckerwerte gefunden werden sollen, denn unter bestimmten Verhältnissen, z. B. bei starken Muskelbewegungen kann das Blut entweder wesentlich mehr Zucker enthalten oder auch vorübergehend erheblich an Zucker verarmen. Daher rührt ein Teil der schweren Erscheinungen körperlich überanstrengter Menschen[2].

Die Höhe des Blutzuckers hängt zunächst ab von der vorausgehenden Ernährung. Geprüft wird der Blutzucker, wie gesagt, immer im Nüchternzustand, aber auch dann wurde seine Höhe abhängig gefunden von der Art der vorausgehenden Ernährung[3], am tiefsten bei Gemüsefettkost, höher nach Eiweißfettkost, am höchsten nach reichlicher Zufuhr von Kohlehydraten. Doch gibt es gerade darüber auch ganz andere Angaben[4]. Maßgebend ist das Aufnahme-, Fixations- und Abgabevermögen der Leber für Zucker bzw. Glykogen.

Es gibt sehr genaue Beobachtungen über Höhe und Verlauf der Blutzuckerkurve nach Darreichung kleiner Mengen von Glykose[5], wobei Höhe und Dauer der Blutzuckersteigerung auch davon abhängt, ob man den Zucker von der Vene[6] oder vom Magen oder vom Duodenum aus gibt[7]. Hier sind drei Dinge von Bedeutung: einmal das Fixierungsvermögen der Leber mit Hilfe des Insulins. Auf eine weitere Angelegenheit hat STAUB aufmerksam gemacht[8], das ist der Insulingehalt von Blut und Geweben. Offenbar sinkt dieser im Hunger und steigt nach der Nahrungsaufnahme, letzteres wahrscheinlich als Folge des dann einsetzenden Blutzuckeranstiegs[9]. Aus diesem Grunde steigert Zuckerdarreichung am Hungernden den Zuckergehalt des Blutes anfangs rasch und stark, das entspricht der alten Auffassung von v. NOORDEN. Der Aufstieg des Blutzuckers erfolgt nämlich nach Zuckergabe vom Magen aus so rasch, daß es Schwierigkeiten macht, ihn auf resorbierten Zucker zurückzuführen[10]. Ferner dringt nach Aufnahme größerer Zuckermengen ein Teil davon in die Lymphgefäße und also direkt in den großen Kreislauf[11]. Endlich dürfte eine Art von Reizwirkung des eingeführten Zuckers auf die Leber oder ein Reflex

---

[1] P. MÜLLER, Münch. med. Wschr. **1928**, Nr 29. — NEUBURGER, Dtsch. med. Wschr. **1929**, Nr 45. — FLAUM, Acta med. scand. (Stockh.) **62**, 372. — KRASNJASKI, Biochem. Z. **205**, 180. — JACOBY u. BAUMANN, Arch. f. exper. Path. **145**, 24. — SEYDERHELM u. ÖSTREICH, Z. klin. Med. **109**, 35. — DIONNE u. ARENSTAMM, J. of biol. Chem. **87**, 393.

[2] GORDON u. Mitarbeiter, Kongreß inn. Med. **42**, 330. — WIECHMANN, Arch. klin. Med. **150**, 186.

[3] RADOSLAV (FALTA), Wien. Arch. inn. Med. **8**, 395. — Vgl. GLATZEL, Arch. f. exper. Path. **143**, 234. — v. NOORDEN u. ISAAC, Zuckerkrankheit.

[4] STAUB s. folgendes Zitat.

[5] STAUB, Z. klin. Med. **91**, 44; **93**, 89, 123. — PETRÉN, Arch. f. exper. Path. **99**, 52. — TRAUGOTT, Z. exper. Med. **31**, 232.

[6] KUROKAWA, Tokohu J. exper. Med. **10**, 64. — WISLICKI, Dtsch. med. Wschr. **1928**, Nr 44.

[7] PORGES u. ADLERSBERG, Wien. Arch. inn. Med. **17**, 1. — KLEIN u. HEINEMANN, Klin. Wschr. **1929**, Nr 21.

[8] STAUB, Z. klin. Med. **93**, 89, 123.

[9] GRAFE u. MEYTHALER, Arch. f. exper. Path. **125**, 181.

[10] BOCK, SCHNEIDER u. GILBERT, J. of biol. Chem. **69**, 9.

[11] GINSBERG, Pflügers Arch. **44**, 306. — GIGON, Z. klin. Med. **101**, 17.

auf das Leberglykogen in Betracht kommen[1]. Traugott teilt mit, daß es für die Höhe der alimentären Zuckersteigerung gleichgültig ist, ob man viel oder wenig Traubenzucker zu essen gibt; das ist allerdings nicht unbestritten und bei Diabetikern ist es, wie auch Traugott schreibt, jedenfalls anders. Hat man dem Gesunden einmal Traubenzucker gegeben, so wird die dann erreichte Höhe des Blutzuckers nicht weiter gesteigert, wenn man nochmals Traubenzucker gibt, ganz im Gegensatz zum Verhalten des Diabetikers. Man führt das zurück auf die Wirkung des Insulins,

Auch die Darreichung von Eiweiß führt zu einer, allerdings sehr geringen Erhöhung des Blutzuckers[2]. Fett hat keine Einwirkung auf die Blutzuckerkurve[3].

Es besteht ein Einfluß vorausgehender Ernährung auf die Höhe und die Steigerungszeit der Blutzuckerkurve nach Einnahme von 20 g Glykose[4]. Die Hyperglykämie ist nach Eiweißfettdiät größer als nach Darreichung von Kohlehydraten. Besonders leicht stellt sich alimentäre Hyperglykämie bei Vasoneurotikern ein[5]. Z. B. nach Darreichung von Lävulose zeigen diese eine stärkere Blutzuckererhöhung als Gesunde.

Nach Ablauf der alimentären Hyperglykämie sinkt der Blutzucker wahrscheinlich durch eine reaktive Verstärkung der Insulinproduktion, denn es scheint die Höhe des Blutzuckers nach Art einer Hormonwirkung die Größe der Insulinbildung zu regeln[6]. Man hat die Größe dieser „alimentären Hypoglykämie" sogar dazu verwendet, das Maß der Insulinerzeugung zu prüfen[7].

Die Höhe des Blutzuckers erfährt also eine sehr weitgehende Regulation[8], die nach allem, was wir wissen[9], durch die Höhe des Blutzuckers selbst und ihre direkte (chemische) Einwirkung auf die Leberzellen und wohl auf das Pankreas gegeben ist. Diese versorgen — hier herrschen durchaus noch die bekannten klassischen Vorstellungen — von ihrem Glykogen aus durch das Blut alle übrigen Organe. Ihr Glykogen sammeln sie aus den ihnen mit der Pfortader zufließenden Kohlehydraten und manchen Aminosäuren, aus denen sie Zucker zu bilden vermögen, sofern ihr Zustand nicht zu schwere Schädigungen erfahren hat.

Im Hunger bilden die Leberzellen meines Erachtens auch aus dem Fett Glykogen, und ich bin überzeugt, daß sie das sogar dann tun, wenn in der Nahrung Kohlehydrat und Aminosäuren für den Zuckerbedarf des Organismus nicht ausreichen. Über diese strittige Frage ist an mehreren Stellen dieses Buches gesprochen.

In welcher Form die Dextrose im Plasma vorhanden ist, wissen wir noch nicht. Weder ob sie zur α-, β- oder zu der hypothetischen γ-Glykose gehört, noch ob sie

---

[1] Traugott, l. c. — Staub, Z. klin. Med. **93**, 125. — Umber, Ernährung u. Stoffwechselkrankh., 3. Aufl., S. 178.

[2] Petrén, Dtsch. Ges. inn. Med. **1922**, 368; l. c.

[3] Depisch u. Hasenöhrl, Klin. Wschr. **1929**, Nr 5.

[4] Staub, Z. klin. Med. **93**. — Stenström, Acta med. scand. (Stockh.) **67**, 385. — Sweeney, Arch. int. Med. **40**, 818.

[5] Scharpff, Z. exper. Path. u. Ther. **43**, 206 (O. Müller).

[6] Vgl. Grafe u. Meythaler, Dtsch. Ges. inn. Med. **1927**; Arch. f. exper. Path. **125**, 181; **131**, 80.

[7] Vgl. Depisch u. Hasenöhri, Dtsch. Ges. inn. Med. **1927**, 184; Klin.Wschr. **1928**, Nr 35.

[8] Laves, Diss. Königsberg 1886. — Pollack, Erg. inn. Med. **23**, 337.

[9] Gellhorn, Neuere Ergebnisse d. Physiologie, S. 97. Leipzig 1926.

im Sinne von Lépine als frei oder gebunden anzusehen ist[1]. Zwar dialysiert der Zucker des Serums genau wie freier Zucker[2], aber das spricht nicht gegen das Vorhandensein einer lockern Bindung[3]. Der Zucker hat große Neigung solche einzugehen und im Plasma bieten die zahllosen kolloidalen Stoffe eine ungeheure Menge bindungsfähiger Atomgruppen.

Wir müssen noch erörtern, was aus größeren Zuckermengen wird, die, ohne von der Leber als Glykogen festgehalten werden zu können, in den Kreislauf eintreten. Besonders das Verhalten von Blut und Harn muß uns beschäftigen, weil diese beiden der Untersuchung am Menschen zugänglich sind und weil besonders die Beschaffenheit des Harns in der klinischen Diagnostik zur Beurteilung der Stoffwechselbeziehungen des Zuckers herangezogen wird. Dabei herrscht noch an manchen Stellen die Auffassung, als ob Dextrose, wenn ihre prozentarische Menge im Blute eine gewisse Höhe überschreitet, in der Niere gewissermaßen überläuft.

In Wahrheit liegt die Sache recht verwickelt. Schon aus alten Versuchen[4] wissen wir, daß größere Mengen Glykose, die in das Blut gebracht werden, schnell verschwinden. Der größere Teil davon ist nicht mehr nachweisbar. Gigon fand[5] den Kohlenstoffgehalt des Blutes erhöht ohne entsprechende Steigerung des Blutzuckers. Ich erinnere auch an die wichtigen Beobachtungen, die man mit Insulin anstellte und nach denen unter der Wirkung dieses Inkrets die Menge kohlehydratartiger nicht reduzierender Stoffe steigt[6].

Das hat großes Interesse. Es beginnt nämlich auch bei starkem Zustrome von Glykose zum Blute die Glykogenbildung in den Leberzellen erst nach einigen Stunden, das ist in einer Zeit, in der der Zucker aus dem Darm bereits aufgesaugt ist und eine Hyperglykämie nicht mehr besteht[7]. Wie sich gerade bei diesen Beobachtungen die Beschaffenheit des Harns zeitlich verhielt, weiß ich nicht. Ganz sicher ist nicht etwa der noch nicht von der Leber fixierte Zucker durch die Nieren ausgetreten. Er ist vielmehr in nicht nachweisbarer Form da, wie in v. Brasols Beobachtungen.

Gigon nimmt an, daß es sich da um die Bildung einer Anhydridform als Zwischenstufe zwischen Zucker und Glykogen handelt[8]. Die nach wiederholter Zuckerzufuhr am Nüchternen entstehende Erhöhung des Gaswechsels[9] geht zwar der Menge der dargereichten Dextrose parallel, beträgt aber im besten Fall nur etwa 15% davon und ist außerdem noch von der Vorkost abhängig[10], also sie erklärt das Verschwinden des Zuckers keinesfalls. Wahrscheinlich dient die dabei gewonnene Wärme zur (endothermischen) Bildung der Anhydridform. Die darauffolgende Entstehung des Glykogens ist eine leicht exotherme Reaktion. Wichtig scheint mir für diese Frage die bei Diabetikern (s. später) häufig gefundene Inkongruenz zwischen Gärungs- und Reduktionswerten des Bluts. Da könnten vielleicht Abbauprodukte des Zuckers, die reduzieren, im Blut vorhanden sein.

[1] Vgl. Thannhauser u. Jenke, Münch. med. Wschr. 1924, Nr 7. — Lundsgaard, Kongreßzbl. inn. Med. 37 ff. — Grevenstuk, Über freien und geb. Zucker usw. 1929.

[2] Michaelis u. Rona, Biochem. Z. 14, 476. — Vgl. z. B. Lundsgaard u. Holboll, zit. Kongreßzbl. inn. Med. 42, 260.

[3] Vgl. Schmiedeberg, Arch. f. exper. Path. 90, 1. — Brown, Brit. med. J. 1920, 191. — Augsberger, in Asher-Spiros Erg. 24, 638.

[4] v. Brasol, Arch. f. Physiol. 1884, 211 (C. Ludwig).

[5] Gigon, in Asher-Spiros Erg. 24, 202.   [6] Grevenstuk u. Laqueur, Insulin, S. 92. 1925.

[7] Gigon, Z. klin. Med. 101, 17 (Lit.).   [8] Gigon, Helvet. chim. Acta 8 (Lit. Karrer).

[9] Johannsson, Skand. Arch. Physiol. (Berl. u. Lpz.) 21, 1. — Gigon, Pflügers Arch. 141, 1.

[10] Baur, Arch. klin. Med. 164, 202.

Das hauptsächlichste Interesse an der Vermehrung des Zuckers im Blut
für den Arzt richtet sich auf die Nieren, denn man nimmt an, daß bei einer gewissen Größe der Hyperglykämie Zucker in den Harn übergeht, daß also eine
Zuckerschwelle besteht. Sicher beruht der Austritt des Zuckers in der Niere
auf einer Sekretion; schon diese Tatsache muß vorsichtig machen mit einer zu
starken Betonung der Menge des Zuckers im Blute für die Fragen des Übergangs
in den Harn; jedenfalls ist großer Wert zu legen auf das Verhalten der Epithelien
an den gewundenen Kanälchen. Zwar wird für deren Verrichtung die Höhe
des Blutzuckers bedeutungsvoll sein und ist es. Ich kann aber nicht den Eindruck gewinnen, daß eine eigentliche, schärfer umgrenzte Schwelle besteht[1].
Die vorliegenden Beobachtungen an Gesunden und an Diabetikern[2] können
mich nicht eines andern belehren, denn wenn da als Grenzen des Blutzuckers
für seinen Austritt durch die Nieren 0,09 und 0,19% (im Mittel 0,16%) angegeben werden, so sind das doch sehr weit auseinanderliegende Werte. Das ist
keine Schwelle mehr[3].

Man könnte vielleicht neue Untersuchungen anstellen. Die Methoden zur Bestimmung des Blutzuckers reichen jetzt aus, auch wenn man berücksichtigt, daß
Reduktionswerte und echte Blutzuckerwerte nicht immer und bei Diabetikern häufig
nicht übereinstimmen[4]. Schwierigkeiten der Beurteilung werden nur darin liegen,
daß man den zu einem bestimmten Blut gehörigen Harn erhalten muß. Solchen Ein-
wänden gegenüber hält ein so ausgezeichneter Kliniker wie Knud Faber an einer erheblichen Konstanz der Blutzuckerschwelle bei Gesunden und bei Diabetikern fest[5].

Das Verhältnis der Nieren zur Zuckerausscheidung muß noch viel genauer
untersucht werden. Das hat für den Diabetes schon vor langen Jahren Friedrich
Müller verlangt[6]. Aber auch für andere Zustände ist es notwendig. Mit der
Annahme einer Verschiebung der Schwelle oder einer „größeren Zuckerdichtig-
keit“ ist es nicht getan, das sind Worte. Jedenfalls findet man am Menschen
öfters Blutzuckerwerte um 200 mg%, ohne daß Zucker im Harn erscheint[7] bei
Diabetikern, deren Krankheit schon längere Zeit besteht. Ferner bei manchen
Fällen chronischer Nephritis oder hypertonischer Arteriolosklerose. Für letztere
ist allerdings zu bedenken, daß der Blutzucker meist nur einmal am Tage untersucht wurde. Meines Wissens fehlen hier noch Beobachtungen über längere
Zeiten, damit man sicher sagen kann, ob nicht bei einzelnen Harnportionen
Zucker vorhanden ist. Und es gibt auf der anderen Seite jugendliche Menschen
mit normalem Blutzucker und ausgesprochener Glykosurie.

---

[1] Vgl. Traugott, Z. exper. Med. **31**, 282.

[2] Thannhauser u. Pfitzer, Münch. med. Wschr. **1913**, Nr 39. — Knud Faber, zit.
Kongreßbl. inn. Med. **42**, 535; Acta med. scand. (Stockh.) **54**, 289. — Nakayama, J. of
Biochem. **3**, 407.

[3] Vgl. Klein, Med. Klin. **1929**, Nr 43.

[4] Stepp, in Asher-Spiros Erg. **20**, 108. — Grevenstuk, l. c. — Grafe u. Sorgenfrei,
Arch. klin. Med. **145**, 294.

[5] Knud Faber, zit. Kongreßbl. inn. Med. **42**, 535.

[6] In Leyden, Pathol. d. Ernährung, 2. Aufl., **1**, 226.

[7] Hollinger, Arch. klin. Med. **92**, 217. — Bang, Der Blutzucker. 1912. — E. Neubauer,
Biochem. Z. **25**, 284.

Alimentäre Glykosurie e sacharo[1] tritt nach reichlichem Genuß von Dextrose, Maltose oder Invertzucker bei vielen, längst nicht bei allen Menschen ein, bei dem gleichen Menschen scheint sie dauernd die gleiche Größe beizubehalten[2]. Wir sprechen nach dem üblichen Sprachgebrauch nur von Glykosurie nach Zuckergenuß. Die Assimilationsgrenze für den aus Mehl entstehenden Zucker soll unbeschränkt sein. Ob das aber richtig ist?[3]

Besondere Umstände fördern das Eintreten dieser Glykosurie. Z. B. Nüchternheit oder gleichzeitiger Genuß von Alkohol. Auch kommt es in hohem Maße an auf die Art des Zuckers: Maltose führt bei gleichzeitiger Aufnahme von Alkohol besonders leicht zur Glykosurie; deswegen haben so viele Menschen schon nach kleinen Mengen süßen Bieres Zucker im Harn[4]. Auch Laktose und Fruktose treten verhältnismäßig leicht in den Harn über. Dann zeigt sich vorwiegend Dextrose im Harn, aber öfters auch die Art des alimentär dargereichten Zuckers, allerdings wohl meist in geringeren Mengen. Disacharide erscheinen zum Teil gespalten. Hier ist im einzelnen noch sehr vieles zu untersuchen: das Verhältnis von Glykämie und Glykosurie, die Art der Zucker in Blut und Harn, schließlich die Tätigkeit der Nieren. So wie bestimmte Umstände das Auftreten der Glykosurie begünstigen, so können andere sie hemmen, z. B. Muskelbewegungen und Erwärmung des Körpers[5]. Von erheblicher Bedeutung ist, wenigstens für das Auftreten der alimentären Hyperglykämie, die Art der vorausgehenden Ernährung.

Findet sich diese alimentäre Hyperglykämie und Glykosurie bei Gesunden aus völlig unbekannten Gründen, so tritt sie bei manchen Kranken doch besonders leicht ein, z. B. bei Nervösen. Ferner bei Thyreotoxie[6], bei Infekten[7]. Bei letzteren sieht man auch schon nach Aufnahme von Mehl Zucker auftreten[8].

Das gleiche beobachtete HOPPE-SEYLER an Menschen, die in ihrem Ernährungszustand heruntergekommen waren[9]. Hier bestehen unzweifelhaft Beziehungen zu dem, was man akuten Diabetes nennt. Man sei also sehr vorsichtig im Urteil über vorübergehende und dunkle Glykosurien[10].

Ein besonderes Interesse knüpft sich an das Verhalten von Leberkranken, weil doch die Leberzelle zuströmenden Zucker aufspeichert und weil sie in einer besonderen Beziehung zur Entwicklung des Diabetes steht. Im allgemeinen zeigen Menschen mit Veränderungen der Leber nicht besonders leicht alimentäre

---

[1] NAUNYN, Diabetes, 2. Aufl. (J. BAER). — WORM-MÜLLER, Pflügers Arch. 34, 576. — MORITZ, Arch. klin. Med. 46, 27.

[2] GROBER, Arch. klin. Med. 95, 137.

[3] Vgl. v. ÜDINGHOFF, Klin. Wschr. 1922, Nr 3 (KURT ZIEGLER).

[4] KRETSCHMER, Zbl. med. Wiss. 1886, Nr 15. — STRÜMPELL, Berl. klin. Wschr. 1896, Nr 46. — KREHL, Zbl. inn. Med. 1897, 103. — REUTER, Hamb. Staatskr. 7 II, 10 (Lit.) — Lit. Path. Phys., 12. Aufl., S. 186.

[5] Vgl. GROBER, Arch. klin. Med. 95, 137.

[6] CHVOSTEK, Wien. klin. Wschr. 1892, Nr 17. — STRAUSS, Dtsch. med Wschr. 1901, Nr 44/45. — MARK, Pflügers Arch. 211, 523.

[7] EPPINGER, FALTA u. RUDINGER, Z. klin. Med. 60, 1; 67, 380. — ELKELES u. HEIMANN, Arch. klin. Med. 155, 263; 158, 238.

[8] v. BLEIWEISS, Zbl. inn. Med. 1900, Nr 2.

[9] HOPPE-SEYLER, Münch. med. Wschr. 1900, Nr 16; Kongreß inn. Med. 1902, 384.

[10] Vgl. EBSTEIN, Diabetes, in Ebstein-Schwalbes Handb. — ISAAC u. v. NOORDEN, Diabetes, 8. Aufl.

Glykosurie, wenigstens nicht für Traubenzucker[1], während Fruktose und Galaktose bei ihnen leichter in den Harn übergehen[2]. Auch diagnostisch wird das verwertet. Ich bin etwas mißtrauisch, weil wir gerade von der Leber wissen, daß verhältnismäßig wenige normal arbeitende Zellen die Funktion des ganzen Organs übernehmen können.

Die alimentäre Glykosurie und ihre Verwertung für pathogenetische und diagnostische Aufgaben hat an Bedeutung und Interesse verloren, seitdem man auf der einen Seite das fast launenhafte, jedenfalls für uns noch nicht durchsichtige Verhalten der Niere bei der Ausscheidung auch einfacher Stoffe wie des Zuckers kennt, auf der anderen Seite gute Methoden zur Untersuchung des Blutzuckers gewann. Auf den Blutzucker kommt es an. Seine Höhe ist von einer gewissen Bedeutung für die Anschauung von der Schwere eines Diabetes. Wovon hängt aber die Höhe des Blutzuckers ab? Vom Zuckerverbrauch? Darüber weiß niemand etwas Genaues. Sicherlich von der Form der Lebertätigkeit. Aber auf was in der Leberfunktion können wir schließen aus einer Erhöhung des Blutzuckers? Auf eine Erregung der diastatischen Wirkung? Auf eine Einschränkung der Glykogenfixation?

Von der Leber ist es ein kleiner Schritt zum Diabetes. Man verwendet das leichte Eintreten alimentärer Glykosurie nach Darreichung von Traubenzucker gern, um „Zukunftsdiabetiker“ zu erkennen[3]. Tatsächlich hat man bei Menschen aus diabetischen Familien, die später diabetisch wurden, öfters diese Form der Glykosurie gefunden. Experimentell zeigte MINKOWSKI, daß Hunde mit partieller Pankreasexstirpation, die an sich keinen Zucker haben, nach Zuckerdarreichung Zucker ausscheiden. Unzweifelhaft kann alimentäre Glykosurie nach Traubenzucker bedeuten, daß die Anlage zum Diabetes da ist. Die v. NOORDENsche Beobachtung der Häufigkeit alimentärer Glykosurie bei Juden ist natürlich in diesem Sinne zu deuten. Aber sie braucht das nicht zu bedeuten[4].

Die Glykosurie der Schwangeren und Wöchnerinnen ist etwas Besonderes[5]; sie hat Beziehungen zur alimentären Glykosurie, denn bei Frauen in diesem Zustande tritt viel leichter, als bei Gesunden, sowohl nach reichlicher Zucker- als auch nach Mehlnahrung, Glykosurie auf. Aber auch „von selbst“ haben sie häufig Zucker im Harn. Der Blutzucker ist nicht erhöht, der Harnzucker ist Glykose. Es sind also manche Beziehungen ähnlich wie bei dem nachher zu besprechenden „renalen bzw. innozenten“ Diabetes[6]. Ob das zusammengehört mit der Ausscheidung von Galaktose im Harn, die von einer

---

[1] Lit. bei MINKOWSKI, Erg. Path. **2**, 722 (1897). — NAUNYN, Diabetes, 2. Aufl., S. 35. — H. STRAUSS, Berl. klin. Wschr. **1898**, Nr 51.

[2] H. STRAUSS, Dtsch. med. Wschr. **1901**, Nr 44/45. — CHAJES, ebenda **1904**, Nr 19. — HOHLWEG, Arch. klin. Med. **97**, 443; Münch. med. Wschr. **1913**, Nr 41. — REISS u. WÖRNER, Dtsch. med. Wschr. **1914**, Nr 18.

[3] Vgl. v. NOORDEN, Kongreß inn. Med. **1895**, 841.

[4] Vgl. die Diskussion auf der Naturforscherversammlung Frankfurt 1896, Verh. **2**, 273 (BÄUMLER). — STRAUSS, Dtsch. med. Wschr. **1897**, Nr 18/20.

[5] E. FRANK, Arch. f. exper. Path. **72**, 430. — NOTHMANN, Klin. Wschr. **1924**, Nr 23. — UMBER, Ernährung u. Stoffwechselkrankh., 3. Aufl., S. 204. — THANNHAUSER, Lehrbuch, S. 375.

[6] SALOMON, Münch. med. Wschr. **1921**, Nr 13.

„Stauung der Milch" in der Brustdrüse herrühren soll, scheint mir ebenso unsicher wie das ganze letztgenannte Vorkommnis. Nicht wenige „harmlose" Schwangerschaftsglykosurien gehören meines Erachtens zum Diabetes.

Der Diabetes mellitus.

Im Diabetes ist der Stoffwechsel der Kohlehydrate im weitesten Sinne des Worts gestört. Wahrscheinlich steht im Mittelpunkt eine Funktionsanomalie der Leberzellen bestimmter Art und bestimmten Ursprungs, die aber keinesfalls allein die Kohlehydrate trifft, nur an ihrem Verhalten sich am besten kennzeichnet. Sie führt zur Hyperglykämie und diese zur Glykosurie. Aber man kann weder die eine, noch die andere Erscheinung als charakteristisch ansehen. Denn es gibt Diabetiker ohne Glykosurie und es gibt Diabetiker ohne Hyperglykämie, wenn das letztere auch durchaus zu den Ausnahmen gehört. Vor allem aber ist weder das eine noch das andere primär. Es ist recht schlimm, daß wir die anatomischen Grundlagen für die Funktionsstörungen der Leberzellen nicht kennen. Den Ausgangspunkt des Diabetes bildet die Veränderung gewisser Zellen des Pankreas[1], und hier kennt man auch wenigstens einen kleinen Teil der pathologischen Anatomie. Aber von den Leberzellen weiß man morphologisch nur ihre Glykogenarmut, und dabei spielen sie doch für unsere Kenntnisse über den Diabetes eine so wichtige Rolle. Auf jeden Fall leidet an ihnen die Fähigkeit, eine Reihe von Umsetzungen vor sich gehen zu lassen, die schließlich mit den Kohlehydraten zu tun haben. Die den normalen Leberzellen in den Pfortaderästen zuströmende Dextrose wird von ihnen nach einer endothermen Anhydridbildung polymerisiert und als Glykogen aufgehoben. Aus diesem Glykogen vermag die Leber fermentativ Glykose herzustellen und das Blut so damit zu versorgen, daß sein Gehalt etwa 0,1% beträgt. Glykogen- und Zuckerbildung stehen in einer Art Gleichgewichtszustand. Die Fähigkeit der Leber, Glykogen aufzuspeichern, ist eine erhebliche. Pflüger zeigte, daß bei gemästeten Tieren die Leber recht große Mengen Glykogen, mehr als 10%, aufzuspeichern imstande ist. Erhalten die Leberzellen mehr Zucker, als sie in Form von Glykogen aufzubewahren vermögen, so stellen sie aus dem Zucker Fett her und geben es an die Fettdepots ab. Für alle diese Funktionen brauchen die Leberzellen das als „Insulin" bezeichnete Inkret des Pankreas. Neuerdings wird angenommen, daß Fett aus Glykogen im Fettgewebe entsteht[2].

Sehr wichtig ist die Tatsache, daß auch die Fettbildung aus Kohlehydraten, die im Stoffwechsel eine so große Rolle spielt, seitens der Leberzelle an die Einwirkung des Insulins gebunden zu sein scheint. Das rückt manche Erscheinungen, die bei Diabetikern vorkommen, unserem Verständnis etwas näher. Aber doch nur sehr oberflächlich. Denn daß manche Menschen gleichzeitig diabetisch und fett werden, würde doch schließen lassen auf einen Mangel an Insulin für die Entstehung des Diabetes und auf einen Überfluß für die der Fettleibigkeit. Das ist vorerst nicht verständlich.

---

[1] v. Mering u. Minkowski, Arch. f. exper. Path. **31**, 85.
[2] Hoffmann u. Wertheimer, Pflügers Arch. **217**, 728.

Ob das Leberglykogen immer das gleiche und auch mit dem Muskelglykogen gleich oder von ihm verschieden ist[1], weiß man nicht. Claude Bernard nahm[2] auf Grund der damals vorliegenden Untersuchungen an, daß es nur eine Art Glykogen gibt. Jetzt ist die Frage nach seiner Beschaffenheit deswegen von besonderem Interesse, weil sie vielleicht Beziehungen hat zur Natur des Zuckers, der aus dem Glykogen hervorgeht. Es scheint die tierische Zelle (Leber, Muskel) ihr eignes Glykogen stets in den Zucker der alloiomorphen Reaktionsform umzuwandeln. Da der Zucker in den Säften wohl stets in nicht reaktionsfähiger Form kreist und da dieser physiologisch unbrauchbar ist, so würde man annehmen können (und verstehen), daß diese nicht reaktionsfähige $\alpha\beta$-Glykose vor ihrer Verwendung stets erst Glykogen wird. Allerdings sind diese Fragen noch nicht ganz klar, denn das Froschherz kann auch $\alpha\beta$-Glykose direkt verwenden, wie Beobachtungen von Eismayer und Quincke zeigen; ebenso das normale Hundeherz, nicht dagegen das Herz des diabetischen Hundes[3].

Die Vorgänge der Polymerisierung des Zuckers zu Glykogen und der Diastasierung des Glykogens laufen jedenfalls in der Leber am Diabeteskranken nicht regelrecht ab. Es ist auch erwiesen, daß die Leber des pankreaslosen Frosches sich bezüglich der Glykogenfixation anders verhält als die Leber des normalen Tieres. Wenn die normale Leber nicht plötzlich mit großen Mengen Traubenzucker überschwemmt wird, sondern wenn ihr Glykose, die aus Mehl langsam im Darm entstand, mit dem Pfortaderblut allmählich zufließt, ist ihre Fähigkeit zur Verarbeitung des Traubenzuckers eine unbegrenzte. Dieser Vorgang leidet zunächst bei Diabetes dadurch, daß das Insulin den Leberzellen nicht in ausreichender Menge vom Pankreas geliefert wird. Quantitativ haben wir je nach der Menge zufließenden Zuckers und der Menge des zur Verfügung stehenden Insulins — auf das Verhältnis der beiden Stoffe kommt es an — alle nur denkbaren Grade der diabetischen Störung und dementsprechend höchst verschiedene Erscheinungen der Krankheit.

In den einfacheren Fällen vermag die Leberzelle einen Teil der ihr zuströmenden Dextrose nicht als Glykogen festzuhalten, vielleicht dadurch, daß die ihr vorausgehende Anhydridbildung nicht zustande kommt. Oder die Leber läßt einen Teil der Glykose, die sie mit der Pfortader aufnimmt, ohne sie in Glykogen umgewandelt zu haben, in das Lebervenenblut eintreten; vielleicht schlägt die Diastasierung des Glykogens einen zu schnellen Gang ein. Jedenfalls also würde das wesentliche des diabetischen Prozesses liegen in der Chemie der Glykogenbildung oder der Glykogenlösung. Es ist das im Grunde die alte Auffassung von Claude-Bernard, Naunyns Dyszoamylie, die Auffassung, die v. Noorden übernommen hatte. Für das Verständnis sind wir einen großen Schritt weiter gekommen: ohne das Insulin kommt jener Prozeß nicht zustande.

E. J. Lesser hat zu ihm höchst beachtenswerte Gedanken geäußert[4]; das Maßgebende für das Zustandekommen einer Diastasierung in der Leber ist: ob Glykogen

---

[1] Vgl. Thannhauser, Fortbildungsvorträge Wiesbaden. 1926 — Lehrbuch S. 249.
[2] Über den Diabetes, übersetzt 1878, 12. Vorlesung.
[3] Cruisshank u. Shrivasava, Amer. J. Physiol. **92**, 144.
[4] Zusammenfassend Erg. inn. Med. **16**, 279 (1919).

und Diastase voneinander räumlich getrennt sind oder aufeinander wirken können. Die Trennung würde aufgehoben durch Einwirkung des Insulins. Das berührt sich bis zu einem gewissen Grade mit den ursprünglichen vielbekämpften und im Grunde doch richtigen Vorstellungen O. Cohnheims[1] über Wirkung des Pankreashormons. Für die Glykogenbildung aus Zucker könnte man jetzt annehmen, daß das Insulin die $\alpha\beta$-Form des Blutzuckers erst in die reaktionsfähige alloiomorphe überführt und dadurch die Glykogenbildung ermöglicht.

Die „Assimilations-" oder „Toleranzgrenze", das ist die Menge Kohlehydrat, die ein Mensch aufzunehmen vermag, ohne Zucker im Harn auszuscheiden, steht bei bestimmten Kranken in der Höhe einer ganz bestimmten Zuckermenge, die als Mehl oder in einer anderen Kohlehydratform vom Magen aus zugeführt wird. Erhält der Kranke Kohlehydrate innerhalb dieser Grenze, so tritt kein Zucker im Harn auf, erhält er nur wenig mehr, so steigt der Blutzucker und es tritt Zucker im Harn auf. Sehr merkwürdig (und noch nicht geklärt) ist das Verhalten des Blutzuckers. Wenn ein Diabetiker Kohlehydrat über seine Assimilationsgrenze hinaus nimmt, so steigt der Gehalt des Bluts an Dextrose. Das Anwachsen des Blutzuckers ist stärker und dauert länger als am Gesunden[2]. Meist tritt dann Glykose in den Harn über. Das geschieht so regelmäßig, daß zunächst die Glykosurie und dann erst die Glykämie als das Charakteristische des Diabetes angesehen wurde. Der letzte Grund dafür, daß man für die Erkennung und Beurteilung des Diabetes zunächst den Harnzucker in den Mittelpunkt des Interesses stellte, war ein methodischer: die Ansammlung und dadurch erleichterte Nachweisbarkeit des Zuckers im Harn. In der übergroßen Mehrzahl der Fälle kann man auch so rechnen. Aber Zustandsbilder, bei denen der einzelne Kranke bei bestimmter Diät innerhalb der Assimilationsgrenze, nach der Zuckerfreiheit des Harns gerechnet, bleibt, geben doch ein anderes Ergebnis. Bei ihnen kann der Blutzucker normal sein. In der Regel ist es aber nicht so. Vielmehr haben die meisten Kranken eine Erhöhung des Blutzuckers, auch wenn sie keinen Zucker im Harn ausscheiden.

Man wird das kaum anders deuten können, als daß die Regulation des Blutzuckers seitens der Leberzelle noch nicht in Ordnung kam. D. h. hier: durch die Einschränkung der Zufuhr von Kohlehydraten ist für den schwächer funktionierenden Organismus zwar eine gewisse Anpassung an die Leistungsfähigkeit seiner Insulinproduktion eingetreten. Sie zeigt sich in einem Sinken des Blutzuckers und wegen Sinken des Blutzuckers hört die Glykosurie auf, auch wenn der Blutzucker noch absolut höher ist als bei andern Kranken mit Zucker. Hier zeigt sich die Tatsache, die wir auch von andern Stoffen, z. B. von Bilirubin, her kennen, daß die Nieren sich an sie gewöhnen und im Lauf der Zeit schwerer ausscheiden. Im Diabetes spielt das eine große Rolle: Menschen mit altem Diabetes und besonders solche mit Arteriolosklerose scheiden oft bei sehr hohen Blutzuckerwerten keinen Zucker im Harn aus. Mag man die Regulation des Blutzuckers vom Nervensystem oder von der Leberzelle ausgehen lassen: hier ist sie gestört in den Leberzellen und die Störung beruht auf Insulinmangel.

---

[1] O. Cohnheim, Hoppe-Seylers Z. **39** und **42**.
[2] Vgl. Traugott, Z. exper. Path. u. Ther. **31**, 382.

Nun vermag aber die gesunde Leberzelle unter dem Einfluß des Insulins nicht nur den ihr zuströmenden Traubenzucker als Glykogen oder Fett in eine depotfähige Form überzuführen und unter feinster Regelung seitens des Blutzuckers die Organe durch das Blut mit Zucker zu versorgen, sondern sie stellt auch Zucker und Glykogen aus anderen Stoffen her, zunächst aus mehreren Aminosäuren der mit der Nahrung aufgenommenen Eiweißkörper und am Diabetiker ist die Fähigkeit, Glykogen zu bilden, nicht nur für den zufließenden Zucker, sondern auch für die hierfür in Betracht kommenden desamidierten Aminosäuren gestört. Meines Erachtens ist das noch einer der schwierigsten und dunkelsten Punkte, der bei nicht wenigen Erwägungen über Diabetes viel zu leicht genommen wird[1].

Wenn man — mit einer gewissen Weitherzigkeit — für Alanin, Tyrosin, Tryptophan, Leucin, Glykokoll, Histidin eine Zuckerbildung als gesichert annimmt, so kommt man doch allerhöchstens darauf, daß etwa die Hälfte des Eiweißes in Zucker verwandelt wird. Um aber die Zuckerbildung aus Fett abzulehnen, mußte man mit einer viel weitergehenden Umbildung von Eiweiß rechnen. Und das tun die meisten Forscher, indem sie v. Merings Maximalzahlzal 6 : 1 zugrunde legen, die meines Wissens aus dem Verhältnis Kohlenstoff zu Stickstoff chemisch errechnet ist. Ich halte dieses dogmatische Verhalten für gänzlich unrichtig. Gerade hier sollte man, anstatt mit Möglichkeiten zu handeln, Beobachtungen anstellen, die ihrerseits ausführbar wären. Es liegen zwar allerlei Untersuchungen über Zuckerbildung aus Eiweiß vor, vor allem die Tübinger Versuche von Lüthje. Aber vieles weitere müßte mit Berücksichtigung der Anschauungen Albrecht Kossels über die Zusammensetzung des Eiweißes von neuem untersucht werden.

Das Verhalten des Diabetikers gegen Eiweiß ist für den Arzt von Bedeutung. Wohl keine diabetische Leber ist unempfindlich gegen sehr große Mengen von Aminosäuren, die ihr mit der Pfortader zuströmen. Deswegen haben Bouchardat, Cantani, Naunyn schon seit langen Jahren Mäßigkeit im Genuß von Eiweiß empfohlen. Gegen mittlere Mengen von Aminosäuren zeigen die einzelnen Diabetiker ein recht verschiedenes Verhalten. Manche — unzweifelhaft die meisten — vertragen viel Eiweiß, andere weniger. Aber es gibt auch solche, bei denen die Empfindlichkeit gegen Eiweiß — nach dem Harnzucker beurteilt — sogar größer zu sein scheint, als die gegen Kohlehydrate. Diese Fragen sind noch längst nicht genügend genau durchuntersucht, weder nach der Gesamtdiät, der Größe der Energiezufuhr und der Menge der gleichzeitig, mit bestimmten Eiweißmengen und Eiweißarten verabreichten Kohlehydratmengen, noch nach dem Verhalten des Blutes und des Harnes; vor allem fehlen noch genaue Untersuchungen des Blutzuckers. Man gewinnt nicht selten den Eindruck, daß die Beziehung der Leberzellen zum Stoffwechsel der Aminosäuren von allergrößter Bedeutung[2] ist, für nicht wenige Fälle von Diabetes sogar im Mittelpunkt der Erscheinungen steht. Darauf hat Petrén unermüdlich hingewiesen[3].

Wahrscheinlich ist der Eiweißverbrauch auch der Punkt, durch den der Nutzen von Mäßigkeit in der gesamten Energiezufuhr für den Diabetiker bestimmt wird.

---

[1] Vgl. Grafe, Stoffwechselkrankh. S. 235.
[2] Vgl. Schmiedeberg, Arch. f. exper. Path. **90**, 1.
[3] Petrén, Neurotherapie **1921**, Nr 3/4.

Mäßigkeit in der Menge der Nahrung ist bei Diabetes nützlich. Das wurde von einer ganzen Reihe einsichtiger Ärzte seit alter Zeit und immer wieder hervorgehoben und das Zurückgehen des Diabetes in dem hungernden Deutschland der Kriegszeit hat es erwiesen. Kohlehydrate müssen aus bekannten Gründen in der Toleranzgrenze gehalten werden. Fett schadet auch in großen Mengen nichts, wenn es ohne Kohlehydrate und ohne oder nur mit ganz geringen Mengen von Eiweiß gegeben wird. Das sehe ich durch die umfangreichen Beobachtungen von Petrén und auch durch viele eigne Erfahrungen als erwiesen an. Größere Mengen von Eiweiß, wohl namentlich im Verein mit Fett dauernd gereicht, dürften nicht gut sein. Ich würde Werte von mehr als 100 g Eiweiß auf die Dauer vermeiden. Andrerseits gebe ich v. Noorden gewiß recht in der Ansicht, daß die Diabetiker nicht an länger währendem Eiweißhunger leiden dürfen. Das soll auf keinen Fall sein. Hier ist gewiß der von v. Noorden empfohlene Wechsel in der Art der Nahrungszufuhr gut.

Es ist Petrén jedenfalls gelungen von diesem Gesichtspunkt aus eine Schwierigkeit unserer deutschen Diabetestherapie, mindestens theoretisch, zu überwinden: das Hochbleiben des Blutzuckers bei zuckerfreiem Harn. Wenn wir Kranke mittleren Gewichts mit einer mittelhohen Toleranzgrenze für Brot (etwa 100 g) am untersten Punkt ihres Energiegleichgewichts mit 100 bis 150 g Fett und etwa 80 bis 100 g Eiweiß auf Zuckerfreiheit des Harns einstellen, so bleibt ihr Blutzucker, wie gesagt, fast immer noch erhöht, etwa zwischen 0,14 und 0,2%, und es gelang, ohne den Gebrauch von Insulin, erst Petrén, normale Werte des Blutzuckers dadurch zu erreichen, daß er die Kohlehydrate völlig wegnahm und bei sehr erheblicher Fettdarreichung das Eiweiß so stark verminderte, daß die Kranken annähernd in die Abnützungsquote, auf etwa 2,5 bis 4 g Harnstickstoff für den Tag kamen. An schweren Fällen mit ganz tiefer Toleranzgrenze für Kohlehydrate ist das von Petrén genau untersucht, und wir haben das auch von uns aus gefunden[1], sofern man sein Urteil auf täglich fortlaufende, unter gleichen Bedingungen (früh nüchtern) ausgeführte Bestimmungen des Blutzuckers gründet. Für die oben genannten Fälle mit noch bestehender Assimilationsgrenze für Zucker ist die Frage, wie gesagt, noch nicht so nach allen Seiten hin erforscht, daß wir mit Sicherheit zu sagen imstande wären, ob lediglich die Einbeziehung der desamidierten Aminosäuren in den Stoffwechsel der Leberzellen diese tiefe Störung ihres Funktionsvermögens mit seinem charakteristischen Einfluß auf den Blutzucker, d. h. mit der Schädigung seiner Regulation zur Folge hat[2]. Es ist interessant, daß Diabetiker auch ohne starke Überernährung und mit nur sehr wenig Kohlehydraten sehr leicht in die Abnutzungsquote kommen[3]. Die Vorgänge gehören natürlich sowohl für den Zucker wie für die Produkte des Eiweißes in das Feinste des Geschehens in den Leberzellen. Man wird das also nach jeder Richtung hin weiter verfolgen müssen, vor allem auch nach einer besonderen Bedeutung der verschiedenen Zucker und der verschiedenen Eiweißarten hin.

Über Zuckerarten ist einiges bekannt. Manche Diabetiker haben eine höhere Assimilationsgrenze für Fruktose als für Dextrose und dementsprechend auch für Mehlarten, die bei ihrer Aufspaltung Fruktose geben, wie z. B. das Inulin. Die Leberzellen dieser Kranken sind also empfindlich für die sterische Anordnung im Zucker: Mehr läßt sich nicht sagen. Ich sah die Vorzüge von Inulin und Lävulose nie länger als einige Tage anhalten, das ist natürlich für die Frage der Theorie wichtig. Aus den neuen Beobachtungen über Leberexstirpation[4] wissen wir, daß die Erscheinungen der glykopriven Intoxikation durch Einspritzung von Maltose, Mannose, Galaktose

---

[1] Krehl u. Mezger, Hoppe-Seylers Z. **130**, 108.

[2] Vgl. Petrén, Congres francais de medicine **1922**, 16.

[3] Petrén, l. c. — Krehl u. Mezger, l. c.

[4] Mann u. Magath, Asher-Spiro, Erg. **23 I**, 212.

und Dextrin weggeschafft werden können. Es tritt also auch hier gewöhnliche oder virtuelle Dextrose in den Vordergrund.

Von großem theoretischen und praktischen Interesse ist das von GRAFE aufgefundene Verhalten der durch Erhitzen veränderten Kohlehydrate (Karamel)[1]. Sie treten im Stoffwechsel auch des Diabetikers in jeder Hinsicht für Zucker ein, ohne Hyperglykämie hervorzurufen. Ich weiß, daß das von mancher Seite bestritten wird, aber ich kann auch nach meinen Erfahrungen GRAFES Ansicht völlig aufrechterhalten. Die Leber vermag also karamelisierten Zucker zu verarbeiten, auch wenn sie es mit der Glykose nicht tut. Im Prinzip gleich wie karamelisiertes Kohlehydrat verhält sich der Alkohol des Traubenzuckers (Sionon[2]).

Eine praktisch äußerst wichtige Frage ist die nach der Verträglichkeit der Kohlehydrate in den Gemüsen. Hier ist nur ganz Oberflächliches bekannt; wir wissen, welche Gemüse in bestimmten Mengen gut, welche nicht gut vertragen werden. Das heißt hier auch nur: welche man geben kann, ohne eine Erhöhung der Zuckerausscheidung mit dem Harn. Welche Art Kohlehydrate überhaupt in den Gemüsen ist, wieviel von ihnen, was es mit den inulin-, aber auch insulinartigen Substanzen in den einzelnen ist, wissen wir kaum in den ersten Anfängen, wissen wir um so weniger, als nun noch die größten und uns in ihrer Tragweite völlig unbekannten Variationen durch wechselndes Wachstum je nach Klima und Boden hinzukommen.

Auch von verschiedener Bedeutung verschiedener Eiweißkörper ist vielfach die Rede gewesen, besonders hat v. NOORDEN immer großen Wert darauf gelegt, daß pflanzliches Eiweiß vom Diabetiker besser vertragen würde als tierisches. Das Eiweiß der Eier und der Milch gilt für günstiger als das des Fleisches. Die tatsächlichen Unterlagen sind sehr geringe; ich halte das alles für nicht erwiesen[3].

Praktisch einfach, theoretisch äußerst schwierig ist das Verhalten der Leberzellen zum Fett zu beurteilen. Tatsächlich wird die diabetische Stoffwechselstörung auch durch Darreichung großer Fettmengen bei der übergroßen Mehrzahl der Diabetiker nicht in einer für den Arzt kenntlichen Weise in Anspruch genommen. Dadurch werden viele zu der Ansicht verführt, daß die Leberzelle im wesentlichen nichts mit dem Fette zu tun habe. Um so leichter wurde diese Anschauung vertreten, als das aus der Nahrung resorbierte Fett im Gegensatz zu Zucker und Aminosäuren nicht durch die Blutgefäße in die Leber, sondern in den Lympfgefäßen zum Fettgewebe fließt und als frühere Auffassungen die Verfettung der Leber als einen örtlichen Entartungsvorgang ansahen. Demgegenüber bestehen zwischen Leberzelle und Fettgewebe die engsten Beziehungen. Wenn jene in einer Art von Inanitionszustand sich befindet, der für uns durch Glykogenarmut charakterisiert ist, so wird auf vorerst unbekannte Weise ein Reiz auf das fetthaltige Bindegewebe ausgeübt. Das Fett wird emulgiert und wandert in feinster Emulsion durch das Blut in die Leberzellen.

Tatsächlich enthält das Blut bei schwerem Diabetes große Mengen von Fett und Phosphatiden[4]. Die Lipämie der Diabetiker ist schon lange bekannt und

---

[1] E. GRAFE, Arch. klin. Med. **116**, 437; Allg. Dtsch. Med. Z. **1926**, Nr 20; Erg. inn. Med. **5**, 449. — KERL, Biochem. Z. **144**, 60. — GRAFE u. MEYTHALER, Arch. f. exper. Path. **136**, 360.

[2] THANNHAUSER u. KURT MEYER, Münch. med. Wschr. **1926**, 356.

[3] Vgl. GLATZEL, Arch. klin. Med. **141**, 234.

[4] Lit. bei E. GRAFE, Krankh. d. Stoffwechsels, S. 262.

der Gehalt des Blutes an Fett und Lipoiden (Lezithin, Cholesterin) geht der Schwere der Diabetes annähernd parallel.

In den Leberzellen besteht ein sehr leicht nachweisbarer und darstellbarer Antagonismus zwischen Fett und Glykogen. Dieser Vorgang hält an, d. h. er wiederholt sich immer von neuem. Am hungernden Menschen ebenso wie bei dem schweren Diabetiker, der für Zucker und Aminosäuren eine sehr niedrige Assimilationsgrenze hat, wandert also dauernd das Fett des Bindegewebes in die Leber. Die Annahme, daß es dort für die Organfunktionen und für den Energieverbrauch vorbereitet wird, darf mit Sicherheit gemacht werden[1]. Man kennt auch bereits Veränderungen an ihm gegenüber dem Depotfett: es enthält mehr ungesättigte Fettsäuren[2]. Das erscheint wichtig, weil die doppelten Bindungen leichter gesprengt werden können; diese Fette wären also vielleicht reaktionsfähiger, und dies wiederum hat Bedeutung, falls man sich entschließt, für die Aufspaltung der Fette noch einen anderen Weg, als die Betaoxydation in Betracht zu ziehen. In was werden sie umgewandelt? Jedenfalls in Stoffe, die allen Geweben dienen können. Auch hier liegt am nächsten der Gedanke, daß das ein zuckerartiger Körper ist.

Die Pflanzenzelle führt sicher Fett in Zucker über. Chemisch ist dieser Vorgang noch nicht dargestellt. Ob man ihn für die tierische, insbesondere für die Leberzelle annehmen will, wie manche Forscher, z. B. v. NOORDEN, GEELMUYDEN, JOSLIN, LICHTWITZ, KNOOP, MACLEOD[3], auch ich meinen, hängt in erster Linie davon ab, ob man als indirekte Kraftquelle, z. B. für die Muskeln verschiedene Stoffe, auch das Fett (ZUNTZ) ansieht oder ob man sie nur auf Kosten von Kohlehydraten leben läßt (CHAUVEAU). Daß die Muskelkontraktion direkt nur auf Kosten von Zucker abläuft, dürfte als sicher anzusehen sein[4]. Über Möglichkeiten der im Muskel ablaufenden chemischen Vorgänge zu sprechen ist jetzt, da alles, was wir vom Muskel wissen, im Flusse ist, und fast täglich vorwärts schreitet, kaum angebracht. Gewiß verträgt die große Mehrzahl der schweren Diabetiker Fett in unbegrenzten Mengen ohne Zucker auszuscheiden. Nie würde man ja erwarten können, daß entsprechend der Höhe der Fettdarreichung der Harnzucker wachse. Denn die Verhältnisse des Stoffwechsels sind bei Fett fundamental anders als z. B. beim Eiweiß. Dieses wird unter allen Umständen nach der Aufnahme aufgespalten, während das Fett ungenutzt mit nur minimalsten dynamischen Verlusten in die Fettdepots wandert, und während bei Kohlehydraten doch die Störung der Deponierung zu den Grundschädigungen der Leberzelle bei Diabetes gehört. Schwer verständlich erscheint es den meisten, daß der hypothetische aus Fett für den Gebrauch hergestellte Kohlehydratkörper nicht in pathologisch gesteigerter Menge in das Blut übertritt. Aber in Wirklichkeit ist auch das nicht wunderbar. Denn die hypothetische Bildung von Kohlehydrat aus Fett erfolgt doch immer nur in dem Maße, wie der Muskel Kohlehydrat braucht, und er vermag auch im Diabetes Zucker zu oxydieren. Hat, wie in den schwersten Fällen von Diabetes, diese Fähigkeit notgelitten, so erscheint Zucker im Harn, der aus

---

[1] Vgl. FLASCHENTRÄGER, Ber. Sächs. Akad. Wiss. **79**, 158 (THOMAS 1927). — GOTTSCHALK, Z. exper. Med. **35**, 159; Handb. Biochem. **2**, 605.

[2] HARTLEY, J. of Physiol. **36**, 17. — P. MÜLLER, Arch. f. exper. Path. **147**, 219.

[3] MACLEOD, Leopoldina **4**, 1; Asher-Spiro, Erg. Phys. **30**, 408.

[4] Vgl. MEYERHOF, Pflügers Arch. **205**, 415. — v. HATTINBERG, Arch. f. exper. Path. **145**, 72.

Fett abzuleiten ist[1] und bei stärkeren Muskelbewegungen steigt die Zuckerausscheidung im Harn[2] im Gegensatz zu den Verhältnissen bei leichteren Diabetikern, bei denen Muskelbewegungen Blut- und Harnzucker herabsetzen. Es ist eben bei jeder Erörterung über Diabetes der Grad der Störung zu berücksichtigen.

Bei den Diabetesfällen, für die man rechnerisch annehmen muß, daß Zucker aus Fett entsteht, ist das Verhältnis von Zucker zu Stickstoff im Harn größer als 6 : 1. Schon diese Zahl ist zu hoch, weil wie gesagt nicht entfernt aus allen Aminosäuren sich Zucker bilden kann. Wir sahen bei schwerem Diabetes das Verhältnis von Zucker zu Stickstoff sogar wie 8 : 1[3] unter Umständen, unter denen eine Täuschung ausgeschlossen war, und es ist unter solchen Bedingungen von ALLARD höher als 10 : 1 gefunden worden.

Die Einwirkung des Insulins auf die Ketose erklärt sich am besten dadurch, daß man ihm eine Hemmung starken Fettzerfalls und daraus folgender Bildung von Oxybuttersäure zuspricht.

Bei PETRÉNS Kranken, die, ohne Kohlehydrate zu erhalten, mit einem Stickstoffumsatz von 3 g leben, bestreitet unzweifelhaft das Fett den Energieumsatz, besonders den der Muskelarbeit. Hier ist anfangs noch Hyperglykämie vorhanden. Auch hier liegt es nahe, den Zucker aus dem Fett herzuleiten. Ganz allmählich sinkt der Blutzucker, um bei manchen wieder aufzutreten, sobald Eiweiß gereicht wird.

Die andere mit dem Fett in Zusammenhang stehende Funktion der Leberzelle, die Fettbildung aus Kohlehydraten ist nach Meinung einiger Forscher[4] in einzelnen Fällen auch gestört. Nach den Beobachtungen von BENEDICT und JOSLIN würde die Abmagerung mancher Diabetiker sich auf diese Weise erklären lassen, obwohl ich sie auch in solchen Fällen schon auf die mangelhafte Anlagerung von Glykogen zurückzuführen geneigt sein würde, denn Kohlehydrate gehen doch immer erst dann in Fett über, wenn die Leberzellen, die diese Umwandlung ausführen, mit Glykogen erfüllt sind. v. NOORDEN auf der andern Seite bezieht die Fettleibigkeit mancher Diabetiker auf eine krankhaft gesteigerte Fettbildung. Ich verweise auf seine vorerst nur auf dem Gebiete der Vermutung sich bewegenden Darlegungen.

Vieles würde klarer sein, wenn wir über die anatomische Grundlage der diabetischen Leberzelle mehr wüßten. Stirbt ein Kranker an diabetischer Intoxikation, so ist nach alten Beobachtungen die Leber glykogenfrei oder äußerst arm an Glykogen. Diabetiker, die durch Komplikationen zugrunde gehen, scheinen mir in dem Maße wenig Glykogen in der Leberzelle zu haben, wie der Diabetes schwer war. Mehr weiß ich nicht von der pathologischen Histologie der Leberzelle.

Im Pankreasdiabetes ist die Leber immer völlig glykogenfrei, auch dann, wenn, wie es bei dem Vogel der Fall ist, Glykosurie fehlt. Auch die Muskeln sind außerordentlich arm an Glykogen.

Der Glykogengehalt der Leber im Diabetes des Menschen ist noch nicht endgültig klar. Auch am Menschen mit Diabetes wurde mit E. PFLÜGERS Methode auf chemischem Wege teils wenig, teils kein Glykogen gefunden[5]. Es gibt weiter noch eine Reihe

---

[1] Lit. bei v. NOORDEN u. ISAAC, Monographie, 8. Aufl., S. 127. — GRAFE u. WOLF, Arch. klin. Med. **107**, 201. — GEELMUYDEN, ASHER-SPIRO, Erg. **30**, 1.

[2] Zahlreiche alte klinische Erfahrungen. Experimentell bei SEO, Arch. f. exper. Path. **59**, 341 (unter MINKOWSKI).

[3] P. MÜLLER, Beobachtungen in der med. Klinik in Heidelberg.

[4] v. NOORDEN, Path. d. Stoffwechsels, 1. u. 2. Aufl. — BENEDICT u. JOSLIN, Metabolism in Diabetes. Washington 1910.

[5] Z. B. NAUNYN, Diabetes, 2. Aufl., S. 196.

anderer, ähnlich lautender Befunde aus der alten Literatur. Im Gegensatz dazu
haben Gelehrte der pathologischen Anatomie[1] mit histologischen Methoden, also doch
immerhin auf qualitativem Wege mehr oder weniger „reichlich" Glykogen gefunden.

Auch aus der FRERICHSschen Klinik liegen ähnliche Befunde von EHRLICH vor
und sind in v. FRERICHS berühmter Monographie über den Diabetes abgebildet. Diese
Befunde werden neuerdings aus den Instituten von v. MARESCH und v. FÜRTH in
Wien mit Hilfe einer neuen kolorimetrischen Methode gestützt[2], die die Gesamt-
kohlehydrate angibt, deren Ergebnisse aber den mit PFLÜGERS Glykogenbestimmungs-
methode gewonnenen sehr nahe stehen. Bei 17 Diabetikern, auch solchen, deren
Träger kein Insulin erhalten hatten, schwankte der Glykogengehalt von 1,2 bis 8,5%!
Es sind aber nur sehr kleine Stücke untersucht worden und wenn auch in besonderen
Stichproben zwischen kleinen Stücken aus rechtem und linkem Leberlappen keine
wesentlichen Unterschiede gefunden wurden, so haben doch alle neueren Beobachtungen gelehrt, daß verschiedene Regionen der Leber sehr ungleichen Glykogengehalt
aufweisen können. Meines Erachtens müssen also weitere Untersuchungen ganzer
Lebern nach PFLÜGERS Methode und unter Umständen angestellt werden, unter
denen das funktionelle Verhalten der Kranken genau bekannt war. Bis dahin wird
man ein endgültiges Urteil aufschieben müssen.

Insulin reichert bei dem Diabeteskranken die Leber mit Glykogen an, besonders wenn Kohlehydrate gleichzeitig zugeführt werden. Im diabetischen
Muskel sind die Stoffwechselvorgänge am Laktazidogen in Unordnung[3]. Über
den Einfluß des Insulins auf den Glykogengehalt des Muskels sind die Ansichten
geteilt. Die einen meinen, daß es ihn erhöht, die andern, daß es ihn vermindert[4].
Meines Erachtens kann man jetzt mit Wahrscheinlichkeit annehmen, daß unter
dem Einfluß von Insulin Leber und Muskel des Diabetikers an Glykogen
gewinnen (siehe später), ebenso wie gleichzeitig die Glykogenverbrennung gefördert wird.

Besser unterrichtet sind wir über die pathologische Anatomie des Pankreas
bei Diabetes[5]. Wie erwähnt, rühren die bisher genannten Funktionsstörungen
der Leberzellen daher, daß das von MINKOWSKI schon vermutete, von den Torontoer Forschern gefundene Inkret des Pankreas der Leber nicht in ausreichender
Menge oder in ungenügender Beschaffenheit zur Verfügung steht.

Seit der Entdeckung von v. MERING und MINKOWSKI, daß am Hund Pankreasexstirpation einen echten Diabetes mellitus hervorruft, hat sich mehr und mehr
herausgestellt, daß dem menschlichen Diabetes eine Erkrankung der in das
Pankreas eingelagerten Langerhansschen Inseln zugrunde liegt. Wenn die
Zellen auch entwicklungsgeschichtlich mit den exkretorischen Zellen der Drüse
zusammen gehören, so ist doch jetzt physiologisch sichergestellt, daß sie die
inkretorische Funktion haben. Allerdings ist diese Auffassung auch jetzt noch
nicht unbestritten[6]. Tatsächlich findet man häufig an ihnen bei Diabetikern

---

[1] Vgl. z. B. GHON, in ASCHOFF, Pathol. Anat., 5. Aufl., 2, 863. — SCHMINCKE, in BRÜNING-
SCHWALBE, Allg. Path. des Kindesalters 2, 1212.

[2] POPPER u. WOZASEK, Virchows Arch. 279, 819.

[3] LANG, Arch. f. exper. Path. 118, 115.

[4] Vgl. HANDOWSKY, Arch. f. exper. Path. 134, 324.

[5] HERXHEIMER, in HIRSCH, Handb. d. inn. Sekretion 1, 25.

[6] Vgl. v. MEYENBURG, Schweiz. med. Wschr. 1924, Nr 49.

Entzündungen, Degenerationen, arteriosklerotische Veränderungen[1]. Auch die
Verbindung des Diabetes mit Veränderungen der Gallenwege dürfte schließlich
auf Schädigung des Pankreas zurückzuführen sein[2]. Wie man weiß, enthält das
diabetische Pankreas weniger Inselgewebe und weniger Insulin als ein normales.
Wird der größere Teil des Pankreas durch einen Krankheitsprozeß plötzlich außer
Funktion gesetzt, so entsteht auch am Menschen akuter Diabetes. Es kann also
kein Zweifel sein: auch bei dem Diabetes des Menschen ist in einer Anzahl von
Fällen das Pankreas verändert gefunden worden. Noch fehlt aber jeder Parallelismus zwischen Diabetes und Pankreaserkrankung. Bei manchen Kranken findet
man überhaupt nichts und in andern Fällen sind die Veränderungen qualitativ
oder quantitativ so geringfügig, daß man nichts Rechtes sagen kann. Es klafft
hier noch eine Lücke.

Wie mir scheint sind wir mit der ausschließlichen Annahme der Insulinentstehung
in den Langerhansschen Inseln nicht auf dem allein richtigen Wege: man kann daran
denken, daß, noch andere Produktionsstätten im Organismus gibt. Denn, wie oft
festgestellt — Macleod ist anderer Meinung[3] — und neuerdings wiederum von uns
gesehen wurde[4], verlieren Hunde, deren Pankreas völlig entfernt war, nicht selten
in den späteren Stadien ihrer Krankheit, aber noch bei gutem Befinden den Harnzucker zeitweise völlig. Der Blutzucker ist dabei erhöht. Von der Existenz eines
Nebenpankreas ist mir nichts bekannt, die Brunnerschen Drüsen spielen keine Rolle.
Die Speicheldrüsen sind nach Beobachtungen[5] von Minkowski nicht von Bedeutung. Die Tiere verhalten sich wie Vögel ohne Pankreas. Daß sie Zucker überhaupt
nicht ausnutzen, halte ich für ausgeschlossen. Also dürften sie nach allem, was wir
wissen, auch über einen insulinartigen Stoff verfügen.

Höchst interessant ist die Beobachtung, daß Entnervung der Nebennieren den
Pankreasdiabetes aufheben soll[6]. Wenn man den Befund, daß pankreaslose Hunde
zugeführten Zucker fast völlig wieder ausscheiden, dafür anführte, daß solche Hunde
Zucker nicht mehr verwerten, so halte ich diesen Schluß nicht für berechtigt. Jener
Befund gestattet nur die Annahme mangelhafter oder fehlender Glykogenfixation in
der Leber und diese ist sicher für den diabetischen Organismus wie für das pankreaslose Tier. Die Muskeln pankreasloser Tiere zersetzen Zucker genau so wie die normalen, das ist durch zahlreiche Beobachtungen sichergestellt[7]. Daß bei pankreaslosen Hunden nach Kohlehydratkost auch ohne Insulin eine Steigerung des respiratorischen Quotienten eintritt[8] spricht auch im Sinne einer Zuckerverwertung pankreasloser Hunde.

Nachdem jedenfalls für eine Anzahl der Diabetesfälle des Menschen die pan-
kreatische Grundlage festgestellt ist, tritt die Frage auf, ob es noch andere Formen

---

[1] Seyfarth, Klin. Wschr. **1924**, Nr 24. — Herxheimer, in Stoffwechselkrankheiten
1927, 127. — Hirsch, Handb. inn. Sekretion (Lit.) — Mehrere Arbeiten von Allen u. Mitarbeitern, J. metabol. Res. **1—3**.

[2] Katsch, Jkurse ärztl. Fortbildg **1930**, 1, März. — H. Strauss, Dtsch. med. Wschr.
1929, 1450.

[3] Lancet **1930**, 383.   [4] Enderlen, Glatzel, Pù, Arch. f. exper. Path. **139**, 20.

[5] Minkowski, Arch. f. exper. Path. **31**, 140.

[6] Ciminata, bespr. Kongreßzbl. inn. Med. **54**, 98.

[7] Zahlreiche dies erweisende Beobachtungen angeführt bei Lichtwitz, Klin. Chemie,
2. Aufl., S. 258.

[8] Macleod, bespr. Kongreßzbl. inn. Med. **59**, 213.

von Diabetes gibt, d. h. solche, die nicht vom Pankreas ausgehen. Auf die Bedeutung des Nervensystems für die Entstehung des Diabetes wurde in der Klinik von jeher großer Wert gelegt und, da die Abhängigkeit der Leberglykogenie (Claude Bernards Zuckerstich!) von Nervensystem, Splanchnikus, Adrenalinwirkung bekannt ist, war auch eine physiologische Grundlage gegeben. In sehr wenigen Fällen von Diabetes finden sich im Nervensystem anatomische Herde[1]; sie liegen dann meist am Boden des vierten Ventrikels bis hinauf zur Regio subthalamica. Es scheint mir aber nicht klar, ob diese örtlichen Veränderungen überhaupt etwas mit der Entstehung des Diabetes zu tun haben. Neuerdings wird die Abhängigkeit des Diabetes von Veränderungen vegetativer Zentren des Nervensystems im Corpus pallidum sehr lebhaft hervorgehoben[2]. Ich habe, ebenso wie v. Noorden, noch große Zweifel.

Dagegen möchte ich als Arzt von der Bedeutung funktioneller nervöser Störungen für die Stoffwechsellage des Diabetes bei Menschen nicht absehen, wenn ich auch mit v. Noorden glaube, daß „Nervosität" als Grundlage „harmloser" Glykosurien meist überschätzt wird. Einer Entstehung von Diabetes auf seelischem Wege stehe ich ganz skeptisch gegenüber. Ich glaube nicht recht daran, wenn es auch vielleicht einzelne äußerst seltene Fälle gibt[3], in denen auf ungeheure seelische Erregungen (bei Disponierten?) sehr schnell ein schwerer Diabetes folgt. Auch daß körperliche Erschütterungen zu Diabetes führen, ist mir ganz unwahrscheinlich. In keinem der Fälle, in denen das für körperliche oder seelische Einwirkungen behauptet wird, ist vorher der Harn untersucht und als zuckerfrei erwiesen.

Andere Inkretorgane als das Pankreas kennen wir für die Entstehung der Krankheit Diabetes nicht. Für die Schilddrüse möchte ich besonders erwähnen, daß die Vereinigung von Basedowscher Krankheit und Diabetes selten ist[4].

Die Abhängigkeit vieler Diabetesfälle von einer konstitutionellen Anlage, in deren Voraussetzungen Gicht und Fettleibigkeit wohl eine Rolle spielen, ist sicher (Abschnitt 1, S. 9). Diese Anlage kann genau so das Nervensystem treffen, wie die Insel- oder Leberzellen. Also daraus ist nichts zu schließen für die Entstehung des Diabetes rein organologisch.

Viel besprochen und in sehr verschiedener Weise beurteilt wurde die Frage, ob Menge und Art des Essens Einfluß hat auf die Entstehung von Diabetes. Ziemlich allgemein verbreitet ist die Annahme eines die Ausbildung von Diabetes begünstigenden Einflusses von reichlicherer und, wie man gern sagt, üppiger Nahrung (vgl. oben). Namentlich das Zurückgehen des Diabetes im Kriege wurde in diesem Sinne verwendet. Für die schädliche Bedeutung reichlicher Aufnahme von Kohlehydraten, besonders von Zucker, ist namentlich Cantani eingetreten, und die Ergebnisse von Allens Versuchen mit reichlicher Kohlehydraternährung bei Hunden mit Sandmeyerschem Diabetis wurden in gleichem Sinne verwendet. A priori liegt ja die Annahme

---

[1] v. Frerichs, Diabetes.

[2] Z. B. Lewy u. Dresel, Dtsch. Kongr. inn. Med. **1921**, 262; Berl. klin. Wschr. **1921**, Nr 27. — Leschke, Z. klin. Med. **108**, 410.

[3] E. Grafe, Krankh. d. Stoffwechsels, S. 220.

[4] Vgl. Sattler, Die Basedowsche Krankheit.

nahe, daß bei schwacher Anlage oder Ausbildung der Inselzellen starke Anstrengung ihre Funktion schädigt. Für den Diabetes des Menschen ist NAUNYN sehr zurückhaltend in der Annahme, daß reichliche Aufnahme von Kohlehydraten die Krankheit erzeugt. Ich möchte mich ihm anschließen.

Für die Theorie des Diabetes haben wir viel gelernt aus der Forschung über Insulin[1]. Denn nach allem, was wir sagen können, ist der Diabetes mellitus charakterisiert durch einen Mangel an Insulin, quantitativ in allen Übergängen zwischen der geringsten und der stärksten Minderung dieses wunderbaren Stoffs. Also das, was das Insulin am diabetischen Organismus ändert und bessert, klärt uns über die Art des durch Insulinmangel geschaffenen Defekts auf.

Die Literatur über Insulinwirkung ist ungeheuer. Aber viele Arbeiten sind nicht brauchbar, vor allem weil vielfach mit zu großen (giftigen) Gaben gearbeitet wird und weil die Untersuchung des gesunden Tieres, wie so oft, nicht klare Ergebnisse zeitigt.

Unter Darreichung von Insulin wächst, wie gesagt, am diabetischen Organismus der Glykogengehalt der Leber und der Muskeln — von diesen beiden Organen haben wir das Recht es anzunehmen[2]. Auch am Gesunden vermag Insulin das in der Leber zu erreichen, wenn man nicht zuviel nimmt, so daß also toxische Wirkungen vermieden werden, und namentlich wenn man gleichzeitig Kohlehydrate reicht. Ebenso ist es mit dem Phloridzintier[3]. Bei dem Insulin wird viel zu wenig in Betracht gezogen, daß wir gar nicht recht die Größenordnung der wirksamen Mengen kennen. Sie ist offenbar äußerst gering. Ist doch die Gesamtmasse des Inselgewebes am gesunden Menschen nur auf Bruchteile eines Gramms geschätzt.

Bei der Darreichung von Insulin verschwindet Zucker aus dem Blut und aus dem ganzen Körper. Ersteres geschieht durch Aufnahme von Zucker in die Gewebe, besonders in die Muskeln[4]. Letzteres ist durch sorgsame Analysen ganzer Tiere festgestellt. Der verschwindende Zucker[5] wurde teils als Glykogen wiedergefunden, zum kleinen Teil in der Kohlensäure der Atmung. Während sonst,

---

[1] Zusammenfassungen: STAUB, Erg. inn. Med. **31**, 121; Handb. norm. path. Phys. **16 I**, 557. — GREVENSTUK u. LAQUEUR, Asher-Spiro Erg. **23 II**. — MACLEOD, Kohlehydratstoffwechsel u. Insulin, übers. 1927. — STAUB, Insulin, 2. Aufl. 1925. — DALE, Lancet **204**, Nr 20. — MINKOWSKI, Med. Klin. **1926**, Nr 12/13. — ISAAC, Z. klin. Med. **98**, 263; Erg. inn. Med. **5**, 364. — FLEISCH, Schweiz. med. Wschr. **1924**, Nr 49. — GRAFE u. BÜCHNER, Arch. klin. Med. **144**, 67. — AHLGREN, Skand. Arch. Physiol. (Berl. u. Lpz.) **44**, 167. — GIGON, Würzburg. Abh. **7 II**. H. 6.

[2] BISSINGER, LESSER, ZIPF, Klin. Wschr. **1923**, Nr 49. — LESSER, Biochem Z. **153**, 39. — BISSINGER u. LESSER, Biochem. Z. **168**, 398. — Vgl. BURN u. DALE, J. of Physiol. **59**, 164. — CORI, C. u. G. CORI, J. of biol. Chem. **70**, 557; Amer. J. Physiol. **71**, 688. — WERTHEIMER, Med. Klin. **1924**, Nr 19. — FRANK, NOTHMANN, WAGNER, Arch. f. exper. Path. **110**, 225. — BRUGSCH u. HORSTERS, Klin. Wschr. **1925**, Nr 10. — BÜRGER u. KRAMER, Z. exper. Med. **61**, 449. — E. GRAFE, Krankh. d. Stoffwechsels, S. 267. — GRAFE u. Gen., Arch. f. exper. Path. **119**, 91; **120**, 359. — ANDERSON, Asher-Spiro Erg. **29**, 370.

[3] CORI, bespr. Kongreßzbl. inn. Med. **39**, 620.

[4] CORI u. Gen., J. Pharmacie **22**, 355. — FRANK u. Gen., Klin. Wschr. **1924**, 581, 1404.

[5] Vgl. BISSINGER u. LESSER, Biochem. Z. **168**, 398. — BEST, DALE, HOET, MARKS, bespr. Kongreßzbl. inn. Med. **45**, 157. — BURN u. DALE, J. of Physiol. **59**, 164.

wenn Zucker aus dem Organismus verschwindet, das zum Teil in Form eines unbekannten Stoffes geschieht, fehlt dieser unbekannte Stoff bei Insulinwirkung. Hier bleiben nur Glykogen und Kohlensäure übrig. Denn Gaswechselversuche lehren, wie gesagt, daß ein kleiner Teil des verschwindenden Zuckers oxydiert wird. Und dieser kleine Teil, etwa ein Fünftel des aufgefundenen Glykogens[1], steht zu ihm also in dem gleichen Verhältnis, wie bei dem berühmten von MEYER-HOF aufgedeckten Vorgang in den Muskeln. Jetzt kann man sagen: dieser Prozeß, bei dem Glykogenaufbau aus $\alpha\beta$-Glykose und Glykogenabbau über alloiomorphe Glykose und Hexosephosphorsäure erfolgt, wird durch Insulin gefördert. Der Vorgang verläuft offenbar gleich oder ähnlich in der Leber[2]. Die Förderung der Kohlehydratoxydation durch Insulin am diabetischen Organismus scheint ein außerordentlich verwickelter Vorgang zu sein[3], indem die nicht kohlehydrat-artigen Stoffe, die bei Diabetes an Stelle der Kohlehydrate dem Abbau vor-wiegend unterliegen, aus der Zersetzung zurückgedrängt und an ihrer Stelle Kohlehydrate oxydiert werden. Die Insulinwirkung betrifft also wesentlich den Intermediärstoffwechsel und nähert dessen krankhafte diabetische Störung der Norm.

Alles in allem habe ich den Eindruck, daß als Mittelpunkt der diabetischen Störung anzusehen ist die Herabsetzung der Fähigkeit zur Glykogensynthese in vielen Zellen und Geweben, nicht nur in der Leber, und — entsprechend — als das hauptsächliche der Insulinwirkung die Besserung der Glykogensynthese. Die Oxydation des Traubenzuckers erfolgt offenbar nur vom Glykogen aus, also über das Glykogen. Es ergibt sich mithin — in Übereinstimmung mit dem soeben Gesagten — die außerordentliche Komplikation der inneren Verhältnisse der Zuckerverwertung. Mangelhafte Glykogensynthese in der Leber kann aus ver-schiedenen Anlässen eintreten; sie allein ist noch kein Diabetes. Wie LICHTWITZ mit vollem Recht hervorhebt, zeigt das der mangelhafte Glykogengehalt der Leber bei Phosphorvergiftung ohne Hyperglykämie. Also es muß Weiteres dazu-kommen. Einmal in der Leber selbst und ferner möchte ich das in der Ver-breitung der Störung sehen, auch über die Leber hinaus. Daß die Muskeln gerade in den schweren Fällen von Diabetes stärker beteiligt sind, das geht aus allerlei klinischen Erfahrungen hervor, besonders aus der Unverträglichkeit ausgedehn-terer Muskelbewegungen seitens Kranker mit schwerem Diabetes.

Über das, was das Insulin an den Zellen selbst macht, gibt es allerlei interessante Beobachtungen, Vermutungen, Gedanken. Ich erinnere an die kolloidchemischen und morphologischen Vorstellungen E. J. LESSERS, an die Annahmen über Störungen der Permeabilität der äußern Zellschichten, an eigenartige Anomalien des Stoff-wechsels der Phosphorsäure. Wenn ich über diese Dinge hier nichts bringe, so erschließe man nicht eine Unterschätzung. Ich vermag nur vorerst noch nichts Zusammenfassendes zu sagen.

---

[1] Darlegung dieser Verhältnisse bei P. MÜLLER, Naturwiss. **18**, 25 (1930).

[2] Vgl. BURN u. DALE, J. of Physiol. **59**, 164. — GRAFE, BALTZER u. PARTSCH, Arch. f. exper. Path. **120**, 359.

[3] Vgl. GEELMUYDEN, Asher-Spiro Erg. **31**, 1.

Auch mittels der THUNBERGschen Methode konnte AHLGREN[1] für die Muskeln pankreasdiabetischer Frösche und Hunde die mangelhafte Gewebsrespiration und ihre Steigerung durch Insulin zeigen. Ebenso wurde am isoliert schlagenden Herzen pankreasdiabetischer Hunde unter dem Einfluß von Insulin ein gesteigerter Zuckerverbrauch und eine erhöhte Glykogensynthese nachgewiesen[2].

Im Anfang für die Mehrzahl der Diabetesfälle erscheint mir das zustehen, was sich in der Leber abspielt und was oben angeführt wurde: Hemmung der Glykogenbildung aus Glykosen und aus desamidierten Aminosäuren. LICHTWITZ hebt mit Recht hervor[3], in wie hohem Maße diese Annahmen unterstützt werden durch die Beobachtung von ISAAC und ADLER[4], daß der Diabetiker, der im Gegensatz zum Gesunden aus Dioxyazeton nicht über Glykogen, Milchsäure, die schnell abgebaut wird, sondern Zucker erzeugt, das Dioxyazeton zu verwerten vermag mit Hilfe des Insulins. Die Analogie zu den Muskelvorgängen leuchtet ein: auch da wächst die Glykogensynthese. Wahrscheinlich steigt auch die Oxydation des Zuckers in der Leber[5]. Über die Verhältnisse der Glykogendiastasierung in der Leber des Diabetikers weiß ich nicht Bescheid.

Meines Erachtens darf man auf Grund der vorliegenden Beobachtungen die genannte Anschauung haben. Und will man kühn noch weiter gehen[6], so könnte man vielleicht sagen: das Insulin erwirkt sogar die Umwandlung der nicht reaktionsfähigen $\alpha\beta$-Glykose in die reaktionsfähige, alloiomorphe Glykose. Ist diese erreicht, so verlaufen die genannten Prozesse „von selbst", d. h. ohne weitere Mithilfe von Insulin. Die durch Insulinmangel charakterisierte diabetische Störung führt, weil die nicht reaktionsfähige $\alpha\beta$-Glykose nicht in Glykogen übergeht, zu Störung der Leberglykogenie und Störung der Muskelglykogenie. Umsatzstörungen im Muskel sind die Folge davon, daß er die ihm überreichlich zuströmende $\alpha\beta$-, also nicht reaktionsfähige Glykose nicht auszunutzen vermag. Indessen: man darf sich nicht verhehlen: diese klare — vielleicht zu klare Annahme ist nicht nur nicht erwiesen, ja sie wird von hervorragenden Forschern als unwahrscheinlich abgelehnt[7].

Neuerdings sah man, daß der Blutzuckerabnahme nach Insulin ein kurzdauernder Blutzuckeranstieg vorausgeht[8]. Er ist nach Dauer und Ausmaß vom Glykogenbestand der Leber abhängig und soll bei Leberkranken fehlen. Durch Summation dieser blutzuckersteigernden Wirkung des Insulins kann bei rasch aufeinanderfolgenden Einspritzungen der Blutzucker so hoch gebracht werden, daß Zucker im Harn auftritt. Diese eigenartige Insulinhyperglykämie ist, wie es scheint, gar nicht dem Insulin, sondern anhaftenden Begleitsubstanzen zuzuschreiben[9].

[1] AHLGREN, Skand. Arch. Physiol. (Berl. u. Lpz.) **44**, 167.

[2] CRUISHANK u. IRIVASHAVA, Amer. J. Physiol. **92**, 149.

[3] Klin. Chem., 2. Aufl., S. 256.   [4] Dtsch. Kongr. inn. Med. **1924**, 110.

[5] GRAFE u. Gen., Arch. f. exper. Path. **119**, 91; **120**, 359.

[6] Vgl. P. MÜLLER, Naturwiss. **1930** l. c. — Vgl. LÜDTKE u. NEUBERG, Handb. Biochem. 2. Aufl. Ergänzungsband **1930**, 131.

[7] Vgl. E. GRAFE, Stoffwechselkrankh., S. 277.

[8] WICHELS u. LAUBER, Kongreßzbl. inn. Med. **1930**, 109; Z. klin. Med. **119**, 20, 27. — BÜRGER u. KRAMER, Z. exper. Med. **61**, 449; **65**, 487. — BÜRGER, Klin. Wschr. **1928**, Nr 16; **1930**, Nr 3.

[9] BÜRGER, Klin. Wschr. **1931**, Nr 8.

Es bedürfen noch Einzelfragen einer Erörterung. Von den Organen ist noch auf die Nieren einzugehen. Die genauere Untersuchung ihrer Funktion ist, wie schon F. Müller hervorhob[1], etwas vernachlässigt worden. Von der „Schwelle" für den Blutzucker sprachen wir schon. Wir finden am Diabetiker nicht selten über 0,2% liegende Blutzuckerwerte gerade bei behandelten Kranken, ohne daß Glykosurie vorhanden ist. Das entspricht Erfahrungen am experimentellen Pankreasdiabetes und dürfte am Verhalten der Nieren liegen. Der Zucker wird in den Epithelien der gewundenen Kanälchen gespeichert und von ihnen abgesondert; in ihnen fand Ehrlich bei Diabetes Niederschläge von Glykogen. Sie verändern im Verlaufe des Diabetes und mit seiner Dauer ihr Sekretionsvermögen, namentlich dann, wenn eine hypertonisch-arteriosklerotische Nierenerkrankung sich entwickelt, doch auch ohne das. Wie schon mehrmals hervorgehoben wurde, ist die Empfindlichkeit der Nierenzellen gegen Zucker in verschiedenen Fällen von Diabetes und in verschiedenen Zeiten der Krankheit ganz verschieden. Namentlich in den ersten Zeiten der diabetischen Störung kann nicht ganz geringe Glykosurie bei völlig normalem Blutzucker vorhanden sein.

Gegenwärtig spricht man auch den Nieren die Fähigkeit zu, durch primäre Erkrankung eine besondere Form von Diabetes hervorzurufen (renaler Diabetes). An sich ist es ja verwunderlich, daß echte Nierenerkrankungen, bei denen doch, wie z. B. bei den Nephrosen, die Epithelien schwer verändert sind, Glykosurie nicht hervorzurufen pflegen, außer vielleicht zuweilen bei der Schwangerschaftsniere. Indessen gibt es einzelne wenige Beobachtungen, in denen Erkrankungen der Nieren mit Zuckerausscheidung verbunden waren[2], das ist aber sehr selten.

Gegenwärtig ist der Begriff des renalen Diabetes völlig verblaßt, weil man für seine Annahme das Vorhandensein einer Nierenerkrankung gar nicht mehr verlangt, und es wäre dringend notwendig ihn, ich will nicht sagen als Krankheitsform, aber als einen von der Störung der Nierenfunktion ausgehenden Prozeß fallen zu lassen. Denn das, was den Fällen, die jetzt in diese Gruppe eingerechnet werden, gemeinsam ist, sind: das Fehlen von Hyperglykämie, normale Verhältnisse der Blutzuckerbelastung und das Fehlen vom Fortschreiten des Diabetes sowie die Unabhängigkeit der mit dem Harn abgeschiedenen Zuckermenge vom Kohlehydratgehalt der Nahrung. Auf diese Eigenschaften wird die Diagnose dieser Fälle begründet[3]. Es ist möglich, daß bei ihnen die Glykosurie etwas mit dem Zustand der Nieren zu tun hat. Vielfach bezeichnet man solche Fälle jetzt als Diabetes innocens[4] (besser innocuus). Man wird durchaus er-

---

[1] Pathologie des Stoffwechsels, in v. Leydens Handb. d. Ernährungstherapie l. c.

[2] G. Klemperer, Berl. klin. Wschr. 1892, Nr 49. — Lüthje, Münch. med. Wschr. 1901, Nr 38. — Naunyn, Diabetes, 2. Aufl., S. 132.

[3] Vgl. dagegen Heupke u. Adler, Arch. Verdgskrkh. 46, 273. — Rosenthal, ebenda 42, 605. — Falta, Wien. Arch. inn. Med. 18, 45.

[4] Salomon, Dtsch. med. Wschr. 1914, Nr 5; Wien. klin. Wschr. 1919, Nr 35. — Umber u. Rosenberg, Z. klin. Med. 100, 655. — Umber, Ernährung und Stoffwechselkrankheiten, 3. Aufl., S. 189.

innert an das Verhalten des Organismus nach Phloridzinvergiftung. Es ist möglich, daß es solche Fälle gibt, die mit dem eigentlichen Diabetes nichts zu tun haben. Man muß aber sehr vorsichtig sein, sie mit Sicherheit vom gewöhnlichen Diabetes abzutrennen[1]; ich wage es nicht. Denn es gibt auch bei ihm stationäre Fälle, die sich über sehr lange Zeiten hinziehen. Es gibt auch bei ihm normalen Blutzucker und auch bei ihm eine weitgehende Unabhängigkeit der ausgeschiedenen Zuckermenge von der Aufnahme der Kohlehydrate. Vor allem sieht man immer einmal wieder, daß ein „renaler" Diabetes plötzlich Symptome zeigt, die auf seine Zusammengehörigkeit mit dem gewöhnlichen Diabetes hinweisen[2]. Die ganze Frage hat sehr nahe Beziehungen zu der nach der Einheitlichkeit des Diabetes überhaupt. Meiner Überzeugung nach wird eine künftige Forschung da vielerlei abteilen. Erscheinungsweise und Verlaufsweise der Krankheit sind so variabel, daß ich an eine Einheitlichkeit nicht glaube.

Das Verhalten der Niere ist vielleicht noch bedeutungsvoll für den Ausgang des Diabetes, namentlich den im Koma. Einmal zeigen sie dann eigenartige morphologische Veränderungen, es treten die merkwürdigen Komazylinder auf und die Ausscheidung kann auf das schwerste gestört sein. Z. B. gehen zuweilen, auch bei stärkster Herabsetzung der Alkalireserve, die Azetessigsäuren und die β-Oxybuttersäure gar nicht in den Harn über.

Von seiten der Nieren interessiert noch die Harnmenge. Einzelne Zuckerkranke, besonders solche mit schwerem Diabetes, haben eine erhöhte Harnmenge[3]: 10—15 l und noch mehr kann sie in extremen, allerdings sehr seltenen Fällen für 24 Stunden betragen. Das hängt sicher mit dem erhöhten Zuckergehalt des Blutes und der hohen Konzentration des Zuckers im Harn zusammen, denn, wenn es gelingt, durch geeignete Ernährung die Tagesmenge der ausgeschiedenen Dextrose herabzusetzen, sinkt immer auch die Harnmenge, und man findet die stärkste Wasserabsonderung in den schweren Diabetesfällen mit großen Zuckermengen. Der erhöhte Glykosegehalt des Blutes, bzw. bestimmter Gewebe, kann offenbar zu lebhaftem Durstgefühl führen, und mit seiner Befriedigung steigt das Harnwasser. Indes, eine nähere Einsicht in den Zusammenhang zwischen Zuckergehalt und Durstgefühl fehlt. Denn es besteht mindestens kein Parallelismus zwischen Zuckergehalt des Harns und Durstgefühl, häufig schieben sich Momente ein, die wir noch nicht kennen. Die Erfahrung lehrt nämlich, daß für die gleiche Zuckermenge das ausführende Wasserquantum sehr verschieden sein kann, besonders in der leichten Form des Diabetes fehlt die Polyurie ganz gewöhnlich. Und KÜLZ[4] zeigt in direkten Versuchen, daß bei zwei Diabetikern mit verschiedenen Wasser- und Zuckermengen erstere doch verschieden blieben, obwohl letztere gleichgemacht wurden. Bedenkt man das, so kommt einem der Gedanke eines besonderen Einflusses der diabetischen Störung

[1] UMBER, l. c. — MINKOWSKI, Med. Klin. **1926**, Nr 12. — v. NOORDEN u. ISAAC, Monographie, 8. Aufl.

[2] BERG, Klin. Wschr. **1930**, 1621 (H. CURSCHMANN).

[3] KLEIN, Über Nierenfunktion bei Diabetes. Wien. Arch. inn. Med. **10**, 507.

[4] KÜLZ, Beiträge z. Pathol. u. Therapie d. Diabetes mellitus. 1874/75.

auf die Nierentätigkeit nicht nur, sondern auf den gesamten Wasserhaushalt. Und nicht allein auf ihn, sondern auch auf den Mineralstoffwechsel.

Darüber liegt eine größere Reihe von Untersuchungen vor, besonders durch Meyer-Bisch, Klein, Kylin[1], z. B. neigen schwere Diabetiker zu einer Eintrocknung des Bluts und der Gewebe, zur Verminderung des Kochsalzgehalts des Bluts und zu mangelhafter Kochsalzausscheidung sowie zu Veränderungen des Kalium-Kalziumverhältnisses im Blut. Ich würde eher annehmen, daß durch die reichlichen Harnmengen viel Kochsalz ausgeschieden wird. Insulin führt seinerseits noch zu besonderer Zurückhaltung von Wasser — alles höchst wichtige Tatsachen, die in eine spätere Gesamttheorie des Diabetes eingehen müssen.

Über den Stoffwechsel bei Diabetes sind sehr lebhafte Erörterungen geführt worden. Sicher hält sich bei der Mehrzahl der Fälle der gesamte Energieumsatz in normalen Grenzen, d. h. er hängt ab von Art und Umfang der Ernährung. Die Kranken verhalten sich also, wenn es ihnen möglich ist, genügend viel Nahrung und in der geeigneten Form zu resorbieren und zu assimilieren, bezüglich ihres Eiweiß- und Energiehaushalts nicht anders als ein Gesunder, der unter gleichen äußeren Bedingungen lebt[2]. Bei vielen Kranken gelingt das aber nicht, und dann werden natürlich Organeiweiß und Körperfett eingeschmolzen, genau so wie bei der Unterernährung. Namentlich die jugendlichen Diabetiker mit der ganz schweren Form der Krankheit magern außerordentlich ab, weil sie durch ihre große Nahrungsaufnahme (Fleisch!) eine enorme dynamische Zersetzung haben und wegen ihrer diabetischen Störung wenigstens von den aufgenommenen Eiweißkörpern und Kohlehydraten nur wenig assimilieren.

Es ist zu berücksichtigen, daß nach Benedict und Joslin[3] der Diabetiker ein etwas größeres Nahrungsbedürfnis hat als der Gesunde unter entsprechenden äußeren Verhältnissen. Indessen ich rate für diese Annahme zu ebenso großer Zurückhaltung wie für die Annahme des geringeren Stoffverbrauchs, die Weintraud seinerzeit aus der Naunynschen Klinik berichtete[4], weil einmal die Grenzen des normalen Stoffverbrauchs so weite und schwankende sind, daß man mit kleinen Abweichungen nichts anfangen kann, und weil ferner mit den gegenwärtig zur Verfügung stehenden Methoden die Größe des Stoffwechsels der Diabetiker wegen der Komplikation durch einen krankhaft veränderten Wasserwechsel noch kaum mit irgendwelcher Sicherheit zu messen ist. Daß, wie für einzelne Fälle behauptet wurde, der Eiweißstoffwechsel quantitativ besondere Bahnen einschlägt, möchte ich nicht glauben; höchstens an den Purinkörpern wurden zuweilen Besonderheiten gesehen. Er hält sich im Rahmen des Energie-

---

[1] Zusammengefaßt bei Meyer-Bisch, Erg. inn. Med. **32**, 267. — Klein, Biochem. Z. **171**, 177; Z. klin. Med. **100**, 458; Z. exper. Med. **43**, 665; **47**, 309. — Kylin, Z. exper. Med. **63**, 606.

[2] Siehe z. B. Weintraud, Bibliotheca medica D **1893**, H. 1. — Pautz, Z. Biol. **32**, 197. — F. Voit, ebenda **29**, 129. — Falta, Z. klin. Med. **65**, 489; Arch. klin. Med. **123**, 204; Erkrankung der Blutdrüsen **1913**.

[3] Benedict u. Joslin, Metabolism, in Diab. mellit. Carnegie Institution **1910**; Dtsch. Arch. klin. Med. **111**, 333.

[4] Weintraud, Bibliotheca medica D **1893**, H. 1.

haushalts innerhalb der gleichen Grenzen wie bei dem gesunden Menschen. Ich persönlich kann mich nicht davon überzeugen, daß hier ein irgendwie gesicherter Grund zur Annahme eines gesteigerten oder verringerten Stoffhaushalts im ganzen oder Eiweißzerfalls im besonderen angenommen werden darf, weil ich ebenso wie FALTA[1] glaube, daß die Berechnungen nach beiden Richtungen hin dies nicht zulassen[2].

In der neuen Auflage seiner Monographie zeigt JOSLIN, daß der gesamte Energieverbrauch der Diabetiker in Amerika verschieden ist vor und nach 1914, weil die Kranken zu verschiedenenen Zeiten verschieden große Mengen von Nahrung erhielten.

Der Stoffwechsel im experimentellen Pankreasdiabetes ist verändert, aber wenn man Tiere benutzt, die nicht fiebern und keine Eiterungen haben, so sind die Störungen längst nicht so stark, wie man früher vielfach annahm[3]. Wir fanden[4] an Hunden, deren Pankreas die Künstlerhand ENDERLENS völlig entfernt hatte, den Eiweißumsatz im Mittel um 45% erhöht. Störungen der Nahrungsausnutzung kommen als Erklärungsgrund nicht in Betracht, weil wir den Hungerzustand untersuchten. Eher wird man den Eiweißzerfall zurückführen müssen auf die mangelhafte Ausnutzung des Zuckers, der aus Glykogen und aus den Aminosäuren des Eiweißes stammt. Wie bekannt zerfällt dann immer neues Eiweiß zur Schaffung neuer Aminosäuren für die Zuckerproduktion.

Der Grundumsatz war bei unseren Tieren im Mittel um 12% erhöht, das ist eine sehr mäßige Steigerung. Mit den dynamischen Werten, die das zerfallende Eiweiß schafft, kann das nicht zusammenhängen. Die Fettzersetzung ist sicher gesteigert, der respiratorische Quotient normal. Ob die erhöhte Fettzersetzung zu solchen dynamischen Umsatzsteigerungen führt? Oder ist etwas Unbekanntes dahinter? Da aber bei dem diabeteskranken Menschen auch im Stoffwechsel manches anders ist, so sieht man daraus wieder, daß eben der experimentelle Pankreasdiabetes etwas Besonderes, ein Bild mit eignen Zügen ist. Allerdings ist zu bedenken: die Tiere ohne Pankreas entsprechen Menschen mit schwerstem Diabetes und bei solchem wurden für Zeiten auch Erhöhungen des respiratorischen Stoffwechsels gefunden[5].

Auch wir haben auf der Heidelberger Klinik[6] an einer größeren Anzahl von Diabetikern den Grundumsatz bestimmt und noch innerhalb der Grenzen der Norm gefunden. Es haben sich dabei für den intermediären Stoffwechsel interessante Tatsachen ergeben. Diabetiker, die nach dem Verfahren von PETRÉN mit wenig Eiweiß, wenig Kohlehydrat und viel Fett ernährt wurden, haben einen Kohlehydratumsatz von einer Größenordnung etwa wie die des Gesunden im Hunger. Erhalten solche Kranke dann plötzlich große Mengen von Kohlehydraten, so steigt deren Zersetzung stark an, erreicht am 2. oder 3. Tage den Höhepunkt, um dann eher wieder abzusinken. Die Höhe der Zufuhr wurde in der Zersetzung nie erreicht.

Insulin steigert, ohne die Höhe des Energiewechsels in deutlicher Weise zu ändern, an Kranken, die Eiweiß, Kohlehydrat und Fett erhielten und mit Hilfe von 50 bis 100 Einheiten Insulin frei von Harnzucker waren, den prozentarischen Anteil der Kohlehydrate an der Zersetzung und drängt Fett entsprechend zurück. Das stimmt mit obenerwähnten am Tier gewonnenen Erfahrungen überein und zeigt — in meh-

[1] FALTA, z. B. Med. Klin. **1914**, Nr 1.   [2] GLATZEL, Arch. f. exper. Path. **145**, 154.
[3] Z. B. FALTA, GROTE, STAEHELIN, Beitr. chem. Physiol. u. Path. **10**, 199.
[4] ENDERLEIN, GLATZEL, Pù, Arch. f. exper. Path. **139**, 20.
[5] GRAFE u. WOLFF, Arch. klin. Med. **107**, 201.
[6] GLATZEL, Arch. f. exper. Path. **145**, 154.

reren langdauernden Stoffwechselversuchen ganz einheitlich —, wie die Darreichung von Insulin den intermediären Stoffwechsel des Diabetikers immer mehr unter der Norm annähert bzw. in die Norm überführt.

Interessante Einblicke in die Verwertung der Kohlehydrate beim Diabetiker gewähren die Arbeitsversuche, die in den letzten Jahren von RICHARDSON und LEVINE, von HETZEL und LONG, von SIMONSON und GOLLWITZER-MEIER[1] angestellt wurden. SIMONSON und GOLLWITZER-MEYER fanden den Gesamt-O_2-Verbrauch bei Arbeit und Erholung wesentlich höher als bei Normalpersonen, die Gesamt-CO_2-Ausscheidung dagegen nicht. Dadurch wird der R.-Q. bei der Arbeit erniedrigt, ein Befund, der bereits einige Jahre früher von RICHARDSON und LEVINE und von HETZEL und LONG erhoben worden war. Bei Insulinzufuhr wird der R.-Q. der Arbeit wie beim Normalen gleich 1. Man darf in diesem Befund den Ausdruck einer vermehrten Neigung zur Fettverbrennung beim Diabetiker, wenn nicht überhaupt eine Umwandlung von Fett in Kohlehydrate sehen. Das Verhalten des respiratorischen Quotienten ist, wie in früheren Auflagen dieses Buchs dargelegt wurde, interessant und charakteristisch. Je schwerer die diabetische Störung ist, desto niedriger findet man im allgemeinen den Quotienten. Darauf legt GRAFE Wert[2], und das haben auch wir immer gesehen. Einwirkungen, die am gesunden Menschen den respiratorischen Quotienten in die Höhe treiben, tun das am Kranken mit schwerem Diabetes nicht oder nur in geringerem Grade. Das ist schon früher z. B. auf der NAUNYNschen Klinik eingehend untersucht und in älteren Auflagen dieses Buches besprochen.

Vorausgesetzt wurde bei den Erörterungen über den Diabetes des Menschen, daß die Nahrungsresorption sich innerhalb der mittleren Grenzen hält. So ist es auch sicher bei den meisten Diabetikern. Nur zuweilen findet man in schweren Fällen die Aufsaugung von Fett und Aminosäuren im Darm wesentlich verschlechtert[3]. Das hängt wohl mit der Erkrankung des Pankreas zusammen und hat natürlich die verhängnisvollste Bedeutung. Es fällt eben dann ein erheblicher Teil der Nahrung aus, und das ist gerade im Falle des Diabetes um so schlimmer, als die Schaffung ausreichender Nahrungszufuhr zu den Zellen wegen der mangelhaften Ausnutzung des Traubenzuckers ohnehin schon große Schwierigkeiten macht. Aller Zucker, der den Organismus durch die Nieren verläßt, geht natürlich für ihn verloren. Aus dem vorher Gesagten ergibt sich ja, mit welchen außerordentlichen Schwierigkeiten in allen Fällen von Diabetes, bei denen die Leberzelle nur eine sehr geringe Fähigkeit noch hat, Zucker und Eiweiß als Glykogen festzuhalten, der Ausfall gedeckt werden kann. Allein schon wegen der Magen- und Eßgewohnheiten der Kranken. Denn sie sind dann doch im wesentlichen auf das Fett angewiesen. Und nun gar noch, wenn auch die Ausnützung des Fettes leidet. Von all diesen Momenten hängt es ab, ob der Arzt den Kranken im Stickstoff- und Energiegleichgewicht halten kann. Wir verstehen,

---

[1] SIMONSON u. GOLLWITZER-MEIER, Z. exper. Med. **73**, 25 (Lit.).
[2] GRAFE, Stoffwechsel S. 260.
[3] Vgl. v. NOORDEN u. ISAAC, 8. Aufl., S. 285.

daß das schließlich häufig nicht mehr möglich ist und daß die Kranken allein schon durch die eigenartigen Verhältnisse des Diabetes der Kachexie verfallen.

Unter diesen Umständen ist es natürlich von allergrößter Bedeutung, ob, wie neuerdings behauptet wird[1], reichliche Zuführung von Fett die Assimilation der Kohlehydrate einschränkt. Die Frage ist vielleicht früher zu einseitig dogmatisch abgelehnt worden. Es ist dringend notwendig sie weiter zu verfolgen. Wir haben uns bis jetzt von einem ungünstigen Einfluß des Fettes nicht überzeugen können. Meines Erachtens kann man die Frage nur beurteilen, wenn man in Stoffwechselversuchen prüft, ob Fettdiät, die eine gewisse Zeit durchgeführt wurde, die Zersetzung der Kohlehydrate im Stoffwechsel zurückdrängt. Wir haben das bis jetzt nicht nachweisen können[2].

Alles in allem kann die unvollständige Ausnützung des Traubenzuckers in einem Teil der Fälle, den leichteren, d. h. denjenigen, bei welchen der Insulinmangel nicht groß ist, wesentlich darauf zurückgeführt werden, daß die Leberzelle Kohlehydrate nicht als Glykogen fixiert und das aus irgendwelchen Stoffen gebildete Glykogen beschleunigt in Zucker umwandelt bzw. den ihr zuströmenden Zucker nur mangelhaft glykogenisiert. Der Zucker überschwemmt dann gewissermaßen das Blut und wird von der Niere ausgeschieden; er geht hier verloren durch fehlerhafte Funktion der Leber. Das ist schließlich die alte Auffassung von Claude Bernard, die von Naunyn[3] mit seinem Begriff der Dyszoamylie aufgenommen und weiter gebildet wurde. C. v. Noorden vertritt sie in ähnlicher Form[4]; ebenso F. Kraus[5] und Lichtwitz[6]. Auch ich bin überzeugt, daß aus ihr die Störung bei einer Anzahl leichterer Diabetesfälle ausreichend abgeleitet werden kann.

Mit dem beschriebenen Vorgang verbindet sich dann eine Störung des Zuckerverbrauchs, und diese gilt für alle schwereren Fälle, also bei starkem Insulinmangel. Das ist die Auffassung, die in Deutschland Naunyn und Minkowski, aber auch viele andere, z. B. Friedrich Müller und ich immer vertraten. Durch die Erfahrungen über die Wirkung des Insulins ist meines Erachtens erwiesen, daß die Glykogenbildung in Leber und Muskel und damit wohl in allen Zellen leidet. Örtliche Glykogenbildung, Glykogenbildung in der Zelle selbst ist aber, nach dem, was wir jetzt wissen, eine Voraussetzung der Zuckerverwertung in ihr und die Beeinträchtigung der Zuckerverwertung findet eben, wie wir schon sahen, und wie sogleich noch einmal zu erwähnen ist, in allen schweren Fällen statt. Diese gehen ohne Grenze aus den leichteren hervor.

---

[1] Vgl. Porges u. Adlersberg, Die Behandlung der Zuckerkranken mit fettarmer Kost. 1929. — Vgl. Kageura, J. of Biochem. 1, 2, 3.

[2] P. Müller, unveröffentlichte Untersuchungen.

[3] Naunyn, Diabetes.

[4] v. Noorden u. Isaac, Die Zuckerkrankheit, 8. Aufl. 1927.

[5] F. Kraus, in v. Mering-Krehl, Lehrbuch, 15. Aufl., 2, 177.

[6] Lichtwitz, in v. Bergmann-Staehelin, Handb. 4 I, 710.

Ob und wann die Störung des Zuckerverbrauchs in den Muskeln hervortritt, hängt ab auf der einen Seite von der Schwere des Falls, das ist von der Größe des Insulinmangels, auf der andern von der Stärke der Anforderungen, die an die Muskelleistungen gestellt werden. Genau so ist es schließlich mit der Störung der Leberglykogenie und ihren Folgen: es tritt von der Leber um so mehr Zucker ins Blut, je stärker durch Insulinmangel die Fixationsfähigkeit der Leber beeinträchtigt ist und je mehr Zucker ihr zuströmt. Das ist bekannt aus allen diätetischen Beobachtungen. Und das erstere weiß man von der Untersuchung der Muskelbewegungen her. Leichte Diabetiker, also solche, die noch im Besitze einer gewissen Menge von Insulin sind, vertragen mäßige Muskelanstrengungen anstandslos. Sie vertragen sie um so besser, je mehr deren Größe ihrem Produktionsvermögen für Insulin angepaßt ist. Bei schwerem Diabetes werden stärkere Muskelbewegungen sehr schlecht vertragen und wirken höchst ungünstig. Das ist erwiesen für den Pankreasdiabetes des Hundes[1] und für den schweren Diabetes des Menschen[2]. Die Kranken sind dann schwer erschöpft, Blut- und Harnzucker steigen oder es kommt auch ein Abfallen des Blutzuckers vor[3]. Der respiratorische Quotient wächst wie gesagt nicht.

Die Senkung des Blutzuckers unter dem Einflusse des Insulins kann, wie schon seine Entdecker fanden, bedrohliche Grade annehmen. Es ergeben sich daraus Krankheitserscheinungen, die im weitesten Sinne mit der Glykogenarmut der Gewebe zusammenhängen; FISCHLER hat sie an seinen Tieren mit ECKscher Fistel schon vor dem Kriege unter dem Namen der glykopriven Intoxikation beschrieben[4]. Die Torontoer Forscher nannten sie Hypoglykämie. Der Vorgang kommt dadurch zustande, daß den Zellen das Glykogen fehlt bzw. in den Muskeln seine Verarbeitung nicht genügend zustande kommt. Das Blut verarmt an Zucker. Aber darauf allein kommt es nicht an: auch bei tieferem Blutzucker können die Erscheinungen der Intoxikation fehlen[5], wenn die Zellprozesse noch ausreichend ablaufen. Nach FISCHLERS Auffassung führt ein abnormer Zuckerabbau zu gesteigerter Bildung von Methylglyoxal[6] und dieses entfaltet eine Giftwirkung; sie kann vielleicht selbst bei höherem Blutzucker zustande kommen.

---

[1] SEO, Arch. f. exper. Path. **59**, 341 (MINKOWSKI). — HEINSHEIMER, Z. exper. Path. u. Ther. **2**, 670.

[2] GRAFE u. SALOMON, Arch. klin. Med. **139**, 369. — HETZEL u. LONG, bespr. Kongreßzbl. inn. Med. **43**, 825. — RICHARDSON u. LEVENE, J. of biol. Chem. **66**, 164.

[3] Vgl. LICHTWITZ, Berl. klin. Wschr. **1914**, Nr 22.

[4] FISCHLER, Phys. u. Path. der Leber, 1. Aufl., S. 96—100; Münch. med. Wschr. **1925**, Nr 12.

[5] KEMPNER, Arch. f. exper. Path. **122**, 1.

[6] FISCHLER, Dtsch. med. Wschr. **1929**, Nr 15; Arch. f. exper. Path. **127**, 128; Hoppe-Seylers Z. **165**, 68.

7. Der Haushalt des Wassers und der Salze.

Bisher sprachen wir davon, wie und aus welchen Quellen Energie für den Betriebsstoffwechsel des Organismus gewonnen wird. Wir versuchten den Störungen nachzugehen, die den allgemeinen und intermediären Energie- und Stoffwechsel bei den krankhaften Zuständen des Menschen treffen. Das Wasser hat seine Bedeutung einmal als Lösungsmittel für fast alle Stoffe, die im Körper wirken. Es trägt aber auch im Verein mit Elektrolyten und Kolloiden zur intermediären Entwicklung erheblicher Kräfte bei. Hier haben also auch die Mineralien[1] eine große Bedeutung. Aber außerdem sind sie noch in der allermannigfaltigsten Hinsicht unumgänglich notwendig für den lebenden Organismus: sie schaffen die Reaktion, sie gehen in die Zusammensetzung zahlreicher Stoffe und aller Gewebe ein, sie wirken als Kontaktsubstanzen. Sie haben Bedeutung für jeglichen Funktionsvorgang: z. B. für Reizbarkeit, Erregung und Arbeit des Nerven und des Muskels ebenso wie für die Abscheidung der Drüsen. Aber auch direkte Arbeit, z. B. Konzentrationsarbeit, osmotische Arbeit und elektrische Arbeit wird mit Hilfe der Mineralien geleistet. Die Zusammenfassung und Richtung ihrer elektrischen Felder ist vielleicht überhaupt der Weg, auf dem Umwandlung und Richtung der Energie im Organismus geschaffen wird. Es gibt wohl kaum einen Vorgang, für den sie nicht notwendig wären.

Von allen Substanzen, die hierher gehören, nehmen wir mit Bedacht nur Wasser und Kochsalz in uns auf, die Zufuhr aller übrigen überlassen wir ihrer zufälligen Anwesenheit in unseren Nahrungsmitteln. Trotzdem erleben wir nur äußerst selten einen Mangel an ihnen. Wenigstens gilt das für den gesunden Menschen des gewöhnlichen Lebens. Ich sage weder, daß das immer richtig ist, noch daß es für allerlei Abweichungen des Lebens, für Krankheitszustände gelten soll. Sicher wird eine tiefere Einsicht in den physiologischen Umsatz der Mineralien uns über allerlei schlechte Gewohnheiten auch des normalen Lebens aufklären[2]. Z. B. der Phosphorsäure müssen wir nach C. von Noordens Erfahrungen[3] unsere Aufmerksamkeit mehr zuwenden. Am Krankenbett lernten

---

[1] Dtsch. Kongr. inn. Med. **1909**. — Höber, Physik. Chemie d. Zellen u. Gewebe, 5. Aufl. — Oehme, in Stoffwechselkrankh., S. 189; Ges. Verdg Stoffw. **6**, 159 (1926). — Oehme u. Wassermeyer, Arch. klin. Med. **154**, 107. — Oehme, Handb. norm. path. Phys. **6 II**, 925. — Nonnenbruch, Handb. norm. path. Phys. **17 III**, 223. — Staub, Schweiz. med. Wschr. **1924**, Nr 48; Handb. norm. path. Physiol. A **1**. — Freundlich, Kapillarchemie S. 192. — L. Michaelis, Wasserstoffionenkonzentration.

[2] Vgl. die Bestrebungen von Kraft, Kongreß. inn. Med. **1911**, 168.

[3] v. Noorden, Ther. Halbmh. **35**, 79 (1921).

wir schon weitere dringende Beziehungen: Natriumkarbonat, Salze des Kalziums, Ammoniumchlorid müssen bei bestimmten Veränderungen gegeben werden.

Der gesunde Mensch ist im Wassergleichgewicht, falls man der Beobachtung Zeiten zugrunde legt, die nicht nur Stunden oder einzelne Tage dauern. Das zeigt die Gleichmäßigkeit des Körpergewichts. Die Einnahme von Wasser erfolgt durch die Oxydation des Wasserstoffs der Nahrungsmittel, vor allem aber durch die Aufnahme von Wasser in Speisen und Getränken, die Ausgabe durch Wasserausscheidung auf Haut, Lungen, Darm und Nieren. An allen vier Orten dient die Wasserabgabe bestimmten physiologischen Aufgaben des Körpers. Die Nieren haben außerdem noch die besondere Verrichtung, Überschüsse des Wassers, die mit Speise und Getränk zugeführt wurden, auszugleichen. Ihre Tätigkeit reguliert demnach im Verein mit dem Trinken ganz vorwiegend den Wasserhaushalt und den Wassergehalt des Körpers. Das erscheint als sicher. Wahrscheinlich aber beteiligt sich, wie wir sogleich erwähnen werden, an der regulatorischen Tätigkeit für den Wasserwechsel die Haut mehr, als wir bisher annahmen[1]. Das verwickelte Zusammenspiel von Vorgängen, das zur Leitung des Wasserhaushalts führt, ist noch nicht aufgedeckt. Wir haben aber auch hier Grund zur Annahme, daß es schließlich seine Spitze im Gehirn hat.

Über den Wasserhaushalt wurden bedeutsame Vorstellungen gewonnen. Im Mittelpunkt steht der innige Zusammenhang aller Vorgänge, die den Wasserhaushalt betreffen, an allen Orten, die mit ihm zu tun haben: also, da das der ganze Körper mit allen Zellen und Geweben ist, an allen Stellen der Organismus; ich erinnere z. B. an die Beobachtungen am Wärmehaushalt und am Diabetes insipidus. Namentlich SIEBECK hebt das in umfassender Weise unermüdlich hervor[2]. Die durch den ganzen Organismus gehende Ordnung trifft genau wie das Wasser auch die Mineralien, Säuren und Basen nach allen Seiten ihrer Wirkung hin. Eine Veränderung, die sich an einer Stelle geltend macht, kann und muß Veränderungen an allen möglichen andern hervorrufen. Alles ist abgestimmt auf die Erhaltung eines Gleichgewichts und einer Ordnung. Aber es ist eine bewegliche und bewegte Ordnung, in der ein dauerndes Strömen aller Stoffe stattfindet, die mit dem Wasserhaushalt zu tun haben. Die Menge des Blutplasmas z. B. schwankt, ebenso wie seine Zusammensetzung, immer hin und her. Beide kehren durch die ordnende Fähigkeit des Organismus schließlich immer zu einem Ruhepunkte zurück. Aber in verschiedenen Zeiten kann man für beides sehr verschiedene Werte treffen. Trinkt der gesunde Mensch Wasser, sei es auch in kleiner Menge, so tritt jedenfalls eine Verschiebung der Verhältnisse des Bluts ein[3]. Ihre Beurteilung ist aber sehr schwierig und noch nicht geklärt. Denn Erythrozytengehalt des Bluts, Wasser, Eiweiß und Salze des Plasmas gehen ihre besonderen Wege. Es genügt nicht, die Bestimmung

---

[1] HELLER, Erg. inn. Med. **36**, 663; Z. exper. Med. **70**, 760; Z. klin. Med. **114**, 315.

[2] R. SIEBECK, Pflügers Arch. **201**, 25; Klin. Wschr. **1**, Nr 50 (1922); **6**, Nr 29 (1927); Dtsch. Kongr. inn. Med. **1926**, 285; Handb. norm. path. Phys. **17**, 161.

[3] Vgl. H. MARX, Arch. klin. Med. **152**, 354; **153**, 358; Arch. f. exper. Path. **123**, 250. — DRESEL u. LEITNER, Z. klin. Med. **111**, 394.

des einen Faktors auszuführen, man muß in jedem Falle alles untersuchen. Grundsätzlich wichtig ist: die einmalige Wasseraufnahme führt zu einem Anstoß für das ganze Getriebe des Wasserhaushalts und die Endwirkung ist für den Gesunden Herstellung des alten Gleichgewichts. Am Kranken mit Veränderungen der Hypophyse ist das ganz anders. Bei ihm sah Marx[1] nach Aufnahme von Wasser die Veränderung der Erythrozytenzahl ausbleiben und auch die Ausscheidung von Wasser gestaltete sich ganz anders, besonders in Rücksicht auf die Vorperiode.

Von größtem Interesse ist die Erzeugung der gleichen intermediären Vorgänge im Wasserhaushalt, wie durch das Trinken, durch die hypnotisch hervorgerufene Vorstellung des Trinkens[2]. Auf Grund der herrschenden allgemeinen Vorstellungen läßt sich sagen: die den Wasserwechsel beherrschenden Vorgänge werden geleitet vom vegetativen Nervensystem. Dieses wirkt gerade hier vielfach in Zusammenhang mit Hormonen der inkretorischen Drüsen. Von deren Bedeutung für den Wasserhaushalt ist die Rede bei Besprechung ihres Einflusses auf den Stoffwechsel.

Das ist nur ein Beispiel, welches das Prinzip zeigen soll. Im Einzelfall ist alles noch viel verwickelter, denn das Ergebnis ist nicht nur vom Wasser, vom Zustande des Organismus, sondern in hohem Maße, z. B. auch davon abhängig, was mit dem Wasser gegeben wird, besonders welche Art und Menge von Mineralien. Die Frage ist also nicht mehr so, wie man sie gewöhnlich stellte: kommt die Veränderung des Wasserhaushalts bei einem bestimmten Kranken renal oder extrarenal zustande? Sondern: wie ist der gesamte Wasserhaushalt verändert?

An Gesunden und an Kranken kann der Wassergehalt des Organismus sehr verschieden sein. Der Ort krankhafter Ansammlung von Wasser bzw. Salzlösung ist das Bindegewebe, und zwar vorwiegend das Bindegewebe von Korium und Muskeln[3]. Allerdings stimmen nicht alle Beobachtungen mit einer bevorzugten Stellung des Koriumbindegewebes für die Aufsammlung von Kochsalz[4]. Indessen das Bindegewebe als solches steht offenbar im Mittelpunkt! Die neueren Auffassungen über seinen Bau[5] fördern hier die Möglichkeit des Verständnisses, wie ich meine, in hohem Grade. Wir dürfen uns für unsere Frage das Bindegewebe als ein schwammartiges Synzytium vorstellen, das die Gefäße in Korium und Muskel umgibt. Gefäßwand, Synzytium mit Fasern und Zwischensubstanz, Bindegewebszellen und wahrscheinlich auch die Lymphendothelien gehören zusammen. Meines Erachtens muß man zu dem ganzen System auch noch die aufsaugenden Epithelien des Darmes und die ausscheidenden der Niere rechnen. Dieses ganze System hat eine große Aufnahmefähigkeit für Wasser bzw. Salzlösung. Wahrscheinlich in doppelter Weise. Einmal durch Füllung der durch ein Endothel

---

[1] Marx, Arch. klin. Med. **158**, 149 (Siebeck).

[2] Marx, Klin. Wschr. **5**, Nr 3 (1926) (Siebeck).

[3] Engels, Arch. f. exper. Path. **51**, 346. — Vgl. Münzer, ebenda **41**, 74.

[4] Rosemann, Pflügers Arch. **142**, 447.

[5] Hueck, Beitr. path. Anat. **66**, 330. — O. Ranke, Sitzgsber. Heidelberg. Akad. Wiss., Math.-naturwiss. Kl., Abh. B 1913 u. 1914.

allseitig abgeschlossenen Lymphgefäße[1]. Aber auch durch Ansammlung im Gewebe selbst, in seinem Synzytium und in seinen Saftbahnen, wenn man darunter auch kaum bestimmte vorgebildetete Kanäle verstehen darf, sondern mehr die Lücken des Synzytiums, die ja durch Wachsen und Umbildung der Zellen sich dauernd verändern und mit diesen selbst in einer dauernden inneren Verbindung stehen. Man wird dann im Falle einer Ansammlung größerer Massen von Salzlösung bei dem eigenartigen Bau des Bindegewebes mit seinen großen Massen lebender Interzellularsubstanz von einer Quellung des Gewebes sprechen können. Ich meine schon, daß der ganze Streit, ob aus dem Blut austretende Flüssigkeit im Gewebe oder in den Lymphbahnen sitzt, sich bis zu einem gewissen Grade erübrigt: beides ist der Fall, und das Nähere hängt in erster Linie ab von der Menge der Flüssigkeit, die aus dem Gefäßsystem austritt. Das bindegewebige Synzytium bildet die Umgebung der Gefäße. Sein Stoffwechsel und sein physikalischer Zustand wirkt von außen auf die Wandfunktion der Kapillaren ebenso ein, wie Druck und Zustand des Blutes. Unter den gewöhnlichen Verhältnissen und Bedürfnissen der Gewebe tritt eine gewisse Menge von Flüssigkeit als Trägerin von Ernährungsstoffen und Elektrolyten aus dem Blute aus. Sie geht durch Kapillarwand und bindegwebiges Synzytium — Zellen, Grundsubstanz, Fasern, Maschenräume — zu den Parenchymzellen und dann beladen mit den Stoffwechsel- und Austauschprodukten der Zellen in die Lymphgefäße und zum Teil ins Blut zurück. Im Bindegewebe selbst ist sie also in Zellen und zwischen den Maschen der Fasern, jedenfalls im Synzytium enthalten. Schon im Bereiche der Norm wechselt die Menge Flüssigkeit, die der Organismus im Synzytium des Bindegewebes enthält, sehr stark. OEHME[2] hebt hervor, daß der Zustand des allgemeinen Stoffwechsel mit Hilfe des Mineralwechsels, der Wirkung spezifischer Hormone und des vegetativen Nervensystems Einfluß auf die Ansammlung von Flüssigkeit im Bindegewebe und sogar Ausbildung von Ödem haben kann.

Kochsalz führt, wenn es aus irgendwelchen Gründen im Gewebe festgehalten wird, gleichzeitig zu einer erheblichen Retention von Wasser. Bei diesen Erörterungen gehen die Wurzeln des Normalen in das Krankhafte hinüber. Eine kohlehydratreiche Ernährung erzeugt gern Wasseransammlung im Körper[3]. Sehr deutlich ist das an Säuglingen. Der Körper des kleinen Kindes ist ohnehin wasserreicher. Bei reichlicher Zufuhr von Kohlehydraten und Wasser, auch bei übermäßiger Milchdarreichung, sammelt sich in ihm Wasser in abnormer Menge an[4]. Es wird dann zeitweise von selbst oder bei veränderter Ernährung mit dem Harn entleert. Die Gründe für die Zurückhaltung von Wasser bei Kohlehydraternährung scheinen auch mir noch nicht klar zu sein. Ich möchte mit MORAWITZ annehmen, daß die mit dem Ansatz des Glykogens verbundene Wasserspeicherung für das Verständnis quanti-

---

[1] Vgl. OEHME, Handb. norm. path. Phys. **6 II**, 925.

[2] OEHME, Erg. inn. Med. **30**, 73. — Vgl. F. KRAUS, in Kraus-Brugsch, Handb.

[3] BISCHOFF u. VOIT, Gesetze d. Ernährung d. Fleischfressers, S. 211. 1860. — VOIT, Handb. d. Physiologie d. Stoffwechsels, S. 347. — TALLQUIST, Arch. f. Hyg. **41**, 177. — HELLERON, Jber. Kinderheilk. **57**, 389.

[4] STEINITZ u. WEIGERT, Beitr. chem. Physiol. u. Path. **6**. — WEIGERT, Jb. Kinderheilk. **61**, 178. — MEYER, Erg. inn. Med. **1**, 317.

tativ nicht ausreicht. Wir wissen auch noch nichts Genügendes über den Salzwechsel dieser Fälle. Ferner sind fette Menschen oft recht wasserreich: sie sammeln Wasser an und halten es zurück. Es mag sein, daß das Beziehungen hat zur Entstehung des Fettes aus Zucker; vielleicht spielen Art und Menge der gleichzeitig gereichten, auf die Niere wirkenden Stoffe eine große Rolle. Indessen bei fetten Menschen muß man immer auch Kreislaufstörungen in Betracht ziehen. Die Kombination der Salze untereinander und mit anderen Körpern kann die Wasserausscheidung fördern oder hemmen; man bedenke das Verhältnis von Kali zum Natron. Sicher sind in jedem Falle die Beziehungen äußerst verwickelte. Gerade die Art der Stoffe, mit denen einzelnen zusammen Wasser gegeben wird, ist für seine Zurückhaltung oder Ausscheidung höchst wichtig. Wahrscheinlich hat auch auf der einen Seite der kalorische Wert der Nahrung, auf der andern der gleichzeitige Zustand des gesamten Energiehaushalts und die ganze Art der Vorgänge des intermediären Stoffwechsels sowie der Wasserbestand des Organismus eine Einwirkung auf den Wasserwechsel.

Über Schwankungen des Wasserhaushalts am Gesunden und am Kranken, bei beiden unter den verschiedensten Bedingungen wurde eine große Zahl von Einzeltatsachen durch die neuere Forschung aufgedeckt. Ich kann hier nur einiges Wenige bringen, das sich unter bestimmte Gesichtspunkte einordnen läßt. Die außerordentliche Schwierigkeit der Fragen geht aus dem glänzenden Berichte OEHMES hervor[1], der mit voller Kenntnis der hier bedeutungsvollen exakten Wissenschaften arbeitet. Für mich ist schwierig, daß ich die physikalische Chemie nicht ausreichend verstehe.

Wie oben erwähnt wurde, hält der gesunde Organismus einen mittleren Wasserbestand bis zu einem gewissen Grade fest, d. h. gleicht ihn innerhalb gewisser Zeit größeren Eingriffen gegenüber aus, bei stärkerer Wasserausscheidung durch den Durst und das durch ihn veranlaßte Trinken, bei größerer Flüssigkeitszufuhr durch verstärkte Arbeit der Nieren, der Haut[2] und der Lungen[3]. Nach mangelhafter Aufnahme oder sehr reichlicher Ausscheidung von Flüssigkeit werden die Ausgaben auf das äußerste eingeschränkt; dann erfolgt eine Eintrocknung des Blutes, der Gewebe und auch der Zellen. Es scheint, daß demgegenüber verschiedene Zellen sich verschieden verhalten, daß die „lebenswichtigsten" auch hier ihre Zusammensetzung und damit ihren Bau am längsten beibehalten. Man kennt solche Eintrocknungen des Organismus von Krankheiten her, bei denen der Darm sehr viel Flüssigkeit abgibt und wegen seines Krankheitszustandes nicht genug aufsaugen kann. Die asiatische Cholera ist der Typus, aber auch bei Breslauinfektion und Ruhr sieht man zuweilen das gleiche. Aus den berühmten Untersuchungen von C. SCHMIDT[4] wissen wir, welchen Grad von Wasserverarmung der Körper erfahren kann, und wie sie sich auf die einzelnen Gewebe verteilt. Auch bei schwerem und anhaltendem Erbrechen kommt es zu einer Wasserverarmung des Blutes. In solchen Fällen von Eintrocknung steigt die Konzentration des Plasmas, die Zahl der Körperchen wächst, aus den Geweben

---

[1] OEHME, Erg. inn. Med. **30**, 1.

[2] KREHL, Arch. klin. Med. **128**. — HEINEKE, ebenda **130**.

[3] SIEBECK u. BORKOWSKI, Arch. klin. Med. **131**.

[4] C. SCHMIDT, Zur Charakteristik d. epid. Cholera. 1850. — W. H. VEIL, Erg. inn. Med. **23**, 648.

strömt zunächst Wasser zu, aber bald beginnen auch sie daran zu verarmen. Die Augen sinken ein, das Korium vermindert die Vollkommenheit seiner elastischen Spannung, die Harnabscheidung mindert sich oder hört auf, die Haut wird trocken. Die Gewebe der Leiche, z. B. die Muskeln, weisen eine Erhöhung des Gehalts an Trockensubstanz auf.

Wenn es bei starker Wasserabgabe nicht zu Eintrocknungserscheinungen kommt, so liegt das nur daran, daß die Kranken in ihrer Fähigkeit, Wasser aufzunehmen und zu resorbieren, nicht beschränkt sind. Leidet diese Fähigkeit aus irgendeinem Grunde — z. B. schon beim gesunden Menschen dadurch, daß er kein Wasser erhält —, so stellt sich der furchtbare Zustand des Verdurstens ein[1]. Bei der asiatischen Cholera gewahren wir ihn nicht immer in seinem charakteristischen Bilde, weil er hier durch schwere und andere Symptome zum größten Teil verdeckt ist, obwohl einzelne Erscheinungen, die auf Vertrocknung hindeuten, wie die Muskelkrämpfe, oft vorhanden sind. Aber an Kranken mit schwerem Diabetes insipidus (vgl. dort) entwickelt er sich ganz rein, sobald man ihnen auch nur stundenlang das Wasser entzieht. Er ist nach den Beschreibungen — ich selbst sah es nie — ausgezeichnet durch die schwersten seelischen und körperlichen Erscheinungen, durch ein unbeschreibliches Allgemeingefühl, das mit Trockenheit des Rachens verbunden ist. Die Art seiner Entstehung und Auslösung scheint mir noch nicht klar zu sein[2].

Im Gegensatz zur Eintrocknung des Körpers kennen wir nun unter krankhaften Verhältnissen auch eine Verwässerung, also eine Ansammlung abnormer Mengen von Flüssigkeiten in den Geweben, ihren Interzellularräumen und Lymphspalten: man darf jetzt sagen: im Synzytium des Bindegewebes (Ödem[3]).

Die Wasserbindung ist im Organismus offenbar recht verschieden, man denke z. B. an die verhältnismäßig festere bei Myxödem mit ihrer Schwerbeweglichkeit und an die wohl lockere bei Thyreosen mit ihrem schnellen Durchstrom Eine viel verhandelte Frage liegt darin, ob das Ödemwasser mehr in den quellenden Zellen und Fasern des Bindegewebes oder mehr in seinen Gewebsspalten und in den Lymphgefäßen liegt. Früher hatte man nur die letztere Möglichkeit in Betracht gezogen. Als dann durch die Arbeit von FISCHER[4] die Quellung des Gewebes ganz in den Vordergrund gestellt wurde, wandte man ein, daß die größere Menge des Ödemwassers unzweifelhaft die Gewebsspalten und Lymphgefäße füllt. Das ist auch richtig[5]. Nur findet daneben auch eine Quellung des Gewebes statt[6]. Ich möchte das

---

[1] STRUBELL, Arch. klin. Med. **63**, 89.

[2] ERICH MEYER, Schrift Straßb. wiss. Ges. **33** (1918). — L. R. MÜLLER, Dtsch. med. Wschr. **1920**, Nr 5. — OEHME, ebenda **1922**, Nr 8; Naturwiss. **10**, 154.

[3] Über Ödem: KLEMENSIEWICZ, in KREHL-MARCHAND, Allg. Pathol. — EPPINGER, Zur Pathologie des menschlichen Ödems. Berlin 1917. — SIEBECKS Arb., zit. S. 227. — VEIL, Erg. inn. Med. **23**, 648. — OEHME, Klin. Wschr. **2**, Nr 1 (1923); Arch. klin. Med. **89**, 301. — BECKMANN, Dtsch. med. Wschr. **1925**, Nr 17/18. — MEYER-BISCH, ebenda **1924**, Nr 20, 22, 23; ASHER-SPIRO, Erg. **25**, 574. — SCHADE, Erg. inn. Med. **32**, 425.

[4] FISCHER, Das Ödem usw. 1910.   [5] DIETRICH, Virchows Arch. **251**, 533.

[6] Z. B. LUBARSCH, Verh. Naturf.-Ges. Münster **1912 I**, 343. — HÜLSE, Virchows Arch. **225**, 234; Klin. Wschr. **2**, Nr 2 (1923).

annehmen, weil man in ödematösem Gewebe gequollene Zellen sieht, und weil es das natürliche ist mit einer Quellung zu rechnen. Aber das muß scharf hervorgehoben werden: der Nachweis einer echten Quellung am Synzytium ist anatomisch und physiologisch höchst dürftig. Hier sind uns diejenigen Forscher, die so viel von der Quellung sprechen und sie als eine der Grundtatsachen in die Ödemlehre einstellen, ausgedehnte und sichere Nachweise über Gewebequellung und ihr Maß schuldig. Über die Theorie der Zell- und Gewebsquellung sowie der ganzen Form der Wasserbindung im tierischen Körper vgl. Oehmes Bericht[1].

Die Theorie darf also mit einer Quellung des Gewebes rechnen. Nach den bis jetzt vorliegenden Beobachtungen der pathologischen Anatomie — und diese müssen für die Beurteilung der morphologischen Verhältnisse am kranken Menschen durchaus unsere Grundlage bleiben — erreicht diese Quellung der Gewebebestandteile aber keine hohen Grade. Meines Wissens entziehen sich die Kräfte, die die Gewebeflüssigkeit nach den Lymphgefäßen treiben, im wesentlichen noch unserer Einsicht. Wir müssen aber annehmen, daß sie auch am Ödematösen wirksam sind und also auch bei ihm die viel größeren Massen Gefäß- und Gewebewasser, die durch das Synzytium des Bindegewebes treten, aus ihm heraus in die Gewebespalten und Lymphgefäße fördern. Wir werden noch zu erörtern haben, warum sie hier liegen bleiben.

Die Zurückhaltung von Wasser kann nicht von einer mangelhaften Abscheidung in Lungen, Haut oder Darm ausgehen, weil dann sofort die ausgleichend Tätigkeit der Niere einsetzen würde: diese entfernt, solange sie in gesunden Grenzen arbeitet, jeden Wasserüberschuß des Körpers. Vielmehr kommen für eine krankhafte Zurückhaltung von Wasser im Organismus drei Gesichtspunkte in Betracht: Störung des Wasserausscheidungsvermögens der Niere, Ablagerung von Wasser in Gewebsspalten als Folge krankhafter Veränderung der Gefäßwandzellen und dadurch bedingter abnormer Verteilung von Wasser, und schließlich primäre Aufspeicherung von Wasser im Synzytium des Bindegewebes. Das Örtliche und das Allgemeine sind innig miteinander verknüpft. Örtlich veränderte Einstellung von Kapillaren, kleinsten Venen und Bindegewebe führt zu lokaler Ansammlung von Flüssigkeit, zu Ödem und Hydrops. Ist eine ödematöse Körperstelle sehr ausgedehnt, so kann ein erheblicher Teil des Körpers von der Wasseransammlung eingenommen werden. Und wenn die notwendige oder entsprechende Veränderung an den kleinen Gefäßen sich überall einstellt, also wenn sie von Herz oder Nieren ausgeht, so trifft die Wasserretention den ganzen Körper: es ist eine schwere Beeinträchtigung des gesamten Wasserwechsels vorhanden. Auf den Grad der Störung sind die verschiedensten Umstände von Einfluß. In erster Linie natürlich die Intensität des krankhaften Zustands, denn dieser hat schließlich die Beeinträchtigung der normalen Wasserausscheidung durch die Nieren, sowie die Ausscheidung in das Bindegewebe und die Zurückhaltung daselbst zur Folge. Von großer Bedeutung ist die Neigung des Kranken, viel zu trinken. Er hat Durst, weil das krankhaft angesammelte Wasser gewissermaßen auf dem toten Geleise liegt und in den Geweben vielleicht doch an bestimmten Zellen stärkere Salzkonzentrationen eintreten können. Die Atmung dieser Kranken ist häufig angestrengt und deswegen der Wasserbedarf der Lunge groß. Jedenfalls also

---

[1] Erg. inn. Med. **30**, 19.

haben viele dieser Kranken starken Durst. Trinken sie viel, so wird dadurch die Wasseransammlung im Organismus erheblich verstärkt. Das individuelle Moment tritt hier deutlich hervor.

Die Beziehungen des Stoffaustauschs zwischen Kapillaren und Bindegewebe bzw. Lymphräumen sind äußerst verwickelte[1]. Uns beschäftigen hier die Verhältnisse des Wassers und des Kochsalzes, weil unsere Frage dahingeht: aus welchen Gründen und unter welchen Umständen bleibt Wasser bzw. Salzlösung im Bindegewebe und in seinen Lymphräumen liegen.

Außer Wasser treten am normalen Menschen jedenfalls Elektrolyte und mindestens an manchen Stellen wohl auch Kolloide aus den Kapillaren in das Bindegewebe. Elektrolyte, Kolloide sowie ihre Abbauprodukte sind infolge des Stoffwechsels der Zellen ohnehin in seiner Flüssigkeit enthalten. Dadurch und weil die Art der Stoffe zu beiden Seiten einer Wand ihr Verhalten beeinflussen, wird die Frage nach den Gründen und Kräften des Stoffaustauschs durch die Kapillarwand, durch das Bindegewebe und die Lymphendothelien eine sehr verwickelte, besonders da nicht nur der Austritt von Stoffen aus dem Blut, sondern auch ihr Wiedereintritt in den venösen Teil der Kapillaren von Bedeutung ist. Wir verdanken SCHADE[2] hier sehr schöne Gedanken, Anregungen und Beobachtungen.

Man nimmt in der Regel an: das Wasser wandert durch die Kapillarwand mit Hilfe des Druckgefälls und dieses kann trotz seiner geringen Größe wirksam werden wegen der Größe der Oberfläche. Diese letztere wechselt[3] bei den verschiedenen Funktionsbedingungen sehr stark und deswegen haben wir bei verschiedenen Zuständen des Organismus so außerordentlich wechselnde Lymphmengen. Im Anfang der Kapillaren herrscht ein Druck, der höher ist als der des Gewebes. Er ist zu vermindern um den osmotischen (Quellungs-) Druck seiner osmotisch nicht indifferenten Kolloide[4] und Elektrolyte. Andrerseits hat er auch einen Einfluß auf den Quellungszustand der Kolloide, indem diese unter stärkerem Druck Wasser abgeben. Das gleiche gilt für den Druck im Gewebe: außer der Gewebespannung ist also auch hier die Menge und Art, sowie der Ladungszustand der Kolloide von Bedeutung. Ebenso sind wichtig wegen ihres osmotischen Drucks die zu beiden Seiten der Kapillarwand liegenden Elektrolyte; deswegen ist auch ihr Durchtritt durch die Wand so wichtig. Die Quellung des Bindegewebes und damit sein Quellungsdruck ist ebenfalls vielfach determiniert. Einmal wechseln Quellfähigkeit und Neigung zu quellen bei Zellen und Fasern und sie wechseln individuell. Die H- und OH-Ionenkonzentration, der Gehalt an Elektrolyten, die Art und Form der im Stoffwechsel sich wandelnden Kolloide haben Bedeutung. Der Einfluß sowohl der Kapillarhaut als auch der Zellgrenzen und der Lymphendothelien macht sich auf Art und Menge der durchtretenden Stoffe geltend. Alle diese einzelnen Beziehungen sind — jedes

---

[1] Die Theorie dieser Vorgänge bei OEHME, Erg. inn. Med. **30**, 1. — SIEBECK, Handb. d. norm. path. Phys. **17**, 161.

[2] SCHADE, zusammengefaßt in Erg. inn. Med. **32**, 425.

[3] OEHME, Handb. d. norm. path. Phys. **6 II**, 925.

[4] Vgl. HORSTERS, Arch. f. exper. Path. **155**, 248.

für sich — quantitativ in ihrer Wirkung einzustellen und alle beeinflussen einander. Man versteht, wie vorsichtig unsere kausalen Urteile noch abgegeben werden müssen, da für die Beantwortung der vorliegenden Einzelfragen auf der einen Seite zum Teil die Methoden nicht ausreichen, auf der andern die zu prüfenden Einzelobjekte am kranken Menschen für sich noch nicht zu gewinnen sind. Das Niederschmetternde für jede dieser Betrachtungen, wenigstens so weit ich sie zu geben vermag, ist für mich die Frage, ob und wieweit alle diese Erwägungen, auch die der sorgfältigsten Physik, auf die in Verwicklung und Vielseitigkeit vorerst noch nicht übersehbaren Vorgänge im lebendigen Körper angewendet werden dürfen.

Wenn örtlich der Flüssigkeitsstrom durch die Gefäßwand in das Gewebe wächst, so füllen sich die Lymphgefäße[1], allerdings wohl in viel geringerem Maße als bei Stauung. Der Lymphstrom befördert einen Teil der austretenden Flüssigkeit ab, der größere dürfte in die Kapillaren zurücktreten und also wieder mit dem Blutstrom abgeführt werden. Überwiegt die Größe des Zuflusses erheblich die des Abflusses, so bleibt bald Flüssigkeit in Gewebslücken und Lymphgefäßen liegen. Wahrscheinlich leidet dann unter der gewaltsamen Ausdehnung von Gewebsspalten und Lymphgefäßen infolge der starken Flüssigkeitsansammlung die Elastizität der Gewebe; ihre Spannung und der Druck in ihnen sinkt[2]. Es mindert sich somit natürlich auch der Druck, unter dem die Gewebeflüssigkeit steht. Dadurch wird der Austritt von Wasser aus den Gefäßen begünstigt und ebenso sein Liegenbleiben in den Geweben, weil die Druckkräfte für sein Strömen nach den großen Lymphgefäßen, ebenso wie für seinen Wiedereintritt in die Kapillaren sich mindern.

Wir betrachten hier zunächst die Flüssigkeitsansammlungen, die sich infolge von Veränderungen des Kreislaufs einstellen. Das, was wir hier Lymphe nennen, ist ja teils ein Transsudat aus dem Blute, teils Gewebssaft. Jedes Leben von Zellen und Geweben ist mit Bildung von Lymphe verbunden und eine erhöhte Tätigkeit der Organe steigert ihre Menge immer in hohem Grade. Aber das hat für unsere Betrachtung keine Bedeutung, denn dabei kommt es nie zu einer Ansammlung von Flüssigkeit in den Geweben, weil der Abfluß immer ein ausreichender ist. Bei krankhaft gesteigerter aktiver Hyperämie eines Gewebeteils wächst die Lymphbildung ebenfalls und dann kann sie so stark werden, daß sich Abflußstockungen einstellen und örtliche Wasseransammlungen sich entwickeln. Diese „angioneurotischen Ödeme“ sind ihrer Entstehung nach noch nicht völlig klar. Es ist noch nicht entschieden, wieviel hier arterielle Fluxionen zugrunde liegen, oder ob nicht auch besondere Veränderungen von Gewebe und Gefäßwänden auf anaphylaktischer Grundlage in Betracht kommen. Diese Form der Ödeme können wir aber für unsere Betrachtung auslassen, weil sie immer örtlich bleiben und wir die örtlichen Kreislaufstörungen nach unserem Programm nicht besprechen. Eine allgemeine Störung des Wasserwechsels entwickelt sich nie aus dieser Form von Ödem.

---

[1] LUDWIG u. TOMSA, Wiener Ber. **46**.
[2] A. LANDERER, Die Gewebespannung. 1884. — Demgegenüber BÖNNIGER, Z. exper. Path. u. Ther. **1**, 163.

Wir haben hier von den Kreislaufstörungen durch Stauung zu sprechen und, da wir auch hier wieder auf die Betrachtung der örtlichen Behinderungen des venösen Abflusses verzichten, wie sie z. B. Thrombosen von Venen oder Kompression ihrer großen Stämme herbeiführen, so fragen wir, gibt es Stauungen in sämtlichen Körpervenen oder in den Hauptstämmen der großen Hohlvenen? Denn prinzipiell das gleiche wie für ein einzelnes Gefäßgebiet, durch Abschluß seiner großen kollateralfrei abführenden Vene muß für den ganzen Organismus sich einstellen, wenn durch Erschwerung des venösen Abflusses in den Brustkorb und das rechte Herz eine Druckerhöhung in allen Venen eintritt. Das finden wir im Gefolge einer verminderten Ansaugung des Blutes durch die Lungen, bei Druck auf die beiden großen Hohlvenen durch Geschwülste im Brustkorb oder durch große Perikardialergüsse ferner durch schwielige Mediastinoperikarditis, vor allem aber — das ist das bei weitem wichtigste und häufigste — bei Schwäche des rechten Herzens. Beeinträchtigung des Blutlaufs in einer der großen Hohlvenen führt zu Stauung in der oberen oder unteren Körperhälfte. Das sind Beispiele dafür, daß ein örtlicher Prozeß durch seine Ausdehnung eine Störung des gesamten Wasserwechsels herbeizuführen vermag.

Verlegungen der Lymphgefäße allein führen nur dann zur Stauung, wenn Brustgeschwülste den Ductus thoracicus zudrücken; dann folgt meines Wissens Aszites und Anasarka der Beine. An allen übrigen Körperstellen bleibt ein bloßer Verschluß der Lymphgefäße bedeutungslos, weil sie außerordentlich zahlreich sind und sehr viele Kollateralen haben.

Am Kranken ist das Bild auch der allgemeinen Stauung außerordentlich verschieden. Das hängt natürlich in erster Linie mit dem sehr verschiedenen Grade ihrer Stärke zusammen. Indessen auch, wenn man diese etwa in die gleiche Größenordnung hineinstellen kann, sehen wir an verschiedenen Menschen noch genug Verschiedenes. Die verschiedenen Gefäße und Gewebe sind gegen den gleichen Stauungsdruck sehr verschieden empfindlich. Und auch die Empfindlichkeit des gleichen Gewebes und seiner Gefäße wechselt bei verschiedenen Menschen und unter verschiedenen Umständen in hohem Maße. Vor allem ist aber für die Stärke einer Stauung bedeutungsvoll die Zeit ihrer Ausbildung: langsam entstehende und länger bestehende Stauungen führen zu den stärksten Ödemen.

Ein klares Bild über die Verteilung des Wassers in solch einem Körper mit allgemeinen venösen Stauungen haben wir noch nicht. Die größte Menge von Wasser liegt wohl im Bindegewebe des Koriums und der Muskeln — es ist interessant, daß diese, wie MAGNUS fand, zugleich die größte Menge Kochsalz speichern[1] — sowie in den serösen Höhlen. Für manche Parenchyme, z. B. für den Herzmuskel[2] ist ihre geringe Beteiligung an der Stauung und die geringe Neigung zur Verwässerung bekannt. Auch im Hirn dürfte der Wassergehalt bei Stauung verhältnismäßig wenig gesteigert sein.

---

[1] WAHLGREN, Arch. f. exper. Path. **61**, 97. — PAATBERG, ebenda **63**, 60.
[2] KREHL, Arch. klin. Med. **51**.

Unsere Schlüsse beruhen aber nur zum kleinen Teil auf direkten Beobachtungen bei krankhafter Stauung. Manches ist erschlossen aus der Wasserspeicherung von Tieren, denen große Mengen von Kochsalzlösung intravenös zugeführt wurden oder denen die Perikardialhöhle mit Flüssigkeit gefüllt wurde.

Die Vorgänge im Gewebe bei Stauung werden wir uns nach dem früher Gesagten nicht verwickelt genug vorstellen können. Sie erfahren bei allgemeiner Stauung — und von dieser sprechen wir hier — eine besondere Komplikation noch dadurch, daß die Stauung auch die Nierenvenen trifft. Dann leidet aber, wie in dem Abschnitt über die Störungen der Nierenarbeit dargelegt wird, die Abscheidung des Wassers (und des Kochsalzes) noch in besonderem Maße. Das bedeutet natürlich einen neuen Grund der Zurückhaltung vom Wasser im Organismus, sie verschärft sich also gewissermaßen von selbst: die allgemeine Stauung wächst durch die Stauung in den Nieren. Und wenn man dann noch daran denkt, daß viele dieser Kranken — vielleicht wegen ihrer heftigen und häufigen Atemzüge, vor allem aber wohl wegen veränderter Zusammensetzung der Gewebe — noch großen Durst haben und viel trinken, so sieht man hier sich alles vereinigen, eine starke Ansammlung von Wasser hervorzurufen. Noch ein besonderer Punkt ist zu erwähnen für das Verhalten der Kapillarwand. Ihre Eigenschaft, Bestandteile des Blutes durch die Endothelien durchgehen zu lassen, hängt ja in höchstem Maße von der Beschaffenheit der Flüssigkeit an ihren beiden Seiten ab. Das gestaute Blut vermag offenbar sehr schnell die genannte Fähigkeit zu beeinflussen.

Es ist jetzt zu fragen, wie sich bei Stauung diejenigen Verhältnisse gestalten, von denen wir wissen, daß sie einen Einfluß auf den Wasserwechsel durch die Kapillarwand haben. Der arterielle Druck ist in der Regel erhalten oder wenigstens nur wenig beeinträchtigt. Der venöse Druck ist erhöht[1], wenigstens in vielen Fällen. Der Binnendruck in den Kapillaren ist also mindestens auf der alten Höhe, wahrscheinlich sogar höher. Jedenfalls ist die Stromgeschwindigkeit in ihnen verlangsamt. Stromverlangsamung, Veränderungen der Kapillarendothelien und der Gewebszellen sind gewiß wichtig für die Entstehung des Ödems bei allgemeiner Stauung. Da aber an ihr zahlreiche inkretorisch wirkende Organe beteiligt sind, so wäre immerhin auch an die Möglichkeit hormonaler oder vegetativ-regulierender Einflüsse zu denken.

Das Gesamtblut zeigt bei frischen Stauungen wahrscheinlich in der Regel eine Erhöhung seines Wasser-, das Blutserum eine Verminderung seines Eiweißgehalts[2]. Das ist untersucht am Blut der Haut und der oberflächlichen Venen, es liegt aber nicht der geringste Grund zur Annahme vor, daß es beim Blut der inneren Organe anders sei[3].

---

[1] SCHOTT, Arch. klin. Med. **108**, 537.

[2] Z. B. STINTZING u. GUMPRECHT, Arch. klin. Med. **53**, 588. — Vgl. REISS, Erg. inn. Med. **10**, 531. — HAMMERSCHLAG, Z. klin. Med. **21**, 475. — E. GRAWITZ, Arch. klin. Med. **54**, 588.

[3] ASKANAZY, Arch. klin. Med. **59**, 385.

Diese Auffassung entspricht in mehr als einer Hinsicht derjenigen, die Oertel seinerzeit in den Mittelpunkt der Behandlung von Herzkranken stellte[1]. Sie wurde für das Blut von Anfang an heftig bestritten[2], und auch in neuerer Zeit ist man nicht geneigt, die Verwässerung von Blut und Serum für häufig zu halten[3] oder ihren Grad hoch anzuschlagen. Die Angaben lauten nicht gleich[4].

Die Verschiedenheit der Meinungen ist meines Erachtens darauf zurückzuführen, daß die Methoden, aus denen die Schlüsse gezogen wurden, in ihren Ergebnissen nicht immer untereinander direkt vergleichbar waren und auch für die Lösung der Aufgabe nicht immer paßten. Ebenso scheinen sich die Kranken und die einzelnen Zeiten des Krankseins verschieden zu verhalten. Man muß sehr vorsichtig sein mit Schlüssen aus der Zahl der Erythrozyten und der Trockensubstanz des Gesamtbluts, wenn nicht gleichzeitig der Eiweißgehalt oder Trockenrückstand des Serums untersucht wird[5]. Denn Zahl und Bewegungen der Erythrozyten folgen besonderen Einwirkungen: einmal können sie sich in den verschiedensten Gefäßprovinzen ansammeln (Haut, Lungen, Leber, Milz). Und ferner tritt bei vielen chronischen Stauungen eine verstärkte Bildung von roten Körperchen im Knochenmark ein (s. Abschnitt Blut), so daß in solchen Fällen die Zahl der Erythrozyten steigen kann. Trifft das zusammen mit einer Verwässerung des Serums, so ergeben sich scheinbar unklare Verhältnisse.

Am wahrscheinlichsten ist bei frischen Stauungen eine Wasserretention auch im Blut; das Serum ist verdünnt, auch die Konzentration des Gesamtbluts ist vermindert. Bei chronischen Stauungen wird wohl ebenfalls meist Wasser im Blut zurückgehalten; Schwankungen der Kreislaufinsuffizienz sind begleitet von Verdünnung und Konzentrierung des Bluts. Aber bei ihnen kommen gleichzeitig Schwankungen der Erythrozytenzahl im obengenannten Sinne vor. Wir brauchen zur endgültigen Klärung noch weitere Untersuchungen namentlich an frischen Fällen von Stauung.

Der Kochsalzgehalt des Blutserums scheint sich in der Regel um die Norm herum zu erhalten, ebenso der Kochsalzgehalt der Ödemflüssigkeit, doch kommen in ihr auch niedrigere Werte vor[6], häufiger noch höhere[7], ebenso wie auch solche im Blutserum. Es gibt also auch Kochsalzvermehrung des Serums.

Der Gehalt der Ödemflüssigkeit an Kolloiden, der Eiweißgehalt (refraktometrisch bestimmt[6]) hält sich im Mittel bei 0,4 bis 0,8%; auch höhere Werte kommen vor[8].

Schade hat den interessanten Versuch gemacht auf Grund der genannten Möglichkeiten die Entstehung der Stauungsödeme zu erklären[9]. Der mechanische Druck, gegeben durch die Veränderung des Kreislaufs und seine Einwirkung auf die Kapillargefäßwand steht im Mittelpunkt. Den Einfluß der einzelnen, noch weiter in Betracht kommenden Momente vermögen wir meines Erachtens noch nicht zu übersehen.

Über die entzündlichen Ödeme können wir hier kurz hinweggehen, denn sie bleiben wohl immer lokal, man müßte denn einige Ödemformen, die die ganze Haut einnehmen, als entzündliche bezeichnen. In der Tat werden wir

---

[1] Oertel, Allg. Therapie d. Kreislaufstörungen, 4. Aufl. 1891.
[2] Vgl. Naunyn, Schweiz. Korrespondenzbl. **1872**, 309. — v. Bamberger, Wien. klin. Wschr. **1888**, Nr 1. — Schwentner, Diss. Bern 1888. — Vgl. Kongreßzbl. inn. Med. **1888**.
[3] Vgl. z. B. W. Veil, Arch. klin. Med. **113**.   [4] Beckmann, Arch. klin. Med. **135**, 50.
[5] Albrecht, Dtsch. Arch. klin. Med. **1931**. — Vgl. Engel, Arch. klin. Med. **141**, 257.
[6] Falta u. Richter-Quittner, Wien. klin. Wschr. **1917**, 1180.
[7] Z. B. Beckmann, Arch. klin. Med. **135**, 50ff.
[8] Beckmann, Arch. klin. Med. **135**, 38.
[9] Schade u. Menschel, Z. klin. Med. **96**, 279.

sehen, daß wir uns bei dem Ödem der Nierenkranken auf einem Grenzgebiete bewegen. Fast immer aber bleiben entzündliche Ödeme örtlich und lassen den Wasserhaushalt unverändert. Sehr großes Interesse haben sie indessen für die Theorie der Ödementstehung, weil die Vorgänge bei der Entzündung sehr genau untersucht sind[1].

Das in Spalten und Lymphräumen des Bindegewebes liegende entzündliche Exsudat ist reich an geformten Bestandteilen, an Kolloiden und an kleinmolekulären Körpern und Elektrolyten. Seine Gefrierpunktdepression ist erheblich. Unzweifelhaft wird also von dem entzündlichen Exsudat eine starke Anziehung auf das Wasser des Blutes ausgeübt; Schade bezeichnet[2] die entzündlichen Ödeme geradezu als osmotische. Man wird eine größere Einwirkung der zugrunde liegenden Schädlichkeit auf alle Bestandteile des Bindegewebes annehmen müssen und gerade hier tritt die Einheit von Gefäßen und Synzytium deutlich in den Vordergrund: durch die starke Schädigung der Gefäßwand vermag ein großer Teil der Blutbestandteile auszutreten. Die Zellen des Bindegewebes und des Parenchyms geraten, soweit sie nicht abgetötet oder gelähmt werden, in einen Zustand lebhafter Energiebildung. Die dabei sich bildenden Stoffwechselprodukte vermögen im Verein mit den im Gewebe liegenden Kolloiden und Elektrolyten, wie gesagt, leicht Ödem zu erzeugen.

Welche Bedeutung Zellen und Gewebe für eine krankhafte Ansammlung von Wasser haben können, geht aus der Betrachtung einer Reihe von Zuständen hervor, die zum Ödem führen, bei denen aber die Störung zweifellos von Zellen ausgeht. Bei lange Zeit sich hinziehenden akuten sowie bei chronischen Infektionen und bei bösartigen Geschwülsten verarmen die Zellen zahlreicher Gewebe an Eiweiß und ersetzen das Fehlende durch Wasser[3], zum Teil auch durch Fett. Bei langdauernder einfacher Unterernährung kommt das gleiche vor[4]. Hier liegt also in den Geweben die erste Veranlassung zur Zurückhaltung von Wasser[5], und man findet anfangs weiter nichts. Z. B. können diese Kranken größere Mengen von Flüssigkeit, die sie trinken, völlig normal ausscheiden. Aber dabei bleibt es nicht. Das Gewicht der Kranken nimmt zu, d. h. nun sammelt sich Wasser auch hier in den Räumen des Bindegewebes an. Die Herzkraft leidet; auch das trägt zur Ausbildung des Ödems bei. Nicht wenige dieser Kranken sind anämisch. Bei manchen besteht eine Hypalbuminose des Plasmas[6]. Daß die Funktion der Endothelien an Kapillaren und Lymphgefäßen nicht normal ist, können wir analogisch erschließen. Sehr interessant ist bei manchen Fällen von Hungerödem der Einfluß von Fettdarreichung auf den Fett- und Wassergehalt der Zellen[7]: in kürzester Zeit verschwindet ihre Fettphanerose und zurückgehaltenes Wasser wird ausgeschieden.

---

[1] Siehe das erschöpfende Werk von Marchand, in Krehl-Marchand, Allg. Pathologie. — Schade, l. c.

[2] Schade u. Menschel, Z. klin. Med. **96**, 279.

[3] Schwenkenbecher u. Inagaki, Arch. f. exper. Path. **55**, 203. — Garratt, Medico Chir. Transact. **87**.

[4] Chossat, Rech. exper. sur l'inanition. 1843. — Vgl. J. Baer, Hab.-Schr. Straßburg 1907.

[5] Vgl. Levin u. Chaussade, C. r. Soc. Biol. Paris **1904**.—Eppinger, Zur Path. d. Ödems. 1917.

[6] Hammerschlag, Z. klin. Med. **21**, 475. — Heudorfer, Z. klin. Med. **79**, 103.

[7] Vgl. Schittenhelm u. Schlecht, Z. exper. Med. **9**, 1 ff.

Das ganze Bild schließt sich an berühmte alte Erfahrungen der Physiologie an. Alle elenden Körper haben — das weiß man schon lange — eine Neigung, Wasser zu speichern. C. Voit[1] hob eine Vermehrung des Körperwassers hervor bei „schlechter Ernährung" und bei Ernährung mit Kohlehydraten[2]; auch die gewöhnliche Beobachtung zeigt das Zurückbleiben von Wasser im Gefolge reichlicher Darreichung von Zucker und Mehlspeisen bei mangelhafter Eiweißzufuhr. Voit stellt auf Grund englischer Beobachtungen den geringen Wassergehalt des kräftigen Schlachttiers im Gegensatz zu dem des mageren und elenden fest.

Alle möglichen neueren Erfahrungen sprechen im gleichen Sinne. Diabetiker können allein auf Darreichung von Hafermehl an Gewicht zunehmen und Ödeme bekommen. Verordnung von Natriumkarbonat kann bei ihnen große Wasseransammlungen erzeugen[3], ohne daß irgendwelche Störungen von seiten des Herzens und der Nieren bestehen, während der Gesunde durch Natrium nie Ödem bekommt. Keineswegs tritt das bei jedem Diabetiker ein, also an den Geweben müssen besondere Bedingungen erfüllt sein; diese hypothetischen Bedingungen, die wahrscheinlich auf einer Eiweißverarmung der Zellen beruhen, haben zur Folge, daß sowohl $NaHCO_3$ als auch $NaCl$ zur Wasserretention führt. Das wirksame ist das Na-Ion[4]. Es dürfte jede Retention von Basen Wasseransammlung, jede Säuerung Wasserausscheidung hervorrufen. Natriumkarbonat- und Kochsalzretention können in gewisser Weise miteinander verbunden sein, in anderer unabhängig verlaufen[5]; Natriumkarbonat-Ödeme gehen nicht immer mit Kochsalzretention einher[6]. Andererseits kann bei schweren Störungen der Ernährung auch das zurückbleibende Kochsalz seinerseits Wasser speichern[7]. Nur besteht bei solchen Kranken, z. B. bei Diabetikern keine feste Beziehung zwischen den Mengen zurückbleibenden Natriumkarbonats oder Kochsalzes einerseits, des Wassers andrerseits, in dem beide Salze auch in „trockner Form" d. h. durch Adsorption an die Kolloide aufgespeichert werden können. Die Verhältnisse bei Diabetes liegen eigenartig, denn bei ihm gibt es, wie schon früher hervorgehoben wurde, eine besondere Störung des Wasserwechsels.

Hierher gehören die Ödeme Fiebernder, Infizierter, Karzinomatöser, mancher elender konstitutionell Fettleibiger, der Kinder mit Mehlnährschaden und Atrophie; ferner die Ödeme bei schweren Anämien, Entkräftung und schließlich wohl auch die Ödeme bei Erkrankungen des Rückenmarks und bei Neuritiden. Sie alle müssen im einzelnen jedes für sich erforscht werden, da wird sich noch allerlei Wichtiges ergeben. Z. B. bei Tuberkulose[8] entwickelt sich oft eine Eintrocknung von Blut und Geweben, in den schwersten letzten Zeiten eine Verwässerung. Tuberkulin kann, wenn es eine allergische Reaktion hervorruft, wasserausscheidend und wassersparend wirken, sowie die parenteral wirkenden Eiweißkörper in der Regel eine Serumverdünnung und Gewichtszunahme hervorrufen.

---

[1] C. Voit, Physiologie d. Stoffwechsels, S. 347.

[2] Voit u. Bischoff, Gesetze d. Ernährung d. Fleischfressers. S. 211. 1860. — Tallquist, Arch. f. Hyg. **41**, 117. — Helleron, Jber. Kinderheilk. **57**, 389.

[3] Blum, Kongreß. inn. Med. **1909**, 122. — Vgl. Breitmann, Zbl. inn. Med. **1913**, Nr 25.

[4] v. Wyss, Arch. klin. Med. **111**, 93. — Magnus-Levy, Z. klin. Med. **107**, 659.

[5] Labbé, Marcel u. Guérilhault, Bull. Soc. med. Hop. Paris **29**, 558; J. of Physiol. et Path. gén. **15**, 89. — Vgl. Magnus-Levy, Z. klin. Med. **90**, 287.

[6] Sisto, zit. Zbl. ges. inn. Med. **4**, 450.

[7] L. F. Meyer, Dtsch. med. Wschr. **1905**, Nr 37.

[8] Meyer-Bisch, Arch. klin. Med. **134**, 185; Klin. Wschr. **1**, Nr 38 (1922).

Vor allen also gehören hierher die Hungerödeme, die wir durch die traurigen Erfahrungen des Krieges und die Aushungerungspolitik unserer Gegner in erschreckendem Maße kennen lernten. Die Kranken sehen blaß und elend aus, haben tiefe Temperatur, langsamen Puls mit niedrigem Blutdruck, manchmal Hemeralopie, vor allem aber Wasseransammlungen unter der Haut der verschiedensten Körperstellen sowie in den serösen Höhlen. Ödem und Hydrops kommen in allen Übergängen und Graden vor.

Genetisch steht im Mittelpunkt die mangelhafte Zufuhr energiegebender Substanz[1]. Sie ist verbunden mit einer zu kleinen Menge von Eiweiß in der Nahrung und führt nach den Gesetzen des Stoffwandels ohnehin zu einer schweren Schädigung des Eiweißbestands des Organismus. Die Fettdarreichung war in allen Fällen gering. Meines Erachtens steht noch dahin, ob ein spezieller Fettmangel eine Rolle spielt, oder ob er nur eingeht in die energetisch zu niedrige Zufuhr. Für letzteres könnte man anführen, daß energetisch ausreichende Ernährung, auch wenn sie mit Hilfe von Kohlehydraten erreicht wird, die Störung beseitigt. Prozentarisch spielen zwar in der schädigenden Nahrung Kohlehydrate im Verein mit reichlicher Zufuhr von Wasser und Salz eine große Rolle, aber die absoluten Mengen der Nahrung und namentlich des aufgenommenen Eiweißes waren zu niedrig.

Die eben genannte Frage nach einer besonderen Bedeutung des Fettes steht in Zusammenhang mit der andern, ob das Fehlen von akzessorischen Nährstoffen im Sinne der Avitaminosen bei der Ödemkrankheit, wenigstens für manche Fälle in Betracht kommt. Denn es ist gar nicht notwendig, von vornherein dogmatisch zu statuieren, daß die Pathogenese in allen Fällen bis in alle Einzelheiten die gleiche ist. Unterernährung sehen wir doch in Krankenhäusern immer und dabei auch vielfach ähnliche oder beginnende leichtere Störungen, wie bei der Ödemkrankheit, nur nicht das schwere Symptombild. Wahrscheinlich ist da von erheblicher Bedeutung, daß die unterernährten Kranken im Kriege meist noch gearbeitet haben. Körperruhe macht nämlich für das Verschwinden der Ödeme viel aus, sie sind also auch von mechanischen Verhältnissen stark abhängig; ich erinnere an das sichere Vorhandensein kardialer Störungen dabei. Auch die reichliche Wasser- und Salzzufuhr ist für die Ausbildung des Zustands offenbar höchst wichtig.

Die Ödeme entstehen hier zweifellos so, daß die schlecht genährten, „elenden“ Zellen Wasser speichern und dabei quellen. Für die Ödeme nach Alkalidarreichung hat SCHADE das wahrscheinlich gemacht[2]. Indessen für das Verständnis aller dieser Ödemformen müßten die einzelnen Beziehungen von Blut, Bindegewebe und Beschaffenheit der Ödemflüssigkeit erst noch viel eingehender erforscht werden. Daß ihr Eiweißgehalt hier ein niedriger ist (um 0,1%)[3], spricht für eine geringe Veränderung der Gefäßwände. Auch das paßt gut zur Annahme einer primären Speicherung von Wasser im Gewebe, im Synzytium des Bindegewebes mit gleichzeitiger oder vielmehr darauffolgender Ausscheidung in die Lymphgefäße. An Kranken mit Hungerödemen haben SCHITTENHELM und SCHLECHT schöne Beobachtungen angestellt: weder die Zufuhr von Wasser noch die von Salz erzeugt für sich die Wasseransammlung in den Räumen der Gewebe, namentlich des Koriums, sondern die Vereinigung von Salz- und Wasserdarreichung tut es. Die Kranken haben wegen der starken Kalizufuhr in den reichlich genossenen Gemüsen großen Kochsalzhunger und trinken viel Wasser. In den Geweben wird es gelagert und die Nieren scheiden es nicht aus, weil sie es nicht zugeführt erhalten.

[1] JANSEN, Arch. klin. Med. **124** u. **131**. — HÜLSE, Virchows Arch. **225**. — SCHITTENHELM u. SCHLECHT, Z. exper. Path. u. Ther. **9**. — BÜRGER, Erg. inn. Med. **19** (1920).
[2] SCHADE u. MENSCHEL, Z. klin. Med. **96**, 279.   [3] BECKMANN, Arch. klin. Med. **135**, 38.

Gewinnen die Gewebe durch quantitativ und qualitativ ausreichende Ernährung ihren Normalzustand zurück und bessert sich der Kreislauf, so verläßt die aufgespeicherte Flüssigkeit schnell den Körper.

Offenbar sehr verwickelt und verschiedenartig gestaltet sich die Entstehung der Ödeme, die sich in Begleitung mancher Fälle von Nierenerkrankung einstellen[1]. Daß kardiale Veränderungen im Gefolge von Nierenkrankheiten recht häufig sind und daß davon abhängige Störungen des Wasserhaushalts auch bei ihnen vorkommen, muß besonders hervorgehoben werden, hat aber natürlich hier nur die Bedeutung, daß dadurch die Verhältnisse für das Verständnis des einzelnen Kranken kompliziert werden können. Es hat nichts zu tun mit unserer Besprechung an diesem Orte.

Wir sprechen jetzt von den Folgen einer Störung des Wasserhaushalts bei den und durch die „Nierenkrankheiten". Wie bekannt, ist er an vielen Nierenkranken normal. Bei anderen ist er verändert; dann ist die Störung ein Zustandsbild.

Ob und wieweit es mit bestimmten anatomischen Veränderungen der Niere zusammenhängt, ob Störungen des Wasserhaushalts, Zurückhaltung von Wasser und Ödeme auftreten, ist bei der Diagnose besprochen. Oft trifft man Ödem zusammen mit ausgedehnten degenerativen Prozessen der Epithelien der Tubuli. Aber meines Erachtens gehören beide nicht streng zusammen. Denn es gibt schwerste Entartungen des Tubulusepithels ohne Ödem, d. h. bei akuten Infekten, bei echten Nephrosen (FREY), bei Sublimatvergiftung, bei Schrumpfniere und es gibt „nephrogenes" Ödem ohne besondere starke Beteiligung der Tubuli.

Bei manchen Nierenkranken ist die renale Ausscheidung des Wassers beeinträchtigt. Dann bleibt schon bei mittlerer Flüssigkeitszufuhr — oft aber trinken auch diese Kranken ungewöhnlich viel — Wasser im Körper zurück. Es entwickelt sich eine Vermehrung des Plasmas[2] und oft auch Hypalbuminose des Blutes, also hydrämische Plethora oder nur Hypalbuminose[3]. Diese Hypalbuminose trifft bei Nierenkranken sehr bestimmt gerade das Albumin[4], es sinkt bis unter 3% und damit fällt der osmotische (onkotische) Druck des Plasmas stark. Nun tritt meist mehr Flüssigkeit durch die Kapillarwand und im Korium sowie in den serösen Höhlen sammelt sich Flüssigkeit an. Die Hydrämie darf man als Folge der Zurückhaltung von Wasser auch im Blute ansehen. Aber die Störung des Austritts vom Wasser aus dem Blut in das Gewebe hat nun nichts direkt mit der Störung der Nieren zu tun, sondern ist auf eine Läsion der Endothelfunktion zu beziehen[5]. VOLHARD hat schon lange die ausschließliche extrarenale Entstehung aller Ödeme bei Nierenkrankheiten vertreten. Er leugnet

---

[1] COHNHEIM, Allg. Path. 2. — F. v. MÜLLER, Dtsch. path. Ges. 1905, 64. — VOLHARD, v. Bergmann-Staehelin Handb. 6 I, 1931. — SIEBECK, Beurteilung d. Nierenkrankh. 1902. — THANNHAUSER, Z. klin. Med. 89, 181. — VEIL, Erg. inn. Med. 23, 648. — FREY, ebenda 19, 422. — OEHME, ebenda 30, 1. — VOLHARD in Handb. inn. Med. 2. Aufl. 6 I, 223.

[2] Vgl. SIEBECK, Klin. Wschr. 6, Nr 8 (1927).

[3] HAMMERSCHLAG, Z. klin. Med. 21, 475. — SEYDERHELM u. LAMPE, Z. exper. Med. 41, 1. — SCHADE, Erg. inn. Med. 32, 453 (Lit.).

[4] SCHADE, Erg. l. c. — GOVAERTS, Rapp. 19. Congr. franc. de med. Paris 1927.— PETERS, J. clin. Invest. 6.

[5] SIEBECK, Klin. Wschr. 6, Nr 8 (1927).

für diese Fälle im wesentlichen sogar die Bedeutung der Niere für die Störung der Wasserausscheidung. Jedenfalls erweitert sich die moderne Auffassung wesentlich über die alten Gedanken[1] des Zusammenhangs zwischen Nierenkrankheiten und Ödemen.

Neuere Beobachtungen[2] haben zum Verständnis der Entstehung dieser Ödeme beigetragen. Im Blutplasma dieser Kranken ist nicht nur die Gesamtmenge des Eiweißes vermindert, sondern seine Art und Zusammensetzung sind verändert: das Albumin ist vermindert, der osmotische Druck des Plasma ist anders[3]. Das bei Gegenwart von Kochsalz in weiten Grenzen elektroneutrale Fibrinogen ist relativ vermehrt[4]. Durch beides sinkt auch der osmotische Druck (Quellungsdruck) der Kolloide. Dadurch kann der intrakapilläre Blutdruck stärker im Sinne der Transsudation wirken. Es tritt ja Eiweiß mit aus und das führt zu einer Vermehrung der Kolloide und damit des Quellungsdrucks im Bindegewebe. Allerdings ist der Eiweißgehalt dieser Transsudate, wie sogleich zu erwähnen sein wird, häufig so gering, daß diese Ansaugung durch die Gewebe rechnerisch kaum in Betracht kommt.

Nun ist bei manchen gerade dieser Nierenkranken (s. Abschnitt Niere) gleichzeitig die Ausscheidung des Kochsalzes gestört. Dann können bei kochsalzreicher Ernährung große Mengen von Kochsalz im Organismus zurückbleiben. Zum Teil ist es dann an die Kolloide der Gewebe adsorbiert oder häufiger bleibt mit dem Kochsalz — auf das Natriumion kommt es an[5] — Wasser im physiologischen Verhältnis zurück. Auf diese Weise können sicher Verwässerung des Organismus und Ödeme entstehen. Denn es gelingt dann, wie die berühmten Beobachtungen von STRAUSS[6] und WIDAL[7] lehren, durch Darreichung und Entziehung von Kochsalz die Harnmenge zu mindern oder zu erhöhen, sowie dementsprechend den Wassergehalt des Körpers wachsen und abnehmen zu lassen. Diese Fälle sind recht selten[8].

Das zurückbleibende Kochsalz tritt aus dem Blute schnell in die Gewebe über. Im Blut ist der Kochsalzgehalt bei Nephritis mit Ödemen manchmal erhöht, manchmal normal. Die Ödemflüssigkeit[9] hat in der Regel einen höheren Gehalt an Natriumchlorid als das Serum[10]. Für diese Fälle stellt man also in der Regel, gerade auf Grund der Beobachtungen von STRAUSS und WIDAL, die Ausscheidungsstörung des Kochsalzes durch die Nieren in den Mittelpunkt. Diese

<hr>

[1] Vgl. z. B. BARTELS, Nierenkrankheiten. Ziemssens Handb., 1. Aufl. 4 1.

[2] Z. B. SCHADE u. CLAUSSEN, Z. klin. Med. **100**, 363. — A. v. KORÁNYI, Wien. med. Wschr. **1925**, Nr 4.

[3] BECKMANN, Arch. klin. Med. **145**, 22.

[4] KOLLERT u. STARLINGER, Z. exper. Med. **30**, 293. — RUSNYÁK, ebenda **41**, 532.

[5] v- WYSS, Arch. klin. Med. **111**, 93.   [6] STRAUSS, Ther. Gegenw. **1903**, Mai.

[7] WIDAL u. JAVAL, Soc. d. hôp. **1903**, Juni. — Zu diesen Abhandlungen vgl. Dtsch. Kongr. inn. Med. **1909** (Vorträge von MAGNUS-LEVY, WIDAL, STRAUSS); Diskussion. — SCHLAYER u. TAKAYASU, Arch. klin. Med. **91**, 59 (Lit.).

[8] Vgl. BLOOKER, Arch. klin. Med. **96**, 80.

[9] THANNHAUSER, Z. klin. Med. **89**, 181. — HEINEKE u. MEYERSTEIN, Arch. klin. Med. **90**. — Lit. SIEBECK, Monographie, S. 59.

[10] Lit. siehe Fußnote 9. — BECKMANN, Arch. klin. Med. **135**, 39.

Auffassung liegt nahe, und sie erscheint wegen ihrer Verständlichkeit sympathisch. Aber gesichert ist sie nicht entfernt, denn alles würde sich auch verstehen lassen, wenn man die Störung nur in Endothelien und Bindegewebe legt, wie es z. B. Volhard tut.

Der Eiweißgehalt der Ödemflüssigkeit[1] bei diesen Formen chronischer Nephropathien ist meist sehr niedrig, unter 0,5 $^0/_{00}$ oder viel tiefer, nicht selten so tief wie bei den vorher genannten kachektischen Ödemen. In manchen Fällen sind die Ergüsse milchig getrübt. Das hat nach allem, was wir jetzt wissen, nichts zu tun mit Lipämie, sondern wahrscheinlich liegt eine Globulinlipoidverbindung der Trübung zugrunde.

Für die Betrachtung der Ödememechanik ist durch die vorliegenden Untersuchungen noch nicht viel mehr gewonnen, als was oben erörtert wurde. Der gesteigerte Kochsalzgehalt der Ödeme könnte als osmotisch wirksam angesehen werden, nachdem durch eine besondere Störung der Kapillarendothelien die größere Menge von Kochsalz in die Gewebsflüssigkeit gekommen sei[2]. Dagegen wird eingewandt, daß die eiweißarme Gewebsflüssigkeit mit dem eiweißreicheren und kochsalzärmeren Plasma im Diffusionsgleichgewicht ist[3]. Mir scheinen auch hier die rein osmotischen Vorstellungen, selbst unter Berücksichtigung des Donnan-Gleichgewichts, nicht auszureichen. Außerdem sind meines Erachtens noch nicht genügend viel Kranke untersucht. Es ist auch hier wieder zuviel von einer Art Kranken auf die andere übertragen und nicht genug Einzelnes am einzelnen Kranken untersucht.

Zu alledem kommt aber noch die bisher doch noch nicht ganz sicher entschiedene Frage, ob denn die Niere in diesen Fällen nicht deswegen das Kochsalz mangelhaft ausscheidet, weil die Gewebe es fixieren und deswegen nicht zur Niere kommen lassen[4]. Thannhauser hat ausführlich darüber gehandelt. Ich teile seine Vorstellung, daß für die ungenügende Ausscheidung von Natriumchlorid im Harn sowohl die Niere verantwortlich zu machen ist als auch sein schnelles Eindringen in die Gewebe. Da für eine Beziehung seitens des Bindegewebes irgendwelche Anhaltspunkte nicht gewonnen werden können[5], so dürfte es schließlich doch wieder auf die alte Vorstellung einer veränderten Tätigkeit der Kapillarendothelien hinauskommen[6], die in irgendwelcher Beziehung zu renalen Störungen auch bei den chronischen hydropischen Zustandsbildern der Nierenerkrankung steht. Wahrscheinlich sind die Veränderungen der Nieren- und die der Endothelzellen gemeinsame Folgen einer Giftwirkung. Das zeigt sich jedenfalls immer wieder, daß die Nierenerkrankungen nicht isolierte Organveränderungen im Sinne von Morgagni und Bright sind. Ich persönlich möchte raten, auch sehr vorsichtig zu sein mit Verallgemeinerung und theoretischer Verwertung der Zusammensetzung der Ödeme, weil ich die meisten dieser „Formen" der Nephritis im Sinne von Siebeck viel mehr für vergängliche Zustandsbilder halte.

Viel klarer liegen die Verhältnisse bei den akuten Nephritiden, wie sie sich so häufig im Anschluß an akute Infektionskrankheiten der verschiedensten Art entwickeln und wie wir sie als „Kriegsniere" während des Feldzugs tausendfach sahen. Daß hier Streptokokken ätiologisch im Vordergrund stehen, diese Auffassung gewinnt mehr und mehr an Wahrscheinlichkeit. Die Einheitlichkeit der Ursache gibt vielleicht auch die so oft beobachtete Ähnlichkeit im Krank-

---

[1] Beckmann, Arch. klin. Med. **135**, 38. — Lit. Siebeck, Monographie S. 59.
[2] Heineke u. Meyerstein, l. c.   [3] Rona. — Vgl. Thannhauser, l. c.
[4] Volhard, l. c.   [5] Vgl. Schade, l. c.   [6] Vgl. Siebeck, Klin. Wschr. **6**, Nr 8 (1927).

heitsbild und Verlauf. Hier stellen sich die Ödeme schnell, oft plötzlich ein, und zwar sofort mit den renalen Störungen; es würde also gar keine zeitliche Möglichkeit gegeben sein, die Wasseransammlung als Folge renaler Funktionsstörungen zu betrachten. Zuweilen, allerdings selten, geht die Entwicklung der Ödeme sogar der der Albuminurie voraus. Ja, im Felde sah jeder von uns in Übereinstimmung mit früheren Beobachtern[1] Krankheitsfälle mit allgemeinen Ödemen der Haut und mit Hydrops der serösen Höhlen, die in ihrer Form und der Art ihres Auftretens nephritischen völlig glichen, aber ohne nachweisbare Veränderung der Nierentätigkeit, wir wollen besser sagen ohne bzw. mit einer vorübergehenden minimalen Albuminurie einhergingen[2]. Bei manchen von ihnen bestand sogar arterielle Druckerhöhung, schwere Bronchitis mit Lungenödem, Herzinsuffizienz, Retinitis[3] und eine Reihe urämischer Erscheinungen.

Die Ödeme bevorzugen hier gewisse Körperstellen, z. B. Augenlider, Handrücken und Knöchel — eben Orte, an denen die Spannung des Gewebes niedrig ist. Hier sammelt sich also Wasser gewissermaßen als erstes Krankheitszeichen an; diese Ansammlung ist mithin, wie wir schon sagten, nicht Folge einer renalen Wasserzurückhaltung im Organismus. Wir möchten noch bemerken, daß man solche Zustände ohne Albuminurie gerade auch nach Scharlach sah, also nachdem eine Veränderung der Hautgefäße vorausging. Die Ödemflüssigkeit ist hier immer kochsalzreich[4], oft reicher als das Serum und sie enthält auch — refraktrometrisch beurteilt — mehr als 1% Eiweiß[5]. Nimmt man alle diese Tatsachen zusammen, so wird man darauf hingeführt, eine krankhafte Veränderung der Kapillarwand zugrunde zu legen, in Übereinstimmung mit der alten berühmten Hypothese von Cohnheim und Lichtheim[6]. Für die akute Nephritis, die ja das Ergebnis eines akuten Infekts darstellt, liegt es also am nächsten, als koordinierte Folge dieses Infekts eine akute entzündliche Erkrankung der Kapillaren an verschiedenen Stellen oder allgemein, jedenfalls im Korium und an den serösen Häuten, sowie in der Niere, vor allem in den Glomeruli anzunehmen. Das würde durchaus richtigen allgemein-pathologischen Vorstellungen entsprechen. Gar zu leicht sind wir aus der Zeit der Organpathologie geneigt, Organerkrankungen zu eng und zu umschrieben aufzufassen. Sicher erkranken bei akuter Nephritis die Gefäße der Glomeruli. Sehr häufig beteiligen sich die der Lunge und des Herzens. Ist da nicht die Annahme einer koordinierten Veränderung anderer Organ- und vor allem der Koriumgefäße eine natürliche Vermutung? Auch experimentelle Erfahrungen lassen sich zur Stütze dieser Hypothese heranziehen: die Uranvergiftung, die mit Ödemen einhergeht, erzeugt ausgesprochene Veränderungen der Gefäße[7].

Von größter Bedeutung würde natürlich der anatomische Nachweis von Gefäßveränderungen sein. Solche liegen meines Erachtens für die akute Nephritis

---

[1] E. Wagner, Arch. klin. Med. **41**, 509. — Vgl. Volhard, in Mohr-Staehelins Handb., 1. Aufl.

[2] His, Med. Klin. **1919**, Nr 1.   [3] Marx u. Schmidt, Dtsch. med. Wschr. **1928**, Nr 22.

[4] Thannhauser, Z. klin. Med. **89**.   [5] Beckmann, Arch. klin. Med. **135**, 38.

[6] Virchows Arch. **69**, 106. — Magnus, Arch. f. exper. Path. **42**, 250.

[7] Schlayer u. Takayasu, Arch. klin. Med. **98**, 17 (vgl. ebenda **91**).

nicht oder wenigstens nicht ausreichend vor. Bei chronischen Nephritiden, die nicht zu den Sklerosen gehören, sind Veränderungen wenigstens der Arterien beschrieben. Aber auch hier wären neue Beobachtungen, namentlich über den Zustand der kleineren Gefäße, wünschenswert.

Sehr viel verwickelter liegen die Verhältnisse für die Ödeme der chronischen Nephritiden. Bei ihnen ist die Wasseransammlung Ausdruck eines Zustands, und das können wir sicher schon jetzt sagen, daß sie pathogenetisch nicht einheitlicher Natur und auch keinesfalls auf die Nieren allein zu beziehen ist. Im vorausgehenden wurde ja schon auf verschiedene Möglichkeit der Ödementstehung hingewiesen. Immer zeigt sich wieder der Mangel eines zahlreiche Fälle umfassenden, eingehend untersuchten Materials. Da nicht das geringste sich dafür anführen läßt, daß bei chronischer Nephritis die Gewebe von sich aus Wasser an sich reißen, so würde es auch hier auf die Gefäße ankommen im Sinne von COHNHEIM und LICHTHEIM[1]. Wie schon dargelegt wurde, ist es Frage eines Zustandsbildes der Nephritis, ob sie mit Wassersucht einhergeht. Ziehen wir zur Pathogenese die Gefäße heran, so müßte ihre Veränderung von der Niere aus erzeugt oder ihrer Erkrankung koordiniert sein. Ausscheidungsstörungen in den Mittelpunkt zu stellen liegt dann nahe. Darüber ist für Wasser und Kochsalz schon gesprochen; solche Entstehung der Ödeme kommt vielleicht vor. Aber wahrscheinlicher werden auch hier die Gefäße durch die gleiche Einwirkung geschädigt, wie die Nierenzellen. Wir müssen die Erörterung abbrechen, weil zur Weiterführung die tatsächlichen Unterlagen fehlen. Nur auf eine Analogie können wir hinweisen: bei der von den Nieren aus krankhaft veränderten Einstellung des Drucks liegt das Prinzipielle der Frage ganz ähnlich.

Die ganze Erörterung hat etwas höchst Unbefriedigendes, weil wir im Grunde nicht wissen, wie die Sache ist. An das eine können und müssen wir uns immer wieder halten, das ist die Veränderung der Kapillarwand. Der Gedanke ihrer Funktionsstörung läßt bei der ungeheuren Beweglichkeit des Wasserwechsels die größten Möglichkeiten zu, indem die Verschiedenheit der durchtretenden Stoffe auch den Gebrauch des DONNANschen Gleichgewichts innerhalb gewisser Grenzen berechtigt sein läßt[2]. Vor allem aber wird die Bedeutung der Gefäßwand durch die so merkwürdigen Ergüsse in den serösen Höhlen erwiesen. Mit der Entstehung der Höhlenergüsse muß es eine ganz besondere Bewandtnis haben. Die außerordentliche Kraft, mit der sie Flüssigkeit an sich reißen, weist auf eine höchst eigenartige und uns völlig rätselhafte Störung ihrer Endothelien hin.

Zuweilen sind in Ergüssen des Peritoneums, sehr viel seltener in solchen des Perikards oder einer Pleura größere Mengen von Fett enthalten[3]. Es kann aus den Endothelien stammen, falls deren Protoplasma, wie es bei malignen Tumoren nicht

---

[1] l. c. — SCHLAYER, Med. Klin. 1918, Nr 3. — VOLHARD, l. c.

[2] Z. B. L. LOEB, Edema, Baltimore 1923. — GOLLWITZER-MEYER, Klin. Wschr. 3, Nr 48 (1924).

[3] QUINCKE, Arch. klin. Med. 26, 121. — SENATOR, Char.-Ann. 10, 305 (1883). — BAHRGEBUHR, Arch. klin. Med. 51, 161: gibt eine Übersicht über die damals beobachteten Fälle und die Lit. — PAGENSTECHER, Dtsch. Z. Chir. 62, 312. — MUTERMILCH, Z. klin. Med. 46, 123.

selten vorkommt, eine starke Fettmetamorphose durchmacht und das Fett in der umgebenden Flüssigkeit aufgeschwemmt wird. Oder das Fett kann aus dem Blut stammen. Wenn das Blut, wie wir zuweilen beobachten, größere Mengen von Fett enthält, und dieses durch die Gefäßwand hindurchtritt, so kann es den Transsudaten den Charakter des fetthaltigen Ergusses geben.

Schließlich können aber auch unter der Einwirkung von Tumoren große Chylusgefäße platzen. Dann läuft ihr Inhalt in die Bauchhöhle und die dort angesammelte Flüssigkeit ist dann in ihren Bestandteilen zum Teil abhängig von der Art der zugeführten Nahrung. So konnte MINKOWSKI im Aszites die Triglyzeride der Erukasäure auftreten lassen[1], genau wie man das an den Fettpolstern machen kann. Zuweilen besteht die Trübung „pseudochylöser Ergüsse“ in grob suspendierten Teilchen einer wohl physikalischen Vereinigung von Globulin und Lipoidkomplexen[2].

Auch in der Lunge sehen wir unter ähnlichen Bedingungen, wie sie für die Körpergefäße besprochen wurden, Ödeme auftreten[3]. Die Ausscheidung der Flüssigkeit kann in das Lungengewebe selbst und in die Alveolen hinein erfolgen. Meist wird beides zusammen gesehen, und in jedem von beiden Fällen, vor allem aber aus der Vereinigung beider, muß, wie nachher darzulegen sein wird, eine Beeinträchtigung der Atmung erfolgen. Wenn wir hier von Lungenödem sprechen, so meinen wir in erster Linie das Erscheinen ödematöser Flüssigkeit in Alveolen und Bronchiolen. Wie gesagt, ist diese aber meines Erachtens stets verbunden mit einer Durchtränkung des Lungengewebes selbst. Die lokalen Transsudationen, welche man besonders in der Nähe von Entzündungsherden antrifft, sind selbst entzündlicher Natur. Lokale Stauungstransudate kommen bei der eigentümlichen Anordnung der Lungengefäße nicht vor, weil durch die zahlreichen Anastomosen und bei der funktionellen Gleichartigkeit aller Teile der Lunge das Blut, wenn es auf ein Hindernis trifft, sofort nach anderen Stellen strömt. Ohne scharfe Grenze gehen lokalisierte entzündliche Ödeme der Lunge in manche besondere Formen von Pneumonie über. Doch gehören Erörterungen über diese Vorgänge nicht hierher.

Von großem Interesse ist die Entstehung des akuten allgemeinen Lungenödems, wie man es bei Herz-, Lungen-, Nieren- und Infektionskrankheiten beobachtet. Zwei Hypothesen streiten um den Vorrang: die erste erklärt es für ein echtes Stauungsödem. Sie gründet sich auf Beobachtungen an Menschen und auf zahlreiche Tierversuche, welche von COHNHEIM-WELCH begonnen und dann von GROSSMANN unter v. BASCHS Leitung, sowie von SAHLI und LÖWIT fortgesetzt wurden. Tiere, bei denen die linke Herzkammer so geschädigt war, daß sie nicht mehr genügend mitarbeitete, während das rechte Herz intakt blieb, bekommen sehr häufig Lungenödem. Es sind dann in der Tat alle Bedingungen für die Entstehung einer Stauung erfüllt und es ist nicht von der Hand zu weisen,

---

[1] MINKOWSKI, Arch f. exper. Path. **21**, 373.

[2] Lit. u. eigene Beobachtungen GRUND u. JASTROWITZ, Z. klin. Med. **100**, 521.

[3] COHNHEIM u. WELCH, Virchows Arch. **72**, 375. — SAHLI, Z. klin. Med. **13**, 482; Arch. f. exper. Path. **19**, 433. — LÖWIT, Beitr. path. Anat. **14**, 401; Zbl. Path. **6**, 97 (1895). — GROSSMANN, Z. klin. Med. **12**, 55; **16**, 161, 270; **27**, 151. — v. ROMBERG, Herzkrankh., 5. Aufl. — KREHL, Erkrankungen des Herzmuskels, S. 118.

daß auch beim Menschen auf die genannte Weise ein echtes Stauungsödem entstehen kann. Dafür könnten manche Beobachtungen sprechen. Es tritt eben zuweilen Lungenödem nach plötzlicher schwerster Schädigung des linken Herzens ein. So sah O. VIERORDT[1] z. B. auf akut einsetzende schwere Insuffizienz der Aortenklappen Lungenödem folgen und zum Tode führen. Das gleiche beobachtete ROMBERG[2] im Tierversuch nach Zuschnürung der Aorta.

Im Tierversuch gehört zur Entstehung dieses Stauungsödems in der Lunge starkes Schlagen des rechten Ventrikels bei völliger Lähmung des linken. Es genügt nicht, daß dieser etwa relativ schwach sei, im letzteren Falle kommt es nicht zum Lungenödem. Das hat SAHLI überzeugend nachgewiesen[3]. Nun ist beim Kranken mit allgemeinem Lungenödem die Leistung des linken Ventrikels zwar kaum normal, aber nicht selten — namentlich bei dem Bestehen von chronischer Nephritis oder Arteriosklerose — doch verhältnismäßig gut, eben nur relativ ungenügend, und die Kranken haben nur sehr selten Erscheinungen von Hirnanämie. Also keine Rede von einer vollkommenen Lähmung des linken Ventrikels! Eine solche würde überdies nur kürzeste Zeit mit der Fortdauer des Lebens vereinbar sein. Auf der andern Seite hebt LUBARSCH mit vollem Rechte hervor, daß am Menschen selbst sehr starke allgemeine Stauungen in den Lungen bei Mitralfehlern kein Ödem machen.

SAHLI erklärt deswegen das allgemeine Lungenödem in der Mehrzahl der Fälle nicht durch Stauung, sondern durch Gefäßveränderungen. Er führt noch eine Reihe von Momenten zugunsten dieser Vorstellung an; auch das allgemeine Ödem der Lunge ist in den verschiedenen Lappen gewöhnlich ungleich verteilt. Es findet sich ferner recht häufig im Gefolge von Entzündungsprozessen. Wie erwähnt, gibt es gerade bei Herzkranken unmerkliche Übergänge von den Erscheinungen des Lungensödems zu denen eigentümlicher Arten von Pneumonie[4]. Also gewiß sind nicht wenige Lungenödeme entzündlicher Natur. Eingehende Beobachtungen über den Eiweißgehalt der Ödemflüssigkeit würden vielleicht manche Aufschlüsse bringen; manche Forscher, z. B. F. v. MÜLLER, geben an, daß der Auswurf bei Lungenödem viel Eiweiß enthalte. Mir fällt — in voller Übereinstimmung mit dieser Auffassung — doch mehr und mehr auf, wie häufig von großem Einfluß auf das Eintreten von kardialem Asthma und Lungenödem ein abnormer Zustand der Bronchien ist; beide werden gar nicht so selten durch eine infektiöse Bronchitis eingeleitet. Entzündlichen Ursprungs ist wohl auch das Lungenödem, das sich im Gefolge mancher im Krieg beobachteter Gasvergiftungen entwickelt. Eine sehr große Rolle spielt das Lungenödem, welches sich zwar in den Alveolen, vor allem aber interstitiell bei vielen Fällen von akuter Nephritis entwickelt und, wie wir im Kriege oft sahen, auf der Höhe der Krankheit das Krankheitsbild wesentlich beherrscht. Hier gewinnt man den Eindruck, daß

---

[1] Nach mündlicher Mitteilung.
[2] ROMBERG u. HASENFELD, Arch. f. exper. Path. **39**, 333.
[3] SAHLI, Z. klin. Med. **13**, 482; Arch. f. exper. Path. **19**, 433.
[4] TRAUBE, Beitr. **3**, 152, 207, 313. — Vgl. KOCKEL, Naturforscherversammlung Frankfurt 1896. — KREHL, Erkrankungen des Herzmuskels, 2. Aufl., S. 149.

die Starre der Lunge zu den schwersten Atemstörungen führt. Pathogenetisch steht offenbar ein abnormes Verhalten der Kapillarendothelien ganz im Vordergrund[1].

Daß aber auch die Stauung als Ursache des akuten allgemeinen Lungenödems eine Rolle spielen kann, ist mir doch höchstwahrscheinlich[2]. Auf Grund der Tierversuche allein läßt sich das jedenfalls nicht ablehnen. Zwar gehört zur Entstehung des Stauungsödems am gesunden Tiere völlige Lähmung des linken Ventrikels. Aber gerade in den Fällen von Lungenödem bei Herz- oder Nierenkranken dürfte die meist schon lange vorausgehende Stauung im Lungenkreislauf die Gefäßwände sehr wohl so verändert haben, daß sie bereits auf wesentlich geringere Abnahme der Stromgeschwindigkeit, als sie für den gesunden Organismus notwendig ist, mit Transsudation reagieren. Mit fortschreitender Erforschung der Krankheitsvorgänge haben wir doch mehr und mehr gelernt, äußerste Vorsicht zu üben mit der Übertragung grober und schnell erzeugter Veränderungen am Tier auf die Erklärung der langsam verlaufenden, langsam sich ändernden und dadurch das Verhalten der Organstruktur und Organfunktion ganz anders beeinflussenden Vorgänge am kranken Menschen. Für die Bedeutung mechanischer Einwirkungen, für die Entstehung von Lungenödem läßt sich auch das durch Adrenalin erzeugte[3] Ödem anführen, bei dem der Druck im großen Kreislauf stärker steigt als im kleinen. Es ist interessant, daß dieses Adrenalinödem durch Morphin beseitigt wird, ebenso wie häufig das Stauungsödem in der Lunge des Menschen!

Meiner Überzeugung gibt es am Menschen ein entzündliches Lungenödem, aber auch ein solches durch Stauung. Der Arzt sieht das letztere namentlich bei plötzlicher Abnahme der Leistung eines schon lange kranken linken Herzens eintreten und er kann auch erfahren, wie es bei Zunahme seiner Kraft wieder verschwindet.

---

[1] Vgl. LAQUEUR u. DE VRIES-REILINGH, Arch. klin. Med. 131, 310.
[2] KREHL, Erkrankungen des Herzmuskels, 2. Aufl., S. 149.
[3] G. TRENDELENBURG, Hormone 1, 279.

8. Das Nervensystem.

Das Blutbedürfnis der Zellen und Fasern des Zentralnervensystems ist ein sehr erhebliches. Das Organ wird von starken Arterien mit Blut versehen, und auch für die Abfuhr des verbrauchten Blutes ist sehr gut gesorgt. Plötzliche Störung des Blutzutritts zu den Zellen von Gehirn und Rückenmark führt schnell zu Reizungs- und Lähmungserscheinungen. Das sich entwickelnde klinische Bild hängt ab von der Art der Zellen und Fasern, die von der Beeinträchtigung der Blutzufuhr getroffen werden, sei es, daß die Anämie nur in bestimmten Stellen des Nervensystems zustande kommt, sei es, daß die Zellen verschiedener Funktion gegen die gleiche Einwirkung verschieden empfindlich sind. Das ist in der Tat der Fall: sehr früh leiden die Zellen des sog. Atemzentrums. Wird doch durch ihre gewissermaßen spezifische Empfindlichkeit gegen die H-Ionenkonzentration zum mindesten gegen die Verhältnisse der Kohlensäure die Gasversorgung des Körpers geleitet. An der Hirnrinde führt nach allgemeiner Annahme die Verminderung der Blutzufuhr zu Müdigkeit, Beeinträchtigung des Bewußtseins, schließlich zur Ohnmacht und zu völliger Bewußtlosigkeit. Ob die Muskelkrämpfe, die bei plötzlicher Unterbrechung des Blutzuflusses zum Hirn vorausgehen, von der Rinde oder von tieferliegenden Teilen ausgelöst werden, ist noch unklar; jedenfalls können sie vom Rückenmark allein ausgehen. Also: wir kennen gut die Folgen schnell einsetzender, stärkerer oder schwächerer Störungen der Blutzufuhr zu mancherlei Bezirken des Gehirns und auch des Rückenmarks. Aber auf der anderen Seite müssen wir doch erstaunt sein über die Anpassungsfähigkeit unseres Organs an Kreislaufstörungen; sehen wir doch nicht selten trotz schwerster Herzinsuffizienz bei fehlendem Radialpuls die Kranken seelisch völlig unverändert. Man muß eben immer mit der Tätigkeit der Gefäßinnervation rechnen, durch die die Blutversorgung umschriebener Stellen bestimmt werden kann. Und am Hirn mit dem besonderen Verhalten bestimmter Stellen!

Wir pflegen das, was wir über die Folgen der Kreislaufstörungen am Hirn annehmen, zu benutzen, um eine Reihe von Erscheinungen, die ihnen gleichen oder ähnlich sind, auf die gleiche Erscheinung zurückzuführen. Zunächst tun wir das für die vorübergehenden Bewußtseinsverluste, die als Ohnmachten bezeichnet werden. Sie können als Folge psychischer oder auch irgendwelcher körperlicher Einwirkungen kräftige und sonst gesunde Leute treffen; häufiger finden wir sie bei anämischen Mädchen und bei Leuten mit Entartung der Hirnarterien. Die Kranken verlieren das Bewußtsein, fallen um und liegen eine Zeit mit blassem Gesicht, ruhiger Atmung, ohne Zyanose und irgendwelche Reaktionserscheinungen da. Die Apparate der Oblongata vollführen also ihre Verrichtungen ohne Erregung, ohne Lähmung, nur Teile der Hirnrinde sind ausgeschaltet wie bei einer leichten Narkose. Bei dieser

Annahme machen wir Störungen des Großhirns für die Aufhebung des Bewußtseins verantwortlich. Bewußtsein ist aber ein Zustand, der vielleicht nicht an bestimmte Stellen gebunden ist. O. FOERSTER konnte[1] gerade durch Druck auf die Oblongata besonders leicht das Bewußtsein unterbrechen. Es ist nicht wahrscheinlich, daß es sich um eine Herabsetzung der Zirkulation im ganzen Hirn handelt, denn sonst würde man Erscheinungen von seiten der Oblongata finden. Wenn wirklich Kreislaufstörungen vorliegen, so würde es sich nur um partielle Gefäßverengerungen (Zusammenziehungen, Verstopfungen, Wandverdickung) handeln. Die Herztätigkeit ist, wie die Beobachtung des Pulses zeigt, bei Ohnmacht häufig beeinträchtigt: sie wird langsam und setzt aus, also eine gewisse Vaguserregung und „Herzschwäche" ist im Spiele. Dann erscheint es um so merkwürdiger, daß Erscheinungen von seiten des Atem- und Gefäßnervenzentrums fehlen.

Große Schwierigkeiten bereiten unserem Verständnis Erscheinungen allgemeiner Natur, wie sie sich oft dauernd bei anämischen Menschen finden: Kopfschmerzen, Ohrensausen, Augenflimmern, Schwindel sowie ein Gefühl der Ermattung. In der Regel führt man das alles auf Blutarmut des ganzen Hirns zurück. Aber man würde dann weniger an eine mangelhafte Sauerstoffversorgung als an allgemeine Ernährungsstörungen der Hirnsubstanz zu denken haben. Es könnten aber auch ganz andere Möglichkeiten in Betracht kommen: LENHARTZ sah[2] bei Chlorotischen Kopfschmerzen und Schwindel zweifellos durch eine Erhöhung des Subarachnoidealdrucks vermittelt.

Das Gewebe des zentralen Nervensystems ist sehr empfindlich gegen mechanische Einwirkungen: Druck, Stoß und Erschütterung. Dafür sprechen schon die Vorsichtsmaßregeln, die die Natur gegenüber heftigen Bewegungen des Kopfes, sowie schnellen und starken Veränderungen des arteriellen Druckes geschaffen hat, das ist die Einbettung des Gehirns und der Arterien in den Liquor cerebrospinalis, der zunächst alle Stöße auffängt[3]. Er begleitet vom Subarachnoidealraum aus die Lymphscheiden der Hirngefäße weit in das Hirn hinein. Dadurch schützt er die Nervenzellen vor schnellen Schwankungen des allgemeinen Blutdrucks, die die Gefäßnerven des Hirns nicht auszugleichen vermögen. Auch die an der Hirnbasis und im Rückenmark abgehenden Nerven, sowie das ganze Zentralorgan werden bei schnellen Bewegungen des Körpers dadurch vor Druck bewahrt. Vielleicht erhält der Kreislauf in der Gehirn-Rückgratshöhle auch eine gewisse Unabhängigkeit von der Körperlage.

Die Zerebrospinalflüssigkeit[4] ergibt sich schon durch ihre Zusammensetzung und ihre vom Blutplasma abweichende Beschaffenheit im wesentlichen als ein Abscheidungsergebnis von Zellen. Wahrscheinlich wird sie abgesondert und aufgesaugt[5] von den Zellen des Plexus und durch die Pacchionischen Granulationen, die Venen und die Lymphgefäße, namentlich die der Nase und des Halses. Interzellularflüssigkeit aus dem Nervengewebe und den Gehirngefäßen kommt gewiß hinzu. Der besondere

---

[1] Bruns' Beitr. **137**, 643.   [2] LEHNARTZ, Münch. med. Wschr. **1896**, Nr 8, 9.

[3] Vgl. GRASHEY, Exper. Beitr. zur Lehre v. d. Blutzirkul. 1891. — HAUPTMANN, Nd. Chir. **11 I**, 433.

[4] Vgl. PLAUT, REHM, SCHOTTMÜLLER, Leitfaden z. Untersuchg d. Zerebrospinalflüssigkeit. 1913. — WEIGELDT, Studien z. Phys. u. Path. d. Liqu. cerebrosp. 1923. — KAFKA, Die Zerebrospinalflüssigkeit. Leipzig 1930. — WALTER, Die Blutliquorschranke. Leipzig 1929; Fortschr. Neurol. usw. 1929, 1930, 1931. — EMANUEL u. FISCHL, Nervenarzt **4**, 225.

[5] FALKENHEIM u. NAUNYN, Arch. f. exper. Path. **22**, 269.

Stoffwechsel dieser Zellen kann natürlich sehr wohl zu der eigenartigen Beschaffenheit des Liquors beitragen. Die Menge des Liquors hängt ab vom Verhältnis zwischen Abscheidung und Aufsaugung.

Der Druck der Flüssigkeit[1] ist bei genau horizontaler Lage des Körpers an allen Stellen der Liquorräume gleich. Seine absolute Höhe zeigt starke individuelle Schwankungen. An der Stelle der Lumbalpunktion dürften Zahlen von 100—150 mm Wasser im Liegen und 400 mm im Sitzen oder Stehen die obere Grenze der Norm darstellen. In der Zisterne ist der Druck im Sitzen bei etwas vorn übergebeugtem Kopf am Gesunden meist negativ. Im allgemeinen hängt die Höhe des Druckes ab von den Verhältnis der Menge des Liquors zur Größe des Behälters, d. h. von Sekretion, Resorption und Wandspannung. Über diese Verhältnisse ist viel gesprochen worden, weil in den klassischen Untersuchungen über Hirndruck der Druck des Liquors als das maßgebende Moment eingeführt wurde.

Eine große Bedeutung hat, nachdem uns QUINCKE durch sein genial erdachtes Verfahren[2] lehrte, den Liquor am Kranken zu untersuchen, seine chemische und histologische Gestaltung für diagnostische Aufgaben gewonnen[3]. Über das theoretische weiß man einiges. Aber vielfach sind die zur Untersuchung des Liquors verwandten Methoden, auch wenn sie diagnostisch brauchbar sein mögen, für die Gewinnung sicherer physiologischer Schlüsse zu mangelhaft.

Unzweifelhaft mechanischen Ursprungs sind die Krankheitsbilder der Commotio cerebri, Compressio cerebri, Contusio cerebri, die, wie sich sogleich zeigen wird, durchaus nicht immer streng voneinander getrennt werden können und sollen[4]. Als Veranlassung zu ihrer Entstehung kann zunächst eine schwere Gewalteinwirkung auf Schädel und Gehirn zugrunde liegen. Werden beide zerrissen, so ist die Schädigung klar; aber nicht nur an der erkrankten Stelle, sondern auch auf mehr oder weniger weite Umgebung hin finden Quetschungen der Hirnsubstanz und Blutungen statt.

Schnelle und heftige Erschütterungen des Schädels führen zu Schädigungen, auch ohne daß äußere, ja nicht so selten, ohne daß auch innere, mit bloßem Auge sichtbare Veränderungen bemerkbar wären; gerade die letzteren Fälle sind es, die im wesentlichen den altberühmten Zustand der „Hirnerschütterung" ausmachten. In den reinen Fällen ist das Bewußtsein getrübt oder aufgehoben, die Kranken liegen blaß da, alle willkürlichen Muskeln sind schlaff, nicht selten sogar gelähmt. Die Atmung ist oberflächlich und langsam, die Herzschlagfolge langsam oder auch beschleunigt, der Puls klein und weich. Die Pupillen haben öfters ihre Reaktion eingebüßt. Erbrechen findet sich häufig. In manchen Fällen treten Erscheinungen allgemeiner Reizung, häufiger solche von örtlichem Ausfall, also „Herdsymptome" dazu. Der Höhepunkt des Krankheitszustandes ist entweder unmittelbar nach der Verletzung gegeben und mindert sich mehr

---

[1] Vgl. D. GERHARDT, Mitt. Grenzgeb. Med. u. Chir. 13, 501. — ESKUCHEN, Erg. inn. Med. 34, 243. — WEIGELDT, l. c.

[2] QUINCKE, Kongreß inn. Med. 1891, 321; Berl. klin. Wschr. 1891, Nr 39; Dtsch.Klin. 6 I.

[3] PLAUTH, REHM, SCHOTTMÜLLER, l. c. — WEIGELDT, l. c. — KAFKA, l. c.

[4] Vgl. KOCHER, Nothnagels Handb. 9 III, 266. — HAUPTMANN, Nd. Chir. 11 I, 520 (Lit.). — Referate von TRENDELENBURG u. WINDSCHEID, sowie Aussprache im Neur. Zbl. 1909, 1194. — REICHARDT, in Handb. norm. path. Phys. 10, 103. — KÜTTNER, Handb. prakt. Chir. 1, 251.

oder weniger schnell bis zur völligen Gesundung; so ist es in der Regel bei der alten klassischen Commotio cerebri. Aber in anderen Fällen kommt es erst allmählich zur Ausbildung von Ausfallserscheinungen. Das ist dann der Fall, wenn mit oder ohne Vermittlung von Blutungen bzw. Kreislaufstörungen sich Entartungsherde bilden[1]. Auch schnell oder langsam eintretende Meningealblutungen können eine Rolle spielen. Unter den Spätsymptomen sind nicht selten seelische höchst bedeutungsvoll[2].

Ebensowenig wie die klinischen Erscheinungen sind die zugrunde liegenden anatomischen Veränderungen und die Pathogenese einheitlicher und umschriebener Natur. Außer den großen Zertrümmerungen, Quetschungen und Gefäßzerreißungen sind mikroskopisch nachweisbare Herde unzweifelhaft öfters da, als man im allgemeinen annimmt, vor allem Blutungen. Auf die Feststellung eines „normalen" histologischen Befundes möchte ich vorerst noch keinen allzu großen Wert legen wegen der Schwierigkeiten der Methodik. Offenbar werden in dem Maße, wie man den Dingen nachgeht, Veränderungen häufiger gefunden werden. Für Versuche an Tieren ist das sicher[3]. Auch am Menschen liegen Beobachtungen vor[4]. Aber wir brauchen noch weitere und eingehendere. Man möchte sogar fragen: wie soll nur bei kurzen starken Erschütterungsstößen das Gefüge der Zellen, Fasern und Dendriten unversehrt bleiben?[5] Wir erinnern an seine Feinheit und Verwicklung. Denn dabei wird durch die Elastizität unter allen Umständen eine Reihe von Erschütterungswellen (Verdichtungen und Verdünnungen oder Drucksteigerungen und Druckminderungen) hin und her gehen. Das will doch die berühmte Anschauung vom Contrecoup besagen, und die experimentellen Erfahrungen aus Kochers Institut sprechen duraus in diesem Sinne. Dabei können leicht Blutungen aus den kleinsten Gefäßen und müssen geradezu Störungen der feinen Fasern zustande kommen. Das würde Kochers Vorstellung der „akuten Hirnpressung" sehr nahe kommen. Denn nach dem eben Gesagten treten in der Tat periodische oder vorübergehende, vielleicht manche Stellen besonders treffende Druckerhöhungen auf. Wie ich glaube, ist es zurzeit noch nicht möglich, für diese Schädigungen die Art der Entstehung im Einzelfalle festzulegen, dafür beherrschen wir weder die Form der mechanischen Vorgänge im Schädelinnern noch die Reaktionsform der so außerordentlich verwickelten Hirnstruktur genügend. Für den Arzt ist noch wichtig — und auch das spricht für die Bedeutung von Veränderungen der Nervensubstanz —, daß Spätveränderungen, z. B. Blutungen und epileptische Zustände, nicht ganz selten beobachtet werden.

Aber darauf muß immer wieder aufmerksam gemacht werden: es handelt sich bei diesen Vorgängen um nichts weniger als um etwas fest Umschriebenes oder Abgegrenztes[6]. So wie die anatomischen Veränderungen nicht einheitlich sind und von den feinsten Läsionen über Nekrose und Blutung zur Zerstörung gehen, so ist auch das Klinisch-Symptomatische außerordentlich variabel, man findet alle möglichen Übergänge und Variationen.

---

[1] Vgl. Friedmann, Dtsch. med. Wschr. **1910**, Nr 15/16. — Schmaus, Virchows Arch. **122**, 236; Arch. klin. Chir. **42**, 112.—Jacob, in Nissl-Alzheimers Arb. **5**. — Ricker, Virchows Arch. **226**, 180.

[2] Vgl. Schröder, Geistesstörungen nach Kopfverletzungen. 1915.

[3] Schmaus, Virchows Arch. **122**, 326, 470. — Kirchgaesser, Dtsch. Z. Nervenheilk. **11**, 406; **13**, 422.

[4] Vgl. Hauptmann, l. c.   [5] Vgl. Wagner, Bruns' Beitr. **16**, 493.

[6] Vgl. Sauerbruch, Mschr. Psychiatr. **26**, 140. — Ricker, l. c.

Gewiß bleibt in nicht wenigen Fällen auch der Kreislauf nicht unverändert. Indessen kaum möchte ich glauben, daß hier ein eigentlicher Druck des Liquors auf Venen und Kapillaren Bedeutung gewinnt, wie es in vielen Fällen chronischen Hirndrucks der Fall ist. Dafür dauert doch hier die Druckerhöhung der zerebrospinalen Flüssigkeit zu kurz. Aber nach den Symptomen von seiten des verlängerten Marks, die in schweren Fällen auf die der Rinde folgen, gewinnt man den Eindruck einer Beteiligung der Gefäßnervenzentren, einer Schwäche oder Lähmung von ihnen. Die Auffassung wurde immer von einzelnen Seiten geteilt, neuerdings ist wieder SAUERBRUCH für sie eingetreten[1]. In manchen Fällen hat sie zweifellos Bedeutung; ich erinnere auch an die symptomatische Ähnlichkeit mancher Fälle von Hirnerschütterung mit Lähmungen der Oblongatazentren, die auf andere Weise entstehen. In den experimentellen Beobachtungen von ENDERLEIN und KNAUR[2] waren nach schweren Erschütterungen des Schädels das Volumen und der Blutgehalt des Hirns nicht einheitlich verändert. Zerebrale Gefäßlähmungen sind mit den Erscheinungen der Hirnerschütterung oft verbunden, sie rufen sie aber nicht hervor.

Bei manchen Kranken wirkt ein Druck auf das Zentralnervensystem längere Zeit, mit Schwankungen, ich meine nicht immer gleich stark ein (Hirndruck)[3].

Der Inhalt der Schädelhöhle besteht aus Nervensubstanz, Glia, Bindegewebe, Gefäßen, zerebrospinaler Flüssigkeit und Blut. Diese Gebilde sind wegen ihres Reichtums an Wasser im Sinne der Physik theoretisch imkompressibel. Es vermag aber Wasser aus den festen Teilen ausgedrückt zu werden; dadurch kann tatsächlich, wie REICHARDT nachwies, eine sehr erhebliche Kompression des Hirns zustande kommen. Der Liquor kann sich durch verstärkte Aufsaugung mindern, das Venen- und Kapillar-, sogar das Arterienblut kann aus der Schädelhöhle ausgepreßt, der schwächer elastische Teil der Wandungen kann gedehnt werden. Jede intrakranielle Druckerhöhung hat also auf der einen Seite mannigfache Veränderungen im gegenseitigen Verhältnis der Teile zur Folge, ebenso wie ihr selbst verwickelte Voraussetzungen zugrunde liegen. Zu den letzteren gehört noch, wie wir schon früher erwähnten, die Größe der Abscheidung des Liquors seitens der Zotten. Vor allem aber kommt es für die Frage der Entstehung des Hirndrucks auf das Verhältnis von Hirnvolumen und Rauminhalt der Schädelkapsel an. Darüber haben RIEGER und REICHARDT grundlegende Beobachtungen angestellt.

Ist durch die eigenartige Gestaltung der Bedingungen, von der noch weiterhin die Rede sein wird, eine Druckerhöhung in der Schädel-Rückenmarkshöhle

---

[1] Vgl. SAUERBRUCH, Mschr. Psychiatr. **26**, 140. — RICKER, l. c.

[2] J. Psychol. u. Neur. **29**.

[3] Über Hirndruck s. v. BERGMANN, Die Lehre von den Kopfverletzungen. Dtsch. Z. Chir. **30**; Arch. klin. Chir. **32**, 705. — ADAMKIEWICZ, Wien. med. Wschr. **1884**. — HILL, Proc. roy. Soc. **55**, 52; Physiology and pathology of cerebral circulation. 1886. — ALTMANN, Diss. Dorpat 1871. — NAUNYN u. SCHREIBER, Arch. f. exper. Path. **14**, 1. — FALKENHEIM u. NAUNYN, ebenda **22**, 261. — DEUCHER, Z. Chir. **35**, 145. — CUSHING, Mitt. Grenzgeb. Med. u. Chir. **9** u. **18**. — KOCHER, Hirnerschütterung und Hirndruck, Nothnagels Handb. **9** III. — LEONHARDT, Z. Chir. **71**, 35. — SAUERBRUCH, Mitt. Grenzgeb. Med. u. Chir. **1903** III, Suppl. — HAUPTMANN, Nd. Chir. **11** I, 472. — REICHARDT, Z. Psychiatr. **75**; Arb. Psych. Klin. Würzburg 8 (1914): Dtsch. Z. Nervenheilk. **28**, 306; Handb. norm. path. Phys. **10**, 103. — FÖRTIG, Dtsch. Z. Nervenheilk. **67**, 175. — SCHÜCK, Erg. Chir. **17**, 399.

zustande gekommen, so wird sich diese weit verbreiten können. Offenbar tritt sie überall auf, aber die Verbreitung des Drucks erfolgt nicht nach allen Richtungen und Seiten hin gleichmäßig, vielmehr haben darauf Richtung und Art des ursprünglichen Drucks, der Bau des Gehirns, die Anordnung der Durafalten und wohl auch manches andere einen maßgebenden Einfluß. Keinesfalls also werden die von dem Ort der Druckentstehung entfernter liegenden Stellen des Gehirns gleichmäßig getroffen. Vielmehr erhalten wir verschiedene Symptome, je nachdem die einen Orte mehr, die anderen weniger unter dem Drucke leiden. Und selbst ein gleichmäßig sich verbreitender Druck wird verschiedene Wirkungen entfalten, je nach der Widerstandsfähigkeit der einzelnen Stellen gegen diesen Druck. Uns beschäftigen hier natürlich am meisten die nervösen Fasern und Zellen. Unzweifelhaft können sie ihren Bau verändern, Dehnungen, vielleicht auch Zerreißungen erfahren, wahrscheinlich schon dadurch, daß ihr Wassergehalt sich verschiebt, daß gewissermaßen Wasser umgelagert, umgepreßt wird. Die Lichtung der Gefäße wird beeinträchtigt in verschiedener Weise, je nach der Höhe der intrakraniellen Drucksteigerung einer-, des Widerstands ihrer Wand andererseits. Höhe, Dauer und Form des Drucks beherrschen unzweifelhaft die Lage.

Nach der gewöhnlichen Annahme werden zunächst die weichwandigen Venen gedrückt, und dann leiden die Kapillaren. Eine regelrechte Konkurrenz zwischen dem Druck innerhalb und außerhalb der Blutgefäße entwickele sich und von Ausfall dieses Kampfes hänge Art und Größe des Blutstroms ab.

Jedenfalls leidet nun auch die Blutversorgung der nervösen Substanz. Sie wird, wie man annehmen muß, den Höhepunkt erreichen, wenn der Druck der zerebrospinalen Flüssigkeit bis zur Höhe des Druckes in den kleinen Arterien zu wachsen beginnt. Dieser überträgt sich auch auf das Nervengewebe. Also an der Verbreitung und der Bedeutung des Drucks nehmen direkt die nervöse Substanz und der Liquor teil. In den klassischen deutschen Theorien wurde meines Erachtens die Bedeutung der Flüssigkeit einseitig hervorgehoben. ADAMKIEWICZ hat damit völlig recht, daß die direkte Veränderung des Hirns durch den Druck ebenfalls von größter Wichtigkeit ist. Damit steht das Ergebnis von Tierversuchen durchaus im Einklang[1], die Erscheinungen von Hirndruck auch dann zustande kommen ließen, wenn die Flüssigkeit völlig abgelassen war. Man sei also vorsichtig mit allem Ausschließen. Sowohl die Hirnsubstanz selbst als die Flüssigkeit können den Druck verbreiten; in manchen Krankheitszuständen tritt mehr das eine, in manchen das andere stärker, gewissermaßen mit größerer Bedeutung hervor. Meist vereint sich beides.

Für das Verständnis der Entstehung des Hirndrucks erscheinen mir am klarsten die Fälle, in denen eine starke (entzündliche) Abscheidung von Liquor bei offenbar nicht ausreichender Aufsaugung zur reichlichen Ansammlung der Flüssigkeit führt. Dann ist, wie wir wissen, der Druck erhöht, das Hirn wird gedrückt und abgeplattet. Das finden wir bei den verschiedenen Formen

---

[1] Vgl. auch HAUPTMANN, l. c.

der Meningitis. Grundsätzlich handelt es sich um das gleiche wie bei den entzündlichen Krankheiten der Pleura und des Peritoneums. Und so wie bei diesen
auch ohne eigentlich ausgesprochene Entzündung mit Entwicklung von Geschwülsten Hydrops entsteht, so kommt wohl das gleiche vor an den Meningen
im Gefolge von Geschwülsten des Gehirns. In einzelnen Fällen ist der Eiweißgehalt recht hoch[1], das paßt gut zu einer Veränderung des serösen Überzugs.
Die Permeabilität von Plexus und Meningen ist in manchen Fällen erhöht, in
anderen nicht gesteigert. Sonst sind sehr viele, namentlich semiotisch bedeutsame
Veränderungen der Zerebrospinalflüssigkeit bekannt.

In einer großen Zahl der Fälle von Hirntumor ist gewiß die begleitende
Flüssigkeitsbildung das maßgebende Moment für die Entstehung des Hirndrucks, und nicht die einfache Raumbeengung durch die Geschwulst[2]. Zu dieser
Annahme passen meines Erachtens viele Erfahrungen. Von jeher wurde festgestellt, daß zwischen Größe der Geschwulst und Stärke der Drucksteigerung
kein direktes Verhältnis zu erkennen ist. Kleine Geschwülste führen oft zu starkem
Hirndruck. Abszesse rufen ihn auch hervor; aber das ist viel seltener[3]. Also es
kommt für die Entstehung des Hirndrucks neben dem Vorhandensein des Tumors
noch an auf weitere — biologische — Erscheinungen des Zentralnervensystems[4].
Von diesen ist der Hydrocephalus der eine wichtige Punkt, die Hirnschwellung
der andere. Man weiß, daß eine solche, sei es als seröse Durchtränkung des
Hirns, sei es als Folge einer Vermehrung von Zellen und Fasern (Glia), Tumoren
nicht selten begleitet[5]. Die näheren Ursachen ihrer Entstehung sind nicht
ausreichend geklärt. Aber ihr Vorkommen bei Geschwülsten ohne stärkere
Flüssigkeitsbildung wurde recht häufig beobachtet und erklärt das Mißverhältnis zwischen Fassungsvermögen der Schädelkapsel und ihrem Inhalt vollkommen.

Macht nun die Raumbeengung durch die Geschwulst als solche gar nichts
aus? Keineswegs kann man das sagen. Jeder irgendwie größere Bluterguß,
der sich innerhalb der Schädelkapsel plötzlich entwickelt, führt ebenfalls zu
Erscheinungen des Hirndrucks. Aber verhältnismäßig schnell wird das ausgeglichen, wenn die Größe des Ergusses nicht gewisse Grenzen überschreitet.
Wenn nicht auch hier eine stärkere Hirnschwellung sich entwickelt!

Bei Chlorotischen, bei denen zuweilen auch Veränderungen des Augenhintergrundes bestehen, die große Ähnlichkeit mit geringen Graden der Stauungspapille haben (C. v. Hess und E. v. Romberg[6]), hängt die Entstehung des
Hirndrucks vielleicht zusammen mit der Vermehrung der Blutmenge. Bei dem
chronischen Hydrocephalus der Kinder und bei hypertonischer Nephritis und
hypertonischer Arteriosklerose, sowie bei Urämien, deren Träger ausgebreitete
Ödeme haben, dürften auf der einen Seite die mechanischen Verhältnisse des

---

[1] Z. B. Lenhartz, Münch. med. Wschr. **1896**, Nr 8, 9. — Walter, l. c. S. 182.

[2] Vgl. Falkenheim u. Naunyn, l. c.

[3] Bruns, Geschwülste d. Nervensystems, 2. Aufl. **1908**, 233.

[4] Breslauer, Mitt. Grenzgeb. Med. u. Chir. **30**, 613.   [5] Reichardt, l. c.

[6] E. Romberg, Berl. klin. Wschr. **1897**, Nr 25.

Blutdrucks, auf der anderen Transsudationen durch veränderte Gefäßwände und geweblich-sekretorische Störungen als Veranlassung heranzuziehen sein.

Steigerung des Hirndrucks läßt nur recht selten die Menschen völlig frei von Beschwerden. In der Regel bestehen Kopfschmerzen, allgemeine geistige und körperliche Schwäche, Veränderungen des Augenhintergrundes (Stauungspapille). Wahrscheinlich liegen dem morphologische Veränderungen des Nervengewebes zugrunde, „chronische Gewebsveränderungen" (NAUNYN). Sie hängen mehr von der Dauer, als von der Höhe der Drucksteigerung ab; jedenfalls kommen sie bei verschiedenen Höhen des Druckes vor. Zu ihrer Ausbildung trägt also wahrscheinlich das Verschiedenste bei: die mechanische Schädigung durch den Druck und die chronische Ernährungsstörung durch die Beeinträchtigung der Blutgefäße.

Auch an der nervösen Substanz des Rückenmarks und der Nerven entstehen Veränderungen durch längere Einwirkung des Drucks. F. SCHULTZE fand Entartungen in den Hintersträngen[1] und HOCHE[2] eine Erkrankung der hinteren Wurzeln innerhalb des Rückenmarks. Auch an den vorderen Wurzeln, sowie an dem Fasersystem des Marks wurden Veränderungen beobachtet[3].

Unter den bisher genannten Hirndrucksymptomen nimmt die Stauungspapille eine bedeutsame Stellung ein. Die verschiedenartigen Auffassungen und Streitpunkte über die Art ihrer Entstehung sind in den Werken der Augenheilkunde geschildert[4]. Für uns handelt es sich darum, daß an der Ausbildung der degenerativen Veränderungen, die sie kennzeichnen, eine Erhöhung des Liquordrucks sicher beteiligt ist. Er pflanzt sich wohl durch die Optikusscheide bis zum Sehnervenkopf fort und stört seine Zellen. Beeinträchtigung des Venenblut- und Lymphgefäßabflusses spielt vielleicht auch eine Rolle. Noch unklar ist aber, ob und wieweit noch andere Einflüsse von Bedeutung werden.

Das, was wir bisher als Folgen des Hirndrucks kennenlernten, entwickelt sich allmählich und hält sich mit Schwankungen über Monate hin (indirekter, latenter Hirndruck). Ich möchte nochmals hervorheben: die klinischen Erscheinungen können hier außerordentlich gering sein, zeitweise sogar fast völlig fehlen. Bei stärkerer Drucksteigerung wachsen die Kopfschmerzen bis zu den höchsten Graden. Erbrechen, Pulsverlangsamung, Störungen der Atmung, allgemeine epileptiforme Krämpfe, schwere Benommenheit (Erscheinungen des direkten, manifesten Hirndrucks) stellen sich ein. Keineswegs mit scharfer Grenze scheidet sich dieser Symptomenkomplex von dem vorher genannten; nicht selten findet man auch Zeichen aus beiden Kreisen. Aber im allgemeinen kann man daran festhalten, daß die zweite Reihe sich bei den stärkeren Erhöhungen des Drucks einstellt. Dafür sprechen auch die Ergebnisse des Tierversuchs. Nur läßt sich für den einzelnen nie etwa eine Grenze des intrazerebralen Drucks angeben, von der aus diese Symptome eintreten müssen, unter

---

[1] F. SCHULTZE, Zbl. med. Wiss. 1876, Nr 10. — Lit bei HAUPTMANN, l. c. S. 494.

[2] HOCHE, Dtsch. Z. Nervenheilk. 11, 420.

[3] A. HOFFMANN, Dtsch. Z. Nervenheilk. 18, 259. — FINKELNBURG, ebenda 21, 296. — KIRCHGAESSER, ebenda 13, 77.

[4] Vgl. SAENGER-WILBRAND, Die Neurologie des Auges. — v. HIPPEL, in Graefe u. Saemischs Handb. 7 II.

der sie fehlen. Die einzelnen Stellen des Hirns sind gegen Druck verschieden leicht empfindlich; wahrscheinlich ist er auch an verschiedenen Orten verschieden hoch; die Bedeutung der Individualität kommt hinzu. Jedenfalls leiden zuerst manche vegetative Vorrichtungen der Oblongata, der Regio subthalamica, sowie manche Bezirke der Rinde. Auf diese Weise entstehen Herz- und Atemveränderungen, Benommenheit und Krämpfe. Gerade diese letzteren zeigen sich in einzelnen Anfällen. Offenbar wächst also zu gewissen Zeiten der intrakranielle Druck schnell über ein gewisses Maß hinaus. Wenn nämlich bei den niederen Graden des Drucks die Ausgleichsmöglichkeiten (Aufsaugung, Dehnung der elastischen Wandstellen) schon in Anspruch genommen sind, reicht ein geringer Zuwachs der Raumbeschränkung aus, um die Höhe des Drucks stark zu steigern und damit in kürzester Zeit gefährliche Folgen herbeizuführen.

Auch jetzt wieder wird sich der direkte Druck auf die Hirnsubstanz geltend machen und ihre Pressung, Verdrängung, Abplattung vermehren. Aber vielleicht fängt gerade jetzt der Einfluß des Drucks auf die Gefäße an, eine größere Rolle zu spielen. Es handelt sich dabei immer um die Höhe des Subarachnoidealdrucks auf der einen, die Größe der Wandspannung und des Blutdrucks innerhalb der einzelnen Gefäßprovinzen auf der anderen Seite. Wie wir jetzt sicher wissen[1], vermag im Tierversuche Steigerung des Blutdrucks die kritische Spannung des Liquors zu überwinden. Zweifellos wären also, soweit man das erschließen kann, bei den stärkeren Steigerungen des Hirndrucks die Bedingungen gegeben zum ausschlaggebenden Spiel der Gefäße, wie es so vielfach angenommen wurde: zur Störung des Kreislaufs in ihnen. Ich kenne aber am Menschen diese ausgleichenden arteriellen Druckerhöhungen nicht. Erfolgt tatsächlich die beschriebene Einwirkung auf den Liquor cerebrospinalis, so würde also neben dem direkten Druck auf das Hirn gerade in den schweren und schwersten Zuständen noch die Wirkung mangelhafter Blutdurchströmung hinzukommen und neue Schädigungen bringen. Ich persönlich möchte[2] der direkten, von den Verhältnissen des Liquors und des Kreislaufs unabhängigen Druckwirkung auf die Zellen des Zentralnervensystems den wichtigsten Anteil an der Erzeugung dieser Erscheinungen zusprechen. Leider ist auch hier wieder zu sagen[3], daß man mit der Verwertung der Beobachtungen über künstlichen Hirndruck am Tier zur Erklärung der Erscheinungen am kranken Menschen sehr vorsichtig sein muß. Im Tierversuch wirkt immer die Vermehrung von Menge und Druck des Liquors. Am kranken Menschen gibt es Hirndruck ohne Vermehrung des Liquors. Dann kann nur die Vergrößerung des Gehirns, die Hirnschwellung das Wirksame sein. Wahrscheinlich wechselt deren Stärke entweder auf Grund von Veränderungen des Liquors oder ohne solche. Und durch Verstärkung der Hirnschwellung entstehen dann die Erscheinungen des manifesten Hirndrucks.

---

[1] HAUPTMANN, l. c. — BURTON-OPITZ u. EDWARDS, Wien. med. Wschr. **1916**, Nr 14.
[2] Vgl. auch SAUERBRUCH, l. c.
[3] Vgl. BRESLAUER, Mitt. Grenzgeb. Med. u. Chir. **30**, 613.

Die Störungen der Bewegung.

Störungen der seelischen Voraussetzungen unserer willkürlichen Bewegungen vermögen zu höchst eigenartiger Beeinträchtigung eben dieser Bewegungen zu führen. Seelische Erregungen, besonders Schreck und Angst, Vorstellungen der verschiedensten Art[1], aber auch durchaus andere Vorgänge, sind hier von Bedeutung. Also einmal solche, die mit Bewußtsein verknüpft sind. Viel bedeutsamer aber ist meines Erachtens gerade für diese Fragen das Reich des Unbewußten. Obwohl EDUARD VON HARTMANN seinen ungeheuren Einfluß schon vor Jahrzehnten hervorhob, blieb es in Medizin und Naturwissenschaft fast unbeachtet. Das prinzipiell Wichtige vieler Darlegungen von MOEBIUS[2] sowie der Beobachtungen von BREUER und FREUD[3] scheint mir darin zu liegen, daß sie den unbewußten seelischen Vorgängen in der Medizin — ich möchte sagen — das Bürgerrecht gaben. Aber die außerordentliche Bedeutung wird meiner Überzeugung nach noch nicht entfernt ausreichend eingeschätzt. Wer von einer Leitung der Lebensvorgänge durch Seelisches überzeugt ist, wird diese zu einem großen Teile in den für uns des Bewußtseins entbehrenden Prozessen sehen müssen. Hier handelt es sich um die begrenzte Frage der willkürlichen Bewegung. Es kann am Menschen durch vorausgehende seelische Einwirkungen Wille und Entschluß zur Bewegung so gehemmt werden, daß der Kranke sie nicht auszuführen vermag. Am leichtesten geschieht das bei Kindern. Unter der Einwirkung sehr starker Eindrücke ist es wohl auch für jeden Erwachsenen möglich. Aber im allgemeinen ist es bei ihnen viel seltener: Erziehung, Gewohnheit, Festigkeit des seelischen aber auch des körperlichen Wesens verhindern es bei ihm. Und wenn es zustande kommt, ist für ihn Voraussetzung doch eine gewisse seelische Eigenart, die, als hysterisch bezeichnet, charakterisiert wird durch die Neigung zur Konversion seelischer Vorgänge in irgendwelche körperliche Erscheinungen, sowie durch eine ganze Reihe anderer seelischer Eigentümlichkeiten.

Der Inhalt der psychischen Erregung steht bei manchen Kranken in direkter, ich möchte sagen einfacher Beziehung zur Form der seelischen Bewegungsstörung. Häufiger aber ist dieses Verhältnis ein in hohem Maße verwickeltes. Es gelingt indessen einem klugen und weitsichtigen Eindringen des Arztes in den seelischen Zustand des Kranken häufig höchst interessante Zusammenhänge aufzudecken[4]. Dann enthüllt sich eine außerordentliche Mannigfaltigkeit von Zusammenhängen, für deren Verständnis die Ausdruckspsychologie eine Rolle spielt und die nur von Ärzten gefunden werden, welche auf diesem Gebiete besondere Ausbildung und Kenntnisse haben. Ich sagte vorhin schon, daß für die Entstehung dieser Zusammenhänge unbewußte Vorgänge von großer Bedeutung sind.

Meiner Auffassung nach wirken Vorstellungen und Affekte, die, einst von äußerster Heftigkeit, in ihrem Ablauf unterdrückt, nun in das gewaltige Reich

---

[1] MÖBIUS, Neurol. Beitr. 1, 2. — v. STRÜMPELL, Dtsch. Z. Nervenheilk. 55, 180.
[2] Z. B. Die Hoffnungslosigkeit aller Psychologie. 1907.
[3] Studien über Hysterie. 1895. — MOHR, Psychophysische Behandlungsmethoden. 1926.
[4] HANSEN, Dtsch. Ges. inn. Med. 1924, 189.

des Unbewußten hinabtauchten, um von dort aus, gewissermaßen als Dauerformen bewußter seelischer Vorgänge wie sonst unsere Persönlichkeit, unsern Charakter, so hier die Fähigkeit des Menschen zu gewissen motorischen Innervationen zu beeinflussen[1]. Durch die auf seelische Erregungen zuweilen schnell folgende Amnesie ist der für die Körperlichkeit oft verhängnisvolle Schritt ins Unbewußte leicht möglich und bleibt dann in seiner Bedeutung und Wirksamkeit dem Kranken selbst verborgen.

Die Erscheinungen der Hypnose geben das Vergleichsbild: auch bei ihnen hat die suggerierte Lähmung den Charakter des Zwangs, hervorgerufen durch die Nötigung einer dem Menschen von fremder Seite gegebenen Vorstellung. Auch ihr steht der Kranke genau so fremd gegenüber wie einer hysterischen Lähmung. Er vermag mit seinem Willen nichts dagegen zu tun, denn eben die Voraussetzungen zur Willenshandlung sind gestört, indem dem Kranken jede Einsicht in die Zusammenhänge fehlt. Eine Heilung braucht das Gewinnen dieser Einsicht sowie innere Umänderung der ganzen Persönlichkeit, auf deren Grund dann jene aus dem Unterbewußten stammenden Hemmungen des Willens machtlos werden. Der Kranke wird also nicht gesund auf Grund einer eigenen Willenshandlung, sondern auf Grund einer inneren Änderung der Persönlichkeit, das ist der alten berühmten Metanoia. Bei einzelnen Menschen kann diese wohl aus eigenen Kräften erreicht werden. Viel häufiger bedarf sie einer Führung. Und manchmal genügt es schon, daß die Quellen jener dauernd wirkenden unbewußten Einflüsse durch Eingehen auf die Persönlichkeit des Kranken in das Licht des Bewußtseins gezogen und dann durch eine verstandesmäßige Aufklärung weggeschafft werden. Ich persönlich habe allerdings die Überzeugung, daß für die Heilung viel wichtiger als die Aufklärung die Metanoia des Kranken ist. Wir stellen uns noch nicht entfernt ausreichend klar vor, ein wie verhältnismäßig großer Teil unseres Wesens und — darauf kommt es hier an — unserer „willkürlichen" Bewegungen nicht auf Grund bewußter Einsicht und eines durch sie geleiteten Willens, sondern durch gleichsam in der Tiefe wirkende unbewußte seelische Vorgänge, also triebartig hervorgerufen ist[2].

Es folgt weiter eine Reihe von zentralen oder, wenn man will, zentralsten Störungen, bei denen die Grundvorgänge für die Bewegung wie für die Empfindung ganz parallel gehen.

Die Grundlage unserer Kenntnisse dieser Prozesse liegt wohl darin: bestimmte Zell- und Faserbezirke der Hirnrinde sind notwendig für den ungestörten Ablauf gewisser Handlungen und Erkenntnisse. Die Handlungsstörungen (Apraxie[3]) kennzeichnen sich durch das Unvermögen, gewisse Handlungen auszuführen, obwohl die Einsicht für den Willen und der Wille dazu bestehen, die Agnosien durch die mangelhafte Fähigkeit die Eindrücke einzelner Sinnes-

---

[1] Vgl. KREHL, Volkm. Vortr. **1902**, 330.

[2] Vgl. MOEBIUS, Hoffnungslosigkeit aller Psychologie. 1907.

[3] Die grundlegende Arbeit: LIEPMANN, Das Krankheitsbild der Apraxie. Berlin 1900; Die Störungen des Handelns bei Gehirnkranken. 1905. — KLEIST, Erg. Neur. **1**.

organe zu verwerten; wahrscheinlich sind dabei auch diese Eindrücke nicht vollkommen in Ordnung. Wir kennen die Apraxie und Agnosie gewissermaßen für einzelne sensorische Fähigkeiten und Handlungen: Sprechen, Schreiben, Lesen, Greifen, Gesehenes und Gehörtes verstehen.

Am längsten und am eingehendsten erforscht sind die Störungen des Sprechens (Aphasie[1]): bei ihnen ist durch die genialen Feststellungen von Broca und Wernicke ihr motorischer und ihr sensorischer Anteil, die Apraxie und Agnosie klar abgegrenzt, indem bei der motorischen Aphasie gelitten hat gleichsam die seelische Ausführung des Worts, bei der sensorischen das Verständnis des Worts. Für jene unumgänglich notwendigen Vorgänge laufen in der dritten Stirnwindung und vielleicht naheliegenden Gehirnteilen, für diese unentbehrliche in der ersten Schläfenwindung ab; beides auf der linken Seite. Im einzelnen ist das Bild dieser Störungen am Kranken ein höchst verwickeltes: nach dem Grade seiner Ausbildung, nach dem Maße der Vereinigung mit anderen, im Prinzip ähnlichen Handlungsstörungen, z. B. denen des Schreibens, Lesens, Nachsprechens, Diktatschreibens, und je nach ihrer Verbindung mit anderen Krankheitsvorgängen überhaupt, wie sie auf diesem Urgebiet des Seelisch-Körperlichen möglich sind.

Es ist ein Verdienst von Goldstein[1], die ausschlaggebende Bedeutung des allgemeinen und des gewissermaßen zufälligen, konditionellen Zustandes der Seele sowie der Beschaffenheit des Nervensystems für die Äußerungen der Sprachstörung durch sinnreiche Beobachtungen im Anschluß an die Darlegungen von v. Monakow[2] hervorgehoben und dadurch viel zur Aufklärung dieser Erscheinungen beigetragen zu haben. In der ausgezeichneten Analyse des Falls mit den optischen Störungen zeigt er, wie alle die Verrichtungen seiner seelischen Fähigkeiten gestört sind, bei denen Gestalt und Raumwahrnehmungen verwertet werden müssen. Die Ausführungen Goldsteins gipfeln in der Zurückführung der Störung auf das Verhältnis von örtlichen (Figur-) und allgemeinen (Hintergrunds-) Funktionsanomalien. Die Bedeutung des örtlichen wird nicht nur gewahrt, sondern verfeinert. Für die Grundlegung des Allgemeinen schiene mir zur endgültigen Klärung doch eine eingehendere Erforschung des Morphologischen notwendig.

Von größter allgemeiner Bedeutung erscheint mir die innige Beziehung zwischen rezeptorischem und effektorischem, zwischen Verständnis für einen Vorgang und der Möglichkeit ihn auszuführen. Wer eine Sprache nicht versteht, kann sie nicht sprechen, wer einen Gegenstand nicht erkennt, kann ihn nicht benutzen. Die sensorischen Endigungen und die motorischen Anfänge sind auch räumlich auf das innigste miteinander verbunden, — für das Gebiet des Tastens und Greifens noch mehr als für das des Sprechens. Endigt doch alles taktil Sensorische in der hinteren und beginnt alles zum Handeln führende in der

---

[1] Heilbronner, in Lewandowskys Handb. 1, 982. — Kussmaul, Die Störungen der Sprache, 3. Aufl. (1885). — Wernicke, Ges. Aufsätze. 1893. — Nothnagel u. Naunyn, Kongreß inn. Med. 1887. — Lichthelm, Arch. klin. Med. 36. — Moutier, L'aphasie de Broca. 1908. — Goldstein, Schweiz. Arch. Neur. 19 (auch als Monographie); Handb. d. norm. path. Phys. 10, 600. Dort die neuere Lit. (Head, Boumann-Grünbaum, Woerkom, Storch). — Goldstein u. v. Weizsäcker, Kongreß inn. Med. 1931.
[2] v. Monakow, Die Lokalisation im Großhirn. Wiesbaden 1914.

vorderen Zentralwindung. Jedenfalls hat der Pathologe für das Verständnis der Handlungsstörungen immer mit dem Einfluß des Sensorischen zu tun. Wir kommen noch wiederholt darauf zurück bei Erörterung des Einflusses peripherer sensibler Störungen auf Handlungen.

Um diese Grundvorgänge gruppieren sich viele bedeutsame Fragen. Einmal lernten wir hier mit Sicherheit, daß Vorgängen von äußerst verwickeltem Charakter insofern eine Lokalisation zugrunde liegt, als ohne die Mitwirkung bestimmter Fasern und Zellen der Vorgang nicht mehr zustande kommt. Dieser selbst hat auf der einen Seite körperlichen, auf der anderen aber durchaus seelischen Charakter.

Es gibt große Verhandlungen über das seelische Verhalten von Leuten mit reinen Aphasieformen, die auf Läsionen bestimmter Stellen an Stirn- oder Schläfenwindungen links beruhen. Wie mir scheint, liegt es im Wesen ihrer Funktionsstörungen, daß letzthin auch ihr seelisches Verhalten beeinträchtigt ist, zum mindesten nach der Richtung ihres gesamten Ausdrucksvermögens — nicht nur des sprachlichen[1].

Unzweifelhaft also steht im Zentralnervensystem die Schädigung bestimmter Orte im Zusammenhang mit dem Auftreten einzelner uns bekannter Störungen seelischer und zugleich körperlicher Art, beides: nach der Seite des rezeptorischen wie des motorischen. Je stärker das Psychische in den Vordergrund tritt, eine desto geringere Rolle wird bei der außerordentlichen Kompliziertheit aller seelischen Vorgänge die Örtlichkeit des körperlichen Korrelats spielen gegenüber weit verbreiteten gewissermaßen allgemeinen Störungen des Gehirns. Denn jedes Psychische ist etwas so Verwickeltes und Zusammengesetztes, daß mit Sicherheit zahlreiche Orte als beteiligt an seinem Ablauf angenommen werden müssen, ja in Wirklichkeit gewiß das ganze Gehirn. Die Erfahrungen über die Aphasien zeigen ja auch nur, daß in bestimmten Fällen zur Abwicklung auch eines seelischen Vorgangs bestimmte Fasern und Zellen notwendig sind. Nur ein Kind wird von Sprachzentren in dem Sinne sprechen, daß in ihnen das Sprechvermögen oder auch nur bestimmte Seiten von ihm entstehen. Vielmehr läuft an diesen Stellen ein Teil eines Vorgangs ab, ohne den er als Ganzes nicht zustande kommen kann. Das ist die Bedeutung aller Lokalisationen, aller „Zentren". Aber in diesem Sinne bleibt die Form der Störung für die topische Diagnostik in höchstem Maße brauchbar; die neuere Forschung verfeinert, wie gesagt, diese Diagnostik sogar noch durch ihre Beobachtungen.

Absichtlich wurden von all diesen apraktischen Vorgängen nur die beiden Eckpfeiler erwähnt: die der motorischen und sensorischen Aphasie. Hier steht meines Erachtens die Sicherheit der Beobachtungen über allem Zweifel fest: es gibt einzelne, allerdings äußerst seltene Fälle reiner Störung von jeder der beiden Arten, wenn auch wohl hervorgehoben werden muß, daß das für die motorische Aphasie vielleicht in noch höherem Grade gilt als für die sensorische. Indessen reine Störungen des Wortverständnisses durch Veränderung der ersten linken Schläfenwindung sind zum mindesten ebenfalls außerordentlich selten. Daß es aber reine Fälle gibt, daran darf man festhalten trotz der Einwendungen einer ganzen Reihe von ausgezeichneten

---

[1] Vgl. z. B. GOLDSTEIN, Mschr. Psychiatr. **68**, 217, Dtsch. Z. Nervenheilk. **83**, 324.

Forschern[1]. Indessen man täusche sich nicht darüber, wie unendlich viel häufiger Mischfälle, unreine und unklare Fälle sind. Das liegt begründet natürlich in der Natur der oft doch ausgebreiteten und ohne Rücksicht auf die Funktion der Zellen fortschreitenden, krankhaften Vorgänge in der Gehirnsubstanz. Das liegt aber auch an der außerordentlichen Verwickeltheit und Bedingtheit des seelischen Geschehens. Ich gewinne immer mehr den Eindruck, daß gerade hier, abgesehen von den genannten seltenen Ausnahmen, jeder einzelne kranke Mensch besondere Erscheinungen bietet.

Jede Form von Handlung ist Ausdruck der Persönlichkeit, und die Persönlichkeit ist ein einiges. Der Körper des Menschen besteht aber ebenso wie der der höheren Tiere aus zwei „gleichen" Hälften. Wo bleibt da die Einheit? Es erscheint äußerst interessant, daß die Handlungen von der linken Seite determiniert werden, und zwar bei der Mehrzahl der gesunden Menschen, den sog. Rechtshändern. Störungen des Verständnisses und der Ausführung der Sprache, Störungen des Verstehens von Seheindrücken, Störungen des Fassens und Greifens kommen zustande, wenn Teile der linken Hirnrinde erkranken. Auch die von der rechten Hirnseite innervierten Bewegungen werden dann ungeeignet, Ausdrucksformen seelischen Geschehens zu sein: es fehlen ihnen die Einwirkungen, die sie sonst hierfür auf dem Wege des Balkens von der linken Seite erhalten (Apraxie).

Für die Entwicklung unserer Kenntnisse der Bewegungsstörungen[2] wurden, wie ich glaube, die Entdeckungen von JACKSON, FRITSCH und HITZIG, sowie unsere Bekanntschaft mit der großen kortikomuskulären Leitungsbahn einseitig in den Vordergrund geschoben. Ist diese Bahn an irgendeiner Stelle ihres langen Verlaufs von den Zentralwindungen bis zu den Muskeln hin gestört oder zerstört, so folgt daraus eine Beeinträchtigung oder Aufhebung der willkürlichen Innervation derjenigen Muskeln, deren motorische Nervenfasern betroffen sind; es ist gestört die Erzeugung von Einzelbewegungen, also die Innervation von einzelnen Muskeln oder ganz nahe zusammengehöriger Muskelgruppen. Das hat natürlich eine große praktische, vor allem diagnostische Bedeutung. Denn durch Berücksichtigung der Zusammenordnung der ausfallenden Nervenfasern und Muskeln ist eine weitgehende Feststellung des Orts der Störung möglich.

Aber das folgt nicht daraus, was man auf der anderen Seite häufig folgerte, daß, wenn diese Bahn erhalten ist, nun die willkürlichen Bewegungen auch unverändert ablaufen. Die Erhaltung unserer willkürlichen Bewegungen der verschiedenen Körperteile erfordert viel mehr, und zwar außerordentlich verwickelte Innervationen. Hier sind unsere Kenntnisse verhältnismäßig recht gering. Noch am besten sind wir unterrichtet über den Einfluß zentripetaler Erregungen aus den bewegten Teilen selbst und über den Einfluß ihrer Störungen auf die willkürlichen Bewegungen. Davon wird in dem Abschnitt über Koordination und Ataxie die Rede sein. Aber diese Einwirkungen kommen wesentlich dann erst in Betracht, wenn der generelle Plan für die bei einer willkürlichen Bewegung

---

[1] Vgl. F. MOUTIER, L'aphasie de Broca. Paris 1908.
[2] Eine vortreffliche Darstellung bei v. MONAKOW, Die Lokalisation im Großhirn. 1914.

beteiligten Körperteile und Muskeln, ihre Zusammenfassung und Zusammenordnung für die Erreichung des gewünschten Ziels entworfen ist.

Auf diesen Plan kommt es an. Wo entsteht er? Natürlich im Seelischen, und das Seelische müssen wir dem gesamten Hirn zuordnen. Können wir nun für die ersten körperlichen Anfänge unserer willkürlichen Bewegungen, sagen wir für die Ausführung des im Seelischen und im ganzen Hirn entworfenen Plans einen Ort angeben? Ich meine, wir kommen da in die Rindenschichten der vorderen Zentralwindung und der Stirnwindungen, dort, wo die Pyramidenbahn beginnt. Von ihnen aus geht die Innervation der Muskeln einerseits sicher durch die große kortikomuskuläre Leitungsbahn. Aber, wie schon gesagt, wir denken viel zu ausschließlich an sie. Keinesfalls spielt sich der Prozeß in dieser Bahn allein ab. Wir müssen von Anfang an, von der Rinde aus, auch gleichzeitig erfolgende andere, und zwar verwickelte Innervationen annehmen. Denn viel zu wenig gekannt und erforscht ist die Einordnung der Innervation der verschiedenen Glieder, sowie des Kopfes und Rumpfes aufeinander bei Benutzung einer einzelnen Muskelgruppe. Mit anderen Worten: wir kennen und berücksichtigen in der Klinik nicht ausreichend die große Zahl und die Komplikation der Innervationen, die an allen Körpermuskeln oder an einem großen Teil von ihnen ablaufen, wenn bestimmte Glieder oder Gliederteile für eine Handlung gebraucht werden. Wir wissen vor allem nichts von ihrem zentralen Beginn und ihren ersten Wegen.

Strümpell schildert in einer schönen Arbeit[1] sehr anschaulich, was alles in der Muskulatur des Künstlers vor sich geht, wenn er, vor der Staffelei stehend, mit dem Pinsel malt, oder des Geigers, der den Bogen führt. Im einzelnen Falle werden die Bewegungen des Pinsels, im anderen die der Finger auf den Saiten und die der Hand am Bogen zwar direkt überwacht, aber unbewußt geleitet, in zahllosen Innervationen, Erregungen, Hemmungen, statischen und wechselnden, mit Regelung von Ein- und Austritt aus dem Innervationszustande! Und jeder dieser Vorgänge ist von größter Bedeutung für den Klang des Tons und die Farbe des Bildes.

Hier tritt auf der einen Seite die Bedeutung des anderen Bewegungssystems[2], des „extrapyramidalen" maßgebend in den Vordergrund. Dieses System umfaßt vor allem die Zentralganglien: Sehhügel, Streifenhügel (Putamen, Pallidum), die Substantia nigra, Corpus Luysi und die roten Kerne. Ferner das Kleinhirn, die Verbindungen des Kleinhirns, die rubrospinalen und die thalamokortikalen, die pontinen und temporopontinen Bahnen. Alle diese unendlichen Mengen von Zellen und Fasern sind offenbar bei jeder „willkürlichen" Innervation beteiligt. Man sieht die Zentralganglien mit den roten Kernen und dem Tractus rubrospinalis sogar als das stammesgeschichtlich ältere Bewegungssystem an. Unzweifelhaft wird von diesen Apparaten aus die Spannung der Muskeln, vieles von dem, was Strümpell als statische Funktion bezeichnet, die Orientierung des Organismus im Raume, seine Einstellung in die Raumverhältnisse, die Raumregelung der

---

[1] Strümpell, Dtsch. Z. Nervenheilk. 54, 207.   [2] Lit. S. 269.

einzelnen Teile zueinander besorgt. Auf der anderen Seite zeigen aber Beobachtungen der neueren Physiologie, die ich hier nicht im einzelnen anführe, weil ich sie nicht ausreichend beherrsche, daß durch die Innervation einzelner Muskeln andere ihren Tonus ändern. Durch äußere und innere Reize wird die Erregbarkeit der Muskeln beeinflußt und das kann auf andere Muskeln, besonders symmetrische, reflektorische übertragen werden. Hierbei scheint das vegetative Nervensystem im Verein mit chemischen Wirkungen eine vermittelnde Rolle zu spielen. Durch diese Beobachtungen wird — ich möchte sagen, auch von der Peripherie aus — das Zusammenwirken sowie das variable und so überaus fein abgestimmte Spiel der Muskeln bei willkürlichen Bewegungen unserem Verständnis etwas näher gebracht.

Demgegenüber ergreifen die kortikalen Erregungen, wie M. v. FREY hervorhebt[1], zwar wenig oder gar nicht Muskeln, die vorwiegend tonisch oder statisch beansprucht werden, deren Innervation also der Überwindung der Schwerkraft bei den verschiedenen Stellungen unseres Körpers und der Erhaltung seines Gleichgewichts dienen. Das sind aber gerade die Muskeln, die für die Durchführung so zahlreicher gewöhnlicher Verrichtungen so fein zusammengeordnet werden müssen: beim Gehen, Laufen, Steigen, Springen, Klettern und auch zugleich bei vielen „höheren" Bewegungen der Arme und Hände. Aber das Wesentliche, das Ziel der Bewegung ist doch, auch für diese Muskeln, durch den Einfluß des „Willens" bestimmt.

Wir sind gewöhnt, von willkürlichen Bewegungen zu reden, so wie wir von willkürlichen Muskeln sprechen. Die letzteren besitzen wir ganz sicher nicht, und auch die ersteren halten sich doch nur in recht engen Grenzen. Unserem Willen und unserem Bewußtsein gehört im wesentlichen nur der Wunsch, unsere Körperteile für die Ausführung einer Aufgabe, eines Ziels, einen bestimmten Ort im Raum erreichen zu lassen. Das gelingt innerhalb der Grenzen der Anordnung unserer Knochen, Gelenke, Muskeln und Sehnen. Für die richtige Ausführung jeder dieser willkürlichen Bewegungen kommt es darauf an, daß der ganze Körper mit all seinen Teilen, seinen Gelenken, Knochen, Nerven und Muskeln für das zu erreichende Ziel hergerichtet wird. Wir machen uns in der Regel nicht entfernt eine ausreichende Vorstellung über die unendliche Komplikation des Apparats, der hierfür in Tätigkeit gesetzt werden muß. Namentlich nicht über die Fülle der Innervationen, die kraftlichen und zeitlichen Abstufungen der Innervation, die für den ganzen Körper bei jeder Einzelbewegung erforderlich sind. Willkürlich ist dabei nichts als die Absicht. Man kann nicht einmal sagen, der Plan, denn den Plan kennen wir nicht. Mit anderen Worten: die Ausführung der Absicht erfolgt völlig unter der Schwelle unseres Bewußtseins, ja ohne daß wir irgendwelche Einsicht haben in die Zusammenordnung der außerordentlich verwickelten Vorgänge, die bei Ausführung jeder Bewegung ablaufen. Diese sowie die Zusammenordnung des dazu Notwendigen geht im wesentlichen rein körperlich unterhalb der Schwelle des Bewußtseins vor sich. Also auch der größte Teil dessen, das wir willkürliche Bewegung nennen, verläuft nach der Art eines Reflexes. Seelisch erfolgt der Anstoß zur Bewegung, körperlich die Ausführung. Gewiß sind die Bewegungen da untereinander nicht gleich. Atmen, sowie Kauen und Schlucken sind schon in mehr als einer Hinsicht etwas anderes, als Gehen, und noch mehr anders,

---

[1] Vorlesungen über Physiologie, 2. Aufl., S. 287.

als wenn der Maler sein Bild malt. Allen gemeinsam ist nur, daß der Wille einen
Einfluß auf den Beginn der Bewegungen haben kann. Im allgemeinen aber erfolgt
das Atmen automatisch, das Kauen und Schlucken reflektorisch, das Gehen nach
Anregung des Willens, also nicht automatisch, auch nicht reflektorisch, sondern in
eigenartiger Weise „von selbst".

Und das Malen? Ja das Malen ist eine Bewegung auf ein Ziel hin, angeregt vom
Willen unter dauernder Leitung der Augen, aber doch in den Grundzügen „von
selbst". Nicht jeder, sondern nur wer die Anlage hat, vermag es zu erlernen. Die
Anlage für die automatischen, die reflektorischen und die eigenartigen Bewegungen,
wie das Gehen, hat jeder. Die Anlagen für die Kulturbewegungen werden mehr und
mehr individuell; vieles können noch viele lernen. Aber das höchste in den Bewegungen, z. B. das Künstlerische lernen nur einzelne, weil nur einige wenige die Anlage,
wie wir zu sagen pflegen, die Begabung haben; diese Begabung ist seelisch und körperlich zu gleicher Zeit. Die Ausbildung, die im Prinzip wie bei unseren gewöhnlichen
Willkürbewegungen erfolgt, muß hinzukommen. Aber sie ist nur möglich bei Vorhandensein der höchsten Anlagen. Nur auf ihrer Grundlage kann der Mensch lernen.
Auf das Lernen kommen wir nachher noch zu sprechen. Für jetzt ist wesentlich,
daß die einmal geplante Bewegung zum größten Teile „von selbst" abläuft unter
zentripetal geleiteter Anpassung der Innervationen an das zu erreichende Ziel, also
nach Art der zusammengesetzten Reflexe. Das, was dort die sensible Erregung
macht, nämlich die Einleitung des Geschehens, erzielt hier nach unserer Annahme ein
rein seelischer Vorgang, den wir als Wille bezeichnen. Bei dem Kauen und Schlucken
sehen wir, daß für den gleichen Prozeß beide Arten von Erregung möglich sind. Die
Anpassung der Muskelerregungen und Hemmungen an das zu erreichende Ziel macht
die Leitung durch die Zentripetalität. Aber sie kann nur wirken, wenn der Gesamtplan der Muskelinnervation des ganzen Körpers für diese Handlung der Anlage des
Zentralnervensystems eingeboren ist oder nach seiner Anlage gelernt werden kann.

Also jede willkürliche Bewegung unseres Körpers bedarf einer sehr verwickelten Zusammenordnung der Innervation in Form einer gegebenen oder
ausbildungsfähigen Anlage. Das ist ein Werkzeug, das, seelisch angeregt, dann
zwar ohne Hilfe des Bewußtseins, aber zweckmäßig seelenartig, wenn man will
auf Grund einer Entelechie im Sinne von DRIESCH arbeitet. Es braucht zu seiner
Regulation und Ausbildung die Zentripetalität. Aber diese ist nur eine Bedingung, wir müssen aufhören, mit ihr alles abzutun; davon wird nachher noch
gesprochen. Um die zweckmäßig arbeitende Anlage, die sich selbst vervollkomm-
nen kann, wie sie in der lebenden Natur überhaupt herrscht, kommen wir nicht
herum. Vorrichtungen, die nach Art der motorischen Sprachzone wirken, gibt
es wohl für jede komplizierte Bewegungsreihe, wir müssen sie nur suchen und
müssen uns die Erfordernisse, ebenso wie die Komplikation jeder Art von willkürlicher Bewegung klarmachen: z. B. für Gehen, Reiten, Sitzen kommt im
Gegensatz zum Sprechen auch die Orientierung des gesamten Körpers im Raum
hinzu.

Ein Beispiel für einen Ort, an dem eine planmäßige Zusammenordnung
von Muskeln erfolgt, sind die von BÁRÁNY gefundenen Stellen im Kleinhirn-
wurm und in den Kleinhirnhemisphären für gewisse Richtungsbewegungen von
Rumpf und Gliedern. Sie stehen unter dem Einflusse der Vestibularnerven.
Bestehen Veränderungen an den betreffenden Stellen, so vermögen die Glieder

ohne Kontrolle der Augen gewisse Richtungsbewegungen nicht mehr richtig auszuführen, z. B. greift der rechte Arm bei geschlossenem Auge an einem Gegenstand, den er sonst mit Sicherheit findet, vorbei. Durch Erregung oder Lähmung eines Vestibularis bei Ausspritzen des äußeren Ohrs mit warmem oder kaltem Wasser läßt sich die gleiche Erscheinung künstlich erzeugen. Die Richtung der falschen Bewegung hängt vom Sitz der Erkrankung im Kleinhirn ab.

Wenn die Bewegungen des Rumpfes und der Glieder, auch die Zielbewegungen der Arme so eingehend vom Kleinhirn beherrscht und von den Labyrinthen geleitet werden, so könnte man sich zwar vielleicht vorstellen, daß zentripetale Regulierungen von Gliedern, Ohren und Augen für diese Aufgabe im Kleinhirn gesammelt und durch die Bindearme auf die Kerne des extrapyramidalen Systems übertragen werden. Aber wahrscheinlicher ist mir die Annahme einer eigenen Station für manche Beziehungen der Rumpf- und Gliederbewegungen, die im Kleinhirn zentripetal reguliert, von den Zentralwindungen zentrifugal in Gang gesetzt werden.

Dafür scheinen mir die Erfahrungen über wirkliche Schwächen, ja echte Lähmungen in halbseitiger Form[1] nach Erkrankungen des Kleinhirns zu sprechen. Zwar sind die Beobachtungen selten, aber sie sind doch da. Es fehlte dabei in der Form der WERNICKEsche Typus, die Lähmung saß auf der Seite der Erkrankung (doppelt gekreuzt), die Sehnenreflexe waren nicht erhöht. Schon LUCIANI legt ja großen Wert auf Herabsetzung der Kraft durch Kleinhirnveränderungen. Und vom Kleinhirn zu den Vorderhörnern und den Muskeln haben wir doch eine große Bahn über die Brücke und den roten Kern.

Aber wir müssen noch weiter hinabsteigen im Zentralnervensystem, wenn wir nach zusammenordnenden Werkzeugen suchen. Auf die Bedeutung der Zentralganglien auch in dieser Richtung weisen manche Erfahrungen hin, aber im einzelnen ist uns da meines Wissens noch sehr wenig bekannt. Ganz sicher ist die Bedeutung der roten Kerne für die Erhaltung des Mu keltonus. RADEMAKER zeigt in seinen schönen unter MAGNUS und WINKLER ausgeführten Experimentaluntersuchungen[2], daß bei Katze und Kaninchen die Unversehrtheit der roten Kerne notwendig ist, wenn der Muskeltonus erhalten bleiben soll. Die kritische Deutung der am Menschen vorliegenden Beobachtungen kommt zu dem gleichen Ergebnis. Auch das Rückenmark ordnet Einzelbewegungen von Agonisten und Antagonisten zu funktionellen Einheiten zusammen und — das ist sehr interessant — hier ergeben sich nahe Beziehungen zu den Reflexen. Durch SHERRINGTON und seine Schüler[3] wurden die alten Beobachtungen über die reflektorischen Fähigkeiten des Rückenmarks in vielfacher Hinsicht ausgearbeitet und ihre Kenntnis wurde in hohem Maße gefördert. In den Zentren des Rückenmarks werden am Tier z. B. Laufbewegungen reflektorisch hervorgerufen. Es liegt da der Gedanke sehr nahe, daß die gleichen Bewegungskomplexe so wie durch afferente Fasern auch durch zentrifugale Erregungen vom Hirn aus sich

---

[1] MANN, Mschr. Psychiatr. **12**, 280. — BRUNS, Berl. klin. Wschr. **1900**, Nr 25/26.

[2] RADEMAKER, Die Bedeutung der roten Kerne usw., in Foerster-Wilmanns Monographien **1926**, Nr 44.

[3] Vgl. SHERRINGTON, Erg. Physiol. **4 II**. — BROWN, ebenda **13, 15**. — Vgl. auch TRENDELENBURG, ebenda **10**.

erzeugen lassen. Dann würde also für die Entstehung der Geh- und Laufbewegungen der „willkürliche" Reiz, dessen Bildung in unserer Hand liegt, an der Hirnrinde anfassen und er würde Zentren in Erregung versetzen, die die — oft sehr verwickelte — Ausführung der gewünschten Leistungen durch Anlage, Gewohnheit und Übung beherrschen. Die Fähigkeit der Anpassung, die wir für die Rückenmarksreflexe mehr und mehr kennen lernten, ermöglicht hier die außerordentliche Variabilität unserer Bewegungen, die wir im Leben sehen. Die Verhältnisse am menschlichen Rückenmark erweisen sich dabei als ähnlich denen der höheren Säugetiere[1].

Wir kennen also einzelne besondere Vorrichtungen, an denen besondere Zusammenordnungen bestimmter Muskeln zu bestimmten Bewegungsformen stattfinden. Dem wenigen bisher Bekannten wird sich bei weiterer Arbeit weiteres zugesellen. Wie wirken nun diese Apparate mit der willkürlichen Innervation der Pyramidenzellen und ihrer Fasern zusammen? Wie werden sie in ihre Innervation eingefügt? Das sagten wir schon, daß wir die fast kindliche Vorstellung fallen lassen müssen, unsere Willkürbewegungen würden ausgelöst in der Hirnrinde und die dort entstehende Erregung würde nun einfach durch die große Leitungsbahn[2] zu den Muskeln geleitet, durch deren Zusammenordnung und Zusammenspiel dann unter zentripetaler Regelung die Handlung entstehe. Gewiß werden schon von der Hirnrinde aus weniger einzelne Muskeln als Muskelgruppen in Tätigkeit gesetzt[3]. Es erfolgt auch schon mit der Erregung der Agonisten Hemmung der Antagonisten. Eine gewisse Zusammenordnung von Muskeln macht sich also schon in der Hirnrinde und ebenso in den Vorderhörnern durch die Lage ihrer Zellen geltend. Aber das ist nicht genug für die Anforderungen unserer komplizierten zielstrebigen Willkürbewegungen. Um so weniger genug, als die beim Menschen bis vor kurzem als souverän geltende Bedeutung der vorderen Zentralwindung in der letzten Zeit unzweifelhaft eingeschränkt wurde.

In der Tierreihe wächst mit der Ausbildung der geistigen Funktionen und der individuellen Bewegungen, die zum Ausdruck höchster seelischer Fähigkeiten dienen, die Bedeutung der Hirnrinde auch für alle möglichen anderen, rein körperliche Funktionen. Ein Hund, dem die entsprechende Zentralwindung unterschnitten wurde, kann genau so wie ein gesunder lernen die Pfote zu geben. Die großhirnlosen Hunde von GOLTZ und ROTHMANN liefen und wichen sogar Hindernissen aus. Solch ein Hund verwendet also optische Eindrücke. Selbst am Affen[4] sind noch große Reihen von Bewegungsgruppen, wie Stehen, Laufen, Klettern, Springen ohne jede Schwierigkeit möglich, auch wenn die Zentralwindung an beiden Seiten fehlt. Er lernt auch, allerdings längst nicht so voll-

---

[1] Vgl. auch MONAKOW, Die Lokalisation im Großhirn. S. 160. — BÖHME, Dtsch. Z. Nervenheilk. **56**, 217; Arch. klin. Med. **121**, 129.

[2] Vgl. SPIELMEYER, Neur. Zbl. **1909**, Nr 15. — BIELSCHOWSKY, J. Psychol. u. Neur. **31**. — RHEIN, J. nerv. Dis. **42**, zit. Neur. Zbl. **1916**, 398.

[3] Vgl. BEEVOR u. HORSLEY, Philosoph. Transact. **181**, 129 (1900).

[4] TRENDELENBURG, Z. Biol. **65**, 103 (Lit.).

kommen, wie ein gesundes Tier, den Arm, dessen zugehörige Rinde fehlte, zu Eigenbewegungen, z. B. Suchen und Ergreifen der Nahrung brauchen. Sogar bei anthropoiden Affen gehen nach ein -oder doppelseitiger Entfernung der vorderen Zentralwindung die nachfolgenden Lähmungserscheinungen fast völlig zurück[1].

Für den Menschen nahm man bis jetzt an, daß Muskelgruppen, deren Rindenzellen funktionsunfähig sind, für alle Formen von Tätigkeit völlig ausgeschaltet waren. Aber neuere Erfahrungen lehnen diese Annahme ab. Sowohl nach operativen Entfernungen der vorderen Zentralwindungen[2] als auch nach ihrer Verletzung[3] können sich die zunächst eintretenden Lähmungen fast völlig zurückbilden. Nach den Beschreibungen habe ich den Eindruck, daß die Rückbildung etwa ebenso weit geht wie die nach Operationen an Affen.

Das ist natürlich von allergrößter Bedeutung, denn es zeigt, daß in einen Innervationsplan, der vom Großhirn ausgeht, die Pyramidenbahnen mit aufgenommen sind, vielleicht auch die erste Rolle spielen, aber nicht allein das Feld beherrschen. Die Entstehung dieses Plans müssen wir kennen lernen. Wir müssen wissen, in welcher Weise er die zahlreichen verschiedenen Zellen und Fasern zusammenfaßt.

Es wäre z. B. möglich, daß die Innervation mit ihrem Gesamtplan von irgendwelchen Stellen der Großhirnrinde ausgeht, daß sie sich teilt in eine Reihe nebeneinander geschalteter Ströme für verschiedene Funktionen, und daß diese dann, teils schon wieder vereint, oder zum Teil auch getrennt auf die Vorderhörner einwirken. Meines Erachtens unterschätzen wir in der Regel die Menge der von der Hirnrinde nach tiefer gelegenen Apparaten ausgehenden Einwirkungen und berücksichtigen z. B. vorerst noch zu wenig die große zentrifugale Bahn, die über Brückengrau, Kleinhirn, Bindearme, roten Kern, Monakowsches Bündel mit dreimaliger Kreuzung zu den Vorderhörnern geht[4]. Für unsere Vorstellungen fallen die Zentral- und Brückenganglien in der Regel noch weitgehend aus, das Kleinhirn wird nur recht spärlich berücksichtigt, von den zusammenfassenden und ordnenden Verrichtungen des Rückenmarks ist so gut wie keine Rede. Auch das Stirnhirn spielt eigentlich vorerst noch kaum eine Rolle für die Theorie der Bewegungen.

Es war schon vielfach die Rede von zentripetalen Regulationen. Gewiß sind sie für die Ausführung der einzelnen Bewegungen von allerhöchster Bedeutung und sie werden bei Erörterung der einzelnen Formen von Bewegungsstörung noch vielfach erwähnt werden. Namentlich die vom Labyrinth ausgehenden Reflexe und die von MAGNUS und seinen Schülern so bedeutsam erforschten „Körperstellreflexe" auf Kopf und Körper, sowie die Halsstellreflexe sind gerade für die Haltung des Körpers und seiner Teile sehr wichtig. Auch darauf wird noch besonders eingegangen werden bei Besprechung des Körpergleichgewichts.

Nach der Auffassung O. FOERSTERS[5] — und ich muß ihm dabei durchaus beipflichten — erfolgt der Innervationsstrom namentlich bei neuen Bewegungen,

---

[1] LEYTON u. SHERRINGTON, Quart. J. exper. Physiol. 11, 135, zit. nach RADEMAKER.

[2] Z. B. HORSLEY, Brit. med. J. 2, 125 (1909).

[3] GUILLAIN u. BARRÉ, Travaux neurologiques de guerre. Paris 1920. Zitiert nach RADEMAKER.

[4] v. MONAKOW, Neur. Zbl. 1915, 217. — SCHAFFER, Z. Neur. 27. — GIERLICH, ebenda 60.

[5] Die Mitbewegungen. Jena 1903.

bei großer Stärke des Willensvorgangs, also besonders dann, wenn sich Hindernisse entgegenstellen, über viel zahlreichere Muskeln als eigentlich erforderlich
sind zur Erreichung des vorgesetzten Ziels, oder wenigstens als erforderlich erscheinen. Ich möchte das letztere nicht hinzuzufügen versäumen. Denn vielleicht werden Muskeln, die bei der geübten ökonomischen Bewegung nur statisch
in Tätigkeit treten, anfangs in Form unregelmäßiger Tetani innerviert, und
deswegen enthüllt sich ihre Mitwirkung leichter unserer Aufmerksamkeit. Gewiß
ist für die Vereinfachung und Beschränkung der aufgewendeten Innervation auch
die Übung der zentripetalen Regelung von erheblichem Gewicht. Das gebe
ich O. Foerster ohne weiteres zu. Aber Sherringtons Beobachtungen zeigen
doch, wie verwickelt die Verhältnisse liegen. Unter diesen möchte ich namentlich
den Zustand der zentralen Substanz hervorheben, in der die Zusammenordnungen
stattfinden. Wie ist er abhängig von Allgemeinverhältnissen des Organismus,
von der Ernährung, vom Kreislauf, von chemischen Wirkungen, von der Übung!
Aber wie vor allem auch von seiner inneren Organisation! Und schließlich ist
meines Erachtens auch hier an eine zentrale Innervation zu denken. Ich meine
eine zentripetale Regulation in subkortikalen Orten der Zusammenordnung, die
von oben her beeinflußt werden.

In geistvoller Weise verwendet O. Foerster die ursprünglich viel ausgebreitetere
Innervation, um eine Reihe von Mitbewegungen zu erklären. Es sind das statische
und wechselnde Kontraktionen von Muskelgruppen, die für das beabsichtigte Ziel
der Bewegung entweder nicht oder nicht in dieser Weise in Tätigkeit gesetzt zu werden
brauchen. Dabei ist die auftretende neue (Mit-) Bewegung rücksichtlich des Ziels
gleichgültig, oder sie hemmt, oder sie unterstützt den Kranken, es zu erreichen. Für
die Tabes dorsalis sind die unsicheren, verschwenderischen und maßlosen Bewegungen
bekannt. Gewiß ist ihr Charakter zu einem erheblichen Teil durch die Störung der
Zentripetalität bedingt. Indessen, daß dieses Moment allein wirkt, scheint mir doch
recht unwahrscheinlich. Es dürften hier auch noch ganz andere Möglichkeiten in
Betracht kommen, z. B. zerebellare Störungen. Und jedenfalls ist hier auch ein Teil
des Übermaßes der Bewegungen auf die psychische Erregung zurückzuführen, die durch
den mangelhaften Erfolg der Bewegung hervorgerufen wird. Die Form zahlreicher
Bewegungen scheint mir durchaus in diesem Sinne zu sprechen.

Manche Formen der Mitbewegungen, z. B. bei dem Gehen Hemiplegischer, erinnern ganz direkt an die Zielstrebigkeit der spinalen Reflexe, die vor allem Sherrington studierte. Auch hier wird die propriozeptive Regelung im weitesten Maße gebraucht. Aber das Bedeutsame ist doch eine „Entelechie" des Protoplasmas, in dem
der Plan zur Erreichung des Ziels verwirklicht wird. Wieder andere Störungen sind
wohl in letzter Linie bedingt durch eine Unordnung in den reflektierenden Werkzeugen, wie sie nach manchen Vergiftungen auch entstehen.

Eine Reihe von Bewegungsstörungen, die man zum Teil schon lange kennt,
mit denen man aber weder pathogenetisch noch lokalisatorisch etwas Rechtes
anzufangen wußte, wird jetzt in Beziehung gebracht zu der großen Gruppe der
Zentralganglien[1] und ihren Verbindungen mit Stirnhirn und Zentralwindungen,

---

[1] C. Vogt, J. Psychol. u. Neur. **18**, 479, 241. — Kleist, Arch. f. Psychiatr. **59**, 790. —
Anton, J. Psychol. u. Neur. **14**. — Bonhoeffer, Mschr. Psychiatr. **1** u. **10**. — Strümpell, Dtsch.
Z. Nervenheilk. **54**, 207. — C. u. O. Vogt, Sitzgsber. Heidelberg, Akad. Wiss. Math.-naturwiss.

Kleinhirn und Rückenmark. Es liegt eine sehr erhebliche Zahl klinischer und anatomischer Untersuchungen sowie physiologisch-pathologischer und pathogenetischer Betrachtungen vor. Teils wurden Kranke im Leben und ihr Hirn nach dem Tode untersucht, aber nicht selten verglich man auch anatomische Befunde und klinische Erscheinungen bei verschiedenen Menschen. Wenn man dann noch die Vielseitigkeit der klinischen Erscheinungen und die Verschiedenheiten in Ausdehnung und Art der anatomischen Befunde bedenkt, so wird eine große Zurückhaltung im Urteil verständlich.

Veränderungen an den genannten Ganglien führen zu Veränderungen des Muskeltonus, in manchen Zuständen zu einer erhöhten „Rigidität", z. B. bei Paralysis agitans und Encephalitis, in anderen zu Herabsetzung des Tonus, wie z. B. bei Chorea. Die erhöhte Starre wird als „wächsern" bezeichnet. Im Vergleich zu dem federnden Widerstand bei spastischen pyramidalen ist hier ein nicht elastischer Dehnungswiderstand vorhanden. Was die Starre ist und wie sie entsteht, weiß kein Mensch.

Im Verein mit dieser „wächsernen" Starre werden, wie bei Paralysis agitans oder bei Encephalitis lethargica, die willkürlichen Bewegungen erschwert und sie werden seltener, vor allem mindern sich die Ausdrucksbewegungen; sie können völlig aufhören. Manche Mitbewegungen, z. B. das Bewegen der Arme beim Gehen, fallen weg, obwohl, wie v. WEIZSÄCKER zeigte[1], eine Innervation stattfindet; es fehlt nur der Effekt, der sich sonst in den Mitbewegungen äußert. Aber auch die anderen wichtigen und verwickelten Mitbewegungen, die sonst jeden Bewegungsakt des Gesunden nicht nur begleiten, sondern fördernd zu dem gestalten, was er ist, sind teils eingeschränkt, teils fehlen sie. Es ist eine allgemeine Bewegungsarmut da. Unwillkürliche Muskelbewegungen treten auf, sei es in Form von Zittern oder Wackeln, wie bei Paralysis agitans, Encephalitis und WILSONscher Krankheit oder in Form höchst eigenartiger, sehr verschieden schnell und in sehr verschiedenen Muskelgruppen ablaufender Bewegungen wie bei Chorea, Athetosis und den Myoklonien (Tik-Krankheit).

Bestimmte Kombinationen dieser Funktionsstörungen charakterisieren die Symptomatologie der einzelnen Krankheiten, die in diese Gruppe hineingehören. Man kann so bestimmte Syndrome annehmen, und es wurden zahlreiche Versuche gemacht, nicht nur die Entstehung einzelner Erscheinungen, sondern auch für bestimmte Symptom- und sogar Krankheitseinheiten bestimmt zusammengehörige anatomische Grundlagen festzustellen, sowohl was den Ort, als auch was die Art der Veränderungen betrifft, z. B. für das Pallidumsyndrom O. FOERSTERS,

---

Kl. 1919, H. 14. — O. FOERSTER, Z. Neur. 73, 1. — LEWY, Z. Neur. 73, 170. — Verhandl. d. neurol. Gesellschaft Paris, Rev. neur. 28, Nr 6 (1921). — MANN, Z. Neur. 71, 357. — Gesellsch. dtsch. Nervenärzte. Braunschweig 1921 (POLLAK, JAKOB, BOSTROEM). — RADEMAKER (MAGNUS), Bedeutung der roten Kerne. Berlin 1926. — JAKOB, Die extrapyramidalen Erkrankungen. Berlin 1923. — BOSTROEM, Der amyostatische Symptomkomplex. Berlin 1922. — SPATZ, in Handb. norm. path. Phys. 10, 318. — F. H. LEWY, Tonus und Bewegung. 1921. — STERTZ, Der extrapyramidale Symptomkomplex. 1921.
¹ v. WEIZSÄCKER, Dtsch. Z. Nervenheilk. 95, 116.

das choreatische, das athetotische Syndrom. Auch über die Möglichkeit einer Pathogenese gibt es zahlreiche Meinungsäußerungen. Ich kann mich nicht entschließen, die verschiedenen Ansichten[1] hier anzuführen, weil mir die Beobachtungen noch nicht klar und eindeutig genug erscheinen für irgendein sicheres Urteil. Noch am häufigsten dürften Muskelrigidität und Bewegungsarmut bei Schwund der großen (motorischen) Ganglienzellen im Pallidum eintreten; hierfür sind vor allem die Erfahrungen bei Kohlenoxydvergiftungen anzuführen[2]. Zugrunde liegt wohl eine Beeinträchtigung des Verhältnisses von Agonisten- und Antagonistenspannung. Von manchen Forschern wird ein Striatum- und ein Pallidumsyndrom unterschieden, sogar von verschiedenen in verschiedenem Sinne. Ich halte diese Unterscheidung noch nicht für möglich. Die Ansichten der einzelnen Forscher sind noch zu verschieden und müssen es sein, weil die anatomischen Befunde, wie ich schon sagte, in der Regel sehr ausgebreitet sind, die verschiedensten Orte betreffen — ich brauche nur an die Rindenveränderungen zu erinnern, die immer die Huntington-Chorea begleiten — und eben von verschiedenen Forschern so verschieden gefunden oder wenigstens beurteilt werden. Z. B. die Schüler PIERRE MARIES führen die Muskelstarre nicht auf das Pallidum, sondern auf Erkrankungen der Substantia nigra zurück. MAGNUS und seine Schüler denken bei Beeinträchtigung des Muskeltonus vor allem an Veränderungen des roten Kerns. Gewiß ist in nicht wenigen Fällen von Hyperkinese choreatischer, athetotischer, tikartiger Natur Putamen und Linsenkern erkrankt. Aber daraufhin ein „Striatumsyndrom" anzunehmen, erscheint mir noch nicht richtig.

SPATZ hat meines Erachtens völlig recht: ein Syndrom kann vorerst noch aus den verschiedensten Gründen entstehen, z. B. das, was man „Parkinsonismus" nennt nach Encephalitis und bei der ganz andersartigen Paralysis agitans. Es sind somit bestimmten Syndromen weder einheitliche ätiologische noch wie mir scheint — bisher — pathologisch-anatomische Grundlagen zugeordnet. Das ist klinisch von Bedeutung. Für das physiologische Verständnis kommen wir aber nur weiter, wenn im Einzelfalle Symptomatik, Anatomie und Pathogenese klar aufeinander bezogen werden. Und ein genetisches Urteil können wir erst abgeben, wenn eine größere Reihe solcher Beobachtungen geschaffen ist. Bei SPATZ finden wir eine ausgezeichnete Darlegung all der komplizierten Beziehungen, die — auch bei scheinbar ähnlichem Sitz der anatomischen Grundlage — auf die Art des Krankheitsbildes, also auf die Form der Symptome Einfluß haben können. Außer schon Gesagtem sind da zu erwähnen: das Alter und die Bedingungen, unter denen die Erkrankung eintrat, Art der Erkrankung und der anatomischen Läsion, schnelle oder langsame Entwicklung und vor allem immer wieder das Verhalten aller andern Hirnteile; denn für das, was geschieht kommt es zum großen Teile auf das Erhaltene an. Im ganzen sind so viele Momente von Bedeutung, daß ein Verständnis vorerst ganz unmöglich ist. Also soll man auch keine Scheinversuche machen. Ich halte es auch für physiologisch völlig fruchtlos, die Form der Bewegungsstörung mit den Worten Hemmung und Enthemmung erklären zu wollen. Dazu wissen wir über den feineren Mechanismus der Bewegungsbildung doch noch viel zu wenig. Die Art von Physiologie, die bei manchen jetzt üblichen „Erklärungen" verwendet wird, ist geradezu schauderhaft.

---

[1] Vgl. darüber z. B. SPATZ, in Handb. norm. path. Phys. **10**, 372.
[2] Genannt z. B. bei LOTMAR, Die Stammganglien usw., S. 44.

Die Muskelinnervationen seitens der Zentralganglien, die hauptsächlich die statischen Funktionen treffen, stellen sich sowohl bei den willkürlichen Innervationen ein, als auch bei Bewegungen, die zwar vom Willen ausgelöst werden, dann aber gewissermaßen automatisch ablaufen, z. B. Laufen, Gehen. Bei dem Bewegungsplan, von dem wir oben sprachen, spielen Innervationen eine große Rolle, die in den Zentralganglien zusammengeordnet werden. Unsere Kenntnisse über die Verbindungen dieser großen Zellansammlungen gestatten uns schon ein Verständnis ihrer so außerordentlich mannigfaltigen Verwendung. Vom Stirnhirn und von den Zentralwindungen sind Verbindungen zum Thalamus da. Von ihm aus werden Pallidum und — wie scheint in Abhängigkeit von ihm — das Striatum innerviert. Für ihre Verwendung in der automatischen Regulierung der Körperstellungen und Körperbewegungen sorgen die Verbindungen mit dem Kleinhirn, mit den Endigungen des Vestibularis und den sensiblen Endigungen der Körperoberfläche, und für die Ausführung der Leistungen sind Verbindungen über die tiefer gelegenen Gangliengruppen zu Rückenmark und Muskeln da. Die Förderung unserer Kenntnisse ist in erfreulicher Weiterbildung begriffen. Aber für ein wirkliches Verständnis müssen wir langsam von unten anfangen und vom Einfachen zum Verwickelten weitergehen.

NOTHNAGEL lehrte, daß Kranke mit Veränderungen der Sehhügel Beeinträchtigung der Mimik haben. Das ist verständlich im Rahmen der vorausgehenden Betrachtungen. Näheres läßt sich nicht sagen.

Die Kraft der willkürlichen Bewegungen wird von seiten des Nervensystems in erster Linie gewährleistet durch das normale Verhalten der Ganglien an der Hirnrinde, der ganzen, langen kortikomuskulären Bahnen im Hirn und im Rückenmark in Seiten- und Vordersträngen, der Vorderhornganglien und der vorderen Wurzeln, sowie ihrer Ausläufer der peripheren motorischen Nerven. Aber auch die alte extrapyramidale Bewegungsbahn hat mit der Kraft der Bewegungen zu tun, wenigstens findet man bei Paralysis agitans und Encephalitis nicht selten auch Bewegungsschwäche. Ein Urteil über die Pathogenese ist deswegen so außerordentlich schwer, weil wir, wie schon hervorgehoben wurde, die physiologischen Beziehungen zwischen den beiden großen Systemen noch zu wenig kennen und weil bei Encephalitis und sogar bei Paralysis agitans Pyramidensymptome doch häufiger sind, als gewöhnlich angenommen wird, gar nicht davon zu reden, daß bei den kapsulären Hemiplegien die Zentralganglien so häufig mit leiden. Indessen die Bewegungsschwäche bei Parkinsonismus ist doch meist nicht eine reine Kontraktionsschwäche, sondern mehr eine Minderung des Effekts der Bewegung, z. B. durch gleichzeitige unpassende Innervation von Antagonisten.

Die allgemeinen Ursachen der körperlich vermittelten Bewegungsstörungen liegen darin, daß durch Erkrankungsprozesse an den die Bewegungen vermittelnden Zellen oder Nervenfasern bzw. durch krankhafte Veränderung in ihrer Umgebung die Funktion dieser Gebilde beeinträchtigt wird. Im Gehirn ist von größter Bedeutung alles, was den Blutzutritt zu den Zellen auch nur für kurze Zeit hemmt, denn sie leiden sehr schnell in ihrer Funktionsfähigkeit. Demgegenüber dürfte ihre Widerstandsfähigkeit gegen das Absterben wesentlich größer sein. Denn wenn sie auch bei Beeinträchtigung der Blutzufuhr ihre Tätigkeit recht bald einstellen, so erholen sie sich doch nicht selten auch dann noch, wenn sie lange Zeit nicht gearbeitet hatten. Verstopfungen der Gefäße kommen bei Embolien und Thrombosen vor, im Gefolge von Herz- oder Gefäßkrankheiten. Die eigentliche Apoplexia sanguinea beruht einerseits auf einem Platzen von Gefäßen, deren Wände verändert sind. Außerdem aber kommt der ganze Vorgang der Blutung in anderen Fällen auch zustande durch eine Nekrose mehr oder weniger ausgedehnter Gefäß- und Parenchymteile mit ausgedehnten kleinen Blutungen und das dürfte als Folge mangelhafter Blutzufuhr anzusehen sein[1]. Diese Zustände stellen sich ja am häufigsten als Folge von Arterienstörungen (Arteriolosklerose, Nephritis, infektiöse Arteriitis) ein. In diesen veränderten Gefäßen entstehen sehr leicht Zusammenziehungen, die zu einer Aufhebung des Blutzuflusses führen. Strömt dann das Blut wieder ein in die Gefäße, deren Wand nekrotisch, und in die Hirnteile, deren Parenchym abgestorben ist, so erfolgen nun die Blutungen. WESTPHAL hebt die Bedeutung der spastischen Anämie ohne Blutung für die Entstehung zerebraler Lähmungen scharf hervor. Auch ich kenne diese Form der Entstehung für vorübergehende Störungen. Für alles Schwerere und länger Dauernde möchte ich mich aber der Meinung ASCHOFFS[2] anschließen, daß Blutungen oder Nekrosen durch mechanischen Gefäßverschluß vorliegen. Auch RICKER steht[3] der Bedeutung von Angiospasmen höchst skeptisch gegenüber und führt die Hirnblutungen zurück auf Exsudation als Folge stärkster nervaler Reizung. Ferner können Entzündungen der verschiedensten Ursachen sich im Zentralnervensystem entwickeln und durch die Wirkung ihrer Erreger, aber wohl auch durch das Exsudat zur Schädigung von Zellen und Fasern führen. Der Enderfolg hängt bei allen Prozessen davon ab, was von der Unversehrtheit der Zelle übrig bleibt. Denn Regenerationen bei Ganglienzellen des Gehirns gibt es nach den gegenwärtigen Auffassungen nicht. An den Zellen nicht, zu deren Funktion das große Erinnerungsvermögen gehört! Eine Hirnzelle ist prinzipiell etwas ganz anderes als z. B. eine Leberzelle, weil sie schon gewissermaßen ein persönliches Gepräge hat und Funktionen, die nicht ohne weiteres auf junge neue Zellen übergehen können.

Am Rückenmark sind von größter Bedeutung Entartungen von Zellen und Fasern durch Giftwirkung. Die wirksamen Gifte — das beste Beispiel ist wohl das Blei — scheinen mir die Ganglienzelle langsam und allmählich so zu schädigen, daß die entfernteste Stelle ihres Ausläufers, der Nerv zuerst einfach abstirbt in Form der bekannten „primären Degeneration". So wirken organische Gifte wie das der Syphilis in all den Fällen von Strangdegeneration des Rücken-

---

[1] ROSENBLATH, Dtsch. Z. Nervenheilk. **61**, 10. — WESTPHAL, Dtsch. Arch. klin. Med. **151**, 1. — SCHWARTZ, Die Arten der Schlaganfälle usw. Berlin 1930.

[2] RÜHL, Beitr. path. Anat. **78**, 160.

[3] RICKER, Sklerose u. Hypertonie usw. S. 167 ff. 1927.

marks. So dürften auch alle die ätiologisch unklaren Systemerkrankungen entstehen.

Immer ist der Erfolg einer Störung der motorischen Nervenfasern oder -zellen: Herabsetzung der Fähigkeit zu Bewegungen sowie ihrer Kraft, von der Schwäche (Parese) durch alle Übergänge hindurch bis zur Lähmung (Paralyse). Die Koordination ist erhalten, wenn die Möglichkeit zur Bewegung überhaupt bleibt. Ganz eigenartige Zufälle in der Störung der Beziehungen einzelner Muskelgruppen können hin und wieder einmal zu entfernt ähnlichen Anomalien führen wie bei der Ataxie. Doch ist das sehr selten und geht über Andeutungen nicht hinaus.

Also die Erhaltung der kortikomuskulären Leitungsbahn beherrscht bei gesunder Seele die Kraft der Bewegungen. Das Seelische ist aber von großem Einflusse. Denn das, was wir Energie eines Menschen nennen, ist eines der wichtigsten Momente für die Höhe der Kraft und namentlich für die Ausdauer seiner Bewegungen. Vielleicht spielt an diesem Punkte das Kleinhirn eine Rolle für die Kraft.

Eigenartige Züge weist die hemiplegische Lähmung bei Störungen der inneren Kapsel auf. Da zeigt sich nämlich eine auffallend häufig wiederkehrende Verteilung der Lähmung auf bestimmte Muskeln und Muskelgruppen (WERNICKES Prädilektionstypus). Nur in seltenen Fällen sind alle Muskeln dauernd völlig gelähmt, in der Regel kehrt die Beweglichkeit mehr oder weniger gut wieder. Das geschieht dann vorwiegend in bestimmten Muskelgruppen, und zwar in funktionell zusammengehörigen. Der Grund liegt vielleicht in den später zu besprechenden chronaximetrischen Verhältnissen. O. FOERSTER gibt in seinem neuesten Werke[1] sehr interessante Beispiele dafür, daß an den Armen bei Erkrankungen peripherer Nerven, die Verteilung der Lähmung auf gewisse Muskeln und die Reihenfolge der Muskeln bei Rückbildung der Lähmung gewissen Regeln unterliegt. Bei Besprechung der Kontraktur ist dargelegt, daß mit solchen Verteilungen die Entstehung der Kontrakturen innig zusammenhängt. Die charakteristische Haltung und der Gang so vieler Hemiplegiker zeigen, daß am Arm vorwiegend Beugemuskeln, die die Hand, wie LEWANDOWSKY sagt, an den Körper heranführen, am Bein hauptsächlich die Strecker besser funktionieren.

Unklar und noch gar nicht genügend durchforscht ist der Einfluß der gleichseitigen Hemisphäre auf die Bewegungen. Er ist gewiß größer, als man gemeinhin denkt. Für den oberen Ast des Fazialis und die Augenmuskeln ist er ja ganz bekannt. Einzelne Fälle sprechen doch auch für einen Einfluß auf die Beine.

Endlich kommen für die Erhaltung der Kraft unserer Bewegungen noch mancherlei andere allgemeine Momente des Organismus in Betracht, und auch solche einzelner Organe; ich erinnere nur an die Mattigkeit der Kranken mit schweren Anämien und bösartigen Tumoren. Bei der enormen Hinfälligkeit der Kranken mit ADDISONscher und der geringen Kraft vieler Kranken mit BASEDOWscher Krankheit reicht die Veränderung des Stoffwechsels zur Erklärung nicht aus. Hier liegen wohl chemische Wirkungen vor. Ob sich diese aber auf das Nervensystem oder die Muskulatur erstrecken, läßt sich noch nicht sagen. Der Mangel an Muskelkraft bei schlecht ernährten und elenden Menschen dürfte

---

[1] O. FOERSTER, Erg.-Bd. zum Handb. d. Neur. von Lewandowsky, II. Teil, 2. Abschn.

zum Teil auch von mangelhafter Versorgung der Muskeln mit energiespendendem Material abhängen.

Die Beschaffenheit der Muskulatur ihrerseits muß eine große Reihe von Bedingungen erfüllen, wenn die Bewegungen zum gewünschten Ziele führen sollen. Mangelhafte Anlage, Atrophie, ungenügende Blutversorgung durch Gefäßerkrankung, Entzündung und Einwanderung von Geschwülsten oder Parasiten werden teils direkt, teils auf dem Umwege über die dabei entstehenden Schmerzen die Zusammenziehungen beeinträchtigen.

Bei Mitgliedern einzelner Familien, also durchaus auf endogener Grundlage, bildet sich bei jeder Muskelinnervation, die nach der Ruhe erfolgt, eine Art von Dauerkontraktion aus (Myotonia congenita, Thomsensche Krankheit[1]). Gehemmt ist die Erschlaffung des Muskels. Nach mehrfacher Wiederholung einer Zusammenziehung hört die Störung ganz gewöhnlich auf. Der Muskel ist anatomisch verändert: schon ERB zeigte Hyperplasie seiner Fasern und HEIDENHAIN fand[2] höchst eigenartige muskuläre Umscheidungen der Faserbündel an myotonisch funktionierenden Muskeln. Sie zeigen nämlich, wie ERB fand, ein charakteristisches Verhalten gegen den galvanischen Strom, das in mancher Hinsicht an die später zu besprechende Entartungsreaktion erinnert. Alle neueren Erfahrungen sprechen dafür, daß die myotonische Bewegungsstörung vom Muskel selbst ausgeht[3]; manche nehmen an, daß ein verändertes Verhalten des Sarkoplasmas die Nachdauer der Kontraktion im Gefolge hat[4]. Bei Darlegung der Chronaximetrie wird auf die ganze Frage nochmals eingegangen werden.

Die myotonische Funktionsstörung kommt häufiger noch symptomatisch vor. Z. B. kennt man sie in Verbindung mit eigenartigen Muskelatrophien[5] und Störungen der inneren Sekretion. Bei solchen Kranken, deren Zustandsbeziehung zur eigentlichen Thomsenschen Krankheit noch offen ist, hat HEIDENHAIN seine merkwürdigen Befunde erhoben; für die familiäre Form stehen sie meines Wissens noch aus.

Ob man auch die Myasthenie[6] hierher rechnen soll, ist zweifelhaft. Bei dieser eigenartigen und seltenen Krankheit stellen sich nach willkürlicher und faradischer Erregung des Muskels sehr schnell Ermüdungserscheinungen ein. Durchaus nicht immer, sondern in Perioden und vorwiegend in bestimmten Muskelgebieten, z. B. in denen des Auges und den vom verlängerten Mark versorgten. Elektrisch hat die Ermüdung des myasthenischen Muskels einen eignen Typus: es bleibt die Zahl der diphasischen Schwankungen und damit der Rhythmus der Innervationsimpulse unverändert, nur die Größe der Amplituden nimmt immer mehr ab[7]. Anatomische Verhältnisse und Ursachen des nicht selten tödlichen Zustandes sind nicht genügend bekannt. Innere Sekretion?

Sicher am Muskel greifen die Störungen an, die auf eine mangelhafte Blutversorgung zurückzuführen sind. Den Tierärzten war schon lange bekannt, daß am Tier Erkrankungen der Beinarterien, die zu ihrer Verengerung führen, eine Unmöglichkeit zu laufen im Gefolge haben können (intermittierendes Hinken). Für den

---

[1] W. ERB, Die Thomsensche Krankheit. 1886.

[2] HEIDENHAIN, Münch. med. Wschr. **1918**, 85.

[3] SCHÄFER, Dtsch. Z. Nervenheilk. **67**, 225 (Lit.).

[4] JOTEYKO, Neur. Zbl. **1904**, 234. —. PÄSSLER, ebenda **1906**.

[5] Große Lit. z. B. J. HOFFMANN, Dtsch. Z. Nervenheilk. **18**, 198. — STEINERT, ebenda **37**, 58. — H. CURSCHMANN, ebenda. **45**, 461.

[6] JOLLY, Berl. klin. Wschr. **1895**, Nr 1. — STRÜMPELL, Dtsch. Z. Nervenheilk. **8**, 16.

[7] HERZOG, Arch. klin. Med. **123**, 76. — SCHÄFFER u. BRIEGER, ebenda **138**, 28.

Menschen machten dann Charcot und später Erb die gleichen Erfahrungen[1]. Die Kranken sind in der Ruhe, da das Blutbedürfnis der Muskeln gering ist, frei von Beschwerden. Bewegen sie sich, so beginnen, je nach der Stärke der Gefäßveränderung, sofort oder erst nach einer gewissen Zeit, Schmerzen; es folgt eine Schwäche und möglicherweise sogar eine Lähmung von Muskeln, deren Gefäße erkrankt sind. Erst wenn in der Ruhe das Blutbedürfnis sinkt und eine ausreichende Durchblutung der Muskeln wieder möglich wird, folgt die Erholung. Zugrunde liegt eine Erkrankung der mittleren und kleinen Arterien (Sklerose, Entzündung, Syphilis). Wahrscheinlich kommen als höchst bedeutungsvoll für die Auslösung der Erscheinungen hinzu Reizzustände der Muskulatur an den kleinen Arterien, die, wie man das bei Erkrankungen der Arterien öfter sieht, von ihrer Intima ausgelöst werden. Unzweifelhaft können auf diese Weise die Erscheinungen des intermittierenden Hinkens sogar rein funktionell entstehen: übermäßiges Rauchen (Erb) und nervöse Erregbarkeit[2] scheinen auf dieser Grundlage die Entstehung solcher Anfälle zu begünstigen.

Über Muskeltonus und Kontrakturen.

Recht häufig sehen wir Teile der Glieder oder des Rumpfes oder auch den Kopf in einer abnormen Stellung, in einer Art von Zwangslage fest verharren. Das vermag aus den verschiedensten Gründen zu geschehen: Störungen der Gelenke, Narbenschrumpfungen von Haut und Muskeln, Veränderungen der Sehnen können zugrunde liegen. Wird z. B. durch einen äußeren Druck, wie den der Bettdecke oder eines Verbands, ein Gelenk in einer Stellung fixiert, so verkürzen sich die Muskeln, deren Enden einander genähert sind, unter Ausbildung von Veränderungen ihrer Struktur, und im Gelenk entwickelt sich ein Adhäsionsprozeß. Von diesen „passiven Kontrakturen“ ist hier nicht zu sprechen, weil es sich dabei im wesentlichen um einfache und klare Verhältnisse handelt. Wir reden hier von den Zwangsstellungen, die dadurch entstehen, daß sich verkürzende und in der Verkürzung verharrende Muskeln unter Überwindung des Antagonistenwiderstands Gelenke in eine bestimmte Lage hineinziehen und in ihr erhalten („aktive Kontraktur“)[3].

Der Muskel kann verkürzt sein durch Veränderung (Erhöhung) seines Elastizitätsmoduls oder durch eine echte, aus zahlreichen Einzelzuckungen sich zusammensetzende tetanische Kontraktion. Das erstere ist bei statischen Funktionen glatter Muskeln kaltblütiger Tiere sicher beobachtet; darüber gibt es eine ausgedehnte Literatur[4].

---

[1] Charcot, C. r. Soc. Biol. Paris 12 II, 225 (1858) und spätere Mitteilungen. — Erb, Dtsch. Z. Nervenheilk. 13, 1 und spätere Arbeiten. — Hagelstam, ebenda 20, 65 (Lit.). — Higier, ebenda 19, 438. — Grassmann, Arch. klin. Med. 66, 500. — Bing, Beih. med. Klin. 1907, Nr 5. — Mendel, Zbl. Neur. 27, 65.

[2] Vgl. Oppenheim, Dtsch. Z. Nervenheilk. 17, 317.

[3] O. Foerster, Die Kontrakt. b. d. Erkrankg d. Pyramidenb. 1906. — Mann, Mschr. Psychiatr. 1, 409; 4, 45, 123. — H. E. Hering, Pflügers Arch. 70, 559.

[4] Z. B. Angelo Mosso; Grützner, Erg Phys. 3 II. — Schmiedeberg, Arch. f. exper. Path. 82, 166. — H. H. Meyer, Med. Klin. 1920, Nr 50; Arch. f. exper. Path. 87, 173. — E. Frank, Berl. klin. Wschr. 1919, Nr 45/46; 1920, Nr 31. — Schäffer, Berl. klin. Wschr. 1920, Nr 31. — Zusammenfassend v. Kries, Arch. f. Physiol. 1921. — Vgl. Seiler, Schweiz. Arch. Neur. 16 u. 17.

Es ist das gleiche auch für statische Zustände der Skeletmuskeln des Menschen angenommen worden. Als Kriterien für einen Zustand durch Veränderung der Elastizität nicht kontraktiler Natur verwendete man die Anhäufung von Kreatin[1], das Fehlen des Schwindens von Glykogen, das Fehlen einer Erhöhung des Sauerstoffverbrauchs[2] und das Fehlen von Aktionsströmen[3]. Die Theoriebildung ist sehr weit gegangen: man führte diesen besonderen Verkürzungszustand zurück auf eine von vegetativen Nerven angeregte Veränderung des Sarkoplasmas und nahm auch für manche statische Dauerverkürzung quergestreifter Muskeln des Menschen, z. B. die hysterischen Kontrakturen[3], solch eine besondere Form von Verkürzung an.

Indessen: Auf Grund der methodisch streng und passend ausgeführten Beobachtungen kann man meines Erachtens jetzt mit voller Sicherheit sagen, daß alle die an sich höchst merkwürdigen und physiologisch interessanten am Kaltblütermuskel vorkommenden Zustände von Dauerverkürzung mit elastischer Veränderung ohne Energieverbrauch für die Pathologie des Menschen keine Bedeutung haben. Befinden sich am kranken Menschen quergestreifte Muskeln in statischer Dauerverkürzung, so können wir Aktionsströme sowie eine Erhöhung des Sauerstoffverbrauchs nachweisen. Das ist festgestellt für die Kontraktur bei Erkrankungen der Seitenstränge[4], bei Starre durch Veränderungen der Zentralganglien[4], bei hypnotischer und hysterischer Kontraktur[5]. Ebenso ist es bei Tetanus[6].

Für Tetanus und hysterische Kontrakturen liegen Beobachtungen vor, nach denen der gesamte Energieverbrauch des Menschen, in mehrstündigen Beobachtungen gemessen, nicht höher sei, wenn ein Teil der Muskeln sich in Kontraktur befinde, als ohne solche[7]. Ich möchte meinen, daß diese Form der Methodik nicht adäquat ist für die Beantwortung dieser Frage, weil hier Ausgleichungen möglich sind an den nicht beteiligten Muskeln und weil man über den Grad der Spannung an dem mehrere Stunden im Respirationskasten liegenden Menschen kein Urteil hat.

In der Tat fanden GESSLER und HANSEN, als sie an geübten Menschen in kurzdauernden Versuchen die Zeit ruhiger Haltung der Muskeln eines Arms verglichen[8], mit der hypnotischen Starre und willkürlichen Kontraktion in den beiden letzteren Fällen die gleiche Erhöhung des Gaswechsels.

Auch das Fehlen tetanischer Aktionsströme[9] bei den Kontrakturstellungen der Tetanie (Trousseausches Phänomen und Atmungstetanie) an den Händen konnten Untersuchungen von HANSEN und FLICK an unserer Klinik[10] nicht bestätigen.

---

[1] PEKELHARING u. VAN HOOGENHUYZE, Hoppe-Seylers Z. **64**, 262. — Eigene Beob. u. Lit. bei RIESSER, Arch. f. exper. Path. **80**, 183.

[2] Lit. bei H. H. MEYER u. FRÖHLICH, Arch. f. exper. Path. **87**, 173.

[3] H. H. MEYER u. FRÖHLICH, l. c.

[4] HANSEN, P. HOFFMANN, v. WEIZSÄCKER, Z. Biol. **75**, 121 (1922). — REHN, Dtsch. Z. Chir. **162**, 155. — Vgl. MANN u. SCHREIER, Z. Neur. **91**, 55. — BORNSTEIN u. SÄNGER, Dtsch. Z. Nervenheilk. **52**, 1. — GREGOR u. SCHILDER, Z. Neur. **14**, 359.

[5] HANSEN, HOFFMANN, v. WEIZSÄCKER, l. c. — REHN, Klin. Wschr. **1922**, Nr 7.

[6] HANSEN, P. HOFFMANN, v. WEIZSÄCKER, Z. Biol. **75**, 121.

[7] E. GRAFE u. H. TRAUMANN, Dtsch. Z. Nervenheilk. **79**, 359.

[8] Z. Biol. **84**, 591.   [9] DITTLER u. FREUDENBERG, Pflügers Arch. **201**, 182.

[10] FLICK u. HANSEN, Dtsch. Z. Nervenheilk. **84**, 61 — Z. Biol. **82**.

Die physikalischen Eigenschaften des Muskels im Zustand der Starre sprechen ebenfalls für eine einheitliche Auffassung der Muskelfunktion[1], denn die Elastizität ist im normalen und im hypertonischen Zustande gleich.

Im einzelnen kommen offenbar große Verschiedenheiten vor. Schon JOHANNSON hatte gezeigt[2], daß die Muskelstatik mit viel geringerem Energieverbrauch verbunden ist als die Dynamik, und wahrscheinlich werden auch die verschiedenen Anforderungen an die Statik im einzelnen sehr verschieden sein, weil bei der Statik eine Art von Sperrung durch den Bau der Gelenke und Balanzierungen offenbar höchst bedeutungsvoll ist und dann natürlich große statische Aufgaben durch Tetani von geringem Energieverbrauch geleistet werden können. Schließlich besteht zwischen Leistung äußerer Arbeit und Höhe der Sauerstoffabsorption nicht entfernt ein Parallelismus. Da nun außerdem im ganzen Menschen Ausgleichungen eine große Rolle spielen, so muß man, wenn die Versuchsbedingungen nicht ganz gleichmäßig gestaltet sind, sehr vorsichtig sein, aus dem Energieverbrauch des ganzen Menschen in mehrstündigen Versuchen Schlüsse zu ziehen auf Zustände einzelner Muskeln.

In Angelegenheit der Regelung des Gesamtstoffwechsels ist es natürlich nun gerade von großem Interesse, daß auch bei Muskelspannungen, die mit einem gewissen, wenn auch vielleicht nicht hohem Grade von Energieverbrauch in einzelnen Muskelgruppen verbunden sind, der Körper das wieder einspart[3]. Ich meine die Befunde GRAFES unterstützen auch die Angaben JOHANSSONS.

Die Frage der vegetativen, sympatischen oder parasympathischen Innervation des Skeletmuskels ist natürlich physiologisch von allergrößtem Interesse. Hier bei Erörterungen der Frage der Kontrakturen und des Muskeltonus am Menschen brauchen wir sie nicht zu erörtern, denn es liegt meines Erachtens vorerst kein Grund vor, hier andere als tetanische Zusammenziehungen anzunehmen[4].

Der auf die beschriebene Weise entstehende (spastische) Muskeltonus[5], dem also schließlich Tetani verschiedener Stärke zugrunde liegen, entsteht durch eine Erregung der motorischen Bahnen im Gehirn oder Rückenmark. In der Regel halten wir uns an die Pyramidenbahnen und beachten den Tractus rubrospinalis sehr wenig. Ich möchte nicht glauben, daß das richtig ist: zum mindesten ist das Problem nicht gelöst. Schon hoch oben vereinigen sich die Pyramiden- und die rote Kernbahn und verlaufen dann gemeinsam und, soviel ich sehe, für die modernen histologischen Methoden voneinander untrennbar bis zu dem Übergang in die Vorderhörner. Herde, die in dieser vereinigten Bahn sitzen und nach gegenwärtigen Vorstellungen einen Reiz ausüben, erzeugen in den von dort aus innervierten Muskeln häufig diesen erhöhten spastischen Tonus. Liegt ein solcher Herd in der Pyramidenbahn oberhalb der inneren Kapsel (Stabkranz, Rinde), so fehlt häufig, ich möchte glauben, in der Regel (immer?) diese Tonussteigerung. Wenn Herde in Pallidum, Striatum, Substantia nigra oder in den roten Kernen sitzen, dann haben wir in der Regel wächserne Starre. Die stärksten Grade des spastischen Tonus treffen wir bei der „primären" Degeneration der motorischen Seitenstrangteile im Rückenmark.

Bei jedem Kranken wechselt die Stärke des Muskeltonus außerordentlich stark mit der innern und äußern Lage des Kranken. Hier ist vieles von Einfluß, z. B. auch

---

[1] v. WEIZSÄCKER, Arch. néerl. Physiol. **7**, 547.   [2] Skand. Arch. Physiol. (Berl. u. Lpz.) **7**.
[3] GRAFE, Arch. klin. Med. **139**, 155.   [4] Vgl. MANN u. SCHLEIER, Z. Neur. **91**, 551.
[5] Zusammenfassend SEILER, Schweiz. Arch. Neur. **16** u. **17**.

das seelische und körperliche Gleichgewicht. Aber von der größten Bedeutung scheinen mir doch Reflexe von den verschiedensten Körperstellen, namentlich von Haut und Muskeln aus zu sein. Und hier besteht ein Unterschied zwischen Pyramiden- und Rubrospinalbahnen, indem bei Erkrankungen der ersteren die reflektorischen Erregungen eine größere Geltung haben als bei letzteren. Unter allen Umständen ist es möglich, besonders bei den Erkrankungen der Pyramidenbahnen durch Verwendung reflektorischer Erregungen und durch ihre Einschränkung die Spasmen weitgehend zu beeinflussen.

So ist schließlich die Frage nach Ausbildung einer Kontraktur von den verschiedensten Umständen abhängig. Wenn z. B. bei Herden in der inneren Kapsel die Beweglichkeit allmählich und für die verschiedenen Muskelgruppen in ungleichem Grade wiederkehrt — ich erinnere an den Typus von WERNICKE, wenn für die besser beweglichen Muskeln die vom Hirn ausgehenden Hemmungen beeinträchtigt sind und gleichzeitig sich die zentripetale Erregbarkeit steigert, so geraten leicht bestimmte Muskeln, eben die besser beweglichen, in einen Zustand von Verkürzung, der durch jede zentripetale Erregung gesteigert wird, also bei völliger Ruhe, z. B. des Morgens, am schwächsten ist. Für die Form der Kontraktur, d. h. der Gliederstellung, ist nun offenbar eine ganze Reihe von Umständen bedeutungsvoll; z. B. das Verharren der Glieder in einer bestimmten Lage. So hat der Arzt durch eine sorgfältige Überwachung dieser Kranken das Eintreten oder Ausbleiben solcher Zwangsstellungen weitgehend in der Hand. Ist ein Muskel einmal in eine Verkürzung geraten, so kommt er bei Beeinträchtigung des Rindeneinflusses sehr viel schwerer aus ihr heraus; willkürliche Bewegungen zeigen bei solchen Kranken ebenfalls Neigung zu Verlängerung und Hemmung. MUNK[1] konnte bei Affen, denen er Teile der Großhirnrinde entfernte und die er in so engen Käfigen hielt, daß sie nicht zu klettern oder zu springen vermochten, Kontrakturen hervorrufen. O. FOERSTER zeigt die Abhängigkeit der Form der Kontraktur von der Ausgangsstellung, in der das Glied sich befand[2]. Das hängt zusammen mit der Verstärkung der Reflexerregbarkeit in Muskeln, deren Insertionspunkte durch die Gliederstellung einander genähert sind. Jede Form von zentripetaler Erregung z. B. Muskelzug oder schmerzhafte Einflüsse von Gelenken aus fördern das Eintreten solcher Kontrakturen. Tabische mit zerebralen Lähmungen bekommen wegen Beeinträchtigung der Zentripetalität in der Regel nur geringe Kontrakturen.

Die Störungen der Reflexbewegungen.

P. HOFFMANN nahm die sehr wichtige Trennung der Reflexe in Eigen- und Fremdreflexe vor[3]. Die ersteren gehören ganz zum Muskel und treten in dessen Innervations- und Bewegungsvorgänge als ein von ihnen unabtrennbares Glied ein. Sie kommen nur durch Dehnung des Muskels zustande; jeder Muskel hat seine eigenen Reflexe. Da der Muskel aber nun sehr häufig gedehnt wird, so

---

[1] MUNK, Arch. f. Physiol. **1896**, 564; Ber. Preuß. Akad. **36**, 823.
[2] O. FOERSTER, Handb. norm. path. Phys. **10**, 947.
[3] P. HOFFMANN, Untersuchungen über die Eigenreflexe. Berlin 1922.

versteht man, welche Bedeutung der jedem Muskel eigne Reflex für seine Innervation hat, um so mehr, als dieser Reflex sich nie verbreitet, stets auf seinen Muskel beschränkt bleibt, außerordentlich geringe Latenz und fast völlige Unermüdbarkeit zeigt.

Jede willkürliche Innervation bahnt die Eigenreflexe außerordentlich. Durch das Rückenmark können in der Sekunde Hunderte von Reflexen gehen. Die elektrische Innervationskurve für den Skeletmuskel setzt sich also zusammen aus den Stromstößen, die von Hirn und Rückenmark kommen, aber ebenso aus den elektrischen Erscheinungen der Eigenreflexe. Ebenso wie innervierende gibt es auch denervierende Eigenreflexe.

Für den Erfolg der Willkürinnervation der Skeletmuskeln haben die Eigenreflexe größte Bedeutung, z. B. für die Stellung der Gelenke für die Anpassung der Füße an den Boden, für die Erhaltung aller Spannungen und Entspannungen[1], innerhalb gewisser Grenzen auch für die Koordination. Daß für die Gestaltung unserer Bewegungen auch die denervierenden Reflexe von größter Bedeutung sind, leuchtet ohne weiteres ein. Lediglich mit Hilfe der Eigenreflexe ist die sanfte stetige Art unserer Bewegungen möglich[2]. Andererseits werden Bewegungen, die mit besonderer Kraft und Schnelligkeit ausgeführt werden sollen, mit einer starken Innervation eingeleitet, die durch Auslösung starker Eigenreflexe die weitere motorische Innervation bahnt[3].

Außer diesen Eigenreflexen gibt es noch eine große Anzahl von „Fremdreflexen“ („tetaniforme Reflexe“). Sie werden von den verschiedensten Körperstellen, vor allem der Haut, aus ausgelöst und zeigen außerordentlich wechselnde und komplizierte Gestaltungen. Im einzelnen haben sie eine ganze Reihe Eigentümlichkeiten, die den Eigenreflexen fehlen, vor allem erstrecken sie sich meist auf eine große Reihe von Muskelgruppen. Zu den Eigenreflexen haben sie vielleicht dadurch Beziehungen, daß sie möglicherweise auch von diesen in übergeordneten Zentren ausgelöst werden[4].

Die einfach ursprüngliche Form und weiter mögliche Form der Gestaltung und Wechselfähigkeit dieser Fremdreflexe erklärt Art und Entstehung nicht weniger Gemeinschaftsbewegungen. Auch manche Lähmungsformen dürften mit der Art mancher fest gebildeten und zusammengeordneten Reflexmechanismen zusammenhängen.

Vor einer Reihe von Jahren haben hervorragende Forscher die Bedingungen für die Entstehung der komplizierten Reflexe und ihren Ablauf erforscht. Aus Sherringtons Beobachtungen[5] zeigt sich, von welchem Einfluß der Zustand des

---

[1] Hoffmann, l. c. — Hansen, Naturwiss. 1924, 239, 260. — Clauss u. v. Weizsäcker, Dtsch. Z. Nervenheilk. 75, 370. — Hansen u. Hoffmann, Z. Biol. 71, 99.

[2] v. Weizsäcker, Dtsch. Z. Nervenheilk. 70, 115.

[3] Flick u. Franz, Nervenarzt 3, 523.

[4] v. Weizsäcker, Klin. Wschr. 1922, Nr 45; in Bethe-v.-Bergmann, Handb. d. norm. path. Phys. 10, 35.

[5] Sherrington, The integrative action of the nervous system; Erg. Physiol. 4 II, 797. — Brown, ebenda 13, 279.

Zentralorgans auf der einen Seite, der der ganzen Situation des Körpers und die Einwirkung der peripheren Reize auf der anderen Seite ist. Wir kennen die Bedeutung der Störung zentripetaler Erregungen für den Ausfall der Reflexe[1]; davon ist im Abschnitt „Ataxie" nochmals die Rede. Von MAGNUS[2] wurden die vom Labyrinth und von den Halsbewegungen, also von der Kopfstellung ausgehenden Rumpf- und Extremitätenreflexe sowohl am Tier als auch an kranken Kindern erforscht und BÖHME[3] verfolgte die Reflexe, die an Menschen mit Querschnittstörungen des Rückenmarks ablaufen.

Die Beobachtungen über das Verhalten der Reflexe am kranken Menschen gingen von den berühmten Entdeckungen von ERB und WESTPHAL über den Patellarreflex aus. Lange Zeit haben im wesentlichen semiotische Interessen diese Forschung beherrscht und erst in neuerer Zeit gehen wir den Bedeutungen der Reflexstörungen für die Bewegungen nach[4]. Der Patellarreflex ist der Typus eines Eigenreflexes. Von ihm ist zunächst zu sprechen. Zugrunde gelegt wird das Schema des einfachen Reflexes: sensibler Teil, Übertragungswerkzeug, vielleicht auch direkte Übertragung durch eine Reflexkollaterale, motorischer Teil. Der Reflex ist erhalten und hat die gewöhnliche Beschaffenheit, wenn der Reflexbogen in normalem Zustande sich befindet und andere Einflüsse irgendwelcher Art sich nicht geltend machen. Er fehlt bei Unterbrechung der Bahn, und er ist herabgesetzt, wenn die Leitung in ihr erschwert wird, wenn hemmende Einflüsse auf sie einwirken oder wenn etwa eine lange Latenzzeit sich geltend machen sollte. Er ist gesteigert, wenn die Erregbarkeit in der Bahn oder im Werkzeuge wächst, wenn hemmende Einflüsse wegfallen, besondere andere Einwirkungen in die Erscheinung treten. Dann kann er auch in seiner Art verändert sein.

In Wirklichkeit kommt alles vor, und es leuchtet ohne weiteres ein, wie wichtige Schlüsse man daraus ableiten kann über den Sitz und die Art von Krankheitszuständen, wenn man eine größere Anzahl von Reflexen untersucht und die gewöhnlichen Bedingungen ihres Eintretens, sowie den Verlauf der Reflexbögen kennt. Verhältnismäßig gut sind wir über den Patellarreflex unterrichtet. Wir wissen genau die Nerven und Muskeln, die ihn vermitteln; wir kennen die Segmenthöhe des Rückenmarks, die für sein Bestehen erhalten sein muß, und wir kennen im Rückenmark genau den Verlauf der sensiblen Faser zur Vorderhornzelle. Man versteht so manche Eigentümlichkeiten seines Verhaltens bei Krankheiten. Sein frühzeitiges Fehlen bei Tabes z. B. hängt mit der zeitigen Erkrankung der Wurzeleintrittszone zwischen L 2 und 4 zusammen, durch die sein afferenter Teil verläuft.

---

[1] Z. B. H. E. HERING, Arch. f. exper. Path. **38**, 266; Neur. Zbl. **1897**, Nr 23; Prag. med. Wschr. **1896**.

[2] MAGNUS und seine Mitarbeiter, in Magnus, Die Körperstellung. 1924.

[3] BÖHME, Dtsch. Z. Nervenheilk. **56**, 217; Arch. klin. Med. **121**, 129; Handb. d. norm. path. Phys. **10**, 973.

[4] Vgl. STERNBERG, Die Sehnenreflexe. 1893 (Lit.). — JENDRASSIK, Arch. klin. Med. **52**, 469. — STRÜMPELL, Dtsch. Z. Nervenheilk. **15**, 254. — KOMILOW, ebenda **23**, 216. — LEWANDOWSKY, Handb. Neur. **1**, 582. — P. HOFFMANN, Eigenreflexe. Berlin 1922. — v. WEIZSÄCKER, in Handb. d. norm. path. Phys. **10**, 35.

In einzelnen Fällen beobachten wir eine Steigerung der Reflexe, sowohl ein Auftreten bei sonst unterschwelligen Erregungen als auch abnorm starke Wirkungen auf die gewöhnlichen Reize hin, wenn die sensiblen Aufnahmewerkzeuge, z. B. die Haut, krankhaft reizbar sind, oder wenn eine Erkrankung der sensiblen Nerven ihre Erregbarkeit steigert. Das kommt für die Patellarreflexe vor, zuweilen im Anfang von Neuritis[1] und von Tabes dorsalis.

Eine ungeheure Steigerung der Erhöhung aller Arten von Reflexen beobachten wir im Gefolge der Strychninvergiftung und des Tetanus. Davon wird im Anhang zu diesem Abschnitt sogleich die Rede sein.

Ist der gesamte Ernährungs- und Kräftezustand des Organismus herabgesetzt, besteht eine Kachexie, eine schwere Inanition, ein allgemeiner Vergiftungszustand, so können die Eigenreflexe herabgesetzt sein[2]. So sieht man z. B. im Gefolge schwerer Infektionen starke Abschwächung oder auch Aufhebung einer Reihe von Reflexen. Ganz besonders häufig, ja regelmäßig haben wir Reflexstörungen bei der kruppösen Pneumonie. J. STEIN sah auf unserer Klinik keinen Fall von Pneumonie, bei dem nicht an einem Tag ein Eigenreflex namentlich an den Beinen aufgehoben war; oft sind es mehrere oder alle. Bei Typhus liegen ausreichende Beobachtungen nicht vor. Allerdings ist es für keinen der Fälle klargestellt, wie weit histologische Veränderungen des Nervensystems von Bedeutung sind. Nach den Beobachtungen von P. HOFFMANN könnte hierbei auch das Darniederliegen der Muskelinnervationen wichtig sein.

Zu den allgemeinen Momenten von großer Einwirkung auf die Reflexe gehört das Seelische. Bei lebhaften Menschen sind die reflektorischen Vorgänge an sich lebhafter als bei trägen, und bei krankhaft erregbaren erfahren sie eine krankhafte Steigerung. Hier bestehen natürlich die nächsten Beziehungen zur Frage nach der Einwirkung des Großhirns auf die Reflexe. Weil eine solche Einwirkung tatsächlich besteht, und zwar nach den verschiedensten Richtungen hin, werden die physiologischen Beobachtungen über Reflexe so gut wie immer am hirnlosen Tier gemacht. Dadurch gestalten sie sich einfacher, klarer, sie sind leichter zu übersehen. Andererseits fehlen so in hohem Maße die Beziehungen zu den Verhältnissen am gesunden oder kranken Menschen. Am Menschen sind, wie v. WEIZSÄCKER mit Recht hervorhebt, bis zu einem gewissen Grade alle Eigenreflexe bedingte Reflexe.

Durch den Einfluß von Willensvorgängen ist eine weitgehende Einwirkung auf Eintreten und Stärke von Reflexen möglich; Eigenreflexe und Fremdreflexe gehen hier getrennte Wege. Vielleicht im Zusammenhang mit jenem Einflusse des Hirns, in erster Linie aber auf Grund von Erfahrungen an niederen Tieren und an solchen mittlerer Entwicklungsform (Fröschen, Kaninchen, seltener Hunden), entwickelt sich dann die Auffassung, daß das Großhirn dauernd einen herabsetzenden Einfluß auf die Eigenreflexe ausübe, weil sie nach hoher Rückenmarksdurchschneidung oder nach Enthirnung außerordentlich lebhaft werden können.

---

[1] MOEBIUS u. STRÜMPELL, Münch. med. Wschr. **1886**, Nr 34.
[2] Vgl. H. CURSCHMANN, Dtsch. Z. Nervenheilk. **83**, 51.

Für das Ergebnis dieser Beobachtungen scheint es aber in höchstem Maße auf die Art der Tiere anzukommen. Sowie am Menschen die biologische Bedeutung der Reflexe gegenüber dem Tier, und wie — wenn man in beiden Fällen den Ausdruck mit der nötigen Zurückhaltung faßt — die funktionelle Bedeutung des Rückenmarks dem Gehirn gegenüber überhaupt zurücktritt[1], so hören in der Tat bei dem Menschen nach der vollständigen hohen Durchtrennung des Rückenmarks mindestens in einem Teil der Fälle die Eigenreflexe von seiten der unterhalb der Trennungsstelle liegenden Teile völlig auf[2]. Die Hautreflexe waren in dem Falle von SOLIERI anfangs da und verschwanden erst gegen Ende des Lebens.

Das ist die Vorstellung, die BASTIAN hauptsächlich vertreten hat. Sie gilt für den Menschen keinesfalls streng. Die neueren Beobachtungen aus dem Kriege[3] zeigen, daß auch nach völliger Trennung im Rückenmark die Reflexe da sein können. Tatsächlich fehlen sie nur sehr häufig, ja meist. Bei unvollständiger Trennung des Rückenmarks sind Reflexe der darunter liegenden Teile immer außerordentlich stark erhöht und verändert. Für Verwertung des Einzelfalls kommt es also an auf die Frage nach dem Umfange der Läsion, und diese ist selbst bei histologischer Untersuchung außerordentlich schwer zu beantworten.

Außerdem spielen im Anfang einer Verletzung oder Erkrankung aktive Hemmungen eine Rolle. Deswegen sieht man nicht selten auch am Tier auf die Verletzung hin zunächst für einige, und zwar in verschiedenen Zeiten und bei verschiedenen Tieren wechselnde Zeit, die Reflexe verschwinden. Ganz gewöhnlich sehen wir das auch bei frischen Erkrankungen des Menschen, z. B. recht oft bei Hirnblutungen. Sehr bedeutsam erscheint mir, daß TRENDELENBURG bei reizloser Ausschaltung des Marks durch Kälte die Reflexe der tieferen Partien aufhören sah[4]. Er nimmt in Übereinstimmung mit MUNKS Darlegungen[5] an, daß das Hirn eher einen erregenden Einfluß auf die Reflexe hat. Das paßt sehr gut zu den HOFFMANNschen Beobachtungen, daß willkürliche Muskelinnervation die Reflexe bahnt. Vielleicht kommt auch noch ein gewisser Unterschied zwischen Früh- und Spätveränderungen in Betracht. Das, was wir am Menschen beobachten, gehört in der Regel zu den letzteren. Am Menschen ist, wie wir durch P. HOFFMANN wissen, die willkürliche Muskelerregung mit einer starken Erhöhung der Sehnenreflexe gekoppelt[6]; das paßt gut zu TRENDELENBURGS Vorstellung.

---

[1] Vgl. STRÜMPELL, Dtsch. Z. Nervenheilk. **15**, 254.

[2] Lit. bei STERNBERG, l. c., S. 142. — TRENDELENBURG, Erg. Physiol. **10**, 454. — D. GERHARDT, Dtsch. Z. Nervenheilk. **6**, 127. — L. BRUNS, Arch. f. Psych. **25**, 759; **28**, 133. — BRAUER, Dtsch. Z. Nervenheilk. **18**, 284. — NONNE, Arch. f. Psych. **33**, 393. — SENATOR, Z. klin. Med. **35**, 1. — BALINT, Dtsch. Z. Nervenheilk. **19**, 414. — STRÜMPELL, ebenda **15**, 254. — KRON, ebenda **22**, 24. — KAUSCH, Z. Grenzgeb. Med. u. Chir. **7**, 541. — SOLIERI, ebenda **19**, 85.

[3] Bei BÖHME, Handb. norm. path. Phys. **10**, 978.

[4] TRENDELENBURG, Pflügers Arch. **136**, 420.

[5] MUNK, Sitzgsber. preuß. Akad. Wiss., Physik.-math. Kl. **44**.

[6] P. HOFFMANN, Z. Biol. **68**, 351; **70**, 515.

Von ganz klarer Einwirkung auf einen großen Teil der Reflexe ist die Erkrankung der großen motorischen Seitenstrangbahn. Ist sie in ihrer Leistungsfähigkeit durch Druck beeinträchtigt oder unterbrochen oder ist sie selbst erkrankt, so wächst ein Teil der Reflexe unter Umständen bis zu außerordentlicher Höhe. Schon bei der geringsten Zerrung der Muskeln erhält man dann langdauernde Zusammenziehungen der Muskulatur, so daß die Glieder schnell und leicht in Strecktetanus kommen. Die Reflexe, die der Arzt zu untersuchen pflegt, treten dann bei Reizen ein, die am Gesunden unter der Schwelle liegen, sie fallen viel stärker aus; ihre Latenzzeit ist viel kürzer. Sie verändern sich aber auch in ihrer Art: an Stelle eines kurzen Tetanus treten langdauernde tonische und klonische Erregungen des Muskels und, weil bei der außerordentlichen Übererregbarkeit des Rückenmarks jeder Reiz eine Zerrung zahlreicher Muskeln erzeugt, sieht es aus, als ob der Reflex sich von einem Muskel auf andere verbreitet. Das dürfte eine Täuschung sein.

Einen besonderen Einfluß auf die Eigenreflexe hat das Kleinhirn. Entstehen in ihm einseitige Erkrankungen, so ist auf der betreffenden Körperseite ihre Refraktärphase verlängert[1] und es fehlt die reflektorische Denervation[2].

Stellen sich nun die übertrieben stark ausgelösten Muskelreflexe abnorm leicht und zeitig ein, so sind bei der willkürlichen Innervation nicht im Plane der Bewegung liegende und darum nicht passende und nicht zeitgemäße Muskelkontraktionen die Folge. Sie mischen sich ein in die gewöhnliche Innervation, bei Agonisten und Antagonisten. Dadurch werden die Bewegungen in völlig unberechenbarer Weise auf Schritt und Tritt verändert, umgestaltet, gehemmt. Durch eingefügte abnorme Muskelspannungen kann es so zu ähnlichen Bildern kommen wie im Verlaufe der zentripetalen Ataxie[3], so z. B. bei multipler Sklerose.

Form und Umfang der Bewegungsstörung ist natürlich außerordentlich verschieden, je nach der Ausbreitung und dem Sitz der Erkrankung. Zuweilen wird lediglich durch Steigerung der Reflexe die willkürliche Beweglichkeit fast völlig aufgehoben, doch kennen wir die hierfür notwendige Veränderung der motorischen Bahn nicht.

Manche Fremdreflexe, z. B. die Bauchdeckenreflexe, hören bei Hirnerkrankungen nicht selten auf. Daraus hat man auf eine Vermittlung dieser Reflexe durch das Gehirn geschlossen. Das ist aber nicht richtig, wie die oben genannte Beobachtung von SOLIERI mit Sicherheit zeigt. Ferner bleiben bei mancher Erkrankung der Pyramidenbahn, z. B. bei Seitenstrangsklerose, die Bauchdeckenreflexe bestehen. Andere Hautreflexe werden bei Erkrankung der Pyramidenbahn in ihrer eigentlichen Beschaffenheit geradezu umgekehrt: Streichen der Fußsohle führt, wie BABINSKI zeigte, nicht zur Plantar-, sondern zur Dorsalbewegung der großen Zehe. Diese Gestaltung des Fußsohlenreflexes findet sich auch bei völliger Unterbrechung des Rückenmarks. Sie ist nach Auffassung mancher Forscher überhaupt die spinale Form des Fußsohlenreflexes, die nur am Gesunden in der Regel überlagert wird von der

---

[1] HANSEN u. RECH, Dtsch. Z. Nervenheilk. **87**, 207.
[2] STEWART u. HOLMS, Brain **27**, 522. — HANSEN u. RECH, l. c.
[3] Vgl. H. E. HERING, Prag. med. Wschr. **1896**.

zerebral ausgelösten Abwehrbewegung und Krallenstellung der Zehen. Mir erscheint
diese Betrachtungsform einigermaßen problematisch[1].

BOURGUIGNON nimmt an, daß durch Veränderung der Erregbarkeit der Dorsal-
beuger statt des Plantarbeugers in den Reflexbogen eingeschaltet wird. Das wäre
eine Art funktioneller Umstellung. Mir ist diese Erklärung viel wahrscheinlichor.

Nach den verbreitetsten Vorstellungen führt man in der deutschen Wissenschaft die Erhöhung der Reflexe in der Regel auf die Schädigung der Pyramidenbahn zurück. Unzweifelhaft beobachten wir die stärksten Steigerungen der
Eigenreflexe im Gefolge der Entartung der motorischen Teile der Seitenstränge.
Meines Wissens pflegt die Wissenschaft anderer Länder andere Theorien, z. B.
in Frankreich sieht man vielfach die Reflexerhöhung als Reizerscheinung an.

Mir erscheint das Wesentliche dieser Vorgänge noch völlig unklar. Ja, man kann
jetzt vielleicht sogar sagen, daß der wesentliche Vorgang bei der Erhöhung der Reflexe
sich nicht an den Fasern der Pyramiden-, sondern an denen von ihr und der rubrospinalen Bahn abspielt[2]. Sind die Fasern, die seitens des Hirns die Reflexe beeinflussen,
identisch mit den motorischen der Pyramidenbahn, so verstehe ich nicht, wie die
stärkste reflektorische Erregbarkeit (Schädigung der Pyramidenfasern!) verbunden
sein kann mit völliger Erhaltung der Kraft der Bewegungen, es sei denn, daß man
die Erhaltung der Motilität überträgt auf die rubrospinale Bahn. Aber die Pyramidenbahn ist ja nicht scharf abgegrenzt gegen die an und zum Teil in ihr liegenden andern
motorischen Bahnen, z. B. den Tractus rubrospinalis, und manche Erfahrungen
über Muskeltonus sprechen doch deutlich für eine Beziehung der roten Kerne zum
Stande der Muskelspannung. Allerdings fehlen für diese Annahme anatomische
Unterlagen; es mag sein, daß ich die rubrospinale Bahn überwerte. Meines Erachtens
müßte man in den „physiologischen“ Erklärungen pathologischer Phänomene einmal
von dem Scheinbegriffe der „Hemmung“ absehen. Es ist doch nur eine „erklärende“
Umschreibung und biologisch ganz unwahrscheinlich. Die „Hemmung der Reflexe
vom Hirn aus“ paßt, wie mir scheint, nicht mehr.

Das physiologische Interesse an den Reflexen geht darauf aus, ihre Verwertung für die Körperbewegungen kennenzulernen, sowohl für die eigentlich
willkürlichen, als auch für diejenigen — und das ist die große Mehrzahl —,
welche zwar willkürlich eingeleitet, dann aber unter der Schwelle des Bewußtseins verlaufen. Gewiß ist da die sorgfältigste Regulierung aller Muskelspannungen von allergrößter Bedeutung. Aber es werden ja durch Fremdreflexe
auch Zusammenordnungen von Innervationen der verschiedensten Muskeln im
Sinne der Erreichung gewisser Wirkungen ausgelöst[3]. Wie wir in erster Linie
durch SHERRINGTON wissen, sind die Möglichkeiten reflektorischer Variation im
Rückenmark außerordentlich große.

Festgesetzte, in ihrem Einzelablauf wiederum zwar höchst variable, aber im
Grunde doch zusammengeordnete Bewegungskombinationen kommen immer wieder
zum Vorschein[4]. Ich erinnere z. B. an das Transversalsyndrom O. FOERSTERS, das wir

---

[1] Vgl. STRÜMPELL, Dtsch. Z. Nervenheilk. 15, 254.
[2] Vgl. LEYTON u. SHERRINGTON, Quart. J. exper. Physiol. 11, 135. — MAGNUS, Körperstellung, S. 641.
[3] Über solche Reflexe am Menschen vgl. BÖHME, Hb. norm. path. Phys. 10, 973 (Lit.).
[4] Vgl. W. TRENDELENBURG, Erg. Physiol. 10, 455.

namentlich bei unvollständiger Durchtrennung des Rückenmarks beobachten[1]. Sie dürften für die eigentümlichen Lebensverhältnisse jedes Organismus vorgebildet und eingerichtet sein. Es ist sehr interessant, daß am Menschen, an dem überhaupt die niedern Zentren zurücktreten gegen die höheren, der Umfang dieser (spinalen) Reflexe kleiner ist als am Tiere. Und wir müssen auch beachten: gerade am Menschen scheint das wirklich isolierte Dorsal- und Lendenmark mehr noch zur Reflexarmut zu neigen als am Tier. Am Menschen beobachten wir diese komplizierteren Reflexe hauptsächlich — nicht ausschließlich — am Mark, dessen Verbindungen mit den übergeordneten Zentren nicht völlig unterbrochen sind. Es ergibt sich daraus zugleich die Bedeutung des zusammenfassenden Einflusses von Groß-, Zwischen- und Mittelhirn auf alle diese reflektorische Vorgänge, ich möchte sagen: nicht feste Abgrenzung des spinal-reflektorischen von dem zerebral-ordnenden. Bei Besprechung der willkürlichen Bewegungen sahen wir, daß Werkzeuge, die bestimmte Muskelsynergien für die Vollführung gewisser Aufgaben zusammenfassen, vom Hirn zu ihrer Funktion gleichsam angestoßen werden. Diese Apparate sind gleichzeitig reflektorisch in Gang zu setzen. Jedenfalls stufen sie unter reflektorischen Einflüssen die besondere Form ihrer Leistung für die besondere Aufgabe in günstigster Weise ab. Man sieht so, in wie unerhört verwickelter Weise willkürliche und reflektorische Bewegungen miteinander verbunden sind.

Der Tetanus.

Das Gift, das den Tetanus[2] hervorruft, wird an dem Wachstumsort der Erreger anaerobiotisch erzeugt. Die Bedingungen für Vermehrung und Giftbildung der Bakterien sind offenbar verwickelte, und noch keineswegs klar. Gewöhnliche Aerobier begünstigen vielleicht beides. Lange Zeit können Tetanusbazillen ruhen und dann unter dem Einfluß vorerst unbekannter Ereignisse ihre Tätigkeit entfalten. Das entstehende Gift tritt in Lymph- und Blutgefäße über und verbreitet sich nun, wie es scheint, mit wechselnder Schnelligkeit und auf verschiedenen Wegen. Ein Teil geht längs der Nerven des Körperteils, an dem die Erreger eingewandert sind, zum Rückenmark. Manche Forscher (z. B. H. MEYER) lassen die Wanderung in den Achsenzylindern vor sich gehen, andere (z. B. ASCHOFF und ROBERTSON) in den Lymphgefäßen der Nervenstämme. Ob die eine oder andere Annahme ausschließlich und welche das Richtige trifft, erscheint mir noch unentschieden. Jedenfalls wandert das Gift in den Nerven langsam aufwärts. Vielleicht leiten es vorwiegend die motorischen Nerven zum Rückenmark. Da, wie nachher zu erwähnende experimentelle Beobachtungen zeigen, auch die hintern Wurzeln durch das Gift geschädigt werden können, während bei dem Tetanus des Menschen sensible Störungen eher zurücktreten — allerdings haben manche Kranke Schmerzen, die nicht nur auf Muskelkontraktionen zurückzuführen sind —, so bleibt es entweder in den Spinalganglien liegen oder die sensiblen Nerven nehmen es nur schwer bzw. nicht an. Mir macht diese letztere Annahme große Schwierigkeiten.

---

[1] O. FOERSTER, in Handb. norm. path. Phys. **10**, 894.

[2] H. MEYER u. RANSOM, Sitzgsber. Ges. Naturwiss. Marburg **1902**, Nr 1; Arch. f. exper. Path. **49**, 369. — FRÖHLICH u. H. MEYER, ebenda **79**, 55 (Lit.). — POCHAMMER, Volkmanns Vortr. S. 520—522. — v. EISLER, Kraus-Levaditi, Handb. **1**, Erg.-Bd. **57**. — PERMIN, Zbl. Grenzgeb. Med. u. Chir. **27**, 1. — ASCHOFF u. ROBERTSON, Med. Klin. **1915**, Nr 26/27. — H. MEYER, Festschrift H. Jaffé S. 297. — SCHMIEDEBERG, Arch. f. exper. Path. **82**, 159.

Im Rückenmark verändert das Gift die motorischen Vorderhornzellen des zum Nerven gehörigen Segments im Sinne einer erhöhten Erregbarkeit; an diesen Zellen finden sich auch anatomische Veränderungen[1]. Dieser Begriff der veränderten Erregbarkeit stammt aus einer Zeit, in der der Zeitfaktor noch nicht in den Begriff des Reizes aufgenommen war. Wenn bei Tetanus wie bei Tetanie das Nervensystem für das Zustandekommen der Erregung einen größeren Zeitbedarf hat, so versteht man die Annäherung an die Verhältnisse der glatten Muskeln. Die von den vergifteten Zellen abhängigen Muskeln werden steif, hart; durch die örtliche Vergiftung des Rückenmarks hat man gesehen, daß gerade die zu den veränderten Ganglienzellen gehörigen Muskeln erkranken. Die Muskelverkürzung schwindet, wenn bald nach ihrem Eintreten die motorischen Nerven durchschnitten werden. Geschieht das später, so bleibt sie bestehen. Reflexe unterhalten den Zustand, und zwar sind es einmal die zahlreichen allgemeinen Reflexe, die, von den verschiedensten Körperstellen ausgehend, das Rückenmark treffen. Den größten quantitativen Einfluß auf die Starre üben aber die Eigenreflexe der zugehörigen Muskeln selbst aus.

Diese Muskelstarre ist nach Hans Meyer und Froehlich[2] besonderer Natur und gleicht dem Zustande, der an glatten Muskeln bei Dauerverkürzung gefunden wurde[3]: die starren Muskeln zeigten bei diesen Beobachtungen keinen aus Einzelstößen zusammengesetzten Tetanus, sie gaben keine Aktionsströme, speicherten Glykogen. Auf unserer Klinik wurden aber durch v. Weizsäcker und Hansen bei allen Formen der Muskelverkürzung im frischen Tetanus des Menschen stets Aktionsströme gefunden. Gruppen von tetanisch gemachten Meerschweinchen zeigten keinen erhöhten Sauerstoffverbrauch[4]. Das ist sehr interessant für die Regulation des gesamten Stoffwechsels, aber damit ist über die Oxydationsgröße der tetanischen Muskeln selbst nichts ausgesagt (vgl. S. 277).

Der Zustand von Muskelstarre kann sehr lang dauern, denn das, was Erich Meyer und Weiler für die tetanische Spätkontraktur der Bauchmuskeln des Menschen beschrieben[5], ist offenbar das gleiche. Die Spätkontraktur ist durch Einspritzung von Novokain in den Muskel zu lösen. Das dürfte zusammenhängen mit der durch Novokain erzeugten Lähmung der motorischen Nerven[6].

Dieser lokale Tetanus spielt im Tierversuch eine große Rolle. Meines Erachtens auch am Menschen; ich habe bei ihm, seitdem ich darauf achte, die lokale Starre nie vermißt. Ihre Erscheinungen sind nur in der Regel vor dem Ausbruch des allgemeinen Tetanus recht geringe: sie bestehen lediglich in einer

---

[1] Z. B. Wisbaum, Dtsch. Z. Nervenheilk. **80**, 75. — Vgl. Aschoff u. Reinhold, Veröff. Kriegs- u. Konstit.path. **3**, 51.

[2] Fröhlich u. Meyer, Arch. f. exper. Path. **79**, 55. — Liljestrand u. Magnus, Münch. med. Wschr. **1919**, Nr 21; Pflügers Arch. **176**. — Semerau u. Weiler, Zbl. Physiol. **1918**.

[3] Fröhlich u. Meyer, Zbl. Physiol. **1912**, Nr 6. — Vgl. die physiol. Darlegungen von v. Uexküll u. Noyons, Z. Biol. **56**. — Grützner, Erg. Physiol. **3**.

[4] Grafe u. Schürer, Arch. f. exper. Path. **100**, 316.

[5] E. Meyer u. Weiler, Münch. med. Wschr. **1916**, Nr 43. — Schmiedeberg, Arch. f. exper. Path. **82**, 159.

[6] Liljestrand u. Magnus, l. c.

gewissen Steifigkeit bestimmter Muskelgruppen, verbunden mit unangenehmen und schmerzhaften Empfindungen. Diese Beschwerden werden aber von den Kranken mit unbehandelten Wunden ganz gewöhnlich zusammengeworfen mit den Störungen, die die infizierende Wunde macht und bei Verwundeten mit großen Wunden und Verbänden gehen sie natürlich dadurch leicht in anderem unter, was mehr die Aufmerksamkeit fesselt.

Die sensiblen Fasern, beonders die Schmerzfasern, sind für das Gift gewiß nicht unempfänglich. Aber wie es scheint, werden ihre zentralen Ausbreitungen gewöhnlich von ihm nur schwer erreicht. Bringt man am Tier Tetanusgift direkt in die hinteren Wurzeln, so entstehen sehr heftige Schmerzen (Tetanus dolorosus, H. MEYER und RANSOM). Vom tetanuskranken Menschen werden recht häufig Schmerzen angegeben, und offenbar nicht nur als Folge von Krämpfen; ferner haben manche Kranke mit Tetanus deutliche Sensibilitätsstörungen an der Haut.

Gleichzeitig mit dem Aufwandern des Gifts im Nerven erfolgt die Resorption eines Teils in Lymphe und Blut und damit seine Verbreitung durch den ganzen Körper. Davon abhängige Krankheitserscheinungen treten auf, sobald das Gift das Zentralnervensystem erreicht. Wie mir scheint, geschieht das von den Lymphgefäßen der motorischen Nerven aus, indem das Gift von zahlreichen Muskeln aus in gleicher Weise wie von der Infektionsstelle aus zu Rückenmark und Gehirn wandert. Tatsächlich zeigt der Tetanus, der sich nach natürlicher Infektion irgendwelcher Körperstelle am Menschen oder größeren Säugetieren entwickelt, abgesehen von der lokalen Starre — diese kommt, wie gesagt, auch am Menschen ganz gewöhnlich vor und spielt eine große Rolle —, meist eine bestimmte Art und Gruppierung der Krankheitserscheinungen. Es beginnt Trismus, Steifigkeit des Kopfes häufig mit Schluckbeschwerden und ziehenden Schmerzen im Nacken und einer Starre des Gesichts, die zu eigenartiger Veränderung seiner Form führt. Darauf folgt Starre der tiefer liegenden Muskeln (absteigender Tetanus). Wie mir scheint, ist ein wesentlicher Teil der Starre nicht reflektorischer Natur; er steht meines Erachtens im Vordergund der Erscheinungen. Von Zeit zu Zeit stellen sich dazu noch sensibel ausgelöste, also reflektorische Krampfanfälle, nach Art der Strychninkrämpfe ein. Anfangs läßt sich der Einfluß sensibler Erregungen direkt nachweisen; aber mit wachsender Vergiftung vermag jede, auch die geringste und unmerkbare Einwirkung den Krampf hervorzurufen. Wie wir durch die Untersuchungen von SHERRINGTON wissen, stehen alle Teile des Marks untereinander in Verbindung, so daß die Krämpfe sich über das Ganze ausbreiten. Auch die Zellen des Gehirns dürften beteiligt sein. Dafür sprechen einmal die Tierversuche PERMINS. Vor allem aber zeigen Menschen mit schwerstem Tetanus Hirnstörungen. Ich erinnere nur an die psychisch-nervösen Symptome, sowie an die merkwürdigen Störungen der wärmeregulierenden Apparate. Fast isolierte Fazialislähmungen und andere rudimentäre Symptome wiesen auf merkwürdig lokalisierte Einwirkungen des Tetanusgifts bei manchen Kranken hin.

Die experimentellen Beobachtungen haben zur Aufklärung des Geschehens in Tetanus zweifellos sehr erheblich beigetragen. Man muß sich aber vor künstlicher

Schematisierungen hüten. Denn am lebenden natürlich Kranken sind die Symptome nicht nur in hohem Grade verwickelt — unter allen Umständen vereinigen sich lokale Starre, allgemeine Starre, reflektorische Krämpfe, „spontane" Krämpfe mit sensibeln Störungen —, sondern offenbar je nach Stärke und Schnelligkeit der Giftproduktion und -resorption recht variabel. Das Gift ist im Zentralnervensystem selbst nic auffindbar. Ob es dort noch eine Umwandlungsstufe, eine Zersetzung durchmacht? Das Gegengift vermag in das Zentralnervensystem selbst überhaupt nicht einzudringen, sondern nur den Teil des Giftes auszugleichen, der noch auf der Wanderung zu den Zellen des Zentralnervensystems sich befindet. Wie bekannt, konnten H. Meyer und Ransom in ihrem berühmten Versuch durch Einspritzung von Antitoxin in den Nervenstamm diesen für die Wanderung des Gifts sperren. Die lange Inkubationszeit ist zum Teil wohl auf die langsame Wanderung des Gifts im Nerven zurückzuführen: Einspritzung des Gifts in das Rückenmark ruft in wenigen Stunden schon örtliche Starre hervor.

Die Entleerung der Blase und des Mastdarms.

Wir sprachen schon von der nahen Beziehung eines Teils unserer „willkürlichen" Bewegungen zu dem Ablauf von Reflexen. In einer Reihe von Fällen gestatten oder verhindern wir den Eintritt eines Reflexes und haben auf die Art seines Ablaufs auch noch einen gewissen Einfluß dadurch, daß wir ihn, wenn auch mit Mühe und Anstrengung, zu unterbrechen imstande sind. So ist es für die Entleerungen der Blase und des Mastdarms[1].

Da wir über den Zustand unserer Blase unterrichtet sind und innerhalb gewisser, recht weiter Grenzen ihre Entleerung zu gestatten oder zu hindern lernen, so muß das Gehirn mit diesen Funktionen zu tun haben. Sicher liegt ein Zentrum in der motorischen Region nahe der Gegend des Fußzentrums[2], wahrscheinlich ein weiteres nahe dem Hüftzentrum[3]. Bei doppelseitiger Zerstörung dieser Zentren treten Blasenstörungen auf, einseitige Schädigung macht nur vorübergehenden Ausfall der Funktion, da die andere Seite jeden Schaden genügend ausgleichen kann. Von den subkortikalen Hirnzentren, die sicher anzunehmen sind, wissen wir wenig Zuverlässiges[4]. Bei Katzen fand Barrington[5] in der Brücke nahe dem motorischen Trigeminuskern eine Stelle, die erhalten sein muß, wenn die Blase ihren Tonus behalten und wenn die Reflexe zustande kommen sollen, die die Blase völlig entleeren. Auch beim Menschen dürfte in der Regio subthalamica ein solcher Platz liegen. Aber bei ihm sind die Beobachtungen viel weniger klar[6].

Die subkortikalen Zentren sind von größter Bedeutung, denn sie erst erhalten einen geordneten Tonus der Blase. Wenn die Zentren im Lumbal- und Sakral-

---

[1] Zusammenfassend: Dennig, Die Innervation der Blase. Berlin 1926; Wien. med. Wschr. 1926, Nr 39. — Schwarz, Pathol. Physiol. d. Blase im Handb. d. Urologie 1. Berlin 1926. In beiden Abhandlungen die Literatur. — Heiss, Schr. Königsberg. gelehrte Ges., Naturwiss. Kl. 5, H. 7 (1928).

[2] O. Foerster, Dtsch. Z. Nervenheilk. 58, 151. — Kleist, Allg. Z. Psychiatr. 74, 543.

[3] Pfeiffer, Z. Neur. 46, 173.

[4] Bechterew, Funktionen des Nervensystems. 1911. — Barrington, Brain 44 (1921); Quart. J. exper. Physiol. 15, 81.

[5] Barrington, l. c.   [6] Dennig, Die Innervation usw. S. 60.

mark[1] von den subkortikalen Zentren abgetrennt sind, so entleert sich die Blase nicht mehr vollständig. Es ist einerlei, ob diese wichtigen Reflexe im motorischen oder sensiblen Anteil geschädigt werden: immer leidet der Tonus und die vollständige Entleerung der Blase. Deswegen ähneln sich die Blasenstörungen bei den verschiedensten Veränderungen des Rückenmarks so sehr. Die motorischen Bahnen zur Blase verlaufen wahrscheinlich in den hinteren Teilen der Seitenstränge, die sensiblen in den Hintersträngen oder bei dem Tractus spinothalamicus[2].

Es scheint, daß Kontraktionszustände der Muskulatur für das Gefühl des Harndrangs die wichtigste Rolle spielen. Der Füllungszustand der Blase und des Mastdarms ist sicher nicht das allein Wirksame, denn wir harnen auf das einzelne Mal sehr verschiedene Mengen, und bei entzündlich oder andersartig gesteigerter Reizbarkeit der Blase erzeugen schon kleinste Harnmengen dieselbe Reizempfindung, wie sonst große. Das gleiche tun manche Arten eines besonders konzentrierten oder besonders sauren oder alkalischen Harns, wenn die Blasenschleimhaut entzündet und dadurch besonders reizbar ist. Unter normalen Verhältnissen hat die Zusammensetzung des Harns keinen Einfluß auf den Harndrang[3]. Über die Bedeutung des Spannungszustands der Blase sind wir noch nicht ausreichend unterrichtet. Beim Neugeborenen arbeiten die Zentren reflektorisch: wenn die Stärke des Reizes eine gewisse Höhe erreicht, so wird die Blase völlig entleert. Durch eine mühsame Erziehung lernt der Mensch zunächst die Entleerung zu unterdrücken, sodann die Auslösung des Reflexes vom Willen abhängig zu machen: innerhalb gewisser Grenzen kann der Wille des Gesunden die Entleerungen von Blase und Mastdarm erlauben oder zurückhalten. Erleiden nun durch irgendwelche Erkrankung des Nervensystems Nervenfasern, die, von der Hirnrinde mit subkortialen und spinalen Zwischenstationen zu den in der Blasenwand sowie in ihrer Umgebung liegenden Nervenzellen verlaufend, den Eintritt des Reflexes zu gestatten oder zu hemmen imstande sind, eine Unterbrechung, so wird die willkürliche Beeinflussung unmöglich.

Es tritt zunächst eine Retention des Harns ein: bei übervoller Blase kann der Kranke nicht Harn lassen, es tröpfeln nur kleine Mengen von Harn unwillkürlich ab. Das rührt aber nicht von einem „Überlaufen“ der Blase her, sondern der Detrusor macht einzelne Zusammenziehungen, die kleine Mengen Harn aus der Blase herausbefördern. Allmählich stellt sich nun ein ähnlicher Zustand wie beim Kinde her, d. h. die Blase entleert sich reflektorisch in Pausen, aber sie entleert sich dabei nie vollständig. Das ist also ein grundsätzlicher Unterschied vom Verhalten der kindlichen Blase. Die Größe der einzelnen Entleerung hängt wohl in erster Linie von dem Grade der Cystitis ab, die fast immer vorhanden ist, dann aber auch davon, wie lange die Rückenmarksstörung besteht: Anfangs sind die Entleerungen immer klein, später werden sie immer größer.

---

[1] L. R. Müller, Dtsch. Z. Nervenheilk. **19**, 303; **21**, 86; **30**, 413; Lebensnerven, 3. Aufl., S. 641.

[2] Lit. bei Dennig, l. c. S. 49ff. [3] Dennig, Innervation usw. S. 27.

Auch nach Zerstörung des untersten Teils des Rückenmarks ist die Form der Blasenstörung nicht anders als bei den übrigen Querschnittserkrankungen des Rückenmarks. Die Bedeutung des Lenden- und Sakralmarks ist, wie schon L. R. MÜLLER hervorhob, früher bedeutend überschätzt worden. Seine Schädigung ruft nicht andere Störungen hervor als die Schädigung aller anderen Abschnitte des Marks bis hinauf in die Regio subthalamica: Anfangs Ischuria paradoxa und dann reflektorische Entleerungen mit mehr oder weniger viel Restharn. Und die Erhaltung dieser Funktionsform ist gebunden an periphere Zentren, die, zum Teil wenigstens, in der Blasenwand selbst liegen. Weil diese so gut wie immer erhalten sind, kommt es so außerordentlich selten zu der Erscheinung des dauernden Harnträufelns bei fast leerer Blase.

Bei Tabes dorsalis sind die Blasenstörungen auf Schädigung des sensibeln Teils des hohen (zerebralen) Reflexbogens zurückzuführen: sowohl die Austreibung als auch die Zurückhaltung des Harns ist erschwert. Durch die langsame Entwicklung der Erscheinungen kann das Bild im einzelnen stark wechseln und allerlei Merkwürdigkeiten in Symptomatik und Gewohnheit hängen davon ab, daß lediglich der sensible Teil des hohen Reflexbogens beeinträchtigt ist. Aber im Grundsätzlichen sind die Blasenstörungen bei sensibler spinaler Störung des Reflexbogens nicht anders als bei motorischer. Das ist auch der letzte Grund für die große Ähnlichkeit der Blasenstörungen bei den verschiedenen Erkrankungen des Rückenmarks.

Detrusor- und Sphinkterstörungen lassen sich nicht voneinander unterscheiden, denn die Muskeln, die man nach diesen beiden Vorrichtungen einzuteilen pflegt, bilden in Wahrheit ein Werkzeug, das die Funktionen der Harnblase besorgt[1]. Die Muskeln der Blasenwand (Detrusor) zeichnen sich durch die Eigenschaft aus, ihre Spannung so zu regeln, daß bei den verschiedensten Füllungen der Innendruck annähernd gleich bleibt und die Kontraktion so lange fortzusetzen, bis die Blase völlig entleert ist. Diese Eigenschaft ist gebunden an die Erhaltung des zentralen Reflexbogens, sowie an die Funktion der Nervi pelvici[2]. Bei der Austreibung, wie bei der Zurückhaltung des Harns sind alle drei Nervenpaare, die sympathischen N. hypogastrici, die parasympathischen N. pelvici und die zerebrospinalen N. pudendi gemeinsam beteiligt.

In höchstem Maße hängen die Verrichtungen der Blase ab vom allgemeinen nervösen und seelischen Zustande des Menschen. Auch bestehen sehr nahe Beziehungen zur Funktion der Genitalien.

Für die Entleerung des Mastdarms und ihre Störungen gelten wohl im Prinzip die gleichen Betrachtungen, doch sind die Einzelbeobachtungen noch nicht klar genug.

---

[1] DENNIG, l. c. S. 17.   [2] DENNIG, l. c. S. 8.

Fehler der Bewegungen durch Störungen der Koordination. Ataxie.

Wie wir sahen, gehört es zum Wesen der willkürlichen Bewegung, daß sie geordnet, „koordiniert" ist[1]. Denn sie geht aus auf die Erreichung eines Ziels, wie sie ihr die Einheit des Organismus, die Persönlichkeit zur Aufgabe stellt. Sie will eine Absicht, einen Zweck vollführen. Das erfordert natürlich das harmonische Zusammenwirken einer großen Anzahl von Muskeln.

Bei Schädigung der großen Leitungsbahnen (Pyramidenbahn und Tractus rubrospinalis) leidet nie die Harmonie des Zusammenwirkens von Muskeln, sondern es leidet nur in allen Abstufungen die Kraft der Bewegungen. Und auf der andern Seite kennen wir Krankheitszustände, vor allem die Tabes dorsalis, bei denen im wesentlichen die Zusammenordnung der Muskeln geschädigt ist, und erst ganz in zweiter Linie die Kraft. Das erscheint mir als der vornehmliche Grund zu der so scharfen Abtrennung der Koordinationsstörungen von der Lähmung. Hier machen sich also klinisch-symptomatische Gründe geltend. Auch für die Entstehung beider Reihen von Störungen liegen sehr erhebliche Differenzen vor. Andererseits erweist die Physiologie der Bewegungen natürlich alle möglichen nahen Beziehungen und vor allem die gleichmäßige Bedeutung beider für das normale Verhalten des Menschen.

Das Willensvermögen gibt den Anstoß zur Ausführung der einfachsten wie der kompliziertesten „willkürlichen" Bewegungen; oben wurde schon dargelegt, was sich zur Zeit über Anlage und Plan dieser Bewegungen sagen läßt.

Die im einzelnen so notwendige und im höchsten Maße komplizierte Anpassung der einzelnen Muskelbewegungen aneinander und an die Erreichung des Zwecks der Bewegung wird von der Peripherie aus durch zentripetale Eindrücke geregelt. Also: Innervation und Denervation von Agonisten und Antagonisten[2], Zeitpunkt des Eintritts in, des Austritts aus der Kontraktion, Stärke und Dauer von ihr — alles das regelt die Peripherie. Lernten wir doch die außerordentliche Zahl von zentripetalen Nerven, die von Haut, Sehnen, Muskeln, Knochen, Faszien, Gelenken in das Rückenmark gehen, durch Sherrington kennen. Diese zentripetale Regelung trifft die zusammengesetzten Reflexe genau so wie die Willkürbewegungen. Letzten Endes handelt es sich ja für unsere Erörterung bei jenen Vorgängen um das gleiche.

Für die Reflexe erfuhren wir durch Ch. Bell, Panizza und E. Hering die Bedeutung zentripetaler Einwirkungen[3]. Werden an Frosch, Hund, Ziege oder Affen die hintern Wurzeln durchschnitten, so laufen auch die spinalen Reflexe nicht mehr in der bekannten, zielstrebigen Weise ab. Ebenso ist eine ganze Reihe der komplizierteren, vom Willen zwar abgeleiteten, aber im einzelnen unter

---

[1] Frenkel, Behandl. d. tab. Ataxie. 1900. — Foerster, Physiol. u. Pathol. d. Koordination. 1902. — Lewandowsky, Ataxie, im Handb. d. Neurol. 1, 815.

[2] Vgl. Wagner, Z. Biol. 83 (W. Trendelenburg).

[3] Ch. Bell, Die menschliche Hand. Übersetzt 1836. — Panizza, Richerche sperimentali sopra i nervi. Pavia 1834, zit. nach Lewandowsky. — E. Hering, Arch. f. exper. Path. 38, 266; Neur. Zbl. 1897, Nr 23. — v. Weizsäcker, in Handb. norm. path. Phys. 10, 35.

seiner Schwelle ablaufenden Bewegungen, z. B. Laufen und Springen, nicht mehr in der geordneten und gewandten Weise des gesunden Tieres möglich. Indessen bei den neuen Beobachtungen von Trendelenburg[1] zeigten sich an Affen (Rhesus) und an Katzen nach ausgedehnter Durchschneidung hinterer Wurzeln zwar deutliche Bewegungsstörungen an der vorderen und hinteren Extremität, und zwar bei den verschiedensten Formen der Bewegung, sowohl bei Gemeinschafts- als auch bei Einzelbewegungen, aber die ganze Leistungsfähigkeit der Tiere war doch entschieden größer als man früher annahm. Dabei ist vorausgesetzt, daß die vorderen Wurzeln keinerlei sensible Fasern führen.

Für die Regulierung der Willensbewegungen kommen zwei Arten zentripetaler Erregungen in Betracht: die eigentlich sensiblen, durch das Bewußtsein gehenden, und die zentripetalen, die, ohne in das Bewußtsein einzutreten, wie bei den Reflexen ihre Tätigkeit entfalten. Obwohl unseres Erachtens die letzteren die viel wichtigeren sind, gehen wir am besten von den ersteren aus. Sie spielen eine bedeutsame Rolle bei jedem Erlernen von Bewegungen, mag es sich um die erste Einübung der uns allen gemeinsamen Bewegungen handeln, oder um diejenige besonderer, wie bei künstlerischer oder technischer Betätigung.

Immer, für jedes Erlernen, muß die Anlage gegeben sein; das kann nicht genug betont werden. Sie ist allgemein bei der Gattung verbreitet für die uns gemeinsamen Bewegungen. Wie selten finden wir sie andererseits für die Leistungen des großen Künstlers! Wie wenig kann ein Mensch das lernen, wofür ihm die Anlage fehlt, und wie wenig lernen die meisten Tiere. Wir haben hier, um das Wesentliche scharf hervorzuheben, die Extreme genannt. Sehr vieles liegt dazwischen: die Größe der Anlage und damit die Lernfähigkeit wechselt eben in allen Abstufungen.

Bei dem Erlernen einer Bewegung reiht der Mensch unter Leitung und steter Überwachung der Sinnesorgane eine Innervation, eine Zusammenordnung der Muskeln an die andere. Er übt, d. h. er macht das gleiche immer wieder. Dabei richten sich gewiß zentrifugale Bahnungen ein, Hemmungen mindern sich. Die Sinnesorgane Auge, Ohr und das Gefühl für Lage und Stellung der Glieder berichten uns zunächst darüber, ob die zu bewegenden Teile unseres Körpers richtig an den Ort im Raume hingebracht werden, an dem wir sie zu haben wünschen. Das nicht Passende vermögen wir dann, wiederum unter Leitung der Sinnesorgane, zu ändern und zu bessern.

Unter den Sinnesorganen steht hier im Anfang der Einübung einer Bewegung das Auge an erster Stelle. Später verliert es mehr und mehr an Bedeutung für diese Aufgabe, weil es als träge reagierendes Organ nicht imstande ist, über schnell ablaufende Bewegungen und ihren Wechsel zu unterrichten. Das Ohr als Hörwerkzeug tritt ganz zurück, und das Gefühl für die Bewegung und Stellung der Glieder möchte ich als Begriff ausschalten. Er ist ein Produkt reflektierender Schreibtischtätigkeit; am Menschen gibt es ihn meines Erachtens gar nicht. Von größter Bedeutung sind alle Einwirkungen der Endigungen des Nervus vestibularis. Ferner vermögen wir durch Nachrichten aus unseren Gliedern, wenn wir die Aufmerksamkeit auf sie richten, eine Bewegungsempfindung und eine Anschauung ihrer Stellung zu gewinnen. Das ist aber für das natürliche Leben zum größten Teile oder völlig ersetzt durch zentripetale Erregungen aus den bewegten Teilen, die nicht in unser Bewußtsein eintreten. Sie sind es, die die Zusammenordnung unserer Muskelinnervationen zu koordinierten schließlich durchaus beherrschen und leiten. Auch sie werden wahrscheinlich schon

---

[1] Hartmann u. W. Trendelenburg, Z. exper. Med. **50**, 280.

bei dem Erlernen von Bewegungen eingeübt. Aber wie gesagt: im Anfang spielt die Kontrolle durch das Bewußtsein eine große Rolle. In dem Maße, wie wir die Bewegung lernen, wird sie ersetzt durch die zentripetalen Eindrücke von Haut[1], Gelenken[2], Sehnen, Faszien, Periost und Muskeln, also durch die gleichen Einwirkungen, die die Koordination der Muskelbewegungen für die einfachen und zusammengesetzten Reflexe leiten. Es ist im Leben des Menschen immer der gleiche Schritt: der vom Bewußten in das Unbewußte, der gemacht wird in dem Maße, wie uns ein Vorgang vertraut wird. Dadurch gewinnt die Ausführung einer Bewegung an Stetigkeit und Sicherheit, daß sie unabhängig wird von dem so schwankenden und leicht beeinflußbaren Zustand unseres Bewußtseins und unserer Aufmerksamkeit. Nicht selten verdirbt sogar der Wunsch, eine Bewegung bewußt zu beaufsichtigen oder zu bessern, ihre Ausführung: man will es besonders gut machen, und es wird besonders schlecht. Die einfache zentripetale Reaktion ist eben zuverlässiger; erst wenn sie herrscht, sind wir völlig sicher. Erst dann kommt die höchste Leistung zustande. Sehr merkwürdige Beziehungen decken sich auf; auch die Leistungen der Künstler erfolgen, nachdem der Plan geschaffen wurde und nachdem Wunsch und Gedanke die Tat einleiteten, im Unbewußten, in gewissem Sinne durch Reflexe.

Wir werden uns die Frage vorlegen, wie die bewußten zentripetalen Eindrücke, die den Vorgang der Koordination anfangs einrichten, zu den unbewußten stehen, die ihn fortführen und schließlich völlig beherrschen. Mehrere Beziehungen wären denkbar: die Empfindungen werden durch zentripetale unbewußte ersetzt. Oder die seelische Beigabe zentripetaler Eindrücke hört mit der Übung und Gewohnheit auf. Oder zwei Reihen von Eindrücken, sensible und zentripetale, gehen von Anfang an nebeneinander her. Beide bilden sich aus, die zentripetalen überwiegen weit an Bedeutung und Masse. Im Interesse des Organismus, gewissermaßen um sein Seelisches zu schonen, treten die sensiblen in den Hintergrund; diese Annahme trifft meines Erachtens am wahrscheinlichsten das richtige.

Die Koordinationsstörung unserer willkürlichen Bewegungen, die man als sensorische oder zentripetale Ataxie bezeichnet, entsteht dadurch, daß die zentripetalen ordnenden Nachrichten ausfallen und vielleicht noch mehr dadurch, daß falsche eintreffen. Man wird zunächst von den Eigenreflexen sprechen müssen, denn es liegt der Gedanke nahe, daß ihr Wegfall die Bewegungen im Sinne der Ataxie stört[3]. Die tatsächlichen Beobachtungen sprechen nicht in diesem Sinne: es gibt zahlreiche Tabiker ohne Eigenreflexe und ohne Ataxie. Hiergegen könnte man nur einwenden, daß die Beobachtungen auf die Form der Bewegungen nicht fein genug ausgeführt wurden.

Störungen der geführten Bewegungen lassen sich bei allen Ataktischen nachweisen[4]. Dann geht die Beeinträchtigung keinesfalls nur von den Gelenken aus, denn auch nach Resektion der Gelenke bleibt die Wahrnehmung geführter Bewegungen völlig erhalten[5]. Man wird sich wohl an die zentripetalen Erregungen aller bewegten Teile halten müssen, die überhaupt sensorische Nerven haben, und man wird die propriozeptiven Reflexe mit hineinrechnen.

---

[1] v. FREY, Z. Biol. **68**, 301, 339; **69**, 322.   [2] GOLDSCHEIDER, Z. klin. Med. **15**, 82.
[3] Z. B. KOLLARITS, Dtsch. Z. Nervenheilk. **23**, 89. — HANSEN, Naturwiss. **1924**, H. 13 u. 14. — Lit. bei STEIN, Dtsch. Z. Nervenheilk. **91**, 124.
[4] Z. B. B. FRENKEL, Neur. Zbl. **1897**, Nr 15/16.
[5] OEHRWALL, Skand. Arch. Physiol. (Berl. u. Lpz.) **32**, 217.

Vor allem ist aber Wert zu legen auf die Wirkung falscher zentripetaler Erregungen[1]. Man kann hier den Vergleich ziehen mit dem Menière-Schwindel. Auch dieser stellt sich nicht ein bei Taubstummen, an denen die Vestibularisorgane ausfielen, sondern bei dem Kranken mit krankhaften Veränderungen des Innenohrs. STEIN hatte gefunden[2], daß bei Kranken mit Entartung der Hinterstränge die Schwellen der Druckempfindung stark schwanken können. Das hat natürlich seine große und bestimmte Bedeutung für die Art der Empfindung bei diesen Kranken. Legt man prinzipiell gleiche Veränderungen an den andern zentripetalen Nerven, z. B. an Gelenken, Sehnen, Muskeln, Faszien zugrunde, so muß die Regulation der Bewegungen eine völlig unregelmäßige und falsche werden. Dann ist die Bewegungsregulation eben zerstört. STEIN wies das für die Bewegungsstörung der Kranken in den Frühstadien der Friedreichschen Ataxie nach[3]. Die Empfindung klingt bei ihnen langsamer als am Gesunden ab. Empfindungen verschmelzen. Das führt zu Täuschungen bei der Wahrnehmung von Gliedbewegungen. Dazu kommt, daß eine Veränderlichkeit der Schwellen eine Abstufung der Empfindungswerte nicht oder nur sehr mangelhaft zuläßt.

Störungen zentripetaler Einflüsse können sich einstellen an den peripheren Nerven, den hintern Wurzeln, den Hintersträngen, an Haube, Kleinhirn, Thalamus und den hinteren Zentralwindungen. Also Nervenfasern oder Übertragungsorte können betroffen sein.

Leidet die zentripetale Regulierung der Bewegungen, so werden sie ungeschickt, sie verlieren ihre Harmonie und ihr Maß. Das Ziel wird nicht mehr auf dem kürzesten und schnellsten Wege, nicht mehr mit dem geringsten Aufwande an Kraft erreicht, weil die Verteilung der Tätigkeit auf die einzelnen Muskeln der Agonisten und Antagonisten, der Kraftaufwand jedes einzelnen, der Zeitpunkt des Eintritts und des Nachlassens der Tätigkeit gelitten hat. Wir finden also von Ungeordnetheit der Bewegungen alles, was es gibt: zu starke und zu schwache, zu träge und zu lebhafte Bewegungen, zu kurze und zu umfangreiche. Schließlich kann bei schwerster Störung jede Möglichkeit einer nur einigermaßen zweckmäßigen und harmonischen Bewegung völlig aufhören. Da durch den Wegfall der zentripetalen Regulierung auch der Spannungszustand der Muskeln erheblich leidet und dieses für die Ausführung der Bewegungen von größter Bedeutung ist, so leidet dadurch auch die direkte Innervation des Muskels. Und diese wird schließlich bei Beeinträchtigung der Zentripetalität noch aus einem zweiten Grunde direkt gestört[4]: die vom Hirn kommenden Impulse zur Innervation von Willkürbewegungen erfahren Veränderungen und Ausgleichungen in sehr weitgehendem Maße durch Eigenreflexe.

Der Grad der Ataxie ist je nach Ausdehnung und Stärke der Erkrankung sehr verschieden und je nachdem auch die Möglichkeit des Ausgleichs. Ein

---

[1] v. WEIZSÄCKER, Pflügers Arch. **201**, 317: Dtsch. Z. Nervenheilk. **95**, 108. — STEIN, Dtsch. Z. Nervenheilk. **91**, 77.
[2] STEIN, Dtsch. Z. Nervenheilk. **91**, 77.   [3] STEIN, Dtsch. Z. Nervenheilk. **91**, 77.
[4] v. WEIZSÄCKER, Ges. d. Nervenärzte. 1920.

solcher kann bis zu einem gewissen Grade erfolgen durch die Wirkung der Augen, des Sehens. Schwache Ataxie hört bei klugem Gebrauch des aufmerksamen Sehens sogar auf. Durch erneute Einübung der Muskeln unter dem Gebrauche der Augen kann die Ataxie einzelner Bewegungen, wie wir durch Frenkel lernten, völlig weggeschafft werden. Mit der Stärke der Störung wächst die Schwierigkeit des Ausgleichs; er wird sehr bald unmöglich.

Wir möchten nun noch wissen, wie die Bewegungen aussehen, wenn gerade oder wenn nur die sensiblen Eindrücke wegfallen. Ich glaube nicht, daß darüber eine sichere Auskunft überhaupt möglich ist. Denn untersuchen wir nach dem Ausfall peripherer zentripetaler Nerven, so fällt alles Rezeptorische aus, bewußtes und unbewußtes. Untersuchen wir aber Kranke mit zentralsten oder rein seelischen Störungen der Sensiblität[1], so machen sich auf der einen Seite sehr leicht hysterisch-hypnotische Momente geltend. Auf der anderen vermögen wir nicht entfernt auszuschließen, daß an tiefen Orten Übertragungen von zentripetalen Einwirkungen auf die Werkzeuge der Bewegungen schon stattgefunden haben. Im Gegenteil, solche sind sogar wahrscheinlich. Das berühmteste Phänomen peripherer Beeinträchtigung ist Exners Beobachtung[2] am Pferd, dessen Nervus maxillaris durchschnitten ist. Der Nerv ist sicher sensibel-zentripetal. Das Tier fühlt an der Lippe nichts mehr. Es hört auf zu fressen. Wer wollte aber sagen können, daß es aufhört, weil es nichts fühlt? Es fehlt hier doch wahrscheinlich auch die zentripetale Regulierung. Wie verwickelt diese Frage liegt, zeigen die oben erwähnten neuen Beobachtungen über die Folgen der Resektion hinterer Wurzeln an Affen.

Strümpell hat einen Kranken beobachtet[3], bei dem die sensiblen — aber wahrscheinlich auch mindestens der größere Teil der zentripetalen — Eindrücke peripher gestört war. Schon bei Kontrolle der Augen waren die Bewegungen nur mit großer Mühe einigermaßen koordiniert zu erhalten, sie waren ataktisch. Fiel die Leitung der Augen weg, so wurden sie in hohem Grade ungeordnet. Die Tatsache ist immer wieder die gleiche, soweit die zentripetalen Erregungen in Frage kommen — auf die sensiblen wage ich nicht einzugehen, weil für die Fälle mit ihrer Störung hysterische Momente so schwer auszuschließen sind. In dem Falle von Strümpell scheinen solche doch dagewesen zu sein. Bei dem Kranken von Späth-Schüppel[4], der besser hierher paßt — es war eine Syringomyelie — fehlten wesentliche ataktische Bewegungen, wohl deswegen, weil keine fehlerhaften, vielmehr überhaupt keine Nachrichten erfolgten. Im ganzen habe ich doch den Eindruck, daß durch die Anomalien der eigentlichen Empfindungen, der Gesichts-, Gleichgewichts-, Tast-, Druck-, Lage- und Bewegungsempfindungen, die Feinheit der willkürlichen Bewegungen schwer geschädigt werden kann. Die einzelnen Empfindungen vermögen sich weitgehend zu vertreten. Offenbar spielt für diesen Ausgleich der Gesichtssinn die Hauptrolle, und wahrscheinlich verhalten sich gerade hier verschiedene Arten von Bewegungen keineswegs gleich. Komplizierte neue Innervationen entbehren die sensiblen Eindrücke

---

[1] Strümpell, Arch. klin. Med. **22**, 332. — Heyne, ebenda **47**, 75. — v. Ziemssen, ebenda **47**, 89.

[2] Exner, Pflügers Arch. **48**, 592.   [3] Strümpell, Dtsch. Z. Nervenheilk. **23**, 1.

[4] Späth, Diss. Tübingen 1864. — Schüppel, Arch. Heilk. **15**, 44.

ganz anders als Bewegungen, die schon von unseren Vorfahren übernommen und seit Beginn unseres Lebens täglich geübt wurden.

So sind z. B. bei Störung des Tastsinnes alle Innervationen, mittels deren Objekte gehalten oder Oberflächen taxiert werden müssen, unmöglich, sobald das Auge aufhört, jede einzelne Bewegung zu verfolgen. Ist Lage- und Bewegungsgefühl herabgesetzt, so werden alle feineren Bewegungen, zu deren Ausführung Kenntnis der Lage von Dingen oder Körperteilen im Raum notwendig ist, ohne fortwährende Augenkontrolle erschwert oder unmöglich; es liegt auf der Hand, wie eingreifend solche Störungen werden können, z. B. für Handwerker. Solche können zuweilen nach Zerstörung eines kleinen sensiblen Nerven an der Hand bestimmte Gegenstände ohne Hilfe der Augen nicht mehr ergreifen und festhalten und sind dadurch in ihrer Arbeitsfähigkeit völlig gehemmt.

Das Orientierungsvermögen des Körpers im Raum.

Diese eigenartige Fähigkeit[1] setzt uns überhaupt erst in den Stand, zu handeln. Denn da es bei dem Handeln darauf ankommt, bestimmte Teile unseres Körpers oder diesen als Ganzes an bestimmte Stellen im Raum zu bringen sowie dort ganz bestimmte Stellungen einzunehmen, so müssen wir den Raum hierfür benutzen und uns in ihm orientieren können. Der Vorgang und die Entstehung der Orientierung im Raum sind uns von Natur völlig unbekannt. Sie ist ebenso „von selbst“ gegeben wie die Ausführung einer willkürlichen Bewegung. Wir, der einzelne, besitzen und benutzen sie gewissermaßen als ein Geschenk des Himmels. So wie wir durch Reflexion zu Bewegungs-, so kommen wir auf dem gleichen Wege auch zu Orientierungsvorstellungen. Aber im Leben führen wir die Bewegungen und die ihnen so nahestehenden Orientierungen ohne Reflexion aus. Man möchte also fast sagen, daß das Vermögen im wesentlichen negative Züge aufweist, soweit als Bewußtseelisches in Betracht kommt. Wir werden aber zu sehr heftigen Empfindungen geführt mit dem Eintritt der geringsten Störung der außerordentlich verwickelten Vorgänge. Dann stellen sich sofort schwere, ja furchtbare Erscheinungen ein. Durch die moderne Fliegerkunst haben aller Untersuchungen über die Erhaltung des Gleichgewichts eine ganz besondere Bedeutung für das Leben gewonnen[2].

Über die Entstehung der Raumanschauung vermag ich mich nicht zu äußern, weil mir dazu doch die Kenntnisse fehlen. Die Augenbewegungen, denen früher E. HERING soviel davon übergab, dürften keinen wesentlichen Einfluß haben[3].

Nun trägt der Kopf in den Bogengängen und im Otolithenapparat Vorrichtungen für die Beurteilung der Richtung der Schwerkraft, für die von Pro-

[1] Lit. bei v. STEIN, Die Lehre von den Funktionen der einzelnen Teile d. Ohrlabyrinths. Jena 1894. Dort sind die Arbeiten von GOLTZ, BREUER, MACH, VERWORN angeführt. — HARTMANN, Die Orientierung. 1902. — Vgl. Vortrag von EWALD auf der südwestd. Neurologenversammlung 1910; Die Endorgane des Nervus octavus. 1892. — BÁRÁNY, Lewandowskys Handb. 1. — MAGNUS, Körperstellung. Berlin 1924. — SULZE, Naturwiss. 8, 788 (1920). — DUSSER DE BARENNE, Jber. ges. Neur. 1923. — VERSTEEGH, Jber. ges. Physiol. 1926, 795. — FISCHER, Erg. Physiol. 27, 209 (1928). — Handb. norm. path. Physiol. 15 I (MAGNUS, DE KLEYN, FISCHER, GRAHE).

[2] Vgl. DE KLEYN, Jber. üb. d. ges. Physiol. 3 I, 396; 5 I, 504.

[3] STEIN, in Bumkes Handb. d. Geisteskrankh. 1, Allg. Teil 1, 352 (Lit.).

gressiv- und von Winkelbeschleunigungen, sowie zugleich Einrichtungen, die diese für die Bewegungen und Stellung unseres Körpers zu verwenden gestatten. Auch von den zentripetalen Nerven des Halses gehen solche Nachrichten aus (Magnus). Es handelt sich hier also um Beurteilung bestimmter Arten von Vorgängen im Raum, dessen Anschauung uns im wesentlichen durch Gesicht und Tastempfindung vermittelt wird. Indessen, wie Erfahrungen am Kranken lehren, haben auch die Vestibularnerven einen Einfluß auf die Form unserer Raumanschauung[1]. Der Mensch erhält seine Eindrücke von der Stellung des Kopfes, von der Richtung der Schwerkraft, von Dreh- und Winkelbeschleunigungen durch die Vestibularnerven über den Deiters- und Bechterewkern zu den Augenmuskeln. Auf diese Weise wird eine trotz aller Kopf- und Rumpfbewegungen dauernd gleichmäßige Stellung der Netzhaut zur Außenwelt erreicht und damit allein eine gleichmäßige Betrachtung von ihr.

Aber die Einstellung der Vestibulariswerkzeuge, der Augen und der Kopf- sowie der Halsbewegungen aufeinander genügt für den Organismus noch nicht. Rumpf und Glieder sind für ihre Orientierung zur Außenwelt angewiesen auf die zentripetalen Eindrücke ihrer Peripherie, von denen sich ein Teil dem Bewußtsein kundgibt durch den Tastsinn und das Gefühl für die Stellung der Glieder, auf der anderen Seite durch ihre Beziehung zu den Organen des Kopfes. Sherrington wies auf die ungeheuren Mengen zentripetaler Nerven hin, die von den Muskeln, Gelenken, Sehnen, Faszien der Glieder zum Rückenmark treten. Genau so wird es am Rumpfe sein. Es ist ja bekannt, wie eingehend wir bei Reflexion über unsere Körperstellung unterrichtet sind und wie außerordentlich fein die Bewegung von Rumpf und Gliedern zentripetal-unbewußt reguliert wird.

Die Zentren für die Erhaltung der Körperstellung und für die Erhaltung aller sie besorgenden Reflexe liegen, wenigstens soweit ein Urteil auf Grund von Tierversuchen abgegeben werden kann, nicht im Kleinhirn, sondern im Hirnstamm[2]. In dessen Ganglien werden alle die zahlreichen „Stell"- und Labyrinthreflexe, deren Kenntnis wir in erster Linie den Arbeiten von Magnus und seinen Mitarbeitern, besonders de Kleyn verdanken, aufeinander so abgestimmt, daß die Körper-, Kopf-, Rumpf- und Gliederstellung zustande kommt, die der Organismus für seine augenblicklichen Aufgaben braucht. Nur die optischen Stellreflexe gehen über das Großhirn, alle andern Reflexe, welche die Körperstellung ausgleichen, bleiben erhalten, sobald Rückenmark, verlängertes Mark, Brücke und Hirnstamm einschließlich der Sehhügel unversehrt sind.

Bemerkenswert und noch nicht klar sind die Beziehungen dieser Vorgänge von Orientierungs-, Stellungs- und Gleichgewichtsregulation zum Kleinhirn. Vielfach gilt dieses sogar als das Organ, in dem diese verschiedenen Reflexe übertragen und aufeinander abgestimmt werden. Auf Grund der Arbeiten von Magnus'

---

[1] Vgl. v. Weizsäcker, Dtsch. Z. Nervenheilk. **64**, 1; **84**, 179.
[2] Vgl. Magnus, Körperstellung, 10. Kap. — de Kleyn u. Magnus, Münch. med. Wschr. **1919**, Nr 20.

Institut ist man jetzt geneigt das abzulehnen, wenigstens für Kaninchen, Katze, Hund und auch für Affen. Es liegen jetzt doch reichliche Beob-achtungen dafür vor, daß auch die Gemeinschaftsbewegungen, bei denen die Gleichgewichtserhaltung bedeutungsvoll ist, ohne Kleinhirn zustande kommen: Hunde ohne Kleinhirn schwimmen, Tauben ohne Kleinhirn fliegen. In dem Maße, wie man doch nur sehr allmählich lernte, das Kleinhirn reinlich und ohne Neben-verletzungen abzutragen, in dem Maße sind Bewegungen und Körperverrich-tungen am niedern kleinhirnlosen Tier erhalten. Freilich ist damit nicht gesagt, daß das auch für den Menschen gilt. Bei diesem ist doch nicht nur die Rinde des Großhirns, sondern auch die des Kleinhirns und vor allem die Verbindung zwischen Stirn- und Kleinhirn in besonderem Maße ausgebildet. Wenn man dazu die eigenartigen Verhältnisse bedenkt, die am Menschen durch seine Körper-haltung, mehr noch durch die Fülle seiner auf das vielfachste und feinste ab-gestuften Bewegungen bestehen, so wird man mit einer Übertragung der oben erwähnten Tierversuche auf den Menschen äußerst zurückhaltend sein müssen. Daß es Kranke mit Agenesie des Kleinhirns ohne wesentliche Bewegungsstörung gibt, könnte man im Sinne von MAGNUS und DE KLEYN verwenden. Indessen es gäbe da auch Einwände.

Vor allem aber gewinnt man den Eindruck, daß die Regulation der Körper-stellung und Orientierung, die mit den zahllosen spezialisierten Zweckbewegungen des Menschen verbunden oder vielmehr für sie notwendig ist, daß diese, von der Großhirnrinde angeregt, durch das Kleinhirn geleitet und mit den Stell- und Ausgleichsreflexen des Hirnstamms in Übereinstimmung gebracht werden. Das, was man in der menschlichen Pathologie direkt auf Kleinhirntätigkeit zurück-führen kann[1], schrumpft ja auch immer mehr zusammen. Die Vorgänge, die übrigbleiben: der schnelle Wechsel von Innervationen, das Zeigen auf einen Gegenstand, das Fehlen des Rückschlags bei Widerstandsprüfungen, die Störung der Schätzung von Gewichten, die wohl mit dem Kraftsinn zusammenhängt, sowie die Beeinträchtigung des Stehens und Gehens durch LUCIANIS Atonie und Asthenie sind Verrichtungen, die vorwiegend dem Menschen eigentümlich sind und zum Teil solche, die mit seelischen Einflüssen auf Orientierung und Bewe-gungsgestaltung zu tun haben. Aber wenn wir nur dieses wenige von diesem Organ wissen, was muß in ihm da noch alles verborgen sein! Den Weg zu einer neuen Funktionsanalyse des Kleinhirns wies RADEMAKER[2], indem er experimen-tell zeigte, daß nach Exstirpation des Kleinhirns sämtliche Labyrinthreflexe zwar vorhanden, aber völlig verändert sind. Sie laufen brüsker, mehr gleich-mäßig-maschinenartig ab und treten mit Verspätung ein. Dadurch würden die Körperbewegungen bei Menschen mit Erkrankung des Kleinhirns natürlich ungünstig beeinflußt. Die weitere Erforschung der Kleinhirnstörungen kommt

---

[1] GOLDSTEIN, in v. Bergmann-Staehelins Handb. 5 I, 335. — KLARFELD, in Kraus-Brugschs Handb. 10 II, 338. — Vgl. LUCIANI, Das Kleinhirn. Leipzig 1892. — A. THOMAS, La fonction cerebelleuse. 1911. — GOLDSTEIN, Handb. norm. path. Phys. 10, 222. — GRAHE, Handb. norm. path. Phys. 15 I, 422. — VAN RIJNBERK, Ergebn. Phys. 31, 591.

[2] RADEMAKER, Das Stehen. Berlin 1931.

also hinaus auf immer feinere und tiefere Erforschung des Zustandekommens unserer einfachen Körperverrichtungen (vgl. VAN RIJNBERK).

Die Kleinhirnrinde scheint ja viel einfacher gebaut zu sein als die Rinde des Großhirns. Es besteht in ihr eine örtliche Verteilung, indem der Mittellappen für Kopf und Rumpf, die rechte Hälfte für die rechten Glieder, die linke für die linken sorgt; allerdings ist auch diese Auffassung nicht mehr unbestritten. Daß wir mit der Erkennung und Verwertung von Kleinhirnsymptomen verhältnismäßig soweit zurück sind, hat eine ganze Reihe besonderer Gründe. Einmal ist der allgemeine Hirndruck bei Kleinhirnerkrankungen häufig besonders stark. Dann sind Erscheinungen von seiten der Nachbarschaft oft sehr schwer auszuschließen. Und endlich bestehen die nächsten Beziehungen jeder Kleinhirnhemisphäre zu dem gegenüberliegenden Stirnhirn. Sehr schwierig ist z. B. schon die Herabsetzung des Muskeltonus zu beurteilen, die seit LUCIANI als eine hauptsächliche Erscheinung von Kleinhirnerkrankungen angesehen wird. Für das Tier wird man kaum an ihr festhalten können, sondern eher daran denken, daß ihr doch Fernwirkungen auf die Zentralganglien zugrunde liegen, vor allem auf den roten Kern. Aber ob das nicht am Menschen anders ist? Die eigenartigen Störungen, die der Mensch mit Kleinhirnerkrankungen im Stehen, Gehen sowie bei den verschiedensten Haltungen und Bewegungen des Rumpfes aufweist und die vor allem BABINSKI so eingehend erforschte[1], sind meines Erachtens keinesfalls vom Kleinhirn wegzunehmen: hier verhält sich der Mensch offenbar anders als die bei uns untersuchten Tiere, und hier spielt die Herabsetzung des Muskeltonus, namentlich wenn sie ungleichmäßig ausgebildet ist, gewiß eine bedeutsame Rolle. Hier hat die beobachtende pathologische Physiologie noch eine große Aufgabe und Zukunft. Wir brauchen vorerst noch einfache theoriefreie Beobachtung klarer Fälle. RADEMAKERS und VAN RIJNBERKS Anregungen führen weiter.

Die Ausgleichungen von Störungen des vestibularen Apparats unter völlig normalen Verhältnissen erfolgen zunächst so, daß auch der aufmerksame Beobachter nichts von ihnen merkt. Indessen bei stärkerer, plötzlicher oder völlig ungewohnter Art der Inanspruchnahme können wir doch Regulationen wahrnehmen. Das Bekannteste sind wohl die Bewegungen, die wir mit dem Rumpfe und den Gliedern ausführen, sobald die Gleichgewichtshaltung unseres Körpers in Unordnung zu kommen droht. Da ist nebenbei bemerkt wichtig und interessant, daß wir zunächst nicht das Gefühl des Schwindels, sondern das des Fallens haben. Und ferner erscheint mir von großem Interesse die so viel bessere Hilfe, die auch hier wieder die unbewußten Regulationen ergeben gegenüber dem Eingreifen des Bewußtseins. Sehr leicht schlagen Versuche, sich der Lage bewußt zu werden und sie willkürlich zu korrigieren, ungünstig aus. Die große Kunst bei dem Erlernen von Bewegungen, die an die Erhaltung des Gleichgewichts große Anforderungen stellen, liegt darin, vom Willen aus die Oberleitung zu geben, aber die Ausführung dem Körper nur mit möglichst geringer absichtlicher Einmischung zu überlassen. Die Vollendung wird erreicht durch „Geschicklichkeit", d. i. Fähigkeit, Anlage zu variabler körperlicher Regulation und „Übung", d. i. Wiederholung und Gewöhnung.

An den Augen zeigen sich diese Ausgleichsbewegungen in Form des Nystagmus. Wird der Kopf schnell in irgendeiner Richtung gedreht, ohne daß das

---

[1] BABINSKI, Revue neur. 7, 806 (1899); 10, 470 (1902); 26 II, 306 (1913).

Blickfeld absichtlich entsprechend mit verlegt wird oder verlegt werden kann, so schwanken die Bulbi zwischen neuem und altem Blickfeld in kurzen Zuckungen hin und her; sie stellen sich so allmählich ein. Zuweilen, bei sehr schnellen und unerwarteten Bewegungen, entsteht dabei ein Gefühl des Schwindels, d. h. der Neigung zu fallen oder der Empfindung eines Fallens bzw. einer Drehung der Außenwelt.

Dieses Gefühl des Schwindels, der Drehung der Außenwelt, des Fallens und der Neigung zu fallen, einhergehend mit Nystagmus, stellt sich am Kranken immer ein, wenn irgendeine Stelle der so außerordentlich verwickelt gebauten und miteinander verbundenen Vorrichtungen zur Regulierung des Gleichgewichts gestört ist und die ebenfalls sehr weit möglichen Ausgleichungen versagen oder noch nicht ausgebildet sind. Nach der bedeutsamen Analyse von FISCHER[1] ist das Gefühl des Schwindels zurückzuführen auf die Vereinigung von Bewegungswahrnehmungen oder Bewegungstäuschungen mit Koordinationsstörungen.

Die Fähigkeit des Organismus zur Ausgleichung ist eine recht große. Sie zeigt sich zunächst, wenn ein Organ ausfällt — Voraussetzung ist hier, daß Reizerscheinungen entweder nicht bestanden haben oder abgeklungen sind, sowie daß seit Beginn des Ausfallens eine gewisse Zeit verflossen, d. h. Gewöhnung eingetreten ist. Eine wie gute Raumorientierung erwirbt der Blinde! Wie verhältnismäßig tüchtig ist das Raumverhalten vieler Tabiker trotz schwerer Schädigung der Zentripetalität bei der Möglichkeit, sich des Sehens zu bedienen! Wie frei verhalten sich selbst Menschen mit doppelseitigem Fehlen des Labyrinths. Ja, Menschen, denen erhebliche Teile des Kleinhirns fehlen oder sogar das ganze Organ!

Allein die Kranken mit den weit ausgebildeten Ausgleichungen leben doch längst nicht wie Gesunde! Wer das behaupten wollte, würde meines Erachtens sein Urteil nur auf Grund der Ergebnisse unserer verhältnismäßig einfachen und einseitigen klinischen Untersuchungen abgeben, nicht aber nach dem Maßstab der außerordentlich variablen Anforderungen des Lebens. Auf die Erfüllung der letzteren kommt es aber an, wenn man die Funktionsfähigkeit von Organen wirklich beurteilen will. An Taubstummen hat KREIDL z. B. nachweisen können[2], daß sie in der vollen Beherrschung des Raums hinter Gesunden weit zurückstehen. Bei Drehungen des Körpers verhalten sie sich ganz anders als diese.

Ähnlich ist es im Beginn des reinen Ausfalls von Funktionen einzelner Teile des großen Apparats, und ebenso, wenn sich Reizerscheinungen irgendwo ausbilden. Beides kommt wohl grundsätzlich auf das gleiche hinaus. Denn das Ausfallen der Verrichtung eines Stücks des Ganzen führt von selbst zum Überwiegen der Wirkung anderer Teile. Die Aufhebung der Arbeit des rechten Labyrinths (durch Zerstörung des Nervus vestibularis) erzeugt eine einseitige

---

[1] M. H. FISCHER u. KORNMÜLLER, Handb. norm. path. Phys. 15 I, 442. — VOGEL, Dtsch. Ges. inn. Med. 1931, 51.

[2] KREIDL, Pflügers Arch. 51, 119.

Bevorzugung der vom linken Nerven stammenden Eindrücke. Und eine Lähmung eines Abduzens zeitigt die gleichen Folgen, wie ein Krampf des entsprechenden Rectus internus. Das Wesentliche der Wirkung ist immer das schnell erfolgende Ausfallen der Nachrichten bestimmter Organteile oder das Eintreffen falscher Nachrichten: auch diese beiden Ereignisse laufen im Grundsatze wohl auf das gleiche hinaus. Die, wenn ich so sagen darf, körperlich urteilenden oder regulierenden Zentralvorrichtungen vermögen dann die von den verschiedenen Endpunkten eintreffenden Nachrichten nicht mehr in Übereinstimmung zu bringen und bei Ortsveränderungen des ganzen Körpers oder einzelner Teile, z. B. der Augen, des Kopfes, die Funktion der anderen Teile so entsprechend einzurichten, daß das Gleichgewicht des Körpers erhalten bleibt; Schwindel und Gleichgewichtsstörungen stellen sich ein.

Bei Wegfall oder schwerer Störung der zentripetalen Nachrichten von Muskeln, Gelenken, Sehnen, Faszien an Rumpf und Gliedern (Erkrankung peripherer Nerven, hinterer Wurzeln, Hinterhörner, Hinterstränge, Kleinhirnverbindungen dieser Fasern) leidet in erster Linie die Fähigkeit zu zweckmäßigen Bewegungen. Darüber ist ausführlich gesprochen bei der Erörterung der Koordination unserer Bewegungen. Sind vorwiegend die Teile getroffen, die zum Stehen und Gehen dienen, so sind die Fähigkeiten der Kranken um so stärker beeinträchtigt, je weniger sie sie durch die Augen auszugleichen vermögen, also z. B. im Dunkeln oder bei geschlossenen Augen. Dann fallen sie hin ohne Empfindung von Gleichgewichtsstörung.

Plötzlich eintretende Lähmungen von Augenmuskeln führen zu Orientierungsstörungen im Raume, weil dessen Gegenstände nicht mehr auf identische Netzhautstellen fallen. Lesen, Schreiben, Gehen in der Ebene, besonders aber das Steigen von Stufen ist erheblich erschwert. Schwindel stellt sich ein. Alles bessert sich, wenn das erkrankte Auge verschlossen wird, so daß dessen falsche Nachrichten wegfallen. Gewöhnung, d. h. in diesem Falle Umstimmung der Raumwerte der Netzhaut, beseitigt die Störungen.

Stärker und reichhaltiger werden die Erscheinungen, wenn durch den Krankheitsprozeß die Vestibularnerven bzw. ihre Verbindungen und Endigungen direkt getroffen sind. Fällt die Vestibularisfunktion einseitig oder doppelseitig sehr langsam aus, so merken die Kranken selbst oft gar nichts, weil gute Ausgleichungen sich entwickeln. Wir erwähnten ja aber schon, daß die feinere Beobachtung doch Störungen aufzudecken imstande ist. Von plötzlichem Aufhören der Vestibularisarbeit am Menschen ist wohl nichts bekannt. Dagegen verfügen wir über eine ganze Reihe von Beobachtungen, die die Folgen von Erregungen der Endigungen der Nerven durch Erkrankung des inneren Ohrs schildern. Auf die Art der Erkrankung kommt es für unsere Erörterung nur insofern an, als sie die Art der Nervenerregung beeinflußt. Zuweilen versteht man gar nicht so leicht, wie sie zustande kommt. Denn die Reihe der Erscheinungen entwickelt sich zuweilen bei chronischen Erkrankungen des Mittel- und Innenohrs unter Umständen, die nicht immer einen klaren Grund bilden für die Annahme einer

Verschlimmerung des Entzündungsprozesses, ferner auch reflektorisch, z. B. vom Magen aus; die berühmte Vertigo e stomacho laeso dürfte wohl vestibulärer Natur sein.

Erkrankungen des Nervus vestibularis selbst, degenerative oder entzündliche, gehören auch hierher. Aber das alles tritt an Bedeutung für die Erzeugung von Schwindel doch weit zurück gegenüber akuten oder chronischen Entzündungen im Innenohr, die aus irgendwelchem Grunde neu aufflammen. Dabei kommt es wesentlich zur entzündlichen Reizung der Endorgane des Nervus vestibularis oder seiner Nerven. Wittmaack hält[1] Abflußstörungen des Endoliquor zur Erklärung der Entstehung der Erscheinungen für bedeutungsvoll.

Die Krankheitserscheinungen, deren Syndrom sich an den Namen Menières knüpft[2], können die furchtbarsten sein, die es gibt. Die Kranken stürzen im Anfall zu Boden. Zuweilen besteht auch bei Liegen mit geschlossenen Augen ein andauernder Dreh- und Fallschwindel. Meist aber kommen die Kranken in einer Lage zu Ruhe, falls sie die Augen schließen. Veränderung der Lage oder Öffnen der Augen löst den Schwindel von neuem aus. Dabei drehen sich entweder die äußeren Gegenstände oder sie fallen scheinbar. Oder der Kranke hat das gleiche Gefühl für seinen Körper. Öffnen der Augen zeigt Verschiebungen des Gesichtsfeldes in irgendwelcher Richtung. Das ist für die Kranken außerordentlich beängstigend und trägt zur Verstärkung des Schwindels bei.

Nun kommen in solchen schweren Fällen immer Erscheinungen von seiten des vegetativen Nervensystems hinzu: Erbrechen, Kältegefühle, blasse Haut, Schweiße. Man wird wohl durch das Corpus restiforme gehende Reflexe auf Vagus und Sympathikus annehmen müssen, doch fehlt jeder nähere Einblick. Brechneigung, Übelkeit, selbst Erbrechen sind aber auch in den leichten Fällen ganz das Gewöhnliche.

Nystagmus ist häufig zu beobachten, sofern die Labyrinthe nicht völlig zerstört sind. Die Richtung und die Art seines Auftretens wurde neben anderen Symptomen von Bárány dazu verwendet, die Seite und den ganzen Sitz der Erkrankung festzustellen, indessen muß man da diagnostisch sehr vorsichtig sein; Báránys Annahmen wurden nicht entfernt immer bestätigt. Hörstörungen sind mit dem Syndrom natürlich sehr häufig, ja ganz gewöhnlich in der mannigfachsten Weise verbunden.

Am häufigsten sind diese Zustände, wie gesagt, bei Erkrankungen des inneren Ohrs.

Man sollte annehmen, daß grundsätzlich gleiche Erscheinungen auch vorkommen bei Störungen an den zentralen Verbindungen der Vestibularnerven, ihren Kernen sowie an den Ganglienhaufen, in denen sie auf die motorischen Vorrichtungen wirken und an denen sie mit den anderen sensorischen Einwirkungen sich ausgleichen. Aller-

---

[1] Wittmaack, Arch. Ohrenheilk. 124, 177.

[2] Lit. bei v. Frankl-Hochwart, Nothnagels Handb. 11 III, 2. — Báráni, in Lewandowskys Handb. 1 u. 2. — Über den Vestibularisapparat: v. Buddenbrock, Handb. norm. path. Phys. 11, 793: M. H. Fischer, ebenda 797; Magnus u. de Kleyn, ebenda 869; Grahe, ebenda 909. Handb. norm. path. Phys. 15 I: Grahe 382, 411; Fischer 442.

dings muß zugegeben werden, daß die Gelegenheit zu unregelmäßiger Reizung der Nerven natürlich intrazerebral viel seltener und in geringerem Ausmaß gegeben sein wird, als bei den Nervenendigungen im Innenohr. Zentral würden die Vestibulariskerne sowie der Deiterssche Kern und das hintere Längsbündel hauptsächlich in Betracht kommen. Über die Beteiligung des Kleinhirns sind die Akten noch nicht geschlossen. Tatsächlich wird für alle diese Stellen die Auslösung solcher Erscheinungen angenommen, sogar für reine Kleinhirnerkrankungen wird das Vorkommen von echtem Drehschwindel und von Menièreähnlichen Anfällen behauptet. Ich wage nicht das zu leugnen. Sicher ist es sehr selten, und sicher sind dann Fernwirkungen auf die Vestibularnerven sehr schwer auszuschließen. In Wirklichkeit sind alle die verschiedenen Formen von vestibulären Gleichgewichtsstörungen von den leichtesten bis zu den schwersten bei weitem am häufigsten an Erkrankungen des Innenohrs gebunden. So sieht man sie tatsächlich recht oft, aber natürlich können sie auch bei allen Störungen der Vestibularisbahnen und Vestibulariskerne außerhalb des Ohrs vorkommen.

Die Kranken halten sich während dieser Anfälle nicht selten in einer bestimmten Stellung. In einer Reihe von Fällen nehmen die Kranken gewiß eine besondere Lage ein, weil in jeder anderen Stellung Schwindel, Reiz- und Korrektionserscheinungen sich einstellen. Das kenne ich jedenfalls ganz sicher. Aber, wie ich glaube, kommt man damit nicht aus, sondern zuweilen handelt es sich wohl direkt um Zwang zu einer gewissen Lage durch einen krankhaften zentripetalen Reiz auf bestimmte Muskelgruppen, namentlich auf solche, die den Kopf in eine bestimmte Stellung bringen.

Der Höhenschwindel hat wohl mit Orientierungsstörungen nichts zu tun. Er scheint mir vielmehr auf einer Art Zwangsvorstellungen zu beruhen, die ausgehen von optischen Eindrücken und daran sich anschließenden Vorstellungs- und Triebreihen. Es kommt dabei zu Angst, Zittern und einer Art psychogener Schwäche der Beine mit höchst eigenartigen Empfindungen.

Die Störungen der Sensibilität.

Wenn der Körper des Kranken Objekt ist, über dessen Zustand man durch Auskünfte, die er gibt, etwas erfahren will, so ziehen wir in Rechnung, daß die Einwirkungen, die man setzt, eben einen lebenden Körper treffen und in ihren Folgen auf uns tatsächlich durch alle Möglichkeiten der Zustandsbeeinflussung auch beeinflußt zurückkommen. Daher die ungeheuere Komplikation aller Untersuchung von Sinneseindrücken[1]. Wir besprechen hier die Vorgänge des krankhaft veränderten Nervensystems, die zu Störungen der Empfindungen führen. Davon gehen wir aus. Diese Auffassung lehnt sich an die naive Selbstbeobachtung und an die Anfänge der wissenschaftlichen Medizin. Der Organismus wird als Einheit vorgestellt, der die Veränderung seelischer Gebilde, teils auf Veränderungen seiner Gewebe, teils auf Zustände der Außenwelt zurückführt. In der Tat kann die Störung der Empfindung entweder ausgelöst werden durch

---

[1] Vgl. v. KRIES, Allg. Sinnesphysiologie, S. 64. — v. WEIZSÄCKER, Einleitung zur Phys. d. Sinne, Handb. d. Phys. 11, 22. — v. FREY u. v. WEIZSÄCKER, Dtsch. Kongr. inn. Med. 1925, Diskussion. — v. FREY, Dtsch. Z. Nervenheilk. 101, 155.

bestimmte körperliche Zustände des Organismus selbst oder durch solche der Außenwelt; in diesem Falle sind uns unsere Empfindungen, richtiger wohl Wahrnehmungen ein Zeichen für Vorgänge der Außenwelt. Ja, wie ich meine, sind wir so fähig, Vorgänge der Außenwelt direkt zu erkennen; daran glaube ich festhalten zu müssen trotz der außerordentlichen Schwierigkeiten, die diese Annahme einer kausalen Erklärung bereitet[1]. Ob wir eine Empfindung auf unsern Körper oder auf die Außenwelt beziehen, hängt von der mit ihr verbundenen Wahrnehmung und den sich anschließenden seelischen Vorgängen ab.

Das Substrat, an dem sich das alles abspielt, ist zweifellos das Nervensystem mit seinen Aufnahmewerkzeugen, den Sinnesorganen, mit seinen Vermittlungsfasern und Vermittlungszellen und mit seinen Zentralgebilden, an denen wir uns die Beziehung zu den psychischen Vorgängen ablaufen denken, also in unserem Falle zu den Empfindungen und Wahrnehmungen.

Von dieser einfachen Vorstellung geht die ursprüngliche Anschauung aus. Damit ist aber der Kreis unserer Auffassungen über sensible Vorgänge nicht geschlossen; in Wirklichkeit liegt vieles anders und wesentlich verwickelter. Denn die große Mehrzahl der sensiblen Nerven leitet zwar in der gleichen Richtung ins Nervensystem wie diejenigen, die Empfindungen auslösen, führt aber nicht zu Bewußtseinsvorgängen, und doch läßt sich nachweisen, daß die äußeren Einwirkungen, die sie vermitteln, den Organismus beeinflussen, von ihm verwendet werden, z. B. für die Unterhaltung von Bewegungen und von Drüsenabscheidungen. Wir sprechen also in weiterer Fassung besser nicht mehr von sensiblen oder sensorischen Nerven, sondern von zentripetalen, rezeptorischen, afferenten (H. E. Hering). Sie vermitteln die Übertragung von Eindrücken zum Nervensystem, und aus diesen Eindrücken folgen auf der einen Seite Empfindungen, auf der anderen wieder körperliche Vorgänge. Oder solche werden aufgehoben. Das Reich des seelisch Unbewußten schiebt sich hier, wie im vorausgehenden schon mehrfach erwähnt wurde, zwischen die körperlichen Prozesse und die Bewußtseinsvorgänge ein.

Die rein körperliche Beziehung zwischen afferenten und efferenten Vorgängen findet ihren Ausdruck in dem Begriffe des Reflexes. Aber auch hier ist das Geschehen sehr verwickelt, indem wir innerhalb des Nervensystems zahlreiche hintereinander geschaltete Empfangsstationen für zentripetale Eindrücke und zahlreiche Vermittlungsstellen kennenlernten. Dann versagt natürlich die Empfindung als Kriterium der sensiblen Natur des Vorgangs. Wir werden ihn und die Natur der Nerven, die ihn auslösen, aus der Wirkung erkennen. Efferent sind die Nerven, die einen solchen Vorgang durch direkte Wirkung seitens des Zentrums- oder des Übertragungsortes, afferent, die ihn an diesen Stellen erst durch andere Vorgänge, sei es des Organismus, sei es der Außenwelt, auslösen. Danach wird sich der physiologische Sinn der afferenten oder efferenten Natur eines nervösen Vorgangs beurteilen lassen, auch in der Komplikation der Aneinanderschaltung der verschiedensten Zentren.

---

[1] Über alle allgemeinen und speziellen Fragen der Sensibilität vgl. den ausgezeichneten Aufsatz von Stein u. v. Weizsäcker, in Asher-Spiros Erg. Phys. **27**, 658.

Durch die Summe aller Sinneswahrnehmungen, durch ihre Verarbeitung und ihre Neubelebung in der Erinnerung erhält das Bewußtsein des Menschen seinen Inhalt. In gleicher Weise auch durch das, was einst im Bewußtsein war[1], dann unter seine Schwelle tauchte, um ohne Bewußtsein zu wirken und nur ab und zu, aus den verschiedensten Gründen, eben als Erinnerung aufzutauchen. Das gleiche gilt, wie für den Verstand und das Gemüt, so auch für unser körperliches Wesen: die Tätigkeit sämtlicher Organe wird von der Peripherie aus auf das mächtigste beeinflußt, z. B. Licht, Schall und Temperaturreize vermögen Stoffwechsel und Muskeltätigkeit, Herztätigkeit und Atmung zu erhöhen, zu vermindern, zu verändern.

Auf beiden Gebieten, geistigem wie körperlichem, wirken die zentripetalen Erregungen mit Hilfe von seelischen und mit Hilfe von nur körperlichen Vorgängen, mit ihren frischen Eindrücken und mit ihren Überresten, die unterhalb der Schwelle des Bewußtseins liegen.

Es ist eine Tatsache der inneren Erfahrung, die jeder täglich von neuem an sich machen kann, daß die Erinnerungen unserer Empfindungen und Wahrnehmungen abwechselnd aus unserem Bewußtsein in das Reich des Unbewußten hinab- und, teils mit, teils ohne unser Zutun, aus ihm wieder in das Bewußte emportauchen. Aufbewahrt werden sie — wahrscheinlich unser ganzes Leben lang — im Unbewußten gleichsam als eine Art Radikale oder Bilder der ursprünglichen Ereignisse. Ob man sie in diesem letzteren Zustande als seelische oder als körperliche Gebilde bezeichnet, ist Sache der Auffassung und im Grunde wohl das gleiche. Im ersteren Falle muß man sich damit abfinden, ein unbewußtes Psychisches anzunehmen, im letzteren damit, daß das Körperliche jederzeit seelisch „wird"; ich teile den ersteren Standpunkt.

Die Art der Störungen ist gerade auf dem Gebiete des Sensiblen naturgemäß eine außerordentlich verschiedene und reichhaltige. Denn jede quantitative Beziehung macht sich an jeder der zahlreichen verschiedenen Qualitäten geltend, und das rein Körperlich-Zentripetale äußert sich in den verschiedenartigsten motorischen oder sekretorischen Störungen. Deswegen wird so manches aus diesem Gebiete, das hierher gehört, bei den krankhaften Veränderungen der Organfunktion besprochen werden.

Die Störungen können angreifen auf dem langen Wege vom sensiblen bzw. zentripetalen Aufnahmeorgan bis zu den Stellen, an denen, sei es die Übertragung des Zentripetalen, sei es die Vermittlung des Seelischen stattfindet. Auf diesen verschlungenen und langen Bahnen ist natürlich Gelegenheit zu einer großen Reihe höchst verschiedenartiger krankhafter Einwirkungen gegeben.

Man hat sich vorgestellt, daß für jede einzelne Sinnesqualität nicht nur besondere Aufnahmewerkzeuge, sondern auch besondere Nervenfasern zur Verfügung stehen. Nach der Ansicht von den „spezifischen Sinnesenergien" müßten sich die Erkrankungen dieser einzelnen Faserarten durch besondere Erscheinungen äußern. Merkwürdigerweise ist das aber nur sehr bedingt der Fall. Wahrscheinlich — wenigstens bleibt vorerst keine andere Annahme möglich —

---

[1] Vgl. KREHL, Volkm. Vortr. S. 303. — Vor allem die Arbeiten von BREUER u. FREUD und von FREUD. — Ferner SEMON, Die Mneme.

verhalten sich die Nervenfasern verschiedener Verrichtung dem gleichen Einflusse gegenüber recht ungleich. Sehr häufig werden Fasern verschiedener Funktion der gleichen krankhaften Einwirkung unterworfen. Im allgemeinen sehen wir auf den gleichen Druck hin, z. B. bei Kompression des Rückenmarks und seiner Wurzeln, die motorischen Nerven schnell gelähmt werden. Die sensiblen Fasern für Druck, Kälte, Wärme, Schmerz erhalten ihre Leistungsfähigkeit viel länger. Aber von seiten der Druck- und Schmerznerven entstehen dabei doch auch Symptome, und zwar Reizerscheinungen. Der Abbau bestimmter Leistungen geht in einer gewissen gesetzmäßigen Weise vor sich: bestimmte Funktionen werden früher und weitgehender gestört als andere[1]. Das kann man verwenden für die Annahme bestimmter Funktionen in Fasern ohne besondere Faserdifferenzierung.

Mit der Erörterung der Reizerscheinungen betreten wir ein in mehr als einer Hinsicht dunkles Gebiet, gerade wenn wir für die Leitung jeder Art Sinnesempfindung besondere Nervenfasern annehmen. Für den Schmerz ist man hinsichtlich dieser Frage noch nicht einig. Nach den Beobachtungen von M. v. FREY[2] entsteht Schmerz durch die Erregung besonderer Nerven, die in der Haut frei enden. Das ist meines Erachtens die eine Form und Möglichkeit seiner Entstehung. Dabei wird schon in der Haut ein oberflächlicher scharfer und ein tiefer, mehr dumpfer Schmerz unterschieden. Das kann damit zusammenhängen, daß die Schmerznerven teils in der Epidermis, teils recht tief in der Haut endigen.

Demgegenüber lehnt GOLDSCHEIDER den Schmerz als einen eignen Sinn und das Vorhandensein eigner für seine Auffassung und Vermittlung bestimmter Aufnahmewerkzeuge und Nerven ab[3]. Er führt die Entstehung des Schmerzes auf eine besondere Art der Erregung von Nerven zurück, die sonst auch der Druckempfindung dienen und nimmt für die Entstehung des Schmerzes eine besondere Grundlage an. Die Empfindung des Schmerzes sei nicht den andern Empfindungen gleich zu setzen, die die Nerven der Haut vermitteln, z. B. denen von Druck, Kälte, Wärme.

Die ganze Frage nach dem Vorhandensein eigner Schmerznerven mit besonderen Endigungen kommt schließlich auf die Beurteilung und Definition bestimmter Empfindungen hinaus, die bei bestimmten Reizformen auftreten und das ist eine sehr schwierige Sache. Ich persönlich neige mehr der Auffassung zu, die v. FREY und v. KRIES vertreten. Auch O. FOERSTER nimmt besondere Schmerzfasern an[4].

Über den Schmerz lassen sich recht mannigfaltige Vorstellungen äußern. Ich verstehe es, daß manche Forscher den Schmerz als Empfindung grundsätzlich nicht den Druck-, Kalt- und Warmempfindungen gleichsetzen wollen[5]. Sicher ist er nicht eine einheitliche Erscheinung. Er entsteht gewiß auch auf höchst verschiedene Weise, unter anderem durch Summation, d. h. durch Sammlung an sich unterschwelliger Reize in eigenartig veränderten (disponierten) Nervenzellen. Hier setzt dann die Bedeutung der seelischen Einflüsse ein, die für die Auffassung jeder Art des

---

[1] STEIN u. v. WEIZSÄCKER, Asher-Spiros Erg. **27**, 658.

[2] v. FREY, Abh. Sächs. Ges. d. Wiss. **23**, 175.

[3] GOLDSCHEIDER, Über d. Schmerz. 1894; Schmerzproblem. 1920; Z. Sinnesphysiol. **57**, 1; Der Schmerz, Handb. d. Physiol. **11**, 181 (1926). — STRÜMPELL, Pflügers Arch. **201**, 305. — MOHR, Med. Klin. **1928**, Nr 11.

[4] O. FOERSTER, Die Leitungsbahnen d. Schmerzgefühls, S. 25.

[5] ACHELIS, Z. Sinnesphysiol. **56**, H. 1 (1924).

Schmerzes eine so große, oft die ausschlaggebende Rolle spielen, in dem zum mindesten die Stärke der Schmerzempfindung von dem gesamten seelischen Zustande des Menschen abhängt.

Strümpell gibt zur Erwägung, ob die Schmerzempfindung überhaupt vielleicht von sympathischen Nerven vermittelt wird[1]. Mir erscheint der Gedanke etwas abenteuerlich. O. Foerster zeigte[2] die Erhaltung eines Rests von Schmerzempfindung, wenn die gewöhnliche spinale Bahn zerstört ist. Diesen führt er dann auf sympathische Leitungen zurück. Für die Eingeweide ist die Vermittlung der Schmerzempfindung durch sympathische Nerven erwiesen. Schließlich aber — und das läßt sich meines Erachtens in hohem Maße zugunsten der Auffassung von v. Frey und v. Kries heranziehen — wie man auch zu dem Schmerze psychologisch stehen mag, keinesfalls können alle zentripetalen Nervenfasern seine Empfindung vermitteln, sondern nur ein kleiner Teil von ihnen. Fasern für Schmerzempfindung lassen sich durch das ganze Nervensystem hindurch verfolgen.

Wir kennen sehr verschiedene Arten und Formen des Schmerzes, die ihrerseits wieder Beziehung haben zu seiner Stärke und Erträglichkeit. Für diese Arten und Formen gibt es keine Einteilung und keine Klassifikation; vor allem wissen wir nicht entfernt ihr Verhältnis zur Art der Entstehung der Empfindung. Aus eigner Erfahrung an mir selbst und aus der Beobachtung von Kranken gewinne ich aber den Eindruck, daß die Erregung der einzelnen Organnerven verschiedene Arten des Schmerzes vermittelt.

Nach der Vorstellung von den spezifischen Energien führt die Erregung jeder Art von Nerven zu einer eigenartigen Empfindung, und nur zu dieser Empfindung. Hier bietet nun die Pathologie sehr merkwürdige Lücken. Vielfach und auf die mannigfachste Weise sind die verschiedenen Sinnesnerven Einwirkungen ausgesetzt, die nach allen Analogien zu ihrer Erregung führen müssen. Und doch sehen wir verhältnismäßig wenig davon.

Wir sprechen zunächst von den peripheren Nerven und den sensiblen Wurzeln. Für alle sensiblen Nerven ist auf dieser Strecke, also vom Sinnesorgan bis zum Eintritt in das Mark oder das Gehirn, wie gesagt, die vielfachste Gelegenheit zur Erregung durch krankmachende Einflüsse, z. B. Druck und Entzündung, gegeben.

Dann entsteht Schmerz sehr häufig in allen Arten und Graden bei Schädigung von Nerven, die Schmerzfasern führen; z. B. die Erkrankung der Trigeminusfasern an der Hirnbasis oder der hintern Wurzeln am Rückenmark führt zu den furchtbarsten Qualen, die es gibt. Ob der eigenartige Zustand, der als neuralgisch bezeichnet wird, immer hierher gehört oder auch zentraler Natur sein kann, steht noch dahin. Demgegenüber sind Schmerzen durch Erkrankung der Endigungen der Schmerzfasern in der Haut verhältnismäßig selten. Oder ich will vorsichtig sagen: bei Hautkrankheiten und bei anderen Veränderungen der Haut, bei denen man doch eigentlich eine Beteiligung der Endigungen der Schmerzfasern annehmen müßte, sind heftige Schmerzen mindestens nicht häufig. Sie treten mehr hervor, wenn an Hautdefekten die Nervenfasern einer schädigenden Einwirkung ausgesetzt sind.

----

[1] Strümpell, Pflügers Arch. **201**, 315.
[2] O. Foerster, Leitungsbahnen usw., S. 18.

Sehr häufig beobachten wir Reizerscheinungen von seiten der Drucknerven, die wir als Parästhesien bezeichnen und die jeder vom Druck auf seinen eigenen Nervus ulnaris her kennt. Es ist das eigenartige Gefühl von Pelzigsein, Ameisenlaufen, Eingeschlafensein, Taubsein. Diese Empfindung findet sich ganz gewöhnlich bei Erregung der Stämme der peripheren Nerven und, wie wir noch sehen werden, der Fasern innerhalb der Zentralorgane. Sie fehlt aber, soviel ich sehe, bei den Erkrankungen der Haut, also, was uns hier interessiert — bei den Veränderungen der Nervenenden. In besonderer Weise, mit einem ganz eigenartigen Gefühl äußert sich das Pelzigsein, wenn eine Hautstelle mit derart verändertem Nervenzustande berührt wird. Die Empfindung des oberflächlichen Kitzels entsteht durch schnell vorübergehende Erregung der Druckpunkte[1].

Bei manchen Veränderungen der oberflächlichen Schmerznerven in der Haut beobachten wir das Gefühl des Juckens[2]. Daß diese eigenartige Empfindung durch die Schmerz- und nicht durch Drucknerven vermittelt wird, ist an Hautstellen mit dissoziierter afferenter Lähmung erwiesen[3]. Hauterkrankungen sind das ergiebigste Feld seiner Entstehung, namentlich bei umschriebener schwacher Reizung, z. B. durch Kriechen, Beißen, Stechen von Parasiten, bildet es sich aus. Aber auch bei zahlreichen andern Erkrankungen der Haut haben wir es. Wir wissen aber vorerst noch nicht, worauf es für seine Entstehung ankommt; bestimmte Veränderungen der Haut, z. B. die syphilitischen, lassen es in der Regel vermissen. Andererseits entsteht Jucken bei manchen Krankheiten ohne direkte Hautveränderung, z. B. bei Ikterus, Diabetes und auch ohne jede bekannte Organ- oder Allgemeinerkrankung. Bei Gelbsucht beschuldigt man die Ablagerung von körnigem Bilirubin in der Haut. Der psychische Zustand ist in all diesen Fällen jedenfalls von großer Bedeutung.

Aber mit den Reizerscheinungen von seiten der Schmerz- und Druckfasern sind wir für die peripheren Nerven eigentlich auch am Ende. Echte Erregungen der Kalt- und Warmempfindung auf diesem Wege sind, wenn sie überhaupt vorkommen, jedenfalls sehr selten. Man hört wohl hin und wieder die Angabe über ein Gefühl der Kälte oder des Brennens. Aber meinem Eindruck nach haben diese Empfindungen doch vielmehr einen schmerzhaften Charakter, als den reiner Kalt- und Warmempfindung. O. Foerster sah[4] bei irgendwelcher Art der Reizung peripherer Nerven nur Schmerzen auftreten.

Auch von Gesichts-, Gehörs-, Geruchs- und Geschmacksempfindungen durch Erregung der Nerven ist mir nichts Sicheres bekannt, außer der Angabe von O. Foerster, daß Erregung der Schmerz- und der Hörnerven die spezifische Empfindung gibt[4]. Für manche dieser Sinne sind häufig und wichtig die spezifischen Reizerscheinungen bei Erkrankung der Sinnesorgane. Jeder kennt das für Auge, Ohr und Mundschleimhaut, während mir für die Nase nichts bekannt ist.

Erregungssymptome von seiten des Nervus vestibularis sind jedenfalls am häufigsten bei Erkrankungen des Ohrs. Aber gerade sie kommen doch auch vor bei Erkrankungen der Nerven. Ob und wie sie bei Läsionen seiner zentralen Endigungen in den verschiedenen Vestibulariskernen und im Deitersschen Kern beobachtet werden, haben wir schon früher besprochen.

Wir kommen damit zur Entstehung sensibler Reizerscheinungen bei Erkrankung der zentralen Gebilde. In der Literatur fand ich einige Fälle von Geruchsempfindungen bei Erkrankung des Gyrus uncinatus, hippocampi und des

---

[1] v. Frey, Z. ärztl. Fortbildg **20**, Nr 3 (1925). — Goldscheider, Z. Sinnesphysiol. **57**, 15.

[2] Vgl. Samberger, Z. Neur. **24**. — Goldscheider, Z. Sinnesphysiol. **57**, 15.

[3] Vgl. M. v. Frey, Z. ärztl. Fortbildg **1925**, 81 (Lit.).

[4] O. Foerster, Leitungsbahnen d. Schmerzgefühls, S. 21. 1927.

Ammonshorns mitgeteilt[1]. Auch Reizerscheinungen auf dem Gebiete des Gesichtssinns werden erwähnt[2]. Henschen beobachtete sie am häufigsten im blinden hemianopischen Felde. Aber es ist doch nach seiner eigenen Auffassung recht unsicher, ob die Erscheinungen im Hirn selbst entstehen (Sehbahn, Okzipitallappen) und nicht vielmehr von der Retina aus.

Intraspinale und zerebrale Reizerscheinungen der Kalt- und Warmnerven sind sehr selten, kommen aber vor[3]. Die Drucknerven bieten in ihrem ganzen Verlauf eine Art Äquivalent von Reizerscheinungen in Form von Parästhesien. Diese sind recht häufig bei Erkrankung der Bahnen an allen Stellen und werden von den meisten Kranken unangenehm empfunden.

Höchst eigenartig verhalten sich die Schmerzfasern nach ihrem Eintritt in das Mark. Es lehrt nämlich unzweifelhaft eine große Reihe von Erfahrungen, daß die meisten Krankheitsherde des verschiedensten Sitzes und der verschiedensten Art innerhalb der Zentralorgane, die nach allen Analogien zu Reizerscheinungen von Schmerzfasern führen müßten, entweder nur verhältnismäßig unbedeutende Schmerzen machen oder ganz ohne solche verlaufen können. Wie mir scheint, fehlen wirklich starke Schmerzen häufig dann, wenn eine Beteiligung der hinteren Wurzeln am Prozeß auszuschließen ist. Aber es mehren sich doch die Mitteilungen über starke intramedullär entstehende Schmerzen[4]. Vor allem gibt es Fälle von intramedullärem Tumor und von Syringomyelie, bei denen die Erkrankung der Hinterhornganglien an die Schmerzfasern herantritt, die mit äußerst heftigen Schmerzen verbunden sind[5]. Mechanische Einwirkungen auf die weiße Substanz der Stellen der Vorderseite, die etwa dem Austrittsgebiet der vorderen Wurzeln entsprechen, führen sehr heftige Schmerzen[6] herbei. Auch Erkrankungsherde können dort starke Schmerzen erzeugen.

Auch bei Erkrankungen des Gehirns fehlen die Schmerzen, abgesehen von den durch Erkrankung der Meningen und besonders den durch Hirndruck vermittelten, in der Mehrzahl der Fälle. Die wichtigste Ausnahme[7] bilden die Erkrankungen des Sehhügels, also der Stellen, an denen die letzte Unterbrechung der Fasern für die Empfindungen stattfindet, dort wo jedenfalls die größte Umschaltungsstelle für zentripetale Nerven liegt, die es überhaupt gibt. Die Schmerzen sind hier immer vorhanden, verstärken sich zuzeiten und erreichen die furchtbarste Heftigkeit. Dazu paßt auch gut die große Schmerzempfindlichkeit der Regio subthalamica[8]. Die Schmerzen sitzen in erster Linie auf der gegenüberliegenden Körperseite, aber bei der innigen Beziehung beider Thalami zueinander

---

[1] Lit. bei Quick, in Lewandowskys Handb. **1**, 978.   [2] Lit. ebenda **1**, 915.

[3] Lewandowsky beschreibt das (Handb. Neur. **1**, 810).

[4] Hanser, Dtsch. Z. Nervenheilk. **78**, 300; Arch. Psych. **83**, 94; Dtsch. Z. Nervenheilk. **73**, 301. — Vgl. Lapinsky, Arch. f. Physiol. **81**, 209.

[5] Vgl. O. Foerster, Leitungsbahnen usw., S. 180.   [6] Ebenda S. 109.

[7] Vgl. Edinger, Z. Neur. **1**, 262. — Möbius, Bericht über die vorstehende Abhandlung in Schmidts Jahrb. S. 231. — Reichenberg, Dtsch. Z. Nervenheilk. **11**, 349. — Goldscheider, Über den Schmerz, S. 22ff. 1894. — Schaffer, Neur. Zbl. **1909**, 224. — Higier, Dtsch. Z. Nervenheilk. **46**. — F. Müller, Volkm. Vortr. Nr 394 u. 395. — L. Mann, Berl. klin. Wschr. **1892**, 244. — Biernacki, Dtsch. med. Wschr. **1893**, 1372. — Schaffer, Arch. f. Psychol. **44**, 228.

[8] Aschner, Berl. klin. Wschr. **1916**, Nr 28.

ist auch die gleiche Seite häufig nicht frei. Zuweilen werden die Schmerzen durch irgendwelche, oft an sich ganz gleichgültige, sensible Erregungen hervorgerufen. Sie gehen meist mit einer starken Hyperalgesie der Haut einher, die durch Reizeinwirkungen auf sie entsteht. Diese Überempfindlichkeit scheint zum großen Teile an eine Erkrankung der Hinterstränge und einer Verbindung mit dem lateralen Teile des Thalamus gebunden zu sein. Wenn bei frischen oder fortschreitenden Hinterstrangerkrankungen das Intensitätsbedürfnis der Nerven nach Erregung nicht so vergrößert ist wie das Zeitbedürfnis, wird von den dargebotenen Reizen mehr als in der Norm genutzt. Daraus mag dann eine übermäßige Empfindung folgen. Es ist eine Art „Entartungsreaktion" der sensiblen Nerven[1]. Nach allem, was man aus experimentellen Erfahrungen am Tier und aus Beobachtung weniger menschlicher Fälle sagen kann, findet im Thalamus also eine Empfindung von Schmerz statt.

Intrazerebral entstehende Schmerzen sind aber keinesfalls an die Erkrankung des Thalamus gebunden, sondern man findet sie bei Läsionen der verschiedensten Orte, z. B. auch sensorischer Teile der Rinde, namentlich der hintern Zentralwindung[2], ferner bei Herden in der Haube.

Sonst finden sich Kopfschmerzen namentlich nach psychischen Erregungen und bei Schwankungen der Gefäßinnervation, in erster Linie wohl bei Blutleere, aber auch bei Zuständen von Hyperämie und vor allem dann, wenn der Liquor cerebrospinalis unter erhöhtem Druck steht. Entlastung des Drucks mindert die Kopfschmerzen z. B. bei Meningitis, bei Anämie, bei akuter Urämie. Es ist wahrscheinlich, daß man hier die Kopfschmerzen mit einer mechanischen Reizung der von STÖHR in der Pia mater, in den Plexus chorioidei und an ihren Gefäßen beschriebenen feinen Nerven und Nervenendigungen in Zusammenhang bringen muß[3].

Das Fehlen oder die Seltenheit des Auftretens von spezifischen Sinnesempfindungen bei der Erkrankung der Nervenfasern innerhalb des Rückenmarks und des Gehirns bereiten dem Verständnis Schwierigkeiten. Man hat die verschiedensten Arten von Erklärung herangezogen. Zunächst: die Fasern würden bei den Erkrankungen nicht gereizt. Aber ein Druck auf Nerven setzt nach den Erfahrungen der allgemeinen Nervenphysiologie jedenfalls einen Reiz. Und ein Druck wird doch bei vielen dieser Erkrankungen mindestens vorübergehend ausgeübt. Ja, man denke an die langwährenden Schmerzen bei Wirbelkaries und Tabes durch Druck und Entzündungen an den hinteren Wurzeln. Ferner: der krankhafte Reiz sei nicht adäquat. Ich habe auf diesen Einwand früher selbst großen Wert gelegt. Aber mir erscheint er nicht mehr von solcher Bedeutung, wenn ich an die eben genannten Erfahrungen der allgemeinen Nervenphysiologie denke. Immerhin muß man in Betracht ziehen, daß jede Form der Empfindung eine besondere Erregbarkeit der in Betracht kommenden nervösen Gebilde und somit auch einen besonderen Reiz verlangt.

---

[1] STEIN, Dtsch. Z. Nervenheilk. **100**, 221.   [2] HANSER, Dtsch. Z. Nervenheilk. **73**, 301.
[3] L. R. MÜLLER, Die Lebensnerven, 2. Aufl. 497.

Die Reizerscheinungen der verschiedenen Empfindungen sind meistens mit einer Art Vorstellung eines Körperteils verbunden, der als im Reizzustand befindlich angenommen wird. An sich besitzen wohl nur die Druckempfindungen ein, wenn auch ungenaues Merkzeichen; die schärfere Lokalisation ist ja komplexer Natur (vgl. später). Die im Leben die Haut tatsächlich treffenden Reize sind immer so ausgebreitet, daß stets alle Arten von Nervenpunkten in der Haut gleichzeitig erregt werden. Da nun ferner schon von der Zeit des normalen Lebens her ausgedehnte Assoziationen stattfinden, so verbinden sich alle Hautempfindungen mit einem Merkzeichen. Es ist in der Regel abhängig vom Ort der peripheren Endigung. So fühlt der Amputierte noch häufig Schmerzen in den abgenommenen Gliederteilen und FOERSTER teilt einen Fall mit, bei dem ein Herd der Zentralwindung noch Empfindungen in einem abgesetzten Gliede hervorrief. Die Schmerzen im Thalamus scheinen also ein Ortszeichen zu haben[1], ebenso die der inneren Kapsel. Bei den Parästhesien, die von der Rinde ausgehen, soll es sogar besonders scharf sein[2]. Dort, wo schon am Gesunden die Ortsbestimmung unsicher ist, ist sie es auch für die krankhaften Empfindungen.

Eine besondere Erscheinung ist die der Hyperästhesie, der Überempfindlichkeit. Man versteht darunter das Eintreten einer stärkeren Sinnesempfindung durch schwache Reize. Wer die krankhaften Verhältnisse der Sinnesorgane des Optikus und Akustikus bespricht, würde da wohl mancherlei zu sagen haben. Für Olfaktorius und Glossopharyngeus ist mir in dieser Hinsicht nichts bekannt. Überall steht für die Entstehung der Hyperästhesie das Seelische im Vordergrund, wie schon in der Norm, so auch unter den krankhaften Verhältnissen, namentlich für Geruch, Geschmack, Gehör und Gesicht. Überempfindlichkeit gegen Kalt- und gegen Warmreize kommt vor bei allen möglichen Erkrankungen an Gehirn- und Rückenmark[3]; ich persönlich möchte das für sehr selten halten. Die Einzelformen, in denen sie auftritt, stellen sich höchst verschieden dar. Das ist gewiß richtig, daß manche Kalthyperästhesie in Wahrheit eine Hyperalgesie der Schmerzpunkte gegen Kältereize ist[4]. LEWANDOWSKY sah[5] bei einer Halbseitenlähmung zwar den Wärme- und Kältesinn völlig aufgehoben, aber jeden Druckreiz stets mit einer besonders starken Wärmeempfindung verbunden. Herabsetzungen der Druckschwellen werden nie beobachtet.

Im wesentlichen spielt sich die Überempfindlichkeit ab auf dem Gebiete der Schmerzempfindung; sie ist also überwiegend häufig Hyperalgesie[6]. Dann könnte entweder die Schwelle für den Schmerzreiz vermindert sein (das ist aber nicht erwiesen) oder die Schmerzempfindung ist stärker und unangenehmer. Indessen die ganze Angelegenheit liegt wohl noch tiefer. Ich erinnerte schon an Steins Entartungsreaktion der Sensibilität. Außerdem ist vielfach nicht nur eine gesteigerte, sondern veränderte, mehr affektbetonte Empfindung als Grund-

---

[1] Vgl. HENSCHEN, Klin. u. anat. Beiträge zur Pathologie d. Gehirns **1**, 103 (1890). — GOLDSCHEIDER, Schmerz, S. 26.

[2] F. MÜLLER, Volkm. Vortr. Nr 394/395.

[3] Vgl. GOLDSCHEIDER, Handb. norm. path. Phys. **11**, 162. — KNAUER, Münch. med. Wschr. **1908**, 1916.

[4] SCHILDER, Z. Neur. **14**, 359.   [5] LEWANDOWSKY, Z. Neur. **34**.

[6] Vgl. GOLDSCHEIDER, Handb. norm. path. Phys. **11 I**, 199.

lage anzusehen, auch gegenüber Reizen, die sonst ohne Affektbetonung einhergehen. An Hautflächen mit sehr dünner zarter Epidermis ist zuweilen die Schmerzempfindung gesteigert. Dasselbe beobachten wir hin und wieder bei Läsion der Nervenbahnen, besonders im Gefolge von Neuritis, ohne daß wir bis jetzt zu sagen vermögen, welche feinere Veränderung der Nervenfasern hier vorhanden ist. Bei manchen Formen von Neuritis und nach Schußverletzungen der Nerven kommt auch eine starke Überempfindlichkeit der Nervenstämme auf Druck vor. Am häufigsten findet sich Hyperalgesie bei Reizung der peripheren Nerven oder auch zentraler Bahnen durch Druck oder durch einen Krankheitsherd. Dadurch wird im Nerven ein Zustand von Überempfindlichkeit geschaffen, den letzten Grund hierfür verstehen wir freilich nicht.

Sehr merkwürdig ist die Überempfindlichkeit, die sich bei der Regeneration durchschnittener Nerven entwickelt. Dann sind einmal die großen Nervenstämme vorübergehend stark druckempfindlich. Aber auch die frisch auswachsenden Fasern eines sich regenerierenden Nerven zeigen eine stark erhöhte Schmerzempfindlichkeit auf Druck; man kann auf diese Weise sogar das Vorrücken der sich neubildenden Fasern verfolgen[1]. Ähnliches sahen[2] TROTTER und DAVIES an den Hautgebieten, deren Nerven sich herstellten: Schmerz- und Kälteempfindungen erschienen gewöhnlich lebhaft.

Höchst eigenartig sind die Hyperalgesien, die sich nach Durchschneidung oder Verletzung der Seitenstränge (in ihren medialen Teilen), sowie nach Läsion der Hinterstränge nicht selten finden. Die Gründe halte ich für unbekannt. Denn das Wort von dem Wegfall hemmender Fasern ist eine unphysiologische Redensart, nichts weiter.

In einer Reihe von Fällen beruht Hyperalgesie auf Summation zahlreicher Eindrücke. NAUNYN sah[3] das bei Rückenmarkskranken. Hier verhalten sich also die kranken Schmerz- wie die gesunden Reflexnerven: häufige schwache Anstöße sind imstande, zu einer starken Erregung zu führen. Aber im einzelnen kommen da gewiß noch besondere und eigenartige Verhältnisse vor. So sah[4] M. von FREY an zwei Stellen seiner eigenen Haut, an denen eine große Anzahl von Schmerzpunkten ausgefallen war, überschwellige Reize, namentlich dann, wenn sie auf größerer Fläche ausgeübt wurden, mit einer abnormen Trägheit des Erregungsablaufs einhergehen. Da gleichzeitig die Neigung zur Summation zeitlich getrennter Reize vorhanden war, so entstand, wenn durch eine Reizung viele Schmerzpunkte getroffen werden, Hyperalgesie durch Summation. Interessant ist auch hier wieder die Bedeutung des Zeitbedürfnisses.

Eine besondere Rolle spielen die umschriebenen Hyperalgesien der Haut, die sich bei Erkrankung der inneren Organe finden. Wir verdanken ihre Kenntnis in erster Linie den Beobachtungen von HEAD. Auf sie wird bei Erörterung der Sensibilität der vegetativen Werkzeuge eingegangen werden.

---

[1] P. HOFFMANN, Sitzgsber. physik.-med. Ges. Würzburg **1915**, 8. Juli.
[2] TROTTER u. DAVIES, J. of Physiol. **38**; J. Psychol. u. Neur. **20**.
[3] NAUNYN, Arch. f. exper. Path. **25**, 272.   [4] M. v. FREY, Z. Biol. **63**, 335.

In mancher Hinsicht einfacher liegen die Verhältnisse bei den Herabsetzungen der Sensibilität. Ist das Aufnahmewerkzeug geschädigt oder die Nervenleitung an irgendeiner Stelle ihres Verlaufs unterbrochen, sind endlich die perzipierenden Organe der Hirnrinde nicht in Ordnung, so werden Reize irgendwelcher Art nicht mehr in der gewöhnlichen Weise, sondern anders, schwächer oder gar nicht mehr empfunden. In gewissen Stadien peripherer oder spinaler Erkrankung findet die Leitung zentripetaler Erregungen noch statt, aber sie braucht das Vielfache der gewöhnlichen Zeit. Welcher Art die Läsion sein muß, um gerade diese Phänomene der verlangsamten Leitung hervorzurufen, weiß man noch nicht. Wir beobachten es am häufigsten bei Tabes, und es trifft in erster Linie die Schmerzempfindung.

Die Herabsetzungen der Empfindung werden im einzelnen natürlich ganz verschieden ausfallen, je nach der Art der erkrankten Körperstellen und ihrer Nervenverbindungen. Für das Verständnis der Ausfallserscheinungen ist die Erinnerung wichtig, daß die natürlichen Reize nur dann die spezifische Erregung erzeugen können, wenn das betreffende Sinnesorgan, der transformierende Aufnahmeapparat getroffen wird und erregbar ist. Aber ebenso besteht unzweifelhaft das umgekehrte Verhältnis zu Recht: die besten Sinnesorgane nützen nichts, wenn die zum Gehirn tretenden Nervenfasern an irgendwelcher Stelle erkrankt sind. Die Verhältnisse des Optikus und Akustikus lassen wir hier aus, weil eine Darstellung der Erkrankungen der Sinnesorgane die Beherrschung besonderer Kenntnisse erfordert.

Herabsetzungen der Geruchsempfindung sind viel häufiger durch Erkrankungen der Nasenschleimhaut als durch solche der Riechnerven bedingt. Umgekehrt kommen Beeinträchtigung des Geschmacksvermögens leichter durch Erkrankung des Glossopharyngeus bzw. des Trigeminus zustande, als durch solche der Schleimhaut.

Welchen Einfluß Herabsetzung oder Aufhebung der Vestibularisfunktion hat, ist früher dargelegt.

Für die Sinnesorgane der Haut ist auffallend wenig bekannt über ihre Funktion bei Erkrankungen der Haut selbst. H. STEIN fand bei Hauterkrankungen nie echte Hypästhesie im Sinne von FREYS, sondern nur scheinbare, d. i. Rarefizierung der Punkte, und auch diese auffallend selten in meßbarer Zahl.

Das, was wir über Störungen der Hautsinne[1] wissen, knüpft sich fast ausschließlich an die Beeinträchtigung ihrer nervösen Verbindungen von den peripheren Nerven durch das Rückenmark zur Hirnrinde.

Zunächst gibt es eine Herabsetzung der Druckempfindung dadurch, daß eine Anzahl von Druckpunkten ausfällt, während die Schwelle an den erhaltenen Druckpunkten normal ist. Das findet sich z. B. nach Durchschneidung peri-

---

[1] Physiologisches bei v. FREY, Fortschr. Psychol. **2**, 207; Abhandl d. Leipziger Ges. d. Wiss. (z. B. Ber. math.-phys. Kl. **1895**, 4. März, Abhandl. **23**, 175); Z. Biol.; Sitzgsber. bayer. Akad. Wiss., Math.-physik. Kl. **1918**. — GOLDSCHEIDER, Handb. norm. path. Phys. **11 I**, 199.

pherer Nerven oder bei ihrer Erkrankung[1]. Demgegenüber bleibt die Verstärkung eines unterschwelligen Reizes durch doppeltes Ausüben dieses Reizes und damit gewissermaßen eine Ausgleichung durch das Zusammenwirken mehrerer Rezeptoren auch am Kranken erhalten[2].

Bei Krankheitszuständen mit Veränderungen im Hirn oder Rückenmark beobachten wir eine Erhöhung aller Druckschwellen. Andere Erkrankungen des Rückenmarks und peripherer Nerven zeigen spärliche Punkte mit normaler oder fast normaler Reizschwelle und (ebenso wie die erste Gruppe) die Notwendigkeit einer Erhöhung der Reizstärke, wenn sie in 100% der Fälle wirksam sein soll[3].

Die größte Bedeutung hat die von H. STEIN in v. WEIZSÄCKERS Laboratorium aufgefundene Veränderlichkeit („Labilität") der Druckschwellen[4]. Wirkt ein eben die Schwelle überschreitender Reiz auf den gleichen Druckpunkt schnell nacheinander häufig ein, so muß man, um noch eine Druckempfindung zu erzielen, bald zu einem stärkeren Reiz greifen und auch diesen bald wieder mit einem noch stärkeren Reiz vertauschen, bis man schließlich zu einem um das Vielfache größeren Reiz gelangt, der dann immer wirkt. Diese Ermüdung der Druckschwelle findet sich nie bei peripheren Störungen, sondern nur bei Veränderungen der Hinterstränge, sowie bei solchen des Gehirns. Die gleiche Schwellenlabilität beobachten wir unter krankhaften Verhältnissen an den Temperaturnerven[5].

Da die Schwelle mehr oder weniger schnell zu ihrem ursprünglichen Werte zurückkehrt, da also an den Stellen der Haut, die der Einwirkung fremder Gegenstände ausgesetzt werden, Schwellen von verschiedenster Größe sich verschieden lange Zeiten erhalten, so werden die von den Druck- und eventuell auch von den Temperaturpunkten aus vermittelten Nachrichten in der verschiedensten Weise gefälscht sein. Schon früher hoben wir die Bedeutung dieser Vorgänge für die Regelung der Bewegungen hervor. Im folgenden werden wir noch einmal darauf zurückkommen, wie dadurch die Verwendung der sensiblen Eindrücke für Wahrnehmungen gestört sein kann.

Die Wahrnehmung und das Urteil, das wir im Leben durch die Empfindungen gewinnen, die von der Haut und den tiefen Teilen ausgehen, ist stets begründet auf das Zusammenwirken verschiedener Empfindungen oder Sinneseindrücke, man möchte sagen auf alle die, deren Empfänger erregt werden. Die Aufspaltung in die Einzelsinne hat nur die wissenschaftliche Analyse gebracht. Sie ist also ein Ergebnis dessen, was wir mit Hilfe unserer forschenden auflösenden Tätigkeit fanden.

Wir werden natürlich fragen, ob und wie wir diese durch die Forschung analysierten Einzelempfindungen für die Wahrnehmungen zusammensetzen, die

---

[1] v. FREY, Z. Biol. **63**, 335. — HACKER, Z. Biol. **65**, 67 (v. FREY).

[2] v. WEIZSÄCKER, Dtsch. Z. Nervenheilk. **80**, 159.

[3] FRANZ, Dtsch. Z. Nervenheilk. **78**, 212 (v. WEIZSÄCKER).

[4] H. STEIN, Dtsch. Z. Nervenheilk. **80**, 57, 218; **91**, 77. — v. WEIZSÄCKER, ebenda Nervenheilk. **81**, 97; Pflügers Arch. **201**, 317.

[5] COHEN, Dtsch. Z. Nervenheilk. **96**, 43 (v. WEIZSÄCKER).

uns im Leben der Gebrauch unserer Sinne, und zwar der Hautsinne liefert. Die Beobachtung der partiellen Empfindungslähmungen, die wir doch nicht so selten finden, hat meines Erachtens nicht so klare Ergebnisse geliefert, wie man denken sollte.

Am Kranken kann jede Art der durch Vermittlung der Haut gegebenen Empfindungen für sich allein gestört sein; wir beobachten das bei peripheren, viel häufiger bei zentralen Erkrankungen. Wohl deswegen, weil im Gehirn und Rückenmark doch die Fasern für die einzelnen Empfindungen weiter auseinander liegen. Es gibt Aufhebung der Schmerzempfindung bei völlig erhaltener Druckempfindung, andrerseits kann die Druckempfindung gestört und die Schmerzempfindung erhalten sein[1]. Auch sonst gibt es noch Dissoziationen der allerverschiedensten Art.

Hier war der Versuch einer anatomischen Erklärung gemacht worden. Dagegen ließe sich aber mancherlei einwenden. Im Sinne einer mehr physiologischen Auffassung spricht eine gewisse Gesetzmäßigkeit des Abbaus der Sensibilität bei den verschiedensten Erkrankungen von Kalt über Warm und Schmerz zu Druck. Wie mir H. STEIN sagt, ist die Gesetzmäßigkeit des Abbaus am deutlichsten bei dem Optikus, da geht sie immer von Rotgrün zu Blaugelb. Es wird also durch den krankhaften Prozeß die Erregbarkeit des sensibeln Systems gewissermaßen entdifferenziert.

Die hauptsächlichste Leistung der Sinne der Haut: die Erkennung und Beurteilung von Gegenständen, das was man Tastsinn nennt, ist ein äußerst verwickelter Vorgang. Wir brauchen hierfür die gewöhnlichen Hautsinne: Druck-, Kalt-, Warmempfindung; nicht selten gewiß auch die Schmerzempfindung. Aber es kommt viel mehr dazu — und über diese Punkte ist eine Einigung der Forscher noch nicht erzielt. Das eine sind die Empfindungen aus den tiefen Teilen: Unterhautgewebe, Sehnen, Gelenke, Muskeln. Ihre Bedeutung wird sehr verschieden beurteilt; z. B. v. FREY schätzt sie nicht sehr hoch[2]. Unter den tiefen Eindrücken legt er den Hauptwert auf die Spannungsempfindungen seitens der Muskeln und Sehnen[3]; das ist gewiß auch richtig. Für die Empfindung der geführten Bewegungen von Gelenken erhalten wir die feinsten Nachrichten seitens der Haut[4]. Gerade hierfür treten die Empfindungen, die von den Gelenken selbst aus vermittelt werden[5], offenbar zurück. Jedenfalls sind bei Kranken mit resezierten Gelenken die Empfindungen für geführte Bewegungen völlig erhalten; von den Gelenken dürften vielmehr hauptsächlich Schmerzempfindungen vermittelt werden. Für die Empfindung geführter Bewegungen wurden neuerdings noch besondere Beziehungen erforscht[6].

---

[1] Vgl. z. B. v. FREY, Z. Biol. **63**, 335.
[2] v. FREY, z. B. Physik.-med. Ges. Würzburg **1915**, 8. Juli.
[3] Z. Biol. **63**, 129.
[4] STRÜMPELL, Dtsch. med. Wschr. **1904**, Nr 39/40. — v. FREY u. MEYER, Z. Biol. **68**, 301. — v. FREY, ebenda **68**, 339; **69**, 322.
[5] GOLDSCHEIDER, Physiologie des Muskelsinns. Leipzig 1898.
[6] PANZEL, Dtsch. Z. Nervenheilk. **87**, 161.

Die Meinungsverschiedenheit dreht sich zur Zeit hauptsächlich um das Vorhandensein und die Bedeutung des tiefen Drucksinns[1]. Gewiß ist er für sich allein außerordentlich schwer nachzuweisen, weil man über ihn doch immer nur mit Hilfe oder durch Vermittlung der Haut etwas erfahren kann (v. FREY). Indessen z. B. STRÜMPELL, GOLDSCHEIDER, FOERSTER legen doch großen Wert auf seine Bedeutung. Ich gewann auf Grund der letzten Untersuchungen[2] den Eindruck, daß auch in der Tiefe Druckempfindungen vermittelt werden. Sie beteiligt sich an den Leistungen des Drucksinns wohl genau wie die höher sitzenden Rezeptoren. Kaum dürfte ihnen eine besondere Verrichtung zugesprochen werden und jedenfalls haben diese tiefen Druckpunkte nicht eine besondere Innervation[3]. An der Erkennung und Beurteilung von Form und Gestalt beteiligen sich diese tiefen Rezeptoren ebenso wie die höher sitzenden, aber es liegt auch hier kein Grund vor, ihnen da eine besondere Fähigkeit zuzusprechen. Für diese Fähigkeit reicht ja nicht aus, daß der zu beurteilende Gegenstand nur mit der Haut in Verbindung gebracht wird[4], sondern die Haut muß an dem Gegenstande hin- und herbewegt, es muß getastet werden. Dabei kommen mehrere neue Gesichtspunkte in Betracht. v. WEIZSÄCKER und seine Schüler legen dar[5], wie bewegte Reize, die an der Haut hin bewegt werden, eine andersartige und viel stärkere Wirkung haben als suchende, weil sich jetzt die Bedeutung des Zeitfaktors maßgebend geltend macht. Die Nachrichten seitens der Druckpunkte müssen ganz andere werden, wenn an ihnen der S. 315 beschriebene „Funktionswandel" besteht[6]. Man denke daran, welchen Einfluß dieser haben muß, sobald die Haut an dem zu tastenden Gegenstande bewegt wird. Es läßt sich in der Tat auch nachweisen, daß die Störung des Gestalterkennens immer an das Vorhandensein der Schwellenlabilität geknüpft ist. Das trifft dann hohe und tiefe Druckpunkte. Ferner kommen nun durch die mit dem Tasten verbundenen Muskelbewegungen mancherlei neue Erregungen dazu: einmal solche aus den bewegten tieferen Teilen (Gelenke, Sehnen, Muskeln) und vor allem das, was mit der Muskelinnervation zentral verbunden ist. Das ist E. H. WEBERS Kraftsinn[7] und was in der Klinik gewöhnlich Muskelsinn genannt wird. Unzweifelhaft ist dieser für das Tasten von größter Bedeutung. Ich sehe von einer Erörterung ab, weil mir klare Beobachtungen über den Einfluß isolierter Störungen dieses Sinns nicht bekannt sind. Aber wir sind noch nicht am Ende. Denn gerade für das Tasten ist noch von höchster Bedeutung die Verwertung der Ortsempfindung, die sich mit jedem Einzelreiz verbindet. Schon das einfache Lokalisationsvermögen auf der Haut im Sinne E. H. WEBERS ist komplexer Natur. Über die Sinnesqualitäten, die zu seiner Entstehung am meisten beitragen, schwanken die Auffassungen. SCHITTENHELM sah[8], daß die Fähigkeit zu lokalisieren an Körperteilen, an denen lediglich die Hautsensibilität gelitten hatte, ebenfalls beeinträchtigt war, während sich bei bloßer Störung der Bewegungsempfindungen die Lokalisation als viel besser erwies. O. FOERSTER teilt demgegenüber

---

[1] STRÜMPELL, Dtsch. med. Wschr. **1904**, Nr 39/40. — HEAD, Kongreß inn. Med. **1909**, 168. — HEAD, RIVERS, SHERREN, Brain **1905** u. **1908**.

[2] v. FREY, Dtsch. med. Wschr. **1925**, Nr 11. — v. FREY, REIN u. STRUGHOLD, Z. Biol. **82**, 359. — GOLDSCHEIDER u. HERFER, Pflügers Arch. **199**, 292. — GOLDSCHEIDER, Klin. Wschr. **4**, Nr 20 (1925). — COHEN, Dtsch. Z. Nervenheilk. **93**, 245. — v. FREY u. STRUGHOLD, Z. Biol. **86**, 181, 227.

[3] STOPFORD, Brain **1922**.   [4] H. HOFFMANN, Arch. klin. Med. **35**, 529 (KUSSMAUL).

[5] Z. B. BUCH u. MALAMUD, Dtsch. Z. Nervenheilk. **93**, 216. — AHRINGSMANN u. BUCH, Z. Biol. **84**, 541.

[6] Vgl. STEIN, Dtsch. Z. Nervenheilk. **80**, 218.

[7] In RUDOLF WAGNER, Handwörterb. d. Physiologie **3**. — v. FREY, Z. Biol. **63**, 129. — HANSEN, Kongreß inn. Med. **1925**, 77. — C. JACOBJ, Arch. f. exper. Path. **118**, 1.

[8] SCHITTENHELM, Dtsch. Z. Nervenheilk. **12**, 1, 428.

den Empfindungen aus den tiefen Teilen auch für das Ortsbestimmungsvermögen eine wichtige Rolle zu[1]. v. WEIZSÄCKER erwies[2] die Bedeutung der raumbestimmenden Bewegung der zeigenden Glieder für die richtige Auffassung des Lokalisationsvermögens.

Im einzelnen gestalten sich die Herabsetzungen der Hauptempfindungen in ihrer Form verschieden, je nachdem die sensiblen Fasern peripher oder in den Zentralorganen geschädigt sind.

Neuerdings wurde eine Anzahl von Hautstellen sowohl nach frischer als nach weit zurückliegender Störung ihrer Nerven auf die Sensibilität genau untersucht[3]. Schon längst wußte man, daß bei Durchtrennung eines Hautnerven das von eben diesem Nerven versorgte Gebiet nicht völlig unempfindlich wird. Das rührt einmal her von der gegenseitigen Überlagerung der Innervationsgebiete[4], vielleicht spielt aber in manchen Untersuchungen, namentlich dann, wenn sie nicht punktförmig ausgeführt werden, ein Übergreifen der Erregung durch Deformation auf die normal empfindenden Nachbargebiete eine Rolle.

Immer dann, wenn sensible Hautnerven akut durchtrennt werden, zeigte sich an den Rändern des anästhetischen Bezirks eine breite Zone herabgesetzter Empfindlichkeit. Die Reizschwelle ist in diesem Bezirke wohl normal; aber die Zahl der Sinnespunkte ist vermindert[5]. Bei langsam erkrankenden Nerven war eine große Zahl von Sinnespunkten in ganz unregelmäßiger Verbreitung ausgefallen. Die Reizschwellen der Sinnespunkte sind zuweilen erhalten, oft aber erhöht, nur ist die Erhöhung keine gleichmäßige. Höchst merkwürdig ist, daß O. FOERSTER am peripheren Stumpf durchschnittener Hautnerven bei elektrischer Erregung Schmerzempfindung erhielt[6]. Das zeigt zugleich die Verbindung der Schmerznerven eines Haut- und Dermatomgebiets mit denen der Nachbarn und erweist die antidrome Leitung.

Je mehr wir nach den Zentren zu kommen, desto leichter finden sich die Bedingungen für die Entstehung partieller Empfindungslähmungen. Auch bei den peripheren Erkrankungen fehlen sie ja keineswegs. Gerade aus den Beobachtungen v. FREYS geht das hervor: die verschiedenen Sinnespunkte beteiligen sich nie in gleichförmiger Weise an dem Bilde der Störung. Aber die schweren und groben Dissoziationen finden sich doch am häufigsten im Gefolge von Erkrankungen des Rückenmarks. In ihnen liegen die Fasern für die verschiedenen Sinne in Schalen und Bündeln.

Die Nerven für Kalt-, Warm- und Schmerzempfindung[7] treten in die graue Substanz der Hinterhörner und umspinnen dort die Zellen. Ihr Fortsatz verläuft etwa 1—2 Segmenthöhen — nicht weiter — in der grauen Substanz, um dann gekreuzt im Vorderseitenstrang der anderen Seite in die Höhe zu steigen. Jedenfalls beobachten wir bei Erkrankung der grauen Substanz vorwiegend Störungen der genannten drei Empfindungen. Ihre Ausbreitung hängt von der

---

[1] O. FOERSTER, Mschr. Psychiatr. **9**, 31.

[2] v. WEIZSÄCKER, Dtsch. Z. Nervenheilk. **61**, 1, 84, 179.

[3] Lit. u. eigene Beobachtungen bei v. FREY, Z. Biol. **63**, 335.

[4] SHERRINGTON, Phil. Trans. R. Soc. London **1893** u. **1898**. — HEAD u. SHERREN, Brain **28**, Nr 110 (1905). Beides zit. nach v. FREY, l. c.

[5] Literatur, Darlegung der verschiedenen Auffassungen und eigene Beobachtungen bei HACKER, Z. Biol. **65**, 67 (v. FREY).

[6] O. FOERSTER, Schmerzleitung usw.

[7] Vgl. auch PETRÉN, Neur. Zbl. **1916**, 3. — O. FOERSTER, ebenda **1916**, 807.

Ausdehnung des Krankheitsherdes ab. Sehr verwickelt werden alle Fragen der zentripetalen Leitung von Empfindungen noch dadurch, daß O. FOERSTER auch afferente Bahnen nachwies[1], die durch den Grenzstrang gehen. Sie vermögen bei völliger Zerstörung der zerebrospinalen Bahnen noch Empfindungsreste zu leiten.

Im Vorderseitenstrang laufen die Fasern für Kalt-, Warm-, Druck- und Schmerzempfindung je zusammen in Bündeln[2], vielleicht sogar zum Teil auch ungekreuzt. Die lamelläre Schichtung entspricht den eintretenden Segmenthöhen. Das kann bei eigenartig sitzenden Herden zu merkwürdigen Ausbreitungen von Sensibilitätsstörungen führen. Wahrscheinlich geht für die Schmerzleitung noch eine Art von Hilfsbahn durch die graue Substanz; von seiten der untersten Sakraldermatome ist das beobachtet. Vielleicht ist das auch für die andern Sensibilitätsformen der Fall. So erklärt wenigstens O. FOERSTER das zuweilen beobachtete Freibleiben von S_4 und S_5 bei Querschnittserkrankungen.

Ein Teil der Fasern für die Druckempfindung geht ungekreuzt in die Hinterstränge und steigt hier empor. Auch hier liegen die Elemente für die einzelnen Segmente in Lamellen aufeinander. Deswegen finden leicht Aussparungen von Strangteilen statt, z. B. am Halse bei Gehirnkrankheiten, an tieferen Stellen bei Erkrankungen des Rückenmarks, ähnlich wie das für die Vorderseitenstränge erwähnt wurde. Die Hinterstrangstörung ist weniger segmentär als metamer verteilt: die distalen Gliedabschnitte sind am stärksten betroffen, während die Störung proximal abnimmt, ohne sich an Segmentgrenzen zu halten.

Ein mir vorerst aber leider noch gänzlich dunkler Punkt liegt im folgenden: bei Erkrankung der Hinterstränge finden wir vor allem nicht einfache, sondern zusammengesetzte Störungen, z. B. solche des Gestalterkennens auf der Haut, überhaupt des Tastens; mit dem Funktionswandel der Druckempfindung hängt das ja in erster Linie zusammen. Wie kommt das zustande? Liegen hier neben den gewöhnlichen Fasern, die Druckempfindungen vermitteln, noch solche, die ihren Ursprung schon aus Ganglienzellen nehmen, in die verschiedenartige Formen von Fasern eingingen? Nach J. STEINS Auffassung dient das Hinterstrangsystem einer besonderen Funktion, nämlich der Zeitbeschränkung der Reizwirkung. Dadurch würde die besondere Leistung der zeitlichen Diskrimination erreicht. Bei seinem Ausfall bliebe nur der träge funktionierende spinothalamische Apparat zurück, und damit fehlte die Möglichkeit der Unterscheidung und Aufnahme der Diskontinuität der Reizgestalt.

Das Verhalten der motorischen und sensorischen Fasern im Rückenmark erklärt bis zu einem gewissen Grade die Erscheinungen der Brown-Séquardschen Lähmung[3]: ist das Rückenmark an irgendeiner Stelle scharf halbseitig durchschnitten, so findet man die unterhalb der Läsionsstelle auf der gleichen Seite liegenden Muskeln für Willensreize gelähmt, während auf der anderen Seite des Körpers die

---

[1] O. FOERSTER, ALTENBURGER u. KROLL, Z. Neur. **121**, 139.

[2] O. FOERSTER, Leitungsbahnen usw., S. 104.

[3] Lit. FLATAU, Zbl. Grenzgeb. Med. u. Chir. 8, 161 (1905). — OPPENHEIM, Nervenkrankheiten, 6. Aufl. 15, 162.

Empfindlichkeit aufgehoben bzw. stark herabgesetzt ist. Das Gefühl für die Lage der Glieder soll auf der Seite der Läsion selbst gelitten haben; die Fasern dafür in den Hintersträngen verlaufen ja ungekreuzt.

Die Störung der Sensibilität trifft in erster Linie die Kalt-, Warm- und Schmerzempfindung. Die Druckempfindung ist oft auf der Seite der Läsion beeinträchtigt, aber ihre Herabsetzung ist doch nie vollständig[1]. Auch das verstehen wir, denn Fasern für die Druckempfindung verlaufen an mehreren Stellen gekreuzt und ungekreuzt. Die Anästhesiezone auf der Seite und Höhe der Läsion erklärt sich mit Verletzung der durch dieses Segment tretenden zentripetalen Wurzel. Dagegen scheint mir ein Verständnis für die namentlich im Anfang zuweilen beobachteten Zonen von Überempfindlichkeit vorerst noch unmöglich.

Über die Folgen der Durchtrennung vorderer und hinterer Wurzeln besitzen wir jetzt ein großes Beobachtungsmaterial[2]. Sicher verläuft der bei weitem größte Teil der sensiblen Fasern nach Unterbrechung im Spinalganglion durch die hinteren Wurzeln, vor allem die Druckempfindung und die tiefe Sensibilität, auch der größere Teil der Schmerzreize. Aber die Erscheinungen wechseln bei den verschiedenen Menschen außerordentlich. Und O. Foerster behauptet sogar, daß die elektrische Reizung des zentralen Stumpfs vorderer Wurzeln einen außerordentlichen Schmerz erzeugen kann. Wer wird da nicht an Stromschleifen denken wollen! Tatsächlich aber befreit die Durchschneidung hinterer Wurzeln Kranke häufig nicht von ihren Schmerzen. Das ist doch auch eine mehrdeutige Tatsache.

Ich habe diese Darstellung hauptsächlich nach den Beobachtungen von O. Foerster gegeben. Aber ein mehr als zwiespältiges Gefühl werde ich nicht los. Es ist und bleibt eben so, daß wirkliche Sicherheit über solche Fragen nicht durch Operationen am Lebenden, sondern nur durch Sektionen gegeben wird[3]. Für das Tier ist ja durch einwandfreie Versuche nachgewiesen[4], daß jedenfalls das, was man von Sensibilität am Tier nachweisen kann, nur durch die hintern Wurzeln geht. Ich bleibe also vorerst noch bei der Annahme strenger Gültigkeit des Bellschen Gesetzes[5]. Am Menschen fehlt, das ist A. W. Meyer ohne weiteres zuzugeben, der sichere, autoptisch begründete Nachweis, daß es anders ist.

Nach Durchschneidung einer hintern Wurzel fehlt jede Empfindungsstörung der Haut. Aber das gilt nur für die grobe Untersuchung und nur für das direkte Wurzelgebiet; und auch in diesem Felde findet man eine Rarefizierung der Sinnespunkte. Fallen mehrere Wurzeln aus, so finden sich wohl immer Störungen. Aber ihre Bezirke sind viel kleiner als dem Dermatom entspricht, weil, ebenso wie bei den peripheren Nerven, starke und wechselnde Überlagerungen stattfinden. Diese scheinen von oben nach unten zuzunehmen. Bei Wurzelstörungen zeigt im allgemeinen die Verminderung der Druckempfindung eine geringere Ausdehnung als die Beeinträchtigung der Schmerz- und Temperaturempfindung, während nach dem Ausfall peripherer Nerven stets fast die Schmerzempfindung am wenigsten gestört ist.

Im einzelnen gibt es da sehr viel Merkwürdiges: Der Nervus facialis und der Hypoglossus führen sicher Schmerzfasern: Reizung ihrer zentralen Stümpfe

---

[1] Vgl. Petrén, Skand. Arch. Physiol. (Berl. u. Lpz.) **13**, 9.

[2] Eigene Beobachtungen und Lit. bei O. Foerster, Leitungsbahnen usw., S. 42.

[3] Vgl. die vortreffliche Arbeit von A. W. Meyer, Dtsch. Z. Chir. **199**, 38 (Lit.).

[4] H. H. Meyer u. Froehlich, Z. exper. Med. **29**, 87. — A. W. Meyer, Zbl. Chir. **1921**, Nr 49. — Rieder, Z. exper. Med. **59**, 431.

[5] Vgl. v. Brücke, Handb. norm. path. Phys. **10**, 29.

ist sehr schmerzhaft; man versteht nun auch die heftigen Schmerzen, die periphere Fazialislähmungen öfters im Anfange begleiten. Die „Tiefensensibilität“ des Gesichts geht jedenfalls nicht ganz durch den Quintus. Immer muß in Betracht gezogen werden, daß ein nicht unbeträchtlicher Teil der Schmerzempfindungen überall mit den sympathischen Nerven teils der Gefäße, teils des Grenzstrangs ins Rückenmark eintritt.

Die Verbreitung der Hautsinnstörungen bei Erkrankungen der peripheren Nerven entspricht dem Verbreitungsgebiete dieser Nerven mit den oben genannten Einschränkungen. Die Verbreitungsgebiete der hinteren Wurzeln sind, wie bekannt, ganz anders angeordnet, an den Extremitäten in langen Streifen, am Rumpf in Lamellen. Auch bei Erkrankungen des Rückenmarks können sensible Störungen in dieser Anordnung vorkommen. Die Innervation jedes Hautgebiets erfolgt, wie vor allem SHERRINGTON zeigte[1], von mehreren Wurzeln aus, die sich überlagern. Das gilt hauptsächlich für die Schmerzempfindung. Diese ganz segmentale Innervation, deren Kenntnis in ihren Grundlagen wir FÜRBRINGER verdanken, ist natürlich nicht nur praktisch zur Feststellung des Sitzes von zentralen Erkrankungen, sondern auch in ihrem Zusammenhang mit der Entwicklungsgeschichte der Haut von größtem Interesse.

Im Thalamus münden alle sensiblen Fasern und werden alle unterbrochen; hier liegt die größte und wichtigste sensible Umschaltungsstelle.

Bei Erkrankungen des Thalamus beobachtet man sehr merkwürdig und höchst verschiedenartig verbreitete Sensibilitätsstörungen auf der andern Körperseite. Im Sehhügel besteht ebenfalls eine Schichtung der sensiblen Bahnen, und je nach der Beziehung des Krankheitsherdes zu dieser Schichtung haben die Ausfälle der Sensibilität die verschiedensten Formen und Begrenzungen; segmentale oder metamere.

An der Rinde endigen sensible Fasern der Haut und die für tiefe Sensibilität in den hinteren Zentralwindungen (und im Scheitellappen[2]). Wahrscheinlich sind in jeder hinteren Zentralwindung beide Körperseiten vertreten. Die Verteilung auf Körperflächen oder vielmehr die Korrespondenz mit ihnen scheint mir eine sehr verwickelte und mehrfache zu sein. Jedenfalls kann eine Beeinträchtigung der Rindensensibilität den segmentalen Typus haben[3], und die Störungen sind häufig auffallend gering und ganz umschrieben. Nach den Beobachtungen von v. WEIZSÄCKER und STEIN ist die Ausbreitung der zentralen Sensibilitätsstörung (Hinterstrang, Rinde) vorwiegend metamer, distalwärts zunehmend.

Die gegenwärtigen Auffassungen, die zur Erörterung stehenden Fragen und die ganzen Schwierigkeiten eines gegenwärtigen Urteils sind in dem Buche von O. FOERSTER und in der an den Vortrag sich anschließenden Aussprache (F. KRAUSE) besprochen. In Betracht kommt vor allem die Beteiligung der vordern Zentralwindungen

---

[1] SHERRINGTON, Proc. roy. Soc. Lond. **190**, 1898.

[2] Z. B. KRUEGER, Z. Neur. **33**, 74.

[3] MUSKENS, Arch. f. Psychiatr. **36**. — KRUEGER, l. c. — FOERSTER, Über die Innervation der Hautgebiete siehe O. FOERSTER, Erg.-Bd. zu Lewandowskys Handb. d. Neurologie.

an dem sensibeln Geschehen, die Ausdehnung des sensorischen Rindenfeldes, die Fähigkeit durch Reizung der hintern Zentralwindungen Parästhesien und Schmerzgefühle zu erzeugen. Ich verweise auf dieses höchst bedeutungsvolle Werk. Daß Kranke mit Veränderungen der hintern Zentralwindungen Schmerzen haben können, ist schon erwähnt. Auch Parästhesien sind bei ihnen beobachtet[1]. Reizversuche an den vordern Zentralwindungen bei Operationen sind kaum geeignet zur Aufklärung, weil Ausbreitung des Stroms und Stromschleifen nicht zu übersehen sind.

Im Hirn selbst kommen wir nun noch zu Sensibilitätsstörungen, die im Prinzip den früher erwähnten Apraxien und Agnosien an die Seite zu stellen sind. Die Hypothese von WERNICKES Tastlähmung wäre das typische Beispiel: der Kranke würde dann alle Sinneseindrücke von seiten der Haut empfinden, aber sie nicht zu verwerten vermögen. Hier besteht nur das große Bedenken, daß sichere Fälle von Tastblindheit oder Tastlähmung — einem Begriffe, der offenbar dem der sensorischen Aphasie nachgebildet ist — zum mindesten nur außerordentlich selten beobachtet wurden. STRÜMPELL konnte in allen seinen Beobachtungen Störungen des Drucksinns feststellen[2], durch die sich die Beeinträchtigung der Erkennung der Form, also des Tastens, völlig erklären ließ. Es ist der Funktionswandel, auf den es ankommt. Demgegenüber hält MAGNUS-ALSLEBEN[3] an dem Vorkommen von Tastlähmung im Sinne von WERNICKE fest.

Die krankhaften Empfindungen seitens der inneren Organe.

Die vom Vagus und Sympathikus innervierten Organe[4] vermitteln keine Druck-, Kälte- oder Wärmeempfindungen, wir kennen aber Schmerzen in ihnen und an ihnen, und wir kennen von seiten des einzelnen Organs eigenartige Empfindungen ganz besonderer Natur, die jedem Menschen wohl vertraut sind. Mechanisch sind alle diese Organe nicht erregbar für Schmerz- und Druckreize, wie man vielfach glaubt. Oder sie sind schwer und namentlich nur bei besonderer Einrichtung der Beobachtungen erregbar. Die sensiblen Fasern der inneren Organe verhalten sich, selbst marklos, in gewisser Hinsicht wie die marklosen Fasern der grauen Substanz. Sie vermitteln die genannten eigenartigen Empfindungen und die des Schmerzes, aber die Bedingungen ihrer Erregbarkeit sind vielleicht nach mehrfachen Richtungen eigenartige, obwohl durch die Feststellung ihrer spärlichen Innervation manches bisher für schwer löslich gehaltene Rätsel an Dunkelheit verlor. Da die vegetativen Nerven, besonders die sympathischen, z. B. der Grenzstrang und die Nervi splanchnici, aber auch die Vagi zahlreiche Fasern haben, die den denkbar furchtbarsten Schmerz zu vermitteln imstande sind, da ferner zur Erzeugung von Druck- und Temperaturempfin-

---

[1] ZIEHEN, Erg. Physiol. **3**, 604.

[2] STRÜMPELL, Dtsch. Z. Nervenheilk. **60**, 154. — Vgl. BONHÖFFER, Mschr. Psychiatr. **43**, 141.

[3] MAGNUS-ALSLEBEN, Dtsch. Z. Nervenheilk. **111**, 127.

[4] L. R. MÜLLER, Die Lebensnerven. 3. Aufl. — KATSCH, Münch. med. Wschr. **1923**, Nr 39. — Verhandl. Ges. Dtsch. Nervenärzte Hamburg **1928** (BRAEUCKER, SCHILF, KARPLUS, PICK, FRANK). — HIRT, Schweiz. med. Jb. **1931**.

dungen an den inneren Organen keinerlei Veranlassung besteht, so lösen sich meines Erachtens die Rätsel von der Sensibilität der inneren Organe. Es kommt dazu, daß O. Foerster doch jetzt auch im Grenzstrang afferente Fasern fand[1] und deren Beziehung zu Empfindungen darlegte.

Am **Herzen** kennen wir zunächst das Gefühl des Herzklopfens.

Jedem Menschen ist es bekannt, weil es bei jedem auftritt, wenn das Herz sich an der Grenze seiner Leistungsfähigkeit häufig zusammenzieht. Bei allen Herzkranken finden wir das Gefühl unter den eben genannten Bedingungen. Dabei können die Herzhöhlen wohl erweitert, aber sie brauchen es gewiß nicht zu sein, das lehren die Beobachtungen über die Verkleinerung des Herzens bei schneller Schlagfolge — also auf die Spannung der Wand des erweiterten Herzens kann man mindestens keinen ausschlaggebenden Wert legen. Die Beschleunigung als solche hat eine Bedeutung für die Auslösung der Empfindung, wenigstens führt jede Form von Tachykardie in der Regel zu „Herzklopfen". Mit kräftiger Herzaktion kann das Gefühl verbunden sein, braucht es aber nicht, wie zahlreiche Beobachtungen an Kranken mit hypertrophischen Herzen lehren. Psychische Erregungen rufen Palpitationen, wie bekannt, sehr leicht hervor. Ob in diesen Fällen die Systole verändert ist? F. Müller denkt an eine Verkürzung[2]. In Betracht kommt aber auch eine besondere Empfindlichkeit sensibler Nerven, denn es gibt, wenn auch sehr selten, Fälle von Herzklopfen, bei denen, wenigstens für unsere Mittel, an der Herzaktion nichts Abnormes zu bemerken ist.

Am häufigsten und stärksten beobachten wir Herzklopfen bei Kranken mit Thyreoidismus. Die Kranken sind gewiß übererregbar und nervös. Indessen bei ihnen ist stets auch eine Veränderung der Herzaktion vorhanden: fast immer eine mehr oder weniger starke Beschleunigung der Schlagfolge, und in der Regel hat man auch den Eindruck von Verkürzung oder Verstärkung der einzelnen Herzrevolution. Katsch[3] unterscheidet systolisches und diastolisches Herzklopfen. Gewiß mit Recht sieht er ungewohnte und schnelle Veränderungen der Herzaktion als die hauptsächliche Bedingung zum Fühlbarwerden der Herzaktion an. Im gleichen Sinne wirkt sensibel wohl auch der extrasystolische Schlag; er ist ja abnormer Struktur.

Schmerzen[4] treten in erster Linie auf bei Perikarditis sowie Erkrankungen der Aorta und der Kranzarterien, während Kranke mit Veränderungen des Endokards und der Muskulatur viel mehr über unangenehme Empfindungen als starke Schmerzen klagen. Über Bestehen, Stärke und Häufigkeit von Schmerzen bei Perikarditis ist man nicht einig. Ich habe den Eindruck, daß die Kranken mit akuter Perikarditis fast immer Schmerzen und häufig sogar recht starke haben. Das diagnostische Übersehen der Perikarditis kann man nicht dagegen anführen, denn das ist vielmehr dadurch begründet, daß die Entzündung des Herzbeutels häufig keine „objektiven" Erscheinungen macht, die sich bei nicht sehr eingehender Untersuchung von denen der Dilatation unterscheiden. Gewöhnliche zerebrospinale Nerven hat der Herzbeutel nicht; man wird sich für die Übermittlung an sympathische Fasern des Herzens halten; aber auch an

---

[1] O. Foerster, Altenburger u. Kroll, Z. Neur. **121**, 139.
[2] Vgl. F. Müller, Berl. klin. Wschr. **1895**, Nr 34.
[3] Katsch, Münch. med. Wschr. **1923**, Nr 39.
[4] Vgl. Krehl, Erkrankungen d. Herzmuskels. 2. Aufl. — Romberg, Krankheiten des Herzens. 4./5. Aufl. — W. Felix, Dtsch. Z. Chir. **191**, 145.

den Phrenikus, der ja den Herzbeutel sicher innerviert. Muskelerkrankungen scheinen mir nur dann eigentlichen Schmerz hervorzurufen, wenn sie mit einer Beteiligung der Gefäßwände einhergehen.

Die Anfälle von furchtbarstem, eigenartigem, mit Gefühl der Vernichtung und der Todesangst einhergehendem Schmerz werden seit HEBERDENS Beschreibung als Angina pectoris (Stenokardie) bezeichnet[1]. Schmerz und Angst erreichen in verschiedenen Fällen sehr wechselnd hohe Grade, in den schwersten können beide furchtbar und für die Kranken unerträglich werden. Einzelne Kranke klagen nur über unsagbare Angst, andere nur über grauenvollen Schmerz, meist sind beide Empfindungen verbunden. Der Schmerz sitzt hinter der Brustwand, oft hinter dem Brustbein, häufig mehr links, manchmal im Epigastrium oder an ganz andern Stellen. Ausstrahlungen besonders nach dem linken Plexus brachialis und namentlich in das Gebiet des Nervus ulnaris (richtiger in die Wurzelgebiete C_7 bis D_3), aber auch nach allen möglichen andern Körperstellen, werden ganz gewöhnlich beobachtet. Bei manchen Kranken stellt sich der Schmerz beim Gehen nach dem Essen ein. Zustände des Magens spielen eine Rolle[2]; sie wirken durch Sub- und Perazidität, vor allem aber durch Luftaufblähung des Magens und damit verbundene Hochdrängung des Zwerchfells. Und sie können wirken sowohl bei normalem Herzen als auch bei Koronarsklerose. Höchst bedeutungsvoll pathogenetisch sind psychische Erregungen. Aber der Anfall kann den Kranken auch nachts, mitten im ruhigen Schlafe überfallen. Zwischen diesen beiden Formen des Anfalls, der bei Bewegung und der in Ruhe auftretenden, ist zu unterscheiden.

Da der Zustand in der Regel nur Minuten dauert, schnell zu kommen und schnell zu gehen pflegt, so muß ihm ein flüchtiges Geschehen zugrunde liegen. Anatomisch findet sich fast immer eine Wandveränderung großer Koronararterien, die zu einer Stenose führt, sei es direkt an ihrem Ursprung aus der Aorta, sei es im ersten Verlauf. Verminderte Zirkulation in den großen Gefäßen des Koronarsystems dürfte von erheblicher Bedeutung sein[3]. Erkrankungen der kleineren Äste, die die Herzinfarkte im Gefolge haben, pflegen nicht mit Angina einherzugehen. Dagegen tun dies häufig syphilitische oder sklerotische Veränderungen der Aortenwurzel, so daß von einer Anzahl von Forschern[4] die

---

[1] HEBERDEN 1768. Die grundlegende Abhandlung beschrieben und zum Teil übersetzt bei PAWINSKI, Z. klin. Med. 70, 352. — Verh. d. dtsch. Kongr. inn. Med. 1891. — HUCHARD, Maladies du cœur. — LEYDEN, Z. klin. Med. 7, 459, 539. — v. ROMBERG, Herzkrankheiten, S. 84. 4./5. Aufl. — HEINR. CURSCHMANN, Arb. med. Klin. Leipzig 1893; Kongreß inn. Med. 1891. — H. COHN, in Brugsch Erg. inn. Med. 9, 209. — E. NEISSER, Neue Deutsche Klin. 1, 404. — MORAWITZ, Ärztl. Rundschau 1926, Nr 17. — EPPINGER, Wien. klin. Wschr. 1927, Nr. 1. — v. ROMBERG, Münch. med. Wschr. 1929, Nr 18/19. — KREHL, Erkrankg. d. Herzmuskels. 2. Aufl. — WENCKEBACH, Herzinsuffic. 1931, 54; D. Z. inn. Med. 1931.

[2] ROEMHELD, Der gastrokardiale Symptomkomplex. Z. physik. u. diät. Ther. 1912; Wechselbez. zwischen Verdauungs- u. Zirkulationsapparat. 1931.

[3] HOCHREIN, Klin. Wschr. 1931, Nr 15; Arch. klin. Med. 169, 195.

[4] ALBUTT, Lit. bei H. KOHN, in Brugsch Erg. inn. Med. 9, 209. — WENCKEBACH, Wien. med. Wschr. 1923, Nr 13, 15, 18. — EPPINGER, ebenda 1924, Nr 16.

Meinung vertreten wird, die anatomische Grundlage der Angina sei die Veränderung der Aortenwurzel. Für diese Auffassung wird unter anderem angeführt, daß Angina pectoris nicht selten im Anfange des Gehens auftritt, zu einer Zeit, da das Herz und die Aorta stark gefüllt und durch Gefäßkrampf der Abfluß des Bluts erschwert sei, was zu einer Dehnung der Aortenwand führe. Ich teile diese Ansicht nicht, sondern halte fest an der Vorstellung, daß es auf die Veränderung der Koronarhauptstämme ankommt, deren Mündung bei Aortitis sehr häufig verengt ist. In dieser Ansicht bestärken mich meine eigenen Erfahrungen sowie meine Kenntnis der Literatur[1]. Es gibt zahlreiche Gründe, die sich für die Bedeutung der Kranzarterien anführen lassen, z. B. hören die Anfälle auf, wenn die Arterie sich endgültig verschließt. Auch ich halte die Erkrankung der Aortenbasis für außerordentlich wichtig und häufig, aber sie wirkt für die eigentlichen schweren Anfälle meines Erachtens durch ihren Einfluß auf die Mündung der Kranzarterien. Von den Gefäßwänden können Schmerzen ausgehen, das hat NOTHNAGEL schon gezeigt. Ich meine, daß man mit Aortenschmerzen rechnen muß. Manche gute Kliniker sind ja der Meinung, daß die Aortenschmerzen klinisch-symptomatisch anders sind als die Schmerzen der Koronarangina. Ich kann die beiden nicht unterscheiden. Um so weniger traue ich mir das zu, als das Bild der Angina pectoris an sich schon so außerordentlich variiert. Die echten schweren Anginaanfälle bei Aortenerkrankungen möchte ich also von der Mündung der Kranzarterien ableiten. Die Koronarerkrankung kann nur Grundlage und Voraussetzung des Anfalls bilden; auf ihrem Boden muß ein variables Element erwachsen. Man sah es früher in einem neuralgieartigen Zustand. Eine besondere Empfindlichkeit sensibler vegetativer Nerven ist meines Erachtens auch jetzt nicht zu entbehren. Warum sollte ein neuralgieartiger Zustand als Unterlage nicht genügen können? Das variable Element pflegt man jetzt meist in Spasmen mehr oder weniger zahlreicher Herzarterien zu sehen. Natürlich hat solchen Krampf niemand je gesehen, seine Annahme bleibt also eine Vermutung. Aber es läßt sich vieles für sie anführen: der Vergleich mit der Dysbasia angiosclerotica, die günstige Wirkung gefäßerweiternder Mittel, das Vorhandensein rein funktionell entstehender Anginen, wie z. B. nach Tabakvergiftung, ferner vom Magen aus (reflektorisch?) erzeugter, vor allem die gar nicht hoch genug einzuschätzende Bedeutung seelischer Ereignisse. Endlich die Tatsache, daß arterielle Krämpfe von keiner andern Stelle so leicht ausgelöst werden, als von den zuführenden größeren Arterien. Auch die Verbindung der Angina mit allgemeinen Gefäßkrämpfen[2] paßt dazu. Plötzlicher Verschluß einer Kranzarterie oder eines Hauptastes mit der sich anschließenden Blutleere und dem sich bildenden Herzinfarkt geht ebenfalls mit furchtbarem, stundenlang anhaltendem Schmerz einher. Die durch Verschluß von Kranzarterien erzeugten Stenokardien sind nicht selten mit eigenartigen Folgeerscheinungen ver-

---

[1] Vgl. H. KOHN, l. c. — v. ROMBERG, Herzkrankheiten, S. 87. 4./5. Aufl.

[2] NOTHNAGEL, Arch. klin. Med. **1**, 309. — HANS CURSCHMANN, Dtsch. med. Wschr. **1906**, Nr 38; Dtsch. Z. Nervenheilk. **38**, 211.

bunden, die von der Schädigung der Herzmuskelfasern abhängen[1]: Fieber, Glykosurie, perikardiales Reiben.

Die von E. Hering hervorgehobene[2] Erfahrung des plötzlichen Absterbens vom Herzen durch Flimmern der Kammermuskulatur läßt sich auch vortrefflich mit der Bedeutung einer Veränderung der Kranzarterien vereinigen, denn im Anfall von Angina pectoris sterben die Kranken nicht selten ganz plötzlich.

Im Muskel entsteht Schmerz bei Blutleere. Ich bin der Ansicht, daß der anginöse Schmerz vom Herzen ausgeht, vielleicht von Zuständen der Blutleere, und durch die extrakardialen Nerven, wahrscheinlich den Vagus geleitet wird. Hervorragende englische Forscher[3] halten den anginösen Schmerz für einen viszerosensibeln und lassen ihn in den entsprechenden Zerebrospinalnerven entstehen. Sie führen die hyperästhetischen Hautzonen als eine der Begründungen an. Ich bin aber fest überzeugt, daß der anginöse Schmerz durch seine Art etwas Besonderes ist und in vegetativen Nerven entsteht. Die Anhänger der Aortengrundlage der Angina lassen den Schmerz durch den Nervus depressor vermittelt werden, also auch durch einen Ast des Vagus.

In der **Lunge** selbst und auch in den feineren Bronchien kommen, wie mir scheint, eigentliche Schmerzempfindungen nicht zustande, wenigstens kann ich mich nicht besinnen, solche beobachtet zu haben, solange die Pleura frei blieb. Anders ist es mit Kehlkopf und Trachea. Beide besitzen Schmerzfasern, und diese werden erregt, wenn die Schleimhaut geschädigt wird, besonders durch Beeinträchtigung ihres Epithels. Die Mißempfindung der Lunge selbst ist die Atemnot, nicht der Schmerz.

Demgegenüber entstehen bei Erkrankungen der **Pleura** ganz gewöhnlich heftige Schmerzen; namentlich in ihrem parietalen Blatte entstehen sie. Die Parietalpleura enthält nämlich zahlreiche Nervenfasern, die bei Erregung Druck- und Schmerzempfindung ohne genaueres Lokalisationsvermögen und ohne die Unterscheidungsfähigkeit für kalt und warm vermitteln, während auf dem viszeralen Blatte des Rippenfells die Zahl der Nervenpunkte und Nervenfasern eine so spärliche ist, daß man weite Flächen berühren kann, ohne daß eine Empfindung hervorgerufen wird[4]. Die Vermittlung der Empfindungen erfolgt offenbar an der Außen- und Zwerchfellwand durch zerebrospinale Nerven, an der Lungenpleura durch Fasern des Vagus. Die Pleura diaphragmatica kann sehr heftige Schmerzen hervorrufen, die bei Reizung ihres zentralen Abschnitts nach D_{3-5}, bei Reizung des Randabschnitts nach der Oberbauchgegend ausstrahlen.

Die **Schleimhaut des Magen-Darmkanals** und weite Strecken des viszeralen **Peritoneums** sind gegen künstliche mechanische Reize unempfindlich. Eine Ausnahme bezieht sich auf die Empfindung des Drucks bei Dehnung der Wand,

---

[1] Hanser, Zbl. inn. Med. **1924**, Nr 30. — Gordinus, Amer. J. med. Sci. **168**, bespr. Kongreßzbl. inn. Med. **37**, 309.

[2] H. E. Hering, Der Sekundenherztod. 1917.

[3] Z. B. Mackenzie, Krankheitszeichen und ihre Auslegung. 1911. — Head, Sensibilitätsstörungen der Haut bei Viszeralerkrankungen. 1898.

[4] V. Hoffmann, Mitt. Grenzgeb. Med. u. Chir. **32**, 317. — Unverricht, Klin. Wschr. **1927**, Nr 8.

wie man sie am Magen sowohl als auch an den zugänglichen Darmteilen hervorrufen kann[1]. Erst am Ausgang des Mastdarms kehrt die deutliche Empfindung
für den elektrischen Strom, für Temperatur und Schmerz zurück. Im Ösophagus fehlt die Druckempfindung und die Empfindlichkeit für Temperatur-
unterschiede nicht. Im oberen Teile werden mechanische und elektrische Reize
wahrgenommen, während sich im unteren eine Empfänglichkeit dafür nicht
nachweisen läßt. Am Magen ist eine Empfindlichkeit für Temperaturen vorhanden[2], aber vielleicht ist der Einfluß auf die darüberliegende Bauchhaut
bedeutsam.

In Krankheiten können sowohl von seiten des Magens als des Darms und
der übrigen Unterleibsorgane die heftigsten Schmerzen entstehen, die überhaupt geklagt werden. Auffallend selten sind sie im Ösophagus; die zahlreichen
ulzerierenden Karzinome der Speiseröhre machen meistens keine Schmerzen,
weder bei Druck noch auf Berührung. Am Magen schmerzen Verätzungen der
Schleimhaut, Ulkus und Karzinom, zwar nicht immer, aber doch in der Regel.
Man kann das nicht auf eine Beteiligung der Umgebung zurückführen, denn
auch frische Geschwüre, bei denen eine Erkrankung der Umgebung gar nicht
in Betracht kommt, führen zu den heftigsten Schmerzen. Ebenso können das
Substanzverluste der Schleimhaut im Darm tun. Die Versuche, alle diese
Schmerzen auf die Beteiligung zerebrospinaler Nerven am Krankheitsprozeß
zurückzuführen[3], können als gescheitert und als unnötig angesehen werden.
Denn die Frage nach der Entstehung der Schmerzen im Unterleib liegt doch,
wie gesagt, weniger verwickelt, als wir früher annahmen. Zum kleinen Teil löst
sich der Gegensatz zwischen der scheinbaren Unerregbarkeit des Peritoneum
viscerale und der Entstehung von Schmerzen so, daß die Innervation dieses
Peritonealblatts eine außerordentlich spärliche ist, während das Wandblatt des
Bauchfells reichlich Nervenfasern enthält[4]. Vor allem aber werden Schmerzempfindungen von seiten des viszeralen Peritoneums und der Unterleibsorgane
überhaupt sicher durch den Nerven splanchnicus vermittelt, dessen ungeheure
Empfindlichkeit uns schon C. Ludwig zeigte und dessen Bedeutung Kappis
neuerdings klar nachwies. Nach diesen Erfahrungen bereitet die Entstehung
des Schmerzes im Unterleib, soviel ich sehe, keine Schwierigkeiten mehr[5].
Meines Erachtens ist der größte Wert darauf zu legen, daß jeder im Unterleib
entstehende Schmerz seiner Eigenart nach etwas Besonderes darstellt.

---

[1] Zimmermann, Mitt. Grenzgeb. Med. u. Chir. 20, 445 (L. R. Müller). — A. Schwenkenbecher, Münch. med. Wschr. 1908, Nr 28.

[2] Ganter, Med. Klin. 1921, Nr 29.

[3] Lennander, Zbl. Grenzgeb. Med. u. Chir. 15 u. 16; Zbl. Chir. 73. — Wilms, Zbl.
Grenzgeb. Med. u. Chir. 16; Zbl. Chir. 100. — Vgl. Kappis, Zbl. Grenzgeb. Med. u. Chir. 26,
493.

[4] Kappis, Zbl. Grenzgeb. Med. u. Chir. 26, 493; Bruns' Beitr. klin. Chir. 115, 161;
Med. Klin. 1920, Nr 16. — V. Hoffmann, Mitt. Grenzgeb. Med. u. Chir. 32, 317. — Vgl.
Ritter, Z. Chir. 1908, Nr 20.

[5] Vgl. L. R. Müller, Mitt. Grenzgeb. u. Chir. 18, 600. — Goldscheider, Z. Chir. 95;
Über den Schmerz. Berlin 1894.

Von den gastrischen Krisen hat O. Foerster jüngst eine großartige Beschreibung gegeben[1]. Er unterscheidet mehrere Formen. Der am häufigsten beobachteten, die mit den furchtbarsten Schmerzen, stürmischem Erbrechen und Hypersekretion des Magensafts einhergeht, liegt hauptsächlich eine Veränderung der afferenten Splanchnikusfasern (D_6—D_9) zugrunde. Der Ort des krankhaften Vorgangs und auch seine Ausdehnung, vor allem seine Beziehung zu den Vagi und Phrenici kann offenbar wechseln, denn die Durchschneidung der hintern und vordern Wurzeln D_5—D_{10} hat in manchen Fällen die Störungen beseitigt, in andern nicht.

Viel seltener sind die Fälle, in denen die Schmerzen fehlen und nur schwerste Nausea und stürmisches Erbrechen das Feld beherrschen. Hier nimmt Foerster den Sitz in den afferenten Vagusfasern an. Diese Fälle verbinden sich zuweilen mit noch anderen Vaguserscheinungen, zuweilen auch mit Angina pectoris. Für eine dritte Reihe von Fällen, in denen der Schmerz fehlt, aber Nausea, Erbrechen, Schulterschmerz und Singultus vorhanden sind, denkt Foerster noch an eine Störung in den Phrenikuswurzeln.

Wahrscheinlich liegt den gastrischen Krisen eine ausgedehnte Erkrankung der Eingeweidenerven im oberen Teile der Bauchhöhle zugrunde.

Für die von seiten des Magendarmkanals erzeugten Schmerzen kommen also sicher die allerverschiedensten Beziehungen in Betracht. Die Vermittlung des Schmerzes erfolgt wohl immer durch die vegetativen Nerven, Vagus und Sympathikus. Die früheren Bemühungen, eine Erregung zerebrospinaler Nerven unter allen Umständen dabei anzunehmen, dürften auch hier als unnötig anzusehen sein.

Das was eine Reihe von Jahren zahlreiche Forscher von Lennander und Wilms an zu dieser Gedankenreihe führte, war die Tatsache, daß die Eingeweide der Bauchhöhle auf Drücken, Stechen, Schneiden keine Schmerzäußerungen vermitteln[2]. Wir haben uns gewöhnt, hierauf nicht mehr viel Wert zu legen. Einmal hat man doch gesehen, daß auf dem Peritoneum zwar Druckpunkte vorhanden sind, daß diese aber außerordentlich spärlich liegen[3]. Und ferner sind Drücken, Stechen, Schneiden keinesfalls Eingriffe, zu denen die Organe der Leibeshöhle im natürlichen Leben eine Beziehung haben.

Am Darm entstehen Schmerzen sicher in erster Linie durch tetanische Spasmen der Muskulatur, wie wir schon durch Nothnagel wissen, und diese treten am häufigsten ein oberhalb von Verengerungen des Darms. Deswegen führen alle Formen von Stenose, ganz gleichgültig welchen Ursprungs sie sind, zu Anfällen von Darmkolik. Hier dürfte die Erregung von Splanchnikusfasern den Schmerz vermitteln.

Im einzelnen bestehen über die Entstehung der Schmerzen seitens der Organe immerhin noch Unklarheiten. Daran ist festzuhalten, daß vorwiegend sympathische Fasern aber wohl auch der Vagus den Schmerz vermitteln. Ich habe auch den Eindruck der Verschiedenheit der Art des Schmerzes in den einzelnen Organen, wenn auch darüber nur sehr schwer ein sicheres Urteil zu gewinnen ist, weil die Art des Schmerzes nur der beschreiben kann, der ihn hat; aber einsichtige Kranke gehen doch sehr weit in der Einteilung und Wiedererkennung der Organschmerzen. Die Rückenmarkssegmente, durch die die Schmerzfasern der Organe eintreten, sind jetzt recht gut bekannt[4].

Bei Peritonitis werden sowohl durch den Entzündungsprozeß als auch durch die so häufig beobachtete Auftreibung des Leibes das parietale Peritoneum

---

[1] O. Foerster, Die Leitungsbahnen usw., S. 288.
[2] Z. B. A. W. Meyer, Dtsch. Z. Chir. **151**, 153.   [3] Hoffmann, l. c.
[4] Vgl. die vortreffliche Darstellung von O. Foerster, Die Leitungsbahnen.

und das Mesenterium in einen Reizzustand versetzt, und diese beiden enthalten
mit Sicherheit gewöhnliche Schmerznerven zerebrospinaler Natur. Es ist höchst
merkwürdig, daß bei Perforationsperitonitis Tabischer nicht nur jeder Schmerz,
sondern auch andere Symptome der Peritonitis fehlen können[1].

Für die Gallenkoliken ist maßgebend eine starke Füllung der Gallenblase mit erheblicher Spannung ihrer Wand infolge von Erschwerung oder Ver-
schließung des Ausgangs; sie entsteht durch infektiöse oder durch aseptische,
meist mit der Anwesenheit von Steinen in Zusammenhang stehende Entzündung. Auch kann wahrscheinlich die Überfüllung der Gallenblase im Verein
mit Erschwerung der Entleerung durch Verschluß der Choledochusmündung
zum Schmerzanfall führen. Bei dieser Füllung und Streckung der Gallenblase
erfolgt ein mehr oder weniger heftiger Zug an ihrer Unterlage, an den Geweben,
die sie fixieren, und, da bis in ihre Nähe zerebrospinale Nerven nahe heran-
gehen, so könnte WILMS mit der Anführung dieses Grundes durchaus recht
haben: von hier aus vermögen die Schmerzen zu entstehen. Aber sicher viel
bedeutsamer sind die tetanischen Krampfzustände der Muskulatur der Gallenblase und Gallenwege für die Entstehung der Kolikschmerzen — ich meine
eigentlich, daß man die Zerrung des Mesenteriums nicht mehr braucht. Da die
größere Hälfte der Gallenkoliken nicht mit Gelbsucht verbunden ist, so muß
das Hindernis für die Entleerung der Gallenblase dann in der Größe der Steine
oder im Zystikus liegen. Ein Krampf des Sphincter oddi wäre aber auch hier
möglich, wenn er zu kurz dauerte, als daß es zur Bildung von Ikterus kommen
könnte. Die Entzündungen in der Umgebung, die sich bei Cholezystitis regelmäßig entwickeln, wären auch nicht zu vergessen.

Bei den Nierensteinkoliken kommen die außerordentlich heftigen
Schmerzanfälle auch ohne Entzündung zustande: allein das Wandern eines oft
auch noch so kleinen Steins führt zum Anfall. Für diese Fälle dürften die
tetanischen Krämpfe der Uretermuskulatur, die den Stein im Ureter weiter-
treiben oder auch festhalten, in erster Linie für die Erzeugung des Schmerzes
verantwortlich zu machen sein. Da der Stein, besonders mit Hilfe eines Ureter-
krampfs, oft den Harnleiter verschließt und die Niere doch Harn abscheidet,
so kann es auch zu starker Füllung des Nierenbeckens mit Spannung seiner
Wand und Zug an den Unterlagen kommen.

Endlich kann Entzündung im Nierenbecken, die Pyelitis, zu furchtbaren
Schmerzen führen. Hier liegen die Verhältnisse ähnlich wie bei der Chole-
zystitis: Erkrankung und Spannung der Nierenbeckenwand dürften in erster
Linie Bedeutung haben.

Alte ärztliche Erfahrungen hatten uns schon das Auftreten von Schmerzen in
der Haut des Rumpfes oder in den Gliedern bei Erkrankungen innerer Organe gelehrt,
am bekanntesten sind die Schmerzen im Ulnarisgebiet des linken, viel seltner des rechten Arms bei Angina pectoris. Als „Ausstrahlung" wurde das aufgefaßt. Einzelne
Forscher hatten sogar an den schmerzenden Stellen objektiv feststellbare Störungen

---

[1] Z. B. HANSER, Dtsch. med. Wschr. **1919**, Nr 5.

der Sensibilität gefunden. HEAD und MACKENZIE erforschten[1] diese Verhältnisse systematisch und entdeckten eine Fülle wichtiger Tatsachen; wir verdanken ihnen die Kenntnis von vielem Neuen. Wenn in den Organen des vegetativen Nervensystems Reize vorhanden sind und zu Erregungen führen, so werden diese in sympathischen oder parasympathischen Fasern zum Rückenmark geleitet, und zwar zunächst zu den Ganglienzellen, von denen aus die sympathischen Fasern entspringen. Eine heftige Erregung verbreitet sich auch auf andere Nervenapparate, zunächst auf die benachbarten der gleichen Seite. Bei der verwickelten Innervation innerer Organe (Sympathikus, Vagus) muß man mit höchst eigenartigen Lokalisationen und entfernten, auf den ersten Blick schwer verständlichen Ausbreitungen rechnen. Durch Reflex auf motorische Zellen entstehen Bewegungen oder auch Drüsenabscheidungen, z. B. vom Darm aus Erbrechen oder Spannung der Bauchmuskeln. Von den sensiblen Zellen des Rückenmarks aus werden durch Ausstrahlung Schmerzen in anderen Nervengebieten hervorgerufen. Diese Schmerzen gehen sehr häufig einher mit Überempfindlichkeit der Haut gegen Schmerz- und Wärme-, sehr selten gegen Druckreize[2], wohl aber mit einer Steigerung des Kitzelgefühls[3], die wohl auf Umstimmungen der Erregbarkeit beruhen. Lokalisation und Ausdehnung des betroffenen Gebiets ist für den Sitz des Schmerzreizes in einem bestimmten Organe charakteristisch. Das hängt zusammen mit der Beziehung des spinalen Ursprungs eben dieser Hautnervengebiete zu den spinalen Endigungen der viszerosensorischen Nerven, in deren Gebiet der Organreiz entsteht. Die zu den einzelnen Organen gehörigen zerebrospinalen Hautgebiete sind jetzt sehr genau erforscht und festgestellt[4]. Bei Herzkranken finden wir die hyperalgetischen Zonen, die eine sehr verschiedene Ausdehnung haben, meist links; sie betreffen nicht nur die Haut, sondern öfters auch bestimmte Muskeln und Knochen. Ausbreitung und Stärke der Hyperalgesie wie der Zonen steht zur Stärke des Organschmerzes in keiner festen Beziehung; die deutlichsten Zonen finden sich nach Schmerzanfällen. Bedeutsam und interessant erscheint mir, daß für die Stärke der reflektorischen Schmerzen und die Ausbildung der Zonen der nervöse Gesamtzustand des Kranken eine sehr große Rolle spielt. Auch das scheint mir wieder die komplizierte und zusammengesetzte Natur des Schmerzes klar zu machen. Ich selbst sehe in dem reflektierten Schmerz und seinen Zonen eine Folgeerscheinung des Organschmerzes, muß aber ganz ablehnen, daß dieser, wie es manche annehmen, in jenem aufgeht. Die gewisse Unabhängigkeit dieses äußeren Schmerzes und der Zonen vom Schmerz im Organ, vor allem aber der verschiedene Charakter der beiden Schmerzen sowie das häufige Fehlen ausstrahlender Schmerzen und hyperalgetischer Zonen führen mich zu meiner Auffassung.

Der Einfluß des Nervensystems auf den Ernährungszustand von Zellen und Geweben.

Jede Zelle bestimmt Art und Größe ihres Stoffwechsels in erster Linie von sich aus, durch ihre Eigenschaften und Bedürfnisse. Aber diese schwanken doch mit einer ganzen Reihe von Bedingungen; sie werden innerhalb gewisser Grenzen durch diese Bedingungen geleitet. Auf solche Weise gewinnen äußere

---

[1] HEAD, Die Sensibilitätsstörungen der Haut bei Viszeralerkrankungen. 1898. — MACKENZIE, Krankheitszeichen. 1911.

[2] Vgl. KRETZER, Diss. Heidelberg. 1912. — v. BERGMANN u. KATSCH, l. c. — KATSCH, Kongreß inn. Med. 1925, 79.

[3] KRIEGER, Würzburg. Abh. 26, H. 6.

[4] Vgl. L. R. MÜLLER, Die Lebensnerven. 4. Aufl. — O. FOERSTER, Die Leitungsbahnen usw.

Verhältnisse einen Einfluß auf Stoffwechsel und Ernährungszustand der Zellen, z. B. tun das Art und Menge der Nahrung und der Zustand anderer Zellen, so wie er sich äußert durch die Erzeugung chemischer Stoffe, die auf fremde Zellen einwirken. Solcher Einfluß wird auch ausgeübt vom Nervensystem: von seiner Einwirkung hängt der Ernährungszustand namentlich mancher Zellen in hohem Grade ab. Worauf es dabei ankommt, wird sich nachher ergeben.

Zunächst trifft das natürlich die Zellen und Fasern des Nervensystems selbst.

Die ausgedehnten Erfahrungen über sekundäre Degenerationen zeigen, daß das periphere Ende eines Nerven, das durch irgendwelchen Krankheitsprozeß von der ihm zugehörigen Ganglienzelle abgetrennt ist, dem Untergang verfällt. Das wissen wir seit WALLERS berühmten Untersuchungen[1]. Auf Grund dieser Tatsache wurde ja sogar der Bau des Zentralnervensystems zum Teil aufgeklärt, indem sie die Zugehörigkeit gewisser Fasern zu bestimmten Zellen erwies. An einer festen Beziehung des Achsenzylinderfortsatzes zu den Zellen, von denen er ausgeht, ist auch unter allen Umständen festzuhalten[2]. Ist nun eine Nervenfaser ein Teil einer Zelle, ein Fortsatz von ihr, dessen entfernte Teile sich weit vom Kern entfernt haben, so stirbt der vom Kern getrennte Teil nach allgemeinen biologischen Erfahrungen ab[3].

Aber ganz so einfach liegen die Verhältnisse für viele Nervenfasern jedenfalls nicht. BETHE[4] bestreitet direkt, daß das bloße Fehlen des Einflusses der Ganglienzelle auf den Nerven notwendig seine Entartung zur Folge habe. Er sieht vielmehr die maßgebende Ursache für das Absterben in der direkten Schädigung des Nerven durch den krankhaften Prozeß. Das ist eine wichtige Angelegenheit; wir werden auf Ähnliches bei den Muskeln noch einmal kommen. Jedenfalls muß man dem Nerven gegenüber der Ganglienzelle in mehr als einer Hinsicht besondere Eigenschaften und eine besondere Selbständigkeit zusprechen. STRÜMPELL nahm schon vor längerer Zeit[5] eine schwächere Veranlagung der Nervenfaser und besonders ihrer Enden an, weil der Nerv gewissen Schädigungen viel leichter unterliegt als die Ganglienzelle. An den peripheren Nerven sichern zweifellos die Zellen der SCHWANNschen Scheide besondere Beziehungen. Die Fasern der Zentralorgane, denen sie fehlt, zeigen für die Frage der Regeneration ganz andere Verhältnisse als die peripheren Nerven. Für die Wiederherstellung dieser letzteren nach Durchtrennung ist sie offenbar von größter Bedeutung[6]. Zur Zeit nehmen die einen in Übereinstimmung mit der alten Auffassung von HIS, CAJAL und HARRISON an[7]: nach Durchtrennung eines peripheren Nerven erfolgt die Regeneration durch Auswachsen der Fasern vom Rückenmark aus, also von den Ganglienzellen her. Diese Fasern gedeihen in den entarteten Resten des alten Nervenstammes. Die Zellen der SCHWANNschen Scheide haben wahrscheinlich für die Herstellung der Faser große, ja unumgänglich notwendige Bedeutung.

---

[1] WALLER, Müllers Arch. 1852, 392. — Zusammenfassend u. eigene Beobachtungen SPIELMEYER, Handb. norm. path. Phys. 9, 285.

[2] Vgl. HOCHE, Berl. klin. Wschr. 1899, 566.   [3] VERWORN, Pflügers Arch. 51, 1.

[4] BETHE, Allg. Anatomie u. Physiol. d. Nervensystems. Leipzig 1903.

[5] STRÜMPELL, Dtsch. Z. Nervenheilk. 3, 499.

[6] Vgl. Verh. d. südwestdeutschen Neurologen 1917 und Ges. deutscher Nervenärzte 1917 in Dtsch. Z. Nervenheilk. 59, 1.

[7] Vgl. BERBLINGER, Beitr. path. Anat. 64, 226.

Bei diesen Erwägungen haben die verschiedenen Forscher, die diese Grundansicht teilen, die verschiedensten Auffassungen über die Art der Einwirkung dessen, was man die Nervenbahn nennen könnte. Andere[1] halten zwar das Auswachsen des Nerven vom zentralen Stumpfe aus nicht für notwendig, sondern übertragen die Neubildung im wesentlichen den Zellen der Schwannschen Scheide, aber irgend etwas vorerst nicht näher zu Bezeichnendes vom Nerven muß dafür da sein, ist sogar unentbehrlich. Nie gesehen hat man eine Regeneration der Nerven im völlig abgetrennten Stück. Aber für die Bedeutung der Zellen der Schwannschen Scheide für die Regeneration führt Spielmeyer noch die Tatsache an, daß es bei den peripheren Nerven zu besonders guter Wiederherstellung kommt. Wie mir scheint, muß die zukünftige Forschung das Wesentliche beider Anschauungen zu einer neuen Theorie zusammenfassen.

Die Beziehung der Nervenfaser zu ihrer Ganglienzelle und die Frage nach dem Grade der Abhängigkeit von ihr bietet ein großes pathogenetisches Interesse. Wie ich bereits erwähnte, hat Strümpell in den Vorlesungen schon der 80er Jahre die merkwürdige Tatsache hervorgehoben, daß manche Schädlichkeiten die Enden der Nervenfasern häufiger treffen als die Zelle selbst. Das kann an einer schwächeren Beanlagung liegen. Aber es kommen auch besondere chemische Beziehungen in Betracht, und schließlich sollen wir doch nicht vergessen, daß die Entdeckungen von H. Meyer und Ransom über das Wandern des Tetanusgifts, ebenso wie die Nervenerkrankung bei Diphtherie, die in der Nähe des Erkrankungsherdes sich entwickelt, neue, ganz eigenartige Beziehungen einführen. In anderen Fällen aber, z. B. bei der Bleilähmung, hängt es von völlig unbekannten Bedingungen ab, an welcher Stelle eines Nervenabschnitts die Erkrankung beginnt. Und ähnlich liegen wohl die Verhältnisse für die einfachen Systemerkrankungen, das sind Zustände, bei denen alle Nervenabschnitte (Neurone), die sich zu einer Funktion zusammensetzen, erkranken können und zuweilen auch erkranken, während in anderen Fällen nur eins oder das andere bald an dieser, bald an jener Stelle geschädigt wird. Da ist auf der einen Seite das chemische bzw. das physikalische Verhalten von Zellen und Nerven gegenüber einer Schädlichkeit, auf der anderen das Verhältnis von Zelle und Ausläufer bezüglich seines Ernährungszustands von größter Bedeutung.

Keinesfalls aber kann der Einfluß der Ganglienzelle auf den Nerven etwa nur in einer Einwirkung des Kerns gesehen werden. Denn nach Abtrennung eines Nerven von seiner Ganglienzelle leidet auch der kernhaltige Teil (zentraler Abschnitt des Nerven und Zelle) in erheblichem Grade (experimentelle Beobachtungen und Untersuchungen des Rückenmarks an Amputierten[2]). Dann atrophieren Zellen und Fasern sensibler und motorischer Natur im Rückenmark an den Orten, an denen die Ganglienzellen für die zerstörten Nerven liegen. Der Zelluntergang ist um so stärker, je jünger das Individuum zur Zeit des

---

[1] Bethe. — Vgl. Spielmeyer, Z. Neur. **36**, 421; Handb. norm. path. Phys. **9**, 302 (Lit.).

[2] Nissl, Allg. Z. Psychiatr. **48**, 187. — Marinesco, Neur. Zbl. **1892**, 463, 505, 564. — Bermann, Jb. Psychiatr. **11**, 73. — v. Lenhossék, Der feinere Bau d. Nervensystems, S. 117. Berlin 1895. — Bethe, l. c. — Marinesco, La cellule nerveuse. Paris 1909. — Spielmeyer, Handb. norm. path. Phys., l. c.

Verlustes war und je längere Zeit zwischen ihm und der Untersuchung verstrichen ist. Bereits nach 18 Tagen ist der Entartungsprozeß auf der Höhe angekommen[1]. Dann stellen sich die erkrankten, aber überlebenden Zellen wieder her, und zwar geschieht das unabhängig davon, ob eine Verheilung der Nervenstümpfe zustande kommt. Bleibt sie aus, so atrophieren die Ganglienzellen, welche sich bereits hergestellt hatten, von neuem ganz allmählich im Laufe der Zeit.

Auch die Muskeln gehen zugrunde, sobald sie von den innervierenden Ganglienzellen in den Vorderhörnern oder in den funktionell gleichwertigen Hirnpartien abgetrennt werden. Es stellen sich dann Veränderungen ihrer chemischen Zusammensetzung ein[2]: der Gehalt an Kali mindert sich der Norm gegenüber, der an Natrium steigt; es sinkt die Menge des phosphorfreien Eiweißes.

Durch die Untersuchungen Jamins[3] wissen wir, daß auf die Durchtrennungen der motorischen Nerven eine einfache Atrophie der Muskelfasern erfolgt. Der „schollige Zerfall" der Muskelsubstanz, den man früher als Folge des Nervenausfalls ansah, hängt vielleicht mit besonderen Schädlichkeiten zusammen, die bei manchen Verletzungen oder Krankheitszuständen Nerven und Muskel treffen.

Die morphologischen und chemischen Veränderungen des Muskels nach Abtrennung des Muskels vom Nerven beschäftigen den Physiologien besonders deswegen, weil sie wahrscheinlich die Grundlage bilden für das veränderte Verhalten gegenüber dem elektrischen Strom[4]. Auch wenn man vom ärztlichen Interesse ganz absieht, das eben diese Veränderung des Verhaltens benutzt zur Erkennung des ausfallenden Nerveneinflusses, werden uns die Eigenschaften des Protoplasmas, die sich hier erweisen, mit den allgemeinsten Eigenschaften der Zellsubstanz in Verbindung bringen.

Der von der motorischen Ganglienzelle und der vorderen Wurzel abgetrennte Muskel ist vom Nerven aus nicht mehr erregbar. Das verstehen wir: die Leitung ist ja unterbrochen. Der Muskel selbst folgt nicht mehr den kurzen Anstößen des Wechselstroms. Er nähert sich hier also dem Verhalten des glatten Muskels: auch bei diesem ist die erregende Wirkung des unterbrochenen Stroms entweder gering, oder sie fehlt vollständig. Wir kommen auf diese Angelegenheit nochmals zurück.

Der Kettenstrom erregt den Muskel bei der Schließung und Öffnung des Stroms. Im Elektrolyten wirkt der Strom durch Ionenverschiebungen[5], d. h. durch Konzentrationsänderungen an Stellen, an denen die unbegrenzte Bewegung der Ionen

---

[1] Vgl. über die Vorgänge Bethe, l. c.

[2] Rumpf u. Schumm, Dtsch. Z. Nervenheilk. 20, 445. — Rumpf, Arch. klin. Med. 79, 158. — Grund, Arch. f. exper. Path. 67, 393. — Reiss, Die elektrische Entartungsreaktion, S. 76. Berlin 1911.

[3] Jamin, Experimentelle Untersuchungen zur Lehre von der Atrophie gelähmter Muskeln. Jena 1904.

[4] Erb, Elektrotherapie. 2. Aufl.; Arch. klin. Med. 4, 535; 5, 42. — Ziemssen, Die Elektrizität in d. Medizin. 5. Aufl. 1887. — Ziemssen u. Weiss, Arch. klin. Med. 4, 579. — Stintzing, ebenda 41, 41. — Reiss, Die elektr. Entartungsreaktion. Berlin 1911. — Biedermann, Elektrophysiologie. 1895.

[5] Nernst, Pflügers Arch. 122, 275. — Wilke u. Meyerhof, ebenda 136, 1.

gehemmt ist. Bei der Schließung des Stroms häufen sich an seinen Ein- und Austrittstellen im Muskel je bestimmte Ionen an. Da bei der Öffnung diese Ionenverschiebungen rückgängig werden, erfolgen die Konzentrationsveränderungen nun im umgekehrten Sinne: die bei Schließung an der Kathode eintretende Veränderung erfolgt nun an der Anode und umgekehrt. Ob Kationen oder Anionen das Protoplasma erregen, hängt wohl von seiner Zusammensetzung oder von seinem physikalischen Zustande ab. Außer bei den Protozoen[1] wird alle lebendige Substanz bei der Schließung an der Kathode in Erregung versetzt. Am gesunden Muskel ist es genau so. Möglicherweise zeigt der vom Nerven getrennte Muskel andere Verhältnisse, ähnliche wie das gesunde Protoplasma der Protozoen; wenigstens ist für die entartenden Muskeln des Menschen vielfach eine „Umkehr des Zuckungsgesetzes" angenommen worden. Aber bei der am Menschen verwendeten Form der unipolaren Reizung des in leitender Umgebung befindlichen Muskels liegt alles außerordentlich verwickelt, und wie mir scheint ist eine streng methodische Darstellung und Beobachtung hinsichtlich der Frage der virtuellen Pole am Menschen zur Zeit noch nicht möglich. Wiener führt in der Tat die scheinbare Umkehrung des Zuckungsgesetzes am Menschen lediglich auf veränderte Beziehungen der virtuellen Pole zu den Punkten stärkster Erregbarkeit zurück[2]. Indessen hier sind die Verhältnisse sehr schwierig zu beurteilen[3].

Am parallelfasrigen, entarteten Froschsartorius, dessen Nerven durchschnitten waren, konnten Biedermann und ich auch nur Andeutungen einer Umkehr der Polwirkung nicht feststellen. Reiss dagegen fand[4] sie sowohl an Froschmuskeln nach Nervendurchschneidung, als auch nach Einlegung in Salzlösung. Ich bleibe vorerst dabei, daß bei streng methodischer Beobachtung eine Veränderung des Zuckungsgesetzes fehlt.

In anderer Hinsicht aber ist das Verhalten des entartenden Muskels gegenüber dem Kettenstrom sicher ein völlig anderes. Reiss machte die sehr wichtige Beobachtung, daß in degenerierenden Muskeln der Strom nicht einschleichbar sei. Nach Nernsts Annahme[5] führt die elektrolytische Konzentrationsänderung eine chemische Veränderung des Muskels herbei, und diese erhöht die Reizschwelle. Der entartete Muskel wird vielleicht wegen seiner veränderten Zusammensetzung und Struktur durch die elektrolytische Konzentrationsänderung nicht in der gleichen Weise beeinflußt; deswegen fehle auch die Möglichkeit des Einschleichens[6], eben weil vielleicht — das ist natürlich nur eine Vermutung — diese Akkommodationsreaktion ausbleibt.

Die wichtigen Untersuchungen von Lapicque[7] und Keith Lucas[8] eröffnen Gesichtspunkte für ein allgemeines Verständnis der elektrischen Erregbarkeit an organischen Gebilden. An verschiedenen Geweben führen verschiedene Einwirkungen zu einer stufenweise eintretenden Änderung der elektrischen Erregbarkeit. Hier ist in sehr schönen Beobachtungen gezeigt, wie offenbar die Anstiegsgeschwindigkeit und Dauer des erregenden Stroms der Geschwindigkeit, mit der der Erregungsvorgang entsteht, angepaßt sein muß, wenn die höchstmögliche Wirkung erreicht werden soll. Daraus erklärt sich eine ganze Reihe der sogleich zu besprechenden Analogien im Verhalten des entartenden Muskels mit dem nach anderen Einwirkungen, die gleichfalls die Geschwindigkeit des Erregungsvorgangs herabsetzen dürften[9].

---

[1] Kühne, Unters. üb. d. Protoplasma usw. 1863. — Verworn, Pflügers Arch. **46**, 267.

[2] Wiener, Arch. klin. Med. **60**, 264; **130**, 188; **118**, 121.

[3] Reiss, Arch. klin. Med. **117**, 482; **118**, 497; Z. Biol. **66**, 359.

[4] Reiss, Die elektrische Entartungsreaktion. 1911.   [5] Nernst, Pflügers Arch. **122**, 275.

[6] Reiss, l. c.   [7] Lapique, J. Physiol. et Path. gén. **1903—1908**.

[8] Keith Lucas, J. Physiol. et Path. gén. **1904—1912**.

[9] Vgl. auch O. May, Brain **34**, 272 (1911). — Bourguignon u. Laugier, C. r. Soc. Biol. Paris **72**, 376, 416. — Laugier, Thèse de Paris. 1913.

Folgerichtig führen so Achelis und Gildemeister die Steigerung der galvanischen Erregbarkeit darauf zurück, daß bei der Entartung ein längerdauernder schwacher Strom dasselbe erreicht, wie in der Norm ein kurzer stärkerer.

Wir sprachen vorher schon davon, daß der vom Nerven getrennte ebenso wie der glatte Muskel bei bestimmter Stärke der erregenden Ströme auf solche von kurzer Dauer nicht oder schlechter reagiert, als der gesunde. Auch dieser braucht, um erregt zu werden, Ströme von einer gewissen Zeit der Einwirkung[1]. Am erkrankten, degenerierten Muskel, der Entartungsreaktion zeigt, ist die zur Erregung notwendige Dauer des Stroms um das Vielfache größer, als am gesunden[2]. Außerdem braucht der vom Nerven abgetrennte Muskel, „um erregt zu werden, ein größeres Quantum Elektrizität als im gesunden Zustande". Nun ist die Steigerung der zur Erregung notwendigen Elektrizitätsmenge aber längst nicht so groß wie die Verlängerung der erforderlichen Zeit. Da während dieser nun ohnehin schon mehr Elektrizität zugeführt wird, so erfolgt die Erregung schon bei geringerer Stromstärke. Also die Übererregbarkeit ist nur eine scheinbare. Durch die Bedeutung der Elektrizitätsmenge erklärt sich auch[2], daß der entartende Muskel, wenn er überhaupt faradisch erregbar ist, starke Ströme braucht, und die Herabsetzung der Erregbarkeit im Verlauf der Degeneration kann sehr wohl im Zusammenhang stehen mit dem wachsenden Bedarf an starken Strömen.

Die Art der vom Kettenstrom am entartenden Muskel erzeugten Zuckungen ist auch eine besondere: nicht kurz und präzis wie am gesunden Muskel, sondern langsam sind sie und träge; wegen der soeben beschriebenen Verhältnisse entstehen sehr leicht Dauerkontraktionen. Ganz ähnlich ist die Form der Zusammenziehung wie die am glatten Muskel; ferner am quergestreiften bei Ermüdung, bei Abkühlung[3], bei Vergiftung mit Kohlensäure, bei Kalziummangel[4] und nach der Einwirkung anderer Stoffe[5], sowie bei allgemeiner Kachexie[6]. Auch bei Trichinose[7] und Dystrophia musculorum[8] finden wir zuweilen träge Zuckungen, ohne daß wir ein Ausfallen des Nerveneinflusses anzunehmen berechtigt wären. Allerdings müssen wir für alle seltenen Fälle und besonders bei älteren Mitteilungen immer mit dem Einfluß einer Abkühlung rechnen.

Die neueren Untersuchungen[9] über die Erregbarkeit des Muskels und der Sinnesorgane mit Hilfe neuer Methoden haben zweifellos unsere Erkenntnis über muskuläre und sinnliche Leistungen im Normalablauf und unter pathologischen Bedingungen gefördert. Hier ist, wie wir schon erwähnten, vor allem eines bedeutsam, die Beachtung des Zeitfaktors. Während Dubois-Reymond die Anschauung vertrat, daß

---

[1] Gildemeister, Z. Biol. **62**, 358. — Achelis u. Gildemeister, Arch. klin. Med. **117**, 586.

[2] Achelis u. Gildemeister, l. c.

[3] Grund, Dtsch. Z. Nervenheilk. **35**, 169.   [4] Keith Lucas, J. Pharmacie **37** (1908).

[5] Achelis (Schenck), Pflügers Arch. **106**. — Schenck, Sitzgsber. Ges. Naturwiss. Marburg **1904**, Nr 2. — Reinecke (Verworn), Z. allg. Physiol. **8**, 422.

[6] Reiss, l. c.   [7] Nonne u. Höpfner, Z. klin. Med. **15**, 455.

[8] F. Schultze, Über den mit Hypertrophie verbundenen Muskelschwund. 1886.

[9] Ich verdanke diesen Abschnitt über die Chronaxie Herrn Professor Dr. Stein, Oberarzt der Medizinischen Klinik, Heidelberg.

nicht die Durchströmungszeit von Bedeutung wäre für die Erregung eines Muskels, sondern nur die Veränderung der Stromstärke als Ursache der Erregung anzusehen wäre, haben neuere Forschungen ergeben, daß gerade der Zeit, in der dem reizbaren Organ eine bestimmte Energiemenge zugeführt wird, eine prinzipielle Bedeutung für die Erregbarkeit beizumessen ist. In einer grundlegenden Arbeit KÖNIGS wird zum ersten Male experimentell die Bedeutung des Zeitfaktors nachgewiesen. Man versteht die Nichtbeachtung dieser Arbeit nur dann, wenn man sich daran erinnert, wie groß die Wirkung des DUBOIS-REYMONDSchen Reizgesetzes war und wenn man weiß, daß KÖNIG selbst die Schlußfolgerungen, die schon damals zu einer Widerlegung des DUBOISSchen Gesetzes hätten führen müssen, nicht gezogen hat. Aber erst mit den Untersuchungen HOORWEGS, WEISS', LAPICQUES und GILDEMEISTERS bricht die Erkenntnis von der Bedeutung des Zeitfaktors endgültig durch, und diese führt zu einer Bildung neuer Methoden, welche die Zeit zu bestimmen vermögen, die ein Reiz dauern muß, um eben eine Erregung hervorzurufen. Die gebräuchlichste Methode ist die Chronaximetrie. Sie bestimmt neben der Rheobase, die gleichbedeutend mit der Schwellenintensität bei Anwendung des konstant fließenden Stromes ist, die Zeit, die ein Strom von doppelter Schwellenintensität, d. h. doppelter Rheobase fließen muß, um eben eine Reaktion des gereizten Organs zu bewirken. LAPICQUE[1] legt mit Recht auf die Chronaxie den Hauptwert und hält sie für das eigentliche Charakteristikum der Erregbarkeit. Es scheint aber, daß die Rheobasenwerte zu wenig Berücksichtigung finden und bei der Aufstellung der Ergebnisse zu Unrecht vernachlässigt werden. Diese Vernachlässigung hat zum Teil ihren Grund in der Tatsache, daß die Rheobase, wie BOURGUIGNON zeigte[2], sehr stark wechselt, je nach der Stelle, an welcher die Elektrode aufgesetzt wird, ob sie dem sog. Nervenpunkt nah oder fern liegt, während die Chronaxie unter diesen Bedingungen stets den gleichen Wert aufweist. Immerhin liegt doch die Frage augenblicklich so, daß man für sichere Bestimmung der Chronaxie die Anlegung einer Kurve für notwendig hält, die sich gründet auf die Feststellung der Nutzzeit bei verschiedenen Rheobasenwerten.

Eines der wichtigsten Ergebnisse ist die Feststellung der spezfischen Chronaxie für jedes elektrisch reizbare Organ bzw. für jedes funktionell einheitliche System. So konnte LAPICQUE zeigen, daß Muskel, zugehöriger Nerv und entsprechendes Zentrum mit seinen zentrifugalen Bahnen die gleiche Chronaxie besitzt. LAPICQUE bezeichnet diesen Zustand der gleichwertigen Erregbarkeit einzelner Teile eines funktionell einheitlichen Systems als Isochronismus. Und dieser Isochronismus ist eine Vorbedingung für das Zustandekommen einer wirksamen Erregungsleitung vom Zentrum bis zum Erfolgsorgan. Besteht Heterochronismus, d. h. haben etwa Muskel und Nerv differente Werte, so erweist sich der Muskel als unerregbar. LAPICQUE ist der Meinung, daß durch diese Feststellung die Annahme einer besonderen Funktion der Zwischensubstanz nicht mehr erforderlich ist. Die Tatsachen der Kurarevergiftung lassen sich danach auch so verstehen, daß die Erregung vom Nerven auf den Muskel nicht übergehen kann, weil die Erregbarkeit des Muskels unter dem Einfluß des Kurare einen höheren Wert als die des Nerven angenommen hat. Untersuchungen VOGELS[3] im GILDEMEISTERschen Institut ziehen diese Schlußfolgerungen allerdings in Frage. Im allgemeinen scheint eine Chronaxiedifferenz von 1 : 2 erreicht sein zu müssen, um das Übertreten der Erregung vom Nerven auf den Muskel zu verhindern. Das Verhältnis 1 : 2 taucht noch an anderem Ort auf. Die Chronaxien der im Antagonismus wirkenden Muskeln verhalten sich wie 1 : 2; abgesehen von geringfügigen Abweichungen bestätigt sich diese Feststellung immer wieder in allen Abschnitten

---

[1] LAPICQUE, L'excitabilité en function du temps. Les presses universitaires da France. Paris 1926.

[2] Vgl. BOURGUIGNON, La chronaxie chez l'homme. Paris 1923.   [3] VOGEL, Z. Biol. 83, 147.

der Extremitätenmuskulatur. Bourguignon[1] gelang der Nachweis dieses besondern Verhaltens in der Erregbarkeit antagonistisch wirkender Muskeln und Lapicque hat vorgeschlagen, diese Tatsache als „Loi de Bourguignon" zu bezeichnen. Es scheint, daß die Regelung der relativen Chronaxiewerte verschiedener Muskelgruppen zueinander zum Teil wenigstens vom Kleinhirn besorgt wird[2].

Unter pathologischen Bedingungen ändert sich dieses Verhältnis. Die Chronaxien können noch weit größere Differenzen zeigen oder aber eine Angleichung erfahren. Man sieht eine Angleichung der Zeitwerte einmal bei peripheren Lähmungen. Es ist gar nicht so selten, daß die Restitution in verschiedenen Muskelgruppen verschieden weit fortschreitet. So findet man nach restituierten Fazialisparesen oft eine bleibende Erhöhung der Chronaxie und keinen Unterschied der Zeitwerte des oberen und unteren Astes, die normalerweise „Antagonisten"-Differenzen zeigen. Dieser Befund der Chronaxiegleichheit von Muskeln, deren Chronaxie im Normalzustand verschieden ist, hat noch eine besondere Bedeutung. Er zeigt uns nämlich, daß chronaxiegleiche benachbarte Muskeln gleichzeitig innerviert werden und nicht voneinander getrennt innerviert werden können. Jene bekannten, nach restituierter Fazialisparese auftretenden Mitbewegungen, etwa der Muskeln des unteren Fazialisastes, wenn die des oberen isoliert innerviert werden sollen, zeigen deutlich die Abhängigkeit der Innervationsdifferenzierung von der Erregbarkeitsdifferenzierung[3]. Die normalen spezifischen Erregbarkeitswerte werden überhaupt sehr selten bei Restitutionen erreicht. Hierin ist wohl der Grund für die so oft beobachtete Reduktion der Einzelbewegungen nach Lähmungen zu suchen. Foerster[4] hat dieses Zustandsbild der Restitution, das durch die Möglichkeit zu Massenbewegungen und das Unvermögen isolierter Bewegungen ausgezeichnet ist, eingehend beschrieben.

Stein ist auf dem Wege der Chronaxiemetrie zu einer ähnlichen Auffassung der Innervationsverteilung gelangt, wie P. Weiss in seiner Resonanztheorie. Es ist vorerst zwar nur eine Hypothese, daß die Impulse mit verschiedenem Wirkungswert verschieden beschaffen sind und nur dann zu einer Wirkung führen, wenn das Erfolgsorgan in seiner Erregbarkeit besonders abgestimmt ist. Geschieht eine Umstimmung in der Weise etwa, daß der innervierte Muskel die gleiche Chronaxie zeigt wie sein Antagonist, so kann er nur mit diesem gleichzeitig innerviert werden. Gegenüber einer differenzierten Resonanz besteht eine einheitliche Resonanz, gegenüber einer differenzierten Chronaxie eine entdifferenzierte und damit gegenüber der Fähigkeit zu isolierten und differenzierten Bewegungen nur die Möglichkeit zu Massenbewegungen, oder es geschieht gar eine Aufhebung des intendierten Effektes. Steins Untersuchungen bestätigen in einem großen Bereich diese Annahme. So findet man nicht nur in den erwähnten Fällen von Restitution solche Zusammenhänge zwischen Chronaxie-Entdifferenzierung und Massenbewegungen, sondern auch bei striären Störungen, in denen gerade die Chronaxiedifferenzierung von Synergisten und Antagonisten aufgehoben sein kann. Hier entspricht dann die Chronaxiegleichheit dem Unvermögen zu antagonistischen Wechselbewegungen und damit der Starre. So tritt neben die üblichen Theorien, die auf der Vorstellung von hemmenden und enthemmenden Einflüssen basieren, eine Theorie, die jene Starre aus der veränderten Erregbarkeit erklärt[5].

Während nun bei peripheren Lähmungen die Chronaxien von Nerv und Muskel differente Werte zeigen (über das Verhältnis 1 : 2 hinausgehend) und immer (ab-

---

[1] Vgl. Bourguignon, l. c. [2] Altenburger, Z. Neur. **124**, 679.

[3] Stein, Dtsch. Z. Nervenheilk. **100**, 204 ff.

[4] Foerster, in Handb. der Neurologie (Lewandowsky), Erg.-Bd. 2. Teil, 2. Abschn. 1929.

[5] Stein, l. c.; Zbl. f. g. Neur. u. Psych. **1931**.

gesehen von dem Zustand bei Eintritt der Lähmung, der durch eine kurzdauernde
Erniedrigung gekennzeichnet sein kann) erheblich erhöht sind, findet man bei zentralen Innervationsstörungen eine Erniedrigung der Werte. Bourguignon[1] findet
beides, und zwar Erniedrigung in den stärker spastischen Muskeln, beispielsweise in
den Beugern der oberen Extremität und Erhöhung in den stärker gelähmten Muskeln,
z. B. in den Streckern des Armes. Dieser Befund gibt eine ausgezeichnete Charakteristik des Wernicke-Mannschen Lähmungstypus. Wir haben bei zentralen Lähmungen die Erniedrigung der Chronaxie häufiger gefunden als die Erhöhung. Es
kann auch nicht verschwiegen werden, daß nicht selten normale Werte vorkommen.
Eine Erklärung dieses verschiedenen Verhaltens ist bisher nicht möglich. Wir haben
den Eindruck, daß hier der Leistungsfähigkeit der Chronaximetrie Grenzen gesetzt
sind, um so mehr, als in diesem Untersuchungsgebiet oft schon geringe Abweichungen
beobachtet werden und eine Veränderung der zweiten Dezimale in den Fehlerbereich
fällt.

Vergleicht man im Verlaufe einer peripheren Lähmung, etwa einer Fazialislähmung die Rheobasen und Chronaxien, so macht man die Beobachtung, daß im
Anfang die Chronaxien häufig schneller steigen und einen relativ höheren Grad erreichen als die Rheobasen im gleichen Zeitpunkt. Gildemeister[2] hat diesen Befund
bereits früher erhoben, während er Nutzzeit und Intensitätsschwelle bestimmte.
Beide Befunde drücken das gleiche aus. Der gelähmte Muskel verlangt größere Strommengen und gewinnt diese, indem er längere Zeit hindurch den konstant fließenden
Strom nützt, d. h. er ist für kurzdauernde Reize unempfänglich, für langdauernde
empfänglicher und kommt deswegen mit geringen Intensitäten aus. Der Zustand
der „galvanischen Übererregbarkeit" gewinnt dadurch eine einwurfsfreie Erklärung.
Im weiteren Verlauf steigen die Rheobasen erheblich und damit wird der Muskel auch
für schwache Ströme unempfänglich. Er reagiert nur noch auf Ströme höherer Intensität und langer Dauer. Dies ist dann der Zustand der kompletten Entartungsreaktion; darüber ist schon gesprochen. Sobald ein Sinken der erhöhten Chronaxien
festgestellt wird, ist es sicher, daß Besserung eintritt. Man erkennt so den prognostischen Wert der neuen Methode und man sollte nicht versäumen, sich durch fortlaufende Chronaxiebestimmungen ein Bild von der Entwicklung einer Lähmung
zu machen.

Es sind noch andere wichtige Beziehungen zwischen Chronaxie und den Leistungen elektrisch erregbarer Organe aufgedeckt worden. So sind z. B. die Chronaxien
der träge reagierenden Muskeln höher als die der flink reagierenden. Je träger ein
Muskel reagiert, um so höher ist seine Chronaxie. Das gilt nicht nur für die träge
Zuckung im Falle einer degenerativen Lähmung, sondern auch für die normalerweise
träge reagierenden Muskeln. So beträgt die Chronaxie des Schildkrötenmuskels das
5—10fache des Froschmuskels und die Chronaxie des sympathischen Systems das
20—40fache der Chronaxie des spinalmotorischen Systems. Auch die Chronaxie
des Herzmuskels ist größer als die der Willkürmuskeln. Dabei sind die Chronaxien
in den einzelnen Abschnitten des Herzens verschieden groß. Am größten ist der Wert
für die Purkinjeschen Fasern des Überleitungssystems (das 3fache der Werte der
übrigen Muskelabschnitte[3]). Lapicque fand auch eine Abhängigkeit der Chronaxie
vom Faserdurchmesser. Danach haben die Fasern mit kleinen Durchmessern höhere
Chronaxien als diejenigen mit großen Durchmessern. Ferner besteht eine Parallelität
zwischen Chronaxie und Leitungsgeschwindigkeit: die Leitungsgeschwindigkeit ist
umgekehrt proportional der Chronaxie.

[1] Bourguignon, l. c.

[2] Gildemeister u. Achelis, Dtsch. Arch. klin. Med. **117**, 586ff.

[3] Lapicque, Marc. et Cath. Weil, C. r. Soc. Biol. Paris **91**, Nr 24, 368 (1924).

Die verschiedenen Gifte zeigen eine ganz verschiedene Wirkungsweise. Sie können einmal chronaxieerhöhend oder chronaxieerniedrigend wirken, andererseits können sie auf den Nerv oder den Muskel allein einwirken. So wirkt z. B. Kurare chronaxieerhöhend, nach LAPICQUE nur auf den Muskel, Strychnin chronaxieverkürzend, ebenfalls nur auf den Muskel. Andererseits wirkt das Strychnin gerade chronaxiesenkend in den sensiblen Fasern[1].

Der Satz der Übereinstimmung von Chronaxie und Trägheit des Organs gilt auch für das sensible System. Die Chronaxie des Vestibularapparates beträgt etwa 20 σ, die des Auges 0,8—1,5 σ. Die des träge reagierenden Dunkelapparates ist höher als die des flinker reagierenden Tagesapparates. Am niedrigsten ist die Chronaxie des Drucksinnapparates. Sie beträgt etwa 0,25 σ im Durchschnitt und ist somit von der gleichen Größenordnung wie die Chronaxie des spinalmotorischen Apparates. Man könnte denken, daß die Gleichheit im Zusammenhang steht mit der sensomotorischen Koordination. BOURGUIGNON kommt zu solchen Schlüssen. Doch sind die Resultate der Untersuchungen auf diesem Gebiet noch nicht eindeutig. STEIN fand die Chronaxie als Schwelle für Schmerzreize höher als jene für Druckreize (0,8 σ). Das entspricht wiederum der größeren Trägheit des Schmerzsinnapparates, bzw. dem längeren Anhalten unlustbetonter Empfindung, den ausgesprochenen Summationserscheinungen, der längeren Latenz und der größeren Neigung für Verschmelzungen.

Bei peripheren sensiblen Störungen beobachten wir eine im wesentlichen gleichbleibende Chronaxie bei Erhöhung der Rheobasen bis zur Unerregbarkeit, während bei zentralen Störungen eine Erhöhung der Chronaxie im Vordergrund steht, diese aber erst meist dann in Erscheinung tritt, wenn längere Zeit hindurch gereizt wurde. Steigt nun die Chronaxie während eines solchen Versuchs, so stellt man meist entsprechend der Veränderung des Erregbarkeitswertes einen veränderten Wahrnehmungsinhalt fest. Es treten je nach dem Rhythmus, in dem gereizt wird, Summationserscheinungen und Verschmelzungserscheinungen auf, es überwiegt die unlustbetonte Empfindung. In diesem Fall drückt also die veränderte Chronaxie den Funktionswandel (s. S. 315) und die größere Trägheit des erkrankten sensiblen Systems aus. Auf Grund dieser Ergebnisse dürfte auch die Hyperpathie bei zentralen Sensibilitätsstörungen aufzufassen sein als die Reaktion eines Apparates, der ein abnormes Maß des gebotenen Reizes nützt. Da die Chronaxie proportional der Refraktärphase ist, müssen wir eine Verlängerung der Refraktärphase in den genannten Fällen annehmen, und zwar ein Wachsen derselben mit der Reizdauer. Die Grundlage für die Erscheinungen des Funktionswandels dürften daher im wesentlichen in einer mit der Inanspruchnahme des erkrankten Organs wachsenden Refraktärphase zu suchen sein[2].

Es ist also keinesfalls nur ein eng umschriebener Zustand des Muskels, der zu Veränderungen der elektrischen Erregbarkeit und zur Entartungsreaktion führt; mit bekannten histologischen Veränderungen hat sie jedenfalls nichts zu tun. Auch als die Reaktion des entnervten Muskels kann man sie kaum ansehen: denn langandauernde Kuraresierung führt nicht zu Entartungsreaktion.

Die myotonische Reaktion[3] hängt nach Ansicht mancher Forscher mit einer veränderten, und zwar gesteigerten Erregbarkeit des Sarkoplasma des Muskels zusammen[4]. Mir ist das nicht wahrscheinlich. Die Chronaxie ist bei

---

[1] BREUER, RYLAND, C. r. Soc. Biol. Paris **92**, Nr 21, 110—116 (1924).

[2] STEIN, Dtsch. Z. Nervenheilk. **100**, 221 ff.

[3] ERB, Die Thomsensche Krankheit. Leipzig 1886. — Vgl. den wichtigen Befund von HEIDENHAIN, Münch. med. Wschr. **1918**, Nr 3.

[4] PÄSSLER, Neur. Zbl. **25**, 1065 (1906). — JOTEYKO, ebenda **23**, 234 (1904).

der einfachen Myotonie unverändert, bei der atrophischen Myotonie der Muskelatrophie entsprechend erhöht.

Ist der Muskel dauernd vom Rückenmark getrennt, so verfällt er schließlich der vollständigen Atrophie. Der Grund liegt meines Erachtens lediglich in dem Aufhören jeder Funktion des Muskels. Daß der Muskel unabhängig vom Nervensystem angelegt werden kann, erweisen sichere Beobachtungen[1]. Fällt nun die sog. willkürliche Innervation des Muskels aus, wie es bei allen Krankheiten der Fall ist, die das zentrale Neuron treffen und das periphere unverändert lassen, so tritt langsam eine Minderung des Ernährungszustandes der Muskeln ein, die nie so hohe Grade erreicht, wie bei der völligen Abtrennung des Muskels vom Rückenmark. Das ist verständlich, denn im ersten Falle bleiben ja zahlreiche reflektorische Erregungen des Muskels erhalten.

Recht erhebliche Schwierigkeiten für das Verständnis haben wir aber vorderhand noch in einigen anderen Fällen von Atrophie der Muskeln. Zunächst beobachten wir zuweilen eine sehr schwere Beeinträchtigung des Ernährungszustandes auch im Gefolge von Hirnkrankheiten. Namentlich bei Jugendlichen, solange die Entwicklung noch nicht abgeschlossen ist, führt eine Erkrankung der Hirnrinde ganz gewöhnlich zu einer sehr erheblichen Atrophie des ganzen Abschnitts: Vorderhornzelle, Nerv, Muskel. Aber auch bei zerebralen Hemiplegien Erwachsener kommt das nicht allzu selten vor[2]. Die Art der Hirnveränderung, die stärkere Muskelatrophie hervorruft, bietet nichts für uns zur Zeit Charakteristisches. Die Atrophie der Muskeln ist eine einfache. Entartungsreaktion fehlt in der Regel, doch soll auch träge und myotonische Reaktion beobachtet worden sein. Mir erscheint die Ursache der Atrophie hier unklar[3].

Eine Erklärung fehlt meines Erachtens auch für die starken Atrophien einzelner Muskeln, die sich zuweilen nach Erkrankungen von Gelenken entwickeln[4]. Dabei erkrankt nicht selten nur ein Muskel, oder es leiden nur einige wenige, meist die, deren Funktion für das Gelenk hauptsächlich notwendig, und die, deren Verrichtung durch Erkrankung des Gelenks auf das schwerste beeinträchtigt ist[5]. Ich kann die Entstehung dieser Form von Muskelatrophie noch nicht für geklärt ansehen. Nach den Beobachtungen von A. W. Meyer atrophieren Muskeln, die am Tier künstlich zu verstärkten Tonus gebracht werden, während gedehnte Muskeln nicht atrophieren, vielleicht sogar hypertrophieren. Durchschneidung der hintern Wurzeln hob jene Atrophie auf. Die Chronaxie ist in den atrophischen Muskeln des Menschen erhöht[6].

Über die Entstehung der Muskelatrophie bei Dystrophia musculorum progressiva wissen wir gar nichts[7]. Am nächsten liegt es, eine primäre Myopathie

---

[1] Leonora, Neur. Zbl. **12**, 218, 263 (1893).

[2] Quincke, Arch. klin. Med. **42**, 492; Dtsch. Z. Nervenheilk. **4**, 299. — Steinert, ebenda **3**, 280. — Eisenlohr, ebenda 266. — Cramer, Zbl. Path. **6**, 576. — Lit. und eine Übersicht über die ganze Frage bei Steinert, Dtsch. Z. Nervenheilk. **24**, 1; Arch. klin. Med. **85**, 445.

[3] Vgl. Goldscheider, Berl. klin. Wschr. **1894**, 421. — Steinert, l. c.

[4] Charcot, Neue Vorlesungen, S. 19. 1886; Progrès méd. **1893**, 1. April (Dutil). — Raymond, Rev. méd. **10**, 374 (1890). — Strümpell, Münch. med. Wschr. **1888**, Nr 13. — Landois, Chirurgie der quergestreiften Muskulatur. Stuttgart 1913.

[5] Sulzer (u. Hanau), Anatom. Untersuchungen usw. 1897.

[6] Bourguignon, La chronaxie chez l'homme. Paris 1929.

[7] Z. B. Schultze, Über den mit Hypertrophie verbundenen Muskelschwund. Wiesbaden 1886. — Erb, Dtsch. Z. Nervenheilk. **1**, 13, 173.

zugrunde zu legen. Für eine Veränderung sympathischer Muskelinnervation, die manche annehmen, lassen sich, soweit ich sehe, ausreichende Gründe nicht anführen.

Schließlich denken einige Forscher noch an eine Entstehung von Muskelatrophie durch mangelhaften Blutzufluß[1]. Ich habe überhaupt den Eindruck, daß für die Beurteilung des Nerveneinflusses auf den Ernährungszustand der Gewebe das Verhalten der Gefäße, namentlich auch die Wirkung der vasomotorischen Funktionsanomalien, nicht immer ausreichend in Anrechnung gebracht wurde. Davon wird sogleich zu sprechen sein.

Alles in allem steht für den Ernährungszustand des Muskels die Bedeutung der Vorderhornzelle und des Nerven sowie damit die Unterhaltung der Funktion des Muskels ganz im Vordergrund.

Ähnlich wie für die Muskeln liegen die Dinge für Speicheldrüsen und Hoden[2]: auch hier keine Funktion ohne Einfluß des Nervensystems und auch hier rascher Untergang der Parenchymzellen nach Abtrennung von ihm.

Viel schwieriger ist der Einfluß des Nervensystems auf die Ernährungsstörungen anderer Gewebe[3] zu beurteilen. So sieht man bei Kindern mit Poliomyelitis anterior neben der Atrophie von Extremitätenmuskeln recht häufig auch das Skelet im Wachstum zurückbleiben, während bei den Kinderlähmungen zerebralen Ursprungs die Entwicklung der Knochen oft, allerdings nicht immer, sehr viel weniger gestört ist. Eine sichere Deutung der Erscheinungen läßt sich vorderhand nicht geben.

Bei einigen Erkrankungen des Zentralnervensystems (Tabes, Syringomyelie, Paralyse, Verletzungen, Apoplexie) finden sich, sowie auch nach peripheren Erkrankungen, Ernährungsstörungen merkwürdiger Natur an Knochen und Gelenken: abnorme Brüchigkeit der Diaphysen und sonderbare Erkrankungen der Gelenke selbst[4]. Die anatomischen Prozesse innerhalb des Gelenks sind oft dann im wesentlichen die gleichen wie bei Arthritis deformans[5]. Doch kommen auch häufig starke Flüssigkeitsergüsse in die Gelenkkapsel vor, die Dehnungen der Bänder werden größer, Exsudationen und Wucherungen um das Gelenk stellen sich ein, und sehr oft erreichen Zerstörung und Schwellung recht viel höhere Grade, als bei der gewöhnlichen deformierenden Arthritis; sie treten ebenso wie die Funktionsstörungen, schneller ein und bereiten öfters keinerlei Schmerzen — kurz, es ist doch auch eine ganze Reihe unterscheidender Merkmale vorhanden. Die Entstehung dieser Gelenkveränderungen ist noch nicht klar, wohl auch kaum eine einheitliche. In vereinzelten Fällen läßt sie sich zwanglos auf die Aufhebung der Temperatur- und Schmerzempfindung zurückführen. Die Frage ist nur, ob alle „neuropathischen" Gelenkaffektionen auf ähnliche Weise erklärt werden können. Das ist aber kaum wahrscheinlich, weil die Entstehung dieser Gelenkerkrankungen in manchen Fällen unter ganz eigentümlichen Verhältnissen erfolgt und weil nicht entfernt alle tabischen Gelenkstörungen schmerzlos sind. Man kennt Kranke, bei denen sich innerhalb weniger Tage ohne nachweisbare, auch nur leichte Verletzung die schwerste Gelenkentzündung entwickelte. CHARCOT[6] sah unmittelbar nach einer traumatischen Halbseitenläsion des

---

[1] LUGGATTO, Dtsch. Z. Nervenheilk. **23**, 482.

[2] OBOLENSKY, Zbl. med. Wschr. **1867**, 497.

[3] Vgl. CASSIRER, in Lewandowskys Handb. **1**, 1135. — L. R. MÜLLER, Die Lebensnerven. 3. Aufl.

[4] CHARCOT, Klin. Vortr. Krankh. Nervensyst. **2**, 67 (1876). — PIERRE MARIE, Krankheiten des Rückenmarks, S. 240. 1894. — CHARCOT, Arch. de Physiol. **1**, 161, 379 (1868). — WEIZSÄCKER, Bruns' Beitr. **3**, 22. — KREDEL, Volkmanns Vortr. Nr 309.

[5] VIRCHOW, Berl. klin. Wschr. **1886**, 852. — KLEMM, Z. Chir. **39**, 281.

[6] CHARCOT, Vorlesungen, S. 109. 1874.

Rückenmarks, RIEDEL[1] nach Durchschneidung der Cauda equina eine vollständige Zerstörung von Gelenken eintreten.

Besondere Verhältnisse muß man auch für die Fälle annehmen, in denen eine abnorme Brüchigkeit von Diaphysen der Röhrenknochen oder von Wirbelteilen sich einstellt[2]. Die Knochenschichten sind dabei häufig, aber doch nicht immer dünn, die geringsten Anlässe genügen zur Entstehung von Frakturen, nicht selten treten sie ganz spontan ein. Auch hier erscheint vorerst ein Verständnis der Erscheinungen noch nicht möglich.

Die ganze Frage wird dadurch wesentlich kompliziert, daß in manchen Fällen ganz gewiß auch direkt durch die Krankheitsursache, speziell die Syphilis, an den Knochen erzeugte Veränderungen in Betracht kommen, obwohl bei den hier besprochenen Gelenkstörungen keinesfalls einfach ein syphilitischer Prozeß vorliegt. Denn die genannten Veränderungen entwickeln sich eben im Gefolge von Erkrankungen des Nervensystems, sie bieten in mancher Hinsicht doch andere klinische Erscheinungen als die einfachen syphilitischen Erkrankungen und sie sind durch antiluetische Mittel nicht beeinflußbar. Schließlich ist noch die chemische Korrelation der Organe, namentlich der Drüsen mit innerer Sekretion, heranzuziehen; auch sie haben Einfluß auf den Zustand von Knochen und Muskeln.

Kompliziert und unklar liegen die Verhältnisse auch für die Haut. Wie bekannt, beobachtet man im Gefolge von Erkrankungen des Hirns oder Rückenmarks nicht selten Störungen von seiten der Haut, doch sind sie sehr ungleichwertig in ihrer Bedeutung für unsere Frage. Alles was man jetzt als anaphylaktisch erkannt hat, gehört natürlich nicht hierher.

Hierher zu rechnen sind alle Fälle von „malignem Dekubitus". Er entwickelt sich zuweilen ganz auffallend rasch und stark, ohne daß Sensibilitäts- und Sphinkterstörungen vorhanden sind[3]. Man beobachtet das nach Hirnblutungen und bei Leuten mit schweren Zerstörungen des Rückenmarks, bei denen nervöse Gebilde funktionell nicht allein ausfallen, sondern solche sich auch in einem starken Erregungszustand befinden. Aber für das Verständnis der Erscheinungen brauchen wir erst noch eine weitere, alle modernen Erfahrungen berücksichtigende Kasuistik, und eine solche fehlt völlig.

Auch die Hautveränderungen bei Herpes zoster gehören vielleicht hierher, insofern als ihnen entzündliche Veränderungen der Zellen im Spinalganglion oder der Nervenfasern zugrunde liegen. In der Haut sind Nekrosen da und diese könnte man als Folge gestörter Innervation der Zellen des Rete Malpighi ansehen[4]. Aber die ganze Frage ist kompliziert durch den infektiösen Ursprung des Herpes.

Auch andere Erfahrungen am Menschen zeigen, daß nach reinem Ausfall von Nerven- oder Ganglienwirkung Ernährungsstörungen an Haut- und Schleimhäuten mindestens nicht häufig entstehen. Die zahlreichen Trigeminusresektionen und -extraktionen sowie die wichtigen Operationen von F. KRAUSE[5] sind für diese Frage zweifellos von großer Bedeutung. Nie wenn der Trigeminus in seinen verschiedenen Ästen durchschnitten war, nie auch nach Resektion der Nerven oberhalb des GASSERschen Ganglions wurden infolge davon trophische Veränderungen an der Gesichtshaut sowie an der Schleimhaut von Nase und Mund beobachtet. Auch nicht an

---

[1] RIEDEL, Dtsch. Ges. Chir. **1883**, 93.

[2] Siehe z. B. PIERRE MARIE, l. c. S. 227; in CHARCOT, BOUCHARD, BRISSAUD, Traité de méd. **6**, 395. — KRÄSIG, Z. klin. Med. **14**, 51.

[3] CHARCOT, Arch. f. Physiol. **1**, 308 (1868); Vorlesungen usw. **1874**, 88. — ZIPPERLING, Zbl. Grenzgeb. Med. u. Chir **17**, Nr 1/3.

[4] SCHÜRER VON WALDHEIM, Beitr. zur Physiologie und Pathologie der Haut. Wien 1904.

[5] F. KRAUSE, Die Neuralgie des Trigeminus. Leipzig 1896.

Konjunktiva und Kornea, und damit ist wohl die alte Streitfrage nach der Bedeutung des Trigeminuseinflusses für die Hornhaut nun ebenfalls erledigt. Schon die letzten experimentellen Beobachtungen v. Hippels[1] aus Lebers Laboratorium hatten ergeben, daß die bei Tieren nach Durchschneidung des Trigeminus auftretende Keratitis durch die Erhöhung der Verdunstung vollständig erklärt werden kann. Am Menschen sind nun die Flüssigkeitsverhältnisse am Auge auch bei fehlender Innervation völlig ausreichende, und deswegen bleibt die Entzündung aus, wie Krauses wichtige Beobachtungen lehren.

Aus der Literatur der Kriegserfahrungen könnte man eine andere Anschauung gewinnen. Wenigstens liegen zahlreiche Mitteilungen vor über alle möglichen Veränderungen der Haut, die sich besonders nach Verletzungen der peripheren Nerven entwickeln sollen. Ich habe aber den Eindruck, daß noch große Zurückhaltung des Urteils am Platze ist. Die Beobachtungen sind zum großen Teile recht unvollständig. Das Verhalten des Kreislaufs ist meist nicht ausreichend berücksichtigt, die Reaktion der Gefäße leidet bei länger dauerndem Ausfall des Nerveneinflusses[2], die Funktion der Gefäße ist aber von größter Bedeutung. Und man hört auch von ganz anderen Urteilen. Im griechischen Heere wurden in den beiden Balkankriegen trophische Störungen nach Nervenverletzungen nur selten beobachtet[3].

Über die Haut lassen sich noch eine ganze Reihe merkwürdiger Beobachtungen aus der inneren Medizin anführen[4], ich brauche nur an die fleckförmige Sklerodermie zu erinnern, an die Pigmentanomalien, die, wie die Vitiligo, nicht allzu selten mit nervösen Erscheinungen verbunden sind. Nirgends läßt sich da ablehnen, daß Störungen der Innervation eine Bedeutung haben, und zwar scheinen es immer sympathische Nerven zu sein, die in Betracht kommen. Dabei ergibt sich von selbst wieder die Beziehung zu den Gefäßen: gerade bei der Sklerodermie und bei der Raynaudschen Krankheit ist diese ja sicher von großer Wichtigkeit. Ich kenne aber keine einzige Beobachtung, auf Grund deren man sich eine Vorstellung darüber machen könnte, was trophische Nerven an den Zellen tun, ja nicht einmal, ob Störungen trophischer Nerven sicher zugrunde liegen.

Über Schmerzen und Ernährungsstörungen bei Raynaudscher Krankheit liegt jetzt doch eine große Reihe von Erfahrungen vor[5], die erweisen, daß eine Störung, man sagt jetzt vielleicht am vorsichtigsten, eine Unordnung der Gefäßinnervation zugrunde liegt. Ein zentraler Sitz scheint das häufigste zu sein. Aber ob alle Fälle gleich sind, weiß kein Mensch, das ist sogar unwahrscheinlich. Die Innervation ist (O. Foerster) eine doppelte. Eine sog. Hauptbahn geht vom Sympathikus über den Ramus communicans und den Spinalnerv zur Peripherie und eine „Hilfsbahn" vom Sympathikus direkt ins Nervengeflecht und an die kleinen Gefäße. Das ist für alle pathogenetischen und therapeutischen Erwägungen wichtig. Hier kommt es darauf an hervorzuheben, daß Schmerzen und Ernährungsstörungen bei dieser furchtbaren Krankheit letzten Endes auf eine Störung der Gefäßinnervation zurückzuführen sind.

Entstehung und Ursachen der Nervenkrankheiten.

Wie aus der physiologischen Darstellung hervorgeht, entsteht ein Teil der sich am Nervensystem abspielenden Krankheitszustände dadurch, daß infolge von äußeren oder inneren Einwirkungen Nervenzellen und Nervenfasern in ihrer

---

[1] E. v. Hippel jun., Graefes Arch. **35**, 217. Daselbst Literatur.
[2] Breslauer, Z. Chir. **150**, 50.   [3] Oekonomekis, Neur. Zbl. **1914**, 486.
[4] Vgl. L. R. Müller, Die Lebensnerven, 2. Aufl., S. 394ff.
[5] Ges. Dtsch. Nervenärzte Hamburg 1928; Dtsch. Z. Nervenheilk. **106**, 137.

Funktion beeinträchtigt werden. Die Form der sich entwickelnden Krankheitserscheinungen hängt dann einmal ab von der Ausbreitung der Läsion über das ganze Organ. Das ist deswegen bedeutungsvoll, weil gerade am Nervensystem der Zustand des Ganzen, vor allem in seelischer, aber auch in körperlicher Beziehung einen Einfluß hat auf den Ablauf der Einzelstörung. Diese ist nun allerdings — jedenfalls für alles Körperliche — weiter und sogar in erster Linie abhängig vom Sitz der Läsion. Wir müssen eben, wie auch aus der vorausgehenden Darlegung hervorgeht, vorerst dabei bleiben, daß für den Ablauf bestimmter Funktionen die Unversehrtheit oder wenigstens die Verrichtung bestimmter Fasern und Zellen erhalten sein muß[1]. Andererseits ist, wie v. WEIZSÄCKER sehr richtig immer hervorhebt, größter Wert darauf zu legen, daß die Erhaltung und Durchführung der Funktion immer von den erhaltenen Teilen ausgeht. Sie ist gegen die Norm verändert einmal dadurch, daß das, was von den normalen Werkzeugen übrig ist, infolge der krankhaften Veränderung anders arbeitet und dadurch, daß, namentlich bei völliger Zerstörung bestimmter Zellen und Fasern, durch den wunderbaren und rätselhaften Einfluß des „Ganzen" andere Teile helfend eintreten.

Ort und Sitz der morphologischen Veränderung sind für die Form der Funktionsstörung wichtiger als die Art der Schädigung. Indessen bleibt letztere nicht entfernt bedeutungslos für die Gestaltung des Krankheitsbildes, weil die Art des Geschehens auch von sich aus mit dem Sitz zu tun hat und vor allem die Form der Entwicklung des krankhaften Prozesses bedingt.

Der Zell- und Faserveränderung können zunächst zirkulatorische, infektiöse und chemische Schädlichkeiten zugrunde liegen, die eine Entartung oder Entzündung hervorrufen: Enzephalitis, Myelitis, Neuritis[2]. Der Sitz der Erkrankung kann in diesen Fällen ein völlig regelloser sein. Aber es gibt doch auch sehr eigenartige Beziehungen bestimmter Schädlichkeiten zu ganz bestimmten Lokalisationen, man braucht nur an die Grunderscheinungen der Encephalitis lethargica oder an die klassischen Formen der Kinderenzephalitis und Poliomyelitis zu erinnern oder an die gewöhnlichen Fälle von Bleilähmung.

Die Art des anatomischen Vorgangs kann bei der gleichen Krankheitsursache verschieden und bei verschiedenen gleich sein. Chemische Gifte, z. B. Blei, Quecksilber, Arsen, Alkohol, die Produkte inkretorischer Störungen und die des bakteriellen Stoffwechsels treten als Erzeuger der Veränderungen beherrschend hervor. Auch die reinen Gifte als solche, z. B. Blei oder Arsen, haben nicht selten eine Art Wahlverwandschaft zu Zellen und Fasern bestimmter Örtlichkeiten, also wohl zu dem Stoffwechsel mit umschriebener Funktion betrauter morphologischer Gebilde. Eine nähere Einsicht haben wir hier nicht; die Auffassung vom krankhaften Aufbrauch paßt gerade in den meisten dieser Fälle nicht zur ärztlichen Erfahrung.

Von ganz besonderer Bedeutung für das Nervensystem, ja das Prototyp der sie ergreifenden chronischen Infektion ist die Syphilis[3]. Gerade bei ihr gibt es trotz Gleichheit der Ursache die verschiedensten Formen und einen höchst wechselnden

---

[1] Kongreß inn. Med. **1931** (GOLDSTEIN, v. WEIZSÄCKER).
[2] SPATZ, Z. Neur. **123**, 161.   [3] NONNE, Syphilis u. Nervensystem, 5. Aufl. 1924.

Sitz der Erkrankung. Die anatomischen Veränderungen sind häufig entzündlicher Natur (Gummabildung, Entzündung an Meningen und Gefäßen). Dann finden wir zwar zuweilen unserem Verständnis noch unzugängliche Verteilungen auf bestimmte Prädilektionsstellen, aber recht häufig ist doch der Sitz der Veränderungen und damit die Form des Krankheitsbildes etwas ganz Regelloses; für viele syphilitische Veränderungen kann das sogar als charakteristisch angesehen werden. Was kommen nicht bei Syphilis für enorme Variationen vor; die ganz verschiedenen Entwicklungszeiten, die auch bei der gleichen Krankheitsform, z. B. Tabes wechselnde Beteiligung der Meningen, die rudimentären Formen, die jahrzehntelang stehenbleiben können! Auf der andern Seite: welche Veränderungen des Krankheitsbildes im Laufe der Zeit!

Bei der Syphilis sind am eindrucksvollsten die „primären" Degenerationen von Zellen und Fasern, die direkt durch das Gift des Infekts auftreten, wie wir es z. B. bei Tabes finden. Diese Krankheitsprozesse als direkt syphilitische anzusehen, macht deswegen gewisse Schwierigkeiten, weil die Arzneistoffe, die die Produkte der Syphilis sonst zur Rückbildung zu bringen imstande sind, auf diese Degeneration einflußlos zu sein scheinen. Syphilis ist jedenfalls die Bedingung ihrer Entstehung; ob sich zwischen beide etwas einschiebt, ist noch nicht zu sagen. Dieses „Etwas" soll der Begriff der Metasyphilis ausdrücken. Es ist aber immerhin sehr wohl möglich, daß sich schließlich dieser ganze Begriff löst in dem einer eigenartigen direkten Folge der Syphilis. Manche Erfahrungen bei Paralyse ließen sich in diesem Sinne verwenden, und der Begriff der Metasyphilis entbehrt zum mindesten jeder klaren Grundlage. Alles, was man, zum Teil recht geistreich, über ihr Wesen gedacht hat, steht schließlich doch in der Luft, wenigstens habe ich begründende Tatsachen nicht finden können.

Von besonderen, bis jetzt allerdings ebenfalls nicht verwirklichten Vermutungen sei noch genannt die Annahme bestimmter neurotroper Stämme der Spirochäte und die Beobachtung, daß zuweilen von Anfang an Form und Stärke des Infekts über die Beteiligung der Meningen entscheiden[1]. Ich habe nicht den Eindruck, daß diese Vermutung bisher entschieden ist an einer genügend großen Zahl ausreichend lang beobachteter Kranken. Sodann fehlt die Einsicht in den Grund der ersten Beteiligung der Meningen und in das Verhältnis von Rückenmarkssyphilis und Tabes. Von konstitutionellen Voraussetzungen für die Entstehung der metasyphilitischen Veränderungen wurde Vieles und Interessantes beigebracht[2]. Ich habe nach meinen eigenen Erfahrungen klare Eindrücke nicht gewonnen.

Tuberkulose ergreift viel häufiger die bindegewebigen Teile und die endothelialen Häute als das eigentliche Nervengewebe. Zu ihm, ebenso wie zum Muskel ist offenbar nur eine sehr geringe Verwandtschaft des tuberkulösen Gifts da. Aber wir sehen doch hin und wieder auch Solitärtuberkel im Nervensystem selbst, merkwürdigerweise dann auch nicht selten an bestimmten Stellen. Sehr bedeutungsvoll wird die Tuberkulose der Knochen durch ihre auf das Nervensystem übergreifenden Wirkungen. Das Prinzip ist aber nicht nur für die Tuberkulose, sondern auch für alle möglichen andern Arten von Krankheiten als höchst bedeutsam zu berücksichtigen, z. B. für die Knochenveränderungen bei Pagetscher Krankheit oder Osteomalacie: der Übergang bzw. die Einwirkung jeder Art von Krankheitsprozessen, von Entzündungen, Infektionen und Geschwülsten von Knochen und Höhlen der Nachbarschaft auf das Nervensystem. Am Rückenmark kann man fast sagen, daß das, was es von außen schädigt, beinahe ebenso häufig ist als das sich in ihm abspielende. Und am Gehirn ist durch den komplizierten Bau des Kopfes besondere Gelegenheit zu allen möglichen Formen atypischer Erkrankungen gegeben.

---

[1] DREYFUSS, Münch. med. Wschr. **1920**, Nr 48.
[2] Vgl. J. BAUER, Konstitut. Dispos. usw., 3. Aufl. S. 214ff.

Die Entzündungen sowie die Entartungen von Zellen und Fasern, die sich bei „Metasyphilis“ einstellen, liegen nun nicht regellos, sondern sie treffen merkwürdigerweise Gebilde bestimmter Funktion und bestimmter Zusammenordnung. Und dieses eigenartige Verhalten, dessen Grundlage uns vorerst noch völlig unbekannt ist, hat die Syphilis gemein mit andern Schädlichkeiten, die, der Syphilis fremd, systematische Entartungen bestimmter Fasersysteme hervorrufen. Die anatomischen Vorgänge bei der amyotrophischen Lateralsklerose und den zu ihrer Gruppe gehörigen Erkrankungen dürften prinzipiell die gleichen sein wie bei der Tabes.

Bei diesen einfachen Systemerkrankungen haben wir den rein degenerativen Vorgang, die Wahlverwandtschaft des schädigenden Gifts zu Zellen und Fasern bestimmter Verrichtung, die strenge Beschränkung auf diese. Hier wissen wir von einer Infektion nichts und nur bei vereinzelten dieser Krankheitsarten noch von einer familiären Grundlage etwas. Auch die Annahme von Gifteinwirkungen, die auf Grund von Analogievorstellungen (vgl. Blei) wohl herangezogen werden könnten, steht völlig in der Luft.

In das Grundsätzliche dieser Gruppe hinein gehören nicht wenige Krankheiten, und es scheint mir, daß immer neue hinzukommen, wir erinnern an die bekannten kombinierten Systemerkrankungen. Abgesehen von den syphilitischen und den ätiologisch unbekannten, motorischen und kombinierten Systemerkrankungen, haben wir hier, wie gesagt, noch solche, bei denen das familiärdegenerative Moment eine Rolle spielt (s. Kap. 1), z. B. die Friedreichsche Krankheit. Hier finden sich dann Vereinigungen mit Agenesien und anderen angeborenen Schädlichkeiten. Da könnten vielleicht exogene Einflüsse auf einen besonders guten Boden treffen, weil er durch die Anlage schlecht ist. Aber das Exogene ist hier völlig hypothetisch. Vielleicht ist allein die Schwäche der Anlage bedeutungsvoll, die hier unter dem Einfluß der Lebensfunktionen im Sinne von EDINGERS Gedanken einen allmählichen Schwund herbeiführt[1]. Zu diesen heredofamiliären Erkrankungen dürften auch die Muskeldystrophien gehören, sowie die atrophischen Myotonien. Bei letzteren werden inkretorische Einflüsse angenommen. Letzten Endes sind wohl zu den Systemerkrankungen auch zu rechnen die Stranggenerationen, die sich im Gefolge schwerer Anämien und Leukämien finden. Mir ist es am wahrscheinlichsten, daß hier Entartungen durch Giftwirkung vorliegen. Man muß nur hervorheben, daß hervorragende Forscher sie als sekundäre Degeneration nach Blutungen auffassen[2], freilich schien mir bei dieser Annahme das Systematische sehr wunderbar.

Schließlich haben wir noch eine Reihe von Krankheitsformen, deren Entstehung vorerst noch im Dunkel liegt, z. B. Myasthenie[3], Myotonie. Hier wird ja wie gesagt das inkretorische Moment hervorgehoben; wie mir scheint, vorerst noch ohne ausreichende Unterlage. Bei der Syringomyelie liegt wohl eine gliomatöse Neubildung vor. Wieweit hier angeborene Veränderungen in Betracht kommen, wieweit die

---

[1] Der jetzige Stand der Lehre von den Aufbrauchskrankheiten: J. BAUER, Dtsch. med. Wschr. 1922, Nr 40.
[2] Siehe Abschnitt Blut.　　　[3] Vgl. v. BERGMANN u. DRESEL, Z. klin. Med. 108, 120.

allgemeinen Ursachen der Tumorbildung bedeutungsvoll sind, steht dahin. An eine Bedeutung der Gefäße für die Entwicklung der Syringomyelie wurde auch gedacht. Traumen und Blutungen scheinen ätiologisch zuweilen eine Rolle zu spielen.

Die Schädigung der Nervenzellen und Nervenfasern, welche Störung der Funktion herbeiführen, ist entweder eine mechanische oder eine chemische. Im ersteren Falle sind morphologische Veränderungen da, im zweiten können sie für unsere gegenwärtige Betrachtungsmöglichkeit aufzufinden sein oder fehlen. Das ist in letzter Hinsicht natürlich ganz gleichgültig, um so gleichgültiger, als der Bereich morphologischer Betrachtung sich jeden Tag erweitern kann. Also beide Arten von Einflüssen gehören für die theoretisch-pathologische Betrachtung zusammen, so wie Anatomie und Physiologie zusammengehören als zwei Betrachtungsformen des Lebendigen, die dessen Sein und Geschehen erforschen. Leider hat sich die Unsitte eingestellt und noch mehr „leider" erhält sich diese Unsitte: die morphologischen Veränderungen als „organisch" in einen Gegensatz zu bringen zu den „funktionellen". Es braucht über das Unsinnige, Veraltete und oft mit Recht Gegeißelte dieser Betrachtungsform nichts weiter gesagt zu werden, als daß sie immer weiter Verwirrung anrichtet. Besondern Schaden stiftet sie deswegen, weil in der alten Neurologie nun außerdem noch der Begriff des Funktionellen vielfach zusammengeworfen wurde mit dem des Seelischen.

Das Seelische ist nach gegenwärtiger Auffassung ein besonderes Korrelat des Lebendigen. Es ist in seiner Fähigkeit zur Äußerung gebunden an die Funktionen der nervösen Apparate und das Nervensystem vermittelt nach unserer gegenwärtigen Auffassung auch jeden Einfluß des Seelischen auf die körperlichen Vorgänge. In welcher Beziehung diese zueinander stehen, ist hier nicht zu erörtern.

Darüber mag jeder seine eignen Gedanken haben — sie sind bei unserer Unkenntnis der Dinge wirklich vogelfrei. Ich gebrauche hier die naive Auffassung der Wechselwirkung, ich hypostasiere auch das Nervensystem als körperliches Vermittlungsorgan zwischen Seelischem und Somatischem. Daß das nur Vermutung ist, weiß ich sehr wohl, Ich weiß auch, daß man etwas Besonderes zu sagen glaubt mit dem Worte: Leibliches und Seelisches ist dasselbe oder beides ist nur der Ausdruck des Lebendigen. Für das gleiche hält es kein aufrichtiger Mensch, und daß beides für die Forschung streng aneinander gebunden ist, weiß jedes Kind. Ich binde es für meine Betrachtungen außer an alles Lebendige, noch besonders an das Nervensystem in seiner Totalität, weil mir das die Vorgänge am besten zu erklären scheint. Gewiß beobachten wir körperliche Vorgänge ohne seelisches Korrelat, und gewiß vermögen wir mit unseren Sinnen seelische Vorgänge ohne körperliche Ausdrucksform nicht wahrzunehmen. Daraus läßt sich meines Erachtens nichts Besonderes schließen: für elektrische und magnetische Vorgänge haben wir auch kein Sinnesorgan, wir vermögen sie nur aus andern Erscheinungen zu erschließen. Trotz alledem halte ich die seelischen Vorgänge für etwas Besonderes und fasse ihren Inbegriff unter dem Worte „die Seele" zusammen. Alles das, ebenso wie der Ausdruck der „Wechselwirkung" sind Worte, mit deren Hilfe wir unsere Beobachtungen schildern. Wer würde über Wesen oder wirkliche Beziehungen dieser Vorgänge etwas zu sagen wagen!

Bei dieser Auffassung dürfen wir also sagen: die Betrachtung der Ursachen nervöser Veränderungen wird unabsehbar dadurch erweitert, daß das Seelische zu ihnen gehört, und daß das Seelische über das Nervensystem zugleich die Verrichtungen unserer Organe beeinflußt. Daß das geschieht, lehrt schon die Beobachtung des gewöhnlichen Lebens.

Dafür ließen sich viele altbekannte Beispiele anführen. Durch Hypnose können ebenfalls viele körperliche Vorgänge hervorgerufen werden. Man kann aber vielleicht zweifeln, ob der Zustand der Hypnose direkt dem zu vergleichen ist, was am natürlichen Menschen geschieht. Denn die Hypnose ist etwas für sich, ihre Entstehung ist uns physiologisch noch unverständlich[1]. Die besonderen Vorgänge, die in ihr ablaufen, sind noch nicht genügend zu übersehen, als daß man sagen könnte: sie bieten eine direkte Brücke zwischen Normalem und am Krankenbett Vorkommenden.

Jedenfalls ist am kranken Menschen der Einfluß des Seelischen von außerordentlicher Bedeutung, denn hier üben die psychischen Vorgänge — ich sage ruhig: als Veranlasser krankhaften Geschehens ihren Einfluß aus nicht nur auf das, was im Nervensystem selbst abläuft, sondern durch das Nervensystem auf das gesamte körperliche Geschehen. Das bedeutet eine ungeheure Erweiterung der ätiologischen und pathogenetischen Betrachtungen. Und zwar unterliegt das gesamte Nervensystem seelichen Einwirkungen, sowohl das zerebrospinale, als das vegetative. Diese Einwirkungen sind teils direkte, teils aber auch indirekte, auf höchst verschlungenen Wegen entstehende und auf die denkbar verschiedenste Weise vermittelte, z. B. wenn auf nervösem Wege die Schilddrüse erregt wird, mit einer Abscheidung von Thyroxin antwortet und wenn die Vermehrung des Thyroxins im Blute nun ihrerseits wieder alle möglichen nervösen Apparate mit körperlicher und seelischer Wirkung beeinflußt. Gerade in die Vorgänge des vegetativen Nervensystems, auch in das Seelische, das sie vermitteln, greifen die inkretorischen Drüsen und ihre Hormone dauernd ein.

Zugrunde liegen also den hier zu nennenden Vorgängen seelische Verhältnisse. Die Äußerungen des Krankhaften zeigen sich durch ein eigenartiges Wesen des kranken Menschen und durch abwegige Organfunktionen. Da erheben sich viele Fragen: welcher Art sind die wirksamen seelischen Vorgänge? Welcher Art sind die krankhaften Verrichtungen der Organe? Läßt sich über das Wesen solcher Menschen etwas Einheitliches aussagen? Endlich: wie ist hinsichtlich des krankhaften Zustands das seelische Wesen, das Nervensystem und die krankhafte Organfunktion im Verhältnis zueinander gegenwärtig vorzustellen?

Solche seelische Veranlassungen sind zunächst stärkste äußere Einwirkungen, die die ganze Persönlichkeit auf das tiefste erschüttern. Dafür gibt es berühmte historische Beispiele, wie der Tränenausbruch BISMARCKS nach der Schlacht von Königgrätz, und in der furchtbaren Gewalt des Weltkrieges sahen wir das gleiche. Die Äußerungsform des Krankhaften hält sich dann an die Ausdruckserscheinungen des gewöhnlichen Lebens, nur daß alles in das Übergewaltige gleichsam verzerrt ist. Das Übermaß der Einwirkungen zeigt sich

---

[1] Vgl. J. H. SCHULTZ, Handb. norm. path. Phys. 17, 669.

auch darin, daß ihr jeder Mensch zum Opfer fallen kann, auch der seelisch kräftigste.

Im allgemeinen bestehen beim gesunden Erwachsenen Hemmungen gegen die Beeinflussung seines psychischen Wesens durch äußere Ereignisse sowie gegen körperliche Äußerungen seelischer Erregungen. Wie bekannt, rechnen wir diese Hemmungen unter die charakteristischen Züge des Männlichen, und ihre Erlernung bedeutet ein Erziehungsprinzip aller heldischen Völker. Im Wesen des Kindes sind diese Hemmungen viel weniger gefestigt. Auch beim Manne treten sie zurück in der Entwicklung bestimmter Zeiten, z. B. bei uns in der Gegenwart. Die Möglichkeit zu leichter Gestaltung seiner persönlichen Reaktionsform durch das Schicksal und zur Konversion seelischer Erregungen in körperliche Vorgänge ist nach dem Ausgeführten potentiell in jedem Menschen vorhanden, nur pflegt sie im Verlauf des Lebens unter dem Einfluß eben des Lebens und der Erziehung durch das Leben zurückgebildet zu werden. Damit sie auch im späteren Leben voll in die Erscheinung treten kann, ist unter den Einwirkungen des gewöhnlichen Lebens, sofern sie nicht das oben genannte Übermaß haben, eine Form von Anlage oder von Umbildung, notwendig. Das, was den nervös-dynamischen Vorgang macht, wissen wir natürlich nicht. Wir kennen nur einige seelische Begleiterscheinungen, die sich bei solchen Menschen öfters finden, z. B. stärkere als gewöhnliche Rücksichtnahme auf das eigene Befinden, Neigung zum Egoismus, Unfriedlichkeit, innere Unruhe, Gereiztheit, Mangel an Harmonie, vor allem Angst. In ihr berührt es sich mit der Seelenverfassung, die KIERKEGARD so ergreifend schildert. Hier ergeben sich zugleich die innige Beziehung dieser Vorgänge zu den Erscheinungen des Lebens, der Religion, der Kunst. Hier zeigt sich die innerste Verflochtenheit der Heilkunde mit dem Leben. Seelisches in Reaktionsform und ausgeprägten körperlichen Erscheinungen zu verraten, ist eine Eigenschaft, die wir mit der Erziehung dem Kinde abzugewöhnen versuchen und die der ernste Mensch in sich zu überwinden sucht. Das Kind hat die Neigung der Konversion von Seelischem zu Körperlichem in höchstem Maße. Die auf der Grenze zwischen Gesundheit und Krankheit stehenden Menschen erwerben sie wieder, wenn sie sie verloren hatten. Und das geschieht unter seelischen Einwirkungen, deren Eigenart hervorzuheben ist, denn bei den Leuten mit der „Anlage", dem Gewordensein, der Besonderheit der Persönlichkeit ist die Eigenart des Vorgangs das Bedeutungsvolle, während an den Menschen mit seelischem Gleichgewicht, wie gesagt, viel mehr das Übermaß wirkt.

Ich weiß für die Beschreibung des Zustands dieser in der genannten Hinsicht empfindlichen und beeinflußbaren Menschen kein besseres Wort als das des Fehlens der inneren Harmonie; das macht uns zugleich begreiflich, wie es auf der einen Seite in erster Linie vom innersten Wesen der Persönlichkeit, auf der anderen von der Art des Schicksals abhängt, ob sie in diesen Zustand geraten kann und gerät, und, falls das geschieht, ob sie die Handhaben zu seiner Überwindung hat. Vor allem aber versteht man so, wie einerseits für bestimmte Persönlichkeiten bestimmte Ereignisse wirksam werden, andrerseits doch auch wieder viele Ereignisse alle Menschen schädigen, z. B. die Gewinnsucht und wie v. Weizsäcker annimmt, die Rechtssucht. Aber ebenso hat v. Weizsäcker damit völlig recht[1], daß eine Nichterfüllung der für jeden Menschen berechtigten Ansprüche an das Leben, vor allem der Mangel an Arbeit und die damit verbundene Not das innere seelisch-nervöse Gefüge des Menschen zerstören kann und ihn in die Neurose hineintreibt. Dann kommt er in den seelisch-körperlichen Zustand, in diese Form eigenartiger Reaktionsform hinein, die Siebeck als charakteristisch für die Neurose schildert. Es muß ja für diese Erörterungen leider bei der Unschärfe der Begriffe mit Worten gearbeitet werden, und man muß sehr vorsichtig sein, den Begriff der Neurose nicht völlig aufgehen zu lassen in menschliche Schicksalsfragen, ihn damit ganz zu verwässern und gewissermaßen von der Medizin wegzunehmen. Siebeck tritt dem mit seiner Betrachtungsform wirksam entgegen. Im ganzen scheint es mir aber jetzt genug zu sein mit den Erörterungen über Neurose. Der innere Friede, die innere Harmonie leidet durch das Nagen seelischer Einwirkungen, die sich teils auf dem intellektuellen, teils auf dem affektiven Gebiete abspielen. Nachhaltigkeit des begleitenden Affekts scheint von großer Bedeutung zu sein. Vorstellungen kommen zunächst in Betracht, die das ganze Wesen des Menschen, z. B. im Sinne eines Wunsches, einer Enttäuschung, einer Zurücksetzung, einer Kränkung, der Unbefriedigung entscheidend beeinflussen, umändern, seine innere Harmonie stören, besonders dann, wenn sie mit den sittlichen Überzeugungen des Menschen in Widerstreit gerieten. Gefühle, Empfindungen, Affekte kommen in gleicher Weise — vielleicht noch stärker in Betracht. Häufig stehen als Veranlasser im Mittelpunkt seelische Vorgänge, die, als Überreste früherer Vorstellungen und Affekte[2], den Kranken überhaupt nicht mehr oder nur noch dunkel erinnerlich sind. Meines Erachtens ist ihre Beziehung zu dem klaren Bewußtsein eine höchst eigenartige: nicht etwa bestehen zwei Welten, die nichts miteinander zu tun haben. Vielmehr ist ein geheimnisvoller Verkehr da, namentlich eine dauernde Einwirkung des Unterbewußten auf den ganzen Organismus. Das Unbewußte herrscht sicher in dieser Beziehung ganz vor, sowohl das Unbewußte, das früher im Bewußtsein war und aus ihm entschwand oder „verdrängt" wurde, als auch weiter die Fülle unserer Triebe, die, an sich uns unbewußt, zum Teil von uns durch Reflexion ins Bewußtsein gebracht werden können. Es wirken bestimmte Triebe und die unbewußten Radikale früherer Erlebnisse von besonderer Färbung in besonderer Häufigkeit und Stärke. Zu dieser besonderen Färbung gehört zuerst das Sexuelle in seinen verschiedenen Ausprägungen und seinen Perversitäten. Aber es gibt meines Erachtens nicht generell den Ausschlag, und man sollte sich doch hüten auf das Wesen unseres Volkes Regungen mit Gewalt und verallgemeinernd aufzupflanzen, die ihm an sich fern liegen, welche vielmehr fremder Eigenart entspringen.

Die innige Beziehung dieser Grundlage („Neurose") zu den tiefsten religiösen Vorgängen ist von allergrößtem Interesse, z. B. manche Fälle von „Verdrängung" stehen doch ganz nahe dem, was man sonst als schlechtes Gewissen oder Schuldbewußtsein bezeichnete — ich meine es vor allem in der Art, wie diese beiden das innere Wesen des Menschen in jener wunderlichen, dem Menschen selbst ganz unklaren Verknüpfung von Bewußtem und Unbewußtem beeinflussen, aufrühren und nie zur innern Ruhe kommen lassen. Man braucht Ringseis nicht zu erwecken, um doch der Bedeutung des inneren sittlichen Friedens — als eines unumgänglich notwendigen Besitzes zur Erhaltung der Persönlichkeit, der Gesundheit und zur Bekämpfung, sogar Verhütung der „Neurose" wieder sein Recht zukommen zu lassen. Aber man muß auch für diese Fragen in Betracht ziehen: es ist unsere schärfste Pflicht mit aller Kraft daran zu arbeiten, daß allen unseren Volksgenossen ein menschen-

---

[1] v. Weizsäcker, Die soziale Neurose. Berlin 1930.
[2] Carus, Psyche, 2. Aufl. — Breuer u. Freud, Krehl, l. c.

würdiges Dasein und fruchtbringende Arbeit gegeben ist, die unumgänglichen Grundlagen jeder innern Harmonie. In gesicherter Existenz ist es nicht schwer ohne Neurose zu bleiben. wenn der Mensch etwas guten Willen und nicht zu viel Eigensucht hat. Aber in der Not der Gegenwart ist es für sehr viele sehr schwer. Die Hilfe muß ebenso mit aller Kraft suchen diese wegzuschaffen, wie die Menschen zu stählen. Wir alle müssen einfach sein und einander lieben, uns gegenseitig helfen.

In der Gegenwart und besonders nach dem großen Kriege sind traumatische Schädigungen von einer großen Bedeutung. Nach allem, was wir wissen, tritt dabei die mechanische Schädigung des Nervensystems ganz zurück, es kommt vielmehr an auf die dem Kranken durch die Verwundung ergreifenden seelischen Erschütterungen mit ihren von ihm vermuteten, gefürchteten oder auch erwünschten Folgen. Versicherung und Rente sind dementspechend in den Kreis der Betrachtungen und Erwägungen einzustellen. Wer das verfolgt, wird das augenblickliche Dahinsinken der Energie und der Kraft unseres Volkes mit tiefem Schmerz begleiten. Es wird erst vorübergehen, wenn religiös-sittliche Kräfte wieder in das Recht ihrer Bedeutung eingesetzt werden und wenn wieder — auch äußerlich — die Grundlagen eines ruhigen Daseins gegeben sind.

Wie mir immer mehr scheint, ist es überhaupt weniger das absolute Quale des bewußten oder — häufiger noch — nicht bewußten Vorgangs, als seine Beziehung auf diesen Menschen, sowie die Stärke und Nachhaltigkeit, mit der er gerade diesen Menschen zu beeinflussen, zu stören, zu inharmonisieren vermag. Es ist der Affekt und seine Nachwirkung. Ob ein bestimmter Vorgange einen bestimmten Menschen in dieser Weise disharmonisch macht — der moderne Sprachgebrauch würde sagen: in die Neurose hineintreibt —, hängt nur von dem Verhältnis beider ab und ist von vornherein völlig unberechenbar. Gerade das weiß jeder Arzt aus andern Erfahrungen: findet man bei einem ältern Menschen eine syphilitische Aortitis, so wirft die Mitteilung darüber den einen um, während sie den andern seelisch gleichgültig läßt.

Also die Entwicklung der Disharmonie ist das Individuellste vom Individuellen. Es gibt so viele Neurosen, wie es neurotische Menschen gibt. Die Entwirrung der Verhältnisse ins einzelne gelingt nur dem Arzt, der durch Erkennen und Verstehen, durch Miterleben und Mitleid im ursprünglichen Sinne des Worts sich die Seele des Kranken öffnen kann[1]. Indessen bestimmte im Wesen des Menschen, der Religion, der Kultur liegende Zusammenhänge wiederholen sich auch hier genau wie in der dramatischen Literatur.

Das bis zum äußersten Individuelle der Vorgänge, von denen wir sprechen, zeigt sich auch in der Form der Reaktion des Kranken auf die innere Disharmonie. Die besondere Färbung des Seelischen ist bei verschiedenen Menschen natürlich verschieden, aber Angst, Niedergeschlagenheit, Unsicherheit und vor allem Gereiztheit kehren am häufigsten wieder. Die psychoanalytischen Forscher sind der Meinung, daß in diesen Seelenzuständen die Kranken eine Art Entlastung von dem nagenden Wurme suchen. Aus religiösen Erfahrungen ließen sich ähnliche Gedanken heranziehen.

---

[1] Vgl. v. WEIZSÄCKER, im 2. Sonderheft d. Deutschen philosoph. Gesellschaft „Kranker und Arzt". Berlin 1929. — v. HATTINGBERG, in Birnbaum, Dtsch. psych. Heilmethoden, S. 136. — v. WEIZSÄCKER, in v. Mering-Krehl, Lehrb., 16. Aufl., II. — MOHR, Psychophys. Behandl. 1925. — SIEBECK in „Lehrbuch der inneren Medizin" 2, 604. Berlin 1931.

Die Form der Reaktion[1] zeigt sich sowohl in allen möglichen animalen wie vegetativen Vorgängen und mit letzteren in der ganzen Fülle der einzelnen Organsymptome. Auch hier in der „Form" der Reaktion, der sog. Organdeterminierung ist eine ganze Reihe von Mechanismen als von den biologischen Verhältnissen des Menschen vorgebildet übernommen. Das hat innige Beziehungen zu den Regungen des Ausdrucks der Seele, die in unbewußt körperlicher Form sich darstellen, also zu dem, was man in der Regel Ausdrucksbewegungen nennt. Da gibt es mancherlei Bekanntes. Aber man wird dem Verständnis des Einzelfalls nur gerecht werden[2], wenn die Form des Ausdrucks bei jedem Kranken besonders erforscht und zu den eigentümlichen Verhältnissen seines psychologischen Zustands sowie zu der Art der zu suchenden und oft nur mit großer Schwierigkeit zu klärenden Einwirkung in Beziehung gebracht wird. Hier kann der eingehende Untersucher viel Klarheit gewinnen, aber es ist nicht einfach und bedarf einer menschlich großen Phantasie und großer Beweglichkeit des Geistes. So werden auf der einen Seite die sonderbarsten Zusammenhänge zutage gefördert[3]. Auf der andern ist dabei auch eine Vulgärpsychologie entstanden, über die man nur den Kopf schütteln kann und die oft teils einfältig, teils widerwärtig ist.

Das funktionell veränderte und gewissermaßen den Ausdruck gebende Organ kann in das determinierende Ereignis direkt einbezogen sein. Das gibt Bilder, wie man sie zuerst kennenlernte, und wie sie seit CHARCOT in der verschiedensten Form oft beschrieben wurden. Häufiger ist das Organ nicht mit dem Erlebnis direkt verknüpft. Aber die Störung der Organfunktion hat durch irgendwelche Beziehungen mit dem psychischen Trauma zu tun. Diese Verknüpfung kann sehr kompliziert sein und, wie gesagt, nur durch ganz eingehende, weitsichtige, lebenskluge Nachforschungen verständlich werden. In diesen Fällen — das hebt auch HANSEN klar hervor — gibt eine anatomische oder physiologische Minderwertigkeit des Organs zweifellos eine Veranlagung zur Störung gerade in ihm. Der Erfahrungssatz der alten Klinik vom Locus minoris resistentiae kommt hier zu seinem Recht, und er zeigt sich in der allerverschiedensten Form, sei es, daß ein nicht normales Organ, das bis dahin keine Beschwerden gemacht hatte, krankhaft-funktionell erst in die Erscheinung trat, sei es, daß seine Symptome sich ändern und nun erst in einer besonderen Weise sich geltend machen. Ob und wieweit aus Störungen, die sich auf seelischer Grundlage entwickelten, solche organischer Natur werden, ist hier nicht zu erörtern. Aber daran müssen wir festhalten, daß die psychogene Verwendung von Organfunktionen seitens des Kranken etwas für sich zu Betrachtendes und zu Verstehendes ist. Die Verbindung beider Reihen von Symptomen kommt im Leben häufig vor, dann hat jede von ihnen ihre Geschichte. So ist es aber nicht nur bei den hier erörterten Krankheitszuständen, sondern so ist es, innerhalb gewisser Grenzen mehr oder weniger, wie v. WEIZSÄCKER mit vollem Recht betont[4], bei einer großen Zahl innerer Krankheiten.

Auch neurotische Erscheinungen von seiten der vegetativen Organe kommen, sei es für sich, sei es in Verbindung mit Krankheitssymptomen, die zerebrospinale Nerven, Gefäße, Parenchymzellen machen, ungemein häufig vor; sie wurden auch im

---

[1] Vgl. H. CURSCHMANN, Dtsch. Z. Nervenheilk. **107**, 3. — SIEBECK, l. c.

[2] HANSEN, Kongreß inn. Med. **1925**, 195. — Vgl. KATSCH, Wien. klin. Wschr. **1930**, Nr 13.

[3] Vgl. z. B. HEYER u. BÜGLER, Dtsch. Z. Nervenheilk. **98**, 123.

[4] v. WEIZSÄCKER, Verh. Ges. Verdgskrkh. **1926**, 222, 6. Tagung.

Schrifttum und in ärztlichen Besprechungen vielfach behandelt[1]. Die Häufung dieser Vorgänge ist um so eher verständlich, als die ganzen politischen und sozialen Verhältnisse der Zeit unzweifelhaft die Entwicklung von Neurosen begünstigen und als die vegetativen Innervationen ohnehin schon die nächsten Beziehungen haben zu den Trieben und zum ganzen Reiche des Unbewußten.

Die Veranlassungen zu diesen vegetativen Neurosen sind grundsätzlich die gleichen wie die zu den allgemeinen, sie sind, wie dort, für den Einzelfall auf das genaueste zu erforschen. Wichtig ist: manche Voraussetzungen besonderer Art haben Beziehungen zu besonderen Organsymptomen, z. B. geschlechtliche Unstimmigkeiten zu solchen der Herz- und Atmungsnerven.

Eine große Schwierigkeit der Betrachtung liegt auch hier (vgl. Abschn. 1) darin, daß es häufig fast unmöglich ist, Anlage und Krankheit voneinander zu trennen. Das hängt auch hier natürlich damit zusammen, daß das Krankhafte vielfach ohne jede Grenze aus dem Gesunden hervorgeht und daß das Gesunde, je nach dem Vorwiegen des Arbeitens bestimmter Gewebe oder je nach dem Hervortreten bestimmter funktioneller Eigentümlichkeiten eines Organs an sich schon so außerordentlich verschiedene Bilder zeigt. Und, wie immer hervorgehoben werden mußte, noch viel größer ist die Variabilität am Kranken, weil hier mit den neurotischen Symptomen sich noch solche von seiten der spezifischen Gewebselemente und ihrer peripheren Nerven verbinden können. Denn die Nerven der Organe erkranken mit ihrem Parenchym häufig. Kennen wir doch durch die Darlegungen[2] von F. KRAUS und S. G. ZONDEK die innige Verschmelzung von Nerv, Kolloid und Elektrolyt. Wie mir scheint ist der Teil der Organsymptome, der hieraus erfolgt, noch nicht ausreichend geklärt und noch nicht genügend abgetrennt weder von den Erscheinungen, die die Erkrankung des Parenchyms hervorruft, noch von den jetzt zu besprechenden — soweit eine Trennung überhaupt möglich ist.

Der neurotische Zustand äußert sich bei den Kranken, wie gesagt, in Allgemeinerscheinungen, die nur zum Teil auf körperlichen, zum größeren auf seelischem Gebiet liegen. Auch diese letzteren treten sehr häufig so unverhältnismäßig zurück, daß sie nur sehr schwer und nicht selten nur mit feinster psychologischer Nachforschung zu finden sind. Da sie, wie besprochen, sich in der Regel oder mindestens sehr häufig durch gewissermaßen isolierte Organsymptome äußern, so hat man vielfach von Neurosen der einzelnen Organe, von „Organneurosen" gesprochen, indem man das in der ganzen Persönlichkeit liegende Krankhafte vernachlässigte. Ich brauche in eine Erörterung dieser Frage nicht einzutreten. Denn ich habe diese Betrachtungsform, wenn ich überhaupt mit ihr zu tun hatte, stets für unrichtig gehalten und stets die örtlich neurotischen Erscheinungen nur als eine Teilerscheinung der neurotischen Persönlichkeit angesehen: „Herzneurosen" sind Herzstörungen Neurotischer, „Magenneurosen" Funktionsanomalien des Magens bei nervösen Menschen. Diese Neurosen, die, ich möchte sagen, isolierte Organsymptome hervorrufen, erzeugen, namentlich in den Fällen, in denen die seelischen Erscheinungen der Allgemeinneurose ganz zurücktreten, nicht selten funktionelle Symptome, die organischen völlig gleichen. VON BERGMANN hat völlig recht[3], daß der Arzt dann in erster Linie darauf achten muß, nicht echte Organerkrankungen, wie z. B. Koronarsklerose oder Ulcus duodeni zu übersehen. Noch häufiger — namentlich am vegetativen System kommt das vor — gleichen die Symptome denen funktioneller Störungen, die allen andern physiologischen Verrichtungen gleichzusetzen sind und als solche mit einem krankhaft psycho-

---

[1] Z. B. L. R. MÜLLER, Die Lebensnerven, 3. Aufl. — HANSEN, Naturwiss. **16**, Nr 45—47 (1928).

[2] Vgl. S. G. ZONDEK, Die Elektrolyte usw. 1927 — Klin. Wschr. **1928**, Nr 5.

[3] v. BERGMANN, Dtsch. med. Wschr. **1927**, Nr 49.

genen Ursprung gar nichts zu tun haben. Als ihr Typus dürfen Innervationsanomalien des Ösophagus angeführt werden. Hier gleichen sich organisch-funktionelle und psychogene Innervationsanomalien klinisch oft vollkommen: Aber solche Funktionsstörungen kommen auch an allen andern inneren Organen vor. In diesem Buche sind sie bei den Funktionsstörungen der einzelnen Organsysteme angeführt. Ihre Erscheinungen gleichen, wie gesagt, nicht immer, aber doch nicht selten denen der psychogenen Organneurosen. Es ist das hier nicht anders wie bei den Neurosen des zerebrospinalen Nervensystems, z. B. denen der Kinetik. Leider werden vielfach diese organisch funktionellen Ereignisse, die mit seelischen Vorgängen derart nichts zu tun haben, nach der alten klinischen Definition der Neurose („nervöse Vorgänge ohne anatomische Grundlage", zu denen auch Tetanus und Epilepsie gehörten) noch immer als Neurosen bezeichnet. Das muß natürlich im Kopf des Arztes die größte Verwirrung anrichten, weil das echte organisch-funktionelle Geschehen im physiologischen Sinne mit den seelisch-vermittelten Vorgängen an sich nichts zu tun hat. Diese organisch-funktionellen Erkrankungen finden sich an allen Organen und an allen Geweben. Davon ist an vielen Stellen dieses Buchs die Rede. Z. B. die Störungen der Herzrhythmik gehören ebenso dazu wie manche Formen des Tic. Gerade die motorischen Reizerscheinungen des Zentralnervensystems geben uns ein gutes Beispiel dafür, wie mit wachsenden Kenntnissen die Anschauungen sich wandeln. Ich lernte als Student noch die Chorea und die Paralysis agitans unter den funktionellen Krankheiten, damals sogar noch unter den „Neurosen". Die maladie des tics ist heute noch für uns funktionell. Aber mit Neurosen im modernen Sinn hat das alles nichts zu tun.

Bei dem tiefen Stand einer Pathologie und vor allem pathologischen Anatomie des vegetativen Nervensystems — ich möchte vielleicht noch mehr sagen bei seiner nahen Beziehung zu Giftwirkungen hat sich gerade für seine funktionellen (oft fälschlich Neurosen genannten) Erkrankungen noch ein ganz eigenartiges Verhältnis herausgebildet: die Form der Erkrankung wurde vielfach nicht auf Grund einfacher Beobachtung, sondern auf Grund vermeintlicher physiologischer Analogien betrachtet. Das stammt aus der Zeit, als man das Krankhafte gleichsam nur als ein Zerrbild des Normalen ansah. Da nun die vegetativen Organe von Vagus und Sympathikus innerviert werden, so sprach man schon seit Jahrzehnten von Vagus- und Sympathikusneurosen. Dieser Auffassung lag zugleich die vulgäre, von den besten Physiologen immer abgelehnte, leider aber immer wieder neuerstehende Theorie eines Antagonismus der beiden vegetativen Nerven zugrunde. Die berühmte Arbeit[1] von EPPINGER und HESS entstammt dieser Gedankenrichtung. Seitdem hat man gesehen, daß die klinische Symptomatologie so gut wie nie neurotische Erscheinungen bietet, die auf eine dieser Nervengruppen beschränkt sind[2]. Man lernte nicht nur die Unsicherheit, sondern die Bedeutungslosigkeit der pharmakologischen Untersuchungen für diese Aufgabe, d. h. für die Unterscheidung sympathisch und parasympathisch bedingter Symptome kennen. Man sah mit der Erweiterung der Beobachtungen mehr und mehr die außerordentliche Vielgestaltigkeit der Erscheinungen sowie ihre nahen Beziehungen, wie gesagt, zu den Symptomen, die die Veränderung der Parenchymzellen macht, sowie zu denen von seiten der inkretorischen Drüsen.

Statt mit dem Worte Vagotonie und Sympathikotonie bezeichnet v. BERGMANN die in ihrem vegetativen Nervensystem leicht schwankenden und vor allem leicht erregbaren Menschen als „vegetativ Stigmatisierte"[3].

---

[1] EPPINGER u. HESS, Vagotonie. 1910.

[2] v. BERGMANN, in v. Bergmann-Staehelins Handb. 5, 1099 (Lit.). — DRESEL, in Kraus-Brugschs Handb. **10 III**, 1.

[3] v. BERGMANN, l. c.; Z. klin. Med. **108**, 90; Med. Klin. **1928**, Nr 22.

Diese vegetativ Stigmatisierten, die in manchen Formen mehr Beziehungen zum Typus der leichtesten Hyperthyroiden, in andern mehr zu dem der Tetanoiden haben, zeigen als charakteristische humorale Eigenschaft die Reid-Huntsche Reaktion[1] ihres Blutes. Sie gehen unmerklich gewissermaßen aus gesunden Menschen hervor, ja man wird sie vielfach zu den Gesunden rechnen, so wie man bei einer ganzen Reihe gesunder Menschen thyreoideale, akromegale, subovarielle Züge findet: die Diathese hat hier ihre bekannten Beziehungen einerseits zum völlig normalen, andererseits zu den leichtesten Formen der Erkrankung. An dieser Stelle fließen wirklich die Grenzen, insofern als die unendliche Verschiedenheit der Menschen schließlich ausgezeichnet und charakterisiert ist durch allerlei kleine funktionelle Verschiedenheiten aller Organe und ihres Zusammenwirkens, in erster Linie aber des Nervensystems und der inkretorischen Drüsen. Also ich persönlich rechne diese vegetativ Stigmatisierten in die Grenze von Normalen und zu solchen mit J. Bauers thyreotoxischer Konstitution[2] und leichtesten Hyperthyreodischen, auch wenn v. Bergmann sehr interessanterweise hervorhebt, daß gerade diese Menschen in der Regel keinen ausgesprochenen Morbus Basedowii bekommen. Die Beziehungen zum Neurotischen im modernen Sinne sind dadurch gegeben, daß eben manche dieser Menschen psychisch-nervöse Züge haben. Aber allgemeingültig hängt das Gesamtbild der vegetativen Reaktionsweise des Einzelnen sehr wenig ab von seiner psychischen Artung und jeweiligen Verfassung[3].

---

[1] v. Bergmann u. Mitarb., Z. klin. Med. **108**, 90ff. — Oehme u. Paal, Med. Klin. **1930**, Nr 12. — Paal, Arch. f. exper. Path. **148**, 232.

[2] J. Bauer, Konstitutionelle Disposition usw., 3. Aufl., S. 119.

[3] Dennig, Fischer, Beringer, Dtsch. Arch. klin. Med. **167**, 26.

9. Der Kreislauf des Blutes.

Eine Pathologie des Blutkreislaufs[1] hat die Störung der Zu- und Abfuhr von Ernährungsstoffen zu den Körperzellen zu betrachten, soweit sie innerhalb der geschlossenen Gefäße stattfindet. Die Zirkulation kann allgemein und örtlich geschädigt sein, vom Herzen und von den Gefäßen kann die Störung ausgehen. Der Zugang der Stoffe zu den Gewebszellen sowie der Abgang von ihnen findet durch die Endothelien der Kapillaren statt. Diese fallen in der Regel nicht zusammen mit den Gewebszellen selbst; sie liegen aber meist dicht aneinander, so daß der größte Teil des Stoffaustauschs direkt zwischen ihnen stattfindet. Nur selten ist zwischen Kapillaren und Parenchyme die Gewebsflüssigkeit, die Lymphe, zwischengeschaltet. Deren Gesamtmenge ist unter allen Umständen viel größer als die des Blutes[2]. Zweifellos machen sich auch besondere Kräfte geltend, die die Gewebsflüssigkeit bewegen und damit die Bewegung der Stoffe zu den Zellen und von ihnen regeln. Wiederum neue Kräfte haben das gleiche in den Zellen zu vollführen. Und schließlich wird ja ein Teil der Lymphe durch die großen Lymphgefäße direkt in die Venen abgeführt. Zu einer Betrachtung des Kreislaufs der gesamten Flüssigkeit würde die Erörterung aller dieser Vorgänge gehören. Wir bringen in diesem Abschnitt nur das, was am geschlossenen Kreislauf des Blutes geschieht.

Bezüglich der Bedeutung von Herz und Gefäßen für die Blutbewegung stellen wir uns auf die Auffassung des Kreislaufs von E. H. WEBER und C. LUDWIG. Gegenwärtig besteht die Neigung, den kleinen Gefäßen die besondere Fähigkeit zuzuschreiben in Verbindung und in Übereinstimmung mit dem Herzen das Blut auch ihrerseits durch rhythmische Zusammenziehungen aktiv zu bewegen[3]. Diese Vorstellung hat mancherlei für sich, weil sie Schwierig-

---

[1] Die berühmten Lehrbücher der Herzkrankheiten von STOKES, CORVISART, BAMBERGER, FRIEDREICH, FRÄNTZEL, HOPE, MACKENZIE, HUCHARD, v. ROMBERG, O. ROSENBACH. — Ferner KÜLBS, Erkrankg. Zirkul. in v. Bergmann-Staehelin, 2. Aufl. — KREHL, Krankheiten des Herzmuskels. 1913; Kreislauforgane, in v. Mering-Krehl, Lehrbuch. — COHNHEIM, Allg Path. 1. — v. BASCH, Physiologie und Pathologie des Kreislaufs. 1892. — Eine Fülle wchtiger. Tatsachen in den gesammelten Beiträgen L. TRAUBE, 1871—1878. — A. HOFFMANN, Lehrb. funkt. Diagn. u. Therapie der Herzkrankheiten. 1920. — BARIÉ, Maladies du cœur. 3. édit. Paris 1912. — F. MORITZ u. v. TABORA, Allgemeine Pathologie des Herzens und der Gefäße in Krehl-Marchand, Handb. **2 II**. — MÖNCKEBERG, in Henke-Lubarschs Handb. **2**, 290. — EDENS, Krankheiten des Herzens. 1929; Verh. dtsch. Ges. inn. Med. **1929** (H. STRAUB, E. v. ROMBERG, Diskussion). — WENCKEBACH, Herzinsuffizienz. Leipzig 1931.

[2] Vgl. M. MENDELSOHN, Z. Kreislaufforschg **20**, 577.

[3] HASEBROEK, Über den extrakard. Kreislauf. 1914; Pflügers Arch. **168**, 247; Klin. Wschr. **1928**, Nr 49. — MARIES, Pflügers Arch. **165**. — FLEISCH, Schweiz. med. Wschr. **1920**,

keiten zu mildern imstande ist, die der klassischen Theorie des Kreislaufs für die Erklärung einzelner normalen und krankhaften Vorgänge anhaften. Aber, soviel ich sehe, fehlt es noch an irgendwelchen Beweisen für die Betätigung der Gefäße im genannten Sinne.

Die allgemeinen Störungen des Kreislaufs, wie sie nicht an einer einzelnen Stelle, also nicht lokal bedingt auftreten, sind jetzt in ihrer Entstehung und ihren Folgen zu betrachten; das Charakteristische und Entscheidende ist hier also der Angriff des Krankhaften an Herz, Gefäßen und Geweben, auch dann, wenn Störungen des Kreislaufs aus besonderen Gründen sich nur örtlich äußern.

Die Fähigkeit des Herzens, durch Variation seines Schlagvolums, der Schlagzahl und der seinem Inhalt erteilten Beschleunigung den verschiedensten Ansprüchen zu genügen, ist eine außerordentlich große. Man wird über das Anpassungsvermögen des tierischen Herzens immer von neuem staunen müssen, weil es als Motor — wir reden hier nur vom Kreislaufe des Menschen — mit Auswurfsmengen und Druckhöhen zu arbeiten vermag, die das Mehrfache des Mittleren betragen können, und weil es die Arbeit momentan zu wechseln imstande ist, ohne selbst irgendwelche Störung zu erfahren, ja ohne daß die Steigerung der Leistung dem Menschen, in dessen Körper sie sich abspielt, auch nur zum Bewußtsein kommt.

Auch die energetischen Einrichtungen des Herzens sind in wunderbarer Weise auf die Güte seiner Funktion abgestimmt. Nach Bohnenkamps Auffassung ist „die für jeden Herzschlag durch die Erregung bereitgestellte Gesamtenergie unter sonst gleichen Bedingungen eine Konstante, eine vom Anfangsdruck und von der Arbeitsleistung unabhängige Größe"[1]. Die gesamte Wärmebildung wächst nicht mit der äußeren Arbeit[2], sondern nimmt ab. Hier gilt also wahrhaft für die gesamte Energiebildung im Herzen das „Alles-oder-Nichts-Gesetz": die von einer Herzkontraktion beanspruchte Gesamtenergie ist konstant, die Wärmebildung mindert sich in dem Maße wie die mechanische Leistung steigt. Bohnenkamp setzt klar auseinander[3], wie Adaptionsfähigkeit und Reservekraft als Folge des gleitenden Energiequotienten angesehen werden können. Im einzelnen ist zu raten, mit jedem endgültigen Urteil über das Verhältnis Energetik und Stoffwechsel am Herzen äußerst vorsichtig zu sein. Jedenfalls aber steht die Sauerstoffabsorption, namentlich bei Kontraktion von bestimmten Spannungen aus, keineswegs in linearem Verhältnis zur Größe der Arbeit, sie steht aber nach Eismayer und Quincke[4] in solchem zum Anfangsvolumen des Herzens vor der Kontraktion. Eismayer und Quincke nehmen eine bessere Resynthesefähigkeit des Herzmuskels bei Vergrößerung der atmenden Oberfläche durch die Volumvermehrung an. Das Alles-Nichts-Gesetz würde dann nur für die Kontraktionsphase gelten. So ließen sich jetzt die Ergebnisse der wärmemessenden und der atmungsmessenden Versuche vereinigen.

Nr 14. — Vgl. Matthes, Arch. klin. Med. **89**, 381. — Zusammenfassend Magnus-Alsleben, Klin. Wschr. **1929**. — Frenckell, Erg. inn. Med. **37**, 100.

[1] Bohnenkamp u. Ernst, Dtsch. med. Wschr. **1928**, Nr 9. — Bohnenkamp, Z. Biol. **84**, 79. — Nemoto, ebenda **87**, 498. — Bohnenkamp, Phys. med. Ges. Würzburg **1927**, 24. Nov.

[2] O. Bruns, Kongreß inn. Med. **1914**, 419. — Bohnenkamp, l. c.

[3] Bohnenkamp, l. c.; Klin. Wschr. **1929**, Nr 10.

[4] Eismayer u. Quincke, Klin. Wschr. **1929**, Nr 40. — Clark u. White, J. of Physiol. **66**.

Die Anpassungsfähigkeit des Herzens liegt begründet in den Eigenschaften seines Muskels selbst, denn er vermag auch losgelöst vom Zentralnervensystem seine Leistungen zu vollführen[1]. Immerhin steht das vom Zentralnervensystem isolierte Herz doch weit hinter dem normalen zurück, und auch weitere Beobachtungen würden und müßten zuungunsten des isolierten Herzens ausfallen. Das ist eigentlich selbstverständlich, denn die Leistungsfähigkeit des Kreislaufs beruht natürlich auf einer sorgfältigen Anpassung und Zusammenordnung von Herz und Gefäßen. Deswegen ist eine weitgehende Beeinflussung aller Gefäßgebiete (Arterien und Venen) vom Herzen aus ganz sicher: ihrer Weite, ihrer Wandspannung, des Zeitpunkts und Umfangs ihrer Innervation. Das wird durch die zentrifugalen Nerven der Gefäße vermittelt; man denke nur an Depressor und Sinusnerven; auch die Beschaffenheit des Blutes könnte nach den Untersuchungen Loewis[2] von Bedeutung sein. Unsere Kenntnisse stehen zwar noch völlig im Anfang. Aber wir haben doch Ausblicke, um die Bedeutung dieser Vorgänge sehr hoch anschlagen zu dürfen. Und so wie die Gefäße vom Herzen aus geleitet werden, so erfährt dieses natürlich Einwirkungen der mannigfaltigsten Art von jenen. Endlich erzeugt das Herz durch das Zentralnervensystem hindurch umfangreiche und komplizierte Reflexe auf seine eigene Tätigkeit.

Am Herzen selbst ist die Vollkommenheit seiner Leistungsfähigkeit sicher eine höchst komplexe Größe. Wie ich glaube, kann man die kontraktilen Muskelfasern, das Aschoff-Tawarasche Gewebe, die Nervenzellen und Nervenfasern, in ihrer Bedeutung für diese Vorgänge noch nicht auseinander halten oder den Anteil des Einzelnen annähernd abschätzen.

Das rein Mechanische der Zusammenziehung wird von den gewöhnlichen Herzmuskelfasern als solchen besorgt. Die des Vorhofs besitzen wohl in sich selbst auch das Vermögen der Bildung von Rhythmen; das entspricht den Anschauungen der älteren myogenen Theorie. Ob man die Fähigkeit der Automatie für die Kammermuskeln aufrechterhalten kann, scheint neuerdings doch zweifelhaft zu sein, nachdem man mehr und mehr geneigt wurde, sie an die Fasern des Erregungssystems zu binden. Dieses selbst ist muskulärer Natur. Aber es hat funktionell manche Eigenschaften mit den nervösen Gebilden gemeinsam. Sollte sich diese Auffassung bestätigen, so hätten wir weder eine neurogene, noch eine myogene Theorie im ursprünglichen Sinne. Wir werden zur Zeit vielmehr eine Auffassung vertreten, nach der die Automatie zwar von Muskeln ausgeht, aber von Muskeln anderer Art als die gewöhnliche kontraktile Substanz der Muskelfasern. Jedenfalls also etwas ganz anderes als die ursprünglich von Gaskell, Engelmann, Romberg, His und mir vertretene Auffassung, nach der die kontraktile Substanz selbst zugleich die Fähigkeit der Automatie besitzt und maßgebend ausübt.

Am Gesunden gibt der Sinusknoten von Keith-Flack Zahl und Folge der Zusammenziehungen an. Es soll aber erwähnt werden, daß manche Forscher eine koordinierte harmonisch geordnete Tätigkeit des Sinus- und des Atrioventrikularknotens annehmen[3]. Vom Sinusknoten aus geht die Erregung durch die Vorhofsmuskulatur, den Aschoffschen Knoten, das Hissche Atrioventrikularbündel und die Aufspaltung des Systems in der Wand der Kammern zu den einzelnen Muskelfasern oder Faserzügen. Auch in den Wänden der Kammern kann die Schlagfolge offenbar nur von diesen eigenartigen Fasern beeinflußt werden[4].

---

[1] Vgl. v. Frey, Arch. klin. Med. **46**, 398. — Krehl u. Romberg, Arch. f. exper. Path. **30**, 49. — Friedenthal, Arch. f. Physiol. **1902**, 135. — Enderlen u. Bohnenkamp, Dtsch. Z. Chir. **200**, 129.

[2] Loewi, Pflügers Arch. **189, 193, 203, 204, 206**.

[3] Vaquez, Dongelot, Géraudel, Arch. mal. cœur **18**, 353, 445.

[4] Zahn, Pflügers Arch. **151**, 247.

Leider vermögen wir die Rolle der Nervenfasern und Nervenzellen für die Herzfunktion auch jetzt noch wenig zu beurteilen. Folgende Tatsachen muß man berücksichtigen: sowohl die gewöhnlichen kontraktilen Fasern als auch besonders die Fasern
des Reizleitungssystems sind in hohem Maße von Nervenfasern begleitet. Auch
Nervenzellen sind durch den Herzmuskel weitverbreitet. In der Hauptsache allerdings häufen sie sich an bestimmten Stellen, namentlich der Vorhöfe, an. Sie stehen,
wie bekannt, in Verbindung mit den zerebrospinalen und sympathischen Fasern
der Vagi und Akzelerantes, den sog. extrakardialen Nerven. Haben diese unzweifelhaft die Aufgabe, das Herz mit den übrigen Organen funktionell zu verbinden und
dadurch von ihnen aus nicht nur seine Schlagfolge, sondern auch seine Leistung zu
beherrschen, so wächst ihre Bedeutung gerade gegenwärtig in mehrfacher Hinsicht.
Einmal hat man gesehen, daß die Erregung der extrakardialen Nerven alle Seiten
der Herzmuskelfunktion zu beeinflussen vermag[1], manche sogar unabhängig voneinander. Und ferner wächst in unserer Gesamtauffassung die Schätzung des Einflusses vom Zentralnervensystem auf das Herz, sowie die Bedeutung seines Zusammenhangs mit den anderen Organen unverkennbar.

Die Fähigkeit des Herzens, innerhalb gewisser Grenzen vergrößerte Ansprüche an Menge des zufließenden Blutes und Höhe des zu überwindenden
arteriellen Druckes schnell und vollkommen zu erfüllen, bedingt die Grundlagen seiner Leistungsfähigkeit[2]; sie schafft zugleich den ersten Übergang in
Verhältnisse, die auf der Grenze stehen zwischen Gesundem und Krankem.

Die Entleerung größerer Blutmengen und die Überwindung erhöhter Widerstände ist verbunden mit Steigerung der Arbeit der einzelnen Systole. Wie
sogleich zu zeigen sein wird, kommt es für alles Folgende auf die Erhöhung der
Spannung der einzelnen Faser an. Diese tritt bei all den genannten Vorgängen
ein. Wir verdanken v. FREY, DRESER und FRANK die Aufklärung der hierbei
wirksamen mechanischen Verhältnisse[3] und wir verdanken F. MORITZ eine höchst
klare und scharfe Darstellung auf Grund der FRANKschen Erörterungen[4]; wir
verdanken H. STRAUB schöne experimentelle Beobachtungen über die Geltung
der FRANKschen Grundsätze am Herzen des Warmblüters.

Jedes Anwachsen der Herzfüllung (das ist das gleiche wie Erhöhung des Venen-
zuflusses oder des „Füllungsdrucks"; sie steigt mit der Diastolendauer) führt zu einer
Vergrößerung, jede Verminderung des Zuflusses zu einer Einschränkung des Schlagvolums. Wenn die der Entleerung gegenüberstehenden arteriellen Widerstände größer
werden, so mindert sich das Schlagvolum zunächst, um aber sehr schnell wieder die
alte Höhe zu erreichen, und umgekehrt wächst dieses bei sinkendem arteriellen Druck;
im ersten Falle bleibt mehr, im zweiten weniger Restblut zurück. Aber die Größe
der diastolischen Füllung (Füllungsdruck, Belastungsdruck) hat auch einen Einfluß
auf die Größe des Widerstandes, der überwunden werden kann (Spannungsmaximum,
Überlastungsdruck), indem diese wächst, sobald jene erhöht ist. Die Überwindung

---

[1] ENGELMANN, E. HERING, LEWIS; BOHNENKAMP u. FRIEDMANN, Pflügers Arch. **217**, 664.

[2] Vgl. STARLING, Das Gesetz der Herztätigkeit. Lancet **210**. — v. WEIZSÄCKER, Handb.
norm. path. Phys. **7 I**, 689.

[3] v. FREY, Arch. klin. Med. **46**, 398. — O. FRANK, Z. Biol. **32**, 41. — DRESER, Arch. f.
exper. Path. **24**, 211. — H. STRAUB, in Handb. Physiol. **7 I**, 237.

[4] F. MORITZ, in Krehl-Marchand, Handb. Path. **2**, 1. — H. STRAUB, Arch. klin. Med. **115**,
531; Handb. norm. path. Phys. **7 I**, 237. — WEITZ, Arch. klin. Med. **131**, 47. — v. WEIZ-
SÄCKER, ebenda **133**, 1; Erg. inn. Med. **19**, 377.

eines gewissen Widerstandes ist somit gebunden an einen gewissen Füllungsdruck und, da innerhalb gewisser Grenzen die Kammerfüllung proportional geht dem Druck des einströmenden Blutes[1], an eine bestimmte Füllung in der Diastole. Diese Tatsachen sind nach den Untersuchungen von DRESER und FRANK zu analogisieren dem Verhalten des Skeletmuskels bei der Unterstützungszuckung[2]. Gewisse Bedenken gegen diese Gleichsetzung kann ich nicht unterdrücken[3]. Bei der Belastung des ruhenden Skeletmuskels wächst seine Spannung. Für das diastolische Herz ist die Beziehung der Füllung der Höhlen zum Druck noch nicht ausreichend untersucht[4]. Die Spannung der frischen diastolischen Herzmuskelfasern des Menschen braucht nicht der Füllung entsprechend zu wachsen. Wir kennen sie nicht, weil sie nicht untersucht ist. Kaum aber kann man, ehe das untersucht ist, aprioristisch sagen: die Fasern eines stärker gefüllten Herzens sind stärker gespannt. Sie sind nur länger. Allerdings behauptet der Physiker, daß unter allen Umständen mit der Füllung des Hohlraums die Spannung wachse. Wenigstens ist es so am herausgeschnittenen Herzen; am frischen Herzen des Menschen, das unter dem Einfluß aller seiner Nervenverbindungen steht, kann manches anders sein. Hier tritt die äußerst verwickelte Frage des diastolischen Herztonus[5] auf. Nach Beobachtungen am Froschherzen ist der diastolische Tonus, dessen besten Maßstab die Ruhedehnungskurve darstellt, durch Ermüdung, Gifte und Änderungen der Zusammensetzung der Nährlösung weitgehend beeinflußbar. Die Veränderung der Elastizität geht nicht parallel der Veränderung der Kontraktilität. Auch ich habe den Eindruck, daß zwischen der Konsistenz des diastolischen Herzens von Toten und des diastolischen Herzens im lebenden Organismus doch ein Unterschied besteht. Die Grundlage dieses „diastolischen Tonus" könnte man sich vorstellen durch einen veränderlichen Grad von Elastizität. Daß man jetzt schon so weit gehen kann, die Gestaltung dieses Tonus als ein Werk sympathischer Innervation anzusehen, möchte ich zunächst noch nicht zugeben. Notwendig für die Förderung der Kenntnis auf diesem Gebiete wären uns Dehnungskurven des Herzen von Kranken. Aber wie soll man die erhalten? Wenn es auch methodisch nicht ganz sicher ist, am Menschen aus dem Röntgenbild auf geringe Schwankungen der Herzgröße zu schließen, so gibt es mir doch zu denken, daß O. BRUNS[6] am gesunden Menschen bei starken Muskelbewegungen mit Blutdruckerhöhung keinerlei Vergrößerung des Herzens fand. Vielleicht lernen wir radiologisch den Tonus des Herzens beurteilen, wenn wir es verschiedenen Wirkungen aussetzen[7].

Die größte Leistung, die ein Herzteil aufzubringen vermag, das meist als „absolute Kraft"[8] oder als „Kontraktionskraft" bezeichnet wird, wäre nach MORITZ zu definieren[9] als „absolutes isometrisches Spannungsmaximum". Der Herzmuskel arbeitet in der Ruhe und fast immer bei seiner Tätigkeit unterhalb dieses Spannungsmaximums. Man bezeichnet seine Fähigkeit, seine Arbeit zu vergrößern und bis an die Grenze der absoluten Kraft heranzugehen, als seine Akkommodationsbreite. Da also das gesunde Herz in jedem Zeitpunkt mehr zu leisten imstande ist, als es leistet, so spricht man ihm in der gewöhnlichen Terminologie eine „Reservekraft" oder „Akkommodationsbreite" zu. Diese wäre dann zu definieren[10]: „für eine bestimmte diastolische Füllung des Ventrikels als der Überschuß an potentieller Spannung über

---

[1] HESSE, Arch. f. Anat. **1880**, 328.   [2] Vgl. die Darlegung von MORITZ, l. c.
[3] Vgl. MORITZ, l. c. 11.   [4] Vgl. HESSE, Arch. f. Anat. **1880**, 328.
[5] Vgl. DIETLEN, Handb. norm. path. Phys. **7 I**, 306 (Lit.). — H. STRAUB, ebenda 237.
[6] O. BRUNS, Münch. med. Wschr. **1921**, Nr 29.
[7] Vgl. GOETTE, Verh. dtsch. Ges. inn. Med. **1929**, 398.
[8] DRESER, Arch. f. exper. Path. **24**, 226.   [9] MORITZ, l. c. 15.
[10] MORITZ, l. c. 17.

das Maß von augenblicklich tatsächlich verlangter Spannung", wenn man annehmen will, daß von der gleichen Anfangsspannung aus verschiedene Druckhöhen erreicht werden können. Nach der BOHNENKAMPschen Auffassung erscheint das Akkommodationsvermögen oder die Reservekraft am klarsten verständlich: es entsteht durch das Gleiten des Energiequotienten.

Bei jeder Systole nach vergrößerter Füllung, also mit größerem Schlagvolum, und bei jeder Systole mit erhöhtem Widerstand, ist ihre Arbeit, gemessen an dem Maßstabe[1] des Produkts von Schlagvolum und Druckhöhe, erhöht. Denn die Entleerungszeit wächst zwar mit steigendem Schlagvolum[2], aber nicht entsprechend dessen Anwachsen; d. h. ein größeres Schlagvolum wird mit größeren Druckhöhen oder, was bei unverändertem Zustande des Arteriensystems das gleiche ist, mit größerer Geschwindigkeit ausgeworfen. Und auch bei vermehrtem Widerstand wächst „ohne wesentliche Änderung der Kontraktionszeit die Steilheit des Druckanstiegs und der Maximalwert des Druckes". Es ist also, wenn das Herz eine Zeitlang entweder mehr Blut auswirft oder größere Widerstände überwindet, in jedem Fall einer der beiden Faktoren, deren Produkt die Arbeitsgröße des Herzens darstellt, erhöht, ohne daß der andere Faktor etwa entsprechend sinkt. Nach gegenwärtiger Anschauung kommt es dabei zu Dehnung und erhöhter Spannung der Muskelfasern[3], und diese führt aus Gründen, die wir nicht kennen, zur Verdickung der Muskulatur. Die Herzhypertrophie geht mit Erweiterung der Höhle einher, wenn eine Steigerung des Schlagvolums als Veranlassung zur Arbeitsvergrößerung in Betracht kommt. Aber ein geringer Grad von Dilatation stellt sich immer auch dann ein, wenn es sich um die Entleerung gegen erhöhte Widerstände handelt, weil dabei mehr Restblut zurückbleibt.

Wir gingen aus von der Anpassungsfähigkeit des Herzens an die herantretenden Anforderungen. Das gesunde Organ steht gewissermaßen in einem mittleren Funktionszustande, jederzeit bereit, sowohl nach unten, als auch nach oben zu den zahllosen Veränderungen der Bedingungen zu folgen, wie sie das Leben mit sich bringt.

Störungen werden sich da in der verschiedensten Hinsicht äußern können. Die Variationsmaxima (die Höhe der absoluten Kraft) sind bei verschiedenen Individuen offenbar schon im gesunden Zustand sehr verschieden; auch wenn wir von Alter, Geschlecht und Rasse ganz absehen! Wir werden von den Ursachen noch zu sprechen haben. Wie mir scheint, steht für die absolute Kraft des Gesunden das, was wir Anlage, Konstitution oder Persönlichkeit nennen, in erster Linie. Die Einwirkung des Willens, der seelischen Kraft auf die Herzleistung hat die moderne Medizin vielfach unterdrückt. Meines Erachtens hat sie damit einen der bedeutsamsten Faktoren aufgegeben, jedenfalls einen, der den Menschen in Wahrheit regiert. Für das Krankenbett spielt dieser Umstand natürlich auch eine Rolle. Die modernen physiologischen Untersuchungen haben diese Frage geklärt. Denn die Erregung des N. sympathicus, die unter dem Einflusse seelischen Energieaufwands zu geschehen vermag, erhöht die gesamte von der Herzsystole aufzubringende Energie und dabei ihr Arbeitsquantum[4].

---

[1] Die noch hinzukommende Beschleunigung, die dem Herzinhalt erteilt wird, wurde bisher auf etwa 1% der gesamten Arbeit geschätzt.

[2] v. FREY, Arch. klin. Med. **46**, 398.   [3] v. WEIZSÄCKER, Erg. inn. Med. **19**, 377.

[4] BOHNENKAMP u. EICHLER, Pflügers Arch. **212**, 707. — BOHNENKAMP u. FRIEDMANN, ebenda **217**, 664.

Störungen zeigen sich nun in der Regel schon viel früher und in anderer Form, als dann, wenn das Spannungsmaximum in Anspruch genommen wird. Am Kranken sehen wir Beeinträchtigung der Herzleistung zunächst ausgedrückt durch mangelhafte Anpassungsfähigkeit an veränderte Anforderungen. Und von hier aus haben wir ohne Grenzen alle Abstufungen bis zu den Zuständen, bei denen auch in völliger Ruhe (also bei geringsten Anforderungen) die Leistung des Organs nicht mehr dazu ausreicht, den Kreislauf des Blutes ohne Störung vor sich gehen zu lassen. Genügen die Leistungen des Herzens schon nicht mehr für die gewöhnlichen Bedürfnisse der Ruhe, so liegt die Grenze des isometrischen Spannungsmaximums des Herzens, seiner absoluten Kraft sehr tief — sie ist entweder schon durch die Minimalanforderungen der ruhigen Lage überschritten oder diese bewegen sich wenigstens ganz nahe an der Grenze der Leistungsgröße. Das ist der Zustand der Herzschwäche in der Ruhe[1].

Die geringeren Grade der Herzschwäche — das, was man relative Herzinsuffizienz nennt oder Bewegungsinsuffizienz — äußern sich, wie gesagt, dadurch, daß Störungen schon bei geringen Anforderungen eintreten, und zwar bei solchen, die die Mehrzahl der gesunden Individuen der gleichen Lebensstufe ohne weiteres erfüllen würde. Der Grad der Störung ist dann charakterisiert durch die Höhe (oder vielmehr die Niedrigkeit) der Anforderung, bei der das Herz zu versagen anfängt. Im Leben gibt es hier jede Stufe, jeden Grad.

Natürlich liegt in diesen Fällen die Grenze der absoluten Kraft viel tiefer als normal. Aber es ist doch prinzipiell manches anders, als bei den starken Variationen des Spannungsmaximums am Gesunden. Da finden wir den Anfangspunkt der Störung erst nahe neben dem Punkt absoluter Insuffizienz, wie jeder Gesunde von sich selbst her weiß. Bei dem Kranken mit Bewegungsinsuffizienz ist die absolute Kraft gewiß geringer als im normalen Durchschnitt. Aber viel früher, als man an ihre Grenze kommt, zeigen die Kranken schon Störungen in fast unmerklichem Umfang und Übergang. Wie groß am schwachen Herzen des Menschen im Vergleich zum normalen das durch den Reiz entwickelbare Energiequantum ist, läßt sich nicht sagen, weil natürlich alle Beobachtungen fehlen. Im Experiment wird es bei dem ermüdeten Froschherz kleiner gefunden[2]. Am Kranken wird es ähnlich sein. Wir müssen uns aber hüten, in den alten Fehler zu verfallen, Beobachtungen der normalen Physiologie direkt auf das Organ des Kranken zu übertragen.

Es dürfte sich also für den Begriff der Herzschwäche darum handeln, daß das Herz oder ein bestimmter Herzabschnitt der ihm durch die Anforderungen zuströmenden Blutmenge nicht die ausreichende Geschwindigkeit zu erteilen vermag, oder daß gegen entgegenstehende Widerstände nicht die gleiche Blutmenge entleert werden kann wie bei dem Gesunden.

---

[1] Vgl. die Darlegungen von MORITZ, l. c. — Ferner O. BRUNS, Arch. klin. Med. **113**, 179. — D. GERHARDT, Kongreß inn. Med. **1913**, 238. — WENCKEBACH, l. c. — DIETLEN, Münch. med. Wschr. **1916**, Nr 7. — MORITZ, ebenda **1915**, Nr 1. — A. FRAENKEL u. DOLL, Arch. klin. Med. **143**, 65. — H. STRAUB, Arch. f. exper. Path. **138**, 31. — EPPINGER, ebenda 50.

[2] BOHNENKAMP, Klin. Wschr. **1929**, Nr 10. — EISMAYER u. QUINCKE, ebenda Nr 40. — EISMAYER, Asher-Spiro, Erg. **30**, 126.

Die Störung wird sich dann in dem Augenblick einstellen, in dem Füllung oder
Widerstand, d. i. Belastungs- oder Überlastungsdruck, die kritische Grenze erreicht.
Wie oben dargelegt, stehen diese beiden Größen am Herzen in einer gewissen, geordneten Beziehung, aber in einer Beziehung, die sich doch verschieden gestalten kann.
MORITZ bezeichnet das Verhältnis zwischen Füllung und Spannung des systolischen
Herzens als „dynamische Koeffizienten" des Herzens[1]. Die Herzkraft ist in Übereinstimmung mit unseren früheren Darlegungen als um so günstiger anzusehen,
je größer die Spannung ist, die bei einem bestimmten Volum erreicht, oder je größer
das Volum ist, das gegenüber einem bestimmten Widerstand entleert wird. Die Entwicklung dieser Spannung ist um so größer und wird begünstigt jedenfalls am normalen Herzen durch die Höhe der Anfangsspannung, von der die Zusammenziehung
ausgeht. Hier stoßen wir wieder auf die schwierige Frage des diastolischen Tonus.
Im Experiment zeigte sich, daß selbst bei Tonusnachlaß im Anfang der Strophantin-
wirkung die Kontraktionsfähigkeit gesteigert sein kann.

Bevor Ursachen, Entstehung und Ausdrucksformen der Herzinsuffizienz
geschildert werden, möchte ich besprechen, in welcher Weise und in welchem
Umfange sich ausgleichende Fähigkeiten am Herzen geltend machen. Wir reden
zunächst nicht davon, wie das Herz seine eigene Tätigkeit dadurch zu unterstützen imstande ist, daß es auf das Verhalten der Gefäße einwirkt, sondern
hier handelt es sich um das Herz selbst.

Wir pflegen die Erscheinungen von Ausgleichung am Herzen abzuleiten
aus den Verhältnissen seiner Größe. Das hat historische und methodische
Gründe. Historische: denn die pathologische Anatomie ging der Physiologie
voraus. Methodische: denn wirklich physiologische Beobachtungen sind am
Menschen ungemein schwer anzustellen. Scheinbar verlieren wir uns also jetzt
zunächst auf das Gebiet der Anatomie; aber auch auf diesem Seitenwege leiten
uns immer physiologische Ziele.

Es wird für den Skeletmuskel, wie mir auch scheint mit Recht, angenommen,
daß seine Masse eine Beziehung hat zur Arbeit der einzelnen Zusammenziehungen,
die er ausführt. Keinesfalls besteht ein einfacher Parallelismus. Die Form der
Arbeit (Größe der Verkürzung, Größe der Last, die gehoben werden muß) und
manches andere ist von Bedeutung. Wir nehmen zunächst einmal an, das auch
gelten lassen zu dürfen für die gewöhnliche kontraktile Substanz des Myokards.
Die vorhin charakterisierte Akkommodationsfähigkeit des Herzmuskels zeigt
seine Fähigkeit, gewissermaßen in veränderter Lage zu arbeiten. Da die vom
Herzen dauernd verlangten Anforderungen bei verschiedenen Individuen durchaus nicht gleich groß sind, und da, wie gesagt, das Herz in Analogie mit dem
Skeletmuskel voraussichtlich mit seiner Masse eine Beziehung hat zu seiner
Tätigkeit, so wird man ein Verhältnis des Herzgewichts zu der Herzleistung
erwarten. Als Maß der Herzleistung wird hier die Arbeit der einzelnen Systole
zugrunde gelegt. Gewiß kann im Sinne der maschinellen Mechanik die Gesamtleistung auch nur durch die Zahl der Systolen erhöht sein. Am Herzen
geschieht das aber nur bis zu einer gewissen Grenze. Meist steigert unser Organ
bei erhöhten Anforderungen auch die Arbeit der einzelnen Systole.

---

[1] MORITZ, l. c. 19.

Die Frage nach dem Verhältnis zwischen Herzgröße und Herzleistung ist eine außerordentlich verwickelte[1], und man wird um so zurückhaltender mit seinem Urteil, je eingehender man sich mit der Angelegenheit beschäftigt. Das, was funktionell die wesentliche Bedeutung für die Größe eines Herzteils (und ebenso für die Größe des ganzen Herzens) hat, ist die Arbeitsgröße der einzelnen Kontraktion. Offenbar hat das Beziehungen zum „Arbeiten in einer den isometrischen Maxima näheren Spannungslage" (MORITZ). Die Spannung oder Dehnung des Muskels vor der Systole ist das, was die Größe der Arbeit bei der Einzelzuckung bestimmt, und zugleich das, was auf irgendeine vorerst völlig unbekannte Weise die Veranlassung zum Wachsen des Muskels schafft. Das entspricht auch den Beobachtungen von A. MEYER am Skeletmuskel[2]. Über die Bedeutung der systolischen Spannung für diese Frage wissen wir nichts. Wie ich meine, wird sie unterschätzt. Wird für das Herz noch die Form der Arbeit in Betracht gezogen[3], so stellt sich eine Relation ein zwischen Herzgröße und Arbeit der einzelnen Systole, in der Erörterung von v. WEIZSÄCKER und BOHNENKAMP[4] zwischen Herzgröße und vermehrter Spannung seiner Fasern. Es wäre nur nötig, die Spannung der Fasern an normalen und krankhaft veränderten Herzen bei zunehmender diastolischer Füllung zu kennen: wir brauchen Spannungskurven solcher Herzen in frischem Zustande.

So wird das Einzelleben der Organe und das Gesamtleben des Organismus, soweit es mit Ansprüchen an die Herzleistung im genannten Sinne einhergeht, eine Beziehung gewinnen zur Herzmasse. Bei einer gewissen, in großen Zügen gleichbleibenden Lebensweise — also bei Mitgliedern einer Art lebender Wesen — läßt sich deswegen ein gewisses Verhältnis feststellen zwischen Herzgewicht und Körpergewicht: die grundlegenden Untersuchungen von W. MÜLLER an der Jenaer Bevölkerung[5] haben hier Zahlen von einer erstaunlichen Konstanz ergeben. Die Herzvergrößerung in der Schwangerschaft findet dadurch ihre Erklärung, daß das Herz während dieses Zustands entsprechend der Körpermasse wächst[6]; ich bleibe vorerst bei dieser Auffassung, weil ich mein Urteil über die Herzgröße nur auf anatomische nicht auf radiologische Untersuchungen begründe[7]. Bei Menschen mit reichlichen Muskelanstrengungen ist das Herz absolut größer, aber durch die gleichzeitige Zunahme der Skeletmuskeln und des gesamten Körperbestands wird das Proportionalgewicht im allgemeinen eingehalten.

Heuristisch nehmen wir nun an: ist das proportionale Herzgewicht, also das Gewicht des Herzens in seiner Beziehung zum Körpergewicht, vergrößert, so hatte das Herz in Systolen geschlagen, deren einzelne vergrößerte Arbeit leisteten, deren Muskelfasern dabei stärker gespannt waren. Und ebenso schließen wir auf eine verstärkte Tätigkeit eines Herzabschnitts, wenn dessen Gewicht im Vergleich zu dem des ganzen Organs gewachsen war. Diese Vergrößerung des ganzen Herzens oder eines Teils heißt Herzhypertrophie. Histologisch findet

---

[1] v. WEIZSÄCKER, Erg. inn. Med. **19**, 377. — HESSE, Zool. Jb. **38**, 243; Handb. norm. path. Phys. **7** I. — Vgl. STADLER, Arch. klin. Med. **91**, 98. — HASEBROEK, Pflügers Arch. **168**, 247. — WEITZ, Klin. Wschr. **1**, 2553 (1922). — Besprechung in früheren Auflagen dieses Buchs.

[2] A. MEYER, Mitt. Grenzgeb. Med. u. Chir. **35**, 651.

[3] v. WEIZSÄCKER, Arch. klin. Med. **133**, 1.   [4] BOHNENKAMP, Klin. Wschr. **1929**, Nr 10.

[5] W. MÜLLER, Die Massenverhältnisse des menschlichen Herzens. 1884. — HIRSCH, Arch. klin. Med. **64**, 597. — WIDEROE, Die Massenverhältnisse des Herzens. Kristiania 1911. — DIETLEN, Handb. norm. path. Phys. **7** I, 332.

[6] W. MÜLLER, l. c. — Vgl. DREYSEL, Münch. med. Abh. **1**, 3. — DIETLEN, Herz u. Gefäße, S. 267.

[7] Vgl. W. FREY, Herz und Schwangerschaft. 1923.

man dabei die Muskelfasern breiter, die Kerne größer. Wohl ist auch die Zahl der Fasern vermehrt, doch ist das nicht sicher. Jedenfalls aber wächst in dem hypertrophischen Herzteil mit der Muskulatur zugleich das Bindegewebe[1].

Diese aus mechanischen Gründen, als das Ergebnis verstärkter Arbeit der einzelnen Systolen eintretende Hypertrophie beschränkt sich streng auf diejenigen Muskelabschnitte des Herzens, die auf einem höheren Niveau arbeiteten. Nie greift etwa aus anatomischen Gründen der Prozeß von einem Herzteil auf einen anderen über; das ganze Herz hypertrophiert, soweit überhaupt rein mechanische Gesichtspunkte in Betracht kommen, nur dann, wenn alle seine Abschnitte größere Arbeit geleistet haben, als dem mittleren Durchschnitt entspricht. Pflegen wir doch eben das Vorhandensein von Hypertrophie als ein Zeichen dafür anzusehen, daß eine abnorm starke Arbeitsleistung vorgelegen hat. Zu dieser Form der Schlußfolgerung haben wir das Recht für alle Fälle, in denen eine mechanische Entstehung der Muskelhypertrophie angenommen werden darf. Die quantitative Betrachtung freilich läßt zunächst noch im Stich, weil wir die einzelnen Beziehungen, die in Betracht kommen: Art und Form der Herztätigkeit, sowie Größe der einzelnen Faktoren weder festzustellen noch in ihrer Bedeutung für die Herzgröße zu beurteilen vermögen. Bei den arteriellen Hypertonien haben wir ebenso Fälle mit hohem Druck und geringer Herzhypertrophie, wie auch solche mit umgekehrtem Verhältnis, ohne daß man in der Verschiedenheit des Schlagvolums oder in der Dauer der Hypertonie (man bedenke ihr Schwanken) bisher die Erklärung finden könnte.

In der Klinik werden seit langer Zeit diese auf Grund größerer Herzarbeit sich entwickelnden Herzhypertrophien als kompensatorische oder akkommodative bezeichnet. Damit soll ausgedrückt werden, und damit ist die Anschauung verbunden, daß das Wachstum des Muskels eine ausgleichende Fähigkeit besitze. Der hypertrophische Herzteil arbeitet nach dieser Annahme bei der Ruhe in einer neuen Gleichgewichtslage und ist imstande, von ihr aus bei größeren Anforderungen größere Spannungsmaxima zu erzeugen.

Wie ich glaube, spricht auch die unbefangene Beobachtung des Menschen durchaus in diesem Sinne. Denn man sieht nicht so selten Menschen mit hypertrophischen Herzen, die in ihrer Anpassungsfähigkeit hinter Gesunden in keiner Weise zurückbleiben: das Herz hat dickere Muskelfasern, man wird ihm also eine größere Energieentfaltung zusprechen dürfen; es dürfte in diesen Fällen das Herz in einen neuen Gleichgewichtszustand gekommen sein.

Es ist Geschmackssache, ob man die Hypertrophie bei der oben genannten Definition als etwas Krankhaftes ansehen will (vgl. das Folgende). Ich tue es nicht[2]. Ebenso gebe ich Dietlen vollkommen recht darin, daß zwischen dem Herzen bei kräftigem Muskel innerhalb des Proportionalgewichts und über ihm alle nur denkbaren Übergänge vorkommen. Das erweisen vor allem die Feststellungen der Zoologie[3]. Die Fragen liegen auch hier wiederum sehr verwickelt. Für die Gewinnung des propor-

---

[1] Vgl. Dehio, Arch. klin. Med. **62**, 1. — Stadler, ebenda **91**, 98.
[2] Vgl. Dietlen, l. c. **335**.
[3] Lit. in früheren Auflagen dieses Buches. — Hesse, Handb. norm. path. Phys. **7** I.

tionalen Herzgewichts müßte man nicht das Gewicht des Herzens mit dem des Körpers, sondern mit dem Blutbedürfnis, mehr noch der Blutversorgung des gesamten Protoplasmas vergleichen. Und wer will z. B. allein schon die Größe der Muskelarbeit messen? Eine wie große Bedeutung die (konstitutionelle) Reizbarkeit der Organismen hat, zeigen die Beobachtungen, daß gegenüber einer bestimmten Arbeit wachsende Hunde schnell Herzvergrößerungen bekommen[1], erwachsene nicht[2]. Andererseits wächst bei Ratten das Herzgewicht jedenfalls sehr schnell nach länger dauernden Muskelanstrengungen[3].

ROMBERG hat die Auffassung, daß die Hypertrophie eine Stärkung des Herzens darstellt, stets vertreten und die Akkommodationsfähigkeit des Kaninchenherzens, bei dem künstlich Insuffizienz der Aortenklappen erzeugt war, in diesem Sinne verwendet[4]. WOLFER[5] wies auf D. GERHARDTS Klinik an Kaninchen mit Herzhypertrophie, die sich als Folge von längerer Adrenalindarreichung oder von künstlicher Aortenverengerung eingestellt hatte, die ausgezeichnete Reaktion des Herzens auf erneute Anforderungen nach. Da die Methoden zur Untersuchung dieser Fragen jetzt erheblich verbessert sind (H. STRAUB), so wären erneute Beobachtungen erwünscht[6].

BAUER spricht von Erstarkung des Herzens[7]. Sie kann nicht nur das gesunde Herz treffen, sondern seiner Auffassung nach auch das kranke Organ mit geschwächter Muskulatur zu größeren Leistungen befähigen, als ohne Hypertrophie der Muskelfasern. Das die Hypertrophie Auslösende würde auch hier die stärkere diastolische Spannung der Muskelfasern sein. MORITZ beschäftigt sich ausführlich mit der ganzen Frage[8] und glaubt, daß mit Ausbildung der Hypertrophie „die dynamischen Koeffizienten" sich im Sinne einer Kräftigung des Herzens ändern. Die Kriegserfahrungen sprechen durchaus im gleichen Sinne.

Aber das ist keinesfalls die allgemein angenommene, man kann nicht einmal sagen die gewöhnliche Anschauung. Zum mindesten wird wenigstens der Grad der Akkommodationsfähigkeit des neuen Gleichgewichtszustandes verschieden beurteilt, z. B. MARTIUS[9] schätzt ihn wesentlich kleiner als den des normalen Organs. Für das praktische Leben liegt die Frage in der Tat schwierig, indem viele hypertrophische Herzen schwach und schließlich dem Untergang verfallen sind. Das hat aber in der Regel seine besonderen Gründe darin, daß eben die gleichen Momente, die zur Entstehung der erhöhten Anforderungen führen, auch gleichzeitig Schädlichkeiten für den Zustand des Herzens selbst (Muskel, Gefäße, vielleicht auch Nerven) erzeugen. Davon wird ausführlich die Rede sein, wenn wir von den Ursachen der Herzinsuffizienz sprechen. Immerhin dürfte, wie erwähnt[10], selbst dann die Kraft des hypertrophischen Herzens eine stärkere sein, als wenn seine Muskulatur sich nicht verdickt hätte.

Ein zweiter Grund, der hypertrophische Herzen so häufig schwach erscheinen läßt, liegt wohl in dem dauernd weiteren Anwachsen der Beanspruchung, die zur Hypertrophie führt. In einer ganzen Reihe von Fällen kann sich diese schließlich so steigern, daß ihr die Ausbildung der ausgleichenden Fähigkeiten des Herzmuskels nicht mehr nachkommt; dann muß er jenem Mißverhältnis zum Opfer fallen.

---

[1] KÜLBS, Münch. med. Wschr. **1915**, Nr 43.
[2] O. BRUNS, Münch. med. Wschr. **1919**, Nr 20.   [3] SECHER, Z. exper. Med. **47**, 125.
[4] ROMBERG u. HASENFELD, Arch. f. exper. Path. **39**, 333.
[5] WOLFER, Arch. f. exper. Path. **68**, 435.
[6] Vgl. v. WEIZSÄCKER, Erg. inn. Med. **19**, 377.
[7] BAUER u. BOLLINGER, Festschr. f. Pettenkofer. München 1893.
[8] MORITZ, l. c. 77.   [9] MARTIUS, Erg. Path. **1895**, 45.
[10] MORITZ, l. c. 78.

Bisher war nur von einer mechanischen Entstehung der Herzhypertrophie
die Rede, der durch verstärkte Leistung. COHNHEIM hat sie für die einzig mögliche Form erklärt[1]. Aber schon in früherer und auch in späterer Zeit haben
sich doch auch noch ganz andere Gedanken geregt[2]: z. B. entzündliche Prozesse
wurden als Quelle einer entzündlichen Hyperplasie angesehen. Oder wenn das
von BRUNS und BOHNENKAMP gefundene Verhältnis zwischen Bildung von
mechanischer Energie und Wärme nicht eingehalten würde, so könnte man
daran denken, eine Regulation auf das Sekundenvolumen anzunehmen. Dann
würde am kranken Herzen der Reiz unter Erhaltung des Schlagvolumens vielleicht
die Entwicklung von Gesamt- oder mechanischer Energie steigern können?
BOHNENKAMP selbst lehnt das ab[3] und erkennt als bestimmend für die Größe
des Herzens nur die Größe der Spannungen an. Aber auch dann dürften, je nach
den näheren Umständen, unter denen die größere Spannung entwickelt wird,
verschiedene Formen von Herzhypertrophie entstehen. Jedenfalls verhält sich
der hypertrophierende Herzmuskel bei verschiedenen Formen chemisch verschieden[4].

Daß immer und immer wieder, und gerade neuerdings, solche Vorstellungen
auftreten, hat seinen Grund einerseits in der Unsicherheit aller quantitativen
Anschauungen, die für eine ausschließlich mechanische Betrachtung allem vorangehen müßten. Andererseits gibt es manche Fälle von Herzhypertrophien, in
denen die Konstruktion einer Arbeitserhöhung bisher nicht ohne Zwang möglich ist oder bei denen sie wenigstens Schwierigkeiten macht.

Nehmen wir hinter den mechanischen Erscheinungen ein übergeordnetes Prinzip
an, das sie, in sie eingreifend, im Sinne eines dem gesamten Organismus dienenden
Planes leitet, so wird die Entwicklung der Herzhypertrophie letzthin auf weitere
Grundsätze zurückgehen. Die mechanistische Betrachtungsform wäre dann nicht
entfernt aufzugeben, aber sie würde ergänzt und umfaßt durch allgemeinere
Gedanken.

Wie gesagt, werden diese mechanischen Herzhypertrophien häufig als kompensatorische oder akkommodative, ausgleichende bezeichnet, und wenn wir in ihrem
Vorhandensein einen Nutzen für die Leistung des Herzens sehen, so soll doch damit
nie und nimmer gesagt sein, daß sie eine erhöhte Anforderung, die das Herz traf,
so ausgleichen, als ob gewissermaßen überhaupt nichts Abnormes da sei. Davon
kann natürlich nicht die Rede sein. Unterstützt wird unserer Auffassung nach die
Fähigkeit bestimmter Herzabschnitte, das Schlagvolum zu steigern und größere
Widerstände zu überwinden. Aber mit den verschiedenen krankhaften Prozessen
als solchen bilden sich doch die mannigfachsten ungünstigen Momente aus, die sich
nicht ausgleichen lassen, z. B. große Herzen füllen den Brustraum aus, in bestimmten Teilen des Herzens und Abschnitten des Gefäßsystems sind die absoluten Drucke
und die Druckschwankungen ganz andere, so in den Lungengefäßen bei Mitralfehlern,

---

[1] COHNHEIM, Allg. Path., 2. Aufl. **1**, 53.

[2] Vgl. BUHL, Mitt. Path. Inst. München **1878**, 38. — E. ALBRECHT, Der Herzmuskel,
2. Teil. — BARD u. PHILIPPE, Rev. Méd. **1891**, 351. — v. WEIZSÄCKER, Sitzgsber. Heidelberg.
Akad. Wiss., Math.-naturwiss. Kl. B **1917**, Nr 2; Erg. inn. Med. **19**.

[3] BOHNENKAMP, Klin. Wschr. **1929**, 10.

[4] WASSERMEYER, Klin. Wschr. **1930**, 251. — WASSERMEYER u. JACOBI, Arch. f. exper.
Path. **155**, 70.

in den Körperarterien bei Aorteninsuffizienz. Bei allen Hypertonien stehen die Arterien unter einem nicht ungefährlich hohen, absoluten Druck. So gibt es noch vielerlei anderes.

Wir betrachten zunächst die einzelnen, genetisch verschiedenen Formen der Herzhypertrophie und werden in jedem Falle das sagen, was sich zur Zeit über Entstehung und Bedeutung feststellen läßt.

Wenn an den Ventilen des Herzens[1] sich Störungen der Art entwickeln, daß sie entweder in den entsprechenden Perioden der Herzrevolutionen ihre Öffnungen nicht ordentlich verschließen (Insuffizienz einer Klappe) oder dem Blut nicht den freien Durchgang gestatten (Stenose des Ostiums), so erwachsen daraus Strömungshindernisse für das Blut und besondere Beanspruchungen bestimmter Teile des Muskels.

Die pathologische Physiologie des Klappenfehlers ist noch in mehr als einer Hinsicht ungeklärt. Am Menschen können wir vieles nicht untersuchen. Wichtige Daten sind unbekannt, z. B. fast immer die Stärke des Klappenfehlers. Für die Beurteilung der Verhältnisse sind wir zum großen Teil angewiesen auf Schlüsse aus den Ergebnissen der physikalischen Diagnostik. Die natürlichen Klappenfehler des Hundes, die nicht selten sein sollen, wurden noch wenig für Beobachtungen verwendet. Die Erzeugung künstlicher Klappenfehler am sonst intakten Tier ist auch noch nicht ausreichend ausgenutzt.

Die Erkrankungen der Herzklappen, die zu solchen Ventilstörungen führen, sind oft die Folgen eines Entzündungsprozesses, wie er sich zumeist auf dem Boden von Infektionskrankheiten an den Klappen entwickelt. Keine andere Infektion erzeugt so häufig Endokarditis wie die Polyarthritis rheumatica. Aber es gibt andererseits auch keine Infektion, die es nicht zu tun imstande wäre; als Eintrittspforte der Erreger spielen die Tonsillen eine Rolle, aber ebenso sind alle anderen Körperstellen in Betracht zu ziehen, an denen Eindringen und Wucherung von Mikroorganismen stattfinden kann. Also bei allen Infektionen ist Gelegenheit zur Ansiedlung von Mikroorganismen am Endokard und speziell an den Herzklappen gegeben. Wie immer geschieht das auch hier am leichtesten, wenn am Herzen schon funktionell oder anatomisch eine Läsion bestand — daher die Bedeutung der rekurrierenden Endokarditis und irgendwelcher, sei es auch ganz harmlos erscheinender Infektion bei Kranken mit Defekten am Herzen. Das hat eine große Bedeutung für die Frage nach den Gründen gerade einer Beteiligung des Herzens am infektiösen Prozeß. Aus welchen Gründen diese sonst stattfindet, entzieht sich in der Regel unserer Einsicht. Einzelne ärztliche Erfahrungen sprechen dafür, daß in manchen Familien eine besondere Neigung zur Erwerbung von Herzkrankheiten besteht.

Die ätiologisch-bakteriellen Verhältnisse sind noch nicht ausreichend aufgeklärt[2]. Am häufigsten findet man Streptokokken, Staphylo- oder Pneumokokken, diese Krankheitserreger aber auch bei Zuständen, die sicher von einer anders bedingten

---

[1] MORITZ, Handb. norm. path. Phys. 7 I, 158. — HOCHREIN, Arch. klin. Med. 154, 131.
[2] Ein Teil der Lit. bei KREHL, Path. Phys., 8. Aufl., S. 12; Erkrankungen des Herzmuskels, 2. Aufl. — Eingehende Darstellung der ganzen Frage bei LENHARTZ, Die septischen

Krankheit ausgehen. Da kommt man auf den Gedanken der Sekundär- und Mischinfektion, und in ihm löst sich wohl die auffallende Tatsache der Ähnlichkeit so vieler endokardialen Störungen trotz ganz verschiedener Grunderkrankungen.

Gar nicht selten vermißt man in den endokardialen Effloreszenzen alle morphologischen Krankheitserreger. Ob sie dann unbekannter Natur sind, ob sie abstarben oder ob die anatomischen Veränderungen vielleicht lediglich eine chemische Grundlage haben, steht dahin. Für die ganze Beurteilung des Verlaufs ist es von Interesse, daß bei bestimmten Endokarditisformen, z. B. bei Karzinom und Tuberkulose, Krankheitserreger fast regelmäßig vermißt werden. Auch bei der einfachen rheumatischen Endokarditis fehlen sie, aber hier kann und wird das wohl daran liegen, daß wir die Erreger der Polyarthritis noch nicht kennen. Wer die Polyarthritis rheumatica als anaphylaktischen Zustand anzusehen geneigt ist, wird das Fehlen der Mikroorganismen in diesem Sinne auslegen. Ihre Anwesenheit im Blut muß natürlich stets auch Herde an anderen Körperstellen erwarten lassen. Von solchen an den übrigen Geweben des Herzens sprechen wir noch, weil sie den Verlauf dieser Krankheitszustände beeinflussen können.

Im Gefolge dieser (lokalen) Infektion bilden sich in der Regel schließlich Entzündungsprozesse an den Klappen aus. Wir haben uns hier mit dem anatomischen Werdegang nicht zu beschäftigen. Für unsere Betrachtung kommt es auf die Endwirkung an. Die Klappensegel werden durch den entzündlichen Prozeß starr und wenig beweglich. Da aber zu ihrer Funktion eine völlige Zartheit und freie Beweglichkeit gehört, so entstehen nun sehr leicht Insuffizienzen der Klappen und, wenn ihre Segel miteinander verwachsen, Stenosen der Öffnungen. Es leuchtet ein, daß die Vereinigung von Insuffizienz mit Stenose nicht nur an einem, sondern auch an mehreren Ostien, z. B. mittels des langen medialen Segels der Mitralis, das Mitralostium und Aortenmündung verbindet, häufig vorkommt[1].

Außer der Endokarditis sind es noch die im Gefolge allgemeiner Arteriosklerose oder Syphilis entstehenden Erkrankungen, namentlich der Aorten-, doch auch der Mitralklappen, die durch Veränderung ihrer Struktur zu Störungen der Funktion führen können.

Die Beweglichkeit und Zartheit der Klappensegel ist zwar Voraussetzung für das gute Schließen der Ventile, aber sie ist nicht ihre einzige Grundlage. Wie wir wissen, gehört für die Mitralis und Trikuspidalis hierzu mindestens ebenso eine ausreichende Zusammenziehung der Muskelgruppen, die systolisch die Herzbasis verkleinern und die atrioventrikulären Ostien spaltförmig verengern[2].

Erkrankungen. Nothnagels Handb. **3 I.** — D. GERHARDT, Endokarditis, in Nothnagels Handb.; Die Klappenfehler. 1914. — LAACHE, Beobachtungen über Endokarditis. Kristiania 1921. — PÄSSLER, N. dtsch. Klinik **3,** 136. — SCHOTTMÜLLER, Med. Klin. **1928,** Nr 37.

[1] Über Klappenfehler siehe außer den allgemeinen Werken D. GERHARDT, Herzklappenfehler. 1913. — B. LEWY, Die Kompensation der Klappenfehler des Herzens. Berlin 1890. — MORITZ, Arch. klin. Med. **66,** 421. — D. GERHARDT, Arch. f. exper. Path. **45,** 186. — H. STRAUB, Arch. klin. Med. **122,** 156. — ROMBERG, Herzkrankheiten, 5. Aufl.; Verh. dtsch. Ges. inn. Med. **1929** (STRAUB, ROMBERG). — MORITZ, Handb. norm. path. Phys. **7 I.**

[2] Über den Mechanismus des Klappenschlusses HESSE, Arch. f. Anat. **1880,** 328. — KREHL, Arch. f. Physiol. **1889,** 289; Beitrag zur Kenntnis der Füllung und Entleerung des Herzens. Abh. sächs. Ges. Wiss., Math.-phys. Kl. **17,** Nr 5. — MAGNUS-ALSLEBEN, Arch. f. exper. Path. **57.** — MORITZ, Handb. norm. path. Physiol. **7 I.** (Lit.)

Auch die richtige Führung der Papillarmuskeln und damit der Chordae tendineae ist wichtig. Deswegen sind „muskuläre" Insuffizienzen der Mitral- und Trikuspidalklappe als Folge von mangelhafter Funktion des Myokards bei Muskelerkrankungen des Herzens recht häufig[1]. Im wesentlichen entsteht so auch das, was man gewöhnlich als „relative" Insuffizienz bezeichnet, wenn es gewiß auch Insuffizienzen als Folge von Erweiterung der Atrioventrikularöffnungen gibt. An den Semilunarklappen der Aorta könnte vielleicht mangelhafte Zusammenziehung des Muskelwulstes, der die nach der Scheidewand zu stehende Klappe trägt, zu einer Insuffizienz führen; ich würde das annehmen, doch wird diese Möglichkeit von anatomischen Forschern geleugnet[2].

Bei Insuffizienz der Aortenklappen[3] füllt sich die linke Kammer nicht nur vom Vorhofe, sondern auch von der Aorta her; das aus ihr in den Ventrikel zurückströmende Blut fließt mit hoher Druckdifferenz. Der Belastungsdruck der linken Kammer hängt einmal davon ab, wieviel von dem Aortendruck des in die Kammer fließenden Blutes beim Durchtritt durch die (krankhaft gebildete) Öffnung in den Klappen aufgebraucht ist, wieviel noch übrigbleibt und für den diastolischen Ventrikel wirksam wird. Ferner von der Erweiterungsfähigkeit und Nachgiebigkeit der Herzwand. Man wird beide nach den Untersuchungen von HESSE sowie von ROMBERG und HASENFELD als groß ansehen dürfen, sofern nicht der nächste in Betracht kommende Faktor, d. i. die Menge des zurückströmenden Blutes, die ein Maß abgibt für die Stärke der Aorteninsuffizienz, gewisse Grenzen überschreitet, sofern also nicht die Füllung des linken Ventrikels von der Aorta her eine übermäßige ist. Von deren Größe und von dem Druck, unter dem sie stattfindet, wird auch die Vollkommenheit der gewöhnlichen Füllung vom linken Vorhof her abhängen. Diese ist natürlich auf der einen Seite bedingt durch die Blutmenge, die aus den Venen her zufließt, also durch die Größe des Stromvolumens, aber andererseits beeinflußt durch die Blutmenge, die von der Aorta her unter Druck die Kammer füllt, sowie von deren Erweiterungsfähigkeit. D. GERHARDT hebt mit vollem Recht hervor, daß anatomisch schon die Einflußgegend am linken Ventrikel durch das große Mitralsegel bis zu einem gewissen Grade geschützt und abgetrennt ist. Aber auch hier kommt alles an auf die Größe des Klappendefekts. Schließlich wird, wenn das Fließen des Blutstroms von der Aorta in die Kammer während der ganzen Diastole andauert, auch deren Länge von Bedeutung sein. Jedenfalls ist die Größe des diastolischen Kammerdrucks das Ergebnis des Zusammenspiels sehr verwickelter Vorgänge.

---

[1] KELLE, Arch. klin. Med. **49**, 442. — KREHL, Abh. sächs. Ges. Wiss., Math.-phys. Kl. **17**, Nr 5. — ROMBERG, Arch. klin. Med. **53**, 41. — ALBRECHT, Der Herzmuskel, S. 504. 1903. — Vgl. die entgegenstehenden Angaben v. MAGNUS-ALSLEBEN, Arch. f. exper. Path. **57**, 48.

[2] POLLACZEK, Virchows Arch. **256**, 759.

[3] O. ROSENBACH, Arch. f. exper. Path. **9**, 1. — KORNFELD, Z. klin. Med. **29**, 91; **344**, 450. — LEWY, ebenda. **32**, 379. — ROMBERG u. HASENFELD, Arch. f. exper. Path. **39**, 333. — DE JAGER, Pflügers Arch. **31**, 215. — FRANÇOIS FRANK, Gaz. Sci. méd. Bordeaux. 1887.

Bei der Systole wächst das Schlagvolum gegenüber den Verhältnissen der Norm. Der mittlere Widerstand in den Arterien dürfte in den Fällen nicht sehr starker Insuffizienz der alte sein. Am Menschen ist der Maximaldruck eher hoch, der Minimaldruck tief. Bei künstlich erzeugter Aorteninsuffizienz sinkt der arterielle Mitteldruck, wenn die Verletzung der Klappen eine sehr starke war und wenn das Tier schwächlich ist. Damit scheinen mir auch Beobachtungen am Menschen vollkommen übereinzustimmen, indem bei schwerem Klappenfehler die Kammer diastolisch überdehnt wird und sich systolisch äußerst mangelhaft zusammenzieht. Dann ist ein geordneter Kreislauf nicht mehr möglich. Das ist indessen entschieden nicht das Gewöhnliche. Zwar geht in den mittleren Fällen die Entleerung der Kammer nicht so weit wie am Gesunden[1], aber das Schlagvolumen ist doch erhöht, weil die linke Kammer sich wegen des größeren Belastungsdrucks in allen Fällen nicht ganz geringer Insuffizienz stärker zusammenzieht, die Entleerungszeit sich nicht entsprechend verlängert. Die Arbeit der linken Kammer ist eine größere: die zu ihr gehörige Muskulatur verdickt sich wegen der Beförderung eines größeren Schlagvolumens. Und es ist gleichzeitig in Abhängigkeit von der Größe des Klappenfehlers eine Erweiterung des linken Ventrikels vorhanden. Diese ist hier also die Folge des größeren Zuflusses. Sie wird natürlich verstärkt in dem Maße, wie, entweder durch die Stärke des Klappenfehlers oder infolge von Veränderungen der Muskelwand die Kontraktionsfähigkeit des linken Ventrikels leidet. Dann tritt zur „aktiven" Erweiterung eine „passive" hinzu[2].

Nun treten stationäre Verhältnisse ein: in die Aorta wird das große Schlagvolumen unter hohem Druck eingeworfen. Der Druck in ihr steigt steil und stark an, um dann schnell wieder abzufallen, weil sofort ein Teil ihres Inhalts durch das erkrankte Ostium in die linke Kammer zurückzufließen beginnt. Durch die Arterien läuft ein hoher Wellenberg ab, dem schnell ein Wellental folgt. Die elastischen Kräfte der Arterien werden ungewöhnlich in Anspruch genommen. Aus diesen beiden Momenten ergeben sich die eigenartigen Erscheinungen von seiten der Arterien und des Arterienpulses, die am Krankenbett die starke Aorteninsuffizienz charakterisieren.

Das Einfließen des Blutes vom linken Vorhof in die linke Kammer erfolgt, wie gesagt, in normaler Weise, wenn die Menge des aus der Aorta zurückströmenden Blutes und die diastolische Erweiterungsfähigkeit der linken Kammer sich so die Waage halten, daß dem Venenblut kein Widerstand erwächst. Also bei einer Anzahl von Fällen dieses Klappenfehlers, namentlich den leichteren und mittleren, spielt sich der Prozeß im wesentlichen zwischen linker Kammer und den größeren Arterien ab, indem ein Teil des Blutes, eben die Menge, deren Größe die Stärke des Klappenfehlers charakterisiert, zwischen ihnen gewissermaßen hin und her geschoben wird. Das Stromvolumen des gesamten Kreislaufs dürfte in solchen Fällen etwa unverändert sein. In den schweren Fällen

---

[1] Vgl. Johansson u. Tigerstedt, Skand. Arch. Physiol. (Berl. u. Lpz.) **1**, 331.

[2] Vgl. H. Straub, Verh. dtsch. Ges. inn. Med. **1929**.

ist das gewiß anders. Da sinkt das Stromvolumen und es ändert sich die Verteilung des Blutes, weil für das Einströmen des Lungenvenenbluts in die linke Kammer Schwierigkeiten eintreten, indem der linke Vorhof sich schlechter entleert, und nun die Lungenzirkulation sich beteiligt in prinzipiell der gleichen Weise wie bei den Mitralfehlern (vgl. H. Straubs experimentelle Ergebnisse).

Mit der Entwicklung einer Stenose des Aortenostiums erwachsen der Entleerung der linken Kammer Widerstände. Die systolische Druckhöhe im linken Ventrikel vergrößert sich unter den früher allgemein erörterten Bedingungen, d. h. die Systolendauer wird zwar länger, aber nicht entsprechend der Erhöhung des Widerstands[1]. Die Arbeit des linken Ventrikels wächst. Es entwickelt sich eine Hypertrophie seiner Muskulatur mit einer gewissen Steigerung des Restbluts. Diese hängt ab von der Stärke der Verengerung einer-, der Kraft der Muskulatur am linken Ventrikel andererseits. Es gibt Aortenstenosen ohne irgendwie erheblichere Dilatation. Allerdings wird hier eine größere Erfahrung schwer zu gewinnen sein wegen der außerordentlichen Seltenheit der reinen Aortenstenose. Und es gibt auch Aortenstenosen mit beträchtlicher Erweiterung der linken Kammer.

Bei Stenose der Mitralis haben wir eigenartige Verhältnisse dadurch, daß die Vorhöfe keine selbständigen Herzabschnitte mit kräftiger Muskulatur darstellen, sondern mehr mit Muskeln versehene Ampullen an den großen Venen sind. Die Füllung der Vorhöfe hängt in erster Linie ab von ihrer leichten Entfaltung und der geringen Größe des Widerstands, den sie einfließendem Blut entgegensetzen, sowie von dem Druck eben dieses zufließenden Blutes. Auch Ansaugung seitens der Lungen begünstigt ihre Füllung. Eine (elastische) Ansaugung seitens der Kammern selbst wird ja jetzt wieder abgelehnt — ich habe allerdings nicht den Eindruck, daß da das letzte Wort schon gesprochen ist.

Ist, wie bei der Mitralstenose, der Einfluß des Blutes aus der linken Vorkammer in den linken Ventrikel erschwert, so wird der Druck im Vorhof gegeben durch das Verhältnis zwischen seiner Erweiterungsfähigkeit und der Zuflußmenge. Halten sich beide die Waage, so braucht der Druck nicht oder nicht wesentlich zu wachsen. Aber das dürfte nur bei geringer Größe der Stenose vorkommen. Es gibt einzelne solche Fälle von Mitralstenose. Der Lungenkreislauf bleibt dabei unverändert, der linke Vorhof ist erweitert, und eine kräftige Vorhofsystole, die auch zu Hypertrophie seiner Muskulatur führt, gleicht das Hindernis aus und füllt die linke Kammer etwa in der gewöhnlichen Weise.

Hierher gehören die Fälle von leichtester Mitralstenose, wie man sie namentlich bei Frauen von zartem allgemeinen Entwicklungszustand findet. Infektionskrankheiten fehlen häufig in der Anamnese. Die kardialen Beschwerden sind oft auffallend gering, vielmehr klagen die Kranken über Schwäche im ganzen und zeigen nicht selten nervöse Züge[2]. Allerdings ist Atemnot bei Bewegungen fast immer da, und nicht

---

[1] Vgl. Gad u. Lüderitz, Z. klin. Med. **20**, 374. — De Heer, Pflügers Arch. **148**, 1. — Vgl. H. Straub, Verh. dtsch. Ges. inn. Med. **1929**.

[2] Fahrenkamp, Ärztl. Rundschau **1926**, Nr 8. — Über diese Fälle vgl. Bauer, Konstit. Dispos. usw., 3. Aufl., S. 373.

selten ist sie auch hier die Erscheinung, die die Kranken am meisten beschwert. Man hat diese Fälle vielfach als etwas Besonderes angesehen, namentlich in Frankreich (DUROZIERsche Krankheit), auch Beziehungen zur Tuberkulose wurden angenommen. Ich kenne diese Art Kranker gut, hatte aber bisher stets den Eindruck, daß man auskommt mit der Annahme leichter Mitralstenosen, deren endokardialer Prozeß völlig abgelaufen ist. Genaue Sektionsberichte solcher Fälle sind mir nie vorgekommen. Die ganze Betrachtung ist also konstruktiv.

In der großen Mehrzahl der Fälle, namentlich bei allen stärkeren Mitralstenosen, ist es aber ganz anders. Die Ansammlung des Blutes vor dem Hindernis erweitert den linken Vorhof und die Lungenvenen. Bei starker Dehnung kann der Vorhof seine Tätigkeit einstellen[1]. Für die Fortbewegung des Blutes ist das, wie mir scheint, doch von erheblicher Bedeutung. Es wird zwar von manchen angenommen[2], daß die Zusammenziehung des linken Vorhofs unter gewöhnlichen Verhältnissen nur etwa $^1/_5$ der Kammerfüllung besorgt. Und ich gebe auch ohne weiteres zu: ein Teil des Blutes strömt mit Hilfe des Venendrucks (und vielleicht infolge Ansaugung) in die Kammer ein. Aber ich möchte doch die Mitwirkung der Vorhofstätigkeit an der Kammerfüllung für sehr bedeutsam halten. H. STRAUB[3] hat den Anteil der Vorhofssystole auf $^1/_3$ bis $^2/_3$ der ganzen Kammerfüllung angenommen. Ohne geordnete Vorhofstätigkeit kann der Kreislauf unzweifelhaft bestehen; aber er ist erschwert und vermag sich weniger gut vergrößerten Anforderungen anzupassen.

Bei allen stärkeren Mitralstenosen steigt also der Druck im linken Vorhof und in den Lungenvenen. Das ergibt eine Erschwerung für das Abfließen des Blutes aus den Lungen, und diese wird sich um so mehr geltend machen, je stärker das Mitralostium verengt ist und je größeren Widerstand die Vorhofswand der Dehnung entgegensetzt. Allerdings weiß man über einen solchen Widerstand nichts, indem das gesunde Herz sich sehr stark erweitern kann, ohne daß der Druck in ihm wesentlich steigt. Die Vorhofssystole hemmt, wenn sie überhaupt noch zustande kommt, ihrerseits noch den Blutabfluß aus der Lunge.

Für die Gestaltung des Lungenkreislaufs und das Verhalten der rechten Kammer liegen die Verhältnisse nicht ganz einfach. Früher ließ man den höheren Druck von den Lungenvenen aus sich durch die weiten Lungenkapillaren und die vasomotorisch nicht regulierten kleinen Arterien in den Stamm der Lungenarterie fortpflanzen. Dann sahen neuere Beobachter[4], daß dies keineswegs unter allen Bedingungen des Tierversuchs zustande kommt. Andererseits ist das Vorhandensein von Hypertrophie des rechten Ventrikels bei allen stärkeren Mitralfehlern gesicherte Tatsache. D. GERHARDT hat meines Erachtens die Widersprüche vollkommen aufgeklärt. Bei Steigerung der Widerstände in den

---

[1] Vgl. WALLER, Arch. f. Physiol. **1878**, 525.

[2] Vgl. HIRSCHFELDER, Hopkins Hosp. Rep. **19**, Nr 212.

[3] H. STRAUB, Arch. klin. Med. **118**, 214. — Vgl. HAUFFE, Z. Kreislaufforschg **20**, 633.

[4] Z. B. LÖWIT, Beitr. path. Anat. **14**. — H. STRAUB, Arch. klin. Med. **116**, 409; Verh. dtsch. Ges. inn. Med. **1929**. — D. GERHARDT, Arch. f. exper. Path. **82**, 122 (Lit.).

Lungenvenen wächst der Druck in der Lungenarterie, falls der Zufluß sich ausreichend gestaltet. Das ist offenbar durch die Regulierung seitens der muskelstarken Portalvenen der Fall bei den Erkrankungen des Menschen, während es im Tierversuche daran leicht fehlen kann. Die rechte Kammer paßt sich der größeren Anforderung an. Sie überwindet den erhöhten Widerstand durch Steigerung ihrer Druckhöhe, so wie wir es für die linke Kammer bei Aortenstenose darlegten — gewiß auch hier mit gesteigertem Restblut. Also das ausgleichende Moment für den abnormen Widerstand am linken Ostium venosum liegt für alle schweren Fälle in der verstärkten Arbeit der rechten Kammer. Reicht diese aus zur Bewältigung der Anforderungen, so bleiben die Venen des großen Kreislaufs unbeteiligt.

In der Lunge ist die Art des Blutstroms verändert; die absoluten Druckhöhen am venösen Ende und arteriellen Anfang sind gewachsen, das Gefälle und damit das Stromvolumen bleibt in den ausgeglichenen Fällen erhalten. Als Folge davon entwickeln sich ganz bestimmte Veränderungen, die die Atmung noch besonders beeinträchtigen; es wird davon an anderer Stelle die Rede sein. ROMBERG hebt hervor[1], daß durch den Zustand der Stauungslunge die Beschaffenheit der Gefäßwand verändert sei, und daß dadurch ein besonderer Einfluß auf die rechte Kammer ausgeübt wird. BRAUER nimmt[2] wohl mit Recht eine Schädigung der Epithelien in der Stauungslunge an. SCHOEN und KROETZ haben diese „Pneumonose" erwiesen[3]: in manchen Fällen von Mitralstenose, die ohne stärkere Behinderung des Lungenkreislaufs einhergingen, fand sich Zyanose mit einem arteriellen Sauerstoffdefizit bei normaler Spannung von Sauerstoff und Kohlensäure in sicher gewonnener Alveolarluft. Dann kann nur die Alveolarluft den langsam diffundierenden Sauerstoff ungenügend haben durchtreten lassen.

Wie verhält sich nun die Füllung der linken Kammer[4] und das Schlagvolumen bei Stenosen der Mitralis? Das hängt von der Blutmenge ab, die sie mit Hilfe der Druckerhöhung in der linken Vorkammer, durch ihre stärkere Zusammenziehung, vor allem aber mit Hilfe der größeren Arbeit des rechten Ventrikels erhält. In leichten Fällen kann so die Füllung des linken Ventrikels annähernd die alte bleiben. Tritt aber ein Mißverhältnis zwischen dem durch die Stenose gesetzten Hindernis und der Kraft des rechten Ventrikels ein, so sinkt die Füllung der linken Kammer und ihre Arbeit; ihre Muskulatur atrophiert. Hypertrophien des linken Herzens hängen wohl stets von einer Insuffizienz der Bikuspidalis ab, die entweder gleichzeitig besteht oder vor kurzem noch da war. Das Schlagvolumen ist in den nicht ganz schweren, einigermaßen kompensierten Fällen, in denen man überhaupt Alveolarluft gewinnen kann, normal oder an der untern

---

[1] ROMBERG, Herzkrankheiten, 5. Aufl.   [2] SCHJERNING, Beitr. klin. Tbk. **50**, 96.

[3] SCHOEN u. DERRA, Arch. klin. Med. **168**, 176. — KROETZ, Verh. dtsch. Ges. inn. Med. **1931**, 105.

[4] LENHARTZ, Münch. med. Wschr. **1890**, Nr 22. — DUNBAR, Arch. klin. Med. **49**, 271. — BAUMBACH, ebenda **48**, 267. — SONDHEIMER, Diss., Heidelberg 1893. — BARTH, Diss. Zürich 1899.

Grenze der Norm. Die Messungen von KIRCH entsprechen[1] dem eben Besprochenen und zeigen sehr schön die Verkürzung der Einflußbahn.

Bei Insuffizienz der Mitralklappen wird das Blut aus dem linken Ventrikel in die linke Vorkammer zurückgeworfen. Die den falschen Weg nehmende Blutmenge hängt von der Größe und Form des Klappendefekts ab, denn sie bedingen die Reibung in ihm. Durch diese Menge wird auch das Verhalten des linken Vorhofs, des Drucks in ihm, der Spannung seiner Wand, des Drucks in den Lungengefäßen und das Verhalten der rechten Kammer prinzipiell genau so geregelt, wie es für die Mitralstenose besprochen wurde.

MORITZ hob mit vollem Rechte gerade für die Mitralinsuffizienz hervor[2], daß es Fälle gibt, in denen der Ausgleich sich lediglich zwischen linker Kammer und linkem Vorhof abspielt. Es sind das die leichteren Formen, bei denen also die Menge des zurückfließenden Blutes nicht groß ist und bei denen der Vorhof sich so gut erweitert, daß der diastolische Druck in ihm nicht oder nicht wesentlich wächst. Er entleert sich systolisch gut. Die linke Kammer erhält mehr Blut, wird dabei erweitert und leistet natürlich auch größere Arbeit, so daß sie also hypertrophiert. In diesen Fällen wird eine gewisse Blutmenge (etwa das krankhafterweise nach dem Vorhof zurückströmende Quantum) zwischen linker Kammer und linker Vorkammer hin und her geschoben. Die Aorta dürfte ihre gewöhnliche Menge erhalten. Durch den gesamten Querschnitt geht das mittlere Stromvolumen. Erweiterung und Hypertrophie des linken Vorhofs und der linken Kammer sind vorhanden.

So ist es aber offenbar nur in den leichteren Fällen. Immer dann, wenn eine größere Blutmenge systolisch in die Vorkammer zurückgeworfen wird und der Abfluß aus ihr gestört ist, beteiligen sich Lungenkreislauf und rechte Kammer. Das geschieht in der gleichen Form wie bei Mitralstenose; es ist dem nichts hinzuzufügen. Denn für den Kreislauf in der Lunge wird das Hindernis in beiden Fällen hervorgerufen durch die Erhöhung des Druckes in den Lungenvenen und vielleicht außerdem durch den Zustand der Gefäße bei der braunen Induration.

Die Klappenfehler des rechten Herzens sind häufig angeborene, und dann sind sie oft mit Entwicklungsanomalien des Herzens verbunden. In diesen Fällen läßt sich eine zusammenfassende Betrachtung der mechanischen Verhältnisse nicht geben. Einmal ist fast jedes Einzelvorkommnis etwas Besonderes für sich, alles ist sehr selten und liegt meist so verwickelt, daß von einer Einsicht in die physiologischen Beziehungen noch keine Rede sein kann. Nur zuweilen bilden sich Klappenfehler des rechten Herzens am Erwachsenen aus[3]. Am häufigsten ist die muskuläre Trikuspidalinsuffizienz bei Kranken mit schweren Mitralfehlern. Seltener kommt endokardiale Insuffizienz der Trikuspidalis oder der Pulmonalis oder Stenose dieser Öffnungen zustande. Die Folgeerscheinungen[4] sind prinzipiell die gleichen wie bei den entsprechenden Klappenfehlern des linken Herzens. Für das Verständnis der Klappenfehler an der Lungenarterie kommt man damit aus. Für die der Trikuspidalis

---

[1] KIRCH, Verh. dtsch. Ges. inn. Med. **1929**, 324.   [2] MORITZ, Arch. klin. Med. **66**, 421.
[3] Vgl. D. GERHARDT, Herzklappenfehler. Wien 1913.
[4] Vgl. STADLER, Arch. klin. Med. **83**, 71.

müssen wir berücksichtigen, daß vor ihr nur der außerordentlich schwache rechte Vorhof und das große Venenreservoir mit seiner erheblichen Aufnahmefähigkeit und seinen weichen Wandungen steht. Auch die verhältnismäßig geringe Muskelkraft der rechten Kammer ist in Betracht zu ziehen. Deswegen ruft jede Insuffizienz des Trikuspidalis, ebenso wie die Stenose des Ostiums eine Überfüllung des rechten Vorhofs und der großen Venen hervor. In ihnen kommen starke Druckschwankungen zustande, während nach den Venen der Peripherie hin sich der Einfluß des Klappenfehlers sehr schnell verlieren kann. Das hängt offenbar zusammen mit der außer ordentlichen Aufnahmefähigkeit der Venen, besonders im Leib.

Die Natur der endokardialen, viel weniger die der arteriosklerotischen Prozesse an den Klappen bringt es mit sich, daß sowohl an den gleichen wie an verschiedenen Ostien Kombinationen von Klappenfehlern recht oft beobachtet werden. Ja sie sind häufiger als die einfachen — wie es auch zu erwarten ist. Dann machen sich die Folgeerscheinungen jedes einzelnen Ventildefekts vereint geltend. Sie können sich gegenseitig verstärken oder abschwächen, und es kann deswegen ein kombinierter Klappenfehler günstiger sein als ein einfacher; dafür gibt es die bekannten Schulbeispiele. Aber alles das gehört doch mehr in das Gebiet der Klinik, als daß es einer strengen theoretischen Betrachtung unterliegen kann.

Zahlreiche extrakardiale Einflüsse stellen Anforderungen an die Leistungen des rechten oder des linken Herzens, oder auch beider zugleich.

Für die rechte Kammer sind hauptsächlich Widerstände in der Lungenblutbahn bedeutungsvoll. Das beste Beispiel ist die verbreitete Sklerose der Lungenarterie[1], denn es bietet die klarsten Verhältnisse. Hier kann die Versteifung der Gefäßwände, falls sie systematisch alle größeren oder mittleren Äste ergreift, eine Erhöhung des Widerstands für das Fließen des Blutes aus dem rechten Herzen schaffen. Eine veränderte vasomotorische Einstellung käme außerdem in Betracht, sofern man Vasomotoren in der Lunge annimmt.

Prinzipiell genau so wirkt für den rechten Ventrikel die Schwäche des linken Herzens. Wie vor allem v. Basch klar stellte, mindert jede Herabsetzung der Entleerungsfähigkeit eines Herzteils zugleich seine schöpfende Kraft und führt deswegen zur Anstauung des Blutes im stromaufwärts liegenden Abschnitt. Wirft das linke Herz seinen Inhalt nicht mehr so weit aus wie in der Norm, so bleibt mehr Restblut zurück, und in der Diastole wird, falls nicht gleichzeitig eine Änderung der Elastizität eintritt, die Füllungsgrenze, von der ab die Herzwand dem einströmenden Blut hohen Widerstand entgegensetzt, früher erreicht. Es staut sich das Blut in den Lungenvenen an, und nun ergeben sich die gleichen Verhältnisse, wie wir sie für die Klappenfehler an der Mitralis schon besprachen. Es folgt eine Erhöhung des Widerstands für den rechten Ventrikel und, falls er diese vergrößerten Anforderungen erfüllt, seine Hypertrophie. Auf diese Weise ziehen Störungen der Tätigkeit des linken Herzens,

---

[1] Romberg, Arch. klin. Med. **48**, 197. — Eppinger, Wien. Arch. inn. Med. **1**. — Ljungdahl, Arteriosklerose des kleinen Kreislaufs. 1915. — Mobitz, Arch. klin. Med. **142**, 115. — Kirch, Würzb. Abh., N. F. **2**, H. 3. — Krutzsch, Frankf. Z. Pathol. **23**, 247.

die dauernd oder auch nur für Zeiten mit Herabsetzung seiner Leistungsfähigkeit verbunden sind, Hypertrophie des rechten Ventrikels nach sich.

In all diesen Fällen traf die Erhöhung des Widerstands die gesamte Lungenblutbahn. Wird nur ein Teil von ihr verlegt oder der Kreislauf in einem Teil erschwert, so erweitern sich die Gefäße der freibleibenden Abschnitte[1], bis etwa das gleiche Stromvolumen durch die freien Lungenteile hindurchgeht, wie sonst durch das Ganze. Diese Veränderung des Kreislaufs ist je nach der Stärke der Behinderung, vor allem aber auch je nach der Größe des Zuflusses, je nach der Dehnbarkeit der Gefäße mit geringer oder auch mit erheblicherer Druckerhöhung in der Lungenarterie verbunden. Höchst bedeutungsvoll für den Kreislauf ist außerdem noch die Atmung. Meines Erachtens ist der Blutumlauf in der Lunge durch die Einatmung erleichtert. Leiden die Atembewegungen, so erschwert das den Einstrom des Blutes in die Lunge. Es kommen also bei Erkrankungen der Lunge die verschiedensten Umstände zusammen, die die Akkommodationsfähigkeit des rechten Ventrikels mehr oder weniger stark in Anspruch nehmen. So entwickelt sich eine Hypertrophie des rechten Herzens bei all den chronischen Erkrankungen und Veränderungen der Lunge, die zu Atemstörungen und zu Einengung ihrer Strombahn führen: Lungenschrumpfungen, chronische Pneumonien, Emphysem, Formveränderungen des Brustkorbs, wenn sie mit Atelektase von Lungenabschnitten einhergehen[2]. Auch eine im ganzen beeinträchtigte respiratorische Ausdehnungsfähigkeit der Lungen, wie sie schweren Verwachsungen der Pleurablätter folgt, vermag aus dem gleichen Grunde Widerstände für den Ausfluß des Blutes aus dem rechten Herzen zu schaffen[3]. Der Pneumothorax tut es ebenso[4]. Bei diesen rechsseitigen Herzhypertrophien verdickt sich immer zuerst die Muskulatur der Ausflußbahn, die übrigen Teile folgen nach[5].

Auch die chronische Lungentuberkulose führt zu einer erheblichen Einengung der Gefäßbahn in den Lungen. In der Tat entwickelt sie dabei häufig eine Vergrößerung des rechten Herzens[6]; sie muß nur sorgsam und mit genauen Methoden gesucht werden. Denn die Kleinheit des ganzen Organs kann bei schweren, mit Kachexie und Anämie verbundenen Tuberkulosen über den Anteil des rechten Ventrikels hinwegtäuschen. Diese Kleinheit ist aber ihrerseits die Folge der allgemeinen Störung des Ernährungszustands. Vielleicht wird sie manchmal auch durch die ganze schwächliche Anlage des Individuums bedingt.

Für das linke Herz steht die Bedeutung der Arterien ganz im Vordergrund. Bei ihnen wirkt als Arbeitsmaß für die linke Kammer das Verhältnis von Blutmenge und relativer Weite der Arterien, sowie die Beschaffenheit ihrer Wand (Widerstand, Dehnbarkeit). Für den Einfluß der letzteren kommt natürlich in Betracht außer der Art der Gefäßwandveränderung vor allem ihre Verbreitung und Lokalisation. Ist z. B. die Elastizität der Gefäßwand an der ganzen Aorta oder an der großen Mehrzahl, sei es der großen oder auch der mittleren und kleinen Arterien, oder an besonders umfangreichen Gebieten, z. B. denen des Splanchnikusgebiets[7] erhöht, so könnte das einen abnormen

---

[1] Vgl. LICHTHEIM, Die Störungen des Lungenkreislaufs. Berlin 1876.

[2] Vgl. GOEDEL, Virchows Arch. **277**, 507. — UHLENBRUCK, Arch. klin. Med. **163**, 220.

[3] BÄUMLER, Arch. klin. Med. **19**, 471.

[4] Vgl. O. BRUNS, Dtsch. med. Wschr. **1913**, Nr 3.

[5] KIRCH, Würzburg. Abh., N. F. **2**, H. 3.

[6] REUTER, Über die Größenverhältnisse des Herzens bei Lungentuberkulose, Diss., München 1884. — HIRSCH, Arch. klin. Med. **68**, 328.

[7] Vgl. ROMBERG u. HASENFELD, Arch. klin. Med. **59**, 193.

Widerstand für die linke Kammer schaffen, während nach der rein hydromechanischen Auffassung die umschriebene Erkrankung eines einzelnen kleineren Gebiets das nicht zu tun vermag, falls nicht besondere Reflexe von ihm aus ausgelöst werden. In der Tat dürften auch am Menschen hauptsächlich die Splanchnikus- und Muskelgefäße die Regulation des Blutdrucks übernehmen, die Hautgefäße treten an Bedeutung ihnen gegenüber zurück[1]. Es scheint so zu sein, daß der Organismus bestrebt ist, die innere Spannung der Gefäßwände aufrechtzuerhalten und daß sich verschiedene nicht nur Fälle, sondern wohl Formen arterieller Druckerhöhung unterscheiden durch Wandspannung sowie muskulären Kontraktionszustand auch in den mittleren Arterien[2].

Das klassische Beispiel für die von den Arterien ausgehende Blutdrucksteigerung ist die erhöhte Einstellung der vasomotorischen Zentren. Dabei wächst die Blutmenge relativ im Verhältnis zum Inhalt der Arterien durch Entleerung ausgedehnter Gefäßgebiete, namentlich des Unterleibs, nach dem Herzen zu, denn wahrscheinlich wirken bei dem verstärkten Kontraktionszustand der Gefäße die muskelreichen Venen des Splanchnikusgebiets mit. Die Zusammenziehung des größten Teils der kleinen Gefäße schränkt gleichzeitig den Inhalt der Arterien ein und versteift ihre Wand; also mehrere Einflüsse vereinigen sich. Arterieller Druck und Anforderungen an den linken Ventrikel wachsen erheblich. Mit diesen physiologischen Annahmen stimmen die Beobachtungen von Weiss und Ernst[3] sehr gut überein, welche zeigten, daß bei „genuiner" Hypertension das Schlagvolumen erheblich (um 40%) erhöht ist. Das spräche für eine erhebliche Entleerung der Splanchnikusgefäße. Aber fast alle späteren Untersucher fanden in diesen Fällen kein erhöhtes Schlagvolumen; das macht erhöhten Tonus der Venen unwahrscheinlich.

Blutdrucksteigerungen durch vasomotorische Erregung sind kein seltenes Ereignis. Es gibt plötzliche, mehr oder weniger starke Reizungen; sie kommen zwar für die Frage der Herzhypertrophie nicht in Betracht, können aber ihrem Träger doch erhebliche, wenn auch vorübergehende Störungen von seiten des linken Herzens schaffen (vgl. Abschnitt Arterien). Für unsere Frage hier sind von großer Bedeutung veränderte Einstellungen des vasomotorischen Tonus über längere Zeiten hin, wie sie sich unter verschiedenen Umständen und Einflüssen finden[4]. An sich ist die Erhaltung der Einstellung des Blutdruckes auf eine bestimmte Höhe ihrer Entstehung nach ein Rätsel; wir kennen ihre Ursachen nicht. Das mechanische Mittel zu ihrer Aufrechterhaltung ist das Bestehen eines muskulären Tonus von bestimmter Höhe an den kleinen Arterien. Von der außerordentlichen Feinheit und Verwicklung der Regulation

---

[1] Vgl. F. Müller, Münch. med. Wschr. **1923**, Nr 1. — Jansen, Tams u. Achelis, Arch. klin. Med. **144**, 1.

[2] Vgl. Hochrein, Arch. f. exper. Path. **119**, 193. — Hochrein u. Lauterbach, Arch. klin. Med. **166**, 192.

[3] Weiss u. Ernst, Z. exper. Med. **68**, 126.

[4] Munk, Path. u. Klinik der Nierenerkrankungen, 2. Aufl. Berlin 1925. — v. Bergmann, Jkurse ärztl. Fortbildg **1924**, Febr.; Die Blutdruckkrankheit, in Neue dtsch. Klinik **2**, 103. —

können wir erst eine Vorstellung gewinnen, wenn wir bedenken, daß der dauernd wechselnde Blutbedarf der zahlreichen Organe die Abstimmung des tonischen Zustands aller kleinen Arterien aufeinander und auf das Ganze leiten muß. Immerhin kommen doch auch am Gesunden z. B. bei Muskelbewegungen, seelischen Erregungen, nach Aufnahme mancher Genußmittel nicht unerhebliche Schwankungen des Blutdrucks vor; nur werden sie in der Regel bald wieder ausgeglichen.

Bei Hypertonie ist die Regulation gleichsam auf einen höheren Grad eingestellt; doch wird dieser höhere Grad nur in den letzten Zeiten schwerster Erkrankung mit annähernd der gleichen Energie festgehalten wie der normale Blutdruck. Wenn man gegen diese Annahme den Einwand machte, daß ein „dauernder Krampf der Gefäßmuskeln" nicht denkbar wäre, so würde dieser Einwand schon gegen den normalen Tonus Bedeutung haben. Er hat sie aber nicht, denn, wie wir wissen, verharren glatte Muskeln ohne Schwierigkeit in dauernden Zuständen eines erhöhten Tonus. Daß der regulierende Apparat beteiligt ist, zeigt die Tatsache der Regulierung des veränderten Blutdrucks; sie erweist zugleich den funktionellen Charakter der Druckerhöhung. Diese zeigen auch die Schwankungen des Drucks, wie sie bei vielen dieser Zustände vorkommen[1], darüber habe ich seit den Erfahrungen, die ich 1905 in Straßburg sammelte, in der Klinik immer gesprochen. Ebenso zeigt es der senkende Einfluß des Karotissinusreflexes[2] und pharmakologischer Stoffe. Alles das beweist uns, daß nicht eine Starre der Arteriolen durch Veränderung ihrer Wand das Wirksame ist. Die Bedeutung örtlicher Tonusveränderungen in einzelnen Organgebieten sowie die allgemeiner peripherer Erregungen wird noch erörtert werden. Im einzelnen ist der Kreislauf in den Arterien und das Verhalten der größeren Arterien bei verschiedenen Menschen mit Hypertonie nicht gleichmäßig, sondern zeigt erhebliche und jedenfalls weiter zu verfolgende Unterschiede[3]. Die Herzschlagfolge ist nicht verlangsamt[4]. Der diastolische Druck ist mehr zu beachten als bisher[5], namentlich bei Arbeit.

F. MÜLLER, Münch. med. Wschr. **1923**, Nr 1. — ROMBERG, Dtsch. med. Wschr. **1924**, Nr 49. — SIEBECK, Klin. Wschr. 4, Nr 5 (1925). — MATTHES, Med. Klin. **1925**, Nr 7/8. — FAHRENKAMP, Brugschs Erg. **5**, 144; Psychophys. Wechselwirkungen **1926**. — GOLDSCHEIDER, Z. ärztl. Fortbildg **1926**, Nr 1. — MUNK, Erg. inn. Med. **22**. — KAUFFMANN, in Handb. norm. path. Phys. **7 II**, 1303. — SCHLAYER, Münch. med. Wschr. **1912**, Nr 2. — PAL, Med. Klin. **1909**, Nr 35/36. — FRANK, Arch. klin. Med. **103**, 397. — VOLHARD, in Hypertension. 1926; BERGMANN-STAEHELIN, Handb. **6**. — KYLIN, Die Hypertoniekrankheiten, 2. Aufl. 1930. — LICHTWITZ, Fortbildungskurse. Karlsbad 1922. — KAUFFMANN, Z. exper. Med. **42, 43**; Z. klin. Med. **100**; Verh. dtsch. Ges. inn. Med. **1923** (DURIG, VOLHARD, Diskussion).

[1] ISRAEL, Volkm. Vortr. inn. Med. **9**, 854 (1907). — DENSSING, Med. Klin. **1913**, Nr 34 (ROEMHELD). — ROEMHELD, Münch. med. Wschr. **1923**, Nr 31. — FAHRENKAMP, Die psychologischen Wechselwirkungen bei den Hypertonieerkrankungen. 1926. — PAL, Med. Klin. **1909**, Nr 35/36. — KYLIN, l. c.

[2] HERING, Münch. med. Wschr. **1925**, Nr 9: Z. Kreislaufforschg **19**, 2: Med. Klin. **1927**, Nr 5: Die Karotissinusreflexe. 1927. — SCHROEDER, Klin. Wschr. **1927**, Nr 3.

[3] HOCHREIN u. LAUTERBACH, Arch. klin. Med. **166**, 192.

[4] E. HERING, Münch. med. Wschr. **1930**, Nr 1.

[5] SCHELLONG, Klin. Wschr. **1930**, Nr 29.

Erkrankungen der Nieren oder der Arterien, chemische Einwirkungen, z. B. durch Blei und Gicht, infektiöse Schädigungen (z. B. Syphilis und Polyarthritis), ferner, wie aus den schönen Untersuchungen von Munk, O. Müllers Klinik und namentlich von Weitz hervorgeht[1], konstitutionell familiäre Grundlagen sind von Bedeutung; letztere erscheinen auch mir jetzt ätiologisch als das Wichtigste. Das sind wohl zugleich die Kranken, bei denen O. Müller die psychischen und körperlichen Stigmata seiner Vasoneurose feststellte[2]: bereits die Anlage der Kapillaren ist abnorm, gewissermaßen ungeordnet, und in diesen krankhaft angelegten Kapillaren gehen zahlreiche Eigenarten des Kreislaufs vor sich. Hierher gehören auch die Hypertonien bei Fettleibigen, namentlich bei fettleibigen Frauen um die Zeit des Klimakteriums[3]. In der Zeit der Menopause besteht gewiß eine Neigung zu Hypertonie[4], aber ich habe, ebensowenig wie Romberg[5] den Eindruck einer direkten Abhängigkeit; mir scheint um diese Zeit eine gesteigerte Ansprechbarkeit der nervösen Gebilde vorzuliegen. Für eine blutdrucksteigernde Wirkung von Myomen[6] kann ich mich nicht begeistern[7]; ich sah nie ein „Myomherz“. Daß inkretorische Einflüsse eine Bedeutung haben können, zeigen die allerdings seltenen Fälle von arterieller Drucksteigerung bei Thyreoidismus. Man muß eben immer ins Auge fassen, daß neben dem druckauslösenden Faktor der Körper in Betracht kommt, an dem die vasomotorische Erregbarkeit schwankt. An einem besonders erregbaren Organismus können sehr wohl die gewöhnlichen vasomotorischen Reflexe besonders stark wirksam sein. Ob psychische Erregungen bei allen Menschen oder nur bei Belasteten bedeutungsvoll sind, weiß man nicht; ich denke das letztere. Reichlicher Fleischgenuß scheint Bedeutung zu haben zum Unterschied von völliger Enthaltung von Fleisch[8]. Für meinen Geschmack läßt man jetzt unter dem Eindruck der Bedeutung konstitutioneller Verhältnis den Einfluß exogener Einwirkungen zu sehr zurücktreten. Ich kann mich nicht dazu verstehen, Alkoholismus und Infekte, namentlich die Syphilis, hier beiseite zu schieben. Möglicherweise enthalten sie ihre Bedeutung bei Disponierten, aber ich erkenne die Bedeutung durchaus an.

Westphal[9] legt großen Wert auf einen erhöhten Gehalt des Blutes dieser Kranken an Cholesterin und sieht diesen Stoff als einen sensibilisierenden oder pressorischen

---

[1] F. Munk, Erg. inn. Med. **22**, 1. — Weitz, Hypertension. Nauheimer Vortr. **1926**; Z. klin. Med. **96**, 151. — O. Müller u. Hübner, Arch. klin. Med. **149**, 31. — Weiss, Med. Klin. **1925**, Nr 28. — Moog u. Voit, Münch. med. Wschr. **1927**, Nr 1. — Wiechmann u. Paal, Arch. klin. Med. **154**, 287. — Gruber, Zbl. Herzkrankh. **16**, H. 7/8 (1924). — O. Müller u. Bock, Dtsch. med. Wschr. **1929**, Nr 31.

[2] O. Müller u. Hübner, Arch. klin. Med. **149**, 31. — Vgl. Lange, ebenda **152**, 302. — Bock, Z. exper. Med. **72**, 561.

[3] Vgl. Siebeck, Klin. Wschr. **4**, Nr 5 (1925).

[4] Vgl. F. Müller, Münch. med. Wschr. **1923**, Nr 1. — Lit. bei Kauffmann, Handb. norm. path. Phys. **7 II**, 1380. — Semerau, Med. Klin. **1927**, Nr 51.

[5] Romberg, Herzkrankheiten, 5. Aufl., S. 249.   [6] Vgl. F. Müller, l. c.

[7] Matthes, Med. Klin. **1925**, Nr 7/8. — Kornhuber, Diss. Königsberg 1919.

[8] Weitz, Kongreß inn. Med. **1929**, 201.

[9] Westphal, Z. klin. Med. **101**: mehrere Arbeiten; Z. klin. Med. **113**, 323. — Bürger, Verh. dtsch. Ges. inn. Med. **1931**, 186.

Körper an. Ich habe bis jetzt nicht den Eindruck, daß dieser Stoff Bedeutung hat
für den arteriellen Druck; seine Menge ist auch in andern Fällen zu häufig vermehrt.
(vgl. die gleiche Auffassung von KYLIN). Aber WESTPHAL hält auf Grund neuer
weiterer Untersuchungen an seiner Vorstellung fest.

Wenn oder vielmehr da die Drucksteigerung auf einem Erregungszustand
der vasomotorischen Zentren beruht, so liegt es nahe, Erkrankungen von ihnen
im Zentralnervensystem als das Maßgebende vorkommen zu lassen. CEELEN
hat dahingehende Befunde mitgeteilt[1], weiteres weiß ich nicht. Man wird aber
jedenfalls alle chemisch-toxischen, alle konstitutionellen und alle psychischen
Einwirkungen, wenn ich so sagen darf, an jenen Stellen angreifen lassen.

Es ist also eine äußerst verwickelte Angelegenheit, verwickelt hauptsächlich
dadurch, daß, wie so oft im Leben, für den Einzelfall die verschiedensten Umstände zusammenwirken und sich gegenseitig steigern und hemmen können.

Das was man jetzt gern genuine oder essentielle Hypertonie nennt oder Blutdruckkrankheit, ist keine nosologische Einheit. Die Erhöhung des Blutdrucks
ist das Hauptzeichen und deckt das Symptombild mit dieser Flagge; besondere Beziehungen zu Arteriolosklerose und Schrumpfnieren werden sich ergeben.

Wir gehen bei unserer Erörterung von der Annahme aus, daß diesen chronischen
Hypertonien zugrunde liegt eine (funktionelle) Verengerung des Arteriensystems evtl.
unter gleichzeitiger Vergrößerung des Schlagvolumens, wie sie durch vasomotorische
Einflüsse auf Arterien und Unterleibsvenen gegeben sein kann. Eine bloße Erhöhung
des Schlagvolumens durch erhöhten Zufluß kann gewiß an sich schon den Arteriendruck steigen lassen[2], wenn keine vasomotorische Gegenregulation stattfindet, das
zeigt die Aorteninsuffizienz. Aber für solche Annahmen besteht bei den jetzt zu
erörternden Zuständen keinerlei Anhalt.

Die Kranken haben die verschiedensten Beschwerden; ihre Anamnese ist wegen
der großen Buntheit der Erscheinungen oft sehr interessant. Die Blutdruckwerte
wechseln im Anfang häufig sehr stark; nicht selten hat man anfangs nur nach bestimmten Einwirkungen eine Erhöhung des Blutdrucks. Im Verlaufe der Jahre fixiert
er sich mehr und mehr, um gegen Ende der Krankheit, und namentlich in den Fällen
mit schweren Nierenkomplikationen, aber auch ohne solche, völlig starr zu werden.

Häufig beobachtet man bei diesen Kranken Veränderungen des funktionellen
Verhaltens der Arterien und ihrer Innervation, z. B. gegenüber Adrenalin[3], sowie
gegen Anämisierung[4] und Erwärmung[5]. Interessant ist die Empfindlichkeit der
Gefäße solcher Menschen gegen Sauerstoffmangel[6] sowie die starke Wirkung des
Drucks auf den Karotissinus[7]. Weiter die Überempfindlichkeit der vasomotorischen
Zentren gegen Kohlensäure[8]; wurde diese doch sogar zur Erklärung der Entstehung
der Hypertonie verwendet. Allerdings wird gerade diese Empfindlichkeit gegen
Kohlensäure von andern geleugnet. Während bei dem gesunden Menschen Blutdruck
und Harnmenge im Schlafe zu sinken pflegen, haben diese Kranken öfters kein oder
nur geringes oder andrerseits viel stärkeres Absinken des Blutdrucks und ganz andere

---

[1] CEELEN, Berl. klin. Wschr. **1917**, Nr 4.
[2] Vgl. GANTER, Arch. klin. Med. **151**, 266.
[3] KYLIN, Die Hypertoniekrankheit, 2. Aufl. 1930. — JANSEN, Arch. klin. Med. **144**, 1.
[4] WESTPHAL, Z. klin. Med. **101**, 545.   [5] F. KAUFFMANN, Z. klin. Med. **100**, 702.
[6] A. LOEWY, Klin. Wschr. **1925**, Nr 17.
[7] HERING, Münch. med. Wschr. **1925**, Nr 9. — SCHRÖDER, Klin. Wschr. **1927**, Nr 3.
[8] RAAB, Z. exper. Med. **68**, 373.

Beziehungen zur Harnmenge[1]. Die Funktionsstörungen der Gefäße haben LANGE auf Grund der Arbeiten von ROMBERG und O. MÜLLER sowie eigner Beobachtungen und ebenso KYLIN geschildert[2]: es besteht eine Übererregbarkeit der Blutstrombahn auf Reize. Die Nierengefäße sind nach VOLHARDS Auffassung bei dieser Erkrankung, mehr noch in diesem Stadium der Erkrankung an der Einstellung auf einen höheren Tonus nicht beteiligt.

Von den rein klinischen Erscheinungen der Kranken mit Hypertonie[3] ist hier natürlich nicht zu sprechen. Hier hat nur Interesse das, was zeigt, daß doch etwas viel Allgemeineres vorliegt, als eine rein zirkulatorische Störung. In der Tat läßt sich dafür mancherlei anführen, z. B. die zuweilen beobachtete Erhöhung des Grundumsatzes und die öfters vorkommenden eigenartigen Beziehungen des Blutzuckers. Gewiß ist er bei nicht wenigen Kranken mit Hypertonie normal[4]. Aber viele von ihnen haben doch einen erhöhten Blutzucker, veränderte Blutzuckerregulation und können geradezu als (latente) Diabetiker angesehen werden. Uns scheint, daß etwa 20% der Kranken mit Hypertonie ohne eigentliche Nierenerkrankungen Erhöhung des Energiewechsels haben[5] und es erscheint mir auch, als ob die Kranken, die diese Stoffwechselveränderung aufweisen, gewisse klinische Züge zeigen, die vielleicht Beziehungen haben zu Eigenarten der Schilddrüsenfunktion.

Experimentell hat man am Tiere Zustände, die eine gewisse Analogie zu dem am Menschen vorkommenden bieten, hervorgerufen durch langdauernde Darreichung von Adrenalin oder Vigantol sowie durch Ausschaltung der von Aorta und Karotissinus ausgehenden regulierenden Nerven[6].

Unzweifelhaft finden wir, wenn die Kranken mit dieser Form von Hypertonie an den Folgen ihrer Krankheit sterben, sei es an Apoplexie oder an Herzschwäche (oder, wenn sie Granularatrophie mit Niereninsuffizienz bekommen, auch an Urämie), fast immer Veränderungen an den mittleren und kleinen Arterien, Veränderungen, die in das große Gebiet, das ätiologische und pathogenetische Sammelsurium der Arteriosklerose und Arteriolosklerose hineingehören[7]. Die Veränderungen der feineren Arterien stehen ganz im Vordergrund. Mich dünkt aber: man muß hervorheben, daß recht gewöhnlich auch mittlere und selbst große Arterien Wandveränderungen zeigen.

Die feinsten, in die Kapillaren übergehenden Arterien[8] zeigen Muskelhypertrophie sowie starke Aufquellung und hyaline Intimaverdickung mit lipoider Entartung. Die hyaline Intimaverdickung mit Einengung des Lumens beobachten wir am stärksten und häufigsten an den kleinen Arterien von Milz und Nieren[9], dann in Gehirn und

---

[1] Lit. u. eigene Beobachtung bei WIECHMANN u. PAAL, Z. exper. Med. **50**, 197.

[2] LANGE, Arch. klin. Med. **158**, 214. — Vgl. SADE, Med. Klin. **1930**, 929 (WEITZ).

[3] Z. B. KAUFFMANN, Z. exper. Med. **42**, 473; **43**, 141; Z. klin. Med. **100**, 677, 702. — KYLIN, l.c.

[4] Vgl. VOEGELIN, Arch. klin. Med. **156**, 178.

[5] Vgl. BOOTHY u. SANDIFORD, J. of biol. Chem. **54**, 783. — GLATZEL, Arch. klin. Med. **1929** (Lit.).

[6] KOCH, MIES, NORDMANN, Z. Kreislaufforschg **19**, 585. — E. KOCH u. MIES, Krankheitsforschg **4**, 241.

[7] CEELEN, Dtsch. med. Wschr. **1929**, Nr 46.

[8] JORES, Die Arteriosklerose. 1903; Henke-Lubarschs Handb. **2**, 608. — DIETRICH, Verh. dtsch. path. Ges. **1929**, 308.

[9] Z. B. HERXHEIMER, Beitr. path. Anat. **64**, 297; Zbl. Path. **33**, 111 (1923). — ROTH, Klin. Wschr. **4**, Nr 1 (1925). — BROGSITTER, Münch. med. Wschr. **1924**, Nr 31. — R. SCHMIDT, Med. Klin. **19**, Nr 45 (1923). — RÜHL, Arch. klin. Med. **156**, 129. — FAHR, Frankf. Z. Path. **9**, 15; Virchows Arch. **239**, 41. — RÜHL, Veröff. Kriegs- u. Konstit.path. H. 21.

Pankreas, während Veränderungen der Gefäße des Mesenteriums, der Muskeln, der Haut, der Lungen, des Herzens sowie des Magendarmkanals zurücktreten. Die meisten Beobachter erkennen die vorwiegende Beteiligung der Nierengefäße an, BORCHARDT lehnt sie ab[1]. Er fand bei allen Fällen von Hypertonie ausgedehnte Gefäßveränderungen in allen Organen. Die häufige Beteiligung der Nierengefäße hat ROMBERG immer gelehrt[2]; eine lehrreiche klinische Darlegung hierüber gibt O. MÜLLER[3].

Es ist also nach Ansicht der meisten Pathologen schließlich eine weit verbreitete, aber keine allgemeine, keine systematische Erkrankung der Arteriolen vorhanden. Die Ausdehnung der Erkrankung wird doch von manchen Pathologen sehr hoch eingeschätzt; BORCHARDT-CEELEN, FAHR und HERXHEIMER, die sich besonders eingehend mit dieser Frage beschäftigten und deren Urteil deswegen stark ins Gewicht fällt, möchte ich zu ihnen rechnen[4].

Die von der älteren Literatur hervorgehobene, von ROMBERG und VOLHARD immer energisch vertretene schließliche, nicht anfängliche Beziehung dieser Zustände zur Veränderung der Nierengefäße und danach auch der Nieren besteht zu Recht. Die „rote Granularniere" (JORES) entsteht wohl in gerader Fortentwicklung der Arteriolenveränderung (VOLHARD). Es ist für unsere Betrachtung gleichgültig, ob die Schädigung der Nierenfunktion am Ende auf Verstärkung des anfänglichen arteriellen Prozesses oder auf das Hinzutreten neuer komplizierter Vorgänge zu beziehen ist[5].

Aber mir leuchtet die Annahme von FAHR und HERXHEIMER[6] ein, daß manche Fälle von Granularatrophie, namentlich bei Jugendlichen, mit einer eigenartigen Form von Arterienveränderung in Zusammenhang stehen, die besonders an den Glomeruli sitzt und besonders stark ausgebildet, besonders schwer, oft eigentlich entzündlich ist, also etwas Eigenartiges darstellt. Ich halte es auch für noch nicht endgültig entschieden, ob alle Fälle der genuinen Form von Granularatrophie von den Arteriolen ausgehen, sofern man das nicht in die Definition hinein nimmt. Mir scheint doch ein Ausgang von Parenchymveränderungen im Sinne von WEIGERT immer noch möglich zu sein. Und auch ich möchte immer wieder an die nahen Beziehungen zur sekundären Schrumpfniere erinnern[7].

Indessen nicht alle Kranke mit arterieller Druckerhöhung weisen diese Veränderungen der Arterien auf, zum mindesten nicht alle Kranken aus der ersten Zeit der Krankheit[8].

Hierfür gibt es als Belege eine Anzahl von autoptischen Befunden. Wenn diese auch in erster Linie feststellten, daß in einer ganzen Reihe von Erkrankungen Veränderungen der Niere fehlen, so sind eben doch einzelne dabei, in denen auch

---

[1] BORCHARDT, Virchows Arch. **259**, 549 (bei CEELEN).

[2] ROMBERG, Herzkrankheiten, 5. Aufl.

[3] MÜLLER u. HÜBNER, Arch. klin. Med. **149**, 31. — LANGE, ebenda **152**, 302.

[4] HERXHEIMER, l. c. — ROTH, l. c. — FAHR, Virchows Arch. **248**, 323.

[5] Vgl. Heidelberger Konferenz 1915.

[6] FAHR, Virchows Arch. **239**, 41. — HERXHEIMER, ebenda **231**. — Vgl. PAFFRATH (bei JORES), Über die als Kombinationsform bezeichnete Nierenerkrankung, Diss. Marburg 1916.

[7] SIEBECK, Klin. Wschr. **4**, Nr 5 (1925).

[8] Vgl. MALTEN, Münch. med. Wschr. **1923**, Nr 17.

Arterienveränderungen nicht nachweisbar waren, oder jedenfalls bei den damals üblichen Untersuchungsmethoden nicht nachgewiesen wurden. Indessen soll man doch immer die Schwierigkeit des anatomischen Urteils bedenken, wenn es sich darum handelt festzustellen, daß in einem menschlichen Körper Veränderungen der kleinen Arterien fehlen.

Jeder von uns kennt Kranke, bei denen starke Hypertensionen, die wochenlang bestanden haben, völlig zurückgingen, nachdem ihre Ursachen, in diesen Fällen meist solche psychischer Natur, aus der Welt geschafft waren. Ich kenne solche Kranke seit 1906[1]. Auch nach langer Dauer der Hypertonie ist ein Zurückgehen des hohen Drucks beschrieben[2].

Ist die ausgebildete Nierenerkrankung da, so ist nach VOLHARDS Auffassung[3] auch zirkulatorisch-funktionell manches anders: es bestehen ausgedehntere peripher ausgelöste Gefäßkontraktionen, die auch die Nierengefäße einbegreifen. Die Kranken sehen blaß aus. An den peripheren Gefäßen greifen erregende oder sensibilisierende Stoffe an, die in früheren Zeiten nicht nachweisbar sind[4]. Ich registriere hier die Auffassung des berühmten Forschers, so wie ich sie verstehe. Nach den Beobachtungen von O. MÜLLER, WEISS und KYLIN ist bei Nephritis gleichzeitig — das sieht KYLIN als etwas grundsätzlich Unterscheidendes an — eine Störung des Kapillarkreislaufs vorhanden.

Also am Ende ihres Leidens gehören die meisten dieser Kranken in die große Kategorie der seit SENHOUSE KIRKES sowie GULL und SUTTON bei allen Völkern viel erörterten Arteriokapillarfibrose, wie wir jetzt sagen der Arteriolosklerose mit oder ohne Nierenerscheinungen. Von den alten Auffassungen unterscheidet sich die gegenwärtige grundsätzlich darin, daß jetzt nicht eine systematische Erkrankung der kleinen Gefäße angenommen wird, sondern daß die Veränderung der Gefäße an bestimmten Geweben im Vordergrund steht. Indessen: es gibt einzelne Beobachtungen, in denen — anfangs wenigstens — anatomische Veränderungen an Arterien, Arteriolen und an den Organen vermißt werden. Wie gesagt, kann in diesen Fällen die Hypertonie völlig verschwinden. Sehr selten ist das ganz gewiß[5].

Wie ich meine, sind auch unter diesen verschwindenden Hypertonien Fälle ganz verschiedener Eigenart. Zunächst vorwiegend solche psychischer Natur. Aber man muß doch auch bedenken, daß jede organische Krankheit heilen kann. Warum sollte das Arterienerkrankungen mit Hypertonie nicht treffen?

Unter diesen Umständen wird man fragen: beginnt die Mehrzahl der Hypertoniefälle als rein funktionelle Störung, eben mit der Druckerhöhung, die vom Zentralnervensystem, oft auf konstitutioneller Grundlage, auf ihr allein oder unter irgendwelcher Einwirkung ausgelöst wird? Das wird von vielen jetzt angenommen, und ein Teil der Arterienveränderungen gilt dann als Reaktion auf den gesteigerten Druck. Man hat gegen diese Annahme immer die ungleich-

----

[1] Vgl. O. MÜLLER, Kapillarbuch. — MATTHES, Med. Klin. 1925, Nr 7/8. — WEITZ u. SIEBEN, Münch. med. Wschr. 1926, Nr 52.

[2] TOLUBEJEWA, Klin. Wschr. 1927, Nr 6.   [3] VOLHARD, Kongreß inn. Med. 1923, 134.

[4] HÜLSE, Kongreß inn. Med. 1923; Z. exper. Med. 39, 413. — Vgl. BOHN, Verh. dtsch. Ges. inn. Med. 1931, 151.

[5] Vgl. BLACKFORD u. Gen., J. amer. med. Assoc. 94; bespr. Kongreßzbl. inn. Med. 57, 253.

mäßige Verteilung der Arterienveränderungen angeführt. Ich gebe auch FAHR recht, daß als Folgeerscheinung der Hypertonie nur eine kräftige Entwicklung der Muskularis, nicht aber eine Arteriosklerose angesehen werden kann. Andere erkennen diese Einwände nicht an.

Geht man von dem oben angeführten Gedanken O. FRANKS[1] aus, daß der Organismus das Bestreben hat, eine bestimmte Wandspannung der Arterien zu erzeugen und zu erhalten, so kann man noch eine ganz andere Vorstellung über Entstehung und Bedeutung der Hypertonie haben. Die Wandspannung bedeutet aufgespeicherte Energie. Ist die Struktur der Wand krankhaft so verändert, daß sie bei gewöhnlichem Arteriendruck ihre Spannung nicht aufrechterhalten kann, so steigt durch veränderte vasomotorische Einstellung der Druck bis zur Einhaltung der alten Spannung[2]. Das mechanische Glied der Erklärung ist mir noch nicht klar.

Ich möchte warnen vor jeder Verallgemeinerung in dieser schwierigen Angelegenheit. Druckerhöhung, Hypertonie ist ein Symptom. Es entsteht stets aus funktionellen Gründen, und es findet sich in einzelnen wenigen Fällen nur auf funktioneller Grundlage, vielleicht, ja wahrscheinlich durch zerebralen Einfluß. Ob aber alle Fälle so anfangen, weiß kein Mensch. Und unter allen Umständen bekommt bzw. hat die große Mehrzahl der Kranken — ich möchte meinen alle — mit Hypertonie Veränderungen der Arterien und ihre Symptome.

Wenn man — auch in einer großen Klinik — eine „essentielle Hypertonie" vorstellen will, so muß man oft wochenlang suchen, nicht selten, ohne etwas zu finden, weil alle die vielen Kranken mit Druckerhöhung, die da sind, Arterien- oder Nierenveränderungen aufweisen. Und bei den Autopsien ist es gerade so, wenn sich der Obduzent der sehr großen und langwierigen Mühe unterzieht, die Fälle eingehend zu untersuchen. Das Symptom der Hypertonie zur Krankheitseinheit zu stempeln, erscheint mir als Rückschritt. Es gilt ja als rückschrittlich, wenn man das sagt: aber in Wirklichkeit gehört die große Mehrzahl der Hypertoniefälle doch in das Gebiet der Arteriosklerose im weitesten Sinne des Begriffs, also der Arteriolosklerose mit und ohne Nierenveränderungen. Daß schließlich anatomisch an den Nierengefäßen und Nieren in der Regel etwas Krankhaftes da ist, wurde schon erwähnt. Auch klinisch finden sich nicht selten Erscheinungen seitens der Nieren[3], meist ohne Störungen ihrer Funktion. Aber es gibt immerhin recht viele ganz sichere Fälle stärkster arterieller Druckerhöhung, bei denen sich mit den gegenwärtigen Methoden funktioneller Nierenbeurteilung Störungen nicht nachweisen lassen. Symptome anatomischer oder funktioneller Gefäßveränderungen lassen sich dagegen meines Erachtens fast immer nachweisen.

Also so gut wie immer haben (oder bekommen) diese Kranken mit Hypertonie Arterienveränderungen. Nicht solche bestimmter Art, sondern von der mannigfaltigsten Form — das, was oben das klinisch so vieldeutige Wort Arteriosklerose sagt, das ja nicht entfernt einen einheitlichen Prozeß charakterisiert. Meine persönliche Meinung ist, daß in der großen Mehrzahl der Fälle eine Erkrankung der Arterien im Mittelpunkt steht und daß von den Arterien aus die Hypertonie ausgelöst wird. Die leichte Auslösbarkeit von Gefäßreflexen von

---

[1] O. FRANK, Sitzgsber. Ges. Morph. u. Physiol. Münch. **37** (1926).
[2] Vgl. HOCHREIN, Arch. f. exper. Path. **133,** 325.
[3] Vgl. auch KLEIN, Arch. klin. Med. **144,** 207.

der Arterienwand aus kennen wir von der Dysbasia angiosclerotica her. KYLIN
stellt in seinem Werke pathogenetisch in den Mittelpunkt eine Reihe von Veränderungen des intermediären Stoffwechsels, die auf konstitutioneller und inkretorischer Grundlage, namentlich in einem gewissen Alter sich entwickelnd zu
einer veränderten Reaktion der vegetativen Innervation, besonders an den Gefäßen, führen, so eine Druckerhöhung in den Arterien und damit deren anatomische Veränderungen hervorrufen.

Nun nochmals ein Punkt: die Nieren. Die Mehrzahl der Pathologen, besonders
FAHR und HERXHEIMER, heben, wie gesagt, die vorwiegende anatomische Beteiligung der kleinen Nierenarterien hervor. Kann nun eine sklerotische Veränderung
der Nierengefäße als solche den arteriellen Druck erhöhen? Ist oder wie wäre ein
solcher Einfluß denkbar? Es ist die alte große Frage nach der Möglichkeit der
TRAUBE-COHNHEIMschen Theorie. Wer den Kreislauf und seine Regulationen rein
mechanistisch faßt, muß sie ablehnen, und sie wird zur Zeit, soviel ich sehe, allseitig
abgelehnt. Sind wir aber geneigt, hinter den Ausgleichungen des Organismus ein
leitendes, nach einem Plane arbeitendes Prinzip zu sehen, so könnte man sich vorstellen, daß trotz der Erkrankung der Nierengefäße oder vielmehr wegen ihr zur
Erhaltung der Nierenfunktion und damit des Lebens ein starker Nierenkreislauf
erhalten wird. Das ist aber bei der Verengerung zahlreicher Nierengefäße nur durch
allgemeine Hypertonie möglich, die reflektorisch von den Nierengefäßen eingeleitet
wird. Diese Gedankenfolge ist für eine bestimmte biologische Denkform durchaus
möglich. Man kann das Festwerden des Druckes in den älteren Fällen von Hypertonie hierfür anführen. Die Entstehung der Herzhypertrophie wird so verständlich.
Auch hier wird der Naturforscher natürlich nach vermittelnden chemischen oder
physikalischen Zwischengliedern suchen; es liegt nahe, Reflexe von den Nierengefäßen aus als Zwischenglied anzunehmen. Dieser Gedanke wurde auch bei der
nephritischen Hypertonie schon mehrmals geäußert.

Über Art und Umfang der Herzhypertrophie bei arterieller Hypertonie haben
wir leider keine genauen Untersuchungen aus der ersten, gewissermaßen einfachen Zeit. Gewiß hypertrophiert zunächst nur der linke Ventrikel. Soweit
man das nach Beobachtungen am Lebenden beurteilen kann, ist die Hypertrophie oft recht gering, das fällt jedem Beobachter auf — allerdings ist das
aus der Untersuchung des Lebenden nur mit Vorbehalt zu erschließen. Später
ist sicher das ganze Herz, d. h. die Muskulatur beider Kammern und Vorkammern, hypertrophisch[1]. Es bestehen nämlich Beziehungen zu den „idiopathischen" Hypertrophien, wie schon v. BASCH hervorgehoben hat. Von
diesen wird später noch die Rede sein. Dann haben wir die umfangreichsten
Hypertrophien des ganzen Herzens, die überhaupt vorkommen; enorme Vergrößerungen beider Kammern können sich einstellen. Die Hypertrophie des
ganzen Herzens wird dann gewöhnlich mit Schwäche des linken Herzens erklärt.
Aber das trifft auf sehr viele Fälle keineswegs zu, weil die Hypertrophie des
rechten Herzens sich nicht selten viel früher einstellt, als eine Schwäche des
linken Herzens überhaupt da ist.

Wenn für die Erhöhung der Arbeit einer Systole die relative Überfüllung des
Gefäßsystems durch Verkleinerung des Arterieninhalts Bedeutung gewinnt, und

---

[1] Vgl. HIRSCH, Arch. klin. Med. **68**, 55, 320.

wenn dazu, wie wir das annehmen dürfen, auch ein großer Teil der Unterleibsvenen sich zusammenzieht und entleert, so wachsen die Füllungen aller Herzteile, und man versteht, daß sie alle erhöhte Arbeit leisten; es ist dann eben viel mehr Blut in der Bewegung des Kreislaufs. Vielleicht findet der letztere Vorgang nicht in allen Fällen, sondern nur in manchen oder erst in späteren Zeiten statt. Ein erheblicher Teil dieser Kranken ist plethorisch; das schafft für die Arbeit des ganzen Herzens noch besondere Bedingungen. Daran ist festzuhalten: Wir kennen die Entstehung dieser Hypertrophien noch nicht bis zu ihrem letzten Ende hin, und namentlich bei den Kranken mit sehr starker Vergrößerung des gesamten Herzens scheinen mir doch Eigenheiten des gesamten Ernährungszustandes, auf die nachher einzugehen sein wird, eine bedeutsame Rolle zu spielen, während magere dünne Leute auch mit stärkster Hypertonie längst nicht so voluminöse Herzen haben. Das ist jedenfalls immer zu betonen, daß für den Umfang in der Zunahme der Muskelmasse keinerlei Parallelismus zur Höhe des arteriellen Drucks besteht. Allerdings kann man nicht genug hervorheben, daß über das Anhalten, das fehlende Schwanken der Hypertonie in Fällen mit starker oder geringer Herzhypertrophie keine Beobachtungen vorliegen. Ich gewinne immer mehr den Eindruck, daß für die Entstehung der stärksten Herzvergrößerungen besondere Verhältnisse des Organismus den Ausschlag geben; man bedenke auch das besondere Wachsen des Herzens bei Klappenfehlern von Kindern.

Das, was wir jetzt Arteriosklerose nennen[1] — offenbar noch ein Sammelbegriff für die verschiedenartigsten Vorgänge, die Abnutzungs- und Alterungsprozesse, die postsyphilitische Arterienerkrankung, gewiß auch andere infektiöse und chemisch erzeugte Entzündungs- und Entartungsvorgänge der Arterienwände, vor allem aber auch für die höchst verwickelte Verbindung von Abnutzungs- und Entartungsprozessen —, vermag nur selten auf mechanischem Wege zu arterieller Druckerhöhung und Hypertrophie des linken Ventrikels zu führen. Die Bedingungen hierfür sind bei den meisten Fällen, die in diesen Bereich gehören, nicht erfüllt — viele dieser Kranken, namentlich mit Abnutzungsarteriosklerose, haben weder arterielle Druckerhöhung noch Hypertrophie des linken Ventrikels, oder zum mindesten beides nur in geringem Maße[2]. Man wird die Darstellung gerade für die Arteriosklerose ganz verschieden geben können, je nachdem man die eben beschriebene hypertonische Erkrankung in ihr Gebiet hineinrechnet oder nicht. Ob und wieweit das zu tun sei, darüber kann man schon verschiedener Meinung sein.

Finden sich aber Hypertonie und Herzhypertrophie, so kommen auch bei Arteriosklerose örtliche oder allgemeine Einflüsse auf den Tonus kleiner Gefäße

---

[1] Lit. bei KREHL, Herzkrankheiten, 2. Aufl. Wien 1913. — JORES, Arch. klin. Med. **94**, 1; Wesen und Entwicklung der Arteriosklerose. Wiesbaden 1903. — MARCHAND, ROMBERG, Kongreß inn. Med. **1904**. — HIRSCH, Dtsch. med. Wschr. **1913**, Nr 38. — HUECK, l. c. — RICKER, Sklerose und Hypertonie usw. 1927. — CEELEN, Dtsch. med. Wschr. **1929**, Nr 46. — HENKE-LUBARSCH, Handb. pathol. Anatomie **2**.

[2] ROMBERG u. SAWADA, Dtsch. med. Wschr. **1904**, Nr 12.

in Betracht, die von den Ursachen der Gefäßveränderung oder von den erkrankten Arterien ausgelöst werden. Wie bekannt ist das z. B. für die Dysbasia angiosclerotica: hier haben wir funktionelle Verengerungen in den erkrankten Gebieten im Anschluß an die anatomische Veränderung der Hauptgefäße[1]. Und E. v. Romberg und O. Müller beschreiben[2] doch ganz allgemein die erhebliche Labilität der vasomotorischen Vorrichtungen bei Arteriosklerose.

Wir kommen nun auf die alte, vielerörterte Frage nach dem Einfluß von Nierenerkrankungen auf die Arbeitsleistung des Herzens[3]. Für unsere Erörterung scheiden da alle die Fälle aus, in denen jene eben genannte Veränderung der kleinen Gefäße besteht, und bei denen die Nierenerkrankung sich im Anschluß an eine Erkrankung der Nierengefäße entwickelt. Denn hier bestehen im allgemeinen Hypertonie und Herzhypertrophie vor und unabhängig von der eigentlichen Erkrankung der Nieren. Freilich ist auch diese Frage wieder sehr verwickelt dadurch, daß noch nicht sicher entschieden ist, ob die Lokalisation der Arterienveränderung in den Nieren einen besonderen Einfluß auf den Blutdruck ausübt, eine Annahme, an der Romberg im wesentlichen festhält[4].

Einfach und für sich klar ist der Standpunkt Kylins[5]: einen Einfluß der Nieren auf den Blutdruck gibt es nicht. Denn nur solche Nierenkrankheiten führen zur Hypertonie, die ihrerseits Teil- oder Folgeerscheinung einer allgemeinen Gefäßveränderung sind. Daß und warum ich diesen Standpunkt nicht teilen kann, wird aus dem Folgenden hervorgehen.

Ich habe hier also nur von den Herzhypertrophien zu sprechen, die sich im Anschluß an und in Abhängigkeit von primären Erkrankungen der Nieren entwickeln. Die Beeinflussung des Herzens von seiten erkrankter Nieren wird immer vermittelt durch die Entstehung einer arteriellen Hypertonie. Auf sie folgt, wenn sie längere Zeit, etwa vier Wochen, besteht, eine Hypertrophie des linken Ventrikels[6]. Einige nehmen auch die Entstehung von Herzhypertrophie ohne Hypertonie an; wie ich glaube, nicht mit Recht; der arterielle Druck macht eben starke Schwankungen. Deswegen kann man recht wohl Herzhypertrophie ohne Hypertonie als Zustandsbild antreffen.

Die Art, in der die einzelnen Herzabschnitte sich an der Hypertrophie beteiligen, dürfte jetzt klar sein, besonders nach den klinischen Erfahrungen[7]: Anfangs hypertrophiert, entsprechend der arteriellen Hypertonie, nur der linke Ventrikel, im weiteren Verlaufe kommt dazu eine Hypertrophie auch der rechten Kammer und der Vorkammern. Weitere Beobachtungen müssen lehren, ob

---

[1] Oppenheim, Dtsch. Z. Nervenheilk. **17**, 317.
[2] v. Romberg u. O. Müller, Z. klin. Med. **75**, 93. — Lange, Arch. klin. Med. **157**, 210.
[3] Vgl. die Darstellung von Volhard, in Mohr-Staehelins Handb. 2. Aufl. 6. — Begun u. Münzer, Z. exper. Path. u. Ther. **20**, 78. — Siebeck, Beurteilung der Nierenkrankheiten. 1920. — Alle Darstellungen der Nierenkrankheiten. — Traubes Beiträge.
[4] v. Romberg, Herzkrankheiten, 5. Aufl., S. 261.
[5] Kylin, Die Hypertoniekrankheit, 2. Aufl. 1930
[6] Friedländer, Arch. f. Physiol. **1881**, 168.
[7] Hasenfeld, Arch. klin. Med. **59**, 193. — Hirsch, ebenda **68**. — Kirch, ebenda **144**, 351; Münch. med. Wschr. **1924**, Nr 48.

das nur zurückzuführen ist auf den Einfluß einer gewissen Insuffizienz des linken Ventrikels auf linken Vorhof, Lungenkreislauf und rechtes Herz, oder ob noch besondere, vorerst unbekannte Einwirkungen auf den Kreislauf Bedeutung haben.

Der Blutdruck zeigt bei allen Nierenkranken, die überhaupt eine Steigerung aufweisen, bei den akuten Zuständen und im Anfang der chronischen, großen Wechsel und starke Schwankungen seiner Höhe. Das ist schon längst bekannt[1] und wurde durch die Erfahrungen über Kriegsnephritis nach allen Richtungen hin aufs neue erwiesen: die Art der Ernährung, psychische Erregungen, körperliche Bewegungen, Bettruhe und Aufstehen, alles das kann erhebliche Einwirkungen auf den arteriellen Druck hervorrufen. Meines Erachtens läßt das mit Sicherheit die Hypertonie auf veränderte Einstellung der vasomotorischen Zentren zurückführen: sie ist bei einer Anzahl von Nierenkranken gewissermaßen in einem Erregungszustande, gleichzeitig recht labil. Es ist wie bei den oben besprochenen Zuständen von Hypertonie. Von einem Parallelismus zwischen Druckhöhe und Stärke der Herzhypertrophie wird man nicht sprechen können, dazu schwankt der Druck viel zu sehr. Ob seine Durchschnittsgröße in Betracht kommt als Maß für die Beeinflussung des Herzens, oder ob da Besonderheiten sich einschieben, ob z. B. die Druckmaxima von Bedeutung sind, wissen wir noch nicht.

Die näheren Ursachen dieser erhöhten vasomotorischen Einstellung bei Nierenkranken der oben genannten Art sind sicher keine einheitlichen[2], das ist in erster Linie zu berücksichtigen. Man bedenke auch, daß eine große Anzahl von Nierenstörungen den Kreislauf unbeeinflußt läßt. Welche Ursachen sind von Bedeutung für seine Beteiligung am Krankheitsvorgang? Sicher ist zunächst die Ausdehnung des Prozesses wichtig; Herdnephritis bleibt ohne Wirkung. Ferner aber auch seine Art und Lokalisation[3]: was vorwiegend mit Entartung der Epithelien an den Kanälchen einhergeht (die jetzt sog. Nephrosen, degenerativen Nephropathien) läßt den Kreislauf im wesentlichen unverändert. Demgegenüber dürften Prozesse an den Glomeruli ihn beeinflussen können[4]. Letztere Auffassung wird sehr verschieden beurteilt[5], ich selbst habe stark geschwankt, bin aber gegenwärtig wieder der Meinung, daß die Sache so ist; natürlich muß man quantitativ rechnen. Daß die Frage nicht einfach liegt, zeigt das Amyloid der Glomeruli ohne Hypertonie[6]; allerdings gibt es Amyloidschrumpfnieren mit vorwiegender Erkrankung der Glomeruli und Hypertonie. Vasomotorische Reflexe

---

[1] Vgl. Loeb, Arch. klin. Med. 85, 348. — Israel, Volkm. Vortr. 449/450. — Fahrenkamp, Monographie. — Arrak, Z. klin. Med. 96, 453. — Moog u. Schürer, Dtsch. med. Wschr. 1919, Nr 17.

[2] Vgl. Janeway, J. med. Sci. 114, 625 (Mai 1913).

[3] Vgl z. B. die große Arbeit von Bamberger, Virchows Vortr. 173.

[4] A. Loeb, Arch. klin. Med. 85, 348. — M. Schmidt, Verh. dtsch. path. Ges. 1905, 111. — Volhard, ebenda 111.

[5] Vgl. Jores, Arch. klin. Med. 94, 1. — Loehlein, Die entzündlichen Veränderungen der Glomeruli usw. Marchands Arbeiten 1907, 4.

[6] Vgl. Fahr, Virchows Arch. 248, 323.

von der Niere, z. B. gerade von den Glomeruli aus, kann man keinesfalls ablehnen, denn blutdrucksteigernde Reflexe von der Niere aus gibt es[1]. Die „genuine" akute infektiöse Nephritis, der häufig eine Streptokokkeninfektion zugrunde liegt und die, wie schon RIEGEL hervorhob, so oft mit einer erheblichen Drucksteigerung, sogar mit einer schon vor dem Auftreten der Nierenerscheinungen beginnenden Drucksteigerung einhergeht[2], nimmt, wie man zur Zeit sich vorstellt[3], nicht nur von den Gefäßen der Glomeruli ihren Ausgang, sondern entfaltet an den Knäueln zweifellos ihre schwersten Veränderungen. Aber hier beginnen schon die Schwierigkeiten. Denn bei der akuten Glomerulonephritis sind gleichzeitig auch die Hautgefäße verändert, so daß man die Nieren- und Hautgefäßveränderung als koordinierte Folgen einer Ursache ansehen könnte. Dieser seit LICHTHEIM immer wieder und von den verschiedensten Seiten geäußerte Gedanke ist jetzt durch die Darlegungen von MUNK, KYLIN, RICKER und VOLHARD und durch die Betrachtung der kleinen Hautgefäße[4] für diese erwiesen.

Die Leere der zuführenden Schenkel der Hautkapillaren läßt sich jedenfalls für einen spastischen Zustand auch der kleinen Arterien[5] an der Haut anführen. Direkt wahrscheinlich gemacht wird dieser durch die Beobachtung, die im Kriege von den verschiedensten Seiten und auch bei Scharlach[6] wiederholt wurde, daß bei akuter Nephritis die Hypertonie den Nierenerscheinungen vorausgehen kann. Ich selbst sah bei gefangenen Russen mehrmals Fieber, Ödem, Hypertonie. Erst viel später fanden sich Spuren von Eiweiß oder diese fehlten sogar ganz[7]. Wieweit die Veränderung der Haargefäße als entzündlich zu bezeichnen ist[8], steht dahin. KYLIN[9] stellt bei der diffusen Glomerulonephritis einen „Kapillarschaden" in den Mittelpunkt. Er fand Erhöhung des Kapillardrucks in der Haut und läßt die gesamte Drucksteigerung indirekt von den Kapillaren ausgehen durch einen Reiz, der zu Tonussteigerung der kleinen Arterien führt. Das paßt gut zu RICKERS Beobachtungen, daß Kapillarerweiterungen gern mit Verengerung der Arteriolen verbunden sind. Die veränderte Funktion der Hautkapillaren bei akuter Glomerulonephritis ist von KYLIN erwiesen. Über anatomische Veränderungen der Kapillaren an der Haut oder über Kapillarstörungen an andern Organen konnte ich nichts finden. Man muß also immerhin die Annahme der „Capillaropathia universalis" zwar als ansprechende Vermutung, aber als Vermutung ansehen.

Ist aber ein vasomotorischer Erregungszustand der kleinen Arterien an Nieren und Haut vorhanden, so wird man bei gleichzeitig bestehender Drucksteigerung auch an einen solchen anderer Gefäßgebiete denken können. Und nun gibt es verschiedene Möglichkeiten: ist der Gefäßkrampf eine Folge der Nierenerkrankung und wird er durch chemisch oder mechanisch von der Niere (Glomeruli) aus erzeugte

<hr>

[1] CONDORELLI, ref. Kongreßzbl. inn. Med. **44**, 824.

[2] Vgl. RIEGEL-BUTTERMANN, Arch. klin. Med. **74**, 1.

[3] LOEHLEIN, l. c.; Erg. inn. Med. **5**, 441. — VOLHARD-FAHR, Die Brightsche Nierenkrankheit. Vgl. die zahlreichen Erfahrungen über Kriegsnephritis.

[4] FR. MUNK, Pathologie und Klinik der Nierenkrankheiten. Berlin 1918. — KYLIN, Hypertoniekrankheit. — O. MÜLLER, Die Kapillaren usw., S. 127. — PARRISIUS, Z. Urol. **19**, 71. — BECKMANN, Arch. klin. Med. **149**, 177. — KLEIN, Med. Klin. **1925**, Nr 4.

[5] Vgl. G. RICKER, Sklerose und Hypertonie usw., S. 68. 1927.

[6] KYLIN, Kongreßzbl. inn. Med. **22**, 424.   [7] Vgl. HIS, Med. Klin. **1919**, Nr 1.

[8] O. MÜLLER, Die Kapillaren usw. — TÖPFER, Med. Klin. **1917**, Nr 25.

[9] KYLIN, Hypertoniekrankheiten. Stockholm 1923. — GÖBEL, Klin. Wschr. **1923**, Nr 50 (STRAUB). — PARRISIUS, Z. Urol. **19**, 71 (O. MÜLLER).

Reflexe ausgelöst? Oder sind die mit örtlichem Gefäßkrampf einhergehende Nierenerkrankung und die allgemeine Vasomotorenerregung gemeinsame Folgen einer
Ursache? Das Letztere ist wahrscheinlicher. Ich möchte es annehmen.

Auch bei den chronischen hypertonischen Nephritiden (sekun-
däre Schrumpfniere) finden sich Veränderungen an den Arterien sowohl der Niere
(hier sind ebenfalls die Glomeruli stark erkrankt) als auch am übrigen Körper.
Das ist sogar schon längst bekannt[1], aber es fehlen meines Wissens doch alle
systematischen modernen Untersuchungen über das Verhalten der Gefäße an den
Nieren und den anderen Organen bei chronischer Nephritis. Nur das kann man
sagen: auch bei ihr treten Veränderungen der Arterien in Erscheinung. Wie man
von ihnen zur Hypertonie gelangen kann, wurde schon mehrfach besprochen.

Für die Schädigung der Nierenarterien bei chronischer Glomerulonephritis läßt
sich vor allem anführen, daß es sehr schwer sein kann, diese Nieren von denen der
sklerotischen Granularatrophie zu unterscheiden. Vielleicht ist es mit der Trennung
dürftiger bestellt, als man meist annimmt. RICKER[2] läßt für alle Formen der Nieren-
veränderung eine erhöhte Einstellung des vasomotorischen Tonus der nicht kleinsten Arterien vorausgehen. Das erscheint auch mir als die Annahme, die vieles für
sich hat. Viele Fälle von chronischer Nephritis wären dann pathologisch-physiologisch denen der akuten gleich zu stellen. Aber diese Annahme macht auch Schwierigkeiten und erfordert weitere Forschungen. Denn viele Nephritiskranke haben zuzeiten Druckerhöhungen, zuzeiten nicht. Die ganze Angelegenheit liegt also nichts
weniger als einfach. Meines Erachtens kann man keineswegs für alle Formen der
Nephritis eine Erkrankung der Arterien vorausgehen lassen oder auch nur gleichzeitig
entstehen lassen. Man kommt nicht darum, auch einen von den Nieren selbst ausgehenden Einfluß auf den Kreislauf anzunehmen. Ich wüßte nicht, wie man die (nach Entlastung verschwindenden) Drucksteigerungen bei Harnsperre oder die Pyelonephri-
tiden mit Hypertonie[3] anders verstehen sollte.

Ein zweiter Umstand, der von der Niere aus zur arteriellen Drucksteigerung
führen kann, ist Störung der Ausscheidungsfähigkeit der Nieren. Zwar hat sich die
früher angenommene Einwirkung einer starken Verkleinerung der Niere auf den
Blutdruck nicht bewahrheitet[4]. Aber bei solchen Tieren ist die Höhe des Blutdrucks doch abhängig von chemischen Einflüssen, er steigt z. B. nach Fütterung
mit Fleisch[5]. In ihrem Gefolge entwickeln sich auch Polyurie und urämische Erscheinungen. Die Beobachtungen am Krankenbett stimmen meines Erachtens damit
überein. Wie mir scheint, sind die Körper, die pressorisch wirken, keine einheitlichen. Nach der Auffassung mancher französischer Forscher[6] ist das Kochsalz in
Betracht zu ziehen. Auch ich sah, daß es unter eigenartigen Umständen bei Nierenkranken den Blutdruck zu erhöhen vermag, sogar sehr stark[6]. Aber da ist die Wirkungsweise gewiß nicht einfach. Ein schweres Lungenödem, das nach Kochsalz
entstand, rief höchste Hypertonie hervor, keineswegs etwa durch die Dyspnoe; dazu
war die Druckerhöhung viel zu stark. Nach Ansicht Mancher stehen stickstoffhaltige
Produkte im Mittelpunkte. In der Tat geht Vermehrung des abiureten Stickstoffs
im Blute oft mit Hypertonie einher. Aber keinesfalls besteht eine direkte Beziehung

---

[1] Vgl. SOTNISCHEWSKI, Virchows Arch. **82**, 209. — EWALD, ebenda **76**, 453.

[2] RICKER, l. c.   [3] Vgl. SCHOEN, Arch. klin. Med. **169**, 337.

[4] FRIEDMANN u. WACHSMUTH, Arch. f. exper. Path. **150**, 173. — HARTWIG, Z. exper. Med.
69, 462. — Vgl. PÄSSLER u. HEINEKE, D. pathol. Z. **1905**, 99.

[5] MARK, Z. exper. Med. **59**, 601.

[6] Vgl. LÖWENSTEIN, Arch. f. exper. Path. **57**, 137. — LOEB, l. c.

und der Harnstoff wirkt nicht pressorisch. Wahrscheinlich gewinnt die Zurückhaltung von Stoffen auf Umwegen oder in Kombination Einfluß. Sehr wichtig ist das Verhalten des Blutdrucks bei der Sublimatniere. In ihr liegen degenerative Prozesse an den Kanalepithelien vor. Dementsprechend ist der Blutdruck zunächst normal. Wird aber Hand in Hand mit der Zerstörung der Niere ihre Ausscheidungsfähigkeit mangelhaft, so wächst der Blutdruck[1] und kann hohe Werte erreichen. Ich sah dann den abiureten Stickstoff bei 600 Milligrammprozenten.

Den Umfang der Bedeutung dieser „Retentionseinflüsse" auf den Kreislauf vermögen wir noch nicht abzuschätzen. Bei akuter und chronischer Glomerulonephritiden könnten sie gewiß ihre Rolle spielen. Aber wir kennen die Grenzen nicht; hier müssen und können neue Untersuchungen einsetzen. Solche werden auch die Bedeutung der Zurückhaltung von Wasser und den Einfluß einer serösen Plethora auf die Herzarbeit aufklären. Sie wird von manchen Forschern[2] als wichtig angesehen. Ich gebe die Möglichkeit eines Einflusses von Plethora zu. Aber ich wage noch kein sicheres Urteil; es sind auch viele Bedenken da.

Welchen Umfang der Verbreitung man dieser retentionstoxischen Grundlage der nephritischen Hypertonie geben soll, läßt sich sehr verschieden beurteilen. Gewiß kann es einem widerstreben, namentlich für die oft jahrelangen guten Zeiten der Kranken mit subakuter und chronischer Glomerulonephritis, bei denen jede Beschwerde fehlt und Retentionen nicht nachgewiesen sind, solche anzunehmen. Aber wie gering sind hier noch unsere Kenntnisse! Wir wissen ja gar nicht, um was für Stoffe es sich handelt und in welch geringen Mengen sie wirksam sind; eine Gleichsetzung von ihnen mit der Gesamtheit dessen, was man Reststickstoff nennt, kommt gar nicht in Betracht. Tatsächlich neigen gerade die Kranken mit Hypertonie zur Zurückhaltung von Stoffen; man denke nur an die Harnsäure. Würden für die Frage der Hypertonie Substanzen bedeutsam sein, die wie Adrenalin wirken, so könnten also schon sehr kleine Mengen bedeutungsvoll sein. Ich vermag mir vorzustellen, daß der Gehalt des Blutes an solchen Stoffen — vielleicht sind sie schon am Gesunden für die Einstellung des vasomotorischen Tonus bedeutungsvoll — bei Nierenkranken durch mangelhafte Ausscheidung erhöht wäre. Die Hypertonie und die Steigerung von ihr, die manchmal urämische Anfälle begleitet, ließe sich schon im genannten Sinne verwerten. Auch die Erfahrungen über Druckerhöhung bei Erschwerung des Harnlassens, z. B. bei Prostatahypertrophie mit Harnzurückhaltung, mit Erweiterung der Harnleiter und der Nierenbecken[3] sowie die bei Zystenniere passen hierfür. Wenn in diesen Fällen dem Harn freier Abfluß verschafft wird und die Niere sich erholt, so sinkt der Druck. Natürlich wären auch reflektorische Einflüsse möglich; man muß die Entscheidung zwischen diesen beiden Möglichkeiten abwarten. Die Bedenken gegen jahrelang sich hinziehende Ausscheidungsstörungen als Grundlagen der Hypertonie werden wesentlich geringer, wenn man die von SIEBECK hervorgehobene[4] Zusammensetzung ihres Verlaufs aus wechselnden Zustandsbildern in Rücksicht zieht. Immerhin kann ich mich für die sich über viele Jahre lang hinziehenden Fälle mit Hypertonie ohne nachgewiesene Niereninsuffizienz mit der Annahme von Ausscheidungsstörungen nicht leicht befreunden.

---

[1] Z. B. GEISBÖCK, Arch. klin. Med. 83, 372. — VOLHARD, in Mohr-Staehelins Handb. 3, II, 1502.

[2] Vgl. VOLHARD, l. c.

[3] Z. B. BRASCH, Arch. klin. Med. 103, 488. — v. MONAKOW u. MAYER, ebenda 128, 20.

[4] SIEBECK, Beurteilung Nierenkranker. 1920.

Alles in allem möchte ich die Entstehung der Herzhypertrophie bei chronischer Glomerulonephrites für noch nicht geklärt halten. Über die Arterien und ihr Verhalten weiß man zu wenig Tatsächliches, chemische Einflüsse als einziges sind hier wenig wahrscheinlich, die Annahme reflektorischer Einwirkungen ist eine bloße Vermutung, und eine teleologische „Erklärung" ist nicht jedermanns Sache, besonders nicht, wenn man die in der Natur wirksamen mechanischen Zwischenglieder nicht zu nennen vermag.

Endlich hat man eine Beeinflussung über die Nebennieren direkt oder über das Nervensystem in Betracht gezogen oder an das Auftreten vasomotorisch wirkender Substanzen von der kranken Niere aus gedacht. Über Adrenalinämie bei Nierenkranken gibt es eine große Literatur[1]; ich habe aber nicht den Eindruck, daß hier gesicherte Ergebnisse vorliegen. Einzelne Fälle von Nebennierentumoren mit Hypertonie könnte man anführen. HÜLSE beobachtete[2] in VOLHARDS Klinik, daß das Serum von Nephritiskranken für Adrenalin sensibilisiert, doch wurde auch dem widersprochen. BOHR fand pressorisch wirkende Substanzen.

Ob die Gefäße der Niere bei dieser erhöhten Einstellung des vasomotorischen Tonus mit verengt werden, unterliegt höchst verschiedener Beurteilung seitens der einzelnen Forscher. Wer sie vasomotorisch unbeeinflußt bleiben läßt[3], wird in dem Vorgange der Hypertonie einen die Nierenabscheidung begünstigenden Umstand zu sehen berechtigt sein. Verengen sie sich mit allen anderen Gefäßen[4], so wird der allgemeine Erregungszustand der Gefäße im Gegenteil schädlich für die Nierenarbeit sein.

Wir haben noch eine Reihe weiterer Zustände, bei denen Hypertrophien beider Kammern beobachtet wurden, wie man annimmt, auf Grund erhöhter Ansprüche an die Leistung. Manche von ihnen lassen sich meines Erachtens noch nicht besprechen, weil die Unterlagen noch zu sehr schwanken. So geht es z. B. mit den Hypertrophien, die nach Verwachsungen der inneren Blätter des Perikards und seiner äußeren mit Mediastinum und Brustwand sich entwickeln sollen[5]. Ist eine ausgedehnte Mediastinoperikarditis vorhanden, so könnten allenfalls durch den Zug an Wirbelsäule und vorderer Brustwand während der Systole Steigerungen der mechanischen Anforderungen an die Herzleistung gegeben sein. Ich habe aber, ebenso wie BRAUER, den Eindruck, daß die bedeutungsvolle Folge des Mediastinoperikarditis vielmehr Insuffizienz des Herzens, namentlich des rechten Ventrikels ist. Mir erscheint zweifelhaft, ob Hypertrophien überhaupt vorkommen.

Bei Thyreoidismus und BASEDOWscher Krankheit haben wir mitunter zweifellos die Entwicklung von Hypertrophien des ganzen Herzens. Es fehlen vorderhand noch Gewichtsbestimmungen des ganzen Herzens und seiner einzelnen Teile in frühen Stadien und unter einfachen klaren Bedingungen der Krankheit. Die dabei höchstwahrscheinlich anzunehmende nervös oder toxisch bedingte Verstärkung (Verkürzung) der Herzkontraktionen könnte von Bedeutung sein. Aber nicht selten sind gleichzeitig auch Störungen der Klappenfunktion da, ferner Erhöhungen des Blutdrucks; auch Nephritiden kommen vor. BOHNENKAMP regt den Gedanken an, daß bei Thyreotoxie ein erhöhter Impuls für die Herztätigkeit besteht und daß die größere Steilheit und Höhe der Kontraktion durch Sympathikusreizung zu einer größeren Spannung

---

[1] Siehe bei VOLHARD, l. c.

[2] HÜLSE, Zbl. inn. Med. **1922**, Nr 1. — DEICKE u. HÜLSE, Arch. klin. Med. **145**, 360; Z. exper. Med. **39**, 413, 426. — Vgl. BOHN, Verh. d. Ges. inn. Med. **1931**, 151.

[3] Z. B. BIER, Münch. med. Wschr. **1900**, Nr 26.

[4] Vgl. VOLHARD, l. c.; Verh. dtsch. Ges. inn. Med. **1923**.

[5] Vgl. darüber KREHL, Erkrankungen des Herzmuskels, 2. Aufl., S. 462. 1913. — BRAUER. Handb. norm. path. Phys. **7 II**, 1836.

der Fasern führt. Da das Herzschlagvolumen, entsprechend dem Grundumsatz, so gut wie immer gesteigert ist[1], so wird die Entstehung von Herzhypertrophie verständlich und die Erhöhung des Schlagvolumens dürfte auf den vergrößerten Bedarf der Zellen zurückzuführen sein.

Schon früher wurde besprochen, daß das Gewicht des ganzen Herzens, die Stärke seiner Muskulatur am Menschen in einem Verhältnis zur gesamten Leistung des Organismus steht. Vielleicht kommen schon bei einzelnen Individuen im Gefolge von starker Muskelarbeit Überschreitungen dieses Verhältnisses zugunsten des Herzens, also Hypertrophien, vor. Erwiesen ist das meines Erachtens am Menschen noch nicht einwurfsfrei, weil Gewichtsbestimmungen fehlen. Die positiven Ergebnisse sind auf physikalische Diagnostik und auf Röntgenuntersuchungen begründet[2], und wenn sie auch von besten Beobachtern stammen, so ist doch die Unterscheidung der Hypertrophie von nur verstärkter Aktion einerseits, von Erweiterung andererseits nie ganz sicher; dazu bedenke man die Bedeutung der Herzlage! Vielleicht ist es interessant, daß auch am Menschen die meisten positiven Beobachtungen, wie mir scheint, an jungen Leuten (Soldaten) gemacht wurden. Und selbst wenn man sich auf die am lebenden Menschen benutzbaren Methoden stützt, können wir nur sehr selten Befunde erheben, die für die Erwerbung einer Arbeitshypertrophie sprechen[3]. Daran muß ich unbedingt festhalten, gerade weil in neuerer Zeit die Erfahrungen des Krieges so vielfach verwendet werden, eine Arbeitshypertrophie des Herzens für häufig zu erklären. Ich halte sie am Menschen für völlig unerwiesen. Ich freue mich der gleichen skeptischen Ansicht ROMBERGS[4].

Die experimentellen Untersuchungen liefern uns noch keine eindeutigen Ergebnisse[5]. Durch die Untersuchung von KÜLBS möchte ich als für erwiesen ansehen, daß junge Hunde, die längere Zeit mehrere Stunden am Tage Steigarbeit geleistet hatten, im Proportionalgewicht wesentlich schwerere Herzen haben als ruhende Tiere des gleichen Wurfs. Bei erwachsenen Tieren fehlt nach den Beobachtungen von O. BRUNS die Hypertrophie nach Arbeit. Zu den KÜLBSschen Angaben paßt die Erfahrung, daß wildlebende Tiere ebenfalls ein größeres Proportionalgewicht des Herzens haben als zahme der gleichen Art.

Höchst merkwürdig ist die Entwicklung einer Reihe von Hypertrophien des ganzen Herzens, die, zur Gruppe der sog. „idiopathischen Herzhypertrophien" gehörig, sich am häufigsten bei Leuten des mittleren Alters nach reichlichster Aufnahme von Nahrungsmitteln und Bier einstellen. Manche dieser Menschen trinken auch viel Wein, einzelne haben starke körperliche Anstrengungen, manche rauchen viel, manche sind geschlechtlich übermäßig tätig. Viele

---

[1] FULLERTON, bespr. Kongreßzbl. inn. Med. **57**, 534.

[2] HENSCHEN, Arb. med. Klinik Upsala. Jena 1899, S. 53. — SCHIEFFER, Arch. klin. Med **89** u. **92**. — WENCKEBACH, Kongreß inn. Med. **1916**, 54. — HERXHEIMER, Klin. Wschr. **1924**, Nr 49.

[3] Vgl. KREHL, Herzkrankheiten, 2. Aufl., S. 105 (Lit.).

[4] ROMBERG, Herzkrankheiten, 5. Aufl., S. 254.

[5] KÜLBS, Kongreß inn. Med. **1906**, 430. — GROBER, Arch. f. exper. Path. **59**, 424. — O. BRUNS, Münch. med. Wschr. **1909**, Nr 20. — KÜLBS, in Mohr-Staehelins Handb. **2**.

zeigen jede Äußerung starker Lebsucht, und deswegen sind auch viele dieser
Kranken, wenn auch nicht alle, fett und vollblütig. Eine Vermehrung der Gesamtblutmenge ist bei ihnen, wie der ehrwürdige Herr v. RECKLINGHAUSEN mich
überzeugte, höchstwahrscheinlich vorhanden. Indessen der Einfluß von Plethora
ist zum mindesten unklar, wenigstens läßt er sich experimentell auch durch
Anstellung sorgfältiger und umsichtiger Versuche nicht nachahmen[1].

Ganz sicher hat ein großer Teil dieser Fälle die nächsten Beziehungen zu
den früher geschilderten Zuständen von Erkrankung der feinen Arterien. F. v.
MÜLLER machte mich auf die arterielle Hypertonie vieler Kranken mit Münchener
Bierherz aufmerksam. Ich selbst fand das durchaus bestätigt. v. BÁSCH und
VOLHARD heben die Beziehung „idiopathischer Hypertrophie" zu latenter Angiosklerose und „roter Granularniere", also zu jenen Zuständen hervor. SCHMAUS
beschrieb[2] die „Stauungsschrumpfniere" bei diesen Kranken; Arteriolosklerose
und Arteriosklerose haben sie oft. MÖNCKEBERG fand[3] die Bedeutung der Gefäße für das „Tübinger Herz". Ich meine jetzt auch, daß die Herzhypertrophie
letzten Endes bei diesen Kranken mit der hypertonischen Arterienerkrankung
zusammenhängt; auf die Zwischenglieder komme ich sofort zu sprechen.

Wir gingen bei Besprechung der Herzhypertrophie davon aus, daß sie eine
Reaktion darstellt auf abnorme Anforderungen, also das Ergebnis von ihrer Überwindung ist. Indessen haben wir schon früher Zweifel geäußert, ob immer und
nur diese Form des Zusammenhangs besteht, ein Zweifel, der ja auch historisch
schon oft Ausdruck gefunden hat. Gerade bei dieser Gruppe von Störungen wird
man geneigt sein, an jene Zweifel wieder anzuknüpfen. Denn hier kann man sich
häufig des Eindrucks nicht erwehren, daß schon mit der Entwicklung der Hypertrophie auch die Schädigung der Funktion einsetzt, und zwar in der gleichen Art
und Weise, wie und wodurch die Hypertrophie sich entwickelt, daß es sich also
hier nicht nur, nicht immer um einen siegreichen Ausgleich größerer Anforderungen
handelt.

Der Grad der Hypertrophie wird auf der einen Seite natürlich gegeben durch
das Maß der Anforderung an den Herzteil, der eine verstärkte Tätigkeit hat.
Aber das, was wir bei Erörterung der „idiopathischen" Hypertrophien besprachen,
gilt doch auch für alle mechanisch bedingten Arten. Je mehr ich darauf achte,
desto klarer wird mir, daß der Umfang der Herzmuskelvergrößerung außerdem
noch von einem Einfluß abhängt, der entweder in einem eigenartigen Zusammentreffen äußerer Umstände oder in individueller Eigen- und Reaktionsart der
Gewebe oder in beiden liegt. Das Lebensalter z. B. macht gewiß etwas aus: bei
Kindern treten, wie gesagt, besonders starke Herzvergrößerungen auf.

Schon lange fiel mir auf, wie verschieden groß und muskelstark die Herzen von
Kranken mit hypertonischer Gefäßerkrankung und von solchen mit Schrumpfniere
sind. Das ist natürlich keine wirklich quantitative Betrachtung. Wie will man auch

---

[1] Vgl. HESS, Arch. klin. Med. **95**, 482 (Lit.).
[2] SCHMAUS u. HORN, Die zyanotische Induration der Niere. 1893.
[3] MÖNCKEBERG, Zbl. Herzkrkh. **12**, 247 (1920).

streng vergleichen, wenn der Druck über Zeiten so stark schwankt! Ich gewann
aber den Eindruck, daß die hier erörterte Herzhypertrophie bezüglich ihrer Stärke
und Ausbildung nicht völlig in der arteriellen Druckerhöhung aufgeht. Eine besondere Inanspruchnahme des Kreislaufs durch die Form der Lebensführung wäre
durchaus denkbar. Überreichliche Aufnahme von Nahrung, Wein und besonders
von Bier, Rauchen, geschlechtliche Übertreibungen können den Kreislauf beanspruchen; sie erregen den vasomotorischen Tonus. Sie können aber ferner auch
vielleicht Einfluß haben auf Form und Stärke der Gewebsveränderung. Möglicherweise könnte in diesen Fällen das Schlagvolumen erhöht sein durch eine Verengerung
nicht nur der Arterien, sondern auch der Unterleibsvenen, weil diese als Blutbehälter
sich entleeren und dann das Stromvolumen wächst. Dann würde man die Dilatationen
und die besonders starken Hypertrophien verstehen, die diese Kranken haben, weil
dann nicht nur ein erhöhter Widerstand für das linke Herz besteht, sondern auch
ein verstärkter Zufluß zu beiden Kammern und damit ein erhöhtes Schlagvolumen.
Es kommt immer darauf an, ob bei erhöhtem Widerstand nur ein kleiner oder ein
großer Teil des Blutes im Umlauf ist.

Zeigt sich für die Entwicklung der Hypertrophie des Herzens schon unzweifelhaft der Einfluß konstitutioneller Momente als bedeutungsvoll, so gilt
diese noch viel stärker für die Beurteilung der Kleinheit des Herzens, soweit
diese nicht nur ein Ergebnis geringer Füllung darstellt[1]. Uns interessiert diese
Kleinheit in erster Linie wegen ihrer Beziehung zu einer geringen Herzleistung.
Gewiß finden wir auch da eine Abhängigkeit. Herzteile mit schwacher Arbeit
atrophieren, z. B. die Muskulatur des linken Ventrikels in manchen Fällen schwerer
Mitralstenose, oder auch das Herz eines Kranken, der dauernd im Bett liegend
seinen ganzen Körperbestand mindert.

Viel bedeutungsvoller sind aber die kleinen Herzen, die man in Beziehung
zu setzen pflegt zu geringer Leistungsfähigkeit des Kreislaufs. Kannte man die
verschiedene Herzkraft verschiedener Individuen als etwas Selbstverständliches
schon längst, so begann man in den letzten Jahrzehnten den näheren Bedingungen
nachzugehen, unter denen sich konstitutionell kleine und zugleich schwache
Herzen finden[2]. Man lernte die Bedeutung der Thoraxform (langer und birnför-
miger Brustkorb), des Zwerchfellstands, der Lagerung des Herzens, kennen. Alle
diese Anomalien bedingen teils die Kleinheit des Herzens, teils gehen sie neben
ihr einher. Junge Leute mit solchen Herzen zeigen auch sonst häufig allerlei
Merkmale allgemeiner oder örtlicher Minderwertigkeit ihres Körpers. Auch Anzeichen geistiger Schwäche sind nicht selten vorhanden.

In all diesen Fällen erscheint das Herz klein, wenn wir es nach der Projektion
seiner Vorderfläche auf die Brustwand mit den Methoden der Perkussion oder
der Radiologie beurteilen im Vergleich zur Körperlänge. Zahlen für das reine
Gewicht solcher Herzen im Vergleich zum Körpergewicht konnte ich nicht finden.
Ehe wir sie haben, müssen wir aber auf ein sicheres Urteil verzichten.

---

[1] E. Meyer, Dtsch. med. Wschr. **1920**, Nr 29.

[2] F. Kraus, Med. Klin. **1905**, Nr 50; Berl. klin. Wschr. **1910**, Nr 6; Leuthold-Festschrift. — Martius, Kongreß inn. Med. **1899**; Pathogenese, S. 1. — F. v. Müller, Münch.
med. Wschr. **1917**, Nr 15, Beil. — Wenckebach, Volkm. Vortr. 465/466; Kongreß inn. Med.
1914. — Bauer, Konstit. Dispos., 3. Aufl., S. 379ff.

Ich sage auch nicht, daß die Kleinheit des Herzens als Ausdruck seiner schlechten Leistung keine Bedeutung habe. Aber es fehlen noch die sicheren anatomischen Unterlagen und Beobachtungen, vor allem fehlt mir eine Übersicht über kleine Herzen, die eine auffallende Funktionsanomalie aufweisen. Ferner besteht doch auch die Möglichkeit, daß wir minderwertige Körper mit schwachen Muskeln und mit minderwertigen Herzen vor uns haben. So möchte es mir auch scheinen in den Fällen, in denen niederer Blutdruck mit allerlei Symptomen herabgesetzter Leistungsfähigkeit verbunden ist. Auch ich[1] möchte darin ein Zeichen konstitutioneller Schwäche, nicht ein besonderes Krankheitsbild sehen[2]. Und ich kenne auch „kleine“ Herzen mit ausreichender Kraft.

Die Umstände, die in diesen Fällen Funktionsstörung machen, können sehr verwickelt sein. Wenckebach hat aus den Lagerungsverhältnissen interessante Möglichkeiten abgeleitet. Ich selbst sah[3] Herzstörungen dieser Art schon in den 90er Jahren bei den Zeißschen Lehrlingen: kleine Herzen, größere Herzen mit Geräuschen und ohne sie, mit und ohne Beschwerden, mit und ohne Blutdruck- bzw. Arterienveränderungen, mit und ohne Albuminurie. Gerade in der Entwicklungszeit spielen sich oft die Erscheinungen ab. Die sog. Enge und Hypoplasie des Gefäßsystems wird vielfach zugrunde gelegt. Aber die Erscheinungen gehen doch meistens zurück! Die Erwägung von Möglichkeiten ist noch so im Fluß, die anatomische Unterlage so gering, daß mir ein Urteil noch nicht angängig erscheint.

Der Herzmuskel kann durch Entartungen und Entzündungen seiner Fasern in seiner Funktion leiden[4]. Auch mangelhafte Blutversorgung durch Erkrankungen der Arterien spielt eine erhebliche Rolle. Das ist in der ausgedehnten alten Literatur über diesen Gegenstand seit der berühmten Arbeit von Cohnheim und v. Schultess-Rechberg vielfach erörtert, ich brauche nur an die Arbeiten von Porter zu erinnern[5]. Als dann die Anastomosen zwischen beiden Kranzarterien gefunden wurden, schätzte man die Bedeutung der Kranzarterienveränderung niedriger ein. Wir haben aber jetzt gelernt, daß die Anastomosierungen unregelmäßig vorhanden sind und nicht selten fehlen[6]. Über die Bedeutung der genannten Prozesse für die Erklärung der mangelhaften Herzleistung gibt es eine große Literatur und sehr verschiedene Ansichten, namentlich wird der Einfluß der Fettmetamorphose[7], einzelner Entzündungsherde und der Veränderung der Kranzarterien recht verschieden beurteilt[8]. Es kann meines Erachtens für die entzündlichen und für die degenerativen Prozesse ebensowenig

---

[1] Vgl. H. Curschmann, Z. klin. Med. **103**, 565.

[2] Vgl. demgegenüber Martini u. Pierach, Klin. Wschr. **1926**, Nr 39.

[3] Vgl. Erkrankungen des Herzmuskels, 2. Aufl., S. 491. — Faber, Arch. klin. Med. **103** (unter Lommel).

[4] Krehl, Herzkrankheiten, 2. Aufl., S. 132. 1913. — Mönckeberg, Henke-Lubarschs Handb. **2**, 290. — Kirch, in Lubarsch-Ostertag, Ergebn. **22** I. — Vgl. R. Kauffmann, Med. Klin. **1927**, Nr 50.

[5] Cohnheim u. v. Schultess-Rechberg, Virchows Arch. **85**, 503. — Vgl. Eppinger u v. Knaffl, Z. exper. Path. u. Ther. **5**, 71. — Ganter, Handb. norm. path. Phys. **7** I, 367.

[6] Z. B. Oberholman, J. amer. med. Assoc. **82**, Nr 17.

[7] Mönckeberg, in Henke-Lubarschs Handb. **2**, 335.

[8] Lit. bei Krehl, Herzkrankheiten, S. 442. — Kirch, Arch. klin. Med. **135**, 231. — Mönckeberg, l. c.

zweifelhaft sein, wie für eine mangelhafte Blutversorgung größerer Bezirke, daß sie bei irgendwie größerer Ausdehnung die Herzfunktion zu schädigen vermögen. Und kleine Herde können durch Sitz und Zahl von besonderem Einfluß, namentlich dürften Herde im Erregungsleitungssystem bedeutungsvoll sein. Für alle degenerativen und entzündlichen Prozesse ist weiter die zu diesen Vorgängen führende Ursache in Betracht zu ziehen so, daß die anatomische Veränderung gewissermaßen nur das Gleichnis der gesamten vorwiegend chemischen Schädigung ist. Alles das wurde in früheren Auflagen dieses Buches und anderenorts genau dargelegt[1]. Wenn behauptet wird, daß der Schluß vom histologischen Bilde auf die funktionelle Leistungsfähigkeit unmöglich ist, so halte ich diese Fassung nicht für richtig, weil reichliche ärztliche und anatomische Erfahrungen mit voller Sicherheit dafür sprechen, daß unter bestimmten Umständen die morphologische Betrachtung physiologische Schlüsse erlaubt. Ich muß bei dieser Ansicht bleiben auch gegenüber der Aussprache auf der 1. Tagung der Gesellschaft für Kreislaufsforschung[2]. Ich kann mich nicht dazu verstehen, wie es jetzt manchmal angenommen wird, die anatomischen Veränderungen generell als Folge der Funktionsstörung zu betrachten. Daß dieses Verhältnis vorkommt, weiß ich wohl. Es als allgemeingültig anzusehen, halte ich für falsch. Ich kann mich auch nicht dazu verstehen in der Weise und in dem Maß, wie es zur Zeit Sitte ist, anatomische Veränderungen des im Leben insuffizienten Herzmuskels als zureichenden Grund für seine Insuffizienz abzulehnen. Auch ich achte immer darauf, und mein Kollege Herr Professor Schmincke hat mir doch in der Mehrzahl solcher Fälle die Veränderungen des Herzens gezeigt.

So vermögen wir in nicht wenigen Fällen einen anatomischen Ausdruck für die Schädigung der Herzkraft anzuführen. In anderen Fällen spielen chemische Einwirkungen eine Rolle. Im Gefolge der Infektionskrankheiten, ich erinnere nur an Diphtherie, Pneumonie, Typhus, Dysenterie, aber auch z. B. bei Thyreoidismus entstehen herzschädigende giftige Substanzen. Diese können, wie wir annehmen dürfen, auf rein chemischem Wege die Herzkraft tödlich beeinflussen oder zur Entartung der Fasern oder Entzündung führen.

Wenckebach nimmt zur Erklärung der Herzinsuffizienz bei Beriberi eine Quellung des Herzmuskels an[3]. Ehe das nicht durch sichere Beobachtungen erwiesen ist, möchte ich diese Annahme für wenig wahrscheinlich halten, weil ich früher[4] bei einer Untersuchung zahlreicher insuffizienter Herzen gerade den Wassergehalt nie schwanken sah. Von chemischen Untersuchungen liegt auch mancherlei vor. Ich selbst habe früher einmal festgestellt[4], daß der phosphorhaltige Ätherextrakt, den wir damals Lezithin nannten, der aber wohl besser als Phosphatide zu bezeichnen ist, bei insuffizienten Herzen niedrig liegt, und daß auch die Fettmenge im leistungsarmen nicht hoch ist. Am Eiweiß konnten wir, allerdings mit recht unvollkommener

---

[1] Krehl, Erkrankungen des Herzens. — v. Mering-Krehl, Lehrbuch, Artikel Herz.

[2] Verh. dtsch. Ges. Kreislaufforschg **1928**, 40.

[3] Wenckebach, Verh. dtsch. Ges. inn. Med. **1925**, 349. — Aalsmeer, Herz und Kreislauf bei Beriberi. Berlin 1929. — Aalsmeer u. Wenckebach, Wiener Arch. inn. Med. **16**, 193.

[4] Krehl, Dtsch. Arch. klin. Med. **51**, 416.

Methodik, in Straßburg nichts finden. KUTSCHERA machte die wichtige Feststellung[1], daß in Herzen mit geringer Leistungsfähigkeit der Gehalt an Kalzium tief liegt, was wegen der Funktion der Grenzmembranen bedeutungsvoll ist.

Aus dem Gesagten geht hervor, daß in einem Teil der Fälle der anatomische Befund direkt zur Erklärung der Abnahme der Herzkraft verwendet werden kann. Aber gewiß ist das nur in einem Teile möglich — darin stimme ich völlig mit meinem verehrten Freunde ASCHOFF überein, wenn ich auch die Zahl der Fälle, in denen das möglich ist, entschieden höher einschätze, weil meines Erachtens das pathologisch-anatomische Urteil oft viel zu schnell und ohne genügend umfangreiche und ausführliche Untersuchung gefällt wird. Vielfach ist für ein Verständnis die erschöpfende ärztliche Betrachtung notwendig, die die Mannigfaltigkeit, Kompliziertheit und das Zusammenwirken der schädigenden Ursachen erläutert.

Die Folgen der Mediastinoperikarditis und der schwieligen Verdickung des Epikards äußern sich ebenfalls in einer Insuffizienz des Herzens, namentlich des rechten Ventrikels[2]. Hier wirken zwei Momente zusammen: einmal die Schädigung des Herzmuskels durch die Perikarditis und dann die außerordentliche Arbeit, die es bei jeder Kontraktion leistet infolge der Behinderung durch die mediastinoperikardialen Verwachsungen.

Von großer Bedeutung ist der ganze Umkreis der Erscheinungen, der in dem Begriff der Ermüdung oder Erschöpfung aufgeht. In vielen dieser Fälle steigen die Anforderungen an die Herzkraft dauernd. Wir dürfen annehmen: schließlich zu einer für den Fortbestand des Herzens unerträglichen Grenze. Diese wird sich um so leichter bemerkbar machen, als, wie früher hervorgehoben, das sich immer vergrößernde Herz in wachsend ungünstige Ernährungsverhältnisse kommt. Hierzu passen gut die Befunde KUTSCHERAS über Verminderung des Gehalts an Kalzium und Phosphatiden in insuffizienten Herzen[3].

Wie wir soeben sagten, ist von großer Bedeutung für die Leistungsfähigkeit vieler Herzen das Maß der von ihnen geleisteten Arbeit. Häufige und starke Herzkontraktionen ermüden das gesunde Herz, und in der Ruhe folgt sehr schnell die Erholung. Herzen, die in irgendwelcher Weise, sei es direkt erkrankt, sei es indirekt, von einer schädigenden Einwirkung getroffen sind, ermüden wesentlich schneller und sehr viel leichter. Und sie erholen sich auf der anderen Seite bedeutend langsamer. Im ganzen ist das Herz vor Ermüdung bis zu einem gewissen Grade dadurch geschützt, daß die Skeletmuskeln früher ermüden als das Herz[4]. Hatte der Herzmuskel besonders starke Leistungen auszuführen, so daß er sich häufig an der Grenze seiner Spannungsmaxima zusammenzog, so kann es sicher zu dem kommen, was man als Überdehnung bezeichnet. Der Effekt ist Erweiterung und Kraftverminderung des Herzens. Auch das gesunde Herz kann einen ganz

---

[1] KUTSCHERA-AICHBERGEN, Herz- und Gefäßkrankheiten, S. 7; Fortbildungskurs Nauheim **1930**, 63,

[2] BRAUER, Handb. norm. path. Phys. **7 II**.

[3] KUTSCHERA, Verh. dtsch. Ges. inn. Med. **1929**, 392.

[4] STRAUB, in Bethe-v. Bergmanns Handb. d. Phys. **7 I**.

ähnlichen Zustand durchmachen; auch bei ihm kommt bei Kontraktion nahe dem Spannungsmaximum eine Überdehnung vor. Es ist dies lange diskutiert und vielfach bestritten worden[1]. Aber ich glaube nicht, daß man das Vorkommen für normale Herzen jetzt noch leugnen kann[2], wenn es auch am gesunden Menschen nicht häufig ist. Die Beobachtungen bei Sportkämpfen sprechen in gleichem Sinne.

Das Verhalten des Herzens gesunder Menschen bei und nach starken Anstrengungen ist jetzt sehr genau untersucht[3]. Es fanden sich während der Bewegungen teils Vergrößerungen, teils Verkleinerungen, unmittelbar oder bald nachher meist Verkleinerungen. Das hängt mit der Frage zusammen, die an anderer Stelle gestreift ist, ob beim Menschen das bei Muskelbewegungen für die Muskeln notwendige und vom Herzen gelieferte größere Stromvolumen mehr mit Hilfe größerer Herzfrequenz oder größerer diastolischer Füllung geschaffen wird. Beides kommt vor[4]. Ob das eine oder andere geschieht, hängt einmal von der Persönlichkeit ab, aber auch von anderen Umständen, z. B. innere Erregung, Leidenschaft, Ernährungszustand, Maß der Anstrengung und der aufgewandten Mühe, vor allem Übung. Die best trainierten Herzen arbeiten vorwiegend mit Vergrößerung des Schlagvolumens.

Das Verhalten von Kreislauf und Herz bei und nach schweren und, wie es bei Wettkämpfen ist, bis zur völligen Erschöpfung gehenden sowie mit großer seelischer Erregung verbundenen Muskelbewegungen ist namentlich durch die Beobachtungen auf der Amsterdamer Olympiade weitgehend geklärt worden[5]. Höchst interessant ist der außerordentliche Einfluß schwerster Anstrengungen die nach mehr oder weniger kurzer, sowie seelisch und durch Übung beeinflußbarer Zeit zu stärkster Blutdrucksteigerung, zu Atmungs- und zu Gaswechselstörungen führen, auf die Atmungs- und Gefäßinnervation. Die dabei auftretende schwere Erschöpfung kann und muß überwunden werden. Sobald das geschehen ist, gehen dann die Muskelbewegungen leichter, man möchte sagen: „maschinenartig“ vor sich. Immer trat hervor das nicht völlig gleiche Verhalten verschiedener Menschen, während die Form und Stärke der Bewegungen zwar für die Erscheinungen am Herzen nicht ausschlaggebend ins Gewicht fielen, aber das Bild des Gesamteindrucks und auch das des Kreislaufs ausschlaggebend beeinflußten. An diesen sportgeübten Menschen, die aber im Training standen, war das Herz am Ende eines aufregenden und überanstrengenden Wettkampfs fast ausnahmslos wesentlich kleiner als vor dem Kampf. Dabei war meist die Pulsfrequenz erhöht, der Blutdruck herabgesetzt. SCHELLONG zeigte[6], wie wichtig für das ganze Verhalten des Menschen bei Muskelbewegungen die konstitutionelle Innervation der Gefäße ist, indem der Minimaldruck bei nicht sehr Leistungs-

---

[1] Vgl. die große Untersuchung von DE LA CAMP, Z. klin. Med. **51**, 1. — Eine vortreffliche kritische Darstellung bei ROMBERG, Herzkrankheiten, 5. Aufl., S. 249. — O. BRUNS, Zbl. Herzkrankh. **16**, Nr 20 (1924). — MOBITZ, Klin. Wschr. **1924**, Nr 45. — O. BRUNS, Münch. med. Wschr. **1925**, Nr 16. — ASCHOFF, Muskelarbeit und Blutkreislauf. 1927. — KIRCH, in Lubarsch-Ostertag Erg. **23**, 392.

[2] Vgl. HIRSCHFELDER, Diseases of the heart, S. 131.

[3] Vorzüglich zusammengefaßt bei DIETLEN, Handb. norm. path. Phys. **7** I, 319. — MORITZ, Münch. med. Wschr. **1908**, Nr 14. — SCHIEFFER, Arch. klin. Med. **89**, 604; **92**, 392. — BRUNS, Münch. med. Wschr. **1925**, Nr 16; Zbl. Herzkrkh. **16**, Nr 20 (1924); Z. klin. Med. **94**, 22; Münch. med. Wschr. **1921**, Nr 29; Erg. inn. Med. **34**, 201. — BRUNS u. ROEMER, Z. klin. Med. **94**, 22. — DIETLEN, Vereinsbl. Pfälz. Ärzte **1926**, Nr 14/15. — DEUTSCH u. KAUF, Herz und Sport. 1924 (Lit.). — RAUTMANN, Klin. Wschr. **1927**, Beil. — HERXHEIMER, Z. klin. Med. **96**, 218. — DEUTSCH, Arb.physiol. **2**, 215. — EWIG, Z. exper. Med. **51** (O. BRUNS).

[4] Vergl. LAUBER, Verh. dtsch. Ges. inn. Med. **1930**, 253.

[5] DEUTSCH, Arb.physiol. **2**, 215 (Lit.).   [6] SCHELLONG, Klin. Wschr. **1930**, Nr 29.

fähigen leicht sinkt. Die Höhe der Herzfrequenz stand in keinerlei Verhältnis zur Verkleinerung des Herzens und war kaum als deren Ursache zu betrachten. Auch bleibt die Verkleinerung noch lang bestehen, nachdem die Pulsfrequenz längst wieder normal geworden ist. Das muß überhaupt noch besonders erwähnt werden, daß diese Verkleinerung in diesen Fällen sich oft lang erhält. Die Ursachen der Herzverkleinerung scheinen verwickelt und vielfältig zu sein. Die Tachykardie wirkt wohl schon mit, dann die veränderte Blutverteilung und die damit verbundene Verminderung der kreisenden Blutmenge und die enormen Wasserverluste! Vielleicht sind auch die veränderten Verhältnisse des Kohlensäuregehalts vom Blut, seine andere Azidität und Pufferfähigkeit von Bedeutung, aber im einzelnen ist doch alles noch unklar. Alles in allem scheint die Verkleinerung des Herzens mit der Restitution zusammenzuhängen, die am Ende der Muskelbewegung beginnt und nach diesen schweren Anstrengungen mehr oder weniger lang anhält. Aber nun kommt das Merkwürdigste, was Deutsch bringt: höchst interessant, aber mir noch unverständlich: alle diese Männer haben in der Zeit des Trainings ein wesentlich größeres Herz als dem mittleren, für sie zu erwartendem Maße entspricht. Diese Vergrößerung entwickelt sich immer wieder aus dem Zustande der Verkleinerung! Und, wie aus früheren Beobachtungen von Deutsch und Kauf hervorzugehen scheint, besteht diese Vergrößerung nur während der Zeit des Trainings, sonst nicht! Freilich wissen wir nicht, was der Vergrößerung zugrunde liegt. Wohl Erweiterung. Über das Volum des Myocards ist nichts bekannt.

Diese Beobachtungen geben ein Bild dessen, was an geübten Sportmännern vor sich geht. Sie stimmen ja zum großen Teil mit dem überein, was sich bei natürlichen Menschen zuträgt. Wir müssen uns aber gerade das nicht einförmig, sondern vielmehr variabel vorstellen, weil Übung, Herzkraft, Art, Form und Dauer der Anstrengung, vorausgehende Ereignisse und Krankheiten die größte Mannigfaltigkeit der Umstände bedingen. Es ist also der einzelne Fall genau zu untersuchen und zu beurteilen.

Ein ungünstiger Einfluß von Muskelbewegungen auf das gesunde Herz ist auf der einen Seite selten, auf der anderen geht er schnell vorbei, während am Herzen mit erkrankter Muskulatur, sei es nach wenigen, sei es nach häufigen schweren Anstrengungen, Schädigungen der Herzkraft oft lange Zeit zurückbleiben. Also ich halte zunächst daran fest: die Herzen, die durch Überanstrengen dauernd leistungsunfähig werden, sind fast immer schon krank: deswegen versagen sie. Alle darauf gerichteten Untersuchungen[1] zeigen, daß Menschen mit krankem Herzen für die gleiche Leistung ungleich stärkere Aufwendungen an Kraft bei Muskelbewegungen machen als Gesunde, und daß ihr Herz viel leichter dabei leidet.

Der Begriff der schweren Anstrengung ist natürlich ein durchaus relativer. Im Leben braucht für die Entstehung einer Schädigung die Anstrengung um so geringer zu sein, je weniger gut das Herz ist. Die geringe Leistungsfähigkeit des Organs wird aber gerade hier nicht allein durch die Beschaffenheit des Herzens selbst gegeben, sondern ebenso auch durch allgemeine Wirkungen, z. B. durch einen geringen Kräftezustand des ganzen Organismus. Erworbene wie angeborene Zustände spielen eine große Rolle. Sehr wichtig ist die gesamte „Konstitution"[2], der allgemeine Kräftezustand, das Vorausgehen von Krankheiten,

---

[1] Z. B. Lewy, Z. klin. Med. **31**, 321.

[2] Vgl. F. Kraus, Leuthold-Gedenkschrift **1**.

Intoxikationen, Infektionen, die Rekonvaleszenz, die seelische Energie des Menschen. Wie wir im großen Kriege immer und immer wieder sahen, ist die Herabsetzung der Herzkraft durch schlechte Ernährung, z. B. als Teilerscheinung der Ödemkrankheit, wesentlich in Betracht zu ziehen. Endlich ist von allergrößter Bedeutung das Verhalten der Gefäße. Gewiß zunächst das der Kranzarterien. Vor allem aber die Innervation der Arterien und Venen des ganzen Organismus, die Abstimmung der Innervation der einzelnen Gefäßgebiete, ganz besonders der Muskeln aufeinander, ihre Anpassung an die Tätigkeit des Herzens, ihre Leitung vom Herzen und von den Gefäßzentren und Gefäßen aus. Ein großer Teil des Trainierens wird bestehen in der Einrichtung solcher Regulationen und Anpassungen.

Weiter kommt in Betracht für die Leistungsfähigkeit des Herzens der Ernährungszustand des ganzen Organismus sowie das Verhalten einiger endokriner Drüsen, speziell der Schilddrüse und der Geschlechtsdrüsen. Man weiß, daß manche Fettleibige Insuffizienzerscheinungen von seiten des Herzens zeigen[1]. Das liegt zuweilen nur an dem Mißverhältnis zwischen Herzkraft und Körpergewicht. Aber häufiger ist das Herz solcher Menschen direkt wenig leistungsfähig. Manchmal sind die vom Perikard eindringenden Fettmassen insofern wichtig, als in ihrem Gefolge die Muskulatur schwindet[2]. Man könnte da an die Analogie mit der Dystrophia musculorum denken. In der Tat zeigt namentlich die rechte Kammer zuweilen auffallend starke Verdünnung der Muskulatur. Am wichtigsten scheinen mir aber Störungen der Herzkraft durch Koronarsklerose zu sein. Je mehr man sich mit den Fettleibigen beschäftigt, die wirkliche, mit dieser Anomalie des Ernährungszustands in Zusammenhang stehende Herzstörungen haben, desto mehr tritt die Bedeutung von Gefäßveränderungen, namentlich an den Kranzarterien beherrschend hervor[3].

Ganz unklar noch sind die chemischen und physikalischen Veränderungen des Myokards, die OMEROD und STOKES[4] beschrieben haben. Nachdem man sich in neuerer Zeit wieder mehr der Annahme einer konstitutionellen Fettsucht zugewandt und den Einfluß mancher Drüsen mit ihren chemischen Einwirkungen kennengelernt hat, könnten wir für eine Reihe von Fällen endogene, auf chemischem, toxischem oder physikalischem Wege erzeugte Leistungsstörungen des Herzens annehmen. Aber hier müssen neue Beobachtungen einsetzen. Allerdings werden sich nur sehr schwer geeignete Fälle finden lassen, denn meist haben diese Herzen eben Koronarsklerose.

Bei Kranken mit Myxödem beschreibt H. ZONDEK[5] erhebliche Erweiterung des Herzens mit vielleicht langsamem Ablauf der Kontraktion. Die Störungen der elektrographischen Kurve (Vorhofs- und Nachschwankung) dürften auf Veränderungen der Haut bei Myxödem zurückzuführen sein[6].

---

[1] Vgl. KREHL, Erkrankungen des Herzmuskels. — v. ROMBERG, Herzkrankheiten; Klin. Wschr. **1927**, Nr 42.

[2] Vgl. MÖNCKEBERG, in Henke-Lubarschs Handb. **2**, 344.

[3] Vgl. MARTINI, Karlsbader Vorträge **10**, 403 (1928).

[4] STOKES, Herzkrankheiten. Übersetzt. Würzburg 1855.

[5] H. ZONDEK, Z. klin. Med. **90**, 171. — Vgl. NOBEL, ROSENBLÜTH, SAMET, Zbl. exper. Med. **43**, 332.

[6] LUEG, Z. klin. Med. **106**, 21.

Wichtig für die Leistungsfähigkeit des Herzens ist auch der gesamte Zustand der Psyche und des Nervensystems[1], wichtig sind psychische Depressionen sowie sexuelle Anstrengungen und Erregungen. Das Herz ist ja gewissermaßen das typische Ausdrucksorgan für seelische und nervöse Zustände. Schon alte Beobachtungen aus LUDWIGS Institut und andere zeigten den Einfluß der zentrifugalen Nerven des Herzens auf die Stärke seiner Zusammenziehungen[2]. In den Darlegungen und Auffassungen über die nervösen Herzstörungen scheint mir das viel zu stark zurückgetreten zu sein. Und die Zurückdrängung unserer Auffassung von der Bedeutung der extrakardialen und intrakardialen Nerven, die die „myogene" Herztheorie tatsächlich im Gefolge hatte, trug weiteres bei. In Wirklichkeit sieht man auf psychischer Grundlage nicht allzu selten Verminderungen der Herzkraft eintreten. Gibt es doch sogar schwerste, ja tödliche Beeinträchtigung der Herzleistung unter der Einwirkung gewaltiger seelischer Einwirkungen. Die Bedeutung örtlicher Nervenstörungen am Herzen wurde neuerdings von ASKANAZY mit Recht hervorgehoben[3]. Hier liegt noch eine große und äußerst wichtige Aufgabe vor uns: fast unbetretenes Gebiet. Z. B. ist schon die Frage nach dem Vorhandensein krankhafter, nervös oder seelisch begründeter Herzerweiterungen ganz unklar. Physiologisch wären sie durchaus möglich. Wer aber will sie mit Sicherheit erweisen?

Die letzten Ursachen für die allgemeine Beeinträchtigung des Kreislaufs liegen keineswegs immer im Herzen selbst. Anomalien der Blutmenge und, da das Gefäßsystem an sich geräumiger ist, als der Blutmenge entspricht, solche des Gefäßzustandes, können den gleichen Einfluß haben. Wenn, wie es bei Lähmung der Unterleibsgefäße der Fall ist (Arterien und Venen), ein erheblicher Teil des Blutes gewissermaßen auf einem Nebengeleise in der Unterleibshöhle nur ganz langsam strömt, so erhält das Herz nicht genug Blut, um die Arterien zu füllen. Alles, was sonst den Zufluß zum Herzen mindert, kann ebenso wirken. Alle Gefäßlähmungen sind von größter Bedeutung, wie noch gezeigt werden wird. Und ebenso zieht eine erhebliche Verminderung der Blutmenge Kreislaufsstörungen nach sich, z. B. bei akuten Anämien, denn dabei leidet die Füllung des Herzens und somit das Schlagvolumen.

Andererseits können starke vasomotorische Erregungen den arteriellen Druck so erhöhen, daß die linke Kammer sich ihm gegenüber nicht mehr ausreichend zusammenzuziehen vermag. Wenn dann die mit dem ganzen Vorgang verbundene Entleerung der Gefäße, namentlich des Unterleibs, gleichzeitig große Blutmengen nach dem Herzen treibt, so wird größere Belastung zunächst zwar die Fähigkeit, jene außerordentlichen Überlastungen zu überwinden, steigern (vgl. O. FRANK, F. MORITZ). Aber sobald als das linke Herz an seinem isometrischen Spannungsmaximum angelangt ist, überdehnt es sich wegen der

---

[1] Vgl. KREHL, Veröff. Mil.san.wes. **1914**.

[2] Vgl. PAWLOW, Arch. f. Physiol. **1887**, 452. — Siehe ferner ESSLEMONT, Arch. f. exper. Path. **46**, 197. — GROSSMANN, Z. klin. Med. **32**, 501. — BOHNENKAMP, Pflügers Arch. **212**, 707; **217**, 664.

[3] ASKANAZY, Virchows Arch. **254**, 329.

Vereinigung von starkem Zufluß mit mangelhafter Entleerung. Das läßt sich experimentell sehr leicht erzeugen durch Splanchnikusreizung oder Aortenverschluß. Beispiele vom Krankenbett sind selten. Aber hin und wieder kommt, wie gesagt, bei starken, mit Leidenschaft oder in Angst ausgeführten und deswegen mit allgemein vasomotorischer Erregung verbundenen Muskelbewegungen eine akute Überdehnung und Erweiterung des kranken Herzens vor.

Daß unter krankhaften Verhältnissen vasomotorische Erregung eines größeren Gefäßgebietes z. B. Muskelgefäße oder Splanchnikusarterien und -venen große Mengen von Blut zum Herzen treiben kann, erscheint unzweifelhaft. Ebenso sicher ist, daß das die Leistung eines Herzens, besonders wenn Muskulatur oder Gefäße an ihm nicht mehr in Ordnung sind, sehr stark in Mitleidenschaft ziehen muß. EPPINGER hat den ansprechenden und interessanten Gedanken gehabt, daß manche Anfälle von kardialem Asthma so entstehen[1], daß große Blutmengen dem Herzen zuströmen. Man könnte sich vorstellen: nach einer reichlichen Mahlzeit oder einer psychischen Erregung entsteht eine Reizung der Splanchnikusgefäße. Aber, soviel ich sehe, ist dieser Vorgang als am kranken Menschen vorkommendes Ereignis unerwiesen, sowohl bei Asthma cardiale als auch sonst. Mir ist wenigstens nichts darüber bekannt, daß von den Organen aus, es sei denn, daß sie die ihnen eigentümliche Verrichtung ausüben und dabei viel Blut erhalten und weitergeben, in krankhafter Weise und aus krankhaftem Anlaß große Mengen von Blut zum Herzen gesandt werden. Am ehesten könnte man noch daran denken, bei den Menschen mit Herzvergrößerung nach Hypertonie und Luxuskonsumption, wenn dabei das Schlagvolumen vergrößert wäre, was meist nicht der Fall zu sein scheint. Diese Kranken würden den verstärkten Zufluß durch Dilatation und Hypertrophie bewältigen. Für die an dieser Stelle zur Erörterung stehenden Angelegenheit kommt alles darauf an: gibt es anfallsweise auftretende Schädigungen des Herzens durch krankhaft gesteigerten Zufluß? Der Nachweis fehlt. Ich kenne selbst, wie es auch in der Literatur beschrieben ist, bei Kranken mit Hypertonie plötzlich auftretende Anfälle sehr hoher Drucksteigerung, aber eben ohne Erscheinungen von Asthma cardiale. Eine schnelle und starke Ausschwemmung von Ödemen bei Behandlung dekompensierter Herzkranker führt zwar zu allen möglichen Störungen, aber nie zu Anfällen von kardialem Asthma. Daß von den Muskeln aus, ohne daß sie sich kontrahieren, größere Mengen von Blut in das Herz geschickt werden, ist mir nicht bekannt.

Im vorausgehenden wurden die mannigfachsten Vorgänge dargelegt, die einen Einfluß haben auf die Leistung des Herzens, sie steigernd oder mindernd. Sinkt sie, so zeigt sich das in einer als unter den gleichen Umständen am gesunden Menschen vorkommenden geringeren Größe des Schlagvolumens und niedrigeren Druckhöhen, die erzeugt werden, weil das isometrische Spannungsminimum eines geschädigten Muskels tiefer liegt. Ob auch das, worauf es in letzter Linie ankommt, das Sekundenvolumen, kleiner wird, hängt im Einzelfalle ab von dem

---

[1] EPPINGER, v. PAP u. SCHWARZ, Das Asthma cardiale **1924**.

Verhältnis zwischen Schlagvolumen und Herzfrequenz. Tatsächlich ist bei Herzen mit leistungsarmer Muskulatur das Sekundenvolumen in der Regel zu klein im Verhältnis zu dem, was das gesunde Herz unter den gleichen Umständen vollbringen würde. Ferner ist die Leistungsbreite schwacher Herzen eine viel kleinere. Bei geringen Ansprüchen, z. B. in der Ruhe, wenn die Unterhaltung des Kreislaufs keine großen Anforderungen stellt an Beförderung von Blutmengen und Gewinnung von Druckhöhen, reicht es gegebenenfalls aus. Muß aber die Leistung wachsen, so genügt das Herz nicht, es genügt um so weniger, je weniger gut seine Muskulatur ist. Dann gestaltet sich alles genau so wie bei der Variationsbreite des gesunden Herzens, nur daß am kranken die Störungen schon viel früher anfangen.

Reicht das Schlagvolumen für größere Belastungen und Überlastungen nicht mehr aus, so bleibt — natürlich in naher Beziehung zur Größe des Zuflusses und der Schlagzahl — eine größere Menge Restblut zurück, es erweitert sich das Herz; so sind Dilatationen nach Überanstrengung genau bekannt. In der Ruhe kann sich alles zurückbilden, Schlagvolumen und Herzgröße nehmen wieder den alten Umfang an, der Mensch verliert seine Beschwerden. Das sehen wir zunächst am gesunden Menschen, bei dem (ein sehr seltener Fall!) nach starken Muskelbewegungen eine Erweiterung des Herzens eintritt. Häufiger bei den verschiedensten Formen des erkrankten und geschwächten Herzens. Aber nicht immer ist es so: auch dann, wenn für die Ruhe die Herzkraft völlig ausreicht, kann das Organ erweitert bleiben. Und das ist die Regel für die Fälle, bei denen auch schon die geringen Anforderungen der Ruhe nicht mehr bewältigt werden können. Hier stellen sich für das Verständnis neue und besondere Schwierigkeiten nicht ein. Bei Sportleuten in der Zeit des Trainings — nachher nicht mehr — gibt es Dilatationen des Herzens auch wenn es auf größter Höhe seiner Leistungsfähigkeit ist.

Die Tatsache der Herzerweiterung trat uns in zwei Formen entgegen. Einmal gewissermaßen dynamisch, lediglich in Zusammenhang mit der Funktion des Herzens, mit einer besonderen Überlastung und Belastung. Das ist nichts Krankhaftes, es ist am gesunden Herzen genau so, es kommt und geht mit dem Funktionszustand des Organs und immer erreicht diese Form der Herzvergrößerung nur geringen Umfang. Von jeher wurde diese Form der Herzerweiterung besonders beurteilt und bezeichnet, als aktive, kompensatorische, von MORITZ als tonogene.

Erweitert sich das Herz wegen Schwäche seiner Muskulatur, so bedeutet das etwas anderes; es ist ein an sich krankhafter Zustand. Man spricht von passiver oder von Stauungsdilatation, MORITZ nennt sie myogen. Die beiden Arten der Erweiterung sind auch in der anatomischen Form verschieden[1]: bei der tonogenen ist die Kammer verlängert, bei der myogenen verbreitert. Aber jede Dilatation fängt ebenso wie jede Hypertrophie an der Ausflußbahn an. Entstehung der Stauungsdilatation scheint mir verständlich dann zu sein, wenn

---

[1] KIRCH, Klin. Wschr. **1930**, 769, 817.

das Herz dauernd, also auch schon in der Ruhe, Anforderungen gegenüber gestellt ist, die es nicht zu erfüllen vermag. Denn dann behält es immer Restblut. Es erfolgt bei seiner diastolischen Weichheit eine Anhäufung von Blut in ihm mit geringerem Abfluß und natürlich auch mit geringerem Zufluß. Ist hier eine Erklärung der Erweiterung nur aus mangelhafter Zusammenziehung möglich, und diese mit Störungen seitens des Myokards in Zusammenhang zu bringen, so reicht diese meines Erachtens nicht mehr aus, wenn eine nur relative Herzinsuffizienz besteht, d. h. wenn das Herz für die Erfordernisse der Ruhe genügt, wenn also erst bei stärkeren Anforderungen Störungen auftreten und trotzdem eine Erweiterung vorhanden ist. Da muß man doch eine Veränderung der diastolischen Elastizität annehmen[1]: wie MORITZ sagt, eine solche der diastolischen Dehnungskurve. Und mir ist es sogar wahrscheinlich, daß dieser Punkt eine große Rolle spielt für alle Fälle dieser Form von Herzerweiterung durch Herzschwäche. Vielleicht liegen auch hier in dem größeren „Belastungsdruck" ausgleichende Vorgänge eingeschlossen (MORITZ); neuerdings wird dieser Auffassung eine erhebliche Bedeutung zugesprochen (vgl. WEITZ, HERING, v. WEIZSÄCKER, H. STRAUB). Der Ausgang der Zusammenziehung von einer größeren Anfangsspannung gestattet eine bessere Systole. Eine konsequente Folgerung würde sein, daß sich aus solchen Dilatationen sogar Hypertrophien entwickeln[2]. Das ist auch die Meinung bester Forscher.

Experimentelle Beobachtungen von O. BRUNS, EISMAYER und QUINCKE haben gezeigt[3], daß unter dem Einfluß von Ermüdung, Erschöpfung und Vergiftung das Herz dehnbarer werden kann. Seine Kontraktilität braucht dabei nicht geschädigt zu sein, meist leidet sie aber. Auch beim Menschen kann man Beobachtungen machen, die auf eine vermehrte Dehnbarkeit bzw. auf einen verminderten Tonus hindeuten. Das tonusschwache Herz reagiert Lageveränderungen gegenüber mit größerer Formänderung als das gesunde. Auch der MÜLLERsche und VALSALVAsche Versuch wirken sich am dehnbareren Herzen stärker aus als am normalen; vor dem Röntgenschirm sieht man solche Unterschiede, die sich hierdurch erklären lassen.

Wie ich meine, ist die Kenntnis der Tatsache, daß eine Vergrößerung der diastolischen Spannung in dem früher erwähnten Sinne die Kontraktion fördert, von großer Wichtigkeit. Die Verhältnisse liegen sehr verwickelt und lassen sich noch nicht völlig übersehen. Unzweifelhaft gibt es Kranke mit erweitertem Herzen, die voll leistungsfähig sind. Am Tier kann unter mannigfach variierten Bedingungen, die nicht nur zu tun haben mit mechanischen Anforderungen an die Herzleistung, der Ausgangspunkt der Herzmuskelfasern, von dem aus sie zucken, ihre Länge, ihr Tonus, wie man gewöhnlich sagt, größer sein als dem mittleren Maße entspricht. Das kann vor sich gehen unabhängig von der Kontraktilität, jedenfalls unabhängig von jeder Störung von ihr. Wie dargelegt wird sogar durch die Verlängerung der Faser, ihre „vergrößerte Anfangsspannung", die Leistung des Herzens gefördert. DEUTSCHS Beobachtung des vergrößerten Trainingherzens passen ausgezeichnet hier und fördern jede Auffassung in dem eben genannten Sinne. Schwierigkeiten für das Verständnis

---

[1] Vgl. BAUER, Festschrift f. M. v. Pettenkofer. München 1893.

[2] Vgl. E. HERING, Dtsch. med. Wschr. **1921**, Nr 7. — BORDET, Die Herzerweiterung. Übersetzt. Leipzig 1928.

[3] BRUNS, Arch. klin. Med. **113**, 179. — EISMAYER u. QUINCKE, Arch. f. exper. Path. **137**, 362; **139**, 313; Verh. dtsch. Ges. inn. Med. **1929**. — GOETTE, ebenda **1929**, 398.

liegen nur darin, daß man meines Erachtens bisher nicht sicher weiß, ob die diastolisch verlängerten Fasern auch stärker gespannt sind. Es fehlen eben Dehnungskurven von solchen Menschenherzen und von denen Kranker. Und der Arzt wird in manchem solchen Einzelfalle große Mühe haben zu beurteilen, ob und wieweit eine Dilatation tonogen bzw. myogen ist.

Die Folgen der Herzinsuffizienz für den Kreislauf[1] würden klarer sein, wenn nur ein Herz in den Kreislauf eingeschaltet wäre. Dann käme es eben, wie schon erwähnt, zu mangelhafter Füllung der schwer dehnbaren Arterien und zu Überfüllung der weichwandigen Venen. Eine veränderte Blutverteilung tritt ein, so daß das Venensystem samt Herz gewissermaßen ein der Norm gegenüber stärker gefülltes Reservoir bildet, das weniger Blut abgibt und dem weniger Blut zufließt. Die Blutmenge, die den Gesamtquerschnitt in der Zeiteinheit durchströmt, die Zirkulationsgröße, das Stromvolumen oder die Stärke des Blutstroms, wie man es nennen mag, ist kleiner geworden. Der Druck in den Arterien sinkt trotz ihrer mangelhaften Füllung meist nicht oder jedenfalls nicht erheblich, weil er vasomotorisch sehr fein reguliert wird.

Die eben genannten Folgeerscheinungen mangelhafter Herzfunktion stellen sich nun im Prinzip auch wirklich ein. Aber ihr klinisches Bild wird doch meist sehr erheblich kompliziert, einmal durch das Vorhandensein und die gegenseitige Beziehung der beiden Herzen, ferner durch das Verhalten der Gefäße und bestimmter Organe.

Natur und Ausbreitung der am Herzmuskel sich abspielenden Prozesse bringen es mit sich, daß meistens die Kraft beider Herzen leidet. Dann sinkt die Füllung der Arterien, es steigt die der Lungen- und Körpervenen[2], die Leber schwillt an, die Harnabscheidung wird gestört. Stauungsödeme können auftreten. In verschiedenen Fällen sind die einzelnen Organe durchaus nicht gleichmäßig empfindlich gegen die Folgen der Blutstauung. Zu wenig bekannt ist uns das Verhalten der Venen in den einzelnen Gebieten. Viele von ihnen, z. B. diejenigen des Portalgebiets, haben eine starke Muskulatur; je nach ihrer Einstellung kann, wie ich auf Grund der Untersuchungen von Mall schon vor langer Zeit hervorhob, das Blut von ihnen sehr wohl nach bestimmten Gebieten dirigiert werden[3]. Wie ich meine, sind von dieser Seite, von einer eingehenden Erforschung des Verhaltens der Portalgefäße, noch wichtige, ja grundlegende Aufklärungen für das Verständnis der Kreislaufstörungen zu erwarten. Denn dafür ist die Blutmenge höchst bedeutungsvoll. Diese interessiert aber hauptsächlich in ihrem Verhältnis zum Raume des Gefäßsystems und zu dem, was im Getriebe ist, was also befördert wird. Das aber wiederum wird wesentlich vom Zustand der Portalgefäße abhängen.

Das zwischen beiden Herzen stehende Gefäßgebiet der Lunge wird, wenn sich an der Insuffizienz beide Kammern etwa in gleicher Stärke beteiligen,

---

[1] Vgl. auch Wenckebach, Herz- und Kreislaufsinsuffizienz. Leipzig 1931.
[2] Vgl. Allen u. Hochrein, Arch. klin. Med. **166**, 237. — Brandt, Z. klin. Med. **116**, 398.
[3] Vgl. Gollwitzer-Meier, Verh. dtsch. Ges. inn. Med. **1929**, 361.

natürlich ebenso wie der Körperkreislauf eine Herabsetzung des Stromvolumens aufweisen. Am venösen Ende kann der Druck erhöht sein — das hängt ab von der Beziehung zwischen Wandspannung und Füllung der Lungenvenen. Am arteriellen Anfang wird vielleicht der Druck sinken, weil voraussichtlich das verringerte Schlagvolumen des rechten Herzens in den Lungenarterien vasomotorisch nicht ausreichend reguliert (sofern das überhaupt möglich ist) und außerdem ja das rechte Herz ebenfalls als nicht kräftig angenommen wird. Es kann aber auch hier schon eine Überfüllung der Lungengefäße ähnlich wie an den Körpervenen da sein, wenn eine große Blutmenge dem rechten Herzen zur Verfügung steht[1]; das ist aber meines Erachtens durchaus bestimmt durch den Zustand der Unterleibsgefäße und ihre Entleerung nach dem Herzen sowie durch dessen relative Kraft.

Eindeutig gestalten sich die Verhältnisse, wenn die Leistungsfähigkeit des rechten Herzens besser ist als die des linken; man kann hierher auch die Zustände rechnen, in denen der Abfluß des Blutes aus dem linken Vorhof irgendwie beeinträchtigt und das rechte Herz gesund ist. Dann kommt es zu einer Stauung in der Lunge. Die Druckhöhe in den Lungenvenen wächst durch die Stauung und ebenso bei guter Kraft des rechten Herzens und bei ausreichender Füllung des Kreislaufs die in der Lungenarterie. Eine Reihe experimenteller Arbeiten hat Druckerhöhungen in der Lungenarterie bei Hindernissen im linken Herzen vermißt[2]. Ich meine aber, daß die Erfahrungen am kranken Menschen uns durchaus berechtigen, bei unserer Auffassung zu bleiben. D. GERHARDT hat meines Erachtens die Gründe überzeugend dargelegt und die Abweichungen der Befunde erklärt[3]. Die Bedeutung des Tonus- und Füllungszustands der Venen tritt hier maßgebend hervor: es kommt an auf die Größe des Blutzuflusses zum rechten Herzen und die von ihm beförderte Blutmenge. Auch hier wieder erkennen wir die Bedeutung des im Strome befindlichen Blutquantums.

Das Gefälle in der Lunge ist erhalten bei gesteigerten Druckhöhen und bei abnorm starker Füllung all ihrer Gefäße. Unzweifelhaft ist wegen des erheblichen Blutgehalts der Lunge und der Verkleinerung des intrathorakalen Raums der Luftgehalt des gesamten Alveolargebiets eingeschränkt. An dieser Grundauffassung TRAUBES muß man meines Erachtens trotz der Einwände v. BASCHS festhalten. Aber andererseits: die Atmung ist beeinträchtigt, weil die Lunge starrer, schlechter beweglich wird (v. BASCH[4]) und weil, wie im Abschnitt Atmung darzulegen sein wird, die Inspirationsluft sich schlecht mit der Luft der Alveolen mischt[5]. Das ist ein besonderes schweres Hindernis für den Gasaustausch. Es liegt sehr nahe, hier außerdem noch an Funktionsstörungen der Kapillar-

---

[1] Vgl. D. GERHARDT, Arch. f. exper. Path. **82**, 122.

[2] Z. B. LÖWIT, Beitr. path. Anat. **14**. — H. STRAUB, Arch. klin. Med. **116**, 409; Verh. dtsch. Ges. inn. Med. **1929**. — Vgl. D. GERHARDT, l. c.

[3] D. GERHARDT, l. c.

[4] v. BASCH, Physiologie und Pathologie des Kreislaufs. Wien 1892.

[5] SIEBECK, Arch. klin. Med. **100**, 204. — BITTORF u. FORSCHBACH, Z. klin. Med. **70**, 474. — SIEBECK, Klin. Wschr. **1929**, Nr 46.

endothelien zu denken, die den Wechsel der Gase beeinträchtigen[1]. Diese sind jetzt durch SCHOEN und KROETZ erwiesen[2]. In der Lunge entwickeln sich bei chronischer Stauung immer Gewebsveränderungen (braune Induration), durch die ihr Luftgehalt noch weiter eingeschränkt wird (vgl. Abschnitt Atmung). Die mangelhafte Atmung und die Blutüberfüllung des Brustraums wirken nun ihrerseits dadurch ungünstig auf den Kreislauf zurück, daß sie den Einfluß des Venenbluts in den Thorax erschweren.

Man sieht also, wie vieles in diesen Fällen von überwiegender Schwäche des linken Herzens zur Schädigung der Atmung sich vereinigt; auf die Komplikation der Verhältnisse, die Verbindung der verschiedensten Schädlichkeiten ist für das Verständnis der Erscheinungen der größte Wert zu legen. Gerade diese Kranken leiden so gut wie immer an besonderer Kurzatmigkeit (kardiale Dyspnoe[3]), weil das arterielle Blut selten mehr Kohlensäure, immer weniger Sauerstoff enthält. Das weiß man. Es wird uns das Paradoxon v. BASCHs verständlich, daß diese Kranken durch eine hinzukommende Schwäche des rechten Herzens erleichtert werden können, denn dadurch läßt die quälende Überfüllung der Lunge nach. Die Verlangsamung des Kreislaufs ist immer da, wenn das Schlagvolumen gesunken ist, sei es bei einem Herzen, sei es an beiden, weil eine etwaige Frequenzerhöhung Mängel des Sekundenvolumens nur unvollkommen ausgleicht. Diese Verlangsamung des Kreislaufs vermag, wenn sie bestimmte Grenzen überschreitet, natürlich an sich die Atmung zu stören. Aber durch die mit der beschriebenen ungleichmäßigen Schwäche der Herzkammern verbundene Blutüberfüllung der Lungen leidet die Respiration noch viel mehr, und vor allem entstehen so die quälenden subjektiven Zustände. Die Darlegungen D. GERHARDTs stimmen hier völlig mit denen v. BASCH überein. Die ganze Frage liegt verwickelter, als vielfach angenommen wird. Die Regulierung des Kreislaufs und seiner Störungen durch die Einstellung der Gefäße (Arterien und Unterleibsvenen, vielleicht Lungengefäße) erweist sich als höchst bedeutungsvoll.

Alle gestauten Lungen neigen zur Ausbildung entzündlicher und transsudativer Veränderungen, zu Entstehung von Bronchitis, Pneumonie und Ödem. Da besteht offenbar eine besondere Beziehung zwischen entzündlichen und zirkulatorischen Störungen.

Etwas klinisch und auch physiologisch Bedonderes sind Anfälle von schwerster Atemnot, die meist Nachts auftreten (Asthma cardiale[4]). Sie gehen in der Regel nach der Dauer einiger Stunden vorüber; zuweilen führen sie unter Entwicklung von Lungenkomplikationen zum Tode. Wie ich meine, sind auffallend häufig Beziehungen zu entzündlichen Vorgängen an Lungen und Bronchien da. Dem Beginn eines Anfalls oder einer Reihe von Anfällen liegt nicht so selten eine Bronchitis zugrunde. In dem Anfalle entwickelt sich öfters ein Lungenödem und dieses hat, wie vor allem SAHLI zeigte, einen entzündlichen Charakter

---

[1] Vgl. BRAUER, bei Schjerning-Brauers Beitr. **50**, 96.
[2] SCHOEN, Dtsch. Arch. klin. Med. **168**, 176. — KROETZ, Kongreß inn. Med. **1931**.
[3] v. ROMBERG, Herzkrankheiten, 5. Aufl. — SIEBECK, Klin. Wschr. **1929**, Nr 1.
[4] GOLLWITZER-MEIER, Jkurse ärztl. Fortbildg **1931**, 10 (Febr.).

(s. S. 256). Ich möchte ausdrücklich erwähnen, daß ich hier natürlich nur von
dem echten kardialen Asthma spreche. Das scharf davon zu trennende „zerebrale
Asthma" (H. Straub, v. Romberg) bleibt hier natürlich außer Betracht und
wird im Abschnitt Atmung erörtert. Die Fälle von kardialer Dyspnoe mit
normalem Gasgehalt des Bluts[1] dürften eben nicht zu dieser Form der Atemstörung, sondern zur zerebralen gehören.

Diese Anfälle von kardialem Asthma treffen ganz vorwiegend Menschen
mit arterieller Druckerhöhung, sei es infolge von Arterienveränderungen, sei
es, daß eine Erkrankung der Nieren zugrunde liegt, doch kommt es auch bei
andern Zuständen vor: nicht hypertonische Arteriosklerose, Aorteninsuffizienz,
Mitralfehler. Auch im Anfall kann der Druck hoch sein, der Puls ist gespannt,
aber nicht „gut". Morphium hilft in erster Linie, aber auch Strophanthin ist von
Nutzen. Es liegt nahe, als physiologische Grundlage der Anfälle eine krampfhafte Steigerung der vasomotorischen Einstellung anzunehmen, die zu einer
verhältnismäßigen Schwäche der linken Kammer führt. Das sind die alten
Grundgedanken, die Cohnheim für die Entstehung des Lungenödems entwickelt.
Ich persönlich möchte also diesen Vorgang unter die oben besprochenen Erscheinungen der Herzinsuffizienz einreihen, und würde auch hier eine Verminderung des Stromvolumens annehmen, wobei offenbar verwickelte besondere
Beziehungen der Lungengefäße bestehen. Jedenfalls ist das Stromvolumen relativ vermindert, herabgesetzt im Vergleich zu dem, wie es sein würde, wenn die
Herzinsuffizienz nicht bestände. Dabei könnte es absolut recht wohl beträchtlich erhöht sein, z. B. dann, wenn ein starker vasomotorischer Reiz auf Arterien
und Venen des Splachnikusgebiets oder der Muskeln (ohne Kontraktion) große
dort ruhende Blutmengen in den Kreislauf bringt. Über diese Vorstellungen ist
oben schon gesprochen. Ich weiß eben nicht, ob dieser Gedanke Eppingers im
Leben verwirklicht ist.

Jedenfalls besteht meistens eine Minderung des Schlagvolumens und, soweit
durch Veränderung der Schlagzahl nicht Ausgleichungen stattfinden, eine solche
des Sekundenvolumens. Der Blutdruck wird meist ausgleichend innerhalb der
Norm erhalten[2], aber immerhin ist doch anfangs bis zur Wiederherstellung der
Kompensation in Übereinstimmung mit der verminderten Leistung des linken
Ventrikels der systolische Blutdruck bei einer Reihe von Kranken herabgesetzt[3].
Bei Menschen mit Hypertonie kann der Druck erhöht sein, besonders dann, wenn,
wie es vielleicht bei manchen Fällen von Asthma cardiale der Fall sein müßte,
ein starker vasomotorischer Reiz die Veranlassung zur Entstehung des Asthma-
anfalles bildet. Bei Stauung nimmt die Leber einen erheblichen Teil des Blutes
auf, nach Ansicht mancher Forscher spielt sie hierbei eine besondere über die
passive Blutansammlung hinausgehende Rolle[4]. Auch für die kleinen Venen des

---

[1] Z. B. Fraser u. Gen., bespr. Kongreßzbl. inn. Med. 53, 394.

[2] Hensen, Arch. klin. Med. 67, 436.

[3] Meyer u. Müller, Amer. Heart J. 3, bespr. Kongreßzbl. inn. Med. 49, 852.

[4] Z. B. Mautner u. Pick, Biochem. Z. 127, 72.

Splanchnikusgebiets scheint mir es noch nicht entschieden zu sein, ob sie nur passiv gefüllt werden oder ob für die Blutansammlung in ihnen Innervationsanomalien ihrer Muskulatur bedeutungsvoll sind. Man könnte diesen Gedanken haben, da, wie GOTTLIEB gezeigt hat, für die Wirkung des Fingerhutes Einflüsse auf die koordinatorische Gefäßinnervation von sehr großer Bedeutung sind.

Meines Erachtens dürfte also das für den Kreislauf Bedeutsame in einer Herabsetzung des Sekunden- und des Stromvolumens liegen: die Herzkammern werfen weniger Blut aus als im normalen Zustande unter gleichen Umständen. D. h. ein krankes Herz kann bei Anforderungen an seine Leistung schon mehr auswerfen als ein gesundes, aber es wirft immer weniger aus, als das gesunde bei der gleichen Anforderung, z. B. bei einer Muskelbewegung von bestimmtem Umfang und bestimmter Dauer, einem starken Zustrom gegenüber. Dazu kommt unter den oben genannten Umständen eine veränderte Blutverteilung. Wie das Blut in den Körperteilen strömt, in denen es sich dann ansammelt, und wie also die sog. zirkulierende Blutmenge sich gestaltet, muß meines Erachtens noch festgestellt werden.

Die Folgen der Kreislaufsinsuffizienz[1] besonders in ihrer chronischen Form äußern sich teils in den Konsequenzen der veränderten Blutverteilung, teils in der mangelhaften Versorgung der Organe mit Sauerstoff und der ungenügenden Abfuhr von Stoffwechselprodukten namentlich von Kohlensäure[2] aus ihnen. Als weitere Folge stellt sich aber auch direkt abnormes Funktionieren mancher Organe ein, davon wird sofort gesprochen werden. Es kommt eine große Reihe von Vorgängen in Betracht, die sich auf das mannigfachste ineinanderschlingen. Ein Teil von ihnen ist, namentlich aus der Semiotik schon längst bekannt: die Ansammlung von Blut in der Leber (Stauungsleber), der Durchtritt von Blutflüssigkeit durch die Kapillaren der Haut (Anasarka) sowie durch das Endothel der Wandungen seröser Höhlen (Höhlenhydrops), die Verminderung der Harnmenge und die Konzentrationssteigerung des Harns (Stauungsharn). Hier zeigt sich nun schon ein abnormes Funktionieren dieser Drüse durch die mangelhafte Ausscheidung von Wasser, Kochsalz und Harnstoff an. Bei all diesen Vorgängen steht pathogenetisch die Stauung im Mittelpunkt; alles das ist schon längst bekannt. Eine Reihe weiterer Funktionsanomalien ist aber erst in neuerer Zeit näher bekannt geworden, das sind besonders die der Atmung und der Muskeltätigkeit. Um das Bekanntwerden der letzteren in Deutschland hat EPPINGER große Verdienste.

Daß Kranke mit Herzinsuffizienz in der Regel schlecht atmen, weiß man schon längst, aber die enorme Verwicklung der dabei in Betracht kommenden Vorgänge lernen wir doch erst jetzt allmählich kennen. Wie bekannt, gehören zur Durchführung der Atmung die Verrichtung des Kreislaufs, der Lungen und des Bluts untrennbar zusammen. Herzstörungen erzeugen nun ganz gewöhnlich

---

[1] Vgl. WENCKEBACH, Herzinsuffizienz 1931.
[2] KROETZ, Dtsch. Arch. klin. Med. 169, 257. — SCHOEN u. DERRA, ebenda 168, 176. — DENNIG, Verh. d. Ges. inn. Med. 1931, 120.

Anomalien der Lungenfunktion, und es ist der Satz an die Spitze zu stellen, daß die Beeinträchtigung der Atmung bei Kreislaufstörungen in dem Maße in den Vordergrund tritt, wie die Lunge geschädigt ist. In ihr wirken Stauung, die damit in Zusammenhang stehende Verkleinerung der Alveolen und Starre des ganzen Organs, Verlangsamung des Kreislaufs und endlich beeinträchtigte Gasdurchlässigkeit der Lungenepithelien zusammen zur Beeinträchtigung des gesamten Gasaustausches.

In allen Fällen mit Beeinträchtigung der Atmung folgt eine Herabsetzung des Sauerstoffgehalts des arteriellen Bluts. Seine Aufnahmefähigkeit für Sauerstoff ist gegeben durch die Menge des Hämoglobins. Am Gesunden wird der Farbstoff durch die Atmung bis 95% (bei 760 mm Hg) mit Sauerstoff gesättigt. Bei Herzinsuffizienz sinkt die Sättigung bis 85, 80, 70%. Über die Sauerstoffspannungen dieses Bluts mit Sauerstoffdefizit wissen wir nichts. Die mangelhafte Sauerstoffversorgung der Gewebe führt zu Störungen des intermediären Stoffwechsels und davon abhängigen, zum Teil charakteristischen Veränderungen der physiologischen Vorgänge. In den Zellen des Atemzentrums erfolgt ein Reiz zu veränderten Atembewegungen, diese werden tiefer und etwas häufiger: hierin liegt die Ausgleichung.

In den Nieren leidet, wie beschrieben, die sekretorische Funktion der Epithelien, an den Drüsen des Verdauungskanals ist die Abscheidung der Verdauungssäfte beeinträchtigt. Für das Nervensystem war von den besonders empfindlichen Zellen des Atemzentrums schon die Rede. Aber auch die andern nervösen Gebilde bleiben nicht unversehrt: man hat vielmehr den Eindruck, daß schließlich bei langdauerndem Sauerstoffmangel alle oder wenigstens die meisten Funktionen des Nervensystems leiden. Auch seelische Beeinträchtigungen stellen sich ein[1].

Sehr wichtig sind Störungen des Muskelstoffwechsels: die Milchsäure, die offenbar in der Restitutionsphase entsteht — über ihre Bedeutung für den Kontraktionsvorgang braucht hier kein Urteil abgegeben zu werden —, wird bei Sauerstoffmangel, sei es im Muskel selbst, sei es in der Leber, mangelhaft restituiert und oxydiert. Es treten deswegen mehr oder weniger große Mengen von Milchsäure im Blut auf. Schon in der Ruhe ist bei Kranken mit Herzinsuffizienz die Menge der Blutmilchsäure erhöht und nach Muskelbewegungen wächst sie bei solchen Kranken stärker an als bei Gesunden[2]. Das hängt mit der infolge gesteigerter Ansprüche von dem schlechten Herzen noch weniger gut geleisteten Gasversorgung der Muskeln zusammen. Die im Blut auftretenden Milchsäurewerte sind sehr verschieden.

Wie bekannt entstehen im Stoffwechsel immer Säuren. Von der Milchsäure sprachen wir soeben, andere fixe Säuren kommen auch in Betracht. Von viel allgemeinerer Bedeutung ist die Kohlensäure. Alle Säuren haben auf den Stoffwechsel großen Einfluß, weil sie, soweit sie nicht im Organismus zerstört oder, wie die Kohlensäure durch die Lungen und die nicht flüchtigen Säuren durch die Nieren ausgeschieden werden, dem Körper Alkali entziehen, seine Alkali-

---

[1] Vgl. STROOMANN, Nervenarzt 3, 396 (1930).

[2] EPPINGER, KISCH, SCHWARZ, Das Versagen des Kreislaufs. Berlin 1927. — Eigene Untersuchungen u. Lit. HOCHREIN u. MEIER, Dtsch. Arch. klin. Med. 161, 59. — Zahlreiche weitere Arbeiten. EPPINGER, Verh. dtsch. Ges. Kreislaufforschg 1, 11 (1928); Verh. dtsch. pharmak. Ges. 1928, 50. — KLOTZ, Z. Kreislaufforschg 27, 601.

reserve mindern. Sie führen (vgl. S. 189) also zum Zustande der Azidose, und zwar je nach der Fähigkeit des Organismus die Kohlensäure auszuscheiden zur kompensierten oder nicht kompensierten Azidose. Bei Herzinsuffizienz wird die viel schneller und leichter diffundierende Kohlensäure in der Regel viel besser ausgeschieden als die Aufnahme des Sauerstoffs vor sich geht. Deswegen enthält das arterielle Blut meist nicht mehr Kohlensäure, nur bei den schwersten Lungenstauungen mit Veränderung der austauschenden Flächen kommt das vor, wenn die veränderten Endothelien selbst die Kohlensäure nicht genügend austreten lassen. Wahrscheinlich aber — das läßt sich einfach nicht kontrollieren — enthält das Blut der großen Hohlvenen häufig mehr Kohlensäure und diese in erhöhter Spannung. Bei der, wie bekannt, außerordentlich großen Empfindlichkeit der respiratorischen Hirnzellen gegen die Spannung der Kohlensäure dürfte diese als feiner Regulator der Atembewegungen auch bei Herzinsuffizienz doch eine wichtige Rolle spielen.

Die Alkalireserve des Bluts, die aktuelle Reaktion, das Säurebasengleichgewicht dürfte in verschiedenen Fällen ganz verschieden sein[1], weil Bildung von Kohlensäure, Milchsäure und andern organischen Säuren, Ausscheidung von Kohlensäure mit der Atmung, Zerstörung und Ausscheidung fixer Säuren (Niere) sowie Sauerstoffmangel in einer für den Einzelfall zunächst unübersehbaren Weise ineinandergreifen.

Ungenügende Sauerstoffsättigung des Bluts führt zum Kreisen größerer Mengen reduzierten Hämoglobins und damit zu einer bläulichen Färbung der Kranken (Zyanose[2]). Wird ein Mensch, der bisher eine normale Farbe aufwies, in kurzer Zeit zyanotisch, so dürfte das stets auf mangelhafte Sauerstoffsättigung des Bluts zurückzuführen sein. Indessen: eine zyanotische Farbe rührt zwar letzten Endes immer davon her, daß größere Mengen reduzierten Hämoglobins als der Norm entspricht an den betreffenden Körperstellen kreisen, aber die Ursache liegt dann nicht immer in mangelhafter Atmung, sondern z. B. bei Defekten an den Scheidewänden des Herzens, in einer Zumischung von venösem Blut zu arteriellem. Oder bei chronischen Stauungen in einer Erweiterung der venösen Teile der Kapillaren. Schließlich kann Zyanose noch dadurch entstehen, daß bei vermindertem Minutenvolumen die Sauerstoffausnutzung erhöht ist.

Die Störungen an den Organen sind in erster Linie zurückzuführen auf die Minderung des Stromvolumens, sowie die damit im Zusammenhang stehende Beeinträchtigung der Gas- und Nahrungsversorgung.

Auf den Herzspitzenstoß, die Herztöne und Herzgeräusche gehe ich hier absichtlich nicht ein. Denn die Besprechung ihrer Störungen hat so viele Beziehungen zu diagnostisch-semiotischen Verhältnissen, daß sie sich kaum trennen läßt. Außerdem wird das Genetische in den Lehrbüchern der Untersuchungsmethoden ausreichend behandelt.

Man versteht unter Galopprhythmus einen dreiteiligen akustischen Rhythmus; allerdings hebt Barié mit vollem Recht hervor[3], daß gerade für die Auffassung

---

[1] Vgl. Kroetz, l. c.   [2] van Slyke und Lundsgaard, Cyonosis 1923.
[3] Barié, Maladies du coeur, 3. Aufl., S. 58. Paris 1912. — Potain, Clinique médicale, S. 38ff. 1894. — F. Müller, Münch. med. Wschr. 1906, Nr 17. — Krehl, Arch. f. Physiol. 1889. — Krieger u. Schmall, Z. klin. Med. 18, 261. — Pawinski, ebenda 64, 70. — Mond u. Oppenheimer, Arch. int. Med. 43, 166.

des 3. Tons bei dem Galopprhythmus die Empfindung des mechanischen Stoßes eine Rolle spielt. In zwei Formen tritt er uns entgegen. Entweder so, daß der neue (dritte) Ton am Ende der Diastole vor dem 1. Ton gehört wird, oder so, daß er im Beginn der Diastole bemerkbar wird. Diese letztere Form ist zweifellos die seltenere; man hört hier den neuen Ton zu einer Zeit, da Einthoven auch schon am Gesunden nicht selten einen 3. Ton fand. In diesen Fällen von (protodiastolischem) Galopprhythmus beobachtete Brauer[1] eine diastolische Vorwölbung der Herzgegend.

Der Galopprhythmus tritt in manchen Fällen von Insuffizienz des Herzens ein, namentlich dann, wenn bei Hypertonie die Leistungsfähigkeit eines hypertrophischen Herzens sinkt; man beobachtet ihn vor allem im Gefolge von chronischer hypertonischer Nephritis und hypertonischen Arterienerkrankungen, nie bei Arrhythmia perpetua. Doch zeigen ihn, wenn auch viel seltener, noch andere Zustände, z. B. die verschiedenen Formen akuter und chronischer Myokarditis. Daß er den Beginn der Insuffizienz begleitet, darf als ausgemacht gelten. Französische Autoren unterscheiden einen Galopp des rechten und des linken Herzens.

Man wird sagen dürfen, daß der präsystolische Ton in irgendwelcher Weise mit der Tätigkeit des Vorhofs zusammenhängt. Ich persönlich denke an einen hörbaren Vorhofston, andere halten Spannungen der Kammerwand durch das Einströmen des Vorhofsbluts für wahrscheinlicher. Wieder andere haben andere Auffassungen. Nach der Annahme mancher Forscher erfolgt die Systole des — meistens hypertrophischen — Vorhofs früher. Das ist meine Auffassung und das bildet die Veranlassung zu dem gesonderten Auftreten des Vorhoftons. Elektrographisch läßt sich bei einer Reihe von Fällen eine erhebliche Verlängerung der Überleitungszeit nachweisen[2]; das würde die Hörbarkeit des Vorhoftons begünstigen.

Die Störungen der Herzschlagfolge.

Die Erregung zum geordneten Herzschlag[3] beginnt am Menschen im Bereich des Sinusknotens[4], der in der Wand des rechten Vorhofs dicht bei der Einmündung der oberen Hohlvene liegt. Am Tier entstehen Kontraktionsreize wohl schon vorher in der Wand der großen Venen. Ich möchte ebenso wie Wenckebach keineswegs ablehnen, daß sie auch für den Menschen Bedeutung haben oder gewinnen können. Diese Frage ist vielfach untersucht[5]; man muß vorerst

---

[1] Brauer, Kongreß inn. Med. **1904**, 187 (Diskussion); Handb. norm. path. Phys. **7**.

[2] Z. B. Bordet, Jacoël, Giroux, Arch. Mal. Coeur. **16**, Nr 3 (1923). — Vgl. F. Müller, Münch. med. Wschr. **1906**, Nr 17. — Schrumpf, Arch. klin. Med. **126**, 73.

[3] Engelmanns Arbeiten im Arch. f. Physiol.; Pflügers Arch. — Zusammenfassend Dtsch. Klin. **4 II**, 215. — Die Arbeiten Herings und seiner Schüler Z. exper. Path. u. Ther.; Wochenschriften; Kongreß inn. Med. **1906**, 138; Seine Arbeiten bei Krehl, Herzmuskelkrankheiten, 2. Aufl., S. 79; Verh. dtsch. path. Ges. Erlangen **1910 II** (Referate von Aschoff u. Hering, Diskussion). — Kraus u. Nicolai, Das Elektrokardiogramm. 1910. — Lewis, Mechanismus der Herzaktion usw. Deutsch. Wien 1912; Mechanism and graph. regen. of the heart beat. 3. Aufl. London 1925. — J. Mackenzie, The Study of the pulse. 1902; Amer. Heart J. enthält zahlreiche wichtige Aufsätze. — Vaquez, Les arythmies. Paris 1911. — Wenckebach u. Winterberg, Die unregelmäßige Herztätigkeit. 1927. — Mönckeberg, Untersuchungen über das Atrioventrikularbündel usw. 1908; Henke-Lubarschs Handb. **2**, 290. — A. Hoffmann, Funktion. Diagnostik und Therapie usw. 2. Aufl. 1920. — D. Gerhardt, Erg. inn. Med. **2**, 418. — Rothberger, Handb. norm. path. Phys. **7 I**, 523; Asher-Spiro Ergebn. **32**, 427.

[4] Keith, Hunterian lecture. Lancet **1904**. — Keith u. Flack, J. of Anat. **41**. — Ganter u. Zahn, Pflügers Arch. **145**. — Koch, Z. exper. Path. u. Ther. **16**.

[5] Rothberger, Asher-Spiro Ergebn. **32**, 572.

bei dem Sinusknoten bleiben. Er besteht, wie bekannt, aus einer Anhäufung eigenartigen, plasmareichen, gewissermaßen primitiven Muskelgewebes. Dieses bildet im Atrioventrikularknoten an der Vorkammer-Kammergrenze eine zweite Anhäufung, um dann als Hissches Bündel[1] und Reizleitungssystem[2] (Erregungsleitungssystem Mönckeberg) sich in zwei Hauptschenkel zu spalten, in die Muskulatur der Kammern zu verbreiten und dort zu verlieren. Die durch den automatischen Reiz erzeugte Erregung wird räumlich im Verlaufe dieses Systems geleitet; sie erfährt im Atrioventrikularknoten eine Verzögerung. Die Verbreitung der Erregung ist in weiten Grenzen unabhängig von der Masse der leitenden Fasern[3]. Im Vorhof wird die Erregung wahrscheinlich durch die Muskelfasern des Septums geleitet; daran wird man um so mehr denken, als nach Tandlers Untersuchungen sich im Vorhof überall Purkinjefasern finden, wenigstens erkennen hier nicht alle Forscher den Nachweis eigener Leistungsbahnen an[4]. Aber auch diese Frage ist sehr eingehend untersucht und jetzt ist man wieder eher geneigt, besondere Bahnen anzunehmen[5]. Die Muskulatur des Vorhofs zeigt auch sonst — anatomisch und physiologisch — eigenartige Verhältnisse.

Die meisten Forscher lassen Entstehung und Leitung der Erregung in diesem eigenartigen Muskelgewebe vor sich gehen. Die Gründe für diese Annahme, wie sie Wenckebach und Winterberg darlegen, scheinen auch mir durchaus stichhaltig zu sein. Aber andere Forscher halten doch an der Bedeutung des Nervensystems für die Bildung und Leitung der Erregung fest[6]. Und in der Tat weiß man mit voller Sicherheit, daß gerade das Reizleitungsgewebe in der ausgiebigsten Weise von Ganglienzellen und Nervenfasern begleitet ist[7]. Viel reicher an Nervennetzen und auch an Zellen als man früher annahm, sind alle Teile des Herzens. Auf jeden Fall, man mag diese oder jene Auffassung teilen, ist die moderne „myogene" Theorie der Herztätigkeit etwas ganz anderes als die alte[8]. Denn bei dieser war die kontraktile Substanz selbst gleichzeitig der Träger der Erregung und der Leitung, während die gegenwärtig herrschende Auffassung den Vorgang der Erregung gebunden sein läßt an eine andersartige, besondere Substanz, an die primitive Muskulatur. Wenn von der Bedeutung der Herznerven im folgenden so wenig die Rede ist, so folgere man daraus keinesfalls ihre Unterschätzung, sondern nur unsere nicht entfernt ausreichende Kenntnis ihrer Vorrichtungen und Bedeutung. Offenbar sind alle die zahlreichen

---

[1] W. His, Arbeiten med. Klinik. Leipzig 1893. — Vgl. Paladino, Contribuzione usw. Neapel 1876.

[2] Tawara (Aschoff), Das Reizleitungssystem. 1906. — Kung, Arch. klin. Med. **155**, 293 (Aschoff).

[3] von Kries, Skand. Arch. Physiol. (Berl. u. Lpz.) **29**, 84.

[4] Vgl. Verh. dtsch. path. Ges. **1910**. 　　　[5] Rothberger l. c. 574.

[6] Z. B. Bethe, Allgemeine Anatomie und Physiologie des Nervensystems. 1903. — Carlson, Amer. J. Physiol. **12**; **15**; **16**; **18**. — Bethe, Handb. norm. path. Phys. **7 I**, 49.

[7] Eversbusch, Arch. klin. Med. **120**, 367.

[8] Gaskell, Engelmann, His, Romberg u. Krehl. — Vgl. Hering, Herzkrkh. **1912**, 75. — Nicolai, Arch. f. Physiol. **1910**.

und höchst verwickelten Regulationen, die vom Herzen aus an den Gefäßen und von den Gefäßen aus am Herzen ausgelöst werden, eine Leistung der Herz- und Gefäßnerven. Man kann sich im einzelnen alles mögliche vorstellen und wird mit solchen Vermutungen gewiß auch oft das Richtige treffen, weil sie in der Regel aus Beobachtungen am Krankenbett abgeleitet werden. Aber von sichergestellten Tatsachen liegt nur wenig vor. Ich erinnere an die berühmte Untersuchung von LUDWIG und CYON, sowie an die wichtige Untersuchung von HERING[1]. Sowohl von der Aorta als auch vom Karotissinus aus kann durch Nerven, die einen Tonus haben, der Blutdruck reflektorisch erniedrigt werden. Auch die Herzaktion vermag durch Erregung vom Karotissinus ausgehender Nerven verlangsamt zu werden.

Die Erregung, die am gesunden Herzen im Sinusknoten entsteht und von dort zu den Muskelfasern erst des Vorhofs und dann der Kammern geleitet wird, bestimmt den Rhythmus des Herzschlags, d. h. in andern Teilen und an andern Stellen des Herzens entstehen in der Norm keine Reize, obwohl wahrscheinlich zahlreiche Stellen des Vorhofs und sicher der Atrioventrikularknoten, das HISsche Bündel und seine beiden Äste nach der Teilung die Fähigkeit der Reizbildung besitzen. Die Reizbildung in tieferen Partien des Erregungsleitungssystems kann jederzeit „aufwachen", wenn sie in höher gelegenen aufhört[2]. Dann treten an Stelle des Sinusknotens tiefere Teile: Vorhofswand, Atrioventrikularknoten, das HISsche Bündel mit seinen Schenkeln ein. Die Natur hält die so notwendige Automatie auf jede Weise aufrecht.

Aber wir beobachten Reizbildung tieferer Teile auch, ohne daß die ursprüngliche Führung des Rhythmus außer Tätigkeit gesetzt ist. Dieses Aufwachen der Reizbildung an andern Stellen trotz bestehender Tätigkeit des Sinusknotens erfolgt am Kranken unter dem Einfluß krankhafter Reize, deren Natur noch keineswegs aufgeklärt ist: chemisch-toxische, infektiös-toxische und von den Nerven ausgehende Einwirkungen kommen zunächst für uns in Betracht. Man pflegt die Erregungen, die sich neben der Reizbildung des Sinus von Vorhöfen, Atrioventrikularknoten („sekundäre Zentren") und dem Bündel oder seinen Schenkeln aus („tertiäre Zentren") geltend machen, als heterotope Erregungen (HERING) zu bezeichnen. Wenn die Sinuserregung wegfällt, so treten solche Erregungen im Knoten, im Bündel oder in den Schenkeln immer auf. Alle diese Zentren befinden sich trotz anhaltender Tätigkeit des ganzen Systems gewissermaßen in einem Zustande der „Dämpfung". Die von ihnen ausgehenden Erregungen folgen in langsamem Rhythmus, das Aufwachen der Automatie in den (tieferen?) Zentren braucht eine gewisse Zeit. Wir wissen, welche Bedeutung diese bei Eintreten eines vollständigen Blocks haben kann. Am narkotisierten Hunde kommt es im Anfang des Schlafzustandes zum Aufwachen tertiärer Zentren, wahrscheinlich unter dem Einfluß verstärkter respiratorischer Arrhythmie[3].

---

[1] E. HERING, Die Karotissinusreflexe. 1927.
[2] Vgl. GANTER u. ZAHN, Pflügers Arch. **145**, 334.
[3] EISMAYER u. WACHSMUTH, Dtsch. Z. Chir. **217**, 289.

Am gesunden Herzen entsteht durch jeden überschwelligen Reiz eine maximale Zusammenziehung. Das „Alles-oder-Nichts-Gesetz“ gilt für die Systole der einzelnen Muskelfasern. Dabei ist am gesunden Organ die Zusammenordnung der Kontraktionen der einzelnen Fasern so, daß auch für das ganze Herz immer die maximale durch die gerade bestehenden Bedingungen (Füllung, Widerstand) gegebene Leistung erzielt wird. Am Herzen des Kranken ist das gewiß nicht der Fall. Hier spielen unvollständige Zusammenziehungen eine nicht geringe Rolle: charakterisieren diese doch geradezu den als Herzschwäche bezeichneten Zustand. Man wird dabei annehmen dürfen, daß einerseits die gewöhnlichen Herzreize wegen des krankhaften Zustands der Muskulatur nicht zu einer geordneten Zusammenziehung seiner Fasern führen, andererseits besondere, krankhafte Reize teils wegen ihrer Eigenart, teils wegen örtlich beschränkten Einflusses nur teilhafte und unvollständige, jedenfalls schwächere Systolen erzeugen. In diesem Sinne lassen sich auch die Ergebnisse von Tierversuchen verwenden[1]. Wie dabei die gesamte Energieentwicklung, wie der Ökonomiequotient sich verhält, wissen wir nicht.

Wir wissen über die Pathologie der Herzreize nur einiges bezüglich der Rhythmik, während ihre Beziehungen zur Dynamik des kranken Herzen noch ganz unbekannt sind. Zur Zeit liegt es also am nächsten, anzunehmen, daß die gewöhnlichen Herzreize wegen des Zustands der ausführenden Muskulatur nicht die ausreichende Wirkung erzielen. Aber Anomalien der Schlagfolge lassen doch auch die Möglichkeit krankhafter Veränderungen der Erregung selbst ins Auge fassen; wer würde sie jetzt ablehnen können! Und schließlich muß für die Entstehung einer wirksamen Zusammenziehung des Herzens auch die Erregung im Herzen in einer gewissen Form verlaufen, die einzelnen Faserzüge müssen in bestimmter Reihenfolge in die Kontraktion eintreten. Stellen sich Störungen dieser Koordination ein, so kann das ebensogut zu einer Schädigung der Herzleistung führen, wie eine einfache Schwäche der Zusammenziehung aller Fasern (Kraus-Nicolais Allodromien und Allodynamien[2]).

Die Zahl der Herzkontraktionen des Gesunden wechselt, wie bekannt, erheblich. Die mittlere Zahl liegt nach manchen etwa bei 64[3], nach anderen etwa bei 70, aber Werte von 52 und 78 kommen auch noch durchaus im Bereich des Normalen vor; wahrscheinlich gehen seine Grenzen am Gesunden noch viel weiter. Bekannt ist der Einfluß des Lebensalters, die höhere Frequenz in der Kindheit, die niedere im angehenden Greisenalter, die zuweilen wieder höhere in den spätesten Jahren. Am wichtigsten sind individuelle Eigentümlichkeiten. Sehr interessant ist, daß die Herzfrequenz sich zuweilen auf gewisse periodische Reize einstellt, auf die die Aufmerksamkeit gerichtet ist, z. B. auf die Schrittzahl[4].

Die Veränderungen der Herzschlagfolge würden am besten nach dem Prinzip ihrer physiologischen Störung eingeteilt. Doch glaube ich vorerst noch darauf verzichten zu müssen, weil unsre Kenntnisse nicht ausreichen, und ich begnüge mich mit einer Besprechung nach Maßgabe des Vorkommens am Kranken.

In Wenckebachs[5] Darstellung sind Krankheitsfälle von Unregelmäßigkeit der Kammerschläge mitgeteilt, die sich erklären läßt durch einen zu hohen

---

[1] Eismayer u. Quincke, Klin. Wschr. **1929**, 1853.
[2] Kraus u. Nicolai, Das Elektrokardiogramm. 1910.
[3] Vgl. v. Körsöy, Arch. klin. Med. **101**, 276.
[4] Coleman, J. of Physiol. **54**, 203; Ber. Physiol. **6**, 249.
[5] Unregelmäßigkeiten usw., S. 95.

Stand der Reizschwelle, also durch mangelhafte Anspruchsfähigkeit der
Kammern. Mir erscheint diese Annahme durchaus möglich. Ob sie zwingend
ist, steht dahin, denn ein krankhaftes Ausbleiben des Reizes für die Kammer, in
manchen Fällen für Kammer und Vorkammer, dürfte auch möglich sein.

Die Leitung der Erregung kann am Kranken unter chemischem Einflusse leiden, z. B. durch Digitalis oder bei Infektionen, ferner durch Reizung
von Nerven, vor allem des Vagus. Endlich durch den krankhaften Einfluß von
Entzündungs- und Entartungsprozessen, die das Erregungssystem schädigen.
Gerade das letztere ist z. B. bekannt für das Hissche Bündel. Leitungsstörungen
kommen offenbar an den verschiedensten Stellen des Systems vor.

Nicht selten treten am Kranken unterhalb des Sinusknotens gelegene Teile des
Herzens später in den Zustand der Erregung ein, als den mittleren Verhältnissen der
Norm entspricht. Das wurde beobachtet zwischen Sinusknoten und Vorhof[1] sowie
vor allem zwischen Vorkammer und Kammer.

Das Intervall zwischen Vorhofs- und Kammersystole wechselt individuell sehr
stark; erst wenn das P-R-Intervall in Ableitung des Elektrogramms über 0,2 Sekunden
verlängert ist, kann man von einem krankhaften Zustande reden. Die Verlängerung
der Übertragung vom Vorhof nach der Kammer, die (vgl. S. 338) einhergeht mit einer
hohen Chronaxie des Knotens und der Purkinjefasern, findet sich vor allem bei
Verkürzung der Diastolen[2], wenn nicht gleichzeitig eine leitungsfördernde Akzelerans-
reizung stattfindet. Also z. B. bei den paroxysmalen Tachykardien, die vom Vorhof
ausgehen und bei Vorhofsflattern. Merkwürdig und interessant ist die Verlängerung
der Überleitung, die man häufig bei rheumatischen Krankheiten als Beginn einer
Herzmuskelveränderung findet[3].

Die Ursachen sind offenbar verwickelte[4] und unterliegen der Möglichkeit verschiedener Auffassung[5]. Es kommt dabei an auf die Vorstellungen, die man sich
macht über das Verhältnis von Ursprungsreizen und Leitungsreizen, von Erregbarkeit (Latenz), Stärke des Leitungsreizes sowie seiner Geschwindigkeit. Die Vorgänge
selbst, die zugrunde liegen, kennen wir nicht. Wir deuten sie aus den Variationen der
zeitlichen Verhältnisse, in denen einzelne Teile des Herzens, namentlich Vorhöfe und
Kammern nacheinander in Tätigkeit treten. Häufig sieht man, daß in einzelnen aufeinanderfolgenden Herzrevolutionen die Kammer später und später auf die Vorkammer folgt, bis schließlich ein Kammerschlag ausfällt, worauf die Herzaktion in
geordneter Weise von neuem anfängt. Es kann sich ein regelmäßiges rhythmisches
Ausfallen von Kammersystolen einstellen, z. B. so, daß jeder 2. oder 3. oder 4. Kammerschlag wegbleibt. Wenckebach legt dem eine Verlangsamung der Erregungsleitung in dem durch Krankheitszustände geschädigten Hisschen Bündel zugrunde.
Die Beobachtungen von Schellong bekräftigen[6] diese Annahme durch eingehende
experimentelle Untersuchungen. Bei der verlangsamten Leitung wird der Reiz gleich-

---

[1] Z. B. Wenckebach, l. c. — A. W. Meyer, Arch. klin. Med. **104**, 16. — v. Hoesslin,
ebenda **113**, 537.

[2] Wenckebach u. Winterberg, S. 300.

[3] Levy u. Thurner, Arch. int. Med. **43**, 267.

[4] Winterberg, Z. exper. Med. **8**, 737. — Schellong, Erg. inn. Med. **25**, 538ff.

[5] Wenckebach, l. c. — H. Straub u. Kleemann, Arch. klin. Med. **123**, 296. — H. Straub
Münch. med. Wschr. **1918**, Nr 24. — v. Kries, Skand. Arch. Physiol. (Berl. u. Lpz.) **29**, 84. —
Eckstein, Arch. klin. Med. **130**, 95. — Rehfisch, Z. klin. Med. **89**, 345. — Mobitz, Z. exper.
Med. **41**, 180. — Schellong, Z. Biol. **82**, 459; Klin. Wschr. **1929**, Nr 41.

[6] Schellong, Klin. Wschr. **1929**, 1889.

zeitig abgeschwächt. Bei einem gewissen Grade der Leitungsschädigung und Abschwächung des Reizes in dem gewissermaßen ermüdeten Bündel leitet es überhaupt nicht mehr, und in dieser untätigen Zeit erholt sich seine Leitungsfähigkeit. In dem Bündel kommt es sicher nicht, wie v. KRIES zeigte, auf die Größe des Querschnitts an, vielmehr sind Größe und Geschwindigkeit der Erregungsleitung in weitem Maße unabhängig von dem Querschnitt des Bündels.

Nach der Vorstellung von H. STRAUB werden in dem erkrankten Bündel alle Reize gleich, aber unter verschiedenen pathologischen Verhältnissen in verschiedenem Grade krankhafter Abschwächung geleitet. Auf solche abgeschwächten Reize antwortet die Kammermuskulatur mit einer größeren Latenz. Die Vorhofskammerzeit ist durch die Latenzzeit der Kammern bestimmt. Letztere verlängert sich für schwache Reize und für herabgesetzte Erregbarkeit. MOBITZ nimmt an, daß die Latenz des Übergangsbündels wechselt, weil sie abhängt von seiner Erholung nach Ablauf der vorangehenden Erregung. Da aber SCHELLONG nachwies, daß Latenzzeiten des ASCHOFF-TAWARASCHEN Knotens und des Überleitungsbündels, wie sie MOBITZ zugrunde legt, gar nicht in Betracht kommen, kann die Frage noch nicht als entschieden angesehen werden. Dr. QUINCKE macht mich darauf aufmerksam, daß ihm für die STRAUBSCHE Auffassung die Latenz überhaupt viel zu kurz zu sein scheint gegenüber dem Grade der Leitungsverzögerung.

Es gibt Ausfall von Kammerschlägen, ohne daß eine wachsende Verlängerung der Übergangszeit vorangeht. In diesen Fällen wird man ohne die Annahme einer größeren Latenz oder herabgesetzten Erregbarkeit der tieferen Teile kaum auskommen.

WENCKEBACH bespricht in einem schönen Vortrage[1] die ganze Angelegenheit von weiten Gesichtspunkten aus und hält an seinen ursprünglichen, auf Grund der ENGELMANNSchen Anschauungen gebildeten Vorstellungen von dem partiellen Vorhofskammerblock als Ergebnis einer Reizleitungsstörung fest.

Die völlige Unterbrechung der Leitung im HISschen Bündel kommt nicht allzu selten vor, vorübergehend bei infektiös toxischen sowie akut entzündlichen oder heilbar syphilitischen Prozessen und starken Erregungen des Vagus, sogar auch bei Digitalisvergiftung (bes. im Gefolge der Arrhythmia perpetua), dauernd bei Zerstörung des Übergangsteils durch chronische myokarditische, syphilitische oder arteriosklerotische Prozesse. Aber sie findet sich offenbar auch, ohne daß die Veranlassung allein im Zustande des Leitungsbündels liegt, Zirkulationsstörungen durch Erkrankungen der Kranzarterien können auch von Bedeutung sein[2]. Es kommen auch Unterbrechungen der Reizleitung in einem oder dem andern Schenkel des Erregungsleitungsbündels nach seiner Teilung vor[3]. Die dadurch auftretenden Funktionsstörungen, soweit sie sich von denen der Herzinsuffizienz unterscheiden, sind mir nicht genügend bekannt.

Wird die Vorhof-Kammerüberleitung plötzlich unterbrochen, so hören zuweilen die Ventrikel zunächst auf zu schlagen. Dann beginnen sie von neuem ihre rhythmische Tätigkeit und setzen sie nun unabhängig von den Vorkammern, aber häufig völlig regelmäßig fort; merkwürdigerweise oft mit einer Frequenz zwischen 30 und 40. Aber es gibt auch eine ganze Reihe von Beobachtungen, in denen die automatischen

---

[1] WENCKEBACH, Münch. med. Wschr. **1925**, Nr 25.

[2] KISCH, Erg. inn. Med. **25**, 548.

[3] EPPINGER u. ROTHBERGER, Z. klin. Med. **70**, 1 (1910). — Eigene Beobachtungen und Lit. bei PIERACH, Münch. med. Wschr. **1931**, Nr 26.

Kammererregungen häufiger erfolgen (bis 60 bis 70). Wahrscheinlich hängt die Höhe der Frequenz von dem Sitz des die Schlagfolge führenden Teils ab. Die Kontraktionen zeigen dann den gewöhnlichen Ablauf der Erregung, wenn die Automatie, wie es meist der Fall ist, vom Stamm des Hisschen Bündels ausgeht; sie weisen die bekannten Veränderungen auf, falls die Erregung sich nach seiner Teilung und unterhalb davon entwickelt. Beides kommt vor, und manchmal sieht man, wie A. Hoffmann beschrieb, einen Wechsel der Erregungsorte im einzelnen Falle. Wie sehr vorsichtig man mit der Deutung des Ursprungs von Schenkelelektrogrammen sein muß, zeigen neue Beobachtungen von Barker[1] am freiliegenden Herzen des Menschen. Unter allen Umständen besteht bei Kammerautomatie eine Neigung zum Auftreten abnormer Schläge aus verschiedenen Stellen der tertiären Zentren. Allerdings ist meines Erachtens für viele Einzelfälle noch nicht sicher, ob und wieweit Digitaliswirkung dabei ursächlich in Betracht kommt, sie vermag jedenfalls an der automatischen Kammer besondere Verhältnisse zu schaffen[2], namentlich ihre Häufigkeit zu steigern.

In dem Augenblick, in dem die Überleitung aufhört, besteht eine große Neigung zum Stillstand der Kammern. Besonders dann, wenn schon vor der völligen Unterbrechung die Leitung erschwert war[3]. Das geschieht bei nicht völlig unversehrten physiologischen Verhältnissen des Übergangsbündels z. B. durch das Eintreten sehr schnell wiederholter Vorhofssystolen, wie wir seit den Beobachtungen Erlangers wissen. Das Aufhören der Kammerkontraktionen ist zweifellos höchst unheimlich. Der Kranke ist in Lebensgefahr, weil zuweilen die Ventrikel nicht wieder anfangen zu schlagen. Geschieht das erst nach längerer Zeit, z. B. nach $\frac{1}{2}$ Minute oder später, so können die Kranken bewußtlos werden und zu Boden stürzen; sie bekommen manchmal epileptiforme Krämpfe und wachen erst wieder auf, wenn das Herz durch Kammerautomatie wieder zu schlagen anfängt. Diese Adams-Stokesschen Anfälle gehen gewiß von Hirnanämie kardialen Ursprungs aus. Aber vasomotorische Zustände der Hirnarterien wirken mit. Wenigstens gibt es die gleichen Anfälle wie scheint ohne Herzblock, bei Sklerose der Hirnarterien[4] mit Pulsverlangsamung durch Vagusreizung, die in diesen Fällen nach Atropin verschwinden soll. Allerdings ist die Frage des Herzblocks hierbei noch nicht völlig geklärt[5]. Das die Anfälle in erster Linie Hervorrufende ist also der Übergang zur Kammerautomatie. Mir scheint deswegen, ebenso wie Lewis[6], hierfür in erster Linie der „partielle Herzblock", die Dissoziation wichtig zu sein[7], aber sie kommen sicher, wie ich selbst gesehen zu haben meine, auch vor bei totalem Block. Man muß mit dem Urteil sehr vorsichtig sein, weil es Kranke gibt, bei denen auch nach lang anhaltendem totalen Block wieder Übergänge zum partiellen Block auftreten.

Die ausgebildete Kammerautomatie bei völliger und dauernder Unterbrechung des Hisschen Bündels stellt einen stationären Zustand dar, der sich über Jahrzehnte hin halten kann. Seine Träger befindet sich oft verhältnismäßig gut, indessen nie so wie ein gesunder Mensch, weil die Herzkammern dem Einfluß der seine Tätigkeit den Bedürfnissen des Körpers anpassenden Nerven zum Teil entzogen sind.

---

[1] Barker u. Gen., Amer. Heart J. 5, 720; bespr. Kongreßzbl. inn. Med. 59, 651.

[2] Vgl. Brandenburg, Arch. f. Physiol. 1904. — v. Tabora, Z. exper. Path. u. Ther. 3, 499.

[3] Z. B. Volhard, Arch. klin. Med. 97, 548. — Winterberg, Z. exper. Med. 8, 166 (Lit.).

[4] Charcot, Leçons sur les maladies nerveuses 2, 152 (1885).

[5] Vgl. Nagayo (Aschoff), Z. klin. Med. 67, 495. — A. Schmidt, ebenda 68, 515.

[6] Lewis, Übersetzung, S. 288. — Vgl. Volhard, Arch. klin. Med. 97, 348.

[7] Vgl. demgegenüber A. Hoffmann, Elektrographie, S. 278.

Aber auch hier ist nicht alles klar. Wir brauchen vielmehr neue elektrographische Beobachtungen über starke Pulsverlangsamungen bis auf 8 oder 10 in der Minute, die bei Kranken mit völliger Dissoziation sich einstellen und dann zu ADAMS-STOKES-schen Anfällen führen. Die Entstehung und Bedeutung dieser Herzverlangsamungen scheint noch ganz dunkel zu sein. Die Frage ist dadurch in ein neues Stadium getreten, daß man Anfälle von ADAM-STOKESscher Krankheit bei Herzkammerflimmern kennt[1]. Dann ist für die Entstehung dieser letzteren eine Überleitungsstörung natürlich nicht notwendig. Aber die Erklärung dieser ganz langsamen Pulse bereitet große Schwierigkeiten. Soll man an Blockstellen im Reizleitungssystem denken?

Die Verlangsamung des Herzschlags (Bradykardie) tritt unter einer Reihe von Umständen auf, deren Gemeinsames in einer Erregung des Vagus liegt. Vom Hirn geht sie aus bei Steigerung des Liquordrucks, wie er sich im Gefolge von Hirnblutungen, von Meningitis oder von Hirntumoren findet, zuweilen auch dann, wenn der Blutdruck schnell und rasch steigt. Ob in diesen Fällen die Erregung der Vagusfasern häufiger direkt oder indirekt geschieht (z. B. durch sensible Nerven), steht dahin; man ist jetzt eher mehr geneigt, die Wirkung über Reflexe vom Karotissinus gehen zu lassen. Sicher gibt es Pulsverlangsamungen durch direkte Erkrankung der Vaguskerne. Das sehen wir hin und wieder im Gefolge arteriosklerotischer Prozesse im verlängerten Mark. Da kann sich eine starke Verlangsamung des Pulses mit Anfällen von Bewußtlosigkeit einstellen (Syptomkomplex von MORGAGNI). Man kennt solche Fälle, bei denen nach der Literatur kein Block vorhanden ist[2] (s. oben). Wahrscheinlich kann auch durch andere zerebrale Einflüsse, wohl auch auf psychischem Wege, der Vagus erregt werden. Dafür sprechen die Pulsverlangsamungen, die man zuweilen bei Nervösen findet[3].

Reflektorisch wird der Nerv namentlich vom Unterleib aus erregt von zentripetalen Nerven des Mesenteriums, des Darms und des Magens. So führen Strangulationen und manche Formen von Dyspepsie — in der Regel nicht die schweren bei Krebs und Geschwür — öfters zu Pulsstörungen, so wie es allein schon der Hunger tun kann. Solche reflektorische Erregungen können auch von andern Körperstellen und andern Nerven ausgehen. Aber die Reflexe von den vegetativen Organen aus, also so, daß vielleicht der ganze Vorgang sich in der Bahn des Vagus abspielt, sind sicher häufiger.

Vielleicht gehört hierher auch die Pulsverlangsamung Ikterischer. Sie findet sich in erster Linie dann, wenn schnell ein starker Ikterus eintritt, also wenn die Bildung der Cholate noch reichlich ist; auf die Cholsäure kommt es an. Sie erregt, wie durch zahlreiche Beobachtungen festgestellt ist[4], sowohl den Vagusursprung als auch die Vagusendigungen im Herzen. Auch den Herzmuskel direkt. WENCKEBACH macht darauf aufmerksam, daß, während die Vagusbrady-

---

[1] VON HOESSLIN, Klin. Wschr. **1925**, Nr 2.

[2] A. HOFFMANN, Arch. klin. Med. **100**, 175 (Lit.).

[3] BINSWANGER, Pathologie und Therapie der Neurasthenie. 1896.

[4] RÖHRIG, Arch. Heilk. **4**, 385. — LÖWIT, Z. Heilk. **2**, 459. — TRAUBE, Beitr. **1**. — WEINTRAUD, Arch. f. exper. Path. **24**, 37. — BRAUN u. MAYER, Wien. Ber. **108 III**. — BRANDENBURG, Arch. f. Physiol. **1903**, Suppl. 149; Berl. klin. Wschr. **1903**, Nr 38.

kardie in der Regel eine gewisse Irregularität schafft, der langsame Puls des Ikterischen gewöhnlich völlig regelmäßig ist. Das spricht für einen Angriffspunkt der Gallensäuren am Muskel des Erregungsleitungssystems.

Bei andern „Selbstvergiftungen“ kommt ähnliches vor, z. B. zuweilen bei Urämie, sehr selten bei der diabetischen Intoxikation. Ganz gewöhnlich beobachten wir Pulsverlangsamung bei der Digitaliswirkung. Diese Form der Bradykardie ist die wichtige und häufigste. Nach der Auffassung von E. HERING ist sie allerdings nicht allein auf Vagusreizung zurückzuführen, weil sie auch durch die vom Karotissinus ausgehenden Nerven beeinflußt wird[1]. Somit tritt wieder die von SCHMIEDEBERG immer hervorgehobene Blutdruckveränderung in ihre Rechte. Daneben wirkt aber die Steigerung der Anspruchsfähigkeit der herzhemmenden Vagusfasern (HERING). Am kranken Menschen, an dem bei Digitaliswirkung der Blutdruck in der Regel nicht wächst, dürfte letzteres die Hauptsache sein.

In all diesen Fällen tritt die Verlangsamung der Herzschlagfolge nicht regelmäßig ein. Manchmal, aber keineswegs immer, sind die Gründe hierfür durchsichtig. Wie mir scheint, gibt es weitgehende Gewöhnungen des Vagus an chemische Einwirkungen. Deswegen hört die Pulsverlangsamung gar nicht selten auf bei längerer Dauer aller der Zustände. Bei Ikterus sinkt wohl auch häufig die Menge der im Kreislauf befindlichen Gallensäuren. Außerdem aber ist die Erregbarkeit der Vagi bei verschiedenen Menschen sehr verschieden stark.

Die Herzschlagfolge beträgt dann 30 bis 40 und öfters aber auch mehr. Recht häufig ist sie, wie auch bei direkter Erregung der Vagi, unregelmäßig. Unverkennbar wird durch die Erkrankung des Vagus eine gewisse Neigung zur Entstehung von Überleitungsstörungen geschaffen. Aber ebenso sicher ist in der großen Mehrzahl der Fälle die Schlagfolge von Kammern und Vorkammern eine völlig geordnete.

Sehr viel schwieriger wird die Beurteilung in den Fällen, in denen die Ursache der Bradykardie im Herzen selbst liegt. Da kommen zwar die stärksten Grade der Verlangsamung des Radialpulses vor. Aber in diesen ist meist ein Herzblock mit Ventrikelautomatie vorhanden, also etwas ganz anderes. Für die Betrachtung jeder stärkeren Bradykardie ist das erst auszuschalten, denn wir reden hier nur von den Verlangsamungen, bei denen die automatische Erregung an den gewöhnlichen Stellen angreift. Solche Bradykardien gibt es einmal familiär, ferner bei Erkrankungen des Herzens selbst, namentlich im Gefolge von schweren Läsionen der Arbeitsmuskulatur. Aber man muß, wenn nicht ganz eingehende Untersuchungen vorliegen, mit seinem Urteil sehr vorsichtig sein. Z. B. die Pulsverlangsamungen bei schwerer diphtherischer Herzschwäche, die man bisher als Folge von Erkrankung der gewöhnlichen Muskulatur ansah, ist nach neuen wichtigen Beobachtungen aus BRUGSCHS Klinik durch Veränderungen des Reizleitungssystems hervorgerufen, die physiologisch und anatomisch nachgewiesen wurden. Deswegen wage ich auch ohne neue Beobachtungen nicht zu sagen, wie die Bradykardie zustande kommt bei akuter und

---

[1] HERING, Verh. d. Ges. inn. Med. **1930**, 192.

chronischer Myokarditis, bei Koronarsklerose, namentlich bei Thrombose und Embolie der Kranzarterien. In diesen Fällen kommen Vagusreflexe, die vom Herzen selbst ausgehen, wohl kaum in Betracht, doch weiß ich nicht, ob für diese schweren Fälle Prüfungen mit Atropin vorliegen. Man könnte eine Störung der Reizbildung ins Auge fassen; dann nehmen wir also vom Sinus ausgehende starke Verlangsamungen an. Ich habe aber, wie gesagt, ehe neue Untersuchungen vorliegen, Bedenken, ob sehr starke Pulsverlangsamung ohne Leitungsstörung überhaupt vorkommt, nur muß man auch an den Sinusvorhofsblock denken.

Mittelstarke Bradykardien finden sich öfters nach dem Ablauf von Infektionskrankheiten und — allerdings recht selten — im Wochenbett[1]. Für die ersteren Fälle hat Dehio[2] festgestellt, daß Atropin viel weniger starke Beschleunigungen hervorruft als am Gesunden. Hier geht die Erscheinung gewiß aus von der Bildungsstätte der normalen Herzreize, und auch hier dürfte es sich wohl um chemische Wirkungen und einen gewissen Grad von Herzermüdung handeln.

Eine Erörterung der reinen und allgemeinen Folgen der Herzverlangsamung, die mithin absieht von jeder besonderen Einwirkung auf den Herzmuskel, kann nur folgendes feststellen: Wenn die Bradykardie so weit geht, daß die vergrößerten diastolischen Füllungen die durch die Verlangsamung an sich erzeugte Verminderung der Größe des Stromvolumens nicht auszugleichen vermögen, so leidet die Blutversorgung der Organe, vor allem die des Hirns. Das ist in Wirklichkeit nur selten der Fall. Selbst bei einem Herzblock von 26—31 sahen Smith und Gen.[3] an mehreren Kranken ein Minutenvolumen von 4,4—4,9 l, also etwa eine Verdoppelung des Schlagvolumens.

Beschleunigungen des Herzschlags sind viel häufiger und, wie mir scheint, noch wesentlich schwerer zu charakterisieren. Hier mischen sich neben direkten kardialen Erregungen solche der sympathischen Nerven mit Lähmungen der Vagi viel inniger zusammen. So kommen Tachykardien vor bei Kernerkrankungen der Vagi und bei all den merkwürdigen Zuständen, die, unter dem Begriff der Vagusneurosen zusammengefaßt, früher eine so große Rolle am Krankenbett spielten, dann fast begraben wurden, und jetzt wieder aus der Asche erstehen. Wir wissen eben, daß der Vagustonus individuell sehr verschieden ist. Es gibt Menschen mit niedrigem Erregungszustand der Vagi, wohl auch solche mit hohem der Sympathici. Die „nervösen" Menschen mit beschleunigtem Pulse gehören hierher. Eppinger und Hess verdanken wir die interessante Beobachtung[4], daß solche Kranke Zeichen von erhöhtem oder vermindertem Erregungszustand und schwankender Erregbarkeit auch in anderen Teilen der gleichen Nervensysteme haben können. Indessen läßt sich eine erhöhte Erregbarkeit der sympathischen und parasympathischen Vorrichtungen am gleichen Menschen in der Regel nicht voneinander trennen.

---

[1] Hamm, Münch. med. Wschr. 1910, Nr 49. — Lewinsohn, Mschr. Geburtsh. 31, 415.
[2] Dehio, Arch. klin. Med. 52, 74.　　[3] Smith, Walker u. Alt, Arch. int. Med. 45, 706.
[4] Eppinger u. Hess, Die Vagotonie. 1910.

Schon am Gesunden steigt die Herzfrequenz unter den mannigfachsten äußeren Einwirkungen, z. B. bei Muskelbewegungen, Verdauung, psychischen Erregungen. Die Erregungsformen und die Angriffsarten sind dann sicher verschieden: chemische Wirkungen kommen ebenso in Betracht wie Reflexe, und der Angriffspunkt wird teils im Zentralnervensystem, teils peripher im Herzen liegen. Bei Kranken zeigen sich diese Beschleunigungen in wesentlich stärkerem Maße. Man findet das einmal bei überhaupt erregbaren „nervösen" Menschen, ferner nach starken Allgemeineinwirkungen (Infektionen, besonders manche Fälle von Tuberkulose, Kachexien und Anämien, psychische Erregungen, eingreifende Kuren), dann aber auch ganz direkt bei Menschen mit wenig leistungsfähigem Herzen und bei Herzkranken. Und bei ihnen allen ist nun häufig die Beschleunigung des Herzschlags auch schon in der Ruhe vorhanden. Wie oben gesagt wurde, schlagen schwerkranke schwache Herzen zuweilen langsamer. Aber doch viel häufiger ist ihre Schlagfolge schon in der Ruhe erhöht; das gilt auch, wenn wir von den Kranken absehen, bei denen eine Störung der Herzrhythmik wie die Irregularitas perpetua besteht. In all diesen Fällen ist von einer Einsicht in den eigentlichen Grund der Tachykardie noch keine Rede. Herabsetzung des arteriellen Drucks, die zur Sympathikuserregung führt, ist nur in den seltensten und schwersten Fällen vorhanden. In Betracht kommt eine erhöhte Erregbarkeit der Reizbildungsorte und der krankhafte Eintritt häufiger Erregungen, sei es direkt in den Orten der Automatie oder (reflektorisch) ausgelöst von den verschiedensten Stellen des Herzens aus (Endokard, Myokard, Perikard). Oder auch chemische Wirkungen könnten von Bedeutung sein. Wie EPPINGER hervorhebt, wären vielleicht die Säuren, die aus den mangelhaft durchströmten Muskeln stammen, wichtig. Vielleicht sind die Karotissinusreflexe von Bedeutung. Die Bedingungen einer Pathologie der Reizbildung sind noch wenig bekannt. Im allgemeinen soll sie sich unabhängig von den krankhaften Zuständen der Arbeitsmuskulatur halten. Und doch müssen, wie gerade diese Beschleunigungen zeigen, recht nahe Beziehungen bestehen. Denn sie finden sich eben bei den verschiedensten Arten und den verschiedensten Formen von Herzerkrankung. Ob man da in erster Linie an reflektorische Übertragungen denken soll?

Die Beschleunigungen des Pulses bei Schilddrüsenerkrankungen und fieberhaften Zuständen sind als die Folgen chemischer Einwirkungen aufzufassen. Zwar kann im Fieber gewiß auch ein Temperaturreiz in Frage kommen, indessen von jeher wurde auf das Fehlen des Parallelismus zwischen Höhe der Körpertemperatur und Steigerung der Herzfrequenz hingewiesen. Z. B. ist der Typhus zuweilen durch einen auffallend langsamen, das Scharlachfieber durch einen besonders schnellen Herzschlag charakterisiert. Das ist nicht anders erklärbar als mit der Annahme besonderer chemischer Einflüsse, die im Getriebe der betreffenden Infektionen entstehen. Aber sowohl hier als auch bei den Schilddrüsenerkrankungen fehlt doch jede nähere Kenntnis über Art und Ort dieser Einwirkungen; bei Thyreoidismus kommt vielleicht eine Wirkung von Jodverbindungen in Betracht. Die Stärke der Beschleunigung ist nicht nur für die einzelnen ätiologischen Einflüsse sehr verschieden, sondern vor allem auch bei der gleichen Ursache für die einzelnen Menschen. Ich möchte daraus schließen, daß die mehr oder minder große Erregbarkeit der Organe, hier der Reizbildungsstätten des Herzens, individuell ebenso verschieden wie wichtig ist.

Von großer Bedeutung sind Beschleunigungen des Herzschlags, die in Anfällen auftreten („paroxysmale Tachykardie"). Die Anfälle finden sich zuweilen bei Menschen mit Herzen, die für unsere Untersuchungsmethoden normal sind; dann ist mitunter eine allgemeine Nervosität bedeutungsvoll. Meiner Erfahrung nach hat aber doch der weit größere Teil der Kranken Störungen des Kreislaufs (Mitralfehler, Muskel-, Gefäßerkrankungen). In vielen Fällen sind zur Auslösung Anomalien des Magens, besonders Luftaufblähungen bedeutungsvoll[1].

Die Anfälle können Minuten, Sekunden, Tage, selbst Wochen dauern. Subjektiv merken die Kranken zuweilen gar nichts. Meist indessen haben sie mehr oder weniger starke Beschwerden, besonders, wenn die Beschleunigungen groß sind, und wenn sie lange andauern. Dann stellen sich Atemnot, Angst sowie die Zeichen der Kreislaufinsuffizienz mit Erweiterung des Herzens, zuweilen mit Lungenblähung[2] ein, während sonst im Anfall das Herz eher klein zu sein pflegt[3]. Meistens behält es offenbar im Anfall den gleichen Umfang wie vorher. Oft fühlen die Kranken Beginn und Ende des Anfalls in eigenartiger Weise auf der Brust. Das sieht man dann, wenn der Anfall plötzlich einsetzt und plötzlich aufhört. Durch Druck auf Karotissinus oder durch tiefe oder angehaltene Atmung können manche Kranke den Anfall sofort aufhören lassen.

Weder klinisch noch physiologisch handelt es sich um einen einheitlichen Vorgang. Vielmehr kann das klinische Bild der Tachykardie auf die verschiedenste Weise durch Anomalien der Herzreize zustande kommen. Ein Teil der Anfälle, und zwar meist solche mit nicht hoher Frequenz[4], entsteht nach Art der normalen Schlagfolge und zeigt deren Erregungsablauf[5]. Ich stimme WENCKEBACH[6] durchaus bei, daß diese Form der Tachykardie vorkommt und daß man aus der Höhe der Frequenz einen Einwurf gegen ihre Annahme nicht machen kann. Die krankhafte Erregung braucht dann gar nicht vom Sinusknoten selbst, sie kann von benachbarten Stellen der Vorhöfe ausgehen. Vorhöfe und Kammern schlagen in der gewöhnlichen Reihenfolge und Weise. In andern, namentlich in den

---

[1] Vgl. ROEMHELD, Z. phys. u. diät. Ther. **16**; Ärztl. Rundschau **1926**, Nr 7; Jkurse ärztl. Fortbildg **1929**, Febr.

[2] TUCZEK, Arch. klin. Med. **21**, 102. — KREDEL, ebenda **30**, 547. — HONIGMANN, Dtsch. med. Wschr. **1888**, 219.

[3] Über diese Frage vgl. MARTIUS, Tachykardie. 1895. — A. HOFFMANN, Die paroxysmale Tachykardie. 1890. — VAQUEZ, Pathogénie de la tachyc. Arch. Mal. Cœur **2**, 602. — Th. GROEDEL, Z. exper. Path. u. Ther. **6**. — BECK, Med. Klin. **1911**, Nr 41.

[4] HERING, Münch. med. Wschr. **1914**, Nr 41/42.

[5] Z. B. ROTH, Z. exper. Path. u. Ther. **19**, 77.

[6] WENCKEBACH u. WINTERBERG, S. 256.

schweren Fällen, sind die Erregungen krankhafte und greifen an sekundären und tertiären Zentren an; vor allem gibt es eine atrioventrikuläre Tachykardie.

Anfälle von Herzjagen kommen bei keinem anderen Zustande so häufig vor wie bei Arrhythmia perpetua. Das Reizleitungssystem der Kammern ist dann aus Gründen, die wir vorerst nicht näher kennen, außerordentlich geneigt zur Bildung zahlreicher atypischer Erregungen, die an den verschiedensten Stellen anfassen können. Die Veranlassung zur Entstehung solcher abnormer Erregungen bei den einzelnen Kranken ist in den meisten Fällen noch unbekannt, soweit es sich nicht um Digitalisvergiftung handelt. Nur manche Kranke kennen für sich bestimmte Einwirkungen, die das Auftreten der Anfälle häufig zur Folge haben.

Nicht wenige Anfälle von Tachykardie bei an sich normaler Herzaktion sind in Wirklichkeit gar nicht bloß Tachykardien, sondern sind Attacken von Vorhofflimmern, bei denen die Beschleunigung zunächst in den Vordergrund des Interesses tritt. Daß Kranke mit dauerndem Vorhofflimmern Anfälle von Beschleunigung aus tertiären Zentren zeigen, ist bekannt. Ich meine hier aber die — meines Erachtens gar nicht so seltenen — Fälle, in denen Menschen zwischen den Anfällen keine Arrhythmia perpetua haben und bei denen der Anfall charakterisiert ist durch Vorhofflimmern mit Kammertachykardie. Das kommt sogar vor, ohne daß in der Zeit zwischen den Anfällen überhaupt etwas am Herzen zu finden ist.

Die Kreislaufsfolgen der Herzschlagbeschleunigung als solcher hängen von ihrer Stärke ab. Darüber hat O. Frank für die physiologischen Verhältnisse interessante Überlegungen angestellt[1] und Wenckebach hat für die paroxysmalen Tachykardien gezeigt[2], daß unter bestimmten Umständen eine ausreichende diastolische Füllung nicht mehr zustande kam, besonders dann, wenn bei hoher Frequenz die Systole der Vorhöfe auf die der Kammern fällt. Das sind aber Grenzfälle. Bis zu einer gewissen Grenze, solange die diastolische Füllung ausreicht, wird die Beschleunigung das Stromvolumen steigern, besonders dann, wenn mit dem Sympathikus auch eine Verstärkung der Kontraktionen ausgelöst wird. Immerhin muß man betonen, daß länger dauernde und stärkere Herzbeschleunigung ungünstig ist. Bei paroxysmaler Tachykardie wurde das Minutenvolumen auf 2,1—2,8 l, also auf die Hälfte herabgesetzt gefunden[3].

Schon früher wurde bei Betrachtung des Verhaltens gegenüber körperlichen Anstrengungen für die Herzgröße davon gesprochen: Zur Erzielung eines großen Stromvolumens verwendet der gesunde trainierte Mensch vorwiegend die Steigerung des Schlagvolumens, der ungeübte mehr eine Erhöhung der Schlagfrequenz. Ersteres ist physiologisch sicher das bessere Verfahren. Denn mit Frequenzerhöhung läßt sich das Minutenvolumen nur bis zu einer gewissen und ziemlich engen Grenze steigern, dann fällt es sogar wieder. Das hängt einmal zusammen mit der mangelhaften diastolischen Füllung. Ferner wächst der Restinhalt des Herzens mit steigender Frequenz der Systolen[4]. Das muskelkräftige Organ erschlafft bei zu hoher Frequenz diastolisch nur unvollkommen. Es bleibt ein Kontraktionsrückstand zurück, und

---

[1] O. Frank, Z. Biol. 41, 1.   [2] Wenckebach, Arch. klin. Med. 101, 402.
[3] Barcroft, Bock u. Roughton, Heart 9, 7.
[4] Eismayer u. Quincke, Arch. f. exper. Path. 140, 340; 141, 164.

dieser hat zur Folge, daß der durch die Zusammenziehung aufgebrachte Druck sich verringert. Darin liegt wohl auch einer der wichtigen Gründe der Herzverkleinerung nach sportlichen Anstrengungen. Ferner ist die Bewältigung eines größeren Stromvolumens durch Frequenzerhöhung höchst unökonomisch. Denn für die Einzelkontraktion des Herzens gilt Bohnenkamps Alles-oder-Nichts-Gesetz, nicht aber für die Leistung in der Zeiteinheit. Somit wächst der Energieverbrauch mit wachsender Frequenz.

Die Rhythmik wird am Gesunden, wie oben dargelegt ist, durch das Eintreten der Erregungen in der Gegend des Sinusknotens bestimmt. Schon am Gesunden trifft man nicht allzu selten Schwankungen des Rythmus[1]. Namentlich kommt das vor in Zusammenhang mit der Atmung, so daß die Kontraktionen des Herzens vom Anfang der Exspiration seltener, im Beginn der Inspiration häufiger erfolgen („respiratorische Arrhythmie"). Das hängt einmal mit einer exspiratorischen, reflektorisch von der Lunge, vielleicht auch durch zerebrale Blutstauung ausgelösten Erregung der Nervi vagi zusammen. Aber sicher sind auch selbständige Schwankungen der Vaguszentren von Bedeutung. Menschen mit empfindlichen Hemmungsvorrichtungen, namentlich Kinder, zeigen die Erscheinung besonders leicht. So ist es auch bei manchen nervösen Menschen. Nicht wenige gesunde Menschen haben respiratorische Arrhythmie im Schlafe oder bei völliger Ruhe. Sie verschwindet, sobald das Herz z. B. durch Reizung des Akzelerans erregt wird. Im allgemeinen kann man wohl sagen, daß Andeutungen der Erscheinung zeitweise bei jedem Menschen vorhanden sind. Veränderungen der Atmung können, besonders bei einzelnen empfindlichen Menschen, großen Einfluß auf den Rhythmus haben.

Wenn im Sinusknoten unabhängig von der Atmung die Bildung der automatischen Reize unregelmäßig erfolgt, so läuft die einzelne Herzrevolution in sich normal ab: die Kontraktion der Kammer folgt in gewöhnlicher Weise sowie in der normalen Zeit auf die der Vorkammer, und der Ablauf der Erregung im Herzen selbst, der Eintritt der einzelnen Herzteile in den Erregungszustand entwickelt sich wie am gesunden Menschen (Sinusarrhythmie) Die Form und Stärke der Unregelmäßigkeit ist sehr verschieden. Meist hält die Mehrzahl der Herzrevolutionen die gewöhnliche Folge ein, nur einzelne werden vorzeitig ausgelöst. Dann beginnt mit dieser Kontraktion gewissermaßen eine neue Rhythmusreihe, die Zeit zwischen ihr und der nächstfolgenden Zusammenziehung hat die gewöhnliche Diastolendauer. Einen gewissen Grad von Sinusarythmie muß man sogar als etwas völlig normales ansehen; gerade Menschen mit den kräftigsten Herzen haben sie.

Selten findet man Kranke mit gehäuften unregelmäßigen Sinuserregungen sowie Leitungsstörungen im Vorhof, so daß für den Arterienpuls dann Bilder herauskommen, die große Ähnlichkeit mit der nachher zu besprechenden Irregularitas perpetua haben[2].

---

[1] Hülsche, Dtsch. med. Wschr. 1892, Nr 4. — Hüsler, Arch. klin. Med. 54, 229. — Vgl. Wenckebach u. Winterberg, S. 109.
[2] Martini u. Müller, Arch. klin. Med. 148, 223.

Hin und wieder macht die Sinusarrhythmie Schwankungen der Schlagfolge, die in ihrer Form der respiratorischen Beeinflussung der Schlagfolge gleichen, ohne daß die Atmung als wirksame Ursache in Betracht käme.

Ferner kennen wir die Bildung von Erregungsgruppen. Wir werden solchen später noch einmal begegnen. Unzweifelhaft hat die Automatie des Herzens überhaupt die Neigung zur Bildung solcher Gruppen (WENCKEBACH), ganz besonders haben sie die automatischen Kammern. Aber auch vom Sinus können solche Gruppierungen ausgehen[1], wie sie LUCIANI in LUDWIGS Institut beschrieben hat, z. B. kommt das an absterbenden Herzen vor.

Ich kenne Sinusarrhythmie von den verschiedensten Anlässen her. Sie entwickelt sich im Gefolge thyreotoxischer Einwirkungen, bei Infektionskrankheiten, bei Erkrankungen des Herzmuskels und der Herzgefäße. Ebenso auch tritt sie im Gefolge nervöser Erregungen auf.

Heterotope Erregungen, die neben einem fest erhaltenen Rhythmus durch neue, ihrer Art nach im wesentlichen unbekannte Reize entstehen („Extrareize") werden als Extrasystolen[2] bezeichnet. Sie können von allen automatisch wirksamen Stellen ausgehen. Wir kennen solche, die an den Vorhöfen, am Atrioventrikularknoten entstehen und solche, die vom HISschen Bündel oder seinen tieferen Schenkeln nach der Teilung ausgehen. Bei atrioventrikulärer Extrasystolie schlagen Vorhöfe und Kammern gleichzeitig, oder der Vorhof kommt kurz vor bzw. nach der Kammer in Tätigkeit; das hängt von der Reizursprungsstelle in dem ziemlich langen Knoten und von der retrograden Leitung ab. Diese letztere ist aber für sich noch ein zu erforschendes Problem. Der Erregungsablauf in den Kammern ist in diesen Fällen der normale. Greifen aber die zu den Extrasystolen führenden Reize unterhalb der Teilungsstelle des Bündels an, so haben wir verschiedenen Erregungsablauf, je nachdem der Anreiz dazu von der rechten oder linken Seite ausgeht. Die Erregung des Vorhofs kommt dann im Tierversuch nach. Bei den Erregungen der Schenkel am Menschen fehlt sie meist aus Gründen, die mir nicht völlig klar sind. Vielleicht ist sie nicht zu erkennen, oder die retrograde Leitung findet nicht statt, oder die Leitung ist überhaupt unterbrochen, oder der Reiz wird ausgelöscht.

Der eigentliche Rhythmus bei Extrasystolen hängt im wesentlichen davon ab, ob die Sinuserregungen regelmäßig zustande kommen oder in ihrer Entstehung durch retrograde Erregungen verhindert werden. Die Möglichkeit der Entstehung regelmäßiger Sinuserregung garantiert die „Erhaltung der physiologischen Reizperiode". Bei plötzlichem Ausbleiben der Sinuserregungen können, gewissermaßen als Ersatz einer lang ausbleibenden Systole, heterotope Reize eintreten („Ersatzextrasytolen").

Ventrikuläre Extrasystolen, die retrograd den Vorhof erregen, können dort nach der gegenwärtigen Vorstellung das vorhandene und „periodisch

---

[1] WENCKEBACH, Arch. f. Physiol. **1906**, 333. — SCHELLONG, Z. exper. Med. **36**. 305. — ROTHBERGER. Erg. Phys. **32**, 624.

[2] Darüber vgl. ROTHBERGER, Z. Kreislaufforschg **19**, 265.

explodierende Reizmaterial vernichten" und zum Ausfallen der nächsten normalen Herzrevolution führen. Aus diesem Grunde ist die auf eine solche ventrikuläre Extrasytole folgende Pause (MAREYS „kompensatorische Pause") zusammen mit dem Abstand der Extrasystole von der vorausgehenden Kontraktion häufig doppelt so lange wie die Dauer einer normalen Herzrevolution. Oder dadurch, daß der auf den Extrareiz folgende normale Reiz in die Refraktärperiode des Extrareizes fällt, ist die Refraktärperiode gewissermaßen die Erhalterin des normalen Herzrhythmus. Ist das zeitliche Verhältnis zwischen extrasystolischem Reiz und der nächsten normalen Erregung ein anderes, und zwar so, daß die refraktäre Periode des ersteren bei Eintritt des zweiten abgelaufen ist, so „interpoliert" sich die Extrasystole in den gewöhnlichen Rhythmus.

Das Wandern der den Herzrhythmus bestimmenden Erregungen vom Sinusknoten längs des Reizleitungssystems nach abwärts ist eine außerordentlich merkwürdige Erscheinung, weil ihre genauere Kenntnis uns vielleicht Eindrücke über die Entstehung der Reize geben wird. Wir verdanken LEWIS[1], HERING[2] und A. HOFFMANN[3] grundlegende Beobachtungen. Ich kenne eine ganze Reihe Kranke dieser Art[4], die genau elektrographisch untersucht wurden. Meist traten bei ihnen „Anfälle" von häufigen unregelmäßigen Schlägen auf. Mit ihrem Beginn rückt die Führung des Herzens vom Sinusknoten weg, und nun folgen manchmal nur Schläge vom Atrioventrikularknoten sowie von tertiären Zentren. Oder die Erregung geht in unregelmäßiger Folge bald von hier, bald von dort aus. Ich hatte in diesen Fällen immer den Eindruck einer großen Bedeutung des intrakardialen Nervensystems.

Sehr merkwürdige Störungen der Schlagfolge entstehen dann, wenn die Erregung an mehreren Stellen zu gleicher Zeit oder abwechselnd ansetzt; namentlich kommt es vor, daß Sinusknoten und andere Orte des Reizleitungssystems besonders der Atrioventrikularknoten interferieren. Wie WENCKEBACH und WINTERBERG darlegen, dürfte es meist so sein, daß neben dem regelmäßigen Funktionieren eines Orts, z. B. des Sinusknotens, ein anderer anfängt Reize zu bilden und auszusenden. Dann können beide gleichzeitig oder mit verschiedener Frequenz tätig sein. Zuweilen gewinnt nach einer Zeit der Eine die Oberhand und führt dann. Durch die Wirkung eines unabhängig arbeitenden Extrareizes entstehen sehr merkwürdige Allorhythmien („Parasystolie") von allerverschiedenster Form. Darüber gibt es eine große Kasuistik[5]. Die Fälle sind alle im Einzelnen verschieden und interessant. Man kann sie meist auch in dem Sinne deuten, daß man aus dem Elektrogramm den Ursprungsort der einzelnen miteinander interferierenden Reize feststellt und sieht, wie sie aufeinander einwirken. Das ist aber längst kein Verstehen. Dafür fehlen noch die Grundlagen. Kennen wir doch nicht einmal die Ursachen, aus denen von vielen mit der Fähigkeit zur Automatie begabten Stellen am Gesunden nur einer und am Kranken noch andere in Tätigkeit treten.

---

[1] LEWIS, Monographie.
[2] HERING, Pflügers Arch. **136**.
[3] A. HOFFMANN, Monographie. — Vgl. ferner WEIL, Arch. klin. Med. **116**, 496.
[4] Z. B. FAHRENKAMP, Arch. klin. Med. **117**. — SCHELLONG, Erg. inn. Med. **25**, 477.
[5] Z. B. A. SCHOTT, Z. exper. Med. **55**, 762. — Lit., Darstellung und Beispiele bei ROTHBERGER, Erg. Phys. **32**, 425.

Abnorme Erregungen können, wie gesagt, auch so in den normalen Rhythmus eingefügt werden, daß er im wesentlichen erhalten bleibt. Diese in den Grundrhythmus eingestreuten Herzrevolutionen sind es, von denen in der Klinik der Begriff der Extrasystolen ausging, das sind natürlich Scheidungen ohne scharfe Grenzen! Wenn an dem Ursprungsort der Herzreize ein neuer Ursprungsreiz vorzeitig beginnt, so ist das eine „Sinusextrasystole". Von ihm aus beginnt dann der Rhythmus von neuem im alten Tempo. Häufen sich solche „Sinusextrasystolen" unregelmäßig, so haben wir das gleiche vor uns wie bei „Sinusarrhythmie".

Wenn Extrasystolen sich in bestimmt wiederholter Folge einstellen, so kann eine Art von Rhythmus der Unregelmäßigkeit eintreten. Die alte Klinik sprach von Pulsus bigeminus, trigeminus, quadrigeminus in den Fällen von regelmäßig wiederholter Folge von 2, 3, 4 Extrasystolen. Gewiß kann die reine Extrasystolie das hervorrufen, besonders für kürzere Zeiten einen Bigeminus. Aber ebenso sicher hat WENCKEBACH recht, wenn er hinter den alten Beschreibungen etwas Besonderes sieht[1]. Einmal bieten diese alten Beschreibungen des zwei-, drei- oder vierschlägigen Pulses in der Tat eine regelmäßige zeitliche Verkopplung der zusammengehörigen Herzschläge, und dann sind diese ganz gewöhnlich nicht Erregungen mit normalem Ablauf, sondern sie entstehen an verschiedenen abnormen Stellen, in eigenartiger, oft sich ganz regelmäßig wiederholender Reihenfolge. Für ihr Auftreten ist, wie mir scheint, namentlich die Digitalis von hervorragender Bedeutung.

Wie alle diese Reize an abnormen Stellen, insbesondere die Erregungen zu den Extrasystolen entstehen, wissen wir nicht. Ganz sicher hat, wie gesagt, das Nervensystem lokal und durch die extrakardialen Nerven einen großen Einfluß. Aber das scheint mir auch das einzige zur Zeit Gewisse zu sein. Die sekundären und tertiären Zentren gewinnen, auch abgesehen vom Falle der Ausschaltung des Sinusknotens, einen führenden Einfluß, wenn (unter dem Einflusse des Nervensystems) ihre Erregbarkeit wächst oder an ihnen besondere Reize auftreten. Dann kann nach dem, was wir aus dem Tierversuch erschließen dürfen, sogar die Tätigkeit des Sinusknotens unter die der andern Zentren sinken. Die Steigerung der Reizbarkeit sekundärer und tertiärer Zentren dürfte aber nicht nur unter dem Einflusse der Nerven, sondern auch unter dem von Herzmuskelerkrankungen eintreten können, vor allem aber unter dem Einfluß von Digitaliskörpern.

Etwas verhältnismäßig Häufiges und schon früh Erkanntes ist, wie erwähnt, der „atrioventrikulare" (nodale) Rhythmus. Hier entstehen die Ursprungsreize im ASCHOFF-TAWARAschen Knoten. Er tritt in manchen Fällen ein, wenn der Sinus- oder irgendwelcher andere Vorhofsrhythmus ausfällt: in anderen bestehen aber Sinus- und Nodalrhythmus nebeneinander (vgl. das später über Interferenz Gesagte). Im einzelnen ist das Rhythmusbild etwas verschieden, je nachdem die Erregung vom obern, mittlern oder untern Teil des Knotens ausgeht. Die Erregung pflanzt sich gleichzeitig nach den Kammern und rückläufig nach dem Sinusknoten fort. Kammern und Vorhöfe schlagen etwa genau gleichzeitig oder

---

[1] WENCKEBACH, Unregelmäßigkeiten des Herzschlags, 1. Aufl.

der eine oder andere Teil kommt etwas früher: gerade das hängt ab von dem Orte des Knotens, an dem der Reiz angreift.

Die wichtigste Rhythmusstörung und nach den gewöhnlichen Extrasystolen zugleich die am häufigsten beobachtete, geht einher mit ganz besonderen Vorgängen an den Vorhöfen. Entweder finden an ihnen zahlreiche Zusammenziehungen statt, meist in der Frequenz von 200 bis etwa 400[1] (Flattern). Die Systolen der Vorhöfe erfolgen dabei regelmäßig. Ihre Frequenz schwankt im Einzelfalle. Oder in andern Fällen — das sind die schweren — besteht Neigung zu einem Verhalten der Vorhöfe, bei dem an der Venenkurve von den Atrien abhängige Druckschwankungen überhaupt nicht mehr sichtbar und auch die elektrischen Potentialdifferenzen außerordentlich schwach werden. Sie haben dabei am Menschen eine Frequenz bis gegen 800. Das ist der als Flimmern bezeichnete Zustand. HERING macht mit Recht darauf aufmerksam, daß vorerst der Ausdruck Frequenz vorsichtig zu wählen sei. Gezählt werden die Zacken im Elektrogramm. Ob aber jeder elektrischen Schwankung eine Erregung entspricht, dürfte noch nicht, wenigstens nicht für alle Fälle, sicher erwiesen sein. In der Regel wird jetzt der Begriff der Arrhythmia perpetua gleichgesetzt mit dem Bestehen dieses eigenartigen Funktionszustandes der Vorhöfe. Das stellten ROTHBERGER und WINTERBERG fest, nachdem HERING, J. MACKENZIE und D. GERHARDT die Arythmia perpetua als etwas eigenartiges erkannt hatten[2]. Ich trete dieser Auffassung bei, weil sie mir klar und richtig erscheint. Der Arzt freilich muß immer bedenken, daß das Bild des völlig unregelmäßigen Pulses auch auf ganz andere Weise entstehen kann[3], wenn das äußerst selten ist.

Diese eben genannte Vorhofstätigkeit entspricht im wesentlichen dem, was man früher als Lähmung der Vorhöfe, später als Flimmern ansah. ROTHBERGER und WINTERBERG sowie LEWIS haben meines Wissens zuerst darauf aufmerksam gemacht, daß diesem längst bekannten physiologischen Zustande des Flimmerns die beschriebenen elektrischen Erscheinungen entsprachen. Es zeigten sich nun auch die Übergänge von beschleunigter oder, wie LEWIS es nannte, flatternder Vorhoftätigkeit (RIHLS Tachysystolien) zum Flimmern; aber ob jedes Flattern in Flimmern übergeht, ist doch nicht ausgemacht[4]. Es sind sehr beachtenswerte Gründe dafür beigebracht daß in den Perioden, in denen elektrische Potentialdifferenzen so häufig und schwach werden oder sich überhaupt nicht mehr mit Sicherheit nachweisen lassen, die Vorhofsmuskulatur nicht einfach gelähmt ist, sondern sich in einem ungeordneten Erregungszustande befindet. Besonders LEWIS berühmte Funde am Pferde und die wichtigen, nach so verschiedenen Seiten hin sich erstreckenden Beobachtungen von ROTHBERGER und WINTERBERG[5] sprechen — das muß ich ohne weiteres zugeben — durchaus in diesem Sinne. Es ist auch auch physiologisch wahrscheinlicher, daß die Fasern der Vorhöfe über so lange Zeiten hin sich ungeordnet zusammenziehen, als daß sie völlig gelähmt sind.

---

[1] ROTHBERGER u. WINTERBERG, Pflügers Arch. **160**, 42. — SEMERAU, Erg. inn. Med. **19**. Lit. — DE BOER, Erg. Physiol. **21**, 1. — ROTHBERGER, Erg. Physiol. **32**.

[2] HERING, Arch. klin. Med. **94**, 185; Pathologische Physiologie. — MACKENZIE, Herzkrankheiten. 1923. Übersetzt von ROTHBERGER.

[3] Vgl. die Darstellung von A. HOFFMANN, Monographie.

[4] Vgl. LEWIS, l. c. — FAHRENKAMP, Arch. klin. Med. **112**, **120**.

[5] ROTHBERGER u. WINTERBERG, l. c. Lit. bei SEMERAU. — DE BOER u. ROTHBERGER, l. c.

Die Beziehungen zwischen Vorhofflattern und Vorhofflimmern sind noch nicht klar. Direkte Vaguserregung oder der Einfluß der Digitalis führt bei Kranken mit Irregularitas perpetua Flattern in Flimmern über. Also Vaguserregung befördert, wie Lewis hervorhob, hier das Schwinden der geordneten Erregungen der Vorhöfe. Aber ob diese Form der Betrachtung richtig ist, erscheint mir noch zweifelhaft. Denn tatsächlich fühlen sich die Kranken nach Digitalisdarreichung häufig weit besser — allerdings unter gleichzeitiger negativ dromotroper Einwirkung auf die Kammern. Hier liegen Probleme. Und die Einwirkung des Akzelerans ist überhaupt noch aufzuklären. Beim Karotisdruckversuch ist er unzweifelhaft beteiligt und im Versuch erhöht seine Reizung die Frequenz des Flatterns!

Häufig hält der Zustand dauernd an. Nicht selten gibt es auch Kranke, bei denen er in Anfällen auftritt und vorübergeht[1] (s. oben). Sie treffen Kranke mit den verschiedensten Formen der Muskelerkrankung des Herzens, aber auch solche, an deren Herzen man nichts findet. Die Einwirkung der Nerven ist oft deutlich. Ein nicht kleiner Teil der Anfälle von „paroxysmaler Tachykardie" gehört hierher. Ich sah es sicher unter psychischer Einwirkung.

Anatomisch hat man allerlei Veränderungen in der Vorhofswand gefunden[2], gerade auch in der Gegend des Sinusknotens[3]. Aber nicht allzu selten werden solche vermißt; es fand sich überhaupt nichts Charakteristisches. Also man kennt vorerst keine zugehörige anatomische Veränderung.

Arrhythmia perpetua findet sich sehr häufig bei Insuffizienz und namentlich bei Stenose der Mitralis. Da in diesen Fällen der linke Vorhof oft stark ausgedehnt ist, so nahm man diese Erweiterung vielfach an als die wesentliche Veranlassung zur Entstehung der geschädigten Vorhofstätigkeit. Mir ist das nicht wahrscheinlich. Denn meines Erachtens ebenso häufig beobachtet man den Zustand im Gefolge chronischer Muskelerkrankungen des Herzens, bei denen von einer besonderen Erweiterung eines oder beider Vorhöfe keine Rede ist. Chronische Myokarditis und ganz besonders die Folgen der Arteriosklerose und der Herzsyphilis sind so nicht selten die indirekte Grundlage der Arrhythmie. Sie kommt auch vor bei degenerativen Veränderungen der Kranzarterien. Besonders auch bei Morbus Basedowii beobachten wir die Erscheinung, dann wahrscheinlich auf toxischer Grundlage. Sehr interessant ist die Beobachtung eines vorübergehenden Vorhofflimmerns bei Kranken mit Morbus Basedowii einige Stunden nach Verkürzung des Kropfs. Ich kenne das schon lange[4]. Auch bei Infektionskrankheiten kommt Arrhythmia perpetua vor. Lewis sah den Zustand experimentell nach Unterbindung von Kranzarterien, Rothberger und Winterberg nach Faradisierung des mit Muskarin vergifteten Herzens eintreten. Hin und wieder beobachtet man Arrhythmia perpetua als einzige Störung eines Herzens, an dem sonst nichts zu finden ist. In der Regel handelt es sich dann um Erkrankungen des Herzmuskels, aber nicht immer läßt sich diese Annahme sichern. Ob zu ihrer Entstehung die Schädigung einer bestimmten Stelle im Herzen notwendig ist, wissen wir, wie

---

[1] Fahrenkamp, Arch. klin. Med. **124**, 88 (Lit.). — Semerau, Arch. klin. Med. **126**, 161.
[2] Vgl. Jarisch, Arch. klin. Med. **115**, 331. — Vgl. Semerau, l. c. 218.
[3] Z. B. Hedinger, Frankf. Z. Path. **5**, 296.
[4] Vgl. v. Hoesslin, Münch. med. Wschr. **1925**, Nr 5.

gesagt, nicht. Ebensowenig kennen wir die den Ausschlag gebende Veranlassung zu ihrer Ausbildung. Wie ich meine, spielt das Nervensystem des Herzens eine Rolle.

Die Schlagfolge der Kammern bei Arrhythmia perpetua ist sehr verschieden frequent: meist beschleunigt 70—90 oder über 100, selten von mittlerer Zahl oder sogar verlangsamt. Meist unregelmäßig, häufig ganz regellos, ist die Schlagfolge nur recht selten annähernd regelmäßig[1]. Indessen kann man doch die Fälle mit langsamer Schlagfolge und die mit beschleunigter auseinanderhalten.

Das Verhältnis zwischen Kammer- und Vorhofserregungen ist verschieden. Einzelne Kammerrevolutionen haben bei Flimmern ihren Ursprung im Vorhofe[2]; in der großen Mehrzahl der Fälle aber von Vorhofflimmern läßt sich eine Überleitung nicht nachweisen. Bei Vorhofflattern gibt es selten Fälle mit regelmäßiger Kammertätigkeit; meist besteht ein wechselnder Block[3]. Dann liegt vielleicht eine Automatie des Atrioventrikularknotens vor. Es gibt bei Arrhythmia perpetua auch völligen Block mit langsamer Kammerautomatie. Nicht selten haben diese Kranken eine Bigeminie durch Schenkelextrasystolen.

In den Kammern ist der Erregungsablauf meistens der gewöhnliche. Die Reize werden ihnen dann also vom Hisschen Bündel aus zugeleitet, d. h. sie entstehen oberhalb des Überleitungsbündels oder in ihm. Die Anschauungen, wie und wo, haben in hohem Grade gewechselt. MACKENZIE nahm seinerzeit Erregungen im Tawaraknoten an und sprach von nodalem Rhythmus. Gegenwärtig denkt man meist an vielfache und wechselnde Stellen der Vorhofswand: die verschiedensten Orte interferieren reizbildend. Aber mir ist das nicht wahrscheinlich, weil eben doch fast immer die Überleitung fehlt.

Daß bei Vorhofstachysystolie nicht alle Erregungen durch das Überleitungsbündel nach den Kammern übertreten, würde einmal auf ihre Zahl zurückgeführt werden können. Kennen wir doch schon durch die Arbeit von BOWDITCH aus LUDWIGS Institut die beschränkte Fähigkeit der Leitungsfasern gegenüber einer gewissen Zahl von Vorhofserregungen. Und nun gar, wenn die Vorhöfe so zahlreiche heterotope Erregungen bilden, wie bei dem Flimmern, könnte man sich vorstellen, daß nur wenige das Hissche Bündel geeignet zur Überleitung treffen und daß die Überleitung ganz unregelmäßig geschieht; ich erinnere an die höchst treffenden Bilder von EINTHOVEN. Aber es kommen doch auch andere Möglichkeiten in Betracht, über die unsere Auffassungen noch nicht entfernt einen Abschluß erreichten[4]: z. B. wechselnde Herabsetzung der Leitfähigkeit des Übergangsbündels. Meines Erachtens kennt man den eigentlichen Grund der Irregularität noch nicht. Wenn wir bedenken, daß bei manchen Sinustachykardien 200 Erregungen anstandslos geleitet werden, so wird mir Zurückweisung von Reizen wegen ihrer Zahl[5] — zum mindesten für diese Fälle — unwahrscheinlich. Ob nicht doch MACKENZIE recht hat, also Automatie des Atrioventrikularknotens besteht? Dagegen sprechen auch nicht die experimentellen Beobachtungen von FREDERICQ, der bei Hunden mit flimmernden Vorhöfen nach Durch-

---

[1] Vgl. D. GERHARDT, Arch. klin. Med. **118**, 529.
[2] Vgl. KAUFMANN u. ROTHBERGER, Z. exper. Med. **57**, 600.
[3] Über diese Frage s. KAUF, Wien. Arch. inn. Med. **15**, 1. — SOTT, Heart **9**.
[4] Über diese Fragen siehe D. GERHARDT, Arch. klin. Med. **118**, 529.
[5] Vgl. D. GERHARDT, Arch. klin. Med. **131**, 35.

schneidung des Übergangsbündels die Irregularität der Kammern verschwinden und
einer regelmäßigen ventrikulären Automatie Platz machen sah[1].

In Begleitung der Arrhythmia perpetua wacht sehr häufig die Neigung sekundärer und tertiärer Zentren zur Reizbildung auf. Deswegen sehen wir in den
elektrographischen Kurven oft eingestreute abnorme Schläge verschiedensten
Ursprungs und verschiedensten Erregungsablaufs. Nicht selten häufen sich solche
krankhafte Erregungen. Aus diesem Grunde treten in vielen Fällen von Arrhythmia perpetua leicht tachykardische Anfälle ein. Sie können vom Atrioventrikularknoten ausgehen; aber wahrscheinlich häufiger liegt der Ursprungsort in
tertiären Zentren. Die Veranlassung zu diesen Erregungen ist unklar. Man
kann natürlich, falls die Zuleitung des Reizes vom Hisschen Bündel aus erfolgt,
eine Verbesserung der Fortpflanzung in der Übergangsmuskulatur annehmen, oder
eine erhöhte Erregbarkeit der Muskulatur. Aber was ist das anders als ein Wort?

Die Zusammenziehungen der Kammern sind bei Irregularitas perpetua nicht nur
zeitlich, sondern vor allem auch in Leistung, d. h. nach der beförderten Blutmenge
und der erteilten Beschleunigung ungleich. Das hängt gewiß mit den verschiedenen
Längen der Diastolen und den damit wechselnden Füllungen zusammen. Aber offenbar spielen auch Variationen der Kontraktion eine Rolle[2].

Auf eine Theorie der Arrhythmia perpetua gehe ich hier absichtlich nicht
ein. Wir besitzen eine ganze Reihe geistvoller Auffassungen[3] bedeutender Forscher, ich habe aber nicht den Eindruck, daß mit ihnen schon der Ablauf des
Geschehens mit Wahrscheinlichkeit getroffen wird.

Die klinischen Formen der perpetuellen Arrhythmie sind im einzelnen sehr verschieden. Ebenso ist es mit der Leistungsfähigkeit der Kranken, wenn sonst kein
Klappenfehler und keine Muskelerkrankung nachweisbar ist. Es gibt Kranke ohne
Kompensationsstörung mit voller oder fast voller Kraft; das sind fast immer Kranke
mit der bradykardischen Form. Auch bei der anfallsweise auftretenden absoluten
Arrhythmie sind die Kranken mit langsamer Schlagfolge besser daran als die mit
stark beschleunigter.

In der Klinik wurde auf die ungleiche Pulsgröße (Pulsus inaequalis) besonderer Wert gelegt, weil man stillschweigend annahm, daß ihre Entstehung
auf eine wechselnd starke Zusammenziehung der Kammern zurückzuführen
wäre. Die alten Ärzte glaubten a so aus dieser Erscheinung direkte Vorstellungen über die Herzkraft gewinnen zu können. Vielleicht hat die genannte
Vermutung in der Tat eine Bedeutung für die Entstehung der Erscheinung. Wer
wollte diese Möglichkeit jetzt leugnen, da man abnorme Erregungsabläufe
kennenlernte (Kraus-Nicolais Allodromien und Allodynamien). Aber hier müssen erst neue Beobachtungen eine sichere Grundlage schaffen. Vorerst möchte
ich mit Wenckebach glauben, die große Mehrzahl der ungleichen Pulse lediglich

---

[1] Fredericq, Arch. internat. Physiol. 4, 57.

[2] Untersuchung und Erörterung der Frage bei Kaufmann u. Rothberger, Z. exper.
Path. u. Ther. 19, 251. Dort die Arbeiten von Kortewig (unter Einthoven) zit. — Vgl.
Cushny, Heart 3, 276.

[3] Eigene Anschauungen und Lit. bei Wenckebach u. Winterberg, S. 514ff. — de Boer,
Erg. Physiol. 21, 1. — Rothberger, ebenda 32, 700.

auf Schwankungen der Diastolendauer und wechselnde Herzfüllungen zurückführen zu dürfen. Ein primär inäqualer Herzpuls könnte auf wechselnder Stärke der Reize oder der Anspruchsfähigkeit beruhen. Recht wohl wäre das unter krankhaften Verhältnissen möglich (vgl. das frühere Gesagte). Aber wir müssen, namentlich für die Annahme wechselnder Reizstärke, doch erst noch neue Beobachtungen abwarten.

Jedenfalls kennen wir ungleiche rhythmische Pulse in einer Form, nämlich in der des altbekannten Pulsus alternans, d. i. des regelmäßigen Wechsels großer und kleiner Pulse bei unveränderter Dauer der Diastole[1]. Ich sehe hier natürlich ab von den Fällen, in denen diese klinische Form des Pulses vorgetäuscht wird, z. B. durch wechselnde diastolische Füllung der Kammern oder durch Schwankungen der vasomotorischen Einstellung. Es gibt aber — wahrscheinlich sogar nicht einmal so selten — Fälle von abwechselnd starken und schwachen Systolen; aber auch dann kommen physiologisch noch die verschiedensten Möglichkeiten in Betracht: partielle Asystolien und Hyposystolien sowie totale Hyposystolien. Im Tierversuch bei künstlicher Erzeugung des Pulsus alternans wurden die Verhältnisse von HERING und seinen Schülern genau studiert. Nach Vergiftung mit Glyoxylsäure z. B. stellten sich periodisch auftretende partielle Asystolien und nicht alternierende partielle Hyposystolien ein. Der Gedanke von STRAUB[2], daß bei Ermüdung eines Ventrikels eine Verlängerung der Erschlaffungsperiode mit Fortbestehen eines Kontraktionsrückstands und mit Schwächung der folgenden Systole einhergehe, würde die Erscheinungen des Alternans gut erklären können.

Wahrscheinlich kommen auch, obwohl man lange daran gezweifelt hatte, am Menschen echte Hemisystolien vor[3], d. h. abwechselnde Zusammenziehungen des rechten und linken Herzens, wie man sie von absterbenden Tierherzen schon längst kennt.

Schließlich kennen wir inäquale Pulse in Abhängigkeit von der Atmung. Wie sie den Rhythmus beeinflußt, erwähnten wir schon. Inspirationen bei erschwertem Zutritt von Luft zur Lunge führen zu außerordentlicher Anhäufung von Blut in der Lunge und mangelhafter Füllung des Herzens. Dann wirft das Herz während der Inspiration nur wenig Blut aus, weil es wenig erhält, in der Exstirpation wird der Puls größer (dynamisch-paradoxer Puls, WENCKEBACH[4]). Mitunter sinkt während der Inspiration der Blutzufluß zum Herzen dadurch, daß mediastinale Stränge die Venen verengern[5] — das ist der alte paradoxe Puls, den KUSSMAUL beschrieb.

---

[1] A. HOFFMANN, Die Elektrographie. 1914. — HERING, Z. exper. Path. u. Ther. **10**, 14. — RIHL, ebenda **10**, 317. — KISCH, ebenda **20**, 483. — GOTTSCHALK, ebenda S. 489. — EDENS, Arch. klin. Med. **100**, 255. — WENCKEBACH, Unregelmäßigkeiten usw. — H. STRAUB, Arch. klin. Med. **123**, 403. — DE BOER, Pflügers Arch. **192**, 183. — KISCH, Arch. klin. Med. **137**, 138.

[2] H. STRAUB, Handb. norm. path. Phys. **7 I**, 263.

[3] Vgl. GIL CASARES, Monographie (spanisch).

[4] WENCKEBACH, Z. klin. Med. **71**, 402. — MÜNZER, ebenda **75**, 253.

[5] KUSSMAUL, Berl. klin. Wschr. **1873**, Nr 37—39.

Die Bedeutung der Störungen der Herzschlagfolge für die Herzleistung, im wesentlichen also für das Stromvolumen, hängt ab von ihrem Einfluß auf Füllung und Entleerung des Herzens. WENCKEBACH hat das klar hervorgehoben[1]. Leidet durch Kürze der Diastole oder durch mangelhafte Tätigkeit des Vorhofs — wie z. B. bei Irregularitas perpetua — oder durch ungenügende Erweiterung der Kammern der diastolische Einstrom in sie, setzen die Systolen zu zeitig ein oder führen sie wegen unvollständiger oder abnormer Form der Kontraktion zu schlechter Beförderung ihres vielleicht außerdem noch ungenügenden Inhalts, so leidet unter allen Umständen die Füllung der Aorta und, wenn wir die zeitlichen Verhältnisse in die Rechnung einstellen, das Stromvolumen. Das alles kann geschehen, ohne daß die eigentliche Herzkraft geschädigt zu sein braucht. Wir verdanken für die Burteilung dieser Verhältnisse WENCKEBACH vieles. Aber allerdings möchte ich der Herzkraft, dem dynamischen Vermögen des Herzens, doch den hauptsächlichen, ganz überwiegenden Einfluß zuschreiben. Jedenfalls sieht man hin und wieder Kranke mit Irregularitas perpetua, die eigentlich frei von Funktionsstörungen sind.

Die Arterien.

In der Physiologie haben schon die großen Forscher der klassischen Zeit — ich erinnere nur an E. H. WEBER und C. LUDWIG — die Bedeutung der Arterien für den allgemeinen Kreislauf hervorgehoben: schaffen diese doch erst die Umsetzung des periodischen Zuflusses in ein dauerndes Strömen und regeln sie doch durch die veränderlichen Eigenschaften von Wand und Weite Druck und Geschwindigkeit des geamten Blutumlaufs, sowie das Stromvolumen für das einzelne Organ.

Die Kapazität des Arteriensystems und die Beschaffenheit gewissermaßen seiner gesamten Wandungen ist auf der einen Seite durch die anatomische und physikalische Beschaffenheit der Arterien gegeben; auf der andern aber noch vielmehr durch den Innervationszustand der Muskulatur an den mittleren und kleinen Gefäßen. Dieser wird, wie bekannt, vom Nervensystem aus gesteigert und herabgesetzt durch den pressorischen und erweiternden Einfluß von Gehirn und Rückenmark auf alle oder einzelne Gefäßgebiete; aber auch örtlich wird die Gefäßweite durch nervöse und chemische Einrichtungen geleitet. Für den allgemeinen Kreislauf spielen manche Gebiete, z. B. das des Splanchnikus, wegen ihres Umfangs eine besondere Rolle. Und wie von den Zentralorganen, so können auch von den in den Organen und Gefäßen selbst sitzenden Nervenzellen aus funktionelle Einflüsse hervorgerufen werden.

Die Anregungen können von allen Geweben ausgehen. Jedes regelt und variiert so den Blutstrom zu sich selbst. Für die mit der Zelltätigkeit einhergehende Hyperämie ist nach verbreiteter Auffassung die im Stoffwechsel vor sich gehende Säurebildung wichtig[2], allerdings wird deren Bedeutung für die Durch-

---

[1] WENCKEBACH, Unregelmäßigkeiten des Herzschlags.
[2] Vgl. EPPINGER, Das Versagen des Kreislaufs.

strömung der Muskeln jetzt abgelehnt. Jedes Gewebe hat aber offenbar auch die Fähigkeit, auf den allgemeinen Kreislauf einzuwirken. Dieses letztere Vermögen kommt keinem andern Organe in gleicher Weise zu wie dem Herzen und den Nieren. Das, was wir Anpassungsfähigkeit des Herzens nennen und was täglich von neuem unser Staunen erregt, ist überhaupt nur möglich auf dem Boden feinster und variabelster Einstellung von Herzleistung und Spannungs- sowie Weitezustand der Gefäße aufeinander. Verhältnismäßig einfach liegen die Aufgaben, wenn nur eine Art Gewebe, wie z. B. die Muskeln, den Kreislauf in besonderem Maße beansprucht. Aber fast unabsehbar werden sie, sobald eine reichliche Blutversorgung für mehrere Organe zu gleicher Zeit geschaffen werden muß, oder wenn die Notwendigkeit der Ausgleichung krankhafter Verhältnisse sich verbindet mit dem Zwange, in andern zur Ausübung von Tätigkeit einen starken Blutstrom zu unterhalten. Dann treffen wir auf sehr verwickelte Anpassungen lokaler und allgemeiner Blutstromveränderungen aufeinander.

Durch GOTTLIEBS Auffassung der Digitaliswirkung an den Gefäßen wurde ich erst auf die ungeheure Bedeutung aufmerksam, die die gegenseitige Einstellung der verschiedenen Gefäßgebiete aufeinander nicht nur für den örtlichen Kreislauf und die Blutversorgung des einzelnen Gewebes, sondern für den allgemeinen Kreislauf hat[1]. Wir sehen eben an den Erscheinungen des Kreislaufs im wesentlichen das Gesamtergebnis der Leistung des Herzens und der Gefäße in allen Organen. Wie es zustande kommt, ich möchte sagen: welche Mühe, welche Einzelleistungen geschehen mußten, damit es so zustande kommt, sehen wir nicht. Die verschiedenen Organe haben ein außerordentlich verschiedenes Blutbedürfnis, eine sehr verschiedene Zirkulationsgröße und ganz ungleiche Widerstände. Welche Möglichkeiten der Beeinflussung des allgemeinen Kreislaufs von den Geweben sind da vorhanden, ohne daß sie uns zum Bewußtsein kommen wegen der Ausgleichungen durch andere Organe! Hierher würde die berühmte Theorie von TRAUBE und COHNHEIM über den Kreislauf bei Nephritis gehören (vgl. vorher). Wir sprachen bei Erörterung der Widerstände für das linke Herz schon von den Erkrankungen der Arterien und der erhöhten Einstellung des vasomotorischen Tonus. Sie tritt vorübergehend oder dauernd am Krankenbett häufig ein[2], z. B. unter der Einwirkung von Giften (Blei, Strychnin), reflektorisch von den verschiedensten Körperstellen, vor allem vom Nervensystem von den Arterien und von den Nieren aus; sowohl auf körperlicher als auf seelischer Grundlage. Zuweilen sehen wir Anfälle von vasomotorischer Erregung im Splanchnikusgebiet („Gefäßkrisen"), die dann öfters mit heftigen Schmerzen auftreten; diese dürften dann wohl von der Wand der Gefäße erzeugt werden[3], vielleicht spielen dabei auch Spasmen der Darmmuskulatur eine Rolle. Die Auslösung der Gefäßkrämpfe erfolgt auch hier wohl in der Regel von veränderten Gefäßen aus. Wir haben dann grundsätzlich die gleichen Verhältnisse, wie bei dem intermittierenden Hinken,

---

[1] Vgl. REIN, Erg. Physiol. **32**, 28. — v. ROMBERG, Med. Klin. **1930**, Nr 36.
[2] Vgl. PAL, Gefäßkrisen. Leipzig 1905. — KÜLBS, Arch. klin. Med. **84**, 518; **89**, 457.
[3] Vgl. NOTHNAGEL, Z. klin. Med. **19**, 209.

der Dysbasia angiosclerotica an den Arterien der Beine. Es liegen an diesen
Wandveränderungen vor, aber von ihnen aus werden zeitweise spastische Zustände
der kleinen Arterien des gleichen Wurzelgebiets hervorgerufen, und diese führen
bei bestimmten Anlässen, z. B. dann, wenn beim Gehen die Muskeln viel Blut
brauchen, zu Gefäßmuskelkrämpfen mit heftigen Schmerzen und schweren Funktionsstörungen. Da Reflexe auf den vasomotorischen Tonus besonders häufig
und stark von den Gefäßen selbst erzeugt werden, so verstehen wir ohne weiteres,
daß man bei Erhöhungen des arteriellen Drucks gern zuerst das Wesentliche des
krankhaften Prozesses in den Gefäßen sucht. Meines Erachtens ist demgegenüber
die Bedeutung der nervösen Regulation, überhaupt der Einfluß des Nervensystems zu stark in den Hintergrund getreten. Aus QUINCKES Klinik kennen wir
die bei nervösen Menschen vorkommenden Blutdrucksteigerungen[1]. Wir müssen
überhaupt vielmehr, als wir gewöhnlich tuen, mit einem Schwanken des Blutdrucks, mit Erhöhungen, die vorübergehender Natur sind, aber manchmal länger
dauern, aus allen möglichen Anlässen rechnen. Bei nicht wenigen Menschen sind
die vasomotorischen Vorrichtungen stark erregbar. Lernten wir doch, daß auch
starke Hypertonien von längerer Dauer auf rein „nervöser“ Grundlage vorkommen. Manchmal haben die Anfänge der „essentiellen Hypertonie“ Beziehungen zu nervösen Verhältnissen im weitesten Sinne des Worts. Über das
alles ist ausführlich gesprochen bei Erörterung der Herzhypertrophie, die sich
im Gefolge länger dauernder Erhöhungen der arteriellen Drucks finden.

Nach Ansicht mancher gehört zu den Zuständen, die zu länger dauernder arterieller Hypertonie führen können, die kardiale Stauung[2]. Soviel ich sehe, geht diese
Ansicht auf TRAUBE zurück, der seinerzeit auf Vasomotorenreizung durch dyspnoi-
sches Blut aufmerksam gemacht hatte. Indessen schon physiologisch liegt die Frage,
wie GANTER hervorhebt[3], nichts weniger als einfach, indem bei Dyspnoe neben der
Erregung der Vasomotoren auch der Vagus gereizt wird und es vom Verhältnis beider
Vorgänge abhängt, welche Einwirkung auf den Blutdruck tatsächlich zustande
kommt. Wir haben in unserer Klinik[4] den Eindruck gewonnen, daß eine dyspnoische
Hypertonie der Arterien kein häufig vorkommendes Ereignis ist und wesentlich
solche Kranke trifft, bei denen ohnehin durch den Krankheitszustand die vasomotorischen Zentren sich in einem Erregungszustand, vielleicht sagt man besser in einem
Zustand erhöhter Ansprechbarkeit befinden.

Aus der Bedeutung, welche die elastischen und kontraktilen Eigenschaften
der Gefäße für die Fortbewegung des Blutes haben, erhellt klar, daß andererseits
Herabsetzung des Gefäßtonus zur Beeinträchtigung von Druck und Geschwindigkeit in den Arterien und Venen sowie zu Verminderung der gesamten
Zirkulationsgröße führen muß. Dann ist eben die gegebene Blutmenge für das
weite Gefäßsystem zu klein. Soll die Bedeutung von Gefäßerweiterungen beurteilt

---

[1] HOCHHAUS, Dtsch. med. Wschr. **1900**, Nr 44. — Ferner KÜLBS, Arch. klin. Med. **84**, 518;
89, 457.

[2] Über diese Frage LANG u. MASNWETOWA, Arch. klin. Med. **94**, 455. — LOSCHKAREWA,
ebenda **143**, 364. — FREHSE, Dtsch. med. Wschr. **1922**, Nr 19.

[3] GANTER, Arch. f. exper. Path. **110**, 317; **113**, 66.   [4] FREHSE, l. c.

werden, so kommt alles auf ihren Umfang an. Deshalb ist das gewöhnliche Aneurysma der Aorta für den allgemeinen Kreislauf bedeutungslos, weil es nur eine ganz umschriebene Erweiterung darstellt. Viel bedenklicher ist es, wenn durch ausgedehnte Veränderungen der elastischen Eigenschaften der Arterien eine Erweiterung größerer Gebiete entsteht. Am schlimmsten ist aber zweifellos eine Herabsetzung des muskulären Tonus einer größeren Zahl kleiner Arterien und Venen. Auch am Menschen ist hier das Splanchnikusgebiet (Arterien und Venen) am wichtigsten[1], indessen auf Grund der REINschen Beobachtungen muß das Gefäßgebiet der Muskeln ihm nahe gestellt werden. Sind die Unterleibsgefäße ihres Tonus beraubt, so strotzen sie von Blut. Die übrigen Arterien entleeren einen Teil ihres Blutes in das ungeheure Reservoir des Splanchnikus. Meiner Überzeugung nach ist das der hauptsächliche Blutbehälter, der das gleichsam in einem Nebenstrome nur langsam fließende Blut bewahrt. Der Gedanke von BARCROFT, auch die Milz heranzuziehen, ist geistreich. Quantitativ aber kommt die Milz am Menschen nicht in Betracht. Die Kranken mit Splanchnikuslähmung werden schwach und blaß. Der arterielle Druck sinkt, und mit ihm der venöse, das Herz arbeitet mit geringen Füllungen und sehr frequent. Die zirkulierende Blutmenge ist bei Lähmung der vom Nervus splanchnicus innervierten Arterien und Venen stark herabgesetzt, das hat EPPINGER noch eigens nachgewiesen[2]. Häufig schwindet das Bewußtsein. Man kann sagen: eine Verblutung des Organismus in die eigenen Unterleibsgefäße liegt vor. Je nach der Stärke der Gefäßlähmung ist die Erhaltung des Lebens nur Minuten oder Stunden möglich. Alle Folgeerscheinungen können noch erhöht werden, wenn zur Lähmung der Unterleibsgefäße (Arterien und Venen) noch solche von anderen Gefäßprovinzen, z. B. die der Muskulatur, hinzukommen oder der Haut, doch steht die Bedeutung des Splanchnikusgebiets an der Spitze.

Diesem Bilde der Gefäßlähmung gleichen am Menschen die Erscheinungen bei manchen Vergiftungen und manche im Gefolge von Infektionskrankheiten auftretenden Kreislaufstörungen. Von jenen kommen hauptsächlich die durch Alkohol und Chloral in Betracht; größere Gaben beider Gifte lähmen die vasomotorischen Zentren. Das Krankheitsbild kollabierter Kranker gleicht schon für den Arzt häufig nicht dem, welches Leute mit reiner Herzschwäche gewähren. Das wußten wir nach Analogie der berühmten Versuche von LUDWIG und THIRY in der Leipziger Klinik schon vor 40 Jahren. Denn es fehlt im Kollaps sowohl die Überfüllung der Lungengefäße wie die der Körpervenen, wie sie sich als Folgen einer primären Herzinsuffizienz zu zeigen pflegen. Vielmehr treten die Erscheinungen der Blutleere ohne venöse Stauung ganz in den Vordergrund: die Kranken sehen mehr blaß und livide, als blau aus. Die Annahme von Vasomotorenlähmungen würde mit diesen Erscheinungen in vollkommener Übereinkunft sein. Daß diese auch bei schweren Infektionskrankheiten

---

[1] ROMBERG u. HASENFELD, Arch. klin. Med. **59**, 193. — JANSEN, TAMS, ACHILLS, ebenda **144**, 1. — Vgl. ROMBERG, Vorträge Nr 170.

[2] EPPINGER, Kongreß inn. Med. **1928**, 537.

die maßgebende Rolle spielt, wurde durch die Beobachtungen von E. ROMBERG mit PÄSSLER und BRUHNS erwiesen.

E. ROMBERG[1] und seine Mitarbeiter zeigten im Tierexperiment, daß die bedeutende Blutdrucksenkung, welche Kaninchen auf der Höhe der Infektion mit Pneumokokken, Diphtheriebazillen und Pyocyaneus aufwiesen, auf zentrale Lähmungen der Gefäßnerven zurückzuführen ist. Das Herz kann bei Infektion mit Pneumokokken, zuweilen wenigstens, sogar besonders kräftig schlagen und vermag dadurch ein allzu erhebliches Absinken des Druckes bis zu einem gewissen Grade zu verhüten. Solange seine anatomische Struktur erhalten bleibt, kommt es den verstärkten Reizen ausgiebig nach. Bei der Diphtherieinfektion ist häufig gleichzeitig die Leistungsfähigkeit des Herzens beeinträchtigt. v. BASCH und v. STEYSKAL sprechen[2] sogar nach ihren an Hunden ausgeführten Versuchen dieser Schädigung des Herzens eine große Bedeutung für die Ausbildung der Kreislaufstörungen zu.

In neueren Beobachtungen wird gegenüber der Lähmung der Gefäßzentren eine Störung der Kapillaren stark hervorgehoben[3]. Wie auch ich glaube, sind die Erscheinungen sehr verwickelt und weder nach der einen noch nach der andern Richtung völlig geklärt. Vor allem aber dürfen sie meines Erachtens nicht so ausschließlich und nicht nach der Formel „Entweder-Oder" beurteilt werden. Hierfür fehlen auch alle Unterlagen sowohl aus der normalen als auch aus der pathologischen Physiologie. Wir kennen das Verhalten der kleinen Arterien und der Kapillaren in ihrer Beziehung zueinander am Kranken doch noch nicht ausreichend. RICKERS, KYLINS, OTFRIED, MÜLLERS Beobachtungen sprechen entschieden für ein sehr nahes Verhältnis. Welche Blutmengen die erweiterten Arterien, die erweiterten Venen, die erweiterten Kapillaren aufzunehmen imstande sind, ist kaum untersucht. Also pathologisch-physiologisch, aber auch pathologisch-anatomisch ist längst nicht genug bekannt für endgültige Urteile. Ich denke gar nicht daran, eine infektiöse oder toxische Schädigung der Kapillaren nicht in Betracht zu ziehen, ich halte sie sogar für wahrscheinlich. Aber ich würde daraufhin nie die Bedeutung der zentralen Vasomotorenlähmungen ablehnen. Gewiß wird die mangelhafte Füllung der Arterien durch schlechte Blutversorgung die nervösen Zentren ebenso wie die Organe, z. B. das Herz, auf dem Wege der Kranzarterien weiter schädigen. Aber mit dieser Tatsache fällt nicht die gut bewiesene Annahme einer toxischen Schädigung der vasomotorischen Zentren (E. v. ROMBERG).

Für die Infektionskrankheiten des Menschen habe ich den Eindruck, daß eine schwere Schädigung der Zirkulation durch zentrale Gefäßlähmung hervorgerufen wird, nachdem lokale Schädigungen der Gefäße bereits vorausgingen[4]. Auch hier glaube ich, daß Kapillarschädigungen beteiligt sind. HOLZBACH bringt hierfür wichtige Gründe. Freilich das Maß des einen oder andern Momentes abzuschätzen, halte ich für unmöglich, dafür fehlen alle Unterlagen. Und vor allem haben wir gar keinen Grund, die Vorgänge bei den verschiedenen Infekten als gleich und einförmig anzunehmen. In der Regel ist auf der Höhe der Krankheit auch das Herz geschädigt[5] und, wie ich glaube, nicht nur in sekundärer Weise; es leidet durch Infekte am häufig-

---

[1] ROMBERG, Berl. klin. Wschr. **1905**, 51. — ROMBERG u. PÄSSLER, Kongreß inn. Med. **1896**, 226. — ROMBERG, PÄSSLER, BRUHNS, MÜLLER, Arch. klin. Med. **64**, 652. — PÄSSLER u. ROLLY, ebenda **77**, 96. — RACZYNSKI, ebenda **58**, 27.

[2] v. STEYSKAL, Z. klin. Med. **44**, 367; **51**, 129.

[3] Lit. u. eigene Beobachtungen bei HOLZBACH, Der Kollaps. Würzburg. Abh. **27**, H. 1. Leipzig 1931.

[4] Vgl. WIESEL, Z. Heilk. **1905**.

[5] Vgl. ROMBERG, Herzkrankheiten. — KREHL, Erkrankungen des Herzmuskels. — ORTNER, Z. Heilk. **1905**. — SCHWARTZ, Arch. f. exper. Path. **54**, 135. — DIETSCHY u. HÖSSLI, Arch. klin. Med. **93**, 70.

sten der ganze Kreislaufsapparat. Bald treten die Erscheinungen von seiten des Herzens, bald die von seiten der Gefäße in den Vordergrund. ORTNER läßt die Gefäßlähmung der Herzstörung in der Regel vorangehen, das Herz entfaltet dann zunächst eine verstärkte Tätigkeit. Damit stimmen ROMBERGS Beobachtungen sowie solche auf unserer Klinik gut überein; nach diesen liegt die therapeutische Aufgabe ganz wesentlich auch in der Kräftigung des Herzens neben der Erhaltung des vasomotorischen Tonus. Die schon früher bei Kollapsen des Menschen angenommene Verminderung der kreisenden Blutmenge hat EPPINGER durch Einatmung von Kohlenoxyd, wie gesagt, erwiesen[1].

Schon früher ist namentlich von französischen Autoren auf die Beteiligung der Gefäße am entzündlich-infektiösen Prozeß hingewiesen. Auch deutsche Beobachtungen hoben die Bedeutung von Arterienentzündungen bei Infektionskrankheiten hervor[2]. Das ist für die vorausgehende Betrachtung von Wichtigkeit. Meines Erachtens werden die entzündlichen Schädigungen der Arterien viel zu wenig beachtet.

Die Störung der Vasomotoren ist nicht auf die gewöhnlichen Infektionskrankheiten beschränkt, sondern offenbar spielt sie eine Rolle bei zahlreichen Krankheitszuständen. Vergiftungen sind dann wohl schließlich immer das Maßgebende. So wissen wir durch eine Beobachtungsreihe von ROMBERG und HEINEKE[3], daß bei der experimentell erzeugten Perforationsperitonitis der Tod durch eine toxische Lähmung der Vasomotoren- und Atemzentren der Medulla oblongata eintritt; vgl. auch hier HOLZBACHS Darlegungen. Offenbar sind auch periphere Störungen wichtig.

Bei den Dekompensationszuständen von Klappenfehlern mit veränderter Blutverteilung ist mehr Blut im Splanchnikusgebiet angehäuft, das geht hervor aus dem bekannten klinischen Bilde der Kreislaufsinsuffizienz. Es ist wahrscheinlich, daß Innervationsstörungen an Arterien und Venen des Splanchnikusgebiets für die Entstehung dieser Form der Kreislaufinsuffizienz bedeutungsvoll sind, daß also auch bei ihnen neben der Herzstörung eine Gefäßlähmung besteht, letztere vielleicht als vom Herzen abhängige Regulationsstörung. Aber meines Erachtens kann man weder entscheiden, ob die im Splanchnikusgebiet langsam fließende Blutmenge gleichsam passiv dorthin gedrängt wurde, weil das rechte Herz sie nicht aufnimmt, noch ob vielleicht das zusammenwirkt mit einer Gefäßerweiterung. Wir wissen es noch nicht sicher.

In letzter Zeit wurde versucht, die sog. zirkulierende Blutmenge bei Herzstörungen und besonders bei Herzinsuffizienz festzustellen. Ich sprach schon früher einmal davon, wie vorsichtig man sein muß mit der Verwertung des Begriffs der „zirkulierenden" Blutmenge. Denn in Wahrheit gibt es so viel Blutströme oder Kreisläufe, wie es Arterien gibt, und als wirklich zirkulierende Blutmenge kann man nur das bezeichnen, was in der Zeiteinheit durch Herz und Aortenwurzel geht. Das ist aber eindeutig gegeben durch das Minutenvolumen. Da man das jetzt, wenigstens in vielen Fällen, bestimmen kann und da das nach allem, was wir wissen, bei Herzinsuffizienz sinkt, so ist in diesem Zustande die „zirkulierende" Blutmenge meines Erachtens in der Regel herabgesetzt.

Die jetzt benutzten Methoden zur Bestimmung der zirkulierenden Blutmenge sind einmal die Einatmung von Kohlenoxyd. Damit erfährt man die Menge des

---

[1] EPPINGER, Verh. dtsch. Ges. inn. Med. 1928, 537.

[2] ROMBERG, KREHL. WIESEL, Wien. klin. Wschr. 1906, Nr 24. — ORTNER, Z. Heilk. 1905. — WIESEL, ebenda 1905 u. 1906. — LEMKE, Virchows Arch. 243, 52.

[3] HEINEKE, Arch. klin. Med. 69, 429.

Hämoglobins, das vom Kohlenoxyd erreicht wird. Schon dadurch, daß das Gas auch
vom Hämoglobin des Muskels gebunden wird und sich — allerdings nur sehr langsam
— vom Farbstoff dissoziiert, ist die Genauigkeit des Verfahrens eine begrenzte. Ursprünglich wurde es verwandt zur Bestimmung der gesamten Blut- (Hämoglobin-)
Menge. Da aber nur das Hämoglobin in Betracht kommt, das erreicht wird, so glaubte
man auf Grund der Barcroftschen Milzbeobachtung, daß auch an andern Stellen,
z. B. auch im Splanchnikusgebiet, bei Gefäßlähmungen Blut (Hämoglobin) liegt und
nicht erreicht wird. D. h. man glaubte die „zirkulierende" Blutmenge zu bestimmen.
Ich halte aber die genannten Voraussetzungen zum mindesten für unerwiesen, ja
wohl kaum für richtig.

Auf der andern Seite suchte man mit Hilfe eingespritzter Farbstoffe die Menge
des Plasmas und unter den gleichen Voraussetzungen die Menge des kreisenden Plasmas zu bestimmen. Über die Voraussetzungen gilt das gleiche.

Zu alledem kommt aber noch, daß besonders bei Zirkulationsstörungen Plasma
und Körperchen sich an manchen Stellen dissoziieren. Man mußte also zum mindesten am gleichen Kranken beide Methoden verwenden. Mehr noch vor einem Urteil
ihre Voraussetzungen studieren und untersuchen, wie in den einzelnen Organen
sich Körperchen und Plasma erhalten.

Eppinger fand[1] mit Hilfe der Kohlenoxydmethode bei Herzinsuffizienz die zirkulierende Blutmenge meist herabgesetzt. Wollheim[2] unterscheidet auf Grund von
Beobachtungen mit Einspritzung von Farbstoffen Dekompensationen mit größeren
und solche mit geringeren Mengen zirkulierenden Bluts. Ich halte ein Urteil noch
nicht für möglich.

Auch über Störungen der Gefäßanpassung ist neuerdings einiges bekannt
geworden. Von ausfallenden Depressorwirkungen war oben schon die Rede.
Kranke mit Herz- und Gefäßstörungen, aber auch Anämische und Nervöse
leiden sehr leicht unter mangelhafter Anpassung der Hirngefäße bei schnell ein-
tretendem Blutbedürfnis anderer Organe, z. B. der Muskeln; sie werden dann
leicht schwindlig, oder es droht sogar eine Ohnmacht, wenn sie schnell die Körperlage wechseln oder sich bewegen. Arbeiten Rombergs und seiner Klinik[3],
namentlich O. Müller[3], haben Grundlagen für ein Verständnis geschaffen;
sie stellten die wichtige Tatsache fest, daß bei Arteriosklerose die Gefäßreaktion
äußeren Einwirkungen gegenüber wesentlich gestört ist. Auch bei den merkwürdigen Zuständen mangelhafter Blutversorgung, die wir gegenwärtig vom
Nervensystem ausgehen lassen, z. B. bei der Raynaudschen Krankheit, können
die Gefäßreflexe erhebliche Beeinträchtigungen erfahren. Überhaupt ist für alle
Fragen der Neurotrophie der Zustand des Kreislaufs auf das eingehendste in
Rechnung zu stellen.

Die Kapillaren.

Daß die Kapillaren in der Pathologie verhältnismäßig wenig besprochen
wurden, ist richtig. Aber nicht, weil man von ihrer Bedeutung zu wenig gehalten

---

[1] Eppinger, Laszlo u. Schürmeyer, Klin. Wschr. **1928**, Nr 47.

[2] Wollheim, Klin. Wschr. **1928**, Nr 27; Z. klin. Med. **108**, 453; **116**, 269. — Vgl. Hitzen-
berger u. Tuchfeld, Verh. dtsch. Ges. inn. Med. **1929**, 358.

[3] Romberg, Kongreß inn. Med. **1904**, 60. — Lange, Arch. klin. Med. **158**, 214. — Otfried
Müller, Dtsch. med. Wschr. **1906**, Nr 38/39. — Hans Curschmann, Münch. med. Wschr.
1907, Nr 51.

hätte: von dieser war vielmehr jeder einsichtige Physiologe wie Pathologe völlig überzeugt. Stellen sie doch dasjenige Stück des Kreislaufs dar, auf das schließlich die gesamte Leistung der Zirkulation des Blutes abzielt. Denn, wie bekannt, findet nur durch die Kapillarwand der Stoffaustauch zwischen Blut und Organzellen statt. Man kann vielleicht sagen, daß der arterielle Teil der Kapillaren mit den feinsten Arterien zusammen eine Art funktioneller Einheit bildet („Endgefäße"). Die Zurückhaltung gegenüber den Kapillaren war vielmehr bedingt durch unsere geringen Kenntnisse über das Intime ihrer normalen und besonders ihrer krankhaften Leistungen[1]. Die ungeheure Vergrößerung des Kapillarstroms bei der Tätigkeit des Muskels kannten wir schon durch C. Ludwig. Daß er zustande kommt durch Öffnung zahlreicher, sonst ruhender Kapillaren, lehrte uns Krogh[2].

Daß verstärkte Organarbeit mit einer sehr erheblichen Vermehrung des örtlichen Kapillarstroms einhergeht, wissen wir aus den oben genannten Untersuchungen und von berühmten Arbeiten über die Speicheldrüsen her. A. Bier[3] hob die Selbsttätigkeit der Organe für die Gestaltung ihres Blutstroms hervor: Chemische Produkte des Organstoffwechsels und Nervensystem wirken zusammen zur Verstärkung des Blutzuflusses zu den Geweben. Was auf den einzelnen Faktor entfällt, ist nicht hier zu besprechen.

Die Veränderungen der Kapillaren in ihrer Anordnung und Form, sowie des Blutumlaufs in ihnen wurden uns hauptsächlich durch die Beobachtungen von O. Müller und seinen Schülern bekannt[4]. Schon am Gesunden gibt es außerordentliche Variationen ihrer Bildung sowie des Blutumlaufs in ihnen. Ebenso ist das am Kranken[5]. Über den Druck in den Kapillaren liegt eine ganze Reihe von Untersuchungen vor[6]. Auch hier gibt es erhebliche Schwankungen sowie eine gewisse Unabhängigkeit vom Blutdruck. Die Kapillaren zeigen sich immer mehr als ein recht selbständiges Gebiet des Kreislaufs[7].

Die krankhafte Funktion der Kapillaren fällt, soweit sie örtlich vorkommt, im wesentlichen zusammen mit einer Erkrankung des Organs, zu dem sie gehören. Sie führt zu einer Beeinträchtigung des Stoffaustausches und äußert sich durch diese; davon ist die Rede in den Abschnitten Atmung und Stoffwechsel.

Die Kapillaren dürften auch gewissermaßen systematisch verändert sein können. Einmal zusammen mit den kleinen Arterien und den feinsten Venen im Gefolge von Infektionskrankheiten. Bei den Arterien wurde schon erwähnt, daß wir in Deutschland diese Zustände nicht ausreichend in unsere pathologische

---

[1] Ebbecke, Physiologie der Kapillaren. Naturwiss. **1924**, Nr 48/49.

[2] Krogh, Anatomie und Physiologie der Kapillaren. 1924.

[3] A. Bier, Virchows Arch. **147**, 256.

[4] O. Müller, Die Hautkapillaren des Menschen. 1922; Jkurse ärztl. Fortbildg Karlsbad 1925; Z. ärztl. Fortbildg **24**, Nr 4 (1927). — Lewis, Die Blutgefäße der menschlichen Haut. Berlin 1928. — W. Heubner, Klin. Wschr. **1923**, Nr 43.

[5] Groedel u. Herbert, Z. klin. Med. **100**, 61.

[6] Z. B. v. Kries, Verh. Sächs. Ges. Wissensch. **27**. — Krauss, Volkm. Vortr. N. F. inn. Med. Nr 237/239 (O. Müller). — Göbel, Klin. Wschr. **1923**, Nr 50 (Straub).

[7] Parrisius, Klin. Wschr. **1923**, Nr 41 (O. Müller).

Betrachtung einstellen. Man kennt sie klinisch und pathologisch-anatomisch von einer Reihe von Organen, z. B. Herz, Nieren, Gehirn, Haut, Rückenmark. Durch O. Müllers und seiner Schüler Arbeiten, sowie Jürgensen wurden infektiöse Veränderungen der feinsten Hautgefäße auch am Lebenden nachgewissen[1]. Hier treten die Anomalien des Blutlaufs in den Kapillaren in Beziehung zu den mannigfachsten anatomischen wie funktionellen Störungen, z. B. zur Entstehung der Roseolen und zur Lähmung der Vasomotoren.

Systematische Veränderungen der Kapillaren finden sich weiter auf angeborener konstitutionell nervöser Grundlage[2]. Da zeigen sich sehr merkwürdig und stark wechselnde Disharmonien und Dysergien des Blutumlaufs. Sie machen manche Eigentümlichkeiten und Beschwerden des Kranken direkt verständlich. Vor allem aber sind sie nach ihrer ganzen Art ein Hinweis — das hebt O. Müller sehr richtig hervor — auf die Ataxie oder Dysharmonie der in verschiedenen Organen ablaufenden Verrichtungen. Für manche Hautveränderungen ist das bedeutungsvoll, ferner z. B. für die Entstehung des Ulcus cruris. Spasmen der Kapillaren an Magen und Darm (s. dort) werden für das Verständnis der Ausbildung des Ulkus herangezogen. Fleckförmige, spastisch-atonisch bedingte Stasen zusammen mit örtlichen Ödemen in den Muskeln bringt O. Müller in Zusammenhang mit der Entstehung der bekannten Muskelknötchen und der Muskelschmerzen.

Von Bedeutung ist schließlich noch die Frage, ob und inwiefern es allgemeine oder verbreitete Störungen der Kapillaren gibt, die auf den Gesamtkreislauf einzuwirken imstande sind. Bei der Erörterung über Hypertonie und chronische Nephritis war davon die Rede. Rein gedanklich müßte natürlich eine Erhöhung des Widerstands in sämtlichen Körperkapillaren zu einer arteriellen Druckerhöhung führen, das wäre genau so wie eine Steigerung des Widerstands in allen kleinen Arterien: auf die Gefäße des ganzen Querschnitts käme es an. Indessen, einmal: wo und wie wird das je vorkommen! Und dann: es ist doch als völlig sicher anzusehen, daß die arteriellen Druckerhöhungen nie direkt durch die mechanische Veränderung der Wand zustande kommen, sondern durch eine veränderte Einstellung des vasomotorischen Tonus.

Die vorliegenden Beobachtungen zeigen in der Tat Veränderungen der Hautkapillaren bei den akuten Nephritiden infektiösen Ursprungs[3]. Damit ist man berechtigt, jetzt das, was schon früher gefordert war[4], als sicher anzunehmen, daß die akute Nephritis Teilerscheinung einer verbreiteten Veränderung kleiner Gefäße (Arteriolen, Kapillaren, Venen) sein kann. Die arterielle Hypertonie wird man dann aber nicht als Folge mechanischen Kapillarverschlusses ansehen, sondern auch hier werden wir Reflexe auf vasomotorische Zentren zugrunde legen.

---

[1] O. Müller, Die Kapillaren usw., S. 140. — Jürgensen, Arch. klin. Med. **132**, 204.

[2] O. Müller, Die Kapillaren usw., S. 69.

[3] Weiss, Münch. med. Wschr. **1916**, Nr 26 (O. Müller). — Kylin, Die Hypertoniekrankheit. 1927. — Parrisius, Z. Urol. **19**, 71.

[4] Z. B. Cohnheim u. Lichtheim, Schlayer, Volhard, Krehl.

Bei der familiär sich entwickelnden Hypertension wurden von WEITZ in der Tübinger Klinik O. MÜLLERS vielfach eigenartig gebaute Kapillaren mit engen Arterien und weiten venösen Kapillarschenkeln und Venenplexus gefunden.

Die Venen.

Vom Blutlauf in den Venen ist schon mancherlei erwähnt, namentlich hoben wir hervor, wie bei Erkrankungen des Herzens und der Lungen Überfüllungen der großen Hohlvenen entstehen und weitere Folgen sich daran schließen. Hier war das Wesentliche für die Entstehung der Störung: mangelhafte Entleerung des rechten Herzens und ungenügende Atmung sowie dadurch verminderte Ansaugung des Blutes in den Brustkorb. Ebenso wirkt Druck auf die großen Venenstämme durch Ansammlung von Flüssigkeit in den Pleurahöhlen oder im Perikard. Die Verhältnisse liegen da im Einzelfalle nichts weniger als einfach. Denn es kommt für das Strömen des Venenbluts letzter Linie auf die absolute Höhe des Druckes im Brustraum an, und wir sahen ja, wie dieser durch veränderte Stellung des Brustkorbs und der Organe, vor allem aber durch eine Vertiefung der Atmung mit aller Kraft sich auf dem Stande seiner Negativität zu halten versucht; WENCKEBACH erwies die große Bedeutung der Atmung. Auch durch kollaterale Gefäße wird, wie die bekannten Venenerweiterungen zeigen, manches noch ausgeglichen. Hört die Möglichkeit des Ausgleichs auf, steigt z. B. der intrathorakale Druck auf Null oder wird er gar positiv, so ist unter allen Umständen große Gefahr vorhanden; es droht dann die tödliche Abschließung der großen Venen.

Der Zustand der Venen im Unterleib hat, wie wir vielfach hervorheben mußten, für den Kreislauf insofern noch nicht die ausreichende Berücksichtigung erfahren, als sie vorwiegend den Zufluß zum Herzen zusammen mit der Leber regeln. Da sie, mit Muskulatur ausgestattet, große und wechselnde Blutmengen zu beherbergen fähig sind, so stellen sie einen bedeutenden Blutbehälter dar. Höchstwahrscheinlich können Kreislaufstörungen von seiner wechselnden Einstellung ausgehen. Dann würde zur Herzinsuffizienz bei veränderter Blutverteilung hinzukommen eine Innervationsstörung der Venen des Unterleibs. Wahrscheinlich vom Herzen ausgelöst — gewissermaßen im Sinne der Verhütung einer Überfüllung des schwachen Herzens?

Der Rücklauf des Blutes von den Kapillaren zum Herzen erfolgt mit Hilfe des Drucküberrests sowie der Ansaugung seitens des Brustkorbs und vielleicht seitens des Herzens. Bei der Lage mancher Venen zu den Faszien tragen diese durch ihre Bewegungen zur Förderung des Blutes nach dem Herzen bei, wie es BRAUNE dargelegt hat. Wohl jeder von uns wird im Innern Zweifel haben, ob diese Bedingungen allein genügen für die langen Strecken in den Beinen, noch dazu gegen die Kraft der Schwere. Deswegen wird man sich auch einer großen Zuneigung gegenüber den modernen Bestrebungen, besondere Kapillarkräfte noch einzuschieben[1], nicht verschließen können; ich wenigstens habe diese

---

[1] Vgl. HASEBROEK, Über den extrakardialen Kreislauf usw. Jena 1914; Klin. Wschr. **1928**, Nr 49.

Neigung. Nur vermisse ich eben vorerst noch alle gesicherten Anhaltspunkte für ihr Wirken auf den allgemeinen Kreislauf. Daß die Kapillarwand das Blut in den Haarröhrchen selbst fortbewegt, halte ich für unzweifelhaft. Daß der Blutstrom in den Venen außer durch die Atmung durch die Venenmuskulatur gefördert wird, zeigte HOCHREIN[1]. Am Kranken leidet die Blutbewegung in den Venen sehr häufig dadurch, daß sie sich stark erweitern und daß dabei das Strombett erheblich vergrößert wird. Namentlich an den Beinen kommt das vor. In einer Reihe von Fällen gibt dann Druck auf die großen Venen im Becken die Veranlassung; bei Frauen wirken der schwangere Uterus oder Myome so, und die Venen erholen sich auch nach der Geburt nicht wieder völlig. Aber sehr häufig, z. B. bei den Varizen der Männer, fehlt doch jeder Druck; man muß dann Veränderungen der Venenwand und die Wirkung der Schwere zugrunde legen. Es ist jetzt erwiesen, daß die Entwicklung dieser Varizen auf angeborener, ererbter Schwäche der Muskulatur beruht[2]; wie Muskelwirkungen an den peripheren Venen in Betracht kommen, wird sogleich besprochen. Diejenigen des Pfortadergebiets stehen völlig unter Muskel- und damit unter Nerven-, d. i. Splanchnikuswirkung (MALL). Ihre Erschlaffung trägt also zur Aufnahmefähigkeit des Unterleibsgebiets für Blut außerordentlich bei. Bei ihnen dürften, wie gesagt, Schwankungen in der Einstellung des Tonus von sehr großer Bedeutung für die Füllung des Herzens und des gesamten Kreislaufs sein. Auch an den Körpervenen ist ja eine stark ausgebildete Muskulatur vorhanden[3]. Dadurch kann eine Regulierung des Veneninhalts und damit des Blutstroms erzielt werden. Aber über alles Feinere vermag ich mir eine klare Vorstellung nicht zu bilden. Wir müssen nur aufhören, alles, was an den Venen vor sich geht, lediglich als etwas Passives anzusehen. Ich denke vielmehr, daß die Venenmuskeln wichtigste, Art und Größe des Kreislaufs regulierende Fähigkeiten haben und genau so wie die kleinen Arterien von Nervenzentren aus im Sinne des Blutstroms regulatorisch geleitet werden[4].

In allen gestauten Venen ist der Druck erhöht[5], der Blutstrom verlangsamt. Es kommt dann im Wurzelgebiet dieser Venen häufig zu Ödem infolge der Druckerhöhung und der Stromverlangsamung in den Kapillaren. Die Endothelien der kleinen Gefäße verändern sich dann und lassen Bestandteile des Plasmas in gegen die Norm erhöhtem Maße und veränderter Weise durchtreten. Auch Thrombosen stellen sich nicht zu selten ein. Alles das sieht man z. B. an phlebektatischen Venen der Beine. Immerhin können viele dieser Leute noch ein erträgliches Leben führen, falls die Erkrankung der Hautvenen nicht einen zu großen Umfang angenommen hat, so daß dauernd Ernährungsstörungen der Haut und Thrombosen daraus folgen, und falls nicht die Muskelvenen zu einem erheblichen Teil mit erkranken. Denn dann hört die Möglichkeit jeder stärkeren

---

[1] HOCHREIN, Arch. f. exper. Path. **146**, 265.
[2] CURTIUS, Arch. klin. Med. **162**, 194, 330.
[3] HOCHREIN u. SINGER, Arch. f. exper. Path. **125**, 301.
[4] Vgl. GOLLWITZER-MEIER, Verh. d. Ges. inn. Med. **1929**, 361.
[5] Vgl. MORITZ u. v. TABORA, Arch. klin. Med. **98**, 475.

Muskelarbeit der Beine auf, weil die Bewegung des Blutes in den erkrankten Venen stockt. Alles Nähere ist noch unbekannt. Ich möchte füglich bezweifeln, ob der Schaden lediglich in der übermäßigen Vergrößerung der Strombahn liegt, ob nicht doch die Störung der Blutbewegung in dem Ausfall von Funktionen zu suchen ist, die den Venen selbst zugehören. Man hat die Venen am Menschen wirklich stiefmütterlich behandelt. Auch über die Empfindungen, die von ihnen ausgehen, wissen wir so wenig. Nur das eine erscheint mir sicher, daß Schmerzen, sogar sehr heftige Schmerzen von ihnen aus hervorgerufen werden können. Meist werden sie in andere Gewebe verlegt; aber ich sehe nicht den geringsten Grund ein, das zu tun.

Die örtliche Störung der Blutversorgung[1] spielt am Krankenbett eine große Rolle. In den Erörterungen über Anämie und Hyperämie, über Thrombose und Embolie wird das nach den verschiedensten Richtungen hin dargetan. Natürlich gehört die Besprechung dieser Vorgänge in vollem Sinne zur Pathologie des Kreislaufs. Wenn wir hier davon absehen, sie zu erörtern, so ist das eine reine Konzession an die Verteilung des Stoffes, wie sie in Deutschland üblich ist. Ich wollte, da diese Prozesse in der allgemeinen Pathologie und der pathologischen Anatomie ausführlich besprochen zu werden pflegen, dieses Buch hier räumlich entlasten.

Störung der Zufuhr von arteriellem Blut und des Abflusses von venösem führt im allgemeinen zu einer Beeinträchtigung der Zellfunktion. Aber schon sehr frühzeitig entwickeln sich Ausgleichungsvorgänge für eine Verbesserung der Blutversorgung, wie u. a. die bekannten Arbeiten von BIER dartun. Durch sie wird die notwendige Größe der Zellarbeit erhalten. Weiter entstehen aber unter dem Einfluß von Kreislaufsstörungen und auch unter dem ihrer Kompensation Abartungen der Vorgänge in den Zellen selbst. Es erscheint mir durchaus möglich, ja wahrscheinlich, daß im Gefolge von Kreislaufsanomalien einzelne Störungen der Organfunktionen zu beziehen sind auf dauernd nicht ausreichende Ernährung von Zellen oder auf die Form, wie der quantitative Ausgleich betrieben ist. Manche Organsymptome, wie sie sich z. B. in Fällen von Arteriosklerose entwickeln, haben wohl diesen Ursprung.

Viel dunkler liegt die Frage nach dem Einfluß verstärkten Blutzuflusses auf die Zellfunktion. Im allgemeinen sind nach den Auffassungen der Physiologie die Vorgänge in den Zellen in weitem Maße unabhängig von der Größe der Zufuhr ernährender Substanzen, sofern diese ausreicht, indem die Zellen, sei es aus sich heraus, sei es in Abhängigkeit von chemischen bzw. nervösen Einflüssen, den Grad ihrer Funktion bestimmen. Indessen gilt das zweifellos nicht immer. Z. B. die Nierenzellen sind sicher ihrer ganzen Aufgabe nach mit der Stärke ihrer Funktion eingestellt auf die Größe der Zufuhr. So hat Erhöhung des arteriellen Zuflusses zur Niere auch verstärkte Harnabscheidung zur Folge.

---

[1] F. MARCHAND, in Krehl-Marchand, Allg. Path. 2 I, 218.

10. Das Blut.

Erkrankungen des Blutes[1] in dem Sinne, wie man jetzt von Organkrankheiten zu sprechen pflegt, gibt es nicht, auch für den schärfsten Anhänger von Morgagni und Virchow nicht Denn das Blut ist für die Bildung aller seiner Zellen und seiner chemischen Bestandteile von andern Organen direkt abhängig. So würden im Sinne von Morgagni Krankheiten des Blutes immer hinauslaufen auf Störungen der blutbildenden und blutzerstörenden Organe. Aber der Arzt wird die krankhaften Veränderungen des Blutes auf das eingehendste beachten müssen, schließt er doch aus ihnen auf die Veränderungen eben jener Organe. Und die Kenntnis des Blutes gibt noch viele weitere Aufschlüsse über den Zustand des Organismus; denn schließlich geht alles Chemische, das von Organ zu Organ übertragen wird, durch das Blut hindurch. Das Blut stellt also gewissermaßen eine Ansammlung von Produkten, vielleicht auch Teilen und Stücken aller Zellen dar. Endlich stehen zwischen diesen ganz allgemeinen Beeinflussungen des Blutes und jenen speziellen seitens der blutbildenden Organe noch wichtige andere: diejenigen seitens der endokrinen Drüsen[2]. Was die Zusammensetzung des Blutes, das Gleichgewicht seiner Bestandteile, ihr Entstehen und Vergehen in letzter Linie regelt, wissen wir nicht. Daß die endokrinen Drüsen einen gewichtigen Anteil daran haben, ist für manche von ihnen sicher, z. B. für Leber, Milz, Lymphdrüsen, die weiblichen Keimdrüsen[3], für die anderen höchstwahrscheinlich; aber das gilt ebenso für alle Zellen des Körpers, auch das Nervensystem wurde neuerdings mit Recht hervorgehoben[4].

---

[1] Zusammenfassende Abhandlungen über Pathologie des Blutes: Pappenheim, Grundriß der hämatologischen Diagnostik. Leipzig 1911. — Naegeli, Blutkrankheiten, 5. Aufl. 1931. Dieses Buch ist das beste, originale und zusammenfassende Werk über Pathologie des Bluts. — Pappenheim, Morphologische Hämatologie. Herausgegeben von Hirschfeld. 1919. — Hunter, Severest Anaemias. London 1909. — Morawitz, Blut und Blutkrankheiten. v. Bergmann-Staehelins Handb. 4, 2. Aufl. — Paltauf, E. Freund u. C. Sternberg, in Krehl-Marchands Handb. 2 I. — Zahlreiche Autoren in Kraus-Brugschs Handb. 8. — Schilling, Das Blutbild und seine klinische Verwertung, 8. Aufl. — Arneth, Die qualitative Blutlehre 1—3 (1920 bis 1925). — Schittenhelm, Handb. d. Krankheiten des Blutes usw. 1925; Lehrbuch inn. Med. 1931 II, 224. — V. Schilling, Verh. dtsch. Ges. inn. Med. 1926, 160; Naturwiss. 14, H. 37. — v. Domarus, Einführung in die Hämatologie. 1929. — Hirschfeld, Lehrbuch der Blutkrankheiten, 2. Aufl. 1928.

[2] Naegeli, Fol. haemat. (Lpz.) 25, 3.

[3] Morawitz, Z. Geburtsh. 87, 278. — Henning, Dtsch. med. Wschr. 1924, Nr 32.

[4] Vgl. Hoff u. Linhardt, Z. exper. Med. 63, 277. — Rosenow, Kongreß inn. Med. 1928, 385. — Hoff, Fol. haemat. (Lpz.) 42, 281.

Die roten Blutkörperchen und das Hämoglobin.

Der Arzt nennt „blutarm" Menschen, die blaß aussehen. Als die theoretische Auffassung auf Schwankungen der gesamten Blutmenge großen Wert legte, nahmen die Ärzte als Grundlage jeder Anämie eine Verminderung der Blutmenge an. Erst nachdem das Blut mit verschiedenen Methoden genauer untersucht werden konnte, zeigte sich als das einzig sicher Nachweisbare und Regelmäßige bei Anämie die Verminderung des Blutfarbstoffes oder der Erythrozyten in der Einheit des Volumens. Für unsere Betrachtung fallen also weg alle die Zustände, bei denen Menschen blaß aussehen, ohne daß sich eine Veränderung der Menge oder Beschaffenheit des Blutes nachweisen läßt[1]. Hier liegt nur regelwidrige Verteilung des Blutes, eine Benachteiligung in der Füllung der sichtbaren Gewebe zugrunde.

Je nach dem Verhalten der einzelnen Bestandteile des Blutes, je nach den Zuständen der Organe, je nach den Ursachen und der Entstehungsweise der Blutarmut zeigen die anämischen Menschen recht verschiedene Krankheitsbilder. Eine verständige und verständliche Einteilung der Anämien macht zunächst noch unüberwindliche Schwierigkeiten. Am ehesten könnte man vorerst[2] pathogenetischen Gesichtspunkten folgen.

Das Blut und seine Mutterorgane zeigen eine ganz besonders scharfe reparatorische Regulation. Eine Beobachtung von MORAWITZ scheint mir das am besten darzutun: nach einem Aderlaß von 300—400 cm³ stieg die Sauerstoffzehrung seiner Erythrozyten, weil sie nun zum Teil aus neugebildeten jungen bestanden, auf das Doppelte. Der Untersucher des Blutes findet mithin nie nur die Folgen der Schädlichkeiten, die auf das Blut oder seine Bereitungsstätten eingewirkt haben, sondern, mit diesen auf das innigste untermischt, immer gleichzeitig auch die Folgen einer regeneratorischen Tätigkeit der blutbildenden Gewebe.

Die klarste Form von Anämie entsteht dadurch, daß infolge irgendeiner Gefäßverletzung, z. B. bei einer Verwundung oder Geburt, eine größere Menge Blut aus dem gerissenen Gefäßsystem ausströmt. Überschreitet sie eine gewisse Grenze, so tritt Erstickung ein, weil der Kreislauf trotz ausgleichender Veränderungen stillsteht: es ist zu wenig Blut da, die Gefäße zu füllen. Hier kann eine Transfusion, sei es auch nur von Salzlösung, das Leben retten.

Hält sich die ausfließende Blutmenge unterhalb dieser Grenze (etwa 50% des Gesamtblutes), so ersetzt sich die verlorene Flüssigkeitsmenge in kurzer Zeit aus den Geweben und aus der Nahrung. Die geformten Bestandteile und die Eiweißkörper werden durch eine erhöhte Tätigkeit ihrer Bildungsstätten wieder auf die alte Zahl gebracht. Die Zeit, die hierfür notwendig ist, wechselt offenbar erheblich je nach dem Alter, dem Kräfte- und Ernährungszustand des Menschen. Meist erfolgt die Bildung des Stroma der Blutkörperchen schneller als die des Hämoglobins. Die Erythrozyten sind dann anfangs klein, hämoglobinarm;

---

[1] SAHLI, Schw. Korr. **1886**, Nr 20, 21. — Vgl. v. HOESSLIN, Münch. med. Wschr. **1890**, Nr 39.
[2] Nach dem Vortrag von PAPPENHEIM, Fol. haemat. (Lpz.) **2**, 355. — MORAWITZ, v. Bergmann-Staehelins Handb. **4**. — MASING, Petersburg. med. Wschr. **1909**, Nr 37.

manche sehen wie gequollen aus. Erythroblasten können auftreten. Aber es
kann auch die Bildung von Erythrozytenzahl und Hämoglobinmenge gleichen
Schritt halten. Da kommen, wie gesagt, große Schwankungen vor. Jedenfalls
kehrt — daran ist festzuhalten — am gesunden Organismus alles innerhalb
kurzer Zeit zu dem normalen Zustand zurück. Über die Bedeutung des Eisens
für die Entwicklung des Blutes und des gesamten Organismus klärten uns die
bedeutsamen Untersuchungen[1] M. B. Schmidts grundlegend auf.

Wirksamer für die Ausbildung regelrechter Anämien sind häufige und
über längere Zeiträume wiederholte Blutungen. Die Blutmenge,
die bei der einzelnen verloren geht, kann gering sein: für die Wirkung kommt es
auf ihre Summierung an. Hierher gehört die Anämie, die sich bei der Wurm-
krankheit der Bergleute entwickelt, denn das Anchylostomum entzieht der
Darmschleimhaut Blut. Ferner kommen blutende Geschwüre und Geschwülste
am Magen oder Darm, Myome und Karzinome des Uterus, sowie sich öfters
wiederholende Uterus-, Blasen-, Nieren-, Lungenblutungen in Betracht.

Bei größerer Stärke oder immer erneuter Wiederholung der Blutverluste
über lange Zeiten hinweg kann es zu sehr erheblichen Graden von Blutarmut
kommen. Die Zahl der Erythrozyten sinkt tief herab, die Menge des Hämoglobins in der Regel noch mehr. Als Zeichen der Regeneration können polychromatische, vitalgranulierte[2] und kernhaltige Erythrozyten auftreten — solche
Kranken haben ja in der Regel auch ein rotes Knochenmark.

Wenn die Blutungen aufhören, bildet sich die Anämie auch nach längerem
Bestehen oft noch vollkommen zurück; zuweilen sind allerdings längere Zeiten
und sorgfältige Behandlung notwendig. In einzelnen Fällen aber erfolgt die
Besserung nur recht zögernd oder sie bleibt aus. Wie am Tier Morawitz mit
seinen Mitarbeitern (Blumenthal, Ritz, Itami) fand, haben auch am Menschen
einfache Blutungsanämien bei manchen Individuen, namentlich älteren, vielleicht unter manchen besonderen Umständen (lange Dauer) sogar eine gewisse
Neigung, zu einer Verstärkung des Blutzerfalls zu führen. Sieht man doch hin
und wieder Eisenablagerungen in Organen; Anisozytose und Poikilozytose werden
recht oft gefunden. Wichtiger aber ist noch eine mangelhafte Neubildung. Wir
wissen aus zahlreichen Beobachtungen an Mensch und Tier, welch starken und
für unsere Kenntnisse noch ganz unberechenbaren Schwankungen das reparatorische Verhalten der blutbildenden Organe unterliegt. Es ist erwiesen, daß
Blutentziehungen am Tier zu ihrer Erschöpfung führen können[3], und es gibt
Menschen, die von den Folgen wiederholter und langdauernder Blutungen sich
nur langsam oder nicht wieder erholen, weil die ausreichenden Nachlieferungen
seitens der blutbildenden Organe ausbleiben.

Unzweifelhaft stehen wir hier vor höchst verwickelten Verhältnissen. Einmal ist
von Bedeutung für die Regeneration die Kraft der Persönlichkeit, vor allem ihrer

---

[1] M. B. Schmidt, Der Einfluß eisenarmer Nahrung auf Blut und Körper. Jena 1928.
[2] Vgl. C. Seyfarth, Fol. haemat. (Lpz.) **34**, 7.
[3] Blumenthal u. Morawitz, Arch. klin. Med. **92**, 25.

blutbildenden Organe. Aber gerade die Arbeiten von MORAWITZ[1] lehren uns, welchen Einfluß und Bedeutung für die Knochenmarksfunktion Art und vielleicht auch der Ort der Erythrozytenzerstörung hat. Wenn hier bestimmte Bedingungen erfüllt sein müssen, damit eine möglichst starke Neubildung von Blutscheiben zustande kommt, und wenn diese auf das mannigfachste ineinandergreifen mit der „Widerstandsfähigkeit" des Organismus, so können an einzelnen Kranken Erscheinungen zustande kommen, die jedesmal wieder neue Bilder geben.

Bei einem Teil der Anämien läßt sich eine Schädigung der Erythrozyten von den ausgebildeten Formen bis hinauf zu ihren Stammzellen für die Entstehung der Anämie in den Mittelpunkt stellen. Wir haben über diese Formen zweifellos viel gelernt, seitdem es gelang, schwere Blutveränderungen künstlich hervorzurufen. Ich enthalte mich jeder Äußerung über Umfang und Ursachen des normalen Blutzerfalls am Menschen. Der künstliche wie der krankhafte Blutzerfall erfolgt durch Gifte, die „hämotoxisch" wirken, d. h. die Erythrozyten in der Blutbahn, mehr noch in Organen auflösen oder zerstören, vielleicht manchmal unter Abänderung des Hämoglobins. Die Stromata werden dann in erster Linie von Milz und Knochenmark zurückgehalten. Das Hämoglobin geht in Milz und Leber und wird von Retikuloendothelien verarbeitet. Hämoglobinämie trifft man nur sehr selten, aber sie ist sicher beobachtet worden[2]; dagegen enthält das Blutplasma ganz gewöhnlich gelbe Farbstoffe, die mit dem starken Hämoglobinzerfall in Milz und Leber in Zusammenhang stehen sowie größere Mengen Bilirubin[3], Hämatin[4] und Porphyrin[5].

Die Zahl der Erythrozyten sinkt, ihre Form und Größe leidet: die bekannten Mikro- und Poikilozyten treten auf. Gleichzeitig können sich aber auch die Anzeichen einer verstärkten Neubildung der roten Körperchen finden, wie sie oben genannt wurden. Je nach dem Krankheitszustand können Regenerationsbilder in allen Abstufungen vom geringsten bis zum stärksten Grade vertreten sein, das hängt davon ab, ob gerade die zertörenden oder aufbauenden Einflüsse überwiegen. Es ist eine wunderbare Einrichtung des Organismus, daß er jede Verminderung von Erythrozyten und Hämoglobin mit verstärkter Knochenmarksfunktion beantwortet. Man kennt die Art des zur Neubildung der Erythrozyten wirksamen Reizes nicht sicher. In Betracht kommt die Verminderung der Sauerstoffspannung im Gewebe; diese ist gewiß wirksam, wie die Erfahrungen lehren, die in der Höhe gewonnen wurden. Aber außerdem wirken gewisse chemische Substanzen. Das zeigten zuerst MORAWITZ' Beobachtungen und das lehren die wichtigen neuen Befunde über die Anregung der Blutbildung durch Darreichung von Leber. Solche Anämien nach Zerstörung von roten Körperchen können sich im Gefolge aller Infektionskrankheiten finden. Manche Infekte führen besonders leicht zu Anämie, vor allem z. B. die Malaria, bei der ja die Erythrozyten durch die Parasiten direkt zerstört werden; hier ist die Entstehung schwerer und langwieriger Anämien häufig und bekannt. Aber auch alle mög-

---

[1] MORAWITZ, Erg. inn. Med. **11**, 277.   [2] Vgl. SYLLABA, ref. Fol. haemat. (Lpz.) **1**, 283.
[3] Vgl. HEILMEYER u. WILL, Z. exper. Med. **67**, 111.   [4] BINGOLD, Z. klin. Med. **97**, 257.
[5] DUESBERG, Arch. exp. Path. **162**, 268.

lichen anderen Infekte könne leichtere und mittelschwere Anämien hervorrufen, ich möchte da nur Typhus, Tuberkulose und Syphilis, die Infektion mit dem Streptokokkus viridans und das Granulom nennen.

Auch Gifte, z. B. Blei, bösartige Geschwülste, Magen- und Darm-, Leber-, Nierenveränderungen, Rachitis, besonders aber mangelhafte Ernährung, nicht Hunger bei Ruhe, aber Unterernährung mit Arbeit, vermögen Anämie im Gefolge zu haben. Bei all diesen Zuständen können Anämien eintreten, sie können aber auch fehlen. Daraus geht hervor: es müssen im Einzelfalle besondere Ereignisse zusammentreffen, damit die Veränderung des Blutes zustande kommt. Alles mögliche ist denkbar und gewiß auch verwirklicht: von der Zerstörung der Erythrozyten sprachen wir schon. Eine ungünstige Wirkung von Parasiten und Giften auf das Knochenmark kommt gewiß auch vor, z. B. findet man bei Malaria zahlreiche Parasiten im Knochenmark, bei Geschwülsten können metastatische Neubildungen das Mark zerstören. Eine Schädigung des Knochenmarks dürfte auch daraus hervorgehen, daß in solchen Fällen das Hämoglobin häufig stärker vermindert ist als die Zahl der Erythrozyten, d. h.: hämoglobinarme Erythrozyten werden gebildet. Nur bei Karzinommetastasen im Knochenmark gibt es besondere Bilder, von denen nachher die Rede sein wird.

In den meisten Fällen dieser sekundären hypochromen Anämien ist das Blutbild ein ziemlich einförmiges, indem die Regenerationserscheinungen in ihm gewöhnlich nur spärlich zum Ausdruck kommen, vielleicht weil manchmal wegen des Grades der Blutzerstörung, häufiger wohl wegen ihrer Beschaffenheit, der Reiz zur Neubildung ein geringer ist. Es gibt aber Ausnahmen, z. B. bei Karzinose des Knochenmarks sieht man unreife Knochenmarkszellen in Massen. Und auch bei akuten Infekten kann es reichlich Myelozyten und Erythroblasten geben[1]. Es entstehen dann sehr bunte Bilder, die eine gewisse Ähnlichkeit mit denen bei BIERMERscher Anämie und Leukämie haben und leider mit dem zur Verwechslung führenden Namen der Leukanämie belegt wurden. Rein symptomatische Zustände liegen vor; heilt der Infekt ab, so ist das Blutbild wieder normal.

Die Annahme der alten Klinik, daß zur Entstehung der Anämie auch Verminderung der Gesamtblutmenge wesentlich beitrage, hat vieles für sich und trifft z. B. für Karzinom und Tuberkulose gewiß zu. Aber ausreichende Untersuchungen liegen noch nicht vor.

Eine Anämie, für deren Entstehung Hämolyse entweder ganz im Vordergrund steht oder die einzige Entstehungsursache bildet, ist die den hämolytischen Ikterus[2], oder wie man besser sagt[3], die hämolytische Konstitution

---

[1] v. LEUBE, Dtsch. Klin. 3. — ARNETH, Arch. klin. Med. 69, 331. — MASING, ebenda 94, 377. — MORAWITZ, ebenda 88, 493. — SIEBKE, Krkh.forschg 4, 120.

[2] CHAUFFARD, Semaine méd. 1899, 177. — MINKOWSKI, Kongreß inn. Med. 1900, 316. — LICHTWITZ, Arch. klin. Med. 106, 545. — PAPPENHEIM u. DAUMANN, Fol. haemat. (Lpz.) 18, 572. — NAUNYN, Mitt. Grenzgeb. Med. u. Chir. 31, 537. — EPPINGER, Hepatolienale Erkrankungen. 1920. — SIMMEL, Erg. inn. Med. 27, 507. — NAEGELI, Blutkrankheiten. — ARNETH, Die spez. Blutkrankheiten im Lichte der qualitativen Blutlehre. 1928.

[3] GÄNSSLEN, Arch. klin. Med. 140, 210; 146, 1 (OTFRIED MÜLLER); Klin. Wschr. 6, Nr 20 (1927). — EWIG, Dtsch. med. Wschr. 1927, Nr 3.

begleitende Blutarmut. Der Zustand ist ein ausgesprochen durch kranke Mitglieder einer konstitutionell stigmatisierten Familie vererbter[1]. Nach NAEGELIS Auffassung entsteht diese konstitutionelle Veränderung auf dem Wege der Mutation; so dürfte auch die Entwicklung der Einzelfälle aufzufassen sein, bei deren Ahnen der Krankheitszustand nicht beobachtet wurde. Die Kranken haben einen Ikterus, der bei manchen Kranken dauernd besteht, aber an Stärke erheblich wechselt, während er bei andern jedenfalls über lange Zeiten nicht vorhanden ist. Im Harn fehlt immer das Bilirubin; er enthält Urobilin, nie Hämatin (SCHOTTMÜLLER), ebensowenig wie das Blutserum. Cholangische Prozesse führen nicht selten zu heftigen Schmerzanfällen, auch Cholezystitis mit Steinen ist recht häufig da. Die Milz ist mehr oder weniger stark vergrößert, oft besteht auch eine Leberschwellung. Die roten Blutscheiben sind, wie wir aus den wichtigen Beobachtungen NAEGELIS wissen, in ihrem Bau verändert: schmaler und tiefer mit größerem Volumen. Sie sind, wie CHAUFFARD zeigte, osmotisch leichter zerstörbar, wenn auch diese Eigenschaft nicht immer gefunden wurde[2], und sie gehen auch tatsächlich im Organismus häufig — in der Regel zeitweise in einer Art von Anfällen — zugrunde: in der Leber ist manchmal ein vermehrter Eisengehalt nachweisbar, oft allerdings nicht, und ich weiß nicht recht, was aus dem Eisen der Erythrozyten wird, denn auch die Milz wird sehr verschieden beurteilt, z. B. von EPPINGER für eisenreich, von NAEGELI nicht für eisenreich angesehen. Von ihr nimmt man meist an, daß sie die (funktionsuntüchtigen) roten Blut-scheiben zerstört[3] — für erwiesen halte ich das nicht. Die Vorstellung der Blutzerstörung durch die Milz wird nahegelegt durch die guten Erfolge der Milzexstirpation, denn nach ihr wird die Hämolyse und der Ikterus fast immer — nicht immer — erheblich eingeschränkt, die regeneratorische Kraft des Knochenmarks steigt schnell und stark, während die Beschaffenheit der Erythrozyten unverändert bleibt.

Aus welchen näheren Gründen die Blutzerstörung erfolgt, weiß ich nicht. Aber die Tatsache starken Unterganges roter Blutscheiben kann man aus dem Ikterus, dem reichlichen Gehalt des Plasmas an gelbem Farbstoff (Bilirubin) und der massenhaften Abscheidung von Farbstoff mit der Galle feststellen.

Die Anämie, die sich so häufig bei diesen Kranken findet, pflegt jetzt auf die Blutzerstörung zurückgeführt zu werden — ganz sicher ist mir dies alles nicht, wenn es auch mir am wahrscheinlichsten erscheint. Das Blut zeigt zu verschiedenen Zeiten verschiedene Bilder, je nachdem gerade Zerstörung oder Neubildung überwiegt: im letzteren Falle finden sich alle möglichen Formen junger und unreifer Zellen sowie Hyperchromie; Leukozytose ist gewöhnlich vorhanden.

Eine andere Form von Anämie ist ausgezeichnet durch die Erscheinungen einer starken Zerstörung von Erythrozyten im Verein mit einer

---

[1] Großes Material bei GÄNSSLEN.

[2] Vgl. z. B. HOLLAND, Z. klin. Med. **87**, 72 (O. MÜLLER).

[3] EPPINGER, Hepatolienale Erkrankungen, S. 162. — Demgegenüber LAUDA, Erg. inn. Med. **34**, 89.

Schädigung ihrer Bildung und doch zugleich besonderen Form der
Regeneration. Wie diese drei Momente zueinander stehen, wird nachher
erörtert werden. Den Zustand, der dabei entsteht, bezeichnet[1] man als perniziöse Anämie. Der Blutuntergang ist erwiesen durch die von Quincke und
Hunter beschriebene reichliche Eisenablagerung besonders in der Leber, aber
auch in andern Organen, z. B. in der Niere. Der Farbstoffgehalt der Galle ist
sehr hoch, die Vermehrung des gesamten Urobilins in der Galle kann außerordentlich groß sein, die Lebensdauer des einzelnen Erythrozyten ist kurz. Die Kranken sehen nicht nur blaß, sondern meist gelb, nicht selten ausgesprochen ikterisch
aus. Im Blut ist das Bilirubin stark vermehrt; meist ist auch Hämatin vorhanden.
Der Harn ist durch seinen Gehalt an Urobilin und anderen Farbstoffen dunkel.

Die Zahl der Erythrozyten sinkt, ihre Form und Größe wird anders. Gleichzeitig aber verstärkt sich auch die Neubildung von Blut, man findet die Anzeichen
davon: granulo-filamentöse und polychromatische Scheiben, sowie gewöhnliche
Erythroblasten im Blutbilde. Aber mit der Blutregeneration geht hier etwas Besonderes vor sich: es treten sehr große kernhaltige Zellen auf, wie sie sich beim
Gesunden auch im Knochenmark nie finden und wie sie nur die embryonale
Blutbildung der ersten Erythrozytengeneration zeigt[2]. Diese findet am Menschen ausschließlich in den ersten drei Monaten des Fötallebens statt, und zwar
nur von Gefäßwandzellen aus. Das um diese Zeit noch gar nicht angelegte
Knochenmark erzeugt auch bei dem Embryo nur Erythroblasten, die zwar
etwas größer sind als am Erwachsenen (Makroblasten, Naegeli), aber durchaus
zu diesen gehören. Die Megaloblasten werden nach ihrer Entkernung Megalozyten. Beide Zellarten geben dem Blutbilde dieser Anämien ihr charakteristisches Gepräge. Sie sind groß und hämoglobinreich. Dadurch entsteht der erhöhte
Färbeindex im Blut dieser Kranken.

Für uns ist wichtig, daß diese Megaloblasten als Zellart nach Naegelis Auffassung[3] grundsätzlich von den Normoblasten zu trennen sind. Nach seiner Ansicht kommen sie nur bei perniziöser Anämie vor. Andere[4] sahen sie auch bei
Knochenmarksreizungen infektiöser Natur sowie bei anderen Formen der Anämie,
z. B. bei blutarmen Leukämikern und sogar bei Anämie, die durch dauerndes Arbeiten
mit Röntgenstrahlen entstand[5]. Über solche Befunde von Megaloblasten gibt es viele
Mitteilungen. Naegeli erkennt das alles nicht als richtig, sondern nimmt eine Verwechslung mit Makroblasten an, von denen ich ohne weiteres zugebe, daß sie von
den eigentlichen Megaloblasten für den, der Kerne und Zellen nicht sehr genau kennt,
in einzelnen Exemplaren recht schwer oder zuweilen überhaupt nicht sicher unter-
scheidbar sein können.

Auch ich bin jetzt nach eingehender Beschäftigung mit dem Gegenstand der
Meinung, daß, wenn nicht nur ganz vereinzelte Zellen Form, Art und Kern der

---

[1] Schaumann u. Saltzmann, Schittenhelms Handb. d. Krankheiten des Blutes 2, 100. —
Seyderhelm, Erg. inn. Med. 21, 361. — V. Schilling, Med. Klin. 1927, Nr 12/13. — Morawitz u. Seyfarth, Neue Dtsch. Klin. 1. — Naegeli, Jkurse ärztl. Fortbildg 1928, März.
[2] Knoll, Z. mikrosk.-anat. Forschg 18, 199; Denkschr. Schweiz. naturf. Ges. 64, Abh. 1.
— Maximow, in v. Möllendorfs Handb. der mikroskop. Anämie des Menschen 2 I, 466.
[3] Schittenhelm, Handb. der Krankheiten des Blutes 1, 13.
[4] Z. B. Eimer, Arch. klin. Med. 150, 162.   [5] Wegelin, Beitr. path. Anat. 84, 299.

Megaloblasten haben, die man vielleicht nicht ganz sicher von den Makroblasten unterscheiden kann, echte Megaloblasten nur bei den perniziösen Anämien und in der ersten Blutgeneration des Embryo vorkommen. Diese erste Generation von roten Blutkörperchen, bei denen die Erythroblasten aus Gefäßwandzellen entstehen — wie gesagt vorwiegend in der Leber und nie im Knochenmark —, ist eine besondere Zellart für sich. Sie verschwindet schnell und kehrt nie wieder, außer bei den perniziösen Anämien, und zwar bei den perniziösen Anämien des verschiedensten Ursprungs. Der Sinn der merkwürdigen Einrichtung zweier voneinander völlig getrennter Erythrozytengenerationen beim Embryo und die Ursache eines Wiederauftretens dieser frühembryonalen Blutbildung bei den genannten Anämien bleibt natürlich vorerst dunkel. Ich schließe daraus, daß diese Form von megaloblastischer Blutbildung keinesfalls, wie ich früher dachte, etwas rein Regeneratives ist, sondern nehme mit Naegeli an, daß sie besonderen Ursachen, besonderen Reizen auf das Knochenmark entstammt, die, ihrem Wesen nach unbekannt, eben bei jenen Anämieformen verwirklicht sind. Diese Megaloblasten und Megalozyten sowie die gewöhnlichen bei der Perniciosa gebildeten Erythrozyten verfallen nach Naegelis Auffassung besonders leicht dem Untergang. Ich schließe mich dieser Auffassung an. Wir haben dann die merkwürdige Tatsache, daß die Zufuhr von Leber Erythrozyten entstehen läßt, die widerstandsfähiger sind. Und in der Tat entstehen diese roten Blutkörperchen dann aus den gewöhnlichen Erythroblasten — also aus denen der 2. Generation.

Die bei diesen Anämien entstehenden Erythroblasten, Megalozyten und Erythrozyten haben also einen das mittlere Maß überschreitenden Hämoglobingehalt; das ist auch eine ihrer charakteristischen Eigenschaften.

Die Bildungsstätten der myeloischen weißen Zellen[1] werden in der sofort zu besprechenden Biermerschen Form dieser Anämie zur Zurückhaltung gereizt, wenn man diesen Ausdruck brauchen darf: es ist eine Leukopenie da; nur vereinzelte Myelozyten treten ins Blut ein. Auch die Monozyten sind stark vermindert. Die lymphoiden Zellen erfahren immer eine relative, manchmal auch eine absolute Vermehrung. An den neutrophilen Zellen fällt die besonders weitgehende Alterung und Reifung auf, kenntlich an der Übersegmentierung der Kerne. Die Zahl der Blutplättchen ist vermindert.

Diese „perniziöse“ Form der Anämie findet sich nach einigen bekannten Einwirkungen. Zunächst bei Anwesenheit von Botriocephalus latus im Darm[2]. Aber die letzten Zusammenhänge sind hier noch nicht klar, ja es wird der Zusammenhang zwischen Botriozephalus und Anämie sogar bezweifelt[3].

Nämlich nach der herrschenden Anschauung hat in Botriozephalusgegenden nur ein verschwindend kleiner Teil der Wurmträger diese Form der Blutarmut. Die übergroße Mehrzahl soll nichts haben; aber andere meinen doch, daß auch bei vielen von ihnen die von Naegeli so klar geschilderten ersten und leichtesten Grade der Anämie bestehen. Ich sehe das nach den Mitteilungen Naegelis in der neuesten Auflage seines Buchs als unwahrscheinlich an. Manche halten ein Absterben des Wurmes

---

[1] Vgl. Arneth, Z. klin. Med. **103**, 177. — Naegeli, Jkurse ärztl. Fortbildg **1928**, März, S. 24. — Neuburger, Med. Klin. **1927**, Nr 13. — Allerding, Fol. haemat. (Lpz.) **30**, 11.

[2] Reiher, Arch. klin. Med. **39**, 31. — Runeberg, ebenda **41**, 304. — Schapiro, Z. klin. Med. **13**, 416. — Rosenquist, ebenda **49**, 193. — Schaumann, Zur Kenntnis der Botriozephalusanämie. Helsingfors **1894**. — Schaumann u. Saltzmann, l. c. 122.

[3] Vgl. Ehrström, Z. klin. Med. **105**, 106.

im Darm für notwendig zur Erzeugung der Blutarmut[1], weil dann die giftigen Substanzen aus seinem Leibe aufgesaugt würden[2].

Über die Art dieser giftigen Substanzen kann man noch kein klares Urteil abgeben[3]. Jedenfalls werden die Kranken nach Abtreibung des Botriozephalus in der großen Mehrzahl der Fälle geheilt. Die wenigen Fälle, in denen Anämie blieb oder sich von neuem entwickelte, werden von einzelnen Forschern dazu benutzt, zwischen die Wirkung des Botriozephalus und die Entstehung der Anämie ein konstitutionelles Moment zu schieben. Dafür verwandte man auch das Vorkommen familiärer Erkrankungen sowie das der Achylie in der gleichen Familie. Ich kann mich dieser Auffassung nicht anschließen; das Bestehenbleiben der Anämie könnte man sehr wohl von der durch Ehrlich beschriebenen Erschöpfung des Knochenmarks ableiten.

Auch bei der Botriozephalusanämie kann Lymphozytose mit Leukopenie bestehen. Manche geben Eosinophilie an. Mein Freund Masing sagte mir, daß auf der Höhe dieser Anämie die Eosinophilie ganz gewöhnlich fehlt, man beobachte sie bei Botriocephalusträgern aber immer, wenn eine Anämie nicht da oder geheilt sei.

Andere Darmparasiten rufen perniziöse Anämie sicher nur äußerst selten hervor; ich sah es nie. Es gibt aber sichere Fälle[4], z. B. bei Taenia solium.

Auch bei Syphilis kann perniziöse Anämie auftreten[5]. Gewiß sehr selten, ich sah eine ganze Reihe Kranker mit Syphilis und hyperchromer Anämie, aber nie eine sichere Abhängigkeit. Meine Kranken wurden behandelt, aber trotz glänzender Anfangserfolge starben alle[6]. Indessen, es gibt sichere Fälle[7], bei denen die Anämie nach Behandlung völlig heilte.

Endlich kann während der Schwangerschaft perniziöse Anämie eintreten und nach der Geburt abheilen. Ein Teil der Kranken machte sogar weitere Schwangerschaften durch, ohne von neuem zu erkranken. Daß in der Gravidität echte perniziöse Anämien vorkommen, ist durch Naegeli sicher erwiesen[8]. Aber es gibt in Beziehung zur Schwangerschaft auch ganz andere hyperchrome Anämien[9].

In unseren Gegenden finden sich die Erscheinungen der perniziösen Anämie nicht nur am häufigsten, sondern fast ausschließlich bei der „kryptogenetischen"[10] oder „essentiellen" Form der Krankheit, die schon Lebert, Trousseau und Addison sahen, und die Biermer eingehend beschrieb. Man bezeichnet sie am besten als Biermersche Krankheit, denn es ist eine Krankheit für sich. An ihrem Bilde haben wir die stärksten und schwersten Formen der perniziösen Anämie kennengelernt. Ätiologisch weiß man von ihr nichts irgendwie Gesichertes.

---

[1] Schapiro, l. c. — Wilschur, Dtsch. med. Wschr. 1893, Nr 30/31.

[2] Schaumann u. Tallquist, Dtsch. med. Wschr. 1898, Nr 20. — Tallquist, Z. klin. Med. 61, 427. — Rosenquist, Z. klin. Med. 49, 193.

[3] Vgl. Faust u. Tallquist, Arch. f. exper. Path. 57, 367. — Vgl. Diskussion Kongreß inn. Med. 1919. — Seyderhelm, Erg. inn. Med. 21, 373.

[4] Z. B. Naegeli, Blutkrankheiten, 4. Aufl., S. 300. — Dervis, Münch. med. Wschr. 1924, Nr 28.

[5] F. Müller, Char. Ann. 14, 253 (1889). — Klein, Wien. klin. Wschr. 1891, Nr 40. — Lit. bei Ausderau, Diss. Zürich 1906.

[6] Vgl. Winterfeld, Arch. f. Dermat. 143, 298.

[7] Naegeli, Blutkrankheiten, 4. Aufl., S. 301. — Vgl. Hoff, Virchows Arch. 261, 142.

[8] Naegeli, Blutkrankheiten, 4. Aufl., S. 300.

[9] Z. B. Naegeli, l. c. — Esch, Arch. Gynäk. 129, 788. — Schneider, Fol. haemat. (Lpz.) 33, 165.

[10] Birch-Hirschfeld u. Ehrlich, Kongreß inn. Med. 1892, 15. Diskussion. — V. Schilling, Med. Klin. 6, Nr 12/13 (1927).

Aber zweifellos weist doch vieles auf Magen und Darm hin. Unter den Krankheitserscheinungen spielen solche von seiten des Magens und Darms eine Rolle[1]. Die Wirksamkeit des Botriozephalus läßt sich auch in diesem Sinne verwenden. Bei Darmstenosen und anderen Darmkrankheiten, z. B. Divertikeln, gibt es perniziöse Anämie[2]. Seyderhelm ist der Frage nach giftigen im Darm gebildeten Stoffen in unermüdlicher Arbeit nachgegangen[3]. Er fand in den Kolistämmen des Darms Stoffe, die bei Tieren hyperchrome Anämie erzeugen und läßt diese zwar von der veränderten Darmschleimhaut des Kranken, nicht aber von der des Gesunden resorbiert werden. Die Schleimhaut des Verdauungskanals ist bei unsern Kranken in der Tat im Sinne der Atrophie verändert[4]. Es bestehen Störungen von seiten der Zunge und des Magens. Achylia gastrica ist fast immer vorhanden. Aber diese Störung der Magensaftabscheidung entwickelt sich in einem großen Teil der Fälle auch bei Botriocephalus latus und sogar bei Blutungsanämien! Andrerseits gibt es so viele Fälle von Achylia gastrica ohne eine Spur von Anämie. Ich vermag also mit dem Befund der Achylie in Familien von Kranken mit Biermerscher Anämie[5] allein nichts anzufangen, es auch nicht für die Bedeutung konstitutioneller Verhältnisse zu verwenden. Allerdings ist Achylie bei Verwandten von Kranken mit Perniciosa besonders häufig[6] und es wurden bei Menschen mit Achylie auffallend häufig Blutveränderungen besonders Megalozytose und Hyperchromie gefunden[7]. Schwierig ist es, hier Ursache und Wirkung zu unterscheiden. Immerhin ließe sich manches dafür nennen, daß der Ausfall der Magentätigkeit mit seinen Folgen eine der Bedingungen für die Entwicklung schwerer Anämie ist, denn sie kann nach Resektion des ganzen Magens auftreten[8]; es gibt da eigenartige Formen von Anämie[9]. Also: schwere Anämie und histaminrefraktäre Achylie könnten eine Beziehung haben. Indessen wir bedenken: histaminrefraktäre Achylie ist ein rein symptomatischer Begriff, dem verschiedenes zugrunde liegen kann. Eben diese Grundlage müßte man im Einzelfalle für unsere Erörterung kennen. Wohl alle Kranken mit dieser Form der Anämie zeigen eine abnorme, besonders kolireiche Flora im Duodenum[10]. Aber ganz abgesehen von der Achylie als direkte Ursache der abnormen Bakterienwucherung im obersten Dünndarm, gibt es auch hier wieder so viele Kranke, die letztere haben, ohne anämisch zu sein, daß man mit der Statuierung eines ursächlichen Zusammenhangs sehr vorsichtig sein muß[11]. Ich bin also auch nicht imstande, die Achylia gastrica indirekt, d. h. dadurch, daß sie die Bakterienwucherungen im Darm begünstigt, als allgemeine Ursache der Anämie anzusehen.

---

[1] Vgl. Lichtwitz, Dtsch. med. Wschr. **1917**, Nr 43.

[2] Knud Faber, Med. Klin. **1909**, Nr 35; Berl. klin. Wschr. **1913**, Nr 31. — Meulengracht, Arch. Verdgskrkh. **28**, 216; Acta med. scand. (Stockh.) **56**, 432. — Seyderhelm u. a., Krankheitsforschg **4**, 263. — Wiechmann u. Zinsser, Münch. med. Wschr. **1926**, Nr 9. — Glatzel, Münch. med. Wschr. **1929**, Nr 42. — Verh. Ges. Verdgskrkh. **1928** (Ref. Morawitz, Nordmann).

[3] Seyderhelm, Erg. inn. Med. **21**, 301.

[4] A. Faber, Z. klin. Med. **85**, 319. — Dreyfuss, Virchows Arch. **251**, 43. — Schwenkenbecher, Klin. Wschr. **1924**, Nr 34.

[5] Knud Faber u. Gram, zit. Zbl. ges. inn. Med. **39**, 223. — Vgl. Weinberg, Arch. klin. Med. **126**, 447.

[6] Conner, J. amer. med. Assoc. **94**, 606.

[7] Borgbjaerg u. Lottrup, Acta med. scand. (Stockh.) **72**, 539.

[8] Dennig, Münch. med. Wschr. **1929**, Nr 15.

[9] Vgl. Morawitz, Arch. Verdgskrkh. **47**, 305.

[10] Ganter u. van der Reiss, Arch. klin. Med. **137**, 348. — Bogendörfer u. Bucholz, ebenda **140**, 257; **142**, 318. — Becker, Acta med. Scand. (Stockh.). **16**, 599.

[11] Vgl. Löwenberg, Dtsch. med. Wschr. **1928**, 2148. — Verh. Ges. Verdgskrkh. **1928** (Ref. Morawitz, Nordmann).

Gewiß weist vieles auf abnorme Vorgänge im Magen und Darm hin. Aber für die Entstehung dieser besonderen Form von Krankheit mit dieser Art von Blutarmut bedarf es meines Erachtens noch einer besonderen Ursache.

Giftwirkungen dürften im Mittelpunkt stehen; ihnen liegt auch im Verein mit der Minderung des Hämoglobins die Entstehung der meisten Krankheitserscheinungen zugrunde: das Fieber[1], die Entartung der Leberzellen, der Herzmuskelfasern, der Kapillarendothelien, wie sie die Blutungen in Chorioidea und Haut bedingen. Auch für die Entartungen im Rückenmark[2] dürften Giftwirkungen verantwortlich zu machen sein, allerdings zum Teil wohl auf dem Umwege über Blutungen aus den Kapillaren.

Die Entstehung der Blutveränderungen ist trotz aller Untersuchungen noch nicht mit voller Klarheit zu beurteilen. Sicher ist ein starker Blutuntergang (Eisenansammlung in Leber und andern Organen) und sicher ist ein besonderer Vorgang im Knochenmark, der mit der Regeneration der Erythrozyten zu tun hat; er äußert sich in der Bildung der eigenartigen Erythroblasten und Erythrozyten. Als gesichert darf man auch die Bedeutung von Giftwirkungen annehmen. NAEGELI und MORAWITZ vereinigen beides in der Annahme der durch eigenartige Gifte erzeugten Bildung der der ersten Erythroblastengeneration des Embryo gleichenden Megaloblasten und minderwertiger, leicht dem Untergang verfallender Erythrozyten. Dafür kann man die geistreiche Beobachtung von MORAWITZ anführen, daß fremde rote Körperchen sich im Kreislauf des Kranken lange halten[3]. Auch ich bin der Ansicht, daß die Erythrozyten durch ein Gift geschädigt werden in allen ihren Teilen vom frühesten Ursprung im Knochenmark bis in die ältesten Zellen. Ob bei dem Untergang die Milz eine aktive Rolle spielt, halte ich noch nicht für entschieden. Exstirpationen des Organs heilt die Biermersche Anämie nicht, fördert aber in einzelnen Fällen das Entstehen von zuweilen sehr langdauernden Remissionen; das könnte man in jenem Sinne anführen. Andrerseits wird von der Milz aus sicher die Tätigkeit des Knochenmarks gefördert[4]. Meines Erachtens kommt man mit der Annahme toxisch-äußerer Beeinflussung der erythropoietischen Zellen und ihrer Abkömmlinge aus, ich sehe keine zwingende Veranlassung zur Annahme konstitutioneller Grundlagen[5], denn daß Krankheitsursachen nicht in allen Fällen wirksam und noch weniger in allen Fällen gleich wirksam sind, läßt zwar eine konstitutionelle Deutung zu, geht aber nicht über die Grundtatsache hinaus, daß jeder Mensch verschieden empfindlich ist.

Das Karzinom wird von manchen als Veranlasser perniziöser Anämie angesehen (PAPPENHEIM), von andern, z. B. NAEGELI, wird das auf das heftigste geleugnet[6],

<hr>

[1] Vgl. LEHMANN, Arch. klin. Med. **144**, 327.

[2] LICHTHEIM, Kongreß inn. Med. **1887**, 84. — MINNICH, Z. klin. Med. **21**, 22. — NONNE, Dtsch. Z. Nervenheilk. **6**, **14**, **35**. — BREMER, Fortschr. Neur. **3**, 12.

[3] MORAWITZ, Arch. klin. Med. **159**, 85.

[4] Z. B. ROESE, Z. klin. Med. **102**, 454. — ASHER, Biochem. Z. **163**, 161.

[5] Vgl. NAEGELI, zit. Kongreßzbl. inn. Med. **47**, 280.

[6] Über die ganze Frage PAPPENHEIM, Fol. haemat. (Lpz.) **14 I**, 329; Kraus-Brugschs Handbuch **8/9**, 738. — Vgl. WEINBERG, Z. klin. Med. **85**, 392.

Sicher rufen Karzinome in der übergroßen Mehrzahl der Fälle einfache hypochrome Anämie hervor. Ebenso sicher[1] gibt es — allerdings sehr selten — bei Karzinomen des Magens und des Uterus hyperchrome Anämien mit Megaloblasten und Megalozyten. Ob man dann das Zusammenvorkommen von Karzinom und dieser Anämie als ein zufälliges oder ein abhängiges ansehen soll, müssen weitere Beobachtungen lehren. Im letzteren Falle müßte man wegen der Seltenheit noch bestimmte Hilfsursachen annehmen.

Zu den Anämien wird gewöhnlich noch die Chlorose hinzugerechnet[2]. Sie ist eine gutcharakterisierte Krankheit, die ganz vorwiegend, wohl ausschließlich[3] junge Mädchen in der Entwicklungszeit trifft und von der angenommen wird, daß sie jetzt viel seltener geworden ist[4] — allerdings kann die sorgfältigere Diagnostik der Anämien auch viel ausmachen. Es liegt die Vermutung nahe, schädigende oder nicht ausreichende, von den weiblichen Geschlechtsorganen, d. h. von den Ovarien ausgehende Einflüsse als die die Krankheit hervorrufende Schädlichkeit anzunehmen, wie C. v. Noorden darlegte. In der Tat kann vom Ovarium aus die Bildung myeloischer Zellen gefördert werden[5]. Damit stimmen die Ergebnisse der sorgfältigen Beobachtungen Naegelis[6] gut überein. Die Bleichsucht entsteht nach der Auffassung von Martius[7] als Minusvariante mit zeitlicher Bindung. Daher kann die Konstitutionsanomalie zur Entwicklung der Krankheit genügen oder es kommen bei schwächerer Anlage Gelegenheitsursachen dazu. Für Naegeli ist Chlorose eine Mutation, bei der in vererbbarer Weise Keimdrüsen mit abnorm langsamer Entwicklung zugrunde liegen, so daß eine Störung innersekretorischer Korrelation zur Pubertätszeit entstehen muß. Für die Beteiligung anderer endokriner Drüsen führt Naegeli eine ganze Reihe von Gründen an, z. B. die Pigmentarmut der Kranken, ihre häufig beobachtete Fettleibigkeit, einen starken Knochenbau, sowie Schwellungen der Schilddrüse. Ich persönlich bin von der Bedeutung der Konstitution nicht so fest überzeugt. Vor allem aber wollen wir doch recht stark betonen: von dem ganzen soviel besprochenen Einfluß der Generationsorgane bleibt an Tatsachen nichts übrig als die Entwicklung der Chlorose während des Beginns der weiblichen Pubertät und ihre häufige Vereinigung mit Menstruationsanomalien. Ich leugne den genannten Zusammenhang nicht entfernt, aber wir wissen noch nichts über seine Art.

Die Kranken haben in der Regel eine Anämie. Die Zahl der Erythrozyten kann annähernd normal sein, häufiger ist sie vermindert[8]. Die Menge des

---

[1] Z. B. Hirschfeld, Z. Krebsforschg **11**. — Darstellung und Lit. bei Heinrichsdorff, Fol. haemat. (Lpz.) **14 I**, 359.

[2] Über Chlorose: v. Noorden, Nothnagels Handb. **7**, 2. — v. Jagic, Kraus-Brugschs Handb. **8**.

[3] Vgl. demgegenüber Byron Bramwell, Clinical studies **5**, April 1907.

[4] Z. B. A. Hoffmann, Münch. med. Wschr. **1923**, Nr 39.

[5] Josam, Z. klin. Med. **107**, 151.

[6] Naegeli, Dtsch. med. Wschr. **1918**, Nr 31; Blutkrankheiten.

[7] Martius, Konstitution und Vererbung, S. 234. 1914.

[8] Duncan, Wien. Ber. **55 II**, 516. — Graeber, Arb. med.-klin. Inst. München **2** (1890). — Stintzing u. Gumprecht, Arch. klin. Med. **53**, 283. — Laache, Die Anämie. Christiania 1883. — Reinert, Die Zählung der roten Blutkörperchen. Leipzig 1891.

Hämoglobins ist immer stärker herabgesetzt, als der Erythrozytenzahl entspricht. Man sieht vielfach Mikro- und Poikilozyten; auf Regeneration hinweisende Zellen (vital-granuläre, polychromatische, Erythroblasten) schwanken erheblich je nach dem Zustande des Kranken. Das gleiche gilt nach den NAEGELIschen Beobachtungen für die Zahlen der Leukozyten, während die Lymphozyten in der Regel vermindert sind.

Zweifellos hat also die große Mehrzahl der Chlorotischen diese Form von Anämie; sie ist entschieden das wichtigste Symptom der Krankheit, und von ihm hängt ein Teil der chlorotischen Beschwerden ab. Doch kaum alle; vielmehr spielt auch das Nervensystem eine recht erhebliche Rolle. Es sind noch allerlei ganz andere merkwürdige Erscheinungen da, z. B. eine erhebliche Zurückhaltung von Wasser sowie eine große Neigung zur Entstehung von Ödemen und auch von Thrombosen. Die Blutmenge wird auf Grund mehrerer und mit verschiedenen Methoden angeführter Beobachtungen als erhöht angesehen[1]. Die Methoden sind kaum zuverlässig, die gewonnenen absoluten Zahlen sind zu groß und schwanken viel zu sehr, um als richtig gelten zu können. Aber daran, daß eine Plethora besteht, wird man festhalten dürfen. Hierfür passen auch sehr gut die merkwürdigen Beobachtungen von HESS und ROMBERG[2] über Kopfschmerzen und Stauungspapille bei Chlorotischen. Den Eiweißgehalt des Plasmas fand FROHMAIER verändert im Sinne einer Hydrämie[3]. Nach der Auffassung von SEILER[4] und MORAWITZ[5] gibt es, wie auch schon BECQUEREL und RODIER angenommen hatten, Kranke mit Chlorose, bei denen jede Anämie fehlt. NAEGELI leugnet das; er fand zu Zeiten, in denen das Blut normal zu sein scheint, doch noch Veränderungen, namentlich Herabsetzung der Hämoglobinmenge im einzelnen Erythrozyten. Nach seiner Auffassung zieht sich die Krankheit mit einer großen Neigung zu Rückfällen, mit Verschlimmerungen und Besserungen überhaupt lang hin; zu solchen Zeiten kann dann die Anämie „kompensiert" sein.

Das Pathogenetische, das für die Entstehung anämischer Zustände gesagt werden könnte, ist recht dürftig. Im wesentlichen geht es um eine Steigerung des Blutuntergangs oder um eine ungenügende Blutbildung, häufiger noch um eine Vereinigung beider Prozesse. Entstehen und Vergehen der Erythrozyten ist ja in der Regulation des Blutzustands unzweifelhaft miteinander verkoppelt, und es kann die Neubildung offenbar auf die verschiedenste Weise angeregt werden. So hat Sauerstoffmangel im Mark, Eintreten von Stromaten und von chemischen Bestandteilen der Erythrozyten Bedeutung[6], aber das wirksamste Prinzip, wie die beste Neubildung zustande kommt und wie sie sich am Gesunden abspielt, wissen wir doch nicht. Gerade die Kenntnis der Anämien, bei denen eine krankhaft herabgesetzte Markfunktion die Hauptrolle spielt, wird wesentlich gefördert werden, wenn wir von der Blutbildung erst mehr wissen.

Aber noch bedeutungsvoller erscheint mir das für die Beurteilung des einzelnen Kranken. Wenn etwas individuell wechselt, so ist es die Erythropoiese. Deswegen können auch Anämien, die genetisch zum gleichen Typ gehören, ein

[1] Vgl. OERUM, Arch. klin. Med. 93, 356.
[2] C. HESS u. E. ROMBERG, Berl. klin. Wschr. 1897, Nr 25.
[3] FROHMAIER, Fol. haemat. (Lpz.) 20, 115 (NAEGELI).
[4] SEILER, Schweiz. Korr. 1909, Nr 17.
[5] MORAWITZ, Münch. med. Wschr. 1910, Nr 27.   [6] MORAWITZ, Erg. inn. Med. 11, 277.

ganz verschiedenes Bild zeigen. Ja es gibt Kranke, die jedes Zeichen einer Neubildung von Blut vermissen lassen und bei denen auch die Anatomie keine Reparation aufzudecken imstande ist[1]. Ein Kranker mit solcher aplastischer oder aregeneratorischer Anämie weist die höchsten Grade von Blutarmut auf. Alle Symptome von Blutzerfall fehlen, der Harn ist hell. Häufig sind Blutungen da. Ebenso wie MORAWITZ möchte ich den Zustand nicht für eine Krankheitseinheit halten. Er stellt sich ein, wenn eine Schädigung schwerster Art die Blutbildung selbst trifft. Auf der andern Seite kann auch eine hämophthisische Anämie aregeneratorisch werden, dann, wenn die Reize zur Regeneration nachgelassen haben. Dann braucht im Zustandsbild das Symptombild des Blutuntergangs nicht mehr nachweisbar zu sein. Konstitution und Reaktionsform des Organismus haben für die Entstehung dieser aregeneratorischen Anämien offenbar die größte Bedeutung.

Ferner gibt es aber noch eine Form aplastischer Anämie, bei der nicht nur die Regeneration des Blutes beeinträchtigt ist, sondern bei der FRANK eine Störung der gesamten Zellbildung im Knochenmark als Grundlage annimmt[2]. Es entwickelt sich schwerste Anämie, im wesentlichen ohne jugendliche Erythrozyten, mit ganz wenig Zellen der myeloiden Reihe, mit absoluter oder relativer Lymphozytose, mit erheblichster Verminderung der Plättchen, sowie mit starken Blutungen (Haut, Schleimhäute, Augenhintergrund). Benzol-, Salvarsanvergiftung und Röntgenbestrahlung kann die Erscheinungen hervorrufen. In andern Fällen dürften Infekte zugrunde liegen. Über die Beziehungen dieser „Aleukie" zur „essentiellen Thrombopenie" und zur Perniciosa spricht sich FRANK l.c. ausführlich aus. Ich meine auch, daß die Abgrenzung gegen akute Leukämien nicht immer möglich ist.

Der ganze Zustand ist kaum eine Krankheitseinheit, aber er ist doch etwas Besonderes. Wegen der hämorrhagischen Diathese wird er später noch einmal erörtert.

Wir haben die Anämieformen besprochen, die man gegenwärtig voneinander zu unterscheiden pflegt. Viele einzelne Krankheitsfälle, die wir beobachten, lassen sich nicht in sie einreihen[3]. MORAWITZ hebt mit vollem Rechte hervor, daß die gegenwärtige Blutforschung viel zu einseitig eingestellt ist auf die Unterscheidungen nach der Form des Blutbilds. Wie er betont, werden wir nur weiter kommen, wenn künftig Betrachtungen über Ätiologie und Pathogenese der Blutstörungen einen breiteren Raum einnehmen.

Wenn der Begriff der Anämie ursprünglich charakterisiert war durch die Annahme einer Verminderung der Blutmenge, und wenn dieser Begriff dann allmählich ersetzt wurde durch den einer Verkleinerung der Hämoglobinmenge und der Erythrozytenzahl, so besitzen wir in der Pathologie gewissermaßen auch die Gegenstücke dazu.

---

[1] EHRLICH, Char. Ann. **11, 13**. — BLUMENTHAL, Arch. klin. Med. **90**, 132. — MORAWITZ u. REHN, ebenda **92**, 112. — NAEGELI, Blutkrankheiten. — FRANK, in Schittenhelms Handb.

[2] FRANK, in Schittenhelms Handb. der Krankheiten des Blutes **2**, 390.

[3] Vgl. z. B. HERZOG, Arch. klin. Med. **130, 285**.

Wir kennen nämlich Ausbreitungen des erythropoietischen Gewebes und Steigerungen seiner Tätigkeit, ohne daß die Veranlassung dazu in einem gesteigerten Untergang von Blut zu suchen wäre. Man findet dann das rote Knochenmark über zahlreiche Knochen ausgebreitet und in lebhafter Tätigkeit. Am Lebenden ist die Zahl der Erythrozyten stark vermehrt. Meist beträgt sie bei dieser von Vaquez entdeckten Krankheit, die unter verschiedenen Namen geht: Polyglobulie, Polyzythämie, besser Erythrämie[1], 7—10 Millionen im Kubikmillimeter, doch sind auch Steigerungen bis über 13 Millionen gesehen worden. Außer den gewöhnlichen Erythrozyten sieht man polychromatophile und Erythroblasten sowie Myelozyten: die Hämoglobinmenge ist in einzelnen Fällen sehr hoch, meist aber bleibt sie zurück im Verhältnis zur Zahl der roten Scheiben. Alles das spricht für eine Steigerung der Neubildung; sie wurde tatsächlich in Milz und Knochenmark auch gefunden[2]. Irgendwelche Anzeichen eines herabgesetzten Untergangs lassen sich nicht finden. Die Zahlen für die weißen Blutzellen können hoch sein. Doch finden wir auch hier in der Regel keinen Parallelismus zur Zahl der roten Scheiben.

Die Kranken sehen in allen ausgebildeten Fällen tief rot aus; wie Morawitz ganz richtig hervorhebt, mehr kirschrot als zyanotisch. Die Milz ist meistens vergrößert, ohne daß die damit verbundene Tätigkeit klar ist. Wahrscheinlich ist die Vergrößerung der Milz nicht in allen Fällen von gleicher Art: in ihr wurden Blutbildungsherde gefunden. Leberschwellungen kommen vor. Recht viele Kranke mit Polyzythämie haben Hypertonie und Herzveränderungen[3]; daneben bestehen vielleicht Beziehungen zu Nieren- und Arterienerkrankungen. Das ist um so mehr zu berücksichtigen, als manche Kranke mit Polyzythämie Syphilis haben. Die gesamte Blutmenge kann wahrscheinlich vermehrt[4] sein. Um so wunderbarer erscheint es, daß trotz der mit Polyglobulie einhergehenden Steigerung der Viskosität und trotz der Plethora das Herz öfters unverändert bleibt, allerdings selten.

Die Ursachen der Krankheit und die Veranlassung zur Entstehung der Erythrozytenvermehrung sind unbekannt. Auch hier wurde eine ausgleichende Tätigkeit vermutet[5]. Aber sowohl Fähigkeit zur Sauerstoffaufnahme des Hämoglobins[6] als auch der gesamte respiratorische Stoffwechsel[7] sind bei dieser Krankheit normal, der letztere wenigstens in der Mehrzahl der Fälle. Wir wissen also

---

[1] Vaquez, C. r. Soc. Biol. Paris **1892**, 7. Mai. — Türk, Wien. klin. Wschr. **1904**, Nr 6/7. — Geisböck, Arch. klin. Med. **83**, 396. — Senator, Z. klin. Med. **60**, 357. — Stern, Med. Klin. **1908**, Nr 2/3. — Gorden, Z. klin. Med. **68**, 1. — Münzer, Z. exper. Path. u. Ther. **5**. — Senator, Die Polyzythämie. 1910. — Morawitz, Blutkrankheiten, 2. Aufl., S. 154. — Mosse, Die Polyglobulien in Kraus-Brugschs Handb. **8**, 823.

[2] Letulle u. Yacoel, zit. Kongreßzbl. inn. Med. **35**, 127.

[3] Geisböck, Arch. klin. Med. **83**, 396.

[4] Morawitz u. Siebeck, Arch. f. exper. Path. **59**, 364. — A. Loewy, Berl. klin. Wschr. **1909**, Nr 30.

[5] Z. B. Lommel, Arch. klin. Med. **87**, 315; **92**, 82.

[6] Morawitz u. Röhmer, Arch. klin. Med. **94**, 529. — Butterfield, Hoppe-Seylers Z. **62**.

[7] E. Grafe, Physiologie und Pathologie des Stoffwechsels, S. 461.

nicht, aus welchem Grunde das Wachstum des erythroblastischen Gewebes eintritt. Bei der Bedeutung, die man neuerdings der Milz für die Zerstörung der Erythrozyten zuspricht, und bei ihrer notorischen Beteiligung an dem Prozeß der Erythrämie wurde sie für pathogenetische Erwägungen herangezogen; vorerst erging man sich aber im wesentlichen in Vermutungen. Immerhin ist es doch recht interessant, daß mit Darreichung von Milzsubstanz die Zahl der Erythrozyten sehr erheblich vermindert oder sogar zur Norm gebracht werden kann[1].

Es wurden nun noch Vermehrungen der Erythrozyten im Blute peripherer Gefäße am Menschen bei ganz andersartigen Zuständen gefunden. Aber hier ist zur Zeit noch große Zurückhaltung des Urteils am Platze. Denn viel zu leicht gehen wir von der Annahme aus, daß im Kreislauf mit der Flüssigkeit die Zellen gleichmäßig mitgetrieben werden. Für die Leukozyten ist das sicher nicht richtig; davon wird später noch die Rede sein. Man kennt ja schon aus der Beobachtung des Froschkreislaufs die Eigenart der Verhältnisse: das Blut kann an den Zellen vorbeiströmen, die an der Gefäßwand haften. Das gilt zwar vorwiegend für die weißen Zellen. Aber bei den roten ist es nicht wesentlich anders. Mancherlei Erfahrungen an Kranken sprechen mir dafür, daß in den peripheren Gefäßen des Menschen bei allen Verlangsamungen des Kreislaufs, namentlich örtlich bei Stauungen, örtliche Ansammlungen von Erythrozyten sich entwickeln, daß also lokal eine Hyperglobulie gefunden wird. Für die Untersuchung des lebenden Menschen steht uns nur das Blut der peripheren Gefäße zur Verfügung. Die Untersuchung dieses Blutes gibt aber nicht in allen Fällen die Möglichkeit eines Urteils über das Verhalten des Blutes im ganzen, weil wir zahlreiche Beweise dafür haben, daß die Zusammensetzung des Blutes in den inneren Organen und in den Hautgefäßen verschieden sein kann.

Bei Kranken mit „Blausucht" infolge angeborener Herzfehler[2] kann in dem Blute der peripheren Gefäße die Zahl der Erythrozyten recht hoch sein, bis etwa 10 Millionen im Kubikmillimeter steigen. Die erste Beobachtung über Hyperglobulie bei Kranken mit erworbener Zyanose und Dyspnoe stammt von NAUNYN[3]. Sie wurde seitdem oft bestätigt und nach den verschiedensten Richtungen hin ausgebaut[4]. Es ergibt sich: Kranke mit Störungen der Kreislaufs- und Atemwerkzeuge, die zur Stauung und Kurzatmigkeit führen, weisen nicht selten im Hautblut erhöhte Zahlen von Erythrozyten auf. Aber viele Kranke der gleichen Art haben das nicht. Wir wissen noch nicht sicher, ob eine Veränderung des gesamten Blutes, eine wirkliche Erythrozytose, vorliegt. Wie MORAWITZ hervorhebt[5], kann bei angeborener Zyanose das rote Knochenmark über seine Grenzen verbreitert sein, das würde für eine Neubildung von Erythrozyten sprechen. Aber es kann auch eine Steigerung der Blutkonzentration durch Stauung von Bedeutung sein. Das sahen wir direkt in einer sehr lehrreichen Beobachtung von Stauung, die von intrathorakalen Prozessen ausging und nur einen Arm betraf; im peripheren Blute dieses Arms war die Zahl der Erythrozyten erheblich gewachsen im Vergleich zum Blut aus symmetrischen Stellen der gesunden Seite.

Alle diese Kranken haben gleichzeitig Zyanose und Atemnot. Von den meisten Beobachtern wurde deswegen eine wirkliche Erythrozytosis angenommen, und zwar als Ausgleichserscheinung zur Vergrößerung der Oberfläche der roten Körperchen für

---

[1] HÖGLER, Klin. Wschr. **1930**, Nr 44 (Lit.).
[2] Lit. bei NAEGELI, Blutkrankheiten, 4. Aufl., S. 479. — KREHL, Arch. klin. Med. **44**, 426.
[3] NAUNYN, Schweiz. Korr. **1872**, 309.
[4] v. BAMBERGER, Wien. klin. Wschr. **1888**, Nr 1. — SCHWENDTER, Diss. Bern 1888.
[5] MORAWITZ, Blutkrankheiten, 2. Aufl.

den Angriff des Sauerstoffs. Das Vermittelnde sah man dann in Störung der inneren Atmung, in Sauerstoffmangel des Knochenmarks. Nur möchte ich zur größten Vorsicht raten mit der schnellen Annahme von Sauerstoffmangel, wie sie jetzt so beliebt ist. Es würde sich dann darum handeln müssen, daß in den kleinen Arterien des Knochenmarks die gesamte Menge des in der Zeiteinheit durchfließenden Sauerstoffs, sowie sein Druck gegenüber den mittleren Verhältnissen des gesunden Zustands herabgesetzt ist. Die Möglichkeit zu direkten Bestimmungen fehlt und Vermutungen sind sehr unsicher.

Ähnliche Erwägungen kommen in Betracht, wenn wir den Einfluß des Höhenklimas auf die Beschaffenheit des Blutes besprechen[1].

In Höhen von etwa 4400 m hat die Mehrzahl der Menschen und Tiere, die dauernd da leben, wie wir aus den berühmten Beobachtungen von VIAULT wissen[2], erhöhte Erythrozytenzahlen. Ob diese Erythrozytose sich bei allen Individuen findet, bei denen die genannten Bedingungen erfüllt sind, scheint mir noch nicht sicher bekannt zu sein. Die Vermehrung der roten Blutscheiben ist am Menschen im peripheren, am Tier auch im Blute der inneren Organe beobachtet worden. Wie das Knochenmark sich bei solchen Menschen verhält, finde ich nicht mitgeteilt. Bei Tieren ist das erythroblastische Mark weiter verbreitet als in tiefer gelegenen Gegenden[3]. Auch die Gesamtmenge des Hämoglobins dürfte bei Tieren in der Höhe gesteigert sein[4] (Bestimmung mit der WELKERschen Methode). Daran möchte ich festhalten, obwohl auch gegenteilige Beobachtungen vorliegen[5], weil ich meine, daß man hier die positiven verwerten muß. Zudem ergeben ABDERHALDENS Beobachtungen in der Berechnung von ZUNTZ doch eine Vermehrung des gesamten Hämoglobins.

Menschen und Tiere, die von der Ebene in größere Höhen übersiedeln und sich in ihnen längere Zeit aufhalten, vermehren die Zahl ihrer Erythrozyten. Allerdings in sehr verschiedenem Grade, und es ist nicht einmal sicher, ob es alle tun. Man muß mit sehr verschiedenem Verhalten verschiedener Individuen rechnen. Vielleicht brauchen manche recht lange Zeiten bis zum Eintreten der Blutvermehrung, und diese sind wohl nicht immer bei den Untersuchungen eingehalten worden (vgl. später).

Mir scheint nämlich kein Zweifel darüber möglich zu sein, daß in den genannten Fällen — und nur von diesen rede ich — eine wirkliche Vermehrung der Erythro-

---

[1] P. BERT, C. r. Soc. Biol. Paris **194**, 895. — EGGER, KOEPPE, WOLFF, Kongreß inn. Med. **1893**. — MIESCHER, Schweiz. Korr. **1893**, 809. — Arbeiten von MIESCHER, EGGER, KARCHER, VEILLON, JAQUET, Arch. f. exper. Path. **39**. — JAQUET u. SUTER, Schweiz. Korr. **1898**, Nr 4. — SCHAUMANN u. ROSENQUIST, Z. klin. Med. **35**. — JAQUET, Arch. f. exper. Path. **45**, 1. — ABDERHALDEN, Diss. Basel 1902; Z. Biol. **43**. — BÜRKER, Münch. med. Wschr. **1905**; Pflügers Arch. **105**. — JAQUET, Über die physiol. Wirkungen des Höhenklimas. Progr. Basel 1904. — ZUNTZ, LOEWY, MÜLLER, CASPARI, Höhenklima und Bergwanderungen. 1905. — MASING u. MORAWITZ, Arch. klin. Med. **98**.

[2] VIAULT, C. r. Acad. Sci. Paris **111**, 917; **112**, 295.

[3] ZUNTZ, LOEWY, MÜLLER, CASPARI, Höhenklima und Bergwanderungen. 1905.

[4] JAQUET, Arch. f. exper. Path. **45**, 1. — JAQUET u. SUTER, Schweiz. Korr. **1898**, Nr 4. — BÜRKER, Pflügers Arch. **105**, 480. — ZUNTZ u. Mitarbeiter, l. c.

[5] Z. B. BUNGE u. WEISS, Hoppe-Seylers Z. **22**, 526. — ABDERHALDEN, l. c.

zyten und des Hämoglobins[1] eingetreten ist. Wenn die Steigerung der Hämoglobinmenge nicht immer entsprechend Schritt hielt mit der Zahl der Erythrozyten[2], so paßt das ja nach bekannten Erfahrungen gut dazu. Offenbar verlassen zunächst die bereits fertigen Erythrozyten das Knochenmark, und dann findet eine weitere Neubildung von Hämoglobin statt. Bei dem Übergang in tiefere Lagen schwindet die Erythrozytosis nur langsam[3]. Deswegen fehlen auch alle stürmischen Erscheinungen, wie man sie sonst den schnellen und starken Blutuntergang begleiten sieht.

Sehr merkwürdig ist, daß die grundlegenden Beobachtungen VIAULTS gerade in einer Höhe von etwa 4000 m gemacht werden konnten. Denn hier ist der Druck des Sauerstoffs so niedrig, daß das Oxyhämoglobin sich zu dissoziieren und das Hämoglobin sich nicht mehr völlig zu sättigen beginnt[4]. Hier gelangt die Atemmechanik, wie wir aus den Untersuchungen von ZUNTZ wissen, zu größter Bedeutung, denn sie vermag den Druck des Sauerstoffs in den Alveolen zu steigern. Sie ist aber bei den einzelnen Menschen nicht entfernt zu den gleichen Leistungen fähig. Deswegen verhalten sich verschiedene Menschen so verschieden. Hier aber, unter diesen Umständen, darf man eine Verminderung der wie die anderen Organe so auch das Knochenmark durchströmenden Mengen von Sauerstoff und seines Druckes annehmen. Sauerstoffmangel ist aber stets verbunden mit Bildung von Säuren. Nach verbreiteter Ansicht bedeutet die Zahl der Wasserstoffionen im Blut oder vielmehr in den Zellen der Atemzentren den Anreiz für die Atmung[5]. Wenn dies oder chemische Stoffe, die sich bei Sauerstoffmangel bilden, aber zugleich einen Reiz zur Bildung der Erythrozyten darstellen, so ist hier die Gelegenheit gegeben. Daß in der Tat der herabgesetzte Sauerstoffdruck die Veranlassung darstellt, geht hervor aus dem Ergebnis der Beobachtungen über den Einfluß eines lange einwirkenden niedrigen Luftdruckes auf Tiere in der Ebene[6]. Auch dabei kommt es zu einer Erhöhung der Erythrozytenzahlen. Es wird die sauerstoffaufnehmende Fläche vergrößert und der Sauerstoffgehalt des Blutes kann dadurch auch bei ruhiger Atmung genau so groß sein, wie sonst bei den kleineren Erythrozytenzahlen. Entschieden schwieriger wird die Betrachtung für die niedrigeren Höhen, etwa von 2000 und 3000 m, weil hier auch bei gewöhnlicher Atmung wenigstens für die meisten Menschen das Hämoglobin noch gesättigt wird. Aber man bedenke: auch hier haben doch so viele Menschen schon Höhenbeschwerden, also es geht nicht bei allen alles normal vor sich. MIESCHER hat in geistvoller Weise dargelegt, wie man sich einen Einfluß auf die Blutbildung vorstellen kann.

Ganz anders aber ist offenbar die Angelegenheit zu beurteilen für das Verhalten des Blutes peripherer Gefäße bei kurzdauerndem Aufenthalt, sei es in mittleren, sei es in großen Höhen. Da wechseln schon die Angaben außerordentlich. Bald werden geringe oder mäßige Vermehrungen der Erythrozyten gefunden, bald bleiben sie aus[7]. Die Sauerstoffzehrung der Erythrozyten war nicht größer als in der Ebene, es waren also keine jungen Gebilde da[8]. Wie mir scheint, muß man für diese Be-

---

[1] LAQUER, Klin. Wschr. **1924**, Nr 1.

[2] Z. B. MERCIER, Arch. phys. norm. path. **6**, Ser. 5 (1894).

[3] Vgl. E. MEYER u. SEYDERHELM, Dtsch. med. Wschr. **1916**, Nr 41.　　[4] HÜFNER, ZUNTZ.

[5] Nachweis für das Hochgebirge WINTERSTEIN u. GOLLWITZER-MEIER, Pflügers Arch. **219**, 202.

[6] REGNARD, zit. nach MIESCHER, Schweiz. Korr. **1893**, 810. — GRAWITZ, Berl. klin. Wschr. **1895**, Nr 33/34. — SCHAUMANN u. ROSENQUIST, Z. klin. Med. **35**, 126, 315. — SEYFARTH, Klin. Wschr. **1927**, Nr 11.

[7] ZUNTZ u. SCHUMBURG, Pflügers Arch. **63**, 492. — MASING u. MORAWITZ, Arch. klin. Med. **98**, 1. — EGLI-SINCLAIR, Wien. med. Bl. **1895**, Nr. 8/9. — LAPIQUE, C. r. Soc. Biol. Paris **57**, 188. — HENRI u. JOLLY, ebenda **57**, 191, 193.

[8] MASING u. MORAWITZ, l. c.

dingungen eines kurzen Aufenthalts in der Höhe die Annahme einer sehr schnellen
Neubildung ablehnen. Hier dürften Erythrozytosen, die in einzelnen Fällen peripher
gefunden wurden, auf veränderte Blutverteilung zurückzuführen sein. Dagegen ist
es nach den Beobachtungen von E. Meyer[1] anders bei häufig und regelmäßig wiederholten kurzem Aufenthalte in großer Höhe. Wie unklar die Verhältnisse liegen,
zeigen die neuen Beobachtungen der Engländer bei den Besteigungen der hohen
Himalayaberge: bei 2—3tägigem Aufenthalt in 7000 m Höhe hört die Bergkrankheit
auf. Man braucht keine Sauerstoffzufuhr mehr. Über Erythrozytenzahlen ist nichts
bekannt.

Wir hatten bisher die Schicksale des Hämoglobins verfolgt in den Krankheitsfällen, bei denen es seine Struktur beibehielt und in den Körperchen blieb.
Nur so lange, als es in den Erythrozyten zurückbehalten wird, vermag es der
Atmung zu dienen. Tritt es aus ihnen in das Plasma über (Hämoglobinämie[2]),
so verändert es sich und wird schnell aus dem Kreislauf entfernt. Zunächst
versuchen Endothelien und Leberzellen den Farbstoff an sich zu reißen; hämo-
globinhaltige Trümmer und Überreste der Körperchen werden von Milz und
Knochenmark aufgenommen. In einer Reihe von Fällen genügt das nicht zur
Reinigung des Blutes vom Farbstoff; dann geht er auch in den Harn über —
nach Ponficks bekannten Versuchen[3] geschieht das, wenn mehr als ein Sech-
zigstel des gesamten Hämoglobins aufgelöst ist. Die farbstofffreien Stromata
lagern sich ebenfalls in der Milz ab, dabei schwillt das Organ an. Bindegewebs- und
Leberzellen bilden aus dem Hämoglobin die Gallenfarbstoffe und erzeugen
davon um so größere Mengen, je mehr Blutfarbstoff ihnen zur Verfügung steht.
Deswegen wird die Galle bei Auflösung von Hämoglobin im Serum reich an
Pigment und zäh (s. Kapitel Ikterus). Das teils von Leber und Milz, teils von der
Niere aus dem Blute weggenommene Hämoglobin ist natürlich für die Atmung
verloren. Aber auch dann, wenn es im Blut zurückbleibt, vermag es der Sauerstoffaufnahme nicht mehr zu dienen. Denn es wandelt sich zum Teil um in
Methämoglobin, eine Modifikation des Farbstoffs, die für die Sauerstoffabgabe
an die Gewebe völlig unbrauchbar ist, weil sein Sauerstoff nur ganz langsam
dissoziiert.

Die Lösung des Hämoglobins im Plasma tritt dann ein, wenn das Stroma
die Fähigkeit verliert, die Diffusion des Farbstoffs zu verhindern. Dafür können
verschiedene Ursachen verantwortlich zu machen sein. Zunächst eine Schädigung
der roten Körperchen bzw. Erhöhung ihres osmotischen Drucks, so daß bei dem
gegebenen Salzgehalt des Plasmas der Farbstoff aus ihm austreten muß. Andererseits
würde zu dem gleichen Ergebnis aber auch eine Spannungsverminderung des Plasmas
führen. Endlich können chemische Veränderungen der Stromahülle, namentlich ihrer
lipoidartigen Substanzen, zum Austritt des Hämoglobins führen[4]. Wahrscheinlich ist
das die wichtigste Ursache namentlich für die Wirkung der zusammengesetzten
Hämolysine z. B. bei der Auflösung des Hämoglobins durch fremdes Blut.

---

[1] E. Meyer u. Seyderhelm, l. c.

[2] Lazarus, Die Hämoglobinämie in Nothnagels Handb. 8.

[3] Ponfick, Virchows Arch. 62, 273; 88, 445; Kongreß inn. Med. 1883, 205.

[4] Albrecht, Verh. dtsch. pharm. Ges. 1903, 104. — Koeppe, Pflügers Arch. 99, 33. —
Pascucci, Beitr. chem. Physiol. u. Path. 6.

Diese Umsetzung des Blutfarbstoffs in Methämoglobin geschieht nicht selten schon innerhalb der Körperchen durch die Wirkung von Giften, welche in sie eindringen. In den nur wenig erkrankten Blutkörperchen vermag sich das Methämoglobin allmählich wieder zu Oxydhämoglobin zurückzubilden[1]. Die schwer geschädigten Blutscheiben dagegen zerfallen, ihre Farbstoffe lösen sich im Serum, die Stromata und Trümmer der Erythrozyten werden wiederum von der Milz abgefangen. Die gelösten Farbstoffe gehen in Bindegewebszellen, in die Leber und den Harn.

Diese drei Vorgänge: Lösung des Hämoglobins aus den Körperchen, Zerstörung und Zerbröckelung der Scheiben mit Übergang des Farbstoffs in das Plasma und endlich Umwandlung des Hämoglobins in Methämoglobin innerhalb der Körperchen mit darauffolgendem Zerfall, können jeder für sich eintreten und ablaufen. Häufig kommen sie aber zusammen vor, und oft vermag man im Einzelfalle nicht zu erfahren, welcher Vorgang der erste war, welcher der stärkste ist.

Eine Auflösung des Farbstoffs zahlreicher Blutscheiben im Plasma findet sich zunächst bei zahlreichen Vergiftungen, auf die ich hier nicht eingehe, weil sie von der Pharmakologie und Toxikologie ausführlich behandelt werden, dann bei Transfusion von Blut einer fremden Tierspezies, von Menschenblut mit nichtpassender Blutgruppe. Auch Gifte, welche von Bakterien produziert sind, kommen in Betracht. So hat man Hämoglobinämie in schweren Fällen von Typhus, Scharlach und gelegentlich einmal bei jeder Infektionskrankheit beobachtet[2]. Ganz besonders aber kommt sie bei der tropischen Infektion vor, die als Schwarzwasserfieber bezeichnet wird[3]. In diesen Fällen löst also die Blutflüssigkeit ihre eignen Blutkörperchen auf — das, was sonst nur das Serum fremder Spezies tut.

Bei der merkwürdigen Krankheit, welche paroxysmale Hämoglobinurie benannt ist[4], besteht eine einfache Hämoglobinurie. Eigentümliche Anfälle charakterisieren sie: unter Frost und Hitze, Fieber, Parästhesien und allen möglichen Schmerzen beginnen die Kranken einen burgunderroten oder tiefbraunen Harn zu entleeren. Er enthält Serumeiweiß, besonders aber reichliche Mengen von Oxy- und Methämoglobin und dabei nur ganz vereinzelte Erythrozyten, aber immer zahlreiche Zylinder, die zum großen Teil aus Hämoglobin bestehen. Es entwickelt sich also eine Art von Nephritis unter der schädigenden Einwirkung von Stoffen, die letzter Linie aus den Erythrozyten stammen. Leber und Milz schwellen an, zuweilen stellt sich Ikterus ein. Nach einigen Stunden ist alles vorüber; nur dunkle gallenfarbstoffreiche Darmentleerungen und eine bald schwindende Albuminurie erinnern noch an das Erlebte. Im einzelnen finden sich die mannigfachsten Abweichungen von dem geschilderten Verlauf: man beobachtet Fälle fast ohne Beschwerden und auf der anderen Seite solche mit den schwersten Allgemeinerscheinungen.

Syphilis scheint die Ausbildung der Krankheitsanlage zu befördern oder gar wohl für ihre Entwicklung notwendig zu sein. Bei manchen Menschen lösen Muskelanstrengungen den Anfall aus; noch häufiger tut es die Einwirkung von Kälte. Das geht so weit, daß einzelne Menschen mit Sicherheit jedesmal, wenn sie sich der Kälte

---

[1] Vgl. DITTRICH, Arch. f. exper. Path. **29**, 247.

[2] Vgl. MARAGLIANO, Kongreß inn. Med. **1892**, 152. — MARAGLIANO u. CASTELLINO, Z. klin. Med. **21**, 415.

[3] SCHÜFFNER, Geneesk. Tijdschr. Nederl.-Indië **58**, Nr 3 (1918).

[4] LICHTHEIM, Volkm. Vortr. 134. — CHVOSTEK, Über das Wesen der paroxysmalen Hämoglobinurie. 1894 (Lit.). — EHRLICH, Char. Ann. **10**, 142 (1885). — STEMPEL, Zbl. Grenzgeb. Med. u. Chir. **1902**, Nr 5/7 (Lit. bis 1900). — WIDAL u. ROSTAINE, C. r. Soc. Biol. Paris **1905**, Febr. u. März. — DONATH u. LANDSTEINER, Z. klin. Med. **58**, 173. — GRAFE u. MÜLLER, Arch. f. exper. Path. **59**, 97. — E. MEYER u. EMMERICH, Arch. klin. Med. **96**, 287. — MORO, NODA u. BENJAMIN, Münch. med. Wschr. **1909**, Nr 11. — E. MEYER, in Kraus-Brugschs Handb. **8**, 921. — DONATH u. LANDSTEINER, Erg. Hyg. **7**, 184.

aussetzen, blutigen Harn entleeren. Bei solchen kann man sogar durch Eintauchen eines Körperteiles, z. B. einer Hand, in Eiswasser den Anfall jederzeit künstlich hervorrufen[1]. In der Zeit zwischen den Anfällen befinden sich die meisten Kranken völlig wohl.

Die Auflösung der Erythrozyten erfolgt hier durch ein zusammengesetztes Hämolysin[2]. Seine Wirksamkeit und Wirkung scheint nicht immer unter den gleichen Umständen und in der gleichen Weise einzutreten. Im allgemeinen dürfte der die Auflösung vorbereitende und ermöglichende Körper von den Erythrozyten nur in der Kälte gebunden werden; in der Wärme trennen sich beide leicht. Die Auflösung der Erythrozyten erfolgt dann durch die Wirkung des Alexins im Plasma. Es scheint bei dieser Krankheit großen Schwankungen zu unterliegen[3], speziell auf der Höhe des Anfalls und längere Zeit nachher eine Verminderung zu erfahren, sich aber in der Kälte leicht wieder herzustellen (E. MEYER, MORO). Nach schweren Attacken dürfte auch der vorbereitende Körper — das was man gewöhnlich Immunkörper nennt — selbst an Menge stark abnehmen oder sogar verschwinden können.

Das Verhalten der Erythrozyten wird sehr verschieden beurteilt: meist nimmt man an, daß sichere Zeichen für eine Schädigung von ihnen fehlen. E. MEYER fand ihre Resistenz unter bestimmten Umständen herabgesetzt. Und dann tritt immer wieder die Angabe auf, daß in ihnen die maßgebende Ursache liege, weil man am Serum nichts finden könne[4], während andere die Erythrozyten des gesunden Menschen durch das Hämolysin dieser Kranken in genau gleicher Weise beeinflußt werden lassen[5].

Die Auflösung selbst erfolgt meistens in der Blutbahn, in der Regel ist eine Hämoglobinämie vorhanden. Aber es finden sich doch auch recht bestimmte Angaben über Anfälle, bei denen das Plasma frei von Hämoglobin gefunden wurde. Besonders HAYEM hebt dies scharf hervor. Man wird keineswegs die Möglichkeit ablehnen können, daß mitunter das Alexin erst in den Nieren die Auflösung bewirkt. Das erscheint mir wichtig in bezug auf die Erscheinungen der Marschhämoglobinurie, bei der das Plasma stets hämoglobinfrei ist.

Sehr interessant ist die Beziehung zur Syphilis. Ob wohl zwischen dem Wassermannschen Körper und dem Hämolysin eine Relation vorhanden ist[6]? Der Lipoidcharakter könnte ein Verbindungsglied sein, wie MORAWITZ mit Recht vermutet. Jedenfalls haben mitunter Syphilitische, die nicht an der Krankheit litten, die gleichen Immunkörper; das erweist die Bedeutung besonderer Umstände für die Entstehung des Anfalls.

Die bei der paroxysmalen Hämoglobinurie auftretenden Anfälle haben die größte Ähnlichkeit mit denen, die sich nach Transfusionen artfremden Blutes entwickeln. Klinisch-symptomatisch gleichen sich beide vollkommen. Man wird also anzunehmen berechtigt sein, daß beiden die gleichen Ursachen zugrunde liegen, und das dürfte in beiden Fällen nichts anderes sein als eine Vergiftung mit Substanzen, die aus den Erythrozyten stammen. Bei den hämoglobinurischen Anfällen stammen sie aus den eigenen Blutkörperchen, bei den Transfusionen mit artfremdem Blut aus den fremden oder aus den eigenen, je nach der Wirkung der Sera.

Nun kommen aber die gleichen Anfälle auch vor bei gesunden und kranken Menschen nach Einverleibung des Blutes von Menschen, nämlich dann, wenn der Blut-

---

[1] O. ROSENBACH, Berl. klin. Wschr. **1884**, Nr 21.

[2] DONATH, Z. klin. Med. **52**, 1. — DONATH u. LANDSTEINER, ebenda **58**, 173; Zbl. Bakter. **45**, 205.

[3] E. MEYER u. EMMERICH, GRAFE u. MÜLLER, l. c.

[4] Vgl. z. B. CHOROSCHILOFF, Z. klin. Med. **64**, 430.

[5] Z. B. LÓRÁNT, Arch. klin. Med. **126**, 148.   [6] WITEBSKY, Klin. Wschr. **1928**, Nr 7.

empfänger Isolysine enthält[1]. Man weiß jetzt, daß in den Erythrozyten vier verschiedene Anordnungen in der Empfindlichkeit gegen fremdes Plasma vorkommen[2].

Von erheblicher Bedeutung für den Zustand der Erythrozyten sind offenbar noch ausgedehnte Verbrennungen der Körperoberfläche. Ich habe in den früheren Auflagen dieses Buches zusammengetragen, was sich sagen läßt. Es ist aber das Wesentliche so unsicher und es fehlen alle Beobachtungen mit den neuen Methoden der Hämatologie, daß ich hier von einer Darstellung absehe, besonders auch, weil ich selbst diese Zustände nicht genauer kenne.

Die weißen Blutzellen[3].

Das Blut führt mehrere Arten echter Zellen: die weißen Zellen der myeloiden Reihe, die Monozyten, die Lymphozyten; dazu gehören wohl auch die Blutplättchen. Von der Bedeutung dieser Zellen im Haushalt des Organismus haben wir gewisse Ahnungen, aber mehr auch nicht. Wir kennen die Mitwirkung der weißen Blutkörperchen, besonders der Myeloidreihe, für die Wegschaffung kleiner fremder Körper, für die Auflösung und Ausgleichung chemischer Substanzen, für die Bildung von Fermenten und Immunstoffen. Namentlich am kranken Körper ist da mancherlei gefunden worden. Aber für den gesunden fehlt im Grunde noch jedes eingehendere Verständnis der Funktion, ganz besonders für die Lymphkörperchen und die Mononukleären.

Im ausgebildeten Zustande werden die Lymphozyten von den Zellen der myeloiden Reihe von den meisten völlig getrennt (NAEGELI). Aber ich möchte doch daran erinnern, daß MAKIMOW von jeher an den sehr nahen, nicht nur genetischen Beziehungen dieser Zellen festhielt und daß v. MÖLLENDORFF sowie STOCKINGER sich diesen Auffassungen sehr weit nähern. Danach sind Leukozyten, Lymphozyten, Monozyten nicht endgültig ausgebildete, am Ende ihrer Entwicklung stehende, unveränderliche und für bestimmte Verrichtungen bestimmte Zellen. Sondern sie können auf das mannigfachste ineinander übergehen und aus mannigfachen Zellen, nicht nur aus denen des Knochenmarks und der Lymphdrüsen, sondern auch aus denen des retikulo-endothelialen Gewebes und aus Gefäßwandzellen hervorgehen. Besonders gegenüber der ganz festen Abtrennung der Monozyten bin ich etwas skeptisch[4]. Auch die myeloiden Zellen sind nicht einheitlich unter sich. Einmal begegnen wir gleichzeitig verschiedenen Altersstufen im Blut. Die jüngeren haben einen mehr einheitlichen zarten Kern von besonderer Bauart. Im Verlaufe des Alterns bilden sich

---

[1] Vgl. LANDSTEINER u. LEINER, Zbl. Bakter. **38**, 458.

[2] SACHS u. A. KLOPSTOCK, Methoden der Hämolyseforschung. 1928.

[3] Über Physiologie und Pathologie der weißen Blutzellen: EHRLICH, Zur Histologie und Klinik des Blutes. 1891. — STERNBERG, Pathologie der Primärerkrankung der lymph. und hämatopoet. Apparate. 1905. — NAEGELI, Blutkrankheiten; Kraus-Brugschs Handb. 8. — PAPPENHEIM, Blutdiagnostik. — HELLY, Die hämypoetischen Organe. 1906. — TÜRK u. SCHRIDDE, 80. Naturforscherversammlung Köln 1908; — Pathologische Gesellschaft **15** (1912). Darstellungen von E. FRAENKEL u. STERNBERG. — K. ZIEGLER, Die Hodgkinsche Krankheit. 1911; Kraus-Brugschs Handb. 8. — MORAWITZ, Blutkrankheiten in v. Bergmann-Staehelins Handb. **4** I. — ARNETH, Die qualitative Blutlehre 1—3 (1920—1925); 4, 19. — VICTOR SCHILLING, Das Blutbild usw., 8. Aufl. 1929. — SEYDERHELM, Handb. norm. path. Phys. **6** I, 700. — SCHITTENHELM, Lehrb. inn. Med. II, Berlin 1931.

[4] Vgl. das große Werk von MARCHAND, Über Entzündung in Krehl-Marchands Handb. **4** I, 305 ff. — STOCKINGER, Z. exper. Med. **65**, 27; **70**, 599 (SCHITTENHELM).

mancherlei tiefe Einschnürungen und Veränderungen an ihm[1]. Im Protoplasma der einzelnen Gruppen weißer Zellen gibt es verschiedene körnige Gebilde von verschiedener Größe[2], überhaupt von ungleicher physikalischer und chemischer Beschaffenheit. Durch Ehrlich lernten wir ihre Empfindlichkeit gegen die chemische Reaktion der Farbstoffe kennen, die zwar vom Alter der Granulation abhängt, in ihrem ausgebildeten Zustand aber wohl bestimmte Zellen charakterisiert. Die säureempfindlichen (eosinophilen) Körnungen entsprechen den grobgranulierten Max Schultzes. Wir finden ferner basophile (Mastzellen) und gegen neutrale Farbstoffe empfindliche im Blute. Die letzteren erfüllen die große Mehrzahl der gewöhnlichen polymorphkernigen Leukozyten. Aufgabe und Bedeutung der Körnungen ist jetzt noch unbekannt; wahrscheinlich hängen sie doch mit der Bildung von Fermenten zusammen. Auch die merkwürdigen, nachher zu erwähnenden Beziehungen der eosinophilen Granula zu einzelnen krankhaften Zuständen geben keine eingehenderen Aufschlüsse. Zellen mit den verschiedenen Körnungen gehen nicht ineinander über. Sie stellen vielmehr etwas Festes dar, offenbar das Ende einer Entwicklung. Die Bildung der verschieden granulierten Zellen erfolgt nach Naegeli aus Vorstufen mit der gleichen Körnung und einfach gebautem Kern (Markzellen), diese wieder stammen ab von Zellen mit einfachem Kern ohne Körnung (Naegelis Myeloblasten); Stockinger erkennt diese Auffassung nicht an. Schon diese Vorstufe der polymorphkernigen Leukozyten enthält ebenso wie die fertige Zelle häufig, doch nicht immer, Oxydasen. Stockinger spricht den Oxydasegehalt verschiedenen Zellen in nicht von vornherein bestimmter Weise zu, sondern läßt ihn abhängen von Funktionszustand und Bedürfnissen des Organismus.

Die Lymphozyten entstehen in den Lymphfollikeln[3] und vielleicht aus Bindegewebszellen. Auch diese Zellen bewegen sich und wandern; auch sie vermögen fremde Körper aufzunehmen. Aber, wie ich schon sagte, erscheint vorerst noch gänzlich unklar, was sie im Körper des Gesunden ausrichten. Die Lymphozyten entwickeln sich ebenfalls aus Vorstufen mit einfacherem Bau, namentlich des Kerns. Da gibt es bei dem Zurückgehen nach den Mutterzellen für beide Reihen von weißen Zellen schließlich eine Form, die unseres Erachtens für beide gleich ist, wenigstens vermag ich persönlich die Stammzellen der myeloiden und lymphoiden Zellen nicht sicher voneinander zu unterscheiden. Diese Stammzelle tritt meines Erachtens unter normalen und krankhaften Verhältnissen auf und vermag sich nach der verschiedensten Richtung hin zu entwickeln. Erst nach völliger Entwicklung der Einzelzelle verlaufen Leben und Tätigkeit der verschiedenen Arten der weißen Blutzellen unabhängig voneinander. Das ist die in der Klinik am meisten verbreitete, besonders von Naegeli vertretene Ansicht. Aber sie wird, wie gesagt, von Anatomen, Pathologen und auch von Klinikern nicht allgemein anerkannt. Die polymorphkernigen Zellen mit neutrophilen Granulationen machen sich in der Regel dann bemerkbar, wenn irgendwo im Körper eine schädliche Einwirkung stattfindet. Dann wandern sie dorthin. Gleichzeitig erfolgt eine Reizung des Knochenmarks, die zu verstärkter Neubildung myeloider Zellen führt; das Blut weist größere Zahlen

---

[1] Vgl. Arneth, Die neutrophilen Leukozyten. Jena 1904. — Arneth, l. c. — V. Schilling, l. c.

[2] M. Schultze, Arch. mikrosk. Anat. 1. — Ehrlich, Naegeli.

[3] Vgl. Aschoff, Die lymphatischen Organe. Med. Klin. 1926, Beih. 1.

von ihnen auf. Am ruhenden, unbeeinflußten Menschen enthält 1 mm³ Blut etwa 5000—8000 weiße Zellen, davon etwa 3500—5600 gewöhnliche polymorphkernige Leukozyten. Bei Kindern ist die absolute Zahl der weißen Zellen, und vor allem die der Lymphozyten, etwas größer.

Unter welchen Umständen ändert das Blut des Kranken seine Leukozytenzahlen? Wir dürfen jetzt mit NAEGELI[1] antworten: wenn die Bildungsstätten der verschiedenen Formen weißer Blutzellen, also im wesentlichen das myeloide oder lymphoide Gewebe durch Erregung oder Lähmung in einen Zustand verstärkter oder herabgesetzter Tätigkeit geraten. Immer ist dabei zu berücksichtigen, daß für diese Besprechung alle die Fälle ausgelassen werden, in denen unter dem Einflusse des vegetativen Nervensystems nur die Verteilung der weißen Zellen auf verschiedene Körperstellen schwankt[2]. Das kommt unter bestimmten Einwirkungen nicht allzu selten vor und es gibt dabei sogar gewisse Gesetzmäßigkeiten[3]: z. B. häufen sich weiße Zellen gern entweder im Splanchnikusgebiet oder andererseits in Lungen- und Hautgefäßen an. Diese Zustände bedürfen auch deswegen noch eingehender Erforschung, weil durch sie Veränderungen der Blutkörperchenzahlen vorgetäuscht werden können. Wirkliche Vermehrung der polymorphkernigen Blutzellen (Leukozytose) entsteht nach der gewöhnlichen Auffassung also dadurch, daß irgendwelche Reize die Stammzellen des Knochenmarks treffen und zu einer Neubildung mit nachfolgender Ausschwemmung ihrer Abkömmlinge führen. Im Blut trifft man dann in der Regel eine mehr oder weniger starke absolute Vermehrung der neutrophilen Zellen. Daß in einzelnen besonderen Fällen die Zahl der azidophilen Leukozyten die Kosten der Vermehrung trägt, wird sofort erwähnt werden.

Bei den am gesunden Organismus vorkommenden, in der Regel nicht starken Leukozytosen ist das gegenseitige Verhältnis der weißen Zellen verschiedener Altersstufen in der Regel erhalten, d. h. wir treffen hauptsächlich Zellen mit segmentiertem und nur wenige mit einfachem Kern; gerade für die Beurteilung dieser sog. physiologischen Leukozytosen müßte man allerdings mehr mit einer Veränderung der Blutverteilung rechnen. Ebenso ist es bei den pathologischen Leukozytosen im Gefolge leichter, bald heilender Infekte, sowie bei einer Anzahl bösartiger Geschwülste. Bei andern Fällen von Tumor[4] aber, namentlich solchen mit Metastasen im Knochenmark finden sich mehr oder weniger zahlreiche jugendliche oder ganz unfertige weiße Zellen, bei Knochenmarkstumoren oft auch sehr zahlreiche Erythroblasten.

Durch eingehende Studien, insbesondere von ARNETH, NAEGELI und V. SCHILLING wurde festgestellt, daß auch bei allen schweren Infekten die Veränderung der Beschaffenheit der Leukozytenkerne[5] von großer Bedeutung ist („Kernverschiebung"). Aus dem Verhalten des Kerns erkennt man das Alter der Zelle. Wir treffen unter krankhaften Verhältnissen sowohl auf das Auftreten jüngerer Zellen, als auch auf solche mit entarteten Kernen. Im ersteren Falle treten mehr Zellen mit nicht segmen-

---

[1] Vgl. NAEGELI, Blutkrankheiten, 4. Aufl., S. 200.

[2] E. F. MÜLLER, Klin. Wschr. **5**, Nr 16 (1926); **1929**, Nr 6. — Vgl. SCHWENKENBECHER u. SIEGEL, Arch. f. klin. Med. **92**, 303.

[3] MÜLLER u. HÖLSCHER, Klin. Wschr. **1929**, Nr 6.

[4] KURPJUWEIT, Arch. klin. Med. **77**, 553.

[5] Vgl. auch KLIENEBERGER, Blutmorphologie usw., 2. Aufl. 1927.

tierten einfacheren Kernen, ja Myelozyten und in seltenen Fällen sogar Promyelozyten und Myeloblasten auf. Dem begegnen wir in allen schweren Infekten, wenn ein starker Reiz auf die Bildungsstätten der weißen Zellen ausgeübt wird und diese junge unfertige Zellen in die Blutbahn austreten lassen. Dann können sogar myeloide Metaplasien sich in Organen, wie der Leber, einstellen[1], die beim Embryo weiße Zellen lieferten. Gewiß werden in diesen Fällen auch viele Leukozyten verbraucht, sie gehen zugrunde. Das vollzieht sich so schnell, daß die gewöhnliche langsame Regeneration nicht nachkommt und daß aus diesem Grunde unfertige Zellen ins Blut gelangen. Die bei Infekten gleichzeitig kreisenden (hypothetischen) Gifte schädigen nun vielfach auch die Zellen samt Kernen. Dadurch entstehen die buntesten Blutbilder. Diese wurden von ARNETH und auf seiner Grundlage für die Zwecke des Krankenbetts namentlich von V. SCHILLING[2] sehr eingehend durchgearbeitet; durch die Berücksichtigung der Vereinigung quantitativer und qualitativer Veränderungen ergibt sich eine Fülle wichtiger diagnostischer und prognostischer Gesichtspunkte. Für die theoretische Betrachtung sollen wir bedenken, daß das an den weißen Zellen schließlich beobachtete Bild das Ergebnis von Einwirkungen auf sie darstellt, die sowohl im Knochenmark als auch in den hauptsächlich veränderten Geweben und im Blut stattfinden. Jedenfalls liegen also höchst verwickelte Verhältnisse vor. Wie GLOOR mit vollem Recht hervorhebt[3], genügt es für die Beurteilung eines Schädigungszustandes der weißen Zellen nicht, ihre Kernverhältnisse zu berücksichtigen. Man muß auch das Verhalten des Protoplasmas untersuchen. Es haben sich bei diesen Beobachtungen in der Tat schon sehr merkwürdige Veränderungen seiner Granulationen ergeben, z. B. bei Strepto- und Staphylokokkeninfekten. Ich kenne diese Veränderungen genau und schätze ihre Bedeutung nach den Erfahrungen der Heidelberger Klinik sehr hoch. Ich kann mich den Einwendungen von ARNETH und SCHILLING nicht anschließen. Wozu der Streit? Mir erscheint die Anwendung beider Methoden gut! Äußerst wichtig ist auch die Beobachtung der Bewegungs- und Funktionsstörungen bei den weißen Zellen Kranker[4]. Die Leukozyten von Kranken mit Infekten verfallen leichter der Nekrobiose, sie bewegen sich im Vergleich zu denen normaler Menschen nur langsam und phagozytieren schlecht, sie kleben viel unvollkommener an Gegenständen. Das letztere dürfte durch Serumgifte verursacht sein, denn in normalem Serum fressen auch die weißen Zellen kranker Menschen gut. Nur hämolytische Streptokokken werden unter allen Umständen schlecht phagozytiert.

Die Stoffe, die unter krankhaften Verhältnissen das Gewebe des Knochenmarks zur Neubildung anregen, sind im wesentlichen die Abkömmlinge von Bakterien und Gewebszellen. Wir treffen hier auf große Verschiedenheiten: die Gifte mancher Mikroorganismen erzeugen ganz gewöhnliche Leukozytose: die Pneumokokkeninfektion liefert das beste Beispiel; von keiner andern Erkrankung kenne ich so starke Leukozytosen — bis zu 80000, sogar 90000 weiße Zellen im Kubikmillimeter. Andrerseits geht der Abdominaltyphus in der Regel ohne Vermehrung der polymorphkernigen Zellen einher[5]. Bei dieser

---

[1] Vgl. NAEGELI, Blutkrankheiten, 4. Aufl., S. 200.

[2] ARNETH, l. c. — SCHILLING, l. c. — ERNST, Arch. klin. Med. **149**, 1.

[3] W. GLOOR, Die klinische Bedeutung der qualitativen Veränderungen der Leukozyten. Leipzig 1929 (NAEGELI). — SANDELS, Jb. Kinderheilk. **120**, 196; **116**, 293.

[4] v. PHILIPSBORN, Arch. klin. Med. **145**, 351; **155**, 186, 281; **160**, 323; **168**, 239; Klin. Wschr. **45**, 141; Fol. haemat. (Lpz.) **43**, 142. — SANDELS, Jb. Kinderheilk. **120**, 196. — MOMMSEN, Z. exper. Med. **65**, 287.

[5] NAEGELI, Arch. klin. Med. **67**; Blutkrankheiten (Lit.).

Krankheit bildet sich sogar nach einer anfänglichen und schnell vorübergehenden
Vermehrung der neutrophilen Zellen eine Verminderung aus; selbst Reize, die
sonst Leukozytose erzeugen, vermögen sie, offenbar wegen der verminderten
Reizbarkeit des Knochenmarks, hier nicht oder nur in geringem Maße hervorzurufen. Lymphozyten treten mit wachsender Dauer der Krankheit reichlicher
ins Blut. Das alles ist sehr merkwürdig, denn im Tierversuch erzeugt die Einspritzung von Typhusbazillen Leukozytose; es sind hier noch Fragen zu lösen[1].
Äußerst wichtig ist, daß die Leukozytose offenbar nicht nur chemisch vom
Knochenmark, sondern offenbar auch vom Hirn aus reguliert wird[2].

Ein Teil der Infektionskrankheiten führt also zu Leukozytose, ein anderer
tut das nicht. Z. B. bei sog. septischen Erkrankungen haben wir außerordentlich
schwankende Verhältnisse[3]. Das ist natürlich von hohem diagnostischem Interesse, besonders wenn der Arzt seine Beobachtungen dem Verlaufe der Krankheit samt ihren Komplikationen anpaßt und sein Augenmerk auf das Verhalten
der absoluten Zahlen aller Blutzellen sowie besonders ihren Wechsel richtet[4].
Es geht aus diesen Beobachtungen hervor, daß die Gifte mancher Infekte das
Knochenmark reizen, die anderer es unverändert lassen. Die Endwirkung hängt
nicht nur ab von der Art des Giftreizes, sondern auch von seiner Stärke. Das
eben Gesagte gilt für mittlere Wirkungen. Schwächste können ohne jeden Erfolg
sein. Und die stärksten Giftwirkungen von Infektionen, die sonst Leukozytose
erzeugen, gehen sogar mit einer Leukopenie einher; sie lähmen das Mark; wir
erinnern an die Leukozytenverminderung bei schwersten Pneumonien. In
manchem Zustand schwerster Infektion, als deren Ausdruck wir Anginen oder
ausgedehnte Veränderungen des Verdauungskanals kennen, kommt es zu stärk-
stem Schwunde der aus dem Mark stammenden Zellen (Agranulozytosis[5]);
sie können im Blute fast völlig fehlen. Dann liegen eigenartige Infekte verschiedener Art, meist höchst gefährlicher Form zugrunde. Manche Forscher
möchten konstitutionelle Verhältnisse zur Erklärung heranziehen: in einer merkwürdigen Beobachtung[6] aus MORAWITZ' Klinik ging Leukozytenverminderung
dem Infekt voraus.

Merkwürdig sind die Beziehungen dieser Leukozytosen zu den örtlichen Ansammlungen weißer Blutzellen. Schädlichkeiten physikalischer und chemischer
Art, die zu Entzündung und Eiterung führen, erzeugen chemotaktisch eine Ansammlung von Wanderzellen, dort wo die Schädlichkeit einwirkt[7] und versetzen
ihre Bildungsstätten in Erregung.

---

[1] Vgl. FRANK, Dtsch. med. Wschr. **1916**, Nr 35.
[2] ROSENOW, Verh. dtsch. Ges. inn. Med. **1928**, 385.
[3] Vgl. H. LENHARTZ, Arch. klin. Med. **146**, 257.   [4] NAEGELI, ARNETH, SCHILLING.
[5] STURSBERG, Med. Klin. **1912**, 520. — U. FRIEDEMANN, Z. Hals- usw. Heilk. **13**, 473. —
LEON, Arch. klin. Med. **143**, 118. — SCHULTZ, Dtsch. med. Wschr. **1922**, Nr 44. — PETRI,
Dtsch. med. Wschr. **1924**, Nr 30. — FEER, Schweiz. med. Wschr. **1926**, Nr 22. — SCHAEFER,
Arch. klin. Med. **151**, 191. — LETTERER, Fol. haemat. (Lpz.). **39**, 437.
[6] KOMMERELL, Med. Klin. **1929**, 1816.
[7] Über die hier in Betracht kommenden Fragen aus der neueren Literatur vor allem
das berühmte Werk von MARCHAND, Entzündung, in Dtsch. Chir. — MARCHAND, Entzündung,

Die örtliche Anhäufung azidophiler Zellen und ihre Vermehrung im
Blut findet sich vor allem bei Anwesenheit von Darmentozoen[1] oder ihrer Ver-
wandlungsformen, ferner bei Granulom, bei manchen „exsudativen"[2] und
„anaphylaktischen" Zuständen, z. B. bei Asthma bronchiale[3]. Wohl nicht jede
allergische Körperverfassung ist immer mit Eosinophilie verbunden, aber jedenfalls kommen die beiden Dinge sehr häufig vereint vor[4]. Hier spielt die ganze
Frage der Vaguserregung bei Anaphylaxie hinein[5]. Zuweilen beobachten wir
Ansammlung azidophiler Zellen im Blut bei Tumoren.

Einige wenige Infekte, z. B. Scharlach, gehen mit Bluteosinophilie einher,
aus welchem Grunde ist unbekannt, aber wer die anaphylaktische Natur des
Scharlachs annimmt, könnte den Befund im oben genannten Sinne auslegen.

Im Gegensatz zu Scharlach steht die große Mehrzahl der anderen akuten
Infektionskrankheiten vor allem der Typhus: bei ihnen verschwinden die Eosinophilen in der Regel schnell aus dem Blute. Indessen gibt es bei manchen Infekten,
z. B. bei Pneumonie, doch schwankende Verhältnisse[6]. Auch bei schweren Intoxikationen, z. B. Urämien fehlen die Eosinophilen. Von manchen Forschern[7] wird
das Verhalten der Eosinophilen gegenüber bestimmten Infektionen als Maßstab
für die Widerstandsfähigkeit des Organismus gegen die Einwirkungen des Infekts
angesehen.

Pathogenetisch wird man für die örtliche Anhäufung der Zellen nach der
üblichen Annahme chemotaktische oder, wie bei Asthma, vegetativ-nervöse
Einflüsse in Betracht ziehen und für die Vermehrung im Blute eine Einwirkung
besonderer Stoffe auf die Bildungszellen im Knochenmark[8] bzw. auf eine Regulation im Zentralnervensystem.

Von den Zellen des lymphoiden Gewebes, den Lymphozyten, wissen wir
noch weniger. Auch sie wandern aus den Gefäßen aus. Aber für ihre örtliche
Ansammlung kommt wohl häufig eine örtliche Bildung in Betracht[9]. Denn sie
entstehen aus lymphoidem Gewebe, und dieses ist überall und in manchen Organen, z. B. in Milz, Leber, Knochenmark besonders reichlich verbreitet; sie
entstehen ferner wahrscheinlich aus den Zellen des Retikulums.

Die krankhaften Reize zur örtlichen Ansammlung von Lymphozyten erfolgen
einmal im Sinne der Wegschaffung von Fremdkörpern. Wir haben aber auch Anhalts-

---

in Krehl-Marchands Handb. Path. **4.** — Ferner SCHRIDDE, Studien und Fragen zur Ent-
zündungslehre. 1910. — LÖHLEIN, Die Gesetze der Leukozytentätigkeit. 1913. — HELLY,
Beitr. path. Anat. **37,** 171.

[1] Z. B. SCHLEIP, Arch. klin. Med. **80,** 1 (Lit.). — STÄUBLI, ebenda **85,** 286; Die Trichinen. 1911.

[2] BRANDSTETTER, Diss. Heidelberg 1913.

[3] MÜLLER u. GOLLASCH, Fortschr. Med. **1889.** — HEINEKE u. DEUTSCHMANN, Münch. med.
Wschr. **1906,** Nr 17. — STÄUBLI, Erg. inn. Med. **6,** 192.

[4] AHL u. SCHITTENHELM, Z. exper. Med. **1,** 111. — SCHLECHT u. SCHWENKER, Arch. klin.
Med. **108,** 405.

[5] EPPINGER u. HESS, Vagotonie. — SCHWENKER u. SCHLECHT, Z. klin. Med. **76,** 77.

[6] Vgl. ARNETH, Arch. klin. Med. **108,** 323.

[7] O. MÜLLER u. BRÖSAMLEN, Beitr. klin. Tbk. **50,** 289.

[8] Für Askaris vgl. BORCHARDT, Klin. Wschr. **1929,** 591.

[9] Über diese Fragen vgl. die S. 469 genannten Abhandlungen.

punkte dafür, daß die Lymphzellen chemische Stoffe liefern. Feste Stoffe nehmen sie auf, wie uns schon METSCHNIKOFF lehrte. In manchen Fällen und Formen von Entzündung kommt es zu einer örtlichen Anhäufung von Lymphozyten: die Tuberkulose ist das bekannteste Beispiel. Im allgemeinen treten Rundzellen in den Vordergrund in dem Maße, wie Entzündungen länger dauern, „chronisch" werden. Das paßt also gut zur Tuberkulose. Auch die Syphilis wäre hier zu nennen. Überhaupt scheinen die weniger heftigen, weniger stark einwirkenden Entzündungsreize vorwiegend die Lymphzellen zu beeinflussen[1]. Doch möchte ich auf die Ursache der Entzündung noch mehr Wert legen, indem bei Tuberkulose und vor allem bei Diphtherie[2] akut, ja in schwerster und schnellster Weise verlaufende Entzündungen lymphozytärer Natur sein können und es häufig sind. Mir scheint in solchen Fällen die Annahme eines schwächeren Grades der Reizung ganz unrichtig zu sein. Für die Verhältnisse bei Keuchhusten gilt das gleiche: auch hier besteht Lymphozytose bei akuter Krankheit. Die ganze Frage ist noch besonders verwickelt durch das Verhalten der Plasmazellen. Diese haben nahe Beziehungen zu den Lymphozyten und zu festen Zellen der Bindegewebsreihe, und sie spielen in dem Bilde von Entzündungen der oben genannten Arten eine sehr große Rolle. Denn gerade in diesen Fällen sieht man dann auf das innigste gemischt mit Lymphozyten große Mengen von Plasmazellen.

Bei einer Reihe von Zuständen findet man also im Gefolge von Infektionen Lymphozytose des Blutes[3]. Wir beobachten sie, wie gesagt, z. B. bei Keuchhusten, sowie bei manchen Fällen von Tuberkulose und Syphilis. Hier kann die absolute Zahl der Lymphozyten vermehrt sein. Das gleiche kommt vor bei schweren Infekten unbekannter Natur, die mit lymphozytärer Reaktion einhergehen[4]. Häufig z. B. bei Typhus, Thyreoidismus, Biermerscher Anämie, Tuberkulosen und in der Rekonvaleszenz von allen möglichen akuten Infekten findet sich eine Hyperlymphozytose ohne oder mit Erhöhung der Gesamtzahl. Hier bringt man die Lymphozytose gern mit der Heilung des Infekts, mit der Rekonvaleszenz des Organismus in Zusammenhang. Merkwürdig ist das Vorkommen von Lymphozytose unter bestimmten Lebensformen und bei gewissen konstitutionellen Bedingungen, z. B. unter den Verhältnissen des Kriegs im Felde[5]. Hierher gehören auch die Lymphozytosen bei inkretorischen Störungen.

Relative Lymphozytose mit allgemeiner Leukopenie — die absoluten Lymphozytenzahlen sind dabei etwa normal, oder etwas niedriger, selten wenig erhöht — finden sich ganz regelmäßig bei Protozoeninfektionen, die mit starker Milzschwellung einhergehen, z. B. bei Kalaazar und ebenso bei einheimischen Kranken mit großen Milzschwellungen[6], die ich in das Gebiet unbekannter, bei uns vorkommender Protozoeninfektionen hineinrechnen möchte. In der Regel findet sich dann eine absolute Leukopenie, also auch die myeloiden Gewebe sind beeinflußt. Alles Nähere ist unbekannt.

---

[1] Vgl. über diese Fragen LOSSEN, Arch. klin. Med. **86**, 217. — BERGEL, Die Lymphozyten. 1921; Erg. inn. Med. **20**, 36; Z. exper. Path. **21**, 216.

[2] Lit. bei LOSSEN, l. c. — SEITZ, Frankf. Z. Path. **14**, 470.

[3] NAEGELI, Blutkrankheiten. — MARCHAND, l. c. — MINKOWSKI, Kongreß inn. Med. **1899**, 197. — FAUCONNET, Arch. klin. Med. **82**, 167.

[4] Über die ganze Frage und einschlägige Fälle: FRITZ MARCHAND, Arch. klin. Med. **110**, 359. — SCHENK u. PEPPER, ref. Zbl. ges. inn. Med. **43**, 168. — ARNETH.

[5] Vgl. KREHL, Veröff. Mil.san.wes. **1914**.   [6] Vgl. MORAWITZ, Klin. Wschr. **1928**, Nr 16.

Bei einer Reihe schwerer und schwerster Infekte, namentlich solchen, die mit Angina und Blutungen einhergehen, ferner bei leichteren, die mit Lymphdrüsenschwellungen verbunden sind (PFEIFFERschen Drüsenfieber), liegt eine lymphozytäre, manchmal möchte man sagen leukämoide Reaktion des Organismus auf bestimmte infektiöse Gifte vor[1]. Die absolute Zahl der Zellen kann hoch, weit über normal, sie kann normal, sie kann sogar recht tief sein. Klinisch haben diese Fälle Beziehungen zu den oben genannten Agranulozytosen sowie zu den akuten Leukämien. Hier treten nun auch veränderte Lymphozyten auf: jugendliche bis zu den Lymphoblasten und offenbar solche, die durch Einwirkung von Giften verändert, degeneriert sind. Es gibt da Reaktionsformen der verschiedensten Art, auch solche mit Zellen von retikuloendothelialer Form[2].

Künftige Forschungen müßten in all diesen Fällen die Art der Lymphozyten, die dabei auftreten, nach dem Vorgang von ARNETH viel mehr beachten. Das erscheint mir namentlich notwendig in Anbetracht der so verschiedenen Bezeichnungen, die diese Zustände erfahren. Eingebürgert hat sich leider der Name Monozytenangina. Ganz abgesehen davon, daß in nicht wenigen Fällen dieser Art von Reaktion Angina fehlt, ist diese doch nur eine Teilerscheinung des gesamten Prozesses. Und Monozyten der Schule sind die dabei im Blut vermehrten Zellen meist nicht; sie haben manchmal schon Beziehungen zu ihnen, häufiger aber, wie mir scheint zu den Lymphozyten, manchmal zu Markzellen. Sehr häufig sind es, wie gesagt, krankhaft veränderte Zellen. Dadurch kann klinisch die Ähnlichkeit mit akuter Leukämie sehr groß werden. Ich kenne Kranke, bei denen man den ganzen ersten Teil der Krankheit nicht mit Sicherheit sagen konnte, ob Angina mit leukämoider Reaktion oder Leukämie vorlag.

Bei manchen Fällen von Granulom und zuweilen bei Tuberkulose der Lyphdrüsen sowie bei (sprueartigen?) Erkrankungen mit Drüsenschwellungen, kann die Zahl der Lymphozyten außerordentlich sinken[3]. Unsere pathogenetischen Vorstellungen bewegen sich hier in der Regel zwischen den beiden Möglichkeiten: besonderer (hier negativ wirkender) Reiz der Krankheitsursache auf die Keimgewebe und Ausfall solchen Gewebes durch die Ausbreitung des Krankheitsprozesses. Ich halte die letztere Annahme für wenig wahrscheinlich.

Über Monozytenveränderungen möchte ich noch nichts Abschließendes sagen; in den Werken von NAEGELI und SCHILLING findet man Darlegungen[4]. Die Zahlen dieser Zellen schwanken stark bei verschiedenen Krankheiten[5]. Bei manchen Infekten, z. B. bei Endocarditis lenta[6], kommen Vermehrungen vor — bei dieser

---

[1] Vgl. ARNETH, Qualitative Blutlehre, 3. (1925). — MARCHAND, l. c. (Lit.). — SCHULTZ u. MIRISCH, Virchows Arch. **264**, 760. — WEISS, Wien. Arch. inn. Med. **14**, 303. — BROGSITTER, Fol. haemat. (Lpz.) **31**, 149. — KWASNIEWSKI u. HENNING, Dtsch. med. Wschr. **1926**, Nr 7. — BAADER, Arch. klin. Med. **140**, 227. — HOOPMANN, ebenda **142**, 196. — STEPP u. WENDT, Dtsch. med. Wschr. **1930**, Nr 16.

[2] Vgl. KRAHN, Arch. klin. Med. **152**, 179.

[3] Z. B. GROTE u. FISCHER-WASELS, Münch. med. Wschr. **1929**, Nr 49.

[4] Ferner SCHILLING, Med. Klin. **1926**, Nr 15/16. — WOLLENBERG, Erg. inn. Med. **28**, 638. — SCHITTENHELM u. ERHARDT, Z. exper. Med. **46**, 225.

[5] SCHILLING, l. c. — FREHSE, Fol. haemat. (Lpz.) **28**, 1.   [6] FREHSE, l. c.

Krankheit findet man auch Endothelien zuweilen reichlich[1]. Im ganzen halte ich die Monozyten noch für eine zu wenig abgeschlossene Gruppe von Zellen, als daß ich generell über sie zu sprechen vermöchte.

Die Reaktionsform der die weißen Zellen erzeugenden Gewebe, des Knochenmarks, des lymphoiden und des retikuloendothelialen Gewebes bildet die Grundlage für alle diese Betrachtungen. Es ist kein Fortschritt, jede Reaktionsform seitens des Blutes zu beschreiben, mit einem Krankheitsnamen zu belegen und dadurch das, worauf es ankommt, gewissermaßen in das Blut zu schieben. Unser Ziel muß vielmehr sein, die Ursache der Erkrankung bzw. des Infekts festzustellen sowie die Bedingungen abzuleiten, unter denen die eigentümliche Reaktionsform seitens der die weißen Blutzellen bildenden Gewebe und als deren Folge das charakteristische Blutbild entsteht. Da liegt ein großes Gebiet vor uns, das Infekte, Geschwülste und inkretorische Zustände umfaßt. Meines Erachtens gehören hierher sogar die Leukämien.

Bei dieser Krankheitsgruppe, die seit VIRCHOW als Leukämie[2] bezeichnet wird, gilt die Veränderung der die weißen Blutzellen erzeugenden Gewebe und die Veränderung dieser Zellen selbst für eine ganz andere nach Art, Stärke und Umfang als in den bisher betrachteten Fällen. Hier kommt es zu eigenartigen Wucherungen aller oder eines Teiles der Zellen und Gewebe, die weiße Zellen bilden. In der ganzen Art der Erkrankung liegt etwas Systematisches, wenn man die Zellen und ihre Muttergewebe als eine Einheit morphologischer und funktioneller Natur betrachtet, weil eben diese Gewebe mit ihren Erzeugnissen erkranken und im wesentlichen (man kann auch sagen nur) diese Gewebe. Da wir im ausgebildeten Zustande zwei Arten von Geweben haben, so haben wir zwei im Blutbefund verschiedene Formen von Erkrankung: die myeloische Leukämie entsteht durch Erkrankung des Knochenmarkgewebes, die lymphoide durch Wucherung des lymphoiden Gewebes. Es ist kein Zweifel, daß viele Erfahrungen diese Annahme bestätigen; auf mögliche Verwicklungen durch Veränderungen des Muttergewebes wird sogleich eingegangen werden. Die Einführung des Systembegriffs in die Auffassung der Leukämien[3] hat zweifellos zur Klärung viel beigetragen. Die Frage tritt aber noch einmal auf für die Erörterung ihrer Beziehung nach Krankheitseinheiten. Man darf nicht entfernt daran denken, daß sie schon abgeschlossen sei. Das darf man deswegen nicht, weil man mit solch dogmatischer Annahme den Tatsachen vorgreifen würde. Denn es gibt zweifellos Fälle von Leukämie, in denen beide Systeme gleichzeitig oder dicht nacheinander erkranken[4]. Da würde also der krankmachende Reiz die Zellen

---

[1] BITTORF, Arch. klin. Med. **133**, 64.

[2] Über Leukämie außer den zusammenfassenden Werken über Blut: VIRCHOW, Ges. Abhandlungen. 1856; Die krankhaften Geschwülste **2** (1865). — NEUMANN, Berl. klin. Wschr. **1878**. — PAPPENHEIM, Z. klin. Med. **47, 52**. — SCHRIDDE, Münch. med. Wschr. **1908**, Nr 20. — v. DOMARUS, Fol. haemat. (Lpz.) **6** (1908). — NAEGELI, Leukämie und Pseudoleukämie. Wien 1913. — PAPPENHEIM, Die Zellen der leukämischen Myelose. 1914. — NAEGELI, Blutkrankheiten. — C. HIRSCH, Dtsch. med. Wschr. **1925**, Nr 36. — HIRSCHFELD, in Kraus-Brugschs Handbuch. — F. v. MÜLLER, Münch. med. Wschr. **1931**, Nr 10/11. — SCHITTENHELM, Lehrb. inn. Med. **1931 II**, 275.

[3] EHRLICH, NAEGELI, SCHRIDDE.

[4] Z. B. HERXHEIMER, Münch. med. Wschr. **1913**, Nr 45/46; Zbl. Pathol. **24**, Nr 20. — KWASNIEWSKI u. HENNING, Z. klin. Med. **103**, 189.

beider Gewebearten getroffen haben; beide Gewebe haben eben die gleichen Mutterzellen! Und wir kennen auch Leukämien von monozytären Charakter[1], also mit Zellen, deren Zugehörigkeit zu den Myeloidzellen zum mindesten problematisch ist. Sieht man in den großen mononukleären Zellen die Glieder einer eigenen Zellreihe[2], so müssen wir eine dritte Form von Leukämie annehmen. Naegeli betrachtet[3] die Monozytenleukämien als Bilder akuter Myelosen. Ich selbst komme mehr und mehr wieder dazu, die „Monozyten" für morphologische Zustandsgebilde zu halten. Erfahrungen an mehreren „Monozytenleukämien" festigen in mir diese Auffassung.

Die Ursachen einer leukämischen Veränderung der blutbildenden Gewebe des Menschen kennen wir noch nicht. Deshalb ist auch jeder Streit fruchtlos, was sein kann und nicht sein kann. Von höchster Bedeutung erscheinen mir gegenüber allen „Möglichkeiten" die Beobachtungen von Ellermann an Hühnern[4]. Hier ist doch bei einer Tiererkrankung, von der ich nicht sehe, mit welchem Rechte man ihre Erkrankung prinzipiell von den Leukämien des Menschen trennen sollte, mit einem filtrierbaren, über Generationen fortzüchtbaren Gift die Übertragung des Zustands gelungen. Den Arzt erinnert bei manchen akuten Leukämien des Menschen nicht Weniges an das Bestehen eines Infekts. „Bei Anämien und Infektionskrankheiten finden sich prinzipiell die gleichen Organbefunde"[5]. Ich neige am meisten zur Annahme einer infektiösen Grundlage dieser Zustände[6].

Die Untersuchungen von Ellermann sind von größter Fruchtbarkeit für unsere Bestrebungen am Menschen; wurden doch neuerdings gewisse Beziehungen zwischen Biermers Anämie und Leukämie hervorgehoben[7]. Auch ich trenne das natürlich jetzt, wenn sich auch im Gefolge von Leukämie eine Anämie entwickeln kann, die mit der perniziösen manchmal große Ähnlichkeit hat (vgl. Schittenhelm). Und die Veränderungen im Knochenmark und die myeloiden Hyperplasien in den Organen könnten doch allerlei Vorstellungen erwecken. Und nun kann Ellermann gewissermaßen mit dem gleichen Stamm seines Giftes myeloide und lymphoide leukämische, aleukämische und anämische Formen eines Krankheitszustandes erzeugen. Für alle ätiologische und pathogenetische Arbeit auf diesem Gebiete ein außerordentlicher Fortschritt!

Sind die Bedingungen für das Eintreten von Leukämie gegeben, so entwickelt sich eine Hyperplasie der weißen Zellen, in manchen Fällen der myeloi-

---

[1] Fleischmann, Fol. haemat. (Lpz.) **20 I**, 19. — Reschad u. Schilling, Münch. med. Wschr. **1913**, Nr 36. — Ewald, Frehse, Hennig, Arch. klin. Med. **138**, 353.

[2] Vgl. V. Schilling, Z. klin. Med. **88**, 377.

[3] Naegeli, Blutkrankheiten, 4. Aufl., S. 395. — Vgl. Merklen u. Wolf, zit. Zbl. ges. inn. Med. **46**, 36.

[4] Ellermann, Die übertragbare Hühnerleukozytose. Berlin 1918; ferner zit. Zbl. ges. inn. Med. **12**, 341; Fol. haemat. (Lpz.) **26**, 135; **29**, 203; Kongreß inn. Med. **34**, 57.

[5] So schreibt einer der besten Kenner der Leukämie: Naegeli, Blutkrankheiten, 4. Aufl., S. 435.

[6] Vgl. Domarus, in Kraus-Brugschs Handb. **8**, 367.

[7] Vgl. z. B. Denecke, Arch. klin. Med. **150**, 266.

schen, in anderen der lymphoiden Reihe in den Muttergeweben. Unmassen junger Zellen entstehen. Der Reiz zu ihrer Bildung kann so stark sein, daß diese nicht nur nicht ihren ruhigen normalen Gang nimmt, sondern daß alle möglichen unfertigen Zellen schon in das Blut treten. Aber die Entwicklung leidet auch in ihrer Art: es bilden sich krankhaft gestaltete Zellen in den Muttergeweben, und sie erscheinen im Blut. Diese eigenartige Veränderung zeigt sich bei den myeloischen Leukämien dort, wo Markgewebe vorhanden ist, bei den lymphoiden überall im lymphatischen Gewebe, vielleicht überhaupt in Zellen des Mesenchyms.

Die myeloische Form verändert natürlich zunächst das Knochenmark. In ihm entwickelt sich ein Reiz zur Neubildung aller Arten von Zellen: auch Erythroblasten entstehen gewöhnlich reichlicher. Dann kann das Mark rötlich aussehen. In den meisten Fällen sieht es gelb aus. Das in dieser Weise arbeitende Markgewebe verbreitet sich in den Knochen. Aber auch an anderen Stellen des Körpers entsteht eine Neubildung myeloischer Zellen[1]. Vor allem in der Pulpa der Milz; diese schwillt dadurch an und kann eine außerordentliche Größe erreichen, die Follikel werden atrophisch. Auch in der Leber und in den Lymphdrüsen, gegebenenfalls in allen möglichen anderen Geweben. Man findet die stärksten Grade des als myeloische Metaplasie bezeichneten Vorganges. Ruhende weitverbreitete Zellen des Knochenmarkstypus werden durch eigenartige Reize zu erneuter Wucherung gebracht. Oder Zellen mesenchymaler Herkunft metaplasieren und nehmen wieder Funktionen auf, die sie ehemals übten. Die Wucherung ist in ihrer Stärke und in ihrer Art krankhaft. Ähnlich so ist es bei der lymphoiden Form mit dem lymphatischen Gewebe. Es wuchert in den Lymphdrüsen, in den Milzfollikeln. Auch im Knochenmark, in der Leber, Niere, in Speicheldrüsen, Tränendrüsen, Haut — in allen Organen kommt es vor; in der Haut besonders häufig. Die Wucherung ist in der Regel so stark, daß der gewöhnliche Bau der Gewebe verloren geht. Durch die Stärke der Neubildung schwellen die Lymphdrüsen an, Milz und Leber vergrößern sich. Auch andere Organe nehmen an Umfang zu, und die sonderbarsten Bildungen können sich besonders bei lymphoider Leukämie z. B. in Haut und Augen entwickeln; sie gehen hier von den so weit verbreiteten Resten lymphoiden Gewebes aus oder von Zellen des Retikulums.

Unsere Krankheitszustände haben gewisse gemeinsame Beziehungen mit echten Geschwülsten. Es brauchen nämlich die myeloischen und lymphoiden Wucherungen nicht auf die ursprünglichen Gewebe beschränkt zu bleiben, von denen sie ausgingen. Sie können vielmehr fremdes Gewebe nicht nur beiseite drängen, sondern direkt angreifen, in dasselbe hineinwuchern, es direkt zerstören. So werden zuweilen Schädelkapsel, Brustwand, Rippen angegriffen und durchbrochen. Das ist also gewiß ähnlich wie bei den bösartigen Geschwülsten. Wie bekannt, hat STERNBERG eine besondere Form lymphoider Leukämie von den übrigen Leukämien abgetrennt und ihren Bildungen, die aus besonders großen Lymphozyten bestehen sollen, die Vermehrungseigenschaften der bösartigen

---

[1] Vgl. E. MEYER u. HEINEKE, Arch. klin. Med. **88**, 435.

Geschwülste zugesprochen[1]. Diese Auffassung ist nicht allgemein anerkannt. Aber es hat sich in den nachfolgenden Beobachtungen und Erörterungen doch ergeben, daß die Leukämie, vorwiegend die lymphoide, und vor allem die mit einer schnellen Bildung junger Zellen einhergehende, gar nicht selten die Wachstumsformen der Geschwülste zeigt[2]. Indessen ich möchte jede Erörterung vermeiden, ob man damit die Leukämien generell zu ihnen rechnen soll[3]. Diese Frage gehört zu den schwierigsten, die es gibt, und ich traue mir da ein sicheres Urteil nicht zu. Um so weniger, als hier sofort die weitere Frage kommt: was kennzeichnet den malignen Tumor?

Beschreibung und Klassifizierung dieser oben geschilderten Krankheitszustände mit den gewissermaßen systematisch verbreiteten, alle Organe ergreifenden Wucherungen des myeloischen Gewebes einer-, des lymphoiden andererseits gingen ursprünglich aus von den Veränderungen des Blutes, die BENNET und VIRCHOW entdeckten. Das Maßgebende war die Vermehrung der weißen Zellen. Bis zu einer Million im Kubikmillimeter kann ihre Zahl betragen. Zuweilen wohl noch mehr, öfters aber weniger und nicht selten viel weniger: 100000—300000 dürften Mittelzahlen darstellen. Aber nie ist das Vorhandensein des Zustandes an eine Zahl gebunden. Und es gibt genug sichere Fälle unserer Krankheiten, in denen jede Vermehrung der weißen Blutzellen fehlt. In den berühmten Abhandlungen von COHNHEIM und von WUNDERLICH[4] ist das zuerst beschrieben und mit dem Namen der Pseudoleukämie belegt worden. Wegen des Mißbrauchs, der mit diesem Wort getrieben wurde und der dadurch angerichteten Verwirrung sollten wir diese Bezeichnung lieber nicht mehr anwenden. Wahrscheinlich ist in diesen Fällen von aleukämischer Myelose[5] bzw. Lymphomatose[6] das Blutbild qualitativ immer oder fast immer verändert. Ich habe wenigstens sowohl aus der Literatur als auch aus eigener Erfahrung durchaus den Eindruck gewonnen, daß fast stets bei Myelose Markzellen und bei Lymphomatose Veränderungen der Lymphozyten gefunden werden. Diese aleukämischen Systemerkrankungen sind selten. Meist entwickelt sich eben, wenn die notwendigen anatomischen Veränderungen da sind, eine gewöhnliche myeloische oder lymphoide Blutveränderung. In einer Reihe von Fällen hat man den Übergang beobachtet[7]. MARCHAND konnte direkt den Einbruch der Wucherung in eine Vene nachweisen[8]. Aber für die große Mehrzahl der Fälle wissen wir doch noch nicht,

---

[1] STERNBERG, Pathologie der Erkrankungen des lymphatischen Apparats. 1905.

[2] HERZ, Fol. haemat. (Lpz.) **13 I**, 408 (Lit.).

[3] Vgl. darüber NAEGELI, Leukämie **1913**, 9; Blutkrankheiten, 4. Aufl., S. 437. — STERNBERG, in Krehl-Marchands Handb. **2 I**. — v. DOMARUS, Fol. haemat. (Lpz.) **13 I**, 384.

[4] COHNHEIM, Virchows Arch. **33**, 451. — WUNDERLICH, Arch. f. phys. Heilk., N. F. **2**, 123; Arch. d. Heilk. **7**, 531.

[5] NAEGELI, Leukämie. — HIRSCHFELD, Z. klin. Med. **80**, 126. — DIEL u. LEVY, ebenda **86**, 139. — KEUPER, Arch. klin. Med. **130**, 118. — ARNETH, Dtsch. med. Wschr. **1927**, Nr 36.

[6] PINKUS, Nothnagels Handb. **8 I**.

[7] Vgl. NAUNYN, Dtsch. med. Wschr. **1898**; Ver. Beil. 47. — FLEISCHER u. PENZOLDT, Arch. klin. Med. **26**. — ASKANAZY, Dtsch. med. Wschr. **1895**. — PALMA, ebenda **1892** (Lit.). — TROJE, Berl. klin. Wschr. **1892**.

[8] CLAUS, Über das maligne Lymphom. Diss. Marburg 1888.

welches die näheren Bedingungen oder Veranlassungen zur Vermehrung der weißen Blutzellen sind, auch eine Erkrankung des Knochenmarks ist, wie wir jetzt wissen, hierfür nicht notwendig[1]. Ebensowenig können wir behaupten, ob regelmäßig oder auch nur öfters der eigentlichen Blutleukämie ein aleukämisches Stadium vorausgeht.

Die Zellen, die sich im Blut vermehrt finden, sind je nach der Art der Wucherung solche der myeloischen oder lymphoiden Reihe. Stets, und das ist das Wichtigste, ist das Blutbild nicht nur nach den Mengeverhältnissen seiner weißen Zellen, sondern nach ihrer Art verändert. Wenn bei einer lymphoiden Leukämie bis 99% aller weißen Zellen dem Typus der Lymphzellen angehören, so ist das höchst eindrucksvoll. Dann ist das Bild ein einförmiges. Aber es kommen doch auch hier, je nach der Stärke der Wucherung und je nach besonderen Einflüssen, unentwickelte Lymphozyten, Vorstufen (Lymphoidozyten) und in mehrfachen Beziehungen veränderte Zellen vor; also abnorme Zellen.

Wesentlich bunter ist das Blutbild bei der gewöhnlichen myeloischen Leukämie. Da findet man alle Arten von Entwicklungs- und Gesundheitsstufen der Markzellen, auch viele krankhaft veränderte. Manchmal sind viele azidophile oder viele basophile Zellen da. Erfolgt die Wucherung sehr schnell, so sieht man viel junge, unentwickelte Zellen in der Blutbahn: Myelozyten, und vor allem auch Myeloblasten (NAEGELI[2]). Gerade die letzteren treten in den schwersten und am schnellsten verlaufenden Fällen der Leukämie, sowie bei allen akuten Schüben und bei den akuten Myelosen meistens ganz in den Vordergrund. Sie beherrschen das Bild absolut und relativ. Dann kann es ganz einförmig werden und, weil diese Zellen von den Lymphoblasten nur schwer (wie ich glaube: manchmal überhaupt nicht[3] zu unterscheiden sind), kann es ähnlich werden dem der Lymphoidozytenleukämie. Aber „Übergänge“ der einen Form der Leukämie in die andere gibt es nicht, sofern man die NAEGELIschen Myeloblasten von den Lymphoblasten streng trennt. Ich sehe die schwersten akuten Formen als Stammzellenleukämien an, deren Zugehörigkeit zur einen oder anderen Art festzustellen nicht immer möglich ist[4]. Ich weiß wohl, daß diese Auffassung von manchen Forschern für falsch gehalten wird. Wenn aber erste Blutkenner die gleichen Zellen des gleichen Präparats ganz verschieden beurteilen, so schließe ich auch daraus, daß eine sichere Erkennung manchmal nicht möglich ist.

Gewiß verläuft jede dieser beiden Leukämieformen in der übergroßen Mehrzahl der Fälle für sich. Aber es gibt doch auch sichere Beobachtungen, in denen beide Systeme Veränderungen aufwiesen[5]. Das, und die gar nicht seltene absolute Vermehrung der Lymphozyten bei myeloischen Formen, gibt mir zu denken für das Verhältnis der Krankheitsursache zu den „Systemen“. Vielleicht

[1] Z. B. E. MEYER u. HEINEKE, Arch. klin. Med. 88.

[2] Vgl. NAEGELI, Leukämie, S. 155.   [3] Vgl. DOWNEY, Fol. haemat. (Lpz.) 34, 65, 145.

[4] Vgl. EWALD, FREHSE u. HENNIG, Arch. klin. Med. 138, 353. — MAXIMOW, Klin. Wschr. 5, Nr 47 (1926).

[5] Lit. u. eigene Beobachtungen bei HIRSCHFELD, in Schittenhelms Handb. der Krankheiten des Blutes 1, 459.

erregt diese doch öfters beide. Manche Erfahrungen ELLERMANNS ließen sich hierfür anführen. Ich kann mich eben nicht für eine so strenge prinzipielle Trennung der Leukämieformen aussprechen, einmal weil ich die Stammform der myeloischen und der lymphoiden Zellen für identisch und demgemäß die Entwicklungsfähigkeit und Entwicklungsmöglichkeit dieser Zellen nicht für so streng gebunden und für eng begrenzt halte. Im Grunde gehören die Leukämien schließlich doch wohl zusammen.

Neben der außerordentlich starken Bildung weißer Zellen in den wuchernden Geweben findet auch ein um das Vielfache erhöhter Untergang statt. Das beweisen einmal die Degenerationsformen von Zellen, die man sieht[1]. Es geht aber auch daraus hervor, daß man bei diesen Krankheiten beider Formen oft die größten Mengen von Purinkörpern bzw. von Harnsäure in der Tagesmenge des Harns findet, die überhaupt vorkommen[2]. Sie stammen aus den Nukleinen der untergehenden Zellen. Nach Röntgenbestrahlung steigt die Ausscheidung der Harnsäure mehr und mehr[3]. Unter diesem Einfluß gehen die frisch gebildeten Zellen in außerordentlicher Menge zugrunde. Die Harnsäureausscheidung wächst dementsprechend, bis eine Remission in Bildung und Untergang weißer Zellen und damit ein gleichmäßig tiefer Stand der Purinausscheidung erreicht wird.

Ganz gewöhnlich leiden die Verhältnisse des Blutes auch in anderer Beziehung. Die Kranken werden anämisch: Poikilozyten und Erythroblasten treten im Blute auf. Es kann zu schwerer Anämie kommen mit ganz ähnlichen morphologischen Veränderungen wie bei Biermerscher Anämie, vielleicht auch mit echten Megaloblasten; das letztere halte ich nicht für ganz sicher. Der Hämoglobingehalt der Erythrozyten ist dabei meist etwa normal.

Beeinträchtigungen der Gerinnungsfähigkeit des Blutes können bei den Leukämien eine sehr große Rolle spielen. Zuweilen sogar schon ziemlich früh: dann treten ganz unvermutet äußerst starke Blutungen auch nach ganz kleinen Verletzungen ein. Das ist für jeden Leukämiker stets eine Gefahr. Die Gründe für diese Blutungen sowie für die Entstehung der kleinen Blutungen, die in der Haut und in den verschiedensten Organen nicht selten beobachtet werden[4]; dürften in den leukämischen Infiltrationen der Wandungen kleiner Gefäße liegen.

Auch Fieberperioden kommen recht häufig vor; sie haben oft sehr merkwürdige Anordnung. Entweder ist das Fieber ganz unregelmäßig, oder es finden sich Typen, die dem Fieber bekannter Infektionen gleichen, z. B. manchen Intermittenten oder Rekurrenten[5]. Für die Entstehung des Fiebers kommen meines Erachtens am ehesten Gesichtspunkte in Betracht, wie sie im Kapitel Fieber bei dem Einfluß der Blutbestandteile erörtert werden. Das Fieber mag hier in der Tat endogen bedingt sein. Aber wer wollte ablehnen, es mit der Krankheitsursache in Verbindung zu bringen?

---

[1] Vgl. GUMPRECHT, Arch. klin. Med. **57**, 523.

[2] GUMPRECHT, Zbl. Physiol. **7**, 824 (1896). — MAGNUS-LEVY, Virchows Arch. **152**. — Lit. bei STRAUSS, Blutkrankheiten in v. Noordens Handb. **1**, 902.

[3] Vgl. MORAWITZ u. LOSSEN, Arch. klin. Med. **83**, 288.

[4] Vgl. PAPPENHEIM, Fol. haemat. (Lpz.) **14 I**, 320.

[5] Vgl. PAL, Berl. klin. Wschr. **1885**, Nr 1; **1887**, Nr 35. — EBSTEIN, ebenda **1887**, Nr 31, 45. — Lit. bei HOFFMANN, Konstitutionskrankheiten, S. 106. — WESTPHAL, Arch. klin. Med. **51**, 83.

Das Krankheitsbild der Leukämien gestaltet sich schon in ihrer gewöhnlichen chronischen Verlaufsform sehr verschieden, weil eben die Organe bei jeder von beiden sich ganz unregelmäßig beteiligen und natürlich bei lymphoiden und myeloiden Formen durch die verschiedene Erkrankung, z. B. der Lymphdrüsen, echter Drüsen und der Haut sich von selbst ungleiche Symptome ergeben. Der Arzt, der vorsichtig und klug ist, wird bei den merkwürdigsten und unscheinbarsten Symptomen und Symptomkombinationen den Gedanken der Leukämie ins Auge fassen müssen.

In einer großen Anzahl von Fällen verläuft die Krankheit, sei es in ihrer myeloischen, sei es in der lymphoiden Form, langsam in 4—6—8 Jahren oder noch langsamer zum Tode; Lymphomatosen sollen länger dauern als Myelosen und ganz besonders ihre aleukämischen Formen. Stillstände und zeitige Rückbildungen kommen nicht selten vor. Wie wir jetzt wissen, namentlich unter dem Einfluß der Röntgenstrahlen. Da sehen wir sogar Besserungen, die an Heilung grenzen. Aber sie halten immer nur eine gewisse Zeit an, und, soviel ich weiß, wird die gesamte Krankheitsdauer durch diese Form der Behandlung nicht beeinflußt.

Mancherlei besondere Verlaufsformen eröffnen nun eigenartige Vorstellungen über die Frage nach der nosologischen Stellung dieser Zustände. Nicht allzu selten verlaufen Leukämien in kurzer Zeit, in Tagen, Wochen oder Monaten zum Tode, meist unter dem klinischen Bilde einer schwersten akuten Infektionskrankheit mit Fieber, brandiger Angina, Stomatitis ohne, öfters mit Blutungen in den verschiedensten Geweben. Im Blute sieht man anfangs häufig nur qualitative Veränderungen der Zellen, nicht selten sogar bei verminderter Gesamtzahl; ihre Vermehrung bricht dann plötzlich in größter Stärke herein. Wir kennen sowohl lymphoide als auch myeloide Formen. In beiden Fällen treffen wir wegen der ungeheuren Gewalt des Prozesses meist ganz einförmige Blutbilder aus jugendlichen, unausgebildeten Formen. Bei der akuten myeloischen Leukämie herrschen Myeloblasten vor, bei der lymphoiden kleine oder große Lymphozyten oder deren Vorstufen. Am schwersten verlaufen die — meines Erachtens noch undifferenzierten — Stammzellenleukämien. Sogar Retikuloendothelien können die die Wucherung oder das Blut beherrschenden Zellen sein[1]. Die anatomischen Veränderungen sind die der Hyperplasie in den betreffenden Geweben.

Sehr merkwürdig sind die Fälle von Leukämie mit reichlichem Vorkommen von Plasmazellen[2]. Hier kann man im Knochenmark ausgedehnte hyperplastische Wucherungen aus diesen Zellen finden, die ja wohl von den Lymphozyten abstammen, aber wahrscheinlich doch auch sehr nahe Beziehungen zu festen Zellen, z. B. denen der Adventitia, haben. Sogar echte Tumoren aus Plasmazellen kommen dabei vor. Also wieder die merkwürdige Beziehung zu den Geschwülsten!

Bedeutsam für alle theoretischen Fragen sind die eigenartigen Fälle akuter Leukämie, bei denen nicht entfernt das gesamte lymphoide Gewebe erkrankt war, sondern im wesentlichen Lymphome in der Leber bestanden[3].

Und schließlich kommt nochmals die Frage nach der Beziehung zu den Tumoren. Bei Knochenmarksgeschwülsten, die sich sekundär entwickeln, können sehr ähnliche Blutbefunde entstehen wie bei Leukämie[4]. Das möchte mir wohl am wenigsten bedeutungsvoll erscheinen. Denn der reine symptomatische Blutbefund entscheidet natürlich nicht für die Klassifizierung eines Krankheitszustandes. Aber es gibt doch bestimmte Krankheitszustände, die von ausgezeichneten Forschern

---

[1] EWALD, Arch. klin. Med. **142**, 222. — LETTERER, Frankf. Z. Path. **30**, 377.

[2] Vgl. GHON u. ROMAN, Fol. haemat. (Lpz.) **15 I**, 72.

[3] Lit. und eigene Beobachtungen bei PAPPENHEIM, Z. klin. Med. **39**, 171.

[4] KURPJUWEIT, Arch. klin. Med. **77**, 553. — v. DUBALLA u. ENTZ, Fol. haemat. (Lpz.) **15 I**, 59.

völlig als myeloische bzw. lymphoide Leukämie angesehen werden, während andere
sie ganz als Geschwülste auffassen, z. B. das Chlorom[1]. In der Tat haben wir bei dem
Chlorom lymphoide und myeloische Formen, anatomische Veränderungen, die der
Hyperplasie, aber in anderen Fällen solche, die vielmehr den metastasierenden Geschwülsten entsprechen, so daß Paltauf den Krankheitsprozeß mit den Kundrat-
schen Lymphomen zusammenstellt. Das Blut ist mit wenigen und nicht ganz sicheren
Ausnahmen verändert, und zwar meist im Sinne akuter Myelose oder auch Lymphomatose. Aleukämische Formen kommen vor, doch dürfte nach Naegelis Auffassung
in der Regel die Zugehörigkeit zu den akuten Leukämien festgestellt werden können.

Und wie schwierig ist die Beurteilung[2] des Myeloms! Man lese in Naegelis
Blutkrankheiten darüber nach, wie das Myelom von sachverständigen Leuten aufgefaßt
wird. Naegeli sagt, daß bisher in keinem Falle ein echt leukämischer Blutbefund
erhoben worden sei; Hirschfeld charakterisiert den Blutbefund als „Reizungs-
myelozytose mit oder ohne Leukozytose, Anämie und Reizungserythroblastose".
Der zum Myelom gehörige Krankheitsprozeß zeigt in manchen Fällen ein rein hyper-
plastisches Wachstum, in anderen ein geschwulstartiges, aggressives. Ganz wie bei
den leukämischen Prozessen. Die Fälle mit bloßer Hyperplasie des Markes haben
offenbar die größte Ähnlichkeit mit denen der Leukämie, und da das Blut bei ihnen
nicht verändert ist, so hat ein so genauer Kenner wie Pappenheim diese Form des
Myeloms zur aleukämischen Leukämie gerechnet. Das Blut soll also gut wie immer
unverändert sein. Man muß sehen, ob das bei künftigen Untersuchungen bleibt. Die
Fälle, in denen es bisher anders war, rechnet Naegeli nicht zum Myelom. Es ist
also wohl etwas Besonderes, auch das häufige Auftreten des Bence-Jonesschen
Eiweißkörpers, der bei Leukämie zu fehlen pflegt, spricht dafür. Dieses eigenartige
Eiweiß entsteht in den Geschwülsten selbst[3] vielleicht zum Teil auch im Knochen-
mark. Wahrscheinlich ist es auch die oder eine Muttersubstanz des Amyloids; dieser
Umbau von Eiweiß im kranken Körper ist von großem Interesse. Im ganzen hat
das Myelom also nahe und ungeklärte Beziehungen zu den Sarkomen einer-, den
Leukämien andrerseits!

Mit der Verwertung des Begriffs „Systemerkrankung" im Sinne einer ganz besonderen nosologischen Stellung sollte man also sehr vorsichtig sein. Auch die Syphilis
macht Systemerkrankungen, und bei diesen, z. B. bei der Tabes, verbinden sich
Entartungsvorgänge mit solchen der Entzündung in höchst eigenartiger Weise.
Ist die Tuberkulose der Lymphdrüsen nicht ebenfalls eine Form der Systemerkrankung? Und das Granulom? Sicher entzündlich, höchstwahrscheinlich infektiös. Und
so eingesetzt am lymphozytären Apparat, daß die klinische Unterscheidung von der
lymphoiden Leukämie zuweilen Schwierigkeiten macht!

Ich möchte darauf hinaus: die leukämischen Prozesse des Menschen sind uns
ihrer Entstehung nach völlig unklar. Man kann weder sagen: sie sind das, noch: sie
können jenes nicht sein. Aber mir scheint auch noch nicht einmal, daß alle zu ihnen
gerechneten Fälle etwas klar Abgeschlossenes, also gewissermaßen eine nosologische
Einheit vorstellen. Zum mindesten ist das nicht entfernt sicher. Vielmehr muß man
doch die Möglichkeit wenigstens für manche Fälle, z. B. akute, in Betracht ziehen,
daß sie Zustandsbilder verschiedener Krankheiten sind, daß also die „systematische
Hyperplasie" symptomatisch eintritt. Ich halte sie für infektiöser Natur[4].

---

[1] V. Recklinghausen, Naturforscherversammlung 1885. — Vgl. Naegeli, Leukämie.
Wien 1913. — Herz, Fol. haemat. (Lpz.) 13 I, 408. — Lehndorff, Erg. inn. Med. 6, 221. —
Paltauf, Erg. Path. 1897 II, 653. — Lehndorff, in Kraus-Brugschs Handb. 8.

[2] Lit. bei Herz, Fol. haemat. (Lpz.) 13 I, 468. — Hirschfeld, in Kraus-Brugschs Handbuch 8.

[3] Magnus Levy, Dtsch. med. Wschr. 1931, Nr 17/18.

[4] Vgl. Deusch, Dtsch. Ges. inn. Med. 1924, 239.

Durch die oben erwähnten, vielfach beobachteten leukämoiden Reaktionen wird die ganze Frage auf eine allgemeine Grundlage gestellt. Es gibt also auch Reaktionen des Organismus auf infektiöse Reize, die sich auf dem Gebiete des lymphozytären Gewebes abspielen. Zu allen Reaktionszuständen der leukoplastischen Organe sind die Leukämien in Bezichung zu setzen.

Die Blutflüssigkeit und die gesamte Blutmenge.

Über das Blutplasma ist verhältnismäßig wenig bekannt, weil es sich wegen seiner leichten Gerinnbarkeit nur sehr schwer gewinnen läßt, jedenfalls ungleich viel schwerer als das Serum. Dieses unterscheidet sich vom Plasma durch den Mangel an Fibrinogen, sowie durch seinen Gehalt an Fibrinferment (Thrombin) und Fibringlobulin.

Auf die Menge des Fibrins, welche sich bei der Gerinnung aus dem Fibrinogen unter Einwirkung des Fibrinferments (Thrombins) bildet, wird in neuerer Zeit wenig geachtet, während in der alten Hämopathologie gerade dieser Stoff eine außerordentliche Rolle spielte und durch seine Schwankungen den Anlaß zu den weitgehendsten Vorstellungen über die Natur krankhafter Prozesse gab. Das Schriftchen von WUNDERLICH verschafft uns darüber den besten Aufschluß[1].

Das Blut des gesunden Menschen scheidet bei der Gerinnung[2] 0,1—0,4 Gewichtsprozente Fibrin ab. Bei einer Reihe von fieberhaften Erkrankungen steigt seine Menge bis auf 1,0—1,3% (Hyperinose). Es sind im wesentlichen solche, die mit entzündlichen Exsudationen einhergehen, z. B. Pneumonien, Pleuritiden, Gelenkrheumatismus. Bei anderen Infektionen, wie dem Abdominaltyphus, bleibt die Hyperinose stets aus. Man wird sofort an die Verhältnisse der Leukozyten und Plättchen erinnert: im wesentlichen die gleichen Zustände führen zur Vermehrung der Leukozyten und zur Steigerung der Fibrinmenge, während Hypinose mit Leuko- und Thrombopenie verbunden zu sein pflegt, indessen besteht kein strenger Parallelismus zwischen beiden Vorgängen[3]. Interessant ist, daß bei Leukämie der Fibrinogengehalt des Blutes nicht wie bei Leukozytose vermehrt gefunden wird[4]. Manche neuere Erfahrungen weisen darauf hin, daß die blutbildenden Organe, speziell das Knochenmark, sich an der Bildung des Fibrinogens beteiligen[5]. Ältere Erfahrungen, z. B. von MORAWITZ, stellen die Leber in den Mittelpunkt.

Bei einigen Krankheiten sinkt der Gehalt des Blutes an Faserstoff: weniger als 0,1—0,2 Gewichtsprozente werden dann beobachtet. Man kennt sogar einen

---

[1] S. VOGEL, Virchows Handb. **1**, 396. — WUNDERLICH, Path. Phys. des Blutes. 1845. — ANDRAL, Versuch einer path. Hämatol. 1844. — PFEIFFER, Z. klin. Med. **33**, 215; Z. exper. Path. **5**, 1.

[2] Über Gerinnung des Blutes. MORAWITZ, Blutkrankheiten, S. 129; Erg. Physiol. **4**, 307. — NOLF, Erg. inn. Med. **10**, 275. — DENECKE, Jkurse ärztl. Fortbildg, März 1920. — STUBER, Klin. Wschr. **1922**, Nr 49/50. — WÖHLISCH, Asher-Spiro, Erg. Phys. **28 I**, 443. — STUBER u. LANG, Physiol. u. Pathol. d. Blutgerinnung. Berlin 1930.

[3] Vgl. dazu MOLL, Wien. klin. Wschr. **1903**, Nr 44.

[4] PFEIFFER, Zbl. inn. Med. **1904**, Nr 32.

[5] P. TH. MÜLLER, Beitr. chem. Physiol. u. Path. **6**, 454. — MORAWITZ u. REHN, Arch. f. exper. Path. **58**, 141.

Fall von hämorrhagischen Pocken, bei dem überhaupt kein Faserstoff aus dem Blut zu gewinnen gewesen sein soll. Diese Zustände mit Hypinose haben nur das Gemeinsame, daß bei ihnen eine starke Schädigung der gesamten Ernährung oder eine schwere Infektion bestimmter Art vorhanden ist. So sollen z. B. Typhen, Septikämien, langdauernde Eiterungen und Anämien Hypinose hervorrufen können. Bei Phosphorvergiftung hat Jacoby das Fibrinogen völlig vermißt[1]; auch das Thrombogen kann vermindert sein[2]. Ganz ähnliche Störungen kamen offenbar bei schweren Lebererkrankungen vor. Vgl. die bei der Hämophilie später genannten neueren Beobachtungen über Fibrinogenmangel.

Zuweilen beobachtet man eine Auflösung bereits gebildeten Fibrins (Fibrinolyse). Hayem legt großen Wert auf diesen Vorgang. Er ist noch durchaus ungeklärt. Wie mir scheint hat er Beziehung zu den Zuständen der Hypinose. Wenigstens kommt die Fibrinolyse auch gerade bei schweren Veränderungen der Leber vor (Ikterus, Phosphorvergiftung). Natürlich wurde auch an ein fibrinolytisches Ferment gedacht.

Der Grund für solche Veränderungen des Fibringehalts ist uns vorerst nur zum kleinsten Teil bekannt. Beginnen sich doch erst allmählich die Anschauungen über Entstehung des Faserstoffs[3] zu klären. Von krankhaften Veränderungen der Substanzen aber, welche in direkter oder indirekter Weise zur Bereitung des Fibrins beitragen, ist nur Weniges sichergestellt[4]. Auch die Bedeutung der Hyper- und Hypinose für den Organismus läßt sich noch nicht übersehen. Angeführt für jene wird die Neigung zu Gerinnungen, für diese die zu Blutungen, ohne daß die klinische Betrachtung der Krankheiten, welche mit den betreffenden Zuständen verbunden sind, in allen Fällen die Berechtigung zu diesen Annahmen erwiesen.

Unter zahlreichen Umständen kommen Blutungen vor in die Haut, die Schleimhäute, die Nierenwege, im Augenhintergrund. Störungen des Gefäßendothels, und zwar in den Kapillaren, müssen letzten Endes zugrunde liegen, damit das Blut aus ihnen austreten kann. Wir lassen für diese Erörterung alle die Fälle aus, in denen Blutungen durch gröbere mechanische Einwirkungen auf die Gefäße, besonders durch Verletzungen und Zerreißungen entstehen. Man sollte vielleicht daran denken, alle Blutungen in dem Abschnitt „Kapillaren“ zu besprechen, weil schließlich zur Entstehung einer Hämorrhagie immer eine Beeinträchtigung der Gefäßwand notwendig ist. Indessen das Eintreten vieler Blutungen ist so innig verwachsen mit dem Zustande des Blutes, kommt so häufig gerade bei Blutveränderungen vor, daß in unserer ärztlichen Anschauungsform demgegenüber sogar oft die Kapillarwand zurücktritt, wie mir scheint nicht mit Recht. Ich würde die Einreihung dieser Zustände bei den Kapillaren für besser halten. Wenn ich sie hier bringe, so folge ich lediglich der klinischen Sitte.

Für die Krankheitszustände, die zum Auftreten von Blutungen neigen, bzw. mit ihm verbunden sind, gebraucht man gern den alten Ausdruck „hämorrhagische

---

[1] Jacoby, Hoppe-Seylers Z. **30**, 174.   [2] Nolf, l. c. S. 340.   [3] Siehe Wöhlisch, l. c.
[4] Langstein u. Meyer, Beitr. chem. Physiol. u. Path. **5**, 69. — Vgl. Stephan, Z. exper. Med. **24**, 407.

Diathesen"[1]. Dieser will nur besagen: bei manchen Krankheitszuständen treten häufig Blutungen auf, sie sind oft mit ihnen verbunden. Ich halte es deswegen auch für fruchtlos, diese Zustände, bei denen Blutungen vorkommen, gewissermaßen zu Krankheitseinheiten zu ontologisieren und nach bestimmten Gesichtspunkten einzuteilen, besonders wenn diese Einteilung nach wechselnden Einzelheiten vor sich geht, wie z. B. nach der Zahl der Plättchen im Blute. In dem Begriff der Blutung liegt allerlei grundsätzlich Verschiedenes, das pathogenetisch gar nichts direkt miteinander zu tun hat. Einmal die Tatsache, daß überhaupt Blutungen auftreten. Das bedeutet, wie gesagt, daß die Wand von Gefäßen Blut austreten läßt, und es erregt unsere Aufmerksamkeit im Sinne der Pathologie, wenn hier Ursachen fehlen, die beim gesunden Menschen die Gefäßwand zum bersten bringen. Hört in diesen Fällen die Blutung durch die Wirkung der natürlichen Blutstillungsvorrichtungen wie am Gesunden auf, so ist die Frage des Pathologen so zu stellen: aus welcher Ursache lassen die Gefäße hier Blut austreten? Jedenfalls steht für die Frage des Blutaustritts die Gefäßwand im Mittelpunkt der Untersuchung. Dieser Punkt ist nun für eine ganze Reihe von Blutungen geklärt[2]. Meines Erachtens für alle Infektionskrankheiten. Denn bei ihnen entstehen die Blutungen in Haut, Schleimhäuten sowie allen andern Organen durch Verlegungen kleinster Gefäße, sei es, daß diese durch Embolien von Mikroben, sei es, daß sie durch infektiöse Wandentzündung eintreten[3]. Hierfür liegen so viele Beweise vor, daß man das mit Sicherheit behaupten kann. Hierher gehören auch die Endothelschädigungen bei Endocarditis ulcerosa[4]. Aber Blutungen durch Gefäßverschluß finden sich auch bei zahlreichen andern Erkrankungen, deren infektiöse Natur entweder überhaupt problematisch oder jedenfalls nicht von vornherein sicher ist. Das haben wir bei Leukämie, bei der man die leukämischen Infiltrationen der Gefäßwand kennt[5]. Sie würden auch nur das Eintreten der Blutungen erklären. Ihre Schwerstillbarkeit an Schleimhäuten wäre zurückzuführen auf Gerinnungsstörungen; allerdings weiß man nichts Genaues darüber. Sehr interessant sind die Befunde von M. B. Schmidt bei Benzolvergiftungen: die schweren Anämien neigen zu Sekundärinfekten und von diesen aus entstehen dann die Veränderungen der kleinen Gefäße, die zu Blutungen führen. Die Beobachtungen Martin Schmidts bei Benzolvergiftung werfen auch Licht auf die Gefäßnatur der Blutungen bei den mit Hämorrhagien verbundenen Formen der aplastischen Anämie (Franks Aleukie).

Zu den Blutungen auf Grund von Gefäßveränderungen gehören auch die bei Skorbut entstehenden, das geht aus den Kriegserfahrungen[6] und neueren Beobachtungen[7] mit Sicherheit hervor.

---

[1] Verh. dtsch. path. Ges. **1930** (M. B. Schmidt, Morawitz, Diskussion). — Kretz, Die hämorrhagischen Diathesen. 1930.

[2] Vgl. M. B. Schmidt, Verh. dtsch. path. Ges. **1930**, 10.

[3] Vgl. Morawitz, Verh. dtsch. path. Ges. **1930**, 32.

[4] Bittorf, Arch. klin. Med. **133**, 64. — Naegeli, Blutkrankheiten, 4. Aufl., S. 188 (Lit.).

[5] Naegeli, Blutkrankheiten, 4. Aufl., S. 358.

[6] Aschoff u. Koch, Skorbut. Veröff. Kriegs- u. Konstit.path. **1919**, H. 1. — Vgl. Abels, Erg. inn. Med. **26**, 733.

[7] M. B. Schmidt, Verh. dtsch. path. Ges. **1930**, 17.

Das andere für die Pathologie der Blutungen bedeutungsvolle Ereignis: das Anhalten des Blutausfließens ist etwas für sich. Für sein Verständnis wird man natürlich zuerst an ein abnormes Verhalten der natürlichen Blutstillung, sowie an Störungen der Blutgerinnung denken. Da diese Beziehungen — im einzelnen noch vielfach unklar — sich in der eigenartigsten Weise durcheinander mischen, so stelle ich dar, was sich im Einzelfalle sagen läßt.

Für die Erklärung des überaus merkwürdigen Zustandes der Hämophilie[1] hat man natürlich von jeher an Störungen der Gerinnungsverhältnisse gedacht. Wenn ich hier eine kurze Darstellung der in Betracht kommenden Vorgänge gebe, so gebe ich sie vorerst von dem Standpunkt aus, daß der Gerinnungsprozeß auf einem Fermentvorgang beruht, und daß ihm die von AL. SCHMIDT, HAMMARSTEN, ARTHUS, FULD, MORAWITZ, BORDET erforschten Prozesse zugrunde liegen[2].

STUBER hat[3] demgegenüber eine Theorie der Gerinnung aufgestellt, nach der die Glykolyse den Prozeß einleitet und durch die von ihr geschaffene Verschiebung der Reaktion die grob dispersen Kolloide in dem (langsamer strömenden oder ruhenden) Blut zur Ausfällung bringt. Sie verzichtet auf jede Fermentwirkung und spielt sich ab im wesentlichen auf Grund kolloidaler Reaktionen. Besonders dadurch, daß eine weitgehende Übereinstimmung von Gerinnungsstörungen und Verhalten der Glykolyse gefunden wurde, könnte, wie ich den Eindruck habe, die STUBERsche Auffassung von großer Bedeutung werden.

SAHLI vermochte nachzuweisen[4], daß außerhalb der Zeit der Blutungen das Blut der Hämophilen langsamer gerinnt. Dagegen gerinnt das bei einer länger dauernden Blutung den Körper verlassende Blut extravaskulär zuweilen auffallend schnell. Entstehung und Dauer der Blutungen beruht nach SAHLIS Auffassung wahrscheinlich auf Störungen der Gefäßwände, welche einerseits leicht zerreißen, andererseits zu wenig Thrombokinase liefern. Der Fibrinogengehalt des hämophilen Blutes ist normal[5]. MORAWITZ und LOSSEN[6] fanden die Wirksamkeit des hämophilen Blutes im Sinne eines Thrombineinflusses nicht herabgesetzt, sondern eher gesteigert; das gleiche sah in sorgfältigen Beobachtungen WÖHLISCH. Sie nehmen auf Grund ihrer Untersuchungen an einem hereditären Bluter an, daß ein Mangel an Thrombokinase die schlechte Gerinnungsfähigkeit des Blutes solcher Kranken hervorruft. Diesen Befunden wurde zwar lebhaft widersprochen; ich vermag aber nicht zu sehen, daß MORAWITZ' Annahme, der Thrombokinasegehalt des Blutes sei bei Hämophilie vermindert, erschüttert ist. Zum mindesten eine recht große Menge der Thrombokinase dürfte aus den Plättchen stammen,

---

[1] Über Hämophilie: MORAWITZ, Blutkrankheiten, S. 312; Hämorrhagische Diathesen, in Jkurse ärztl. Fortbildg **1919**, März (Lit.). — KLINGER, Z. klin. Med. **85**, 335. — LUGGATO u. CARRA, Ber. Physiol. **6**, 235. — WÖHLISCH, Z. exper. Med. **36**, 3. — SCHITTENHELM, Handb. **2**, 567. — SCHLÖSSMANN, Die Hämophilie. Neue dtsch. Chir. **15**, 1930.

[2] OPPENHEIMER-KUHN, Lehrbuch der Enzyme. 1922. — WÖHLISCH, Asher-Spiros Erg. **281**.

[3] STUBER u. LANG, Physiologie und Pathologie der Blutgerinnung. 1930.

[4] SAHLI, Z. klin. Med. **56**, 264 (eigene Beobachtungen und Lit.); Arch. klin. Med. **99**, 514. — WÖHLISCH, Z. exper. Med. **27**, 61.

[5] SAHLI, l. c. — WÖHLISCH, Münch. med. Wschr. **1921**, Nr 43.

[6] Vgl. MORAWITZ u. LOSSEN, Arch. klin. Med. **94**, 110. — WÖHLISCH, l. c.

wie das auch Morawitz annahm. Und die Plättchen scheinen bei Hämophilie doch verändert zu sein[1]. Sie zerfallen langsamer. Ich glaube, daß die Befunde von Morawitz durchaus das Richtige treffen und die pathologischen Eigenschaften des hämophilen Blutes am besten erklären. Die Wirkung gerinnungshemmender Substanzen kommt nicht in Betracht. Der Kalziumgehalt des Blutes ist normal. Klinger sieht den Mangel in dem Fehlen ausreichender Mengen von Prothrombin, der Vorstufe des Thrombins; wie dieser Fehler entsteht, ist zunächst unbekannt. Es erscheint aber überhaupt zweifelhaft, ob die Herabsetzung der Gerinnung die lange Dauer der Blutungen erklärt[2].

Das Interessanteste an der Hämophilie ist die Form ihrer Verbreitung (s. S. 4). Die Existenz hämophiler Frauen wurde ja bisher meist abgelehnt, aber sie ist doch noch nicht sicher widerlegt. Zweifellos darf man nach allen möglichen neueren Erfahrungen die Hämophilie nicht mehr so dogmatisch auffassen wie bisher[3]: Auch Männer können die Krankheit übertragen[4]. Ferner ergaben sich Beziehungen zwischen echter Hämophilie und Plättchenmangel[5]. Jedenfalls ist sehr interessant, daß die als Konduktoren wirkenden Frauen eine große Neigung zu starkem Auftreten der Blutungen haben, die physiologisch sind, z. B. der Menses. Es finden sich auch sonst Abnormitäten in ihrem Blut: so beobachtete F. A. Hess in Familien von echter Hämophilie bei Männern die gewöhnlichen Erscheinungen und bei Frauen Plättchenmangel[6]. Es wäre natürlich von großem Interesse, gerade über das Blut dieser Frauen eingehende Kenntnisse zu gewinnen.

Morphologisch ist für das Blut Hämophiler von Abnormitäten nur die Mitteilung Fonios von einer Minderwertigkeit der Plättchen da[7]. An den Gefäßen fand v. Bermuth[8] eine mangelhafte Reaktion der Kapillaren auf Reize. Auf künstliche Stauung sollen nicht besonders leicht Blutungen auftreten.

Da nun Thrombogen und Thrombokinase zum Teil aus den zelligen Elementen der Gefäße und des Blutes stammen[9], so handelt es sich also um eine chemische Abartung des Protoplasmas der Elemente des Blutes — vielleicht aller Zellen des Organismus, denn die Thrombokinase ist in allen Zellen enthalten, und vom Thrombogen kennen wir den Ursprung nicht genau. Das ist interessant, weil damit eine chemische Veränderung des Protoplasmas auf konstitutioneller Grundlage festgestellt würde, wie sie F. Kraus gefordert hatte.

Der Mangel oder vielmehr die Verminderung dieser Gerinnungssubstanzen allein wird nie das Austreten des Blutes aus den Gefäßen erklären. Dafür gibt es eine ganze Reihe von experimentellen Erfahrungen, z. B. sah Morawitz bei Tieren, deren Blut

---

[1] Fonio, Schweiz. Korr. **1915**, Nr 48. — Howell u. Cekada, Amer. J. Physiol. **78**, 500. — Opitz u. Zweig, Jb. Kinderheilk. **107**, 155.

[2] Vgl. Schlössmann, Bruns' Beitr. **79**, 503.

[3] Vgl. Morawitz, Verh. dtsch. path. Ges. **1930**, 42.

[4] Schlössmann, Hämophilie. S. 142. 1930.   [5] Morawitz, l. c. (Lit.).

[6] Hess, Arch. int. Med. **17**, 203.

[7] Fonio, Handb. norm. path. Phys. **6** I, 307. — Vgl. Anm. 1.

[8] v. Bermuth, Arch. Kinderheilk. **76**, 54.

[9] Vgl. Stephan, Münch. med. Wschr. **1921**, Nr 24.

ungerinnbar gemacht war, auch wenn der Zustand längere Zeit dauerte, nie Blutungen[1]. Klinische Beobachtungen sprechen im gleichen Sinne. Die Hämophilen bluten in erster Linie, wenn ihre Gewebe gequetscht oder wenn sie verwundet werden. Die Blutungen können dann enorme Grade erreichen und durch große Blutansammlungen an eigenartigen Körperstellen die merkwürdigsten Symptome erzeugen. Man denke auch an Häufigkeit und Bedeutung der Gelenkblutungen. Starke Nachblutungen spielen eine große Rolle. Aber es gibt auch sicher beobachtete Spontanblutungen sowohl in der Haut und in den Gelenken als auch an den Schleimhäuten, besonders an Nase und Niere. Nur die vielfach verteilten fleckigen Blutungen, wie sie die „hämorrhagischen Erkrankungen" zu charakterisieren pflegen, kommen bei Hämophilie entweder nicht vor oder sind äußerst selten. Für die Spontanblutungen muß man also bei den Blutern doch auch eine Anomalie der Gefäßwände annehmen. Freilich ist im einzelnen nicht das geringste darüber bekannt, und wer Anomalien der Konstitution oder des Stoffwechsels heranzieht, flüchtet sich in Worte.

Ähnlich dürften die Fragen in dem merkwürdigen Falle liegen, den RABE und SALOMON beobachteten[2] und wie er seitdem auch wieder gesehen wurde[3]. Ein Knabe, in dessen Familie Blutungen nie vorkamen, litt von frühester Jugend an, an heftigen Schleimhautblutungen und bekam schon nach leichtesten Quetschungen ausgedehnte Suffusionen unter der Haut. Hier fehlte im Blute das Fibrinogen. Alle andern chemischen und morphologischen Bestandteile waren normal. Es besteht also auch bei diesem Zustande, der mit der Krankheit Hämophilie nichts zu tun hat, die Störung der Gerinnung. Immer besteht die Gefahr der Verblutung aus einer Wunde. Auch sonst traten zuweilen Blutungen auf, wie bei den sog. „hämorrhag. Diathesen".

Eine Verlangsamung der Gerinnung besteht auch bei den Blutungen Kranker mit Leberveränderungen[4]. Aber meist liegt hier nicht Mangel an Fibrinogen zugrunde, sondern das Fibrinferment entsteht nur langsam, wahrscheinlich, weil ein Mangel an Thrombokinase besteht. Nicht wenige dieser Kranken haben Gelbsucht; indessen die Anwesenheit der Gallenbestandteile im Blut ist nicht das, was Gerinnungsstörung und Blutungen macht[5]. Die Entstehung der Blutungen bei diesen Kranken ist auch nicht auf einen Ausfall der Leberfunktion zurückzuführen, denn die Gerinnungshemmung, die dann eintritt, dürfte nach Auffassung mancher Forscher auf Fibrinogenmangel beruhen[6]. Freilich: was den Austritt des Blutes aus den Gefäßen hervorruft, wissen wir auch hier nicht, und der Einfluß der Leber auf die Blutgerinnung erscheint mir überhaupt noch nicht völlig geklärt.

Auch bei dem weiteren Überblick über die Zustände, in deren Zeichenkreise Blutungen von Bedeutung sind, dreht sich alles um die Fragen: warum und unter welchen Bedingungen wird das Endothel, die Gefäßwand durchlässig für größere Mengen von Erythrozyten und warum hört die Blutung nicht, wie am Gesunden, bald auf.

[1] MORAWITZ, Verh. dtsch. pathol. Ges. **1930**, 34.

[2] RABE u. SALOMON, Arch. klin. Med. **132**, 240.

[3] OPITZ u. FREI, Jb. Kinderheilk. **94**, 374. — BRECKHOFF, Mschr. Kinderheilk. **28**, 232. — JÜRGENS u. TRAUTWEIN, Arch. klin. Med. **169**, 28.

[4] MORAWITZ u. BIERICH, Arch. f. exper. Path. **56**, 115. — ISAAK-KRIEGER u. HIEGE, Klin. Wschr. **1923**, Nr 23.

[5] Vgl. SCHULTZ u. SCHEFFER, Berl. klin. Wschr. **1921**, Nr 29.

[6] Vgl. demgegenüber LURZ u. RÖHRICH, Dtsch. Z. Chir. **209**, 239.

Schon bei Durchtrennung der Haut und ihrer Gefäße ist die Blutstillung ein äußerst verwickelter Vorgang[1]. Es kommt dabei auf die Reaktion der Kapillarendothelien an. Diese verändern sich so, daß das Lumen der Gefäße sich verschließt, ähnlich wie am ruhenden Muskel. Größere Gefäßöffnungen werden durch die Blutplättchen verklebt. Wie bekannt, sintern diese Zellen an abnormen Oberflächen sehr leicht zusammen und sind deswegen höchst geeignet dafür Gefäßwunden zu verschließen, namentlich wenn gleichzeitig eine Verengerung des Gefäßes die Stärke des Blutstroms einschränkt. In der Tat beobachten wir nicht selten vereint das Auftreten von Blutungen und eine Herabsetzung der Thrombozytenzahl unter 30000. Manche Forscher, z. B. FRANK[2], sehen dann diese Verminderung der Plättchenzahl gegenüber der Normalzahl, die nach den wichtigen Beobachtungen von B. HOFMANN auf 800000 M. anzusetzen ist, als den ausreichenden Grund für die Entstehung der Blutungen an. Soviel ich FRANKS Auffassung verstehe, ist eine Gefäßwandläsion nicht unbedingt notwendig, weil Erweiterungen der Kapillaren ohnehin das Durchtreten von Erythrozyten durch ihre Wand erleichtern und die Störung der Thrombozytenzahl diesen Vorgang also nur zu fördern braucht. Im gleichen Sinne wie erhebliche Verminderung der Plättchen soll ihre mangelhafte Agglutinierbarkeit wirken[3]; das würde sich in den Rahmen der genannten Anschauungen ohne weiteres einpassen. So hoch die Bedeutung der Plättchen für den Gefäßverschluß und auch für die Lieferung von Thrombokinase eingeschätzt werden muß, so wenig kann ich auf Grund meiner eigenen Erfahrungen eine ätiologische direkte Beziehung[4] zwischen Plättchenmangel und dem Auftreten von Blutungen anerkennen, mir scheint er mehr ein, allerdings recht bedeutungsvolles Symptom zu sein. Gerade bei den Fällen von thrombopenischer WERLHOFscher Krankheit mit intermittierenden Blutungen gibt es Perioden mit ganz tiefen Thrombozytenzahlen ohne Blutungen. Ferner hat bei Thrombopenie Entfernung der Milz die Blutungen zum Verschwinden gebracht ohne Einfluß auf die Plättchenzahl[5]. Auch ich bin, wie gesagt, überzeugt, daß Störungen der Plättchenzahl und ihrer Agglutinierbarkeit für die Unterhaltung von Blutungen von Bedeutung sind. Indessen die Entstehung der Blutung, der Austritt des Bluts aus den Gefäßen erfordert meiner Überzeugung nach andere direkte Ursachen, vor allem eine Schädigung der Kapillarwand, der Endothelien. Die oft geäußerte Annahme, daß Veränderungen des Bluts selbst sich direkt, von sich aus verbinden mit einer Schädigung der Kapillarwand, könnte man bis zu einem gewissen Grade verstehen, weil die Endothelien, die Zellen des retikuloendothelialen Apparats ja einerseits Gerinnungsstoffe liefern, z. B. die Thrombokinase, andererseits die Bestandteile des Bluts im

---

[1] EBERTH u. SCHIMMELBUSCH, Fortschr. Med. **4**, 119. — HERZOG, Z. exper. Med. **43**, 79; Virchows Arch. **256**, 1 (bei MORAWITZ). — MORAWITZ, Dtsch. med. Wschr. **1926**, Nr 33.

[2] FRANK, Schittenhelms Handb. **2**, 289.

[3] MORAWITZ, in v. Bergmann-Staehelins Handb. — ROSKAM, zit. bei FRANK, S. 390.

[4] Vgl. NAGY, Z. klin. Med. **100**, 630. — HERZOG u. ROSCHER, Virchows Arch. **233**, 347.

[5] Z. B. EHRENBERG, Mschr. Geburtsh. **57**, 99.

Gefäßsystem zurückhalten. Hierzu passen die Verhältnisse bei der Phosphorvergiftung mit ihrem Einfluß auf die Gerinnung und auf die Verfettung der Gefäßwände. Auch bei dem von MORAWITZ[1] geschilderten merkwürdigen Fall. Daß aber bei der Thrombopenie durch die vorliegenden Hypothesen[2] die Durchlässigkeit erklärt sei, leuchtet mir nicht ein, und für die Benzol- sowie die Krotalusvergiftung weist M. B. SCHMIDT die Veränderung der Gefäße ausdrücklich nach. Die Zerstörung des Knochenmarks bei Benzolvergiftung dürfte wohl eine toxische sein. Allerdings stellen manche Forscher die Lösung der Erythrozyten in den Mittelpunkt und sehen die Knochenmarksveränderung als reaktiv an[3].

Methoden zur Beobachtung der Kapillarfunktion sind da, z. B. die Prüfung auf das Verhalten der Gefäße bei Stauung[4] sowie die Kapillarmikroskopie von O. MÜLLER[5]. Auch wäre die Beobachtung verletzter Kapillaren bei Kranken höchst bedeutungsvoll. Man kann auch künstliche Quetschungen der Gewebe und Gefäße setzen. Indessen sind wichtige Auskünfte, die man damit für die hier vorliegende Aufgabe erhalten könnte, in der Regel nicht zu gewinnen, weil ihre Anwendung an diesen Kranken in mancher Hinsicht gefährlich ist. So fehlt auch meines Erachtens noch eine ausreichende Kasuistik über das Verhalten der Gefäße bei den Krankheiten mit Blutungen. Immerhin sah man schon sehr interessante Störungen der Kapillarfunktion[6], indem z. B. erweiterte Kapillaren sich nicht verschließen. Die Bestimmung der Blutungszeit nach dem Vorgang von DUKE gibt uns eine Vorstellung des Gefäßverschlusses bei einer kleinen Wunde. Daran haben die verschiedensten Vorgänge Anteil. In diesem Zusammenhange ist es von großem Interesse, daß ROSKAM die Blutungszeit an verschiedenen Hautstellen verschieden lang fand[7]. Bei Plättchenmangel ist sie in der Regel lang, aber keinesfalls besteht ein Parallelismus[8]. Bei Hämophilie ist sie normal trotz der starken Gerinnungsstörung. Das zeigt: für den Verschluß kleiner scharf gesetzter Gefäßverletzungen kommt die Gerinnung kaum in Betracht.

Aus den genannten Elementen die Entstehung der Blutungen bei den verschiedenen Zuständen abzuleiten ist also meines Erachtens meist noch nicht möglich. Bei den meisten Fällen und den verschiedenen Formen der WERLHOFschen Krankheit (FRANKs Thrombopenie) findet sich eine Verminderung der Plättchen[8], wie schon BROHM, HAYEM und DENYS beschreiben, ferner eine Abartung der Beschaffenheit der Thrombozyten (FRANK[9]) und öfters eine Störung

---

[1] MORAWITZ, Verh. dtsch. pathol. Ges. **1930**, 34.

[2] FRANK, Schittenhelms Handb. **2**.

[3] Z. B. SCHUSTROW u. SALISTOWSKAJA, Dtsch. Arch. klin. Med. **150**, 271.

[4] RUMPEL-LEEDE, Münch. med. Wschr. **1911**, Nr 6. — STEPHAN, Dtsch. med. Wschr. **1921**, Nr 14; Münch. med. Wschr. **1925**, Nr 52. — SCHRADER, Mitt. Grenzgeb. Med. u. Chir. **34**, 260. — WALTERDÖRFER, Münch. med. Wschr. **1925**, Nr 43.

[5] O. MÜLLER, Die Kapillaren usw., S. 176. — HEIMBERGER, Z. exper. Med. **49**, 411 (O. MÜLLER).

[6] ELLMER, Dtsch. Arch. klin. Med. **156**, 80.

[7] ROSKAM, Zit. Kongreßzbl. ges. inn. Med. **33**, 51.

[8] FRANK, Berl. klin. Wschr. **1915**, Nr 18, 19, 37, 41. — FONIO, Mitt. Grenzgeb. Med. u. Chir. **28**, 313; Dtsch. med. Wschr. **1916**, Nr 44. — ROSMOW, Dtsch. med. Wschr. **1918**, 870. — STAHL, Arch. klin. Med. **132**, 53. — FRANK, Schittenhelms Handb. **2**, 289.

[9] GLANZMANN, Jb. Kinderheilk. **88**, 1, 113. — MORAWITZ u. JÜRGENS, Münch. med. Wschr. **1930**, Nr 47.

der Gefäße im Stauungsversuch[1]. Die Ursache des Plättchenmangels erscheint mir noch nicht völlig sicher[2], nachdem im Sternalmark mancher Fälle gute Megakaryozyten gefunden wurden. Aber allerdings findet sich wohl meist eine anatomische Vcränderung der Megakaryozyten[3]. Und da das bei Autopsien beobachtet wurde, so erscheint mir das als wichtiger denn das Ergebnis der Untersuchung des Sternalmarks, weil das Mark ja an verschiedenen Körperstellen verschieden sein kann. Auch bei aplastischen Anämien (Franks Aleukie) ist ein Plättchenmangel da. Die Milz scheint bei den thrombopenischen Formen der Purpura eine Bedeutung zu haben. Nach ihrer Entfernung[4] oder Bestrahlung[5] hören die Blutungen manchmal auf. Die Plättchen stiegen dann zuweilen, aber keineswegs immer[6] an. Ob man der Milz da eine plättchenzerstörende Aufgabe zusprechen soll — es wurden keinesfalls regelmäßig in ihr große Plättchenzahlen gefunden — oder ob sie eine Einwirkung auf das Knochenmark ausübt, weiß man nicht sicher.

Wie man sieht, regen sich bei vielen hämorrhagischen Erkrankungen Anfänge für das Verständnis der Entstehung der Blutungen. Aber sie sind bescheiden, und bei einer Reihe hier nicht erwähnter Zustände fehlt uns in dieser Hinsicht noch jede Kenntnis. Ich möchte da als Beispiel die Biermersche Anämie nennen.

Es ist noch eine Art von Blutungen bekannt[7], deren Entstehung jedenfalls von allem bisher Erörterten abweicht. Das sind Blutungen auf nervöser bzw. seelischer Grundlage. Vor allem wurden sie bei Stigmatisierten im Gefolge von religiösen Visionen beobachtet, das berühmteste Beispiel gibt der heilige Franz. Ihre Entstehung ist im wesentlichen noch unaufgeklärt, immerhin wurde doch neuerdings einiges Wichtige gefunden[8]: Zumischung von Blut zu einer sehr reichlichen Absonderung von Schweiß spielt eine Rolle. Die Gefäßnerven werden wahrscheinlich von großer Bedeutung sein. Sie würden auch die Brücke geben zu den vorausgehenden Betrachtungen, denn wir wissen — Ricker hat das vielfach hervorgehoben — wie unter dem Einfluß der Gefäßnerven Erweiterung der Gefäße, Veränderung ihrer Wand und Durchtritt von Blut erfolgt.

Im Organismus zeigt das Blut unter Umständen keine Gerinnung, unter denen man sie erwarten sollte. So ist schon lange bekannt, daß in der Pleurahöhle das Blut des Hämothorax flüssig bleiben kann. Merkwürdigerweise gerinnt es dann auch nicht

---

[1] Stephan, l. c. — Frank, l. c.

[2] Vgl. Frank, l. c. — Weiner u. Kaznelson, Fol. haemat. (Lpz.) **32**, 233. — Glanzmann, l. c. — Gáspár, Frankf. Z. Path. **34**, 460. — Leschke u. Wittkower, Z. klin. Med. **102**, 649.

[3] Z. B. Schmincke, Verh. dtsch. pathol. Ges. **1930**, 50. — Lit. bei Gerlach, Zbl. allg. Path. **1930**, 81.

[4] Kaznelson, Z. klin. Med. **87**, 133; **88**, 5; Wien. klin. Wschr. **1916**, Nr 46. — Ehrenberg, Mschr. Geburtsh. **57**, 99. — Benecke, Ther. Gegenw. **1918**, Jan.

[5] Stephan, Münch. med. Wschr. **1920**, Nr 11; Berl. klin. Wschr. **1920**, Nr 19; Med. Klin. **1921**, Nr 17; Berl. klin. Wschr. **1921**, Nr 14; Münch. med. Wschr. **1921**, Nr 24.

[6] Z. B. Ehrenberg, l. c.

[7] Schindler, Nervensystem und Spontanblutungen. Berlin 1927.

[8] Jürgensen, Arch. klin. Med. **161**, 271.

außerhalb des Körpers[1]; es war im Tierversuch nicht zur Gerinnung zu bringen, während dieses ungerinnbare Blut Fibrinogenlösungen, zu denen es zugesetzt wird, stets gerinnen läßt. Wahrscheinlich sind die Einwirkungen des Pleuraendothels von Bedeutung. Wie mir scheint, sind Mangel an Gerinnung und Gerinnungsunfähigkeit nicht in allen Fällen auf die gleiche Ursache zurückzuführen. Wenigstens kann in verschiedenen Fällen der Zusatz verschiedener Stoffe am Menschen solches Blut zur Gerinnung bringen. Auch das bei Hämoptoe ausgehustete Blut gerinnt manchmal nicht[2] und ist ebensowenig zur Gerinnung zu bringen. Die Arbeiten, die die Ungerinnbarkeit des Pleurablutes nur für eine scheinbare halten und darauf zurückführen, daß tatsächlich schon eine Gerinnung stattgefunden hätte, sind bei Wöhlisch besprochen. Ich habe nicht den Eindruck, daß sie recht haben.

Wenn wir nun von der Blutflüssigkeit selbst sprechen, so bezeichnen wir sie als Serum und machen dabei die Annahme, daß Serum und Plasma identisch sind bis auf die obengenannten Unterschiede. Das trifft für eine große Zahl von organischen Stoffen und auch für die mineralischen im wesentlichen zu. Aber die Verschiedenheit der in Plasma und Serum vorhandenen Eiweißkörper kann doch immerhin erhebliche funktionelle Unterschiede zwischen beiden Flüssigkeiten bedingen[3].

Eine Substanz muß hier angeführt werden, weil sie nach unseren gegenwärtigen Kenntnissen nirgend anders unterzubringen ist, das Fett. Fettige Substanzen sind natürlich im Blute stets vorhanden[4] und ihre Menge steigt immer bei der Verdauung einer stark fetthaltigen Mahlzeit. Zuweilen erreicht aber bei Kranken der Fettgehalt des Serums so hohe Grade (bis 20%), daß es milchartig getrübt wird und man das Fett, besonders nach Behandlung mit Überosmiumsäure, feinkörnig zwischen den Blutkörperchen sehen kann[5]; indessen auch große Fettmengen brauchen nicht physikalisch nachweisbar zu sein. Diese schwere Lipämie ist recht selten, sie kommt bei den verschiedensten Zuständen vor, namentlich bei starken Beeinträchtigungen des Ernährungszustandes, besonders bei Diabetes. Gewöhnlich geht sie schnell vorüber. Am nächsten liegt es, anzunehmen, daß man Fett gerade im Augenblick seiner Wanderung von den Fettlagern nach der Leber zu überrascht. Dafür spricht, daß es meist Zustände von schwerster Ernährungsstörung sind, in denen man Lipämie antrifft. Aber wie die Beobachtungen von Morawitz zeigen[6], kann am Tier auch die intestinale Zufuhr von Fett Lipämie erzeugen, wenn „der Austritt des Fettes aus der Blutbahn gehemmt ist". Die Gewebe vermögen dann das Fett nicht aufzunehmen, vielleicht weil eine Esterase des Blutserums fehlt.

Im wesentlichen handelt es sich bei Besprechung des Serums um dessen Wasser, Eiweiß und Salze. Es enthält nach Hammarstens[7] Analysen im Mittel 9,2% fester Bestandteile und davon 7,6 Eiweißkörper. Also wie im Gesamtblut, so bildet auch hier wieder Eiweiß den ganz überwiegenden Teil der

---

[1] Zahn u. Walker, Biochem. Z. 58, 130 (Morawitz). — Deutsch, Z. klin. Med. 84, 83. — Herverden, Ber. Physiol. 10, 247 (1922). — Wöhlisch, Asher-Spiros Erg. 28 I, 623.

[2] Magnus-Alsleben, Kongreß inn. Med. 1913, 315.

[3] Helwett, Arch. f. exper. Path. 49, 307.   [4] Vgl. Rumpf, Virchows Arch. 174, 163.

[5] Gumprecht, Dtsch. med. Wschr. 1894, Nr 39. — Fischer, Virchows Arch. 172, 218. — Vgl. ferner Magnus-Levy u. Meyer, Handb. Biochem. 4, 459.

[6] Sakai, Biochem. Z. 62, 387.

[7] Hammarsten, Phys. Chem., 11. Aufl. 1926. — Freund u. Joachim, Hoppe-Seylers Z. 36, 407.

Trockensubstanz, und es ist deswegen schon von vornherein anzunehmen, daß zwischen Wasser- und Eiweißgehalt ein gegensätzliches Verhältnis besteht.

Die Eiweißkörper des Plasmas sind zunächst Albumin und verschiedene Arten Globuline[1]. Die immer weitergehende Teilung der einzelnen bis vor kurzem noch als einheitlich angesehenen Arten von Eiweißkörpern möchte Zweifel daran erwecken, ob es sich bei dem Serumeiweiß um bestimmte Klassen von Substanzen handelt. Wenn man an die Anschauungen von EHRLICH und SAHLI denkt, so liegt die Vermutung nahe, daß das Serumeiweiß zum großen Teil aus abgestoßenen Zellteilen der verschiedensten Organe besteht. Möglicherweise haben allerdings einzelne Organe, z. B. die Leber, besonderen Anteil daran. Man weiß nicht, welche Bedingungen das Entstehen und Vergehen dieser Stoffe regeln, noch kennt man ihre Anteilnahme an der Ernährung der einzelnen Organe. Das Serum des gesunden Menschen enthält im allgemeinen etwas mehr Albumin als Globulin; so verhalten sich beide Eiweißarten z. B. nach den oben erwähnten Analysen wie 4,5 : 3,1. Bei verschiedenen Tieren wechselt dieses Verhältnis außerordentlich[2]. Doch haben die vergleichenden Untersuchungen bisher noch nichts zum Verständnis dieser Schwankungen beigetragen. Nicht nur die Tierart, sondern auch der Zustand des einzelnen Organismus ist unter Umständen von wesentlichem Einfluß auf die Beziehungen zwischen beiden Eiweißkörpern. Im Hunger scheint die Menge des Globulins in geringem Grade zuzunehmen[3]. Die ganze Sache ist kompliziert, denn schon am Gesunden wechselt der Aufbau der Albumine und Globuline aus Aminosäuren[4].

Über Veränderungen des Verhältnisses der Albumine zu den Globulinen (des Eiweißquotienten[5]) unter pathologischen Verhältnissen liegt ein ziemlich reiches Material vor[6]. Meines Erachtens kann man einheitliche Gesichtspunkte noch nicht gewinnen. Im allgemeinen zeigt sich bei krankhaften Zuständen eine Neigung nach Vermehrung der grob-dispersen Gruppen gegenüber dem Albumin. FÅHRAEUS fand[7] bei stärkerer Senkungsgeschwindigkeit der Erythrozyten größere Fibrin- und Globulinmengen im Plasma. Im wesentlichen auf Grund der Vorstellungen von HÖBER nimmt man jetzt an, daß die positive Ladung des grob dispersen Eiweißes die schnelle Senkung der negativ geladenen Erythrozyten zur Folge hat. Die Bestimmung ihrer Senkungsgeschwindigkeit hat neuerdings große diagnostische Bedeutung erlangt. Schnelle Senkung findet sich allgemein bei tiefgreifenden Störungen der Umsetzungen in krankhaft veränderten Geweben, wahrscheinlich weil dann Zerfallsprodukte hoch-

---

[1] PICK, Beitr. chem. Physiol. u. Path. **1**, 351. — FULD u. SPIRO, Hoppe-Seylers Z. **30**, 132. — ROSTOSKI, Würzb. Abh. **35**. — Die wichtigen Arbeiten von HERZFELD u. KLINGER, Biochem. Z. **85**, 1 u. folgende Bände.

[2] HALLIBURTON, Lehrb. chem. Phys. u. Path. **1892**, 261. — HAMMARSTEN, Lehrbuch.

[3] MORAWITZ, Beitr. chem. Physiol. u. Path. **7**, 153.

[4] LANG, Arch. f. exper. Path. **145, 148, 154**.

[5] Lit. siehe MORAWITZ, Handb. Biochem. **2**, 2 (1909). — STARLINGER u. WINAND, Z. exper. Med. **60**, 138. — TRAUTWEIN, Z. exper. Med. **76**, 236 (Lit.).

[6] Vgl. ERBEN, Z. klin. Med. **57**, 30.

[7] FÅHRAEUS, Acta med. scand. (Stockh.) **55**, 1. — WESTERGREN, Erg. inn. Med. **26**, 577.

molekularer Stoffe im Blut und Umänderungen seiner Eiweißbestandteile auftreten.

Die Reaktion des Blutes im Sinne der physikalischen Chemie ist fast neutral[1] bzw. schwach alkalisch. Sein Gehalt an freien OH- und H-Ionen wird auch in Krankheiten im allgemeinen festgehalten und reguliert. Doch sieht man geringe Veränderungen nach beiden Seiten hin, z. B. bei Tetanie, schweren Nierenkrankheiten und Diabetesfällen wesentlich häufiger als früher angenommen wurde. Auch kann der Wasserstoffionengehalt des Blutes selbst dann herabgesetzt oder erhöht sein, wenn der zugrunde liegende Zustand wieder behoben werden kann. Fängt die Reaktion an, sich stärker zu ändern, so droht dem Organismus Gefahr (vgl. Stoffwechsel). Das Blut hat die Fähigkeit, gewisse Mengen von Säuren aufzunehmen, ohne selbst die Reaktion zu ändern. Dabei ist die absolute Menge der freien Kohlensäure und des Natriumkarbonats eine verschiedene je nach dem Gehalt des Plasmas an andern Säuren. Die Wasserstoffionenkonzentration wird so lange in der Norm erhalten, als sich das Verhältnis von freier und gebundener Kohlensäure nicht ändert. Das Vorhandensein anderer Säuren hängt von den Vorgängen im Stoffwechsel und von der Nierentätigkeit ab. Es wird deswegen dort besprochen. Kohlensäure, Phosphorsäure, die Alkalien und die Eiweißkörper erhalten als sog. Puffersubstanzen die Wasserstoff- und Hydroxyl-Ionenkonzentration des Blutes auf bestimmter Höhe.

Es ist noch einzugehen auf die vielerörterte und viel umstrittene Frage nach dem Vorhandensein einer Vermehrung der gesamten Blutmenge, einer Plethora vera[2]. In der alten Hämatologie spielte dieser Begriff eine außerordentliche Rolle. Welche Tatsachen sprechen nun für ihr Vorkommen? Zahlreiche Kriterien der alten Ärzte sind nicht zu verwerten, denn sie finden sich genau so bei Individuen, welche wir gegenwärtig mit guten Gründen für anämisch halten, und sind noch dazu von so allgemeiner und unbestimmter Natur, daß man sie für alles Mögliche verwenden kann, nur nicht, um daraus eine Vermehrung der Blutmenge zu erschließen. Auch mit der Begründung des Urteils auf das Aussehen muß man äußerst vorsichtig sein, weil, wie wir jetzt wissen, abnorme Verteilungen des Blutes, selbst über lange Zeiten hin (SAHLI), durchaus nicht selten vorkommen. Aber ausgezeichnete und höchst erfahrene pathologische Anatomen, wie z. B. VON RECKLINGHAUSEN, BOLLINGER, ASCHOFF, RÖSSLE, gewannen auf Grund vielfacher Sektionen den Eindruck, daß manche Leichen abnorm blutreich sind. An Haustieren kann die bei der Verblutung gewonnene Blutmenge außerordentlich variieren; das ist sowohl für verschiedene Spezies als auch für Individuen der gleichen Art, aber wechselnden Ernährungszustandes,

---

[1] Vgl. HENDERSON, J. of biol. Chem. **46**, 411. — HÖBER, Physikalische Chemie der Zelle, S. 358. 1926.

[2] COHNHEIM, Allgemeine Pathologie **1**, 397, 2. Aufl. — v. RECKLINGHAUSEN, Allgemeine Pathologie, S. 176. — Vgl. E. MEYER, Jkurse ärztl. Fortbildg **1910**, März. — MORAWITZ, Volkm. Vortr. Nr 462; Blutkrankheiten, Mohr-Staehelins Handb., 2. Aufl. — SEYDERHELM, Klin. Wschr. **1927**, Nr 39. — PLESCH, Z. klin. Med. **93**, 241. — ASCHOFF, Verh. dtsch. pathol. Ges. **1930**, 106 (Diskussion).

durch die wichtigen Beobachtungen von Bollinger und Bergmann einwurfsfrei festgestellt. Aus ihnen ergibt sich jedenfalls der beträchtliche Einfluß der Ernährungsverhältnisse auf die Blutmenge.

Am Menschen denkt man an eine wahre Plethora, wenn bei überreichlicher Ernährung und starker Entwicklung der Muskulatur sowie erhöhter Ausbildung des Fettpolsters dauernde Hyperämie der Körperoberfläche, großer Puls, großes Herz und weite Arterien gefunden werden. Diese Erscheinungen sind zusammengenommen mit den Erfahrungen der pathologischen Anatomen und den am Tier gewonnenen doch immerhin von großer Bedeutung. Ich selbst habe auf Grund von Beobachtungen am Krankenbett und am Leichentisch sowie nach Angaben der Literatur den Eindruck gewonnen, daß es eine echte Plethora gibt. Die interessanten Beobachtungen von Geisböck[1] sprechen dafür, daß diese Plethora mit Hyperglobulie und erhöhtem Blutdruck einhergehen kann.

Wir möchten also die Existenz einer Plethora für sehr wahrscheinlich halten, und es scheint, als ob dann für ihre Entstehung eine überreichliche Ernährung mit allen Arten von Nahrungsstoffen wichtig wäre. Doch kann diese immer nur ein Faktor sein; es würde außerdem dazu gehören eine bisher vollkommen dunkle Anomalie im Stoffwechsel des Organismus, mehr noch in seinen entsprechenden Fähigkeiten der Regulation. Ärztlich drängt sich mir immer von neuem und immer mehr der Eindruck auf, daß solche Plethora häufig mit starken Vergrößerungen des gesamten Herzens einhergeht, namentlich dann, wenn ohnehin Veranlassung zur Entstehung von Herzhypertrophie gegeben ist. Davon wurde im Abschnitt Kreislauf schon gesprochen.

Bis vor kurzem konnten diese Ausführungen über die Existenz einer Plethora und Oligämie nicht viel mehr als Vermutungen sein, da man keine brauchbaren Methoden zur Bestimmung der Gesamtblutmenge kannte. Erst die neueste Zeit hat hier Wandel geschaffen[2]. Es soll zwar nicht behauptet werden, daß die bisher bekannten Methoden unserem Ziele, die Gesamtblutmenge am lebenden Menschen zu bestimmen, in idealer Weise nahekommen; immerhin scheinen sich aber brauchbare Vergleichswerte zu ergeben. Und da stellt sich nun in der Tat heraus, daß die Existenz einer Plethora einerseits, einer Oligämie andererseits sehr wahrscheinlich ist. Besonders interessant ist die Plethora bei Chlorose und bestimmten Zustandsbildern von Nephritis sowie bei der Polyzythämie. Im Gegensatz dazu scheint bei schweren Anämien oft eine erhebliche Verminderung der Gesamtblutmenge vorzuliegen. Das entspricht ja auch der allgemeinen klinischen Erfahrung. Mit der Feststellung absoluter Zahlen soll man aber noch sehr vorsichtig sein, weil die Methoden meines Erachtens hierfür noch nicht ausreichen.

---

[1] Geisböck, Arch. klin. Med. **83**, 396. — Vgl. Lampe, Dtsch. med. Wschr. **1925**, Nr 49.

[2] Haldane u. Smith, J. of Physiol. **25**, 334. — Oerum, Pflügers Arch. **114**, 1. — Plesch, Hämodyn. Studien. 1909. — Morawitz u. Siebeck, Arch. f. exper. Path. **59**, 364. — E. Müller, Jb. Kinderheilk. **72**, 176.

11. Die Verdauung.

Mund und Speiseröhre.

Unter Verdauung[1] ist hier die Summe derjenigen Prozesse verstanden, welche mit der Zufuhr fester und flüssiger Stoffe zu dem Körperhaushalt betraut sind. Ihre Störungen beginnen im Mund.

Krankhafte Veränderungen der Zähne schädigen jedenfalls Aufnahme und Verdauung der Nahrungsmittel auf das empfindlichste. Im gleichen Sinne wie schadhafte Zähne müssen Störungen an Knochen und Gelenken der Kiefer sowie an denjenigen Muskeln wirken, welche die Bissen im Munde und aus ihm heraus bewegen, gleichviel ob die Erkrankung zuerst das Nervensystem oder von Anfang an die Muskeln direkt ergreift. Doppelseitige Störungen sind natürlich schädlicher als einseitige. Bei Lähmungen der Fazialismuskeln werden die Speisen nicht von den Backentaschen zwischen die Mahlzähne geschoben, Läsionen der Zunge verhindern das Kauen und die Weiterbeförderung nach dem Rachen. Auch Schmerzen, welche bei den Bewegungen des Mundes auftreten oder wesentlich wachsen, stören die Nahrungsaufnahme. Alle Arten Geschwüre im Bereich des Mundes, Entzündungen in ihm und am Gaumen, also die mannigfachen Formen der Stomatitis und Angina, die Phlegmone am Boden der Mundhöhle und die Erkrankungen der Parotis wirken in gleicher Weise.

Stomatitis entsteht in erster Linie durch die Einwirkung von Mikroorganismen auf die geschädigte und dadurch ihrem Eindringen zugängliche Mundschleimhaut. So findet man die Stomatitis einmal im Gefolge aller der Zustände, welche mikrobiotische Wucherungen in der Mundhöhle begünstigen, z. B. sehr häufig in Begleitung schlechter Zähne, jener Herde bakterieller Zersetzungen oder in schweren Infektionskrankheiten, falls nicht gute Mundreinigung die durch geringe Speichelabsonderung und mangelhafte Nahrungsaufnahme geschaffenen Schäden ausgleicht. Der Soorpilz ruft saure Gärung hervor, deren Produkte die Schleimhaut beträchtlich reizen. Werden Säuren oder Laugen in den Mund eingeführt, so ätzen sie direkt die Schleimhaut und erzeugen eine Entzündung. Das gleiche vermögen starke Wärmewirkungen zu tun. Noch nicht völlig klar sind die Ursachen der Stomatitis bei der Quecksilbervergiftung[2] und im Skorbut.

---

[1] Über Physiologie der Verdauung: FRERICHS, Verdauung, in R. WAGNER, Handwörterb. Physiol. — PAWLOW, Die Arbeit der Verdauungsdrüsen. — O. COHNHEIM, Die Physiologie der Verdauung und Ernährung. 1908. — Über Pathologie der Verdauung: KRAUS, Die Erkrankungen der Mundhöhle und der Speiseröhre in Nothnagels Handb. **16 I**. — KRAUS-BRUGSCH, Handb. **5** (FULD, KUTTNER, KNUD FABER, EWALD, v. BERGMANN). — v. BERGMANN-STAEHELIN, Handb. **3**. — E. GRAFE, in MISCH, Fortschritte der Zahnheilkunde **1**.

[2] BAMBERGER, Virchows Handb., S. 6. — KIRCHGÄSSER, Virchows Arch. **32**, 145. — v. MERING, Arch. f. exper. Path. **13**, 86. — COHNHEIM, Allgemeine Pathologie **2**, 2, 2. Aufl.

Wir wissen, daß Quecksilber, welches im Körper kreist, durch die Munddrüsen ausgeschieden wird, wahrscheinlich in Form reizender Verbindungen. Diese schädigen dann direkt die Epithelien. Das läßt sich aus Analogieschlüssen vermuten. Manche Metalle, z. B. Blei, Quecksilber, sind Protoplasmagifte und die Zellen verschiedener Parenchyme fallen ihnen zum Opfer. Am empfindlichsten sind aber zweifellos die des Verdauungstrakts, und wenn die Mundhöhle nun andauernd von quecksilberhaltigen Flüssigkeiten bespült wird, so versteht man die Entstehung der Stomatitis. Daß eine an sich schlechte, weiche und lockere Schleimhaut in besonderem Maße leidet, paßt sehr gut dazu, denn durch die gleiche Einwirkung werden natürlich wenig widerstandsfähige Zellen am leichtesten geschädigt.

Die Gefahren der Stomatitis liegen einmal in den Schmerzen, welche dabei die Nahrungsaufnahme erschweren. Aber auch wenn diese gering sind, haben die Kranken wegen schlechten Geschmacks keine Neigung zum Essen und mit jedem Schlingen werden Millionen von Mikroorganismen in den Magen gebracht.

Die Menge[1] des auf die gewöhnlichen Reize hin abgesonderten Speichels ist vermindert in einigen Infektionskrankheiten — Mosler[2] hat dies für Typhus und Pneumonie nachgewiesen —, bei Atropinvergiftung und wenn an anderen Körperstellen reichlich wäßrige Ausleerungen stattfinden, so bei Cholera, Diabetes insipidus, starken Schweißen; endlich in Begleitung solcher Fazialislähmungen, welche mit einer Läsion der Chorda einhergehen. Mit der Absonderung des Speichels ist stets zugleich diejenige des Mundschleims vermindert.

Wieweit auch das Fehlen des Ptyalins die Kranken schädigt, läßt sich noch nicht sagen. Bis vor kurzem glaubte man diesem Enzym nur eine sehr geringe Bedeutung zusprechen zu dürfen. Jetzt wissen wir, daß in Mund und Magen große Mengen von Stärke durch das Ptyalin in Dextrin umgewandelt werden[3]. Diese Umwandlung geht im Magen auch bei erheblichen Graden von saurer Reaktion noch vor sich. Ferner aber ist zu berücksichtigen, daß einzelne Teile des Speisebreis mit dem Magensaft nicht in innige Berührung kommen. Dann kann das Ptyalin ausgiebig wirken. Ferner wird das Ptyalin im Darm durch Pankreassaft reaktiviert und kann also dort seine Wirkung weiter entfalten[4]. Schließlich dürfte die Absonderung des Mundspeichels tatsächlich die Absonderung des Magensafts fördern[5]. Eine Verminderung des Ptyalins wurde bei Subazidität beobachtet[6]; wahrscheinlich sind beide Sekretionsstörungen Folgen einer gemeinsamen Ursache, aber es könnte die Verminderung der Salzsäure auch Folge von Störung der Speichelabscheidung sein.

Ohne weiteres verständlich ist die Entstehung von Ptyalismus, wenn durch krankhafte Prozesse im Mittelohr nachweislich die Chorda tympani gereizt wird. Erregbare Menschen bekommen den Zustand schon durch Vorstellungen, z. B. durch den Gedanken, gut essen zu können oder Kalomel genommen zu haben[7]. Und bei allen tritt sie ein, wenn die Mundschleimhaut besonders reizbar ist, so bei allen Formen der Stomatitis; diese ist fast stets mit Ptyalismus verbunden.

Eine weitere Reihe von Erhöhungen der Speichelsekretion ist direkt von abnormen Zuständen des Nervensystems abhängig. Hierher gehört der Quecksilberptyalismus[8]. Durch Stomatitis kann die Erhöhung der Speichelabsonderung hier nicht immer bedingt sein, denn der Ptyalismus tritt oft vor jener auf. Man wird

---

[1] Sticker, Die Bedeutung des Mundspeichels. — Kraus, Nothnagels Handb. 16 I. — Über Mundschleim siehe Tuczek, Z. Biol. 12, 534.

[2] Mosler, Berl. klin. Wschr. 1866, Nr 16/17. — Uffelmann, Arch. klin. Med. 14, 228.

[3] J. Müller, Kongreß inn. Med. 1901, 321 (Diskussion, Moritz, Volhard).

[4] Roger u. Simon, C. r. Soc. Biol. Paris 62, 1070.

[5] Delhougne, Arch. klin. Med. 154, 305.

[6] Delhougne, Klin. Wschr. 1926, Nr 52 (Lit.).

[7] Vgl. Pawlow, Erg. Physiol. 3, 179.   [8] Siehe die S. 498, Nr 2 genannte Literatur.

ihn mit v. Mering auf eine direkte Erregung zentraler oder peripherer nervöser
Gebilde durch das Gift zurückführen müssen. Möglicherweise können auch die
Drüsenzellen direkt als Angriffspunkt des Reizes dienen. Natürlich trägt eine bestehende Quecksilberstomatitis zur Erhöhung der Speichelabsonderung sehr wesentlich
bei und kann allein schon solche erzeugen.

Merkwürdig und dunkel ist die starke Speichelabsonderung, die bei chronischen
Erkrankungen der Oblongata, besonders bei Bulbärparalyse[1] eintritt.

Man hat den Eindruck, daß es sich dabei manchmal nicht nur um mangelhafte
Wegschaffung des Speichels infolge der Schlingstörung, sondern in der Tat um verstärkte Absonderung handelt. Sie verläuft zeitlich anders als die nach Durchschneidung der Nerven sich einstellende „paralytische Sekretion“, und die Mengen des
Speichels sind in beiden Fällen verschieden. Vielleicht ist bei Bulbärparalyse der
langsame Untergang der Ganglienzellen ebenso mit Reizzuständen der Drüsenzellen
verbunden, wie mit solchen der Muskelfasern (fibrilläre Zuckungen).

Endlich wird abnorm reichliche Speichelabsonderung reflektorisch von
anderen Körperstellen, als von der Mundhöhle aus, erregt: vom Magen bei Magen-
geschwüren, vom Uterus aus bei Schwangeren, von peripheren Nerven, besonders
vom Trigeminus aus bei Neuralgien.

In allen diesen Fällen hat der Speichel den Charakter des Fazialisspeichels: er
ist an Menge reichlich, an festen Bestandteilen arm, dünnflüssig.

Die Nachteile des Ptyalismus liegen in der Produktion eines reichlichen alkalischen
Sekrets. Fließt es aus dem Munde, wie es bei Bulbärparalyse wegen der Lippen-
lähmung geschieht, so ist das äußerst lästig. Die Kranken werden für jegliche menschliche Gesellschaft ungeeignet und sind demnach allein durch den Speichelfluß in ihrer
Lebensfähigkeit beträchtlich gehemmt. Günstiger ist entschieden das Verschlucken
des Sekrets, indessen keineswegs ohne Nachteile. Denn die großen Mengen schwach
alkalischer, schleimiger und mit massenhaften Bakterien erfüllter Flüssigkeit schädigen
oft die Magenverdauung.

Die Reaktion des Speichels wechselt beim gesunden Menschen mit dem
Verhalten der gesamten Verdauungsorgane. Im nüchternen Zustande kann der
Speichel schwach sauer sein, um dann nach Einführung von Nahrung eine alkalische
Reaktion anzunehmen. Demgegenüber reagiert der Mundspeichel bei Diabetes, im
Fieber und bei Dyspeptischen nicht selten dauernd sauer, wohl durch die Einwirkung
von Bakterien auf den Mundinhalt.

Aus dem Munde werden die Speisen in den Rachen befördert. Dieser Akt
wird bei Lähmungen der Zunge, welche meist bulbärer Natur sind, erschwert
oder unmöglich gemacht, so daß die Kranken feste Nahrung überhaupt nicht
mehr zu nehmen imstande sind: diese kann eben den Mund nicht mehr verlassen.

Störungen des Schluckens treten zunächst ein, wenn die Erregbarkeit
der sensiblen Nerven oder der zentralen Partien herabgesetzt ist, so daß die
normalen Reize den Reflex nicht mehr erzeugen können. Das finden wir bei
Vergiftungen (Morphium, Chloroform, Chloral, diabetisches, urämisches Koma)
sowie bei zahlreichen Erkrankungen des Nervensystems, sobald die sensiblen
Apparate getroffen sind. Ferner wenn die Zusammenziehung der notwendigen
Muskeln in der gehörigen Reihenfolge unmöglich ist, besonders bei Erkrankung
der Oblongata, wenn sie die Kerne des motorischen Trigeminus, des Fazialis,

---

[1] Kayser, Arch. klin. Med. **19**, 145. — Kussmaul, Volkm. Vortr. Nr 54. — Cohnheim,
Allgemeine Pathologie **2**, 5.

Vagus und Hypoglossus betrifft (Bulbärparalyse, Tumoren, Apoplexien); bei neuritischen Lähmungen der betreffenden Muskeln, vor allem bei Diphtherie. Genau so wie Lähmungen wirken die Krämpfe der Pharynxmuskeln bei Lyssa, Tetanus und Hysterie. Endlich ist das Schlucken beeinträchtigt, wenn Knochendefekte, die meist syphilitischer Natur sind, Nasen- und Rachenhöhle verbinden.

Ist durch solche Erkrankungen der Schlingvorgang gestört, so gelangen Speiseteile in Lunge oder Nase. Ihr Eindringen in die Lunge bringt den Kranken die größte Gefahr, denn in ihr entstehen durch die Wirkung der mit massenhaften Mikroben beladenen Fremdkörper Pneumonien, häufig mit Gangrän. Eindringen in die Nase ist harmloser: Husten, Niesbewegungen und unangenehme Empfindungen sind die Folge. Dadurch wird den Kranken das Essen verleidet; es wird erfolglos.

Kauen und Schlingen werden durch Schmerzen auf das lebhafteste gehemmt. Alle Arten von Entzündung an Gaumen, Rachen und Kehlkopf stören aus diesem Grunde häufig die Nahrungsaufnahme erheblich.

Die Kontraktion der Schlundmuskeln schleudert kleine weiche Bissen durch den erschlafften Ösophagus[1] hindurch. Am Ende jedes Bissens folgt dann eine peristaltische Welle wesentlich langsamer nach. Wenn mehrere Bissen schnell nacheinander kommen, so begleitet diese peristaltische Welle nur den letzten. Erkrankungen der Speiseröhre schädigen die Ernährung im wesentlichen dadurch, daß sie den gleitenden Speisen Widerstände bieten. Solche sind öfter durch Muskelkrämpfe bedingt, wie sie sich aus den verschiedensten Anlässen, namentlich bei nervösen und reizbaren Menschen entwickeln. Zuweilen kommen dann die Zusammenziehungen der Muskelfasern als sog. Globus bei Hysterischen zum Bewußtsein. Häufig liegt aber in den Krämpfen des Ösophagus an sich keine Gefahr für die Ernährung, denn bei Hysterie werden sie schließlich meistens überwunden und bei Wut drohen andersartige, viel bedeutendere Schädlichkeiten. Aber nicht allzuselten ruft ein Krampf des unteren Abschnitts vom Ösophagus, speziell an der Kardia — ebenso eine Lähmung der gesamten Ösophagusmuskulatur —, ähnliche Störungen wie eine rein mechanische Stenose hervor[2].

Zunächst erwächst die Neigung zu solchen Krampfzuständen auf dem Boden der Nervosität. Ferner erzeugen seelische Erregungen, aber manchmal auch mechanische Eigenschaften der Speisen oder Fremdkörper den Krampf. Endlich führt die Entwicklung maligner Prozesse am Mageneingang selbst zum Auftreten von spastischen Zuständen seiner Muskulatur, und ebenso geschieht das, wahrscheinlich reflektorisch, von anderen erkrankten Stellen der Magenschleimhaut, z. B. von Geschwüren aus. Schließlich gibt es aber auch lokale funktionelle Störungen der Muskelinnervation, die nicht psychogen sind. Nach allem, was wir wissen, ist diese bei dem Schluckakt eine sehr komplizierte. Denn es muß, falls das Hinabgleiten der Speisen vom Rachen

---

[1] F. KRAUS u. RIDDER, Nothnagels Handb. **15**, 1. — RIDDER, in Kraus-Brugschs Handb. **5**, 129. — KÜPFERLE, Pflügers Arch. **152**, 579. — GANTER, Z. Biol. **83**, 309. — PALUGYAY, Handb. norm. path. Phys. **3**, 367.

[2] Z. B. DE GROOT, zit. Zbl. inn. Med. **1919**, Nr 16/17. — ZAAIGER, Monographie, zit. Zbl. inn. Med. **1919**, Nr 16. — FLEINER, Münch. med. Wschr. **1919**, Nr 22/23.

i n den Magen ungestört vor sich gehen soll, wie bei der koordinierten Willkürbewegung, eine große Reihe von Muskeln genau nach Folge und Stärke in Gang gesetzt, erregt und gehemmt werden. Da ist eine Störung dieses verwickelten Vorganges sehr leicht denkbar und alle möglichen Schwierigkeiten des Gleitens der Speisen können daraus hervorgehen. Vielleicht hängt der als Rumination bezeichnete Vorgang mit Anomalien des Kardiaschlusses zusammen (Ridder); jedenfalls findet er sich auf erblicher Grundlage, sowie bei Menschen mit allgemein und lokal nervösen Störungen.

Viel wichtiger ist dauernde Verengerung der Speiseröhre, wie sie durch Narben, Geschwülste, sehr viel seltener durch Druck von außen zustande kommt. Die Beschwerden sind dann ganz vom Grade der Stenose und von den Muskelspasmen abhängig, die sie so oft begleiten. Je nach ihm ist nur das Schlingen größerer Bissen erschwert, während weiche Substanzen und besonders Flüssigkeiten noch ohne weiteres in den Magen gelangen, oder die Nahrungsaufnahme wird völlig unmöglich. Zwischen diesen Grenzfällen gibt es alle Übergänge. Wir empfinden hinter dem Pharynx nichts vom Bissen, wenn er nicht besonders groß ist. Die Kranken mit Ösophagusverengerungen dagegen fühlen, daß er an einer Stelle steckenbleibt. Die Größe der Bissen, welche noch durchgehen, und derjenigen, die steckenbleiben, hängt vom Grade der Verengerung ab. Oberhalb der stenotischen Stelle bildet sich durch die Stauung der Speisen ein gewisser Grad von Erweiterung der Speiseröhre und gleichzeitig eine Hypertrophie der Muskulatur aus. Dort bleibt ein Teil der Nahrung am Ende der Mahlzeit häufig länger liegen und zersetzt sich. Die größere Hälfte aber wird unmittelbar nach dem Essen durch ein eigentümliches Würgen, nicht durch wirkliches Erbrechen sofort wieder entleert.

Die verschluckten Nahrungsbestandteile kommen dabei scheinbar von selbst wieder in den Mund zurück. Offenbar werden durch das Hindernis starke Kontraktionen der Ösophagusmuskulatur ausgelöst. Leider wissen wir aber nicht, ob diese antiperistaltisch sind. Meist wird das geleugnet, indessen wohl kaum mit Recht. Ich vermag wenigstens keinen Grund einzusehen, der die Möglichkeit antiperistaltischer Bewegungen ausschließt. Wer ihre Existenz nicht in Betracht zieht, muß dann annehmen, daß der unter Druck versetzte Inhalt der Speiseröhre einfach nach oben ausweicht.

Besondere Verhältnisse bestehen bei einigen Krankheiten, zunächst den Divertikeln[1], d. h. lokalen Erweiterungen des Ösophagus, bei denen die ausgebuchtete Stelle vorwiegend aus Schleimhaut und Submukosa mit nur wenigen Muskelfasern gebildet wird. Diese — Pulsionsdivertikel — entstehen vielleicht dadurch, daß ein Fremdkörper oder ein Trauma die Muskelfasern des Constrictor pharyngis inferior zerreißt und nun an der nachgiebigen Stelle die Schleimhaut ausgebuchtet wird. Dann enthält die Wand des Divertikels keine Muskelfasern, aber in anderen, allerdings seltenen Fällen ist wenigstens an einzelnen Stellen der Wand noch Muskulatur vorhanden. Vielleicht sind gerade dann durch Anomalien der Entwicklung bedingte und somit angeborene Buchten der Speiseröhre von Bedeutung. In die ausgebuchtete Stelle treten Speisemassen ein und erweitern sie immer mehr. Die Pulsationsdivertikel sitzen am häufigsten oben am Ösophagus oder am Constrictor pharyngis inferior nach

---

[1] Zenker u. Ziemssen, in Ziemssens Handb., S. 7. — Huber, Arch. klin. Med. 52, 103. — Starck, ebenda. 67, 1, 201, 383. — Brosch, ebenda 67, 45. — Riebold, ebenda 80, 527. — Starck, Die Ösophagusskopie, 2. Aufl.

der hintern Wand zu, hängen also vor der Wirbelsäule herab; viel seltener findet man sie an anderen Stellen. Anfangs machen sie meist keine Symptome, später aber werden sie für die Kranken eine Quelle qualvoller und langwährender Leiden. Wird das Divertikel größer, so gelangt bei jeder Nahrungsaufnahme ein Teil der Speise in seine Höhle und wird dann durch das gleiche Würgen wie bei den Stenosen des Ösophagus wieder nach dem Mund zu entleert. Am Ende der Mahlzeit bleiben aber stets nicht unbeträchtliche Reste der Nahrungsbestandteile in dem Divertikel liegen; diese können so auf die weiche Speiseröhre drücken, daß sie völlig verlegt wird. Erst nachdem durch qualvolles Würgen und Erbrechen der Sack entleert ist, stellt sich wieder die freie Passage durch die Speiseröhre her. Die Kranken vermögen dann wieder Nahrung zu verschlucken, aber doch nicht ungehindert und ohne Mühe, denn nun verfängt sich wieder ein Teil davon in dem Divertikel. Es sind also die Symptome von Ösophagusstenose zeitweilig im höchsten, zu anderen Zeiten nur in viel geringerem Maße vorhanden. Und auch wenn die Speisen durchtreten können, so bleibt das erwähnte Würgen und Spucken doch eine äußerst lästige Sache. Dazu kommen Schmerzen. In dem Divertikel zersetzen sich die Nahrungsstoffe, die Schleimhaut ulzeriert, und die Kranken haben zeitweise neben dem Druckgefühl des gefüllten Sackes heftige, bohrende und nagende Schmerzen. Glücklicherweise ist der traurige Zustand außerordentlich selten.

Eigentümliche Schlingbeschwerden (Gefühl von Steckenbleiben der Speisen, Aufstoßen und Würgen) beobachtet man bei diffusen oder auch bei lokalen Erweiterungen des Ösophagus[1]. Die ganze Speiseröhre ist erweitert bei den Stenosen am Mageneingang. Die Anordnung der Muskulatur an Kardia und Magen[2] kann zur Folge haben, daß eine Verengerung der Speisewege sowohl in der Gegend der Kardia selbst, als auch nach ihrem Eintritt in den Magen im Verlauf der sog. Magenstraße möglich ist. Im letzteren Fall, auf den FLEINER großen Wert legt[3], würden Faltenbildungen der Schleimhaut durch Kontraktionszustände der Musc. mucosae mitwirken. Jedenfalls führen Krampf- oder Lähmungszustände der oberen Magenmuskulatur zu starken Dilatationen des Ösophagus. Aber es gibt auch allgemeine spindelförmige Erweiterungen ohne jegliches Hindernis am Mageneingang. Und ebenso beobachtet man isolierte Dilatationen des unteren Teils der Speiseröhre bei anatomisch intakter Kardia. Höchstwahrscheinlich führen dann Muskelkrämpfe am untersten Teil der Speiseröhre zur Stauung der Speisen und diese trägt ihrerseits wohl zur Ausbildung der Erweiterung bei. Wie KRAUS und RIDDER möchte ich annehmen, daß der wichtigste Grund für die Entstehung dieser „idiopathischen" Dilatation in einer Lähmung der Muskulatur liegt. Nervöse Störungen bilden dann offenbar die Grundlage, und zwar solche der Nervi vagi, was mit den sofort anzuführenden experimentellen und klinischen Beobachtungen übereinstimmt. Da der Vagus auch hemmende Fasern für die Zusammenziehung der Kardiamuskulatur hat, so könnte eine Lähmung dieses Nerven gleichzeitig zur Erweiterung des Ösophagus infolge von Paralyse seiner Muskulatur und zu Kontraktionszuständen der Muskeln an der Kardia führen. Letztere könnten dann noch beitragen zur Ausbildung der Erweiterung. In manchen Fällen liegen wohl auch angeborene lokale oder diffuse Erweiterungen vor.

Die durch solche Dilatationen erzeugten Funktionsstörungen sind, wie schon angedeutet, denen bei Stenose recht ähnlich. Gerade in den Fällen von angeborener

---

[1] STRÜMPELL, Arch. klin. Med. **29**, 210. — ZUSCH, ebenda **73**, 208. — KRAUS u. RIDDER, l. c. — SINNHUBER, Z. klin. Med. **50**, 102. — BEST, Arch. Verdgskrkh. **16**, 464. — H. H. BERG, Z. Ohrenheilk. **27**, 167.

[2] Vgl. FORSSELL, Fortschr. Röntgenstr. Ergänzungbd. **30** (1913); Erg. Röntgenol. **30**. — ELTZE, Sitzgsber. Heidelberg. Akad. Wiss., Math.-naturwiss. Kl. **1919**, Nr 10.

[3] FLEINER, Münch. med. Wschr. **1919**, Nr 22/23.

partieller Erweiterung sowie bei primär nervösen Bewegungsstörungen der Kardia bestehen die Erscheinungen oft viele Jahre lang mit mannigfachen Intermissionen. Zuweilen haben sie namentlich dann, wenn eine Höhle sich zwischen Zwerchfell und Kardia entwickelte (Antrum cardiacum), große Ähnlichkeit mit denen der Rumination. Auf der anderen Seite sieht man mitunter kurze Zeit nach Beginn der Erscheinungen den Tod eintreten. Die Sektion zeigt dann den Ösophagus stark dilatiert und mit Speisen angefüllt.

Genau den gleichen Befund erheben wir bei Hunden, welche nach am Hals ausgeführter Durchschneidung beider Vagi ihre Nahrung auf dem gewöhnlichen Wege aufnehmen[1]. Wie wir durch PAWLOW wissen[2], wird auch die hohe Vagusdurchschneidung anstandslos vertragen, sofern die Tiere bei verschlossener Speiseröhre vom Magen aus gefüttert werden. Schon längst bekannt war die Unschädlichkeit der Vagusdurchschneidung unterhalb des Zwerchfells auch bei natürlicher Fütterung. Aus unseren Versuchsergebnissen geht mit Sicherheit hervor, daß die hohe Vagusdurchschneidung tödlich wirkt durch Lähmung der Speiseröhre und ihre Überfüllung mit Speisen, also durch Inanition. Es ist damit durch die experimentellen Beobachtungen der schwere Verlauf der akuten spindelförmigen Erweiterungen des Ösophagus verständlich geworden. Sowohl bei den Autopsien des Menschen als auch an den betreffenden Tieren findet man die Kardia offen, die Speiseröhre stark erweitert und mit Speisen angefüllt, welche in lebhafter Zersetzung begriffen sind. KRAUS[3] fand bei einem Kranken mit diffuser Erweiterung der Speiseröhre beide Nervi vagi erkrankt; auch Erkrankungen der Kerne wurden beobachtet[4]. Diese Beobachtung schlägt die Brücke zwischen Tierversuchen und Erfahrungen am Krankenbett. Da für die Beförderung der Speisen durch den Ösophagus eine Reihe komplizierter Muskelinnervationen notwendig ist, so liegt die Vorstellung nahe, daß Störungen dieser Innervation im Verein mit Lähmungen seiner Wand der „idiopathischen Dilatation" zugrunde liegen.

Schmerzen spielen am Ösophagus eine unbedeutende Rolle; Krämpfe der Ösophagusmuskulatur können zu sehr lästigen Empfindungen führen.

In seltenen Fällen kommen Zerreißungen des Ösophagus vor[5]: am häufigsten entschieden durch Berstung karzinomatöser Geschwüre, seltner nach Ätzung mit Säuren oder Alkalien, oder endlich scheinbar spontan bei völlig gesunden Leuten. Die Zerreißungen bei Karzinomen oder nach Ätzungen bereiten dem Verständnis keine Schwierigkeiten. Dagegen sind die „spontanen" Rupturen in ihrer Entstehung durchaus nicht ohne weiteres klar. Wie RIDDER hervorhebt, spielen vielleicht Anomalien der Öffnung der Kardia beim Brechakt eine Rolle, so daß der untere Teil der Speiseröhre abgerissen wird. Man kann aber auch an schnelle Verdauung der blutleeren Speiseröhrenwand denken. Jede Ösophaguszerreißung ist natürlich unmittelbar tödlich, denn ihr folgen sofort jauchige Mediastinitis, Pleuritis und Perikarditis, häufig mit Hautemphysem an Hals und Brust.

Der Magen.

Der Magen[6] nimmt zunächst eine größere Menge von Speisen und Flüssigkeit, welche innerhalb kürzerer Zeit dem Organismus einverleibt werden, auf.

---

[1] KREHL, Arch. f. Physiol. **1892**, 278.

[2] PAWLOW, Die Arbeit der Verdauungsdrüsen. Wiesbaden 1898.

[3] KRAUS, Leyden-Festschrift.   [4] KEN KURÉ u. Gen., Klin. Wschr. **1929**, Nr 11.

[5] ZIEMSSEN u. ZENKER, in Ziemssens Handb., 7.

[6] Lit. S. 498. — FLEINER, Jkurse ärztl. Fortbildg **1910**, März. — E. FULD, in Kraus-Brugschs Handb. **5**. — MARTIUS u. LUETTKE, Die Magensäure des Menschen. 1892. — v. BERG-

Mittels der von seiner eigenen Schleimhaut abgeschiedenen Sekrete verändert er
einen Teil der Speisen, in erster Linie das Eiweiß, sowohl chemisch als mechanisch, und resorbiert manche von ihnen. Die Veränderung des Fetts durch die
im Magen sich häufig findende Lipase[1], die nicht aus rückfließendem Darmsaft
stammt[2], dürfte unter den gewöhnlichen Verhältnissen des Lebens keinen großen
Umfang gewinnen. Die Wirkung des Speichelptyalins dauert fort, und es entstehen jedenfalls häufig recht erhebliche Mengen von Dextrin aus Stärke innerhalb des Magens[3].

Den größten Teil seines Inhalts — Wasser und feste Substanzen — läßt der
Magen in einer für die Säfte der Darmwand geeigneten Form und in kleinen
Portionen allmählich in den Dünndarm treten. Darin dürfte die vornehmliche
Aufgabe des Magens liegen. Die Hauptstätte der Verdauung ist der Dünndarm;
ihm übergibt der Magen die Nahrung vorbereitet in der geeigneten Form. Also
nach den verschiedensten Richtungen hin erstreckt sich die Tätigkeit des Magens:
in Wirklichkeit sind, wie sich noch zeigen wird, seine Einzelleistungen auf das
merkwürdigste und festeste miteinander verbunden.

Man kann Hunden den größten Teil des Magens, ja den ganzen Magen ohne
Schädigung entfernen[4] und sie durch Fütterung mit Umgehung des Magens[5] am
Leben erhalten. Die magenlosen Hunde vermochten beliebige Nahrung, sogar faulen-
des Fleisch[6] zu vertragen. So außerordentlich interessant und wichtig diese Versuche
sind — für die wechselnden Ansprüche des Lebens geeignet ist der Mensch natürlich
um so besser, je weniger Sorgfalt und Rücksicht er der Art und Menge der aufgenommenen Nahrung zu schenken braucht. Und das garantiert nur der gesunde Magen,
weil er die mannigfachsten Nahrungsmittel in wechselnder Menge und zu den verschiedensten Zeiten aufzunehmen und für den viel empfindlicheren Darm zu präpa-
rieren fähig ist. Dem entsprechen im wesentlichen auch die Erfahrungen am Menschen, denen der ganze Magen oder wenigstens sein größter Teil bis auf kleine Reste
entfernt wurde[7]. Es gelingt sehr gut, diese Leute sogar mit gemischter Nahrung zu
erhalten. Aber es werden doch weitgehende Rücksichten genommen: die Speisen
werden häufig und in kleinen Portionen verabreicht, das Fleisch wird fein zerhackt.
Denn die Fähigkeit, Bindegewebe zu lösen, kommt, wie schon die alten Physiologen
wußten, C. LUDWIG z. B. immer lehrte[8], nur dem Magensaft zu. Die Menschen ohne
Magen bleiben empfindlich mit ihrer Verdauung. Über ihre Empfindungen (Hunger,
Sättigung) sind die Akten noch nicht geschlossen. Starke Verstopfung ist bei ihnen
etwas ganz Gewöhnliches.

MANN u. KATSCH, in v. Bergmann-Staehelins Handb. **3 I**. — KATSCH, in Handb. norm. path.
Phys. **3 II**, 1118; Dtsch. Ges. inn. Med. **1927**, 264.

[1] CASH, Arch. f. Physiol. **1880**, 323. — OGATA, ebenda **1881**, 515. — VOLHARD, Z. klin.
Med. **72, 73**. — TOBLER, Hoppe-Seylers Z. **45**. — BOLDYREFF, Pflügers Arch. **140**, 440. — IBRA-
HIM, Z. Biol. **53**, 201. — GROSS, Arch. klin. Med. **132**, 121.

[2] DELHOUGNE, Arch. klin. Med. **152**, 166.

[3] J. MÜLLER, Kongreß inn. Med. **1901**, 421; Würzburger phys.-med. Ges., N. F. **35**, 91. —
GRÜTZNER, Pflügers Arch. **106**, 463.

[4] KAISER, Czernys Beitr. **1878**. — Vgl. GROHÉ, Arch. f. exper. Path. **49**, 114.

[5] OGATA, Arch. f. Physiol. **1883**, 39.

[6] CARVALLO u. PACHON, Arch. Physique biol. **1894**, 106.

[7] ROST, Path. Phys., 3. Aufl., S. 113 (Lit.). — Lit. u. eigene Beobachtungen bei v. RED-
WITZ, Mitt. Grenzgeb. Med. u. Chir. **29**, 539.

[8] Vgl. A. SCHMIDT, Klinik d. Darmkrankheiten. 1912/13.

Über die Magen- und Darmverdauung nach den zahlreichen Arten am Magen
ausgeführter Operationen gibt es eine große Anzahl von Untersuchungen, die man in
der pathologischen Physiologie des Chirurgen von Rost besprochen findet.

Daß die rein digestive Seite der Magenfunktion ohne Schaden ausfallen kann,
lehrt uns mit voller Sicherheit der Zustand der Achylia gastrica. Dabei fehlt jede
peptische Veränderung der Nahrung, sie wird meist schnell in den Darm befördert
und fällt hier der Wirkung von Pankreas- und Darmsekreten anheim. Verdauungsstörungen treten erst auf, wenn die Magenentleerung leidet. Freilich nehmen nicht
wenige dieser Leute diätetische Rücksichten und müssen sie nehmen.

Auch im menschlichen Magen kommen die für das Tier beschriebenen[1] Schich-
tungen des Inhalts vor[2]. Wie Sick fand, läßt sich mittels geeigneter Vorrichtungen
aus dem Fundus- und Pylorusteil des Magens verschiedenartiger Chymus gewinnen.
Auch Prym zeigte[3], daß der Mageninhalt verschiedener Partien durchaus keine gleichmäßige Zusammensetzung aufweist. Am Hund spielen bei dem gewöhnlichen Probe-
frühstück diese Differenzen sicher keine erhebliche Rolle[4].

Nachdem wir durch Pawlows geniale Untersuchungen gelernt haben[5], vom
Hund reines Magensekret zu gewinnen, ist seine Beschaffenheit auch für den Menschen
genau bekannt geworden[6]. Am Gesunden schwankt der Salzsäuregehalt des reinen
Magensafts etwa zwischen 0,35 und 0,43%. Die höchsten Werte, die bei Ulkuskranken
nach Darreichung von Histamin, also auf einen starken Sekretionsreiz gefunden
wurden, liegen etwa bis 0,6%.

Auf die Speisen im Magen ergießen sich große Mengen seines Saftes. Sie werden
im Fundus von der Wand aus allmählich mit ihm durchmischt und schon bald, nach
einer gewissen Zerkleinerung vom Pylorusteil schubweise in den Darm entleert.
Außerdem erfolgt eine Resorption mancher Stoffe auf der Magenschleimhaut. So ist
uns leider vorerst noch am gesunden und kranken Menschen jede genauere Untersuchung quantitativer Verhältnisse verschlossen. Alles, was wir am kranken Menschen
über die Menge des abgeschiedenen Magensaftes zu sagen vermögen, beschränkt sich
nur auf grobe Schätzungen[7].

Im Magen tritt die Salzsäure in Reaktion mit allen Stoffen seines Inhalts, die
reaktionsfähige Gruppen haben. Also der Zustand der Salzsäure des Mageninhalts
wird schließlich abhängen vom Gesamtergebnis dieser Reaktionen und vom Disso-
ziationszustand ihrer Produkte. Die Rolle von anorganischen Basen der Nahrung und
von den verschiedenen Formen der Salze läßt sich übersehen. Die Eiweißkörper
vermögen durch ihre Aminogruppen mit Salzsäure Verbindungen einzugehen[8]. Ob
und wieweit diese dann dissoziiert sind[9], ist noch nicht bis in alle Einzelheiten klar.

---

[1] Vgl. Ellenberger, Pflügers Arch. **114**, 93. — Grützner, Pflügers Arch. **106**, 463.

[2] Sick, Arch. klin. Med. **88**, 169. — Prym, ebenda **90**, 310.

[3] Prym, Arch. klin. Med. **90**, 310; Kongreß inn. Med. **1912**, 584.

[4] Cohnheim u. Dreyfus, Hoppe-Seylers Z. **58**, 50.

[5] Pawlow, Die Arbeit der Verdauungsdrüsen. Deutsch. 1908.

[6] Umber, Berl. klin. Wschr. **1905**, Nr 3. — Bickel, Kongreß inn. Med. **1906**, 481. —
Hornborg, Lit. Jahresber. Tierchem. **1903**, 547. — Lit. bei Cohnheim, Verdauung, S. 63. —
Rosemann, Pflügers Arch. **169** u. **166**. — Lit. über die neueren Arbeiten und Methoden bei
Katsch, in v. Bergmann-Staehelins Handb. 2. Aufl. **3**, 150; Münch. med. Wschr. **1924**, Nr 38.
— Rosemann, Handb. Phys. **3**, 819. — Delhougne, Arch. klin. Med. **150**, 70.

[7] Vgl. Story u. Mahler, Z. klin. Med. **104**, 446.

[8] Vgl. F. A. Hoffmann, Zbl. inn. Med. **11**, 521. — Vortreffliche Darstellung aller in
Betracht kommenden Verhältnisse bei Rosemann, Handb. Phys. **3**, 853. — Katsch, in Bergmann-Staehelins Handb. **3**, 150.

[9] W. Erb, Z. Biol. **41**. — Vgl. G. Klemperer, Z. klin. Med. **14**, 1. — F. Moritz, Arch.
klin. Med. **44**, 277.

Das hängt, wie mir scheint, von den verschiedensten Umständen ab, z. B. von der Menge des gelösten Eiweißes, von der Menge der vorhandenen Salzsäure und dem Grade seiner Sättigung[1]. Aber die Beziehungen zwischen Salzsäure und Eiweiß enden offenbar gar nicht allein auf dem Gebiete chemischer Bindungen seitens des gelösten Eiweißes[2]. Auch das ungelöste Eiweiß ist heranzuziehen, und wahrscheinlich spielen physikalische Verhältnisse, wie z. B. Adsorptionen, die Hauptrolle.

Nach gegenwärtigen Auffassungen liegt das Wirkungsoptimum des Pepsins in einer gewissen, ziemlich breiten Zone der Zahl von freien Wasserstoffionen[3], und zwar für das menschliche Pepsin tiefer als für tierisches[4], für den Menschen etwa bei 0,15% Salzsäure = 40 Azidität. Unsere Kenntnisse reichen noch nicht aus, um uns über die Größe des Wirkungsbereichs ein ausreichendes Urteil zu verschaffen.

Nach den Beobachtungen von KATSCH[5] wächst in dem gegen Ende der Verdauung abgeschiedenen Magensaft bei verminderter Salzsäure die Menge der Chloride. Dadurch wird die Pepsinwirkung beeinträchtigt.

Die in der Klinik angewandten Untersuchungsmethoden genügen unzweifelhaft für praktisch-diagnostische Aufgaben, aber nicht für die Gewinnung theoretischen Verständnisses. Dafür sind sie zu ungenau und pflegen zu schlecht ausgeführt zu werden. Die Frage nach der Bedeutung der Zahl der Wasserstoffionen für die Pepsinwirkung im Magen liegt gewiß nichts weniger als einfach: der Mageninhalt des Hundes z. B. enthält bei hoher titrierbarer Azidität, also bei großen Mengen „locker gebundener" Salzsäure und bei hohem Pepsingehalt, wie man schon seit Jahrzehnten weiß, nur eine niedrige Zahl von H-Ionen („keine freie Säure") und verdaut große Mengen gelösten Eiweißes ausgezeichnet. Ebenso ist es mit manchen menschlichen Magensäften. Andererseits verdauen karzinomatöse Magensäfte bei nicht hoher titrierbarer Azidität und schlechter Salzsäuresättigung mit einer im Vergleich dazu höheren, wenn auch der Norm gegenüber niedrigen Zahl von H-Ionen schlecht. Manche Erfahrungen sprechen in der Tat dafür, daß nicht allein die Zahl der H-Ionen, sondern auch die gesamte Menge der abgeschiedenen Salzsäure für die Pepsinwirkung auf Eiweiß bedeutungsvoll sei. An Säuglingen erfolgt die Magenverdauung zum mindesten häufig bei recht niedriger Zahl von Wasserstoffionen. Dann kommt aber auch die Menge des gelösten Eiweißes und die Wirkung adsorbierten Pepsins ebenso wie adsorbierter Säure an nicht gelöstem Eiweiß in Betracht. Und hier macht sich der Einfluß der Motilität geltend. Daran muß man schon deswegen denken, weil zwischen der Menge der sog. gebundenen Salzsäure einerseits, der Menge gelöster Eiweißkörper verschiedenen Verdauungszustandes andererseits eine regelrechte Beziehung fehlt[6]. Jedenfalls liegen die Verhältnisse in hohem Grade verwickelt.

Für jede Erörterung der Sekretionsstörungen des Magens ist es natürlich von erheblicher Bedeutung, in welchen Vorgängen man die Erreger der Saftabscheidung sieht. Durch PAWLOWS bedeutsame Arbeiten erscheinen für den Hund vom Optikus, Olfaktorius, Trigeminus und Glossopharyngeus ausgehende und mit Freßlust verbundene Erregungen sowie bedingte Reflexe als das Wichtigste. Der hierbei abgesonderte Magensaft pflegt als psychischer Saft bezeichnet zu werden, indem man annimmt, daß der seelische Vorgang, der jene Reflexe begleitet, wesentlich die Sekretion hervorruft.

---

[1] Vgl. A. MÜLLER, Arch. klin. Med. **88**, 522; **94**, 27.

[2] CASTEX, Arch. klin. Med. **100**, 148. — DORNER, ebenda **104**, 561.

[3] A. MÜLLER, l. c. — MICHAELIS u. DAVIDSON, Z. exper. Path. **8**, 398. — MICHAELIS, Dtsch. med. Wschr. **1920**, Nr 5.

[4] CHRISTIANSEN, Biochem. Z. **46**, 257.   [5] KATSCH, l. c. S. 372.

[6] CASTEX, l. c. — DORNER, l. c.

Auch am Menschen können bedingte Reflexe und die mit dem Essen verbundenen seelischen Vorgänge eine Bedeutung haben für die Absonderung des Magensafts. Das geht schon aus den Hypnosebeobachtungen hervor und ist sicher wichtig für besondere Verhältnisse. Anderes kommt hinzu. Die Vorbereitung der Speisen im Munde, der Vorgang des Kauens und die reflektorische Erregung der Magensaftabscheidung von dort, alles das hilft die Magenverdauung fördern[1]. Die Hauptsache ist aber die Anregung der Saftabscheidung durch die Reizung der Schleimhaut im Antrum pyloricum und — zum mindesten bei Kranken — vom Duodenum aus. Bei fehlender Antrumschleimhaut nach Magenresektionen kann sich eine Säureabscheidung wieder einrichten[2]. Das ist sehr wichtig. Von Antrum bzw. Duodenalschleimhaut aus wirkt eine große Zahl von chemischen Substanzen, z. B. Speichel, Milch, die wasserlöslichen Teile des Fleisches[3]. Dem natürlichen Empfinden wird eine direkte Erregung der Schleimhaut, vielleicht auch mit Hilfe der intraneuralen Nervengeflechte als das Wahrscheinlichste erscheinen. Im Rahmen der unter englischem Einfluß in der Physiologie herrschenden Denkrichtungen besteht aber auch hier die Auffassung, daß durch die Einwirkung jener Stoffe in der Schleimhaut ein Hormon gebildet wird, das vom Blut aus die Fundusdrüsen erregt (Gastrin)[4]. Die erste sog. psychische Erregung der Magensaftabsonderung dürfte direkt vom Fundus aus gehen, während die zweite direkt von der Magenschleimhaut ausgelöste, wie scheint, nur vom Antrum aus hervorgerufen wird. Es ist jetzt gelungen, am Kranken diese beiden Phasen voneinander zu trennen[5].

Daß die Schleimhaut der Antrumgegend mit der Säureabscheidung etwas Besonderes zu tun hat, geht auch aus chirurgischen Erfahrungen hervor, indem nach operativer Entfernung des Antrumteils des Magens die Säureabscheidung sehr stark nachläßt[6]. Von der Schleimhaut des Antrums, die ja ihrerseits eine alkalische muzinhaltige Flüssigkeit dauernd absondert, soll — das ist die gegenwärtige Auffassung — durch das genannte Gastrin der Fundusteil zur Sekretion gebracht werden.

Die Frage nach der für die Magenverdauung des Menschen größeren Bedeutung seelischer oder körperlicher Einwirkungen ist ganz gewiß nicht allgemein und nicht mit Ja oder Nein zu beantworten. Bei der so außerordentlich verschiedenen und wechselnden Art der einzelnen Menschen werden sich beide Wirkungen in der mannigfaltigsten Durchdringung vermischen: man wird, will man zu einem Ergebnis gelangen, bei jedem einzelnen Menschen nach allen Richtungen hin genau untersuchen müssen[7].

Welche Bedeutung auch am Menschen das rein Seelische hat oder haben kann, — das möchte ich nochmals wiederholen — wird bei Abscheidung des Magensafts in Übereinstimmung mit alten ärztlichen Erfahrungen durch schöne neuere Beobachtungen sicher erwiesen[8]. Zweifellos kann also jederzeit das Seelische, die Vorstellung, der Wunsch mit großer Kraft eingreifen. Aber sicher kann das ebenso das Unbewußte, und, da das den Charakter des Menschen beherrscht, so kommen wir zu der Auffassung: beim gesitteten Menschen wird seine ganze Einstellung zur Pflicht und Ge-

---

[1] Vgl. Schüle, Arch. Verdgskrkh. **5**, 165. — Friedewald, ebenda **3**, 101. — Gaudenz, Arch. f. Hyg. **39**, 230. .

[2] Enderlen u. Zuckschwerdt, Dtsch. Z. Chir. **232**, 290.

[3] Der größte Teil ist aufgeführt bei Rosemann, l. c. S. 862.

[4] Edkins, J. of Physiol. **34**, 133.

[5] Henning u. Bach, Arch. Verdgskrkh. **49**, 155.

[6] Vgl. Enderlen, Freudenberg, v. Redwitz, Z. exper. Med. **32**, 41 (Lit.).

[7] Über diese Frage siehe Lang, Arch. klin. Med. **78**, 302. — Bickel, Z. physik. u. diät. Ther. **1907**, 325. — Vgl. Schüle, Z. klin. Med. **23**, 538. — Umber, Berl. klin. Wschr. **1905**, 56. — Sommerfeld, Arch. f. Phys. **1905**, Suppl. 455.

[8] Heyer, Kongreß inn. Med. **1921**, 447; Arch. Verdgskrkh. **27**, 227; **29**, 11.

wohnheit auch die Magenverdauung führen[1]; das ist nur bei vielen Menschen leicht aus dem Gleise zu bringen[2]. Über diese Fragen s. Lit.[3]

Ich habe also in voller Übereinstimmung mit den Darlegungen von Schüle[4] den Eindruck, daß für den gesunden Menschen durch Gewohnheit geschulte sensible Reflexe im gewöhnlichen Sinne, die Kaubewegungen und die chemische Erregung der Magenschleimhaut[5] wichtiger sind als der Appetit. Schüles Ansicht über den Einfluß der Gesittung auf das Essen scheint mir durchaus das Richtige zu treffen.

Die gegenwärtig herrschenden Betrachtungen über die Veranlassungen zur Abscheidung des Magensafts entsprechen den — für jedes Verständnis notwendigen — analysierenden Bestrebungen der Zeit. Gewiß wirken alle die zahlreichen Einflüsse, die wir als wichtig für die Abscheidung des Magensaftes kennenlernten, mit und zusammen. Aber für das, was in Wirklichkeit geschieht, müssen wir auch hier den Blick auf das Ganze richten. Der Mensch ist, wenn er ißt, auf das Essen eingestellt. Das geschieht beim einen durch Hunger, beim andern durch Wohllebigkeit, beim Dritten durch Gewohnheit. Fehlen Gegenwirkungen, so führt alles, was überhaupt einen Einfluß auf den Magen haben kann, zur Förderung seiner Verrichtungen: Vorstellungen, Reflexe aller und jeder Art: chemische, optische, akustische, mechanische und was es sonst noch gibt. Dazu Hormonwirkungen. Das alles verflicht sich ganz ineinander. Man wird am gleichen Menschen unter verschiedenen Umständen und nun gar erst an verschiedenen Menschen[6] wahrscheinlich die größte Mannigfaltigkeit dessen finden, was den Ausschlag gibt für die Abscheidung des Magensafts.

Wenn wir im folgenden die verschiedenen Seiten der Magentätigkeit und ihre Störungen voneinander trennen, so geschieht das nur aus Gründen der Betrachtung; für das Leben muß man immer die feste Zusammengehörigkeit aller Vorgänge im Auge behalten.

Die Magenfermente.

Ich beschränke meine kurzen Darlegungen im wesentlichen auf das wenige, das wir zur Zeit über krankhafte Schwankungen der Pepsinabscheidung sagen können, denn die Frage nach der Bedeutung des Labs ist für den Erwachsenen noch zu wenig geklärt. Über die Lipase zuletzt einige Worte. Das Pepsin beurteilt man im allgemeinen nach der Verdauungsleistung des Magensafts für bestimmte Eiweißkörper. Natürlich muß dabei der Salzsäuregehalt auf eine bestimmte Höhe eingestellt werden, am besten auf das Optimum. Gegenwärtig sind die Methoden zur quantitativen Bestimmung des Pepsins wesentlich verbessert[7].

Die Erzeugung der Zymogene ist im ganzen entschieden etwas in hohem Maße Dauerhaftes; sie macht längst nicht so starke Schwankungen wie die der

---

[1] Vgl. Hans Curschmann, Kongreß inn. Med. **1910**, 323.

[2] Rose, Arch. klin. Med. **95**, 508.

[3] Lang, Arch. klin. Med. **78**, 302. — Bickel, Z. physik. u. diät. Ther. **1907**, 325. — Vgl. Schüle, Z. klin. Med. **23**, 538. — Umber, Berl. klin. Wschr. **1905**, 56. — Sommerfeld, Arch. f. Physiol. **1905**, Suppl. 455. — Bickel, Kongreß inn. Med. **1906**, 485.

[4] Schüle, Arch. klin. Med. **71**, 111.

[5] Schreuer u. Riegel, Z. physik. u. diät. Ther. **4**. — Troller, Z. klin. Med. **38**, 183. — Vgl. Cohnheim u. Soetbeer, Hoppe-Seylers Z. **37**, 467.

[6] Vgl. Henning u. Bach, Arch. Verdgskrkh. **49**, 155.

[7] Methodik und eigene Beobachtungen bei Delhougne, Arch. klin. Med. **157**, 299; **160**, 267. — Kemper, Arch. Verdgskrkh. **47**, 87.

Salzsäure[1]. Wenn Salzsäure da ist, gibt es in der Regel auch Fermente. Bei Verminderung oder Fehlen der Säureabscheidung kommen erhebliche Schwankungen der Enzymbildung vor[2]; von einem Parallelismus ist keine Rede. Wenn aber die Produktion der Salzsäure völlig versiegt — ein nicht gewöhnliches Ereignis —, so geht das in der Regel auch mit einer starken Einschränkung oder dem Aufhören der Fermentbildung einher. Immerhin kann man festhalten an einer verhältnismäßig großen Zähigkeit und Dauerhaftigkeit der Fermentproduktion. Sie verschwindet völlig offenbar nur in den schwersten Fällen von Schleimhautveränderung, z. B. bei verbreiteter Zerstörung der Drüsen, Atrophie der Schleimhaut sowie in Fällen von ausgedehnten Magenkarzinomen, zuweilen bei altem subaziden Ulkus (mit Gastritis) und bei konstitutioneller Achylie des Magens. Es trifft das alles zugleich Kranke, bei denen die Abscheidung der Salzsäure sehr stark beeinträchtigt oder aufgehoben war, und bei denen auch die Einspritzung von Histamin keine Sekretion hervorrief. Immer dann, wenn an Kranken mit Subazidität die Darreichung dieses Gifts noch die Absonderung von Salzsäure zur Folge hatte, fehlt eine schwere Störung der Bildung des Pepsins. Seine Menge ist sonst zuweilen vermindert, z. B. bei schwerster Gastritis, in andern Fällen von Entzündung ist sie aber nicht herabgesetzt.

Erhöhung der Pepsinmenge findet man bei Ulcus ventriculi, falls die Salzsäureabscheidung normal oder erhöht ist; sie ist dann sowohl im nüchternen Zustande, wie auf der Höhe der Verdauung gesteigert[3]. Bei Ulcus duodeni fanden wir sehr wechselndes Verhalten, zuweilen sogar im Einzelfalle Kurven mit erheblichen Schwankungen der Pepsinbildung.

Die Lipase[4], deren beste Wirkung bei ganz schwacher Azidität eintritt, wird zusammen mit starker Absonderung von Salzsäure gut abgeschieden, kommt aber bei hohem Salzsäuregehalt des Mageninhalts nicht zur Tätigkeit. Leidet die Salzsäureabsonderung, so sinkt auch die Menge der Lipase; Darreichung von Histamin erhöht ihre Menge nicht.

Die Störungen der Salzsäureabscheidung.

Besser unterrichtet sind wir über die krankhaften Schwankungen des Salzsäuregehalts des Magensafts. Indessen auch da bleiben unsere Kenntnisse noch weit zurück hinter dem, was wir zu wissen wünschen. Einmal weil wir unter natürlichen Verhältnissen die absoluten Mengen des abgeschiedenen Saftes nicht zu bestimmen imstande sind, dann wegen der Beziehungen des Magensaftes und im besonderen der Salzsäure zu den Speisen. Und schließlich

---

[1] FULD, Erg. Physiol. **11**, 468. — BLUM u. FULD, Berl. klin. Wschr. **1905**, Nr 44a. — FULD, Kraus-Brugschs Handb. **5**, 472. — NIERENSTEIN u. SCHIFF, Arch. Verdgskrkh. **2**, 40. — MARTIUS u. RÜTIMEYER, ebenda **18**, 571. — KNUD FABER, Erg. inn. Med. **6**, 491. — GÜNZBURG, Arch. Verdgskrkh. **33**, 133. — MANASSE, Münch. med. Wschr. **1926**, Nr 43.

[2] Z. B. ROTH, Z. klin. Med. **39**, 1. — GINTL, Arch. Verdgskrkh. **4**. — KÖVESI, Münch. med. Wschr. **1898**, Nr 34. — TROLLER, Arch. Verdgskrkh. **5**, 150.

[3] GÜNZBURG, Arch. Verdgskrkh. **33**, 133. — DELHOUGNE, Arch. klin. Med. **157**, 299; **160**, 267.

[4] DELHOUGNE, Arch. klin. Med. **152**, 166.

sind eben die methodischen Schwierigkeiten der Untersuchung recht erhebliche. Es gibt zwar eine große Zahl von Beobachtungen, aber nicht ebenso viele einwandfreie.

Der Magen des gesunden nüchternen Menschen wird kaum je leer gefunden, häufiger enthält er mehr oder weniger große Mengen, etwa bis 50 cm³ Magensaft. Der Säuregehalt dieses Nüchternsafts wechselt erheblich; meist liegt er unter den mittleren Werten, zuweilen ist er erhöht. Schleim und Sekret des Antrums wird wohl immer da sein. Findet sich echter Magensaft, so dürfte irgendein Reiz stattgefunden haben, z. B. im Magen selbst, sei es durch kleinste Mengen zurückbleibender Nahrungsstoffe, sei es durch rückfließenden Darminhalt, sei es durch Appetit oder durch eine Erregung von anderen Körperstellen aus[1]. Oder schließlich kann eine Erhöhung der Erregbarkeit vorliegen. Für solche Möglichkeiten ist ja bei unserer Art der Lebensweise leicht Gelegenheit gegeben.

Seitdem man das Vorkommen des Rückflusses von Duodenalinhalt in den Magen überhaupt kennenlernte[2], hat man sich sehr viel damit beschäftigt. Es kommt unter den verschiedensten Umständen vor, z. B. wohl fast regelmäßig, wenn viel Fett im Magen vorhanden ist. Man muß bei den verwickelten Bedingungen, die das Spiel der Pylorusmuskulatur beherrschen, immer mit seiner Möglichkeit rechnen. Von STUBER wurde eine Andauung der Magenwand durch Trypsin sogar für die Erklärung der Entstehung des Magengeschwürs herangezogen[3]. Ich glaube nicht, daß das mit Recht geschieht, denn Trypsin wird durch Pepsin in saurer Lösung bald zerstört. Bei Achylie käme der Vorgang in Betracht — und da sieht man keine Geschwüre.

Findet am gesunden Menschen die Abscheidung eines normalen Magensafts statt, so hat dieser gewöhnlich eine Salzsäure von etwas unter 0,4—0,5%. Bei gemischter Kost zeigt dann der Mageninhalt meist eine Azidität von 0,15 bis 0,2% Salzsäure, wie es etwa dem Optimum der Pepsinwirkung entspricht. Es besteht also eine Art von Regulation[4]. Aber man stellt sie sich häufig zu eng vor; die Grenzen des am gesunden Menschen Vorkommenden sind recht weite.

Wir besprechen zunächst die Zustände, bei denen im Magen während der Verdauung weniger funktionsfähiger Mageninhalt vorhanden ist. Die Gesamtleistung der Magendrüsen können wir ja am Menschen in der Regel nur schwer oder überhaupt nicht beurteilen. Die Gründe sind früher dargelegt: sie liegen in erster Linie darin, daß Abscheidung des Magensafts, seine Durchmischung mit dem Mageninhalt sowie die Entleerung des Ganzen nach dem Darm sich von Anfang an unaufhörlich ineinander verschlingen.

Indessen wurden neuerdings die Verfahrungsweisen zur Gewinnung reinen unveränderten Sekrets der Magenwand doch so verbessert, daß wir sichere Urteile abzugeben vermögen, zwar nicht über die Gesamtmenge des Drüsensekrets, aber doch über seine Beschaffenheit bei krankhaften Zuständen. Und auch über die Leistungen im ganzen sind doch gewisse Auffassungen möglich. Salzsäure und Fermente

---

[1] Vgl. WEITZ u. FISCHER, Klin. Wschr. **1924**, Nr 15.

[2] BOLDYREFF, Pflügers Arch. **121**.

[3] STUBER, Z. exper. Path. u. Ther. **16**, 1; Klin. Physiol. S. 223.

[4] Vgl. KATSCH, Handb. norm. path. Phys. **3**, B II, 1138.

sind bei diesen Vorgängen nicht streng aneinander gebunden, aber eine gewisse Beziehung zwischen ihnen ist doch meistens da, wie oben dargelegt wurde.

Unzweifelhaft sinkt bei manchen Erkrankungen der Schleimhaut die Menge der Salzsäure des Magensafts. Dabei ist die Gesamtmenge des Chlors nicht entsprechend herabgesetzt[1]. Man kann nicht sagen, daß etwa die Gesamtabscheidung des Chlors konstant erhalten bleibt, aber sie schwankt viel weniger als die der Salzsäure. Gewiß nicht immer, aber z. B. in manchen Fällen von Karzinom[2] wird annähernd unverändert viel an Kochsalz ausgeschieden, die Spaltung ist herabgesetzt; die Magenschleimhaut verlor ihre volle Fähigkeit der Herstellung des H-Ions.

So lange, als man die Schlüsse nur aus der Beschaffenheit des zuverdauenden Mageninhalts zog, spielte die Frage nach einer übermäßig großen Neutralisation eine Rolle und schaffte große Schwierigkeiten. Diese sind jetzt überwunden, weil wir nach Alkohol- oder Koffeintrunk[3] oder durch mechanische Reizung der Magenschleimhaut[4] reines Sekret zu gewinnen und darauf unser Urteil zu begründen imstande sind. Da zeigt sich:

Immer bei Schädigung der Schleimhaut ändert sich die Beschaffenheit des Sekrets, sein Salzsäure- und Pepsingehalt sinken. Es scheint nicht, daß etwa seine Gesamtmenge entsprechend steigt, aber wir wissen auch nicht, daß sie vermindert ist.

In diesen Fällen also liefert die Magenwand auf die für die Erregung einer normalen Schleimhaut ausreichenden Reize einen Saft, der zunächst weniger sauer ist. Zwischen dem Gehalt an normaler Säure und dem Salzsäuregehalt des krankhaft veränderten Magensaftes findet man alle Übergänge. Ebenso sehen wir ein sehr verschiedenes Verhalten im Verhältnis zur Stärke der ausgeübten Reize. In der Regel, jedenfalls bei allen milderen Formen der Sekretionsstörung, finden wir auf stärkeren Reiz hin Abscheidung von mehr Salzsäure: wie z. B. schon die ältesten Erfahrungen lehren ruft die Einverleibung von Tee und Weißbrot die Abscheidung eines säureärmeren Safts hervor, als die von Fleisch mit Kartoffeln.

Nachdem man in neuerer Zeit die Einwirkung des Histamins auf die Absonderung des Magensafts gefunden hatte, erwiesen sich die verschiedenen Formen, Fälle und Bedingungen einer Subazidität als sehr verschieden hartnäckig, und zwar immer so, daß die Erregbarkeit der Schleimhaut um so stärker herabgesetzt ist, je schwerere Veränderungen der Schleimhaut vorliegen[5]. Dieser Schluß läßt sich im allgemeinen ziehen, ein strenger Parallelismus besteht nicht.

Völlige Aufhebung der Salzsäureabscheidung auf alle Reize hin (Achylia gastrica[6]) findet sich bei schwersten Entartungen und Entzündungen der Magenschleimhaut, deren letztere im Gefolge, gewissermaßen als Endzustand

---

[1] KATSCH u. KALK, Klin. Wschr. **1926**, Nr 20/25. — DELHOUGNE, Dtsch. Arch. klin. Med. **150**, 70.

[2] DELHOUGNE, l. c. S. 75.

[3] EHRENREICH, Z. klin. Med. **75**, 231. — KATSCH u. KALK, Arch. Verdgskrkh. **32**, 201. — WEITZ, Klin. Wschr. **1924**, Nr 45.

[4] DELHOUGNE, Arch. klin. Med. **150**, 70.   [5] KATSCH u. KALK, Klin. Wschr. **1926**, Nr 25.

[6] MARTIUS u. LÜTTKE, Achylia gastrica. 1897.

chronischer Gastritis[1] vorkommt. Diese kann sich ja von den verschiedensten Ursprüngen her entwickeln. Der gastritische Ursprung einer erheblichen Reihe von Achylien ist besonders durch die Beobachtungen von Knud Faber und Kuttner völlig sicher gestellt. Aber wie ich meine, findet man Aufhebung bzw. starke Herabsetzung der Salzsäureabscheidung auch auf konstitutioneller Grundlage, angeboren[2]. Zwar sehen manche Forscher auch diese Fälle wesentlich als Folge einer chronischen Gastritis an. Ich möchte aber zunächst noch daran festhalten, daß sie auch konstitutionell vorkommen. Nach Meinung mancher Forscher sind hier Beziehungen zur Biermerschen Anämie da. Bei dieser Krankheit besteht eine Entartung und Atrophie der Schleimhaut vom Mund aus[3] über den Magen bis in den Darm hinein. Man weiß auch, daß die Kinder von Kranken dieser Art Achylien haben können[4], woraus auf Schleimhautatrophie und konstitutionelle Grundlage dieser Anämie geschlossen wird. Man muß aber mit solchen Annahmen sehr vorsichtig sein. Denn aus dem klinischen Befund der „Achylie" läßt sich nicht mit Sicherheit eine Aussage über den Zustand der Schleimhaut machen. Wir kennen ja auch noch andere Umstände, unter denen die Abscheidung des Magensafts sinkt. Z. B. durch nervöse Einflüsse können kürzer oder länger dauernde Verminderungen der Salzsäureabscheidung hervorgerufen werden, und sowohl die Wandlung der Erscheinungen als der Einfluß stärkerer Reize, wie z. B. durch Histamin, erweisen den lediglich funktionellen Charakter der Abscheidungsstörung. Bei Biermerscher Anämie wird die Salzsäureabscheidung durch Histamin nicht gefördert. Wie das bei den sonst gesunden achylischen Kindern Anämiekranker ist, weiß ich nicht. Auch was sich anatomisch bei ihnen findet, ist mir nicht bekannt. Die unerläßliche Grundlage einer morphologischen Untersuchung solcher Mägen fehlt überhaupt noch vielfach. Nur für die Gastritis ist sie, wie erwähnt da. Für „nervöse" Achylien und für ihre konstitutionellen Formen fehlt sie meines Erachtens noch wesentlich, für die schweren Anämien ist sie noch nicht ausreichend durchgeführt.

Wenn wir hier von „Achylien" sprachen, so heißt das, daß in schweren Fällen ein Magensaft ohne Salzsäure oder mit nur geringen Mengen Salzsäure abgeschieden wird; vom Pepsin war vorher die Rede. Namentlich dann, wenn die der Absonderungsstörung zugrunde liegende Veränderung sich nur allmählich und in wechselndem Grade ausbildet, finden wir natürlich Zwischenstufen, d. h. Magensaft oder Mageninhalt mit herabgesetzter Azidität. Z. B. bei dem Katarrh der Schleimhaut sieht man das häufig.

Und ganz gewöhnlich begegnen wir dem im Gefolge des Magenkarzinoms. Seit der Entdeckung v. d. Veldens in Kussmauls Klinik 1880 wurde immer

---

[1] Knud Faber, Erg. inn. Med. **6**, 491. — Kuttner, in Kraus-Brugschs Handb. **5**, 644; Verh. dtsch. Ges. inn. Med. **1928**, 20. — Über Gastritis v. Bergmann, Jkurse ärztl. Fortbildg **1926**, März. — Katsch, ebenda **1929**, März. — v. Bergmann u. Berg, Acta radiol. **6**, 173. — Berg, Verh. dtsch. Ges. inn. Med. **1926**, 384. — Gutzeit, ebenda **1926**, 387.

[2] Martius u. Lüttke, l. c. — Vgl. Dreyfuss, Virchows Arch. **251**, 42.

[3] Dreyfuss, Virchows Arch. **251**, 43.

[4] Weinberg, Arch. klin. Med. **126**, 447 (Martius, H. Curschmann).

wieder festgestellt, daß bei Magenkarzinom, namentlich in den späteren Zeiten, die Abscheidung der Salzsäure sinkt; anfangs finden sich zuweilen gesteigerte, nicht selten mittlere Werte. Nachdem es jetzt gelingt, reinen Magensaft zu erhalten, kann man die Herabsetzung der Salzsäureabscheidung für die große Mehrzahl der Fälle von Magenkarzinom während der Höhe und der späteren Zeiten der Erkrankung mit Sicherheit annehmen[1].

Höchst merkwürdig und vielleicht theoretisch von großer Bedeutung ist der schon längst[2] behauptete hohe Chlorgehalt der karzinomatösen Mageninhalte. Sollte hier vielleicht die Spaltung des Kochsalzes gestört sein?

Früher als man auf die Untersuchung des Mageninhalts mit Verdauungsprodukten angewiesen war, konnte man nur sprechen von einer mehr oder weniger starken Herabsetzung der titrierbaren Azidität und der Wasserstoffionenkonzentration im Mageninhalt. Die genauere Erörterung ergab auch da eine Verminderung der Salzsäureabscheidung. Daneben aber auch noch die Anwesenheit von Stoffen, die Säure in besonderem Maße zu binden imstande sind. Ihre Herkunft und Entstehung ist noch nicht völlig klar, wohl auch kaum einheitlich. Aus dem Karzinom treten säureabsättigende Stoffe aus[3]. Wahrscheinlich adsorbiert das sich langsamer lösende Eiweiß größere Säuremengen[4]. Eine Bindung der Salzsäure an Polypeptide und Aminosäuren dürfte kaum in Betracht kommen.

Nach allem, was sich jetzt sagen läßt, haben wir die Sekretionsstörungen bei Karzinom auf die begleitenden im Sinne einer Gastritis sich zeigenden Schleimhautveränderungen zurückzuführen. Aber auch jetzt noch, obwohl neuerdings die Beurteilung des Katarrhs der Magenschleimhaut im Leben unzweifelhaft viel größere Gewißheit gewann, betreten wir mit diesem Begriff ein wenig sicheres Gebiet. Für manche Zustände, in denen wir ebenfalls häufig Verminderungen der Abscheidung des Magensafts begegnen, z. B. bei Erkrankungen der Gallenwege, bei Lungentuberkulose[5], bei Karzinomen, die außerhalb des Magens liegen, ist gerade die Beziehung zum anatomischen Verhalten der Magenschleimhaut noch nicht klar. Bei Lungentuberkulose dürfte eine Gastritis häufig und von Bedeutung sein.

Die Folgen einer Herabsetzung der Salzsäure und damit sehr häufig auch der Pepsinabscheidung sind schwer direkt zu beurteilen, weil in der Regel beides verbunden ist mit andern Störungen, besonders solchen der Motilität. Bleibt diese erhalten, so kann selbst völliges Versiegen der Saftabsonderung die Kranken ganz unbehelligt lassen, wenn sie sich diätätisch einigermaßen schonen, weil Pankreas und Darm schützend eintreten. Aber oft sind doch allerlei dyspeptische Erscheinungen da. Indessen wurde — darüber sind alle einig — die physiologische Bedeutung der Subazidität als solche erheblich überschätzt.

---

[1] Vgl. z. B. Delhougne, Arch. klin. Med. **150**, 75. Weitere Untersuchungen wären sehr wünschenswert.

[2] Lit. bei Delhougne, l. c. — Vgl. auch Katsch, in v. Bergmann-Stachelins Handb. **3 I**.

[3] Emerson, Arch. klin. Med. **72**, 415. — Vgl. Honigmann u. v. Noorden, Z. klin. Med. **13**, 87. — Reissner, ebenda **44**, 87. — Fischer, Arch. klin. Med. **93**, 98. — Neubauer u. Fischer, ebenda **97**, 499.

[4] Vgl. Castex, Arch. klin. Med. **100**, 148. — Dorner, ebenda **104**, 561. — Pel, ebenda **112**, 369.

[5] Z. B. Delhougne, Arch. klin. Med. **150**, 373. — Vgl. Henning u. Gen., Z. klin. Med. **116**, 565.

Manche Kranke haben auf der Höhe der Verdauung in ihrem Mageninhalt nicht, wie der Gesunde 0,15—0,2% Salzsäure, sondern 0,4—0,5% (Perazidität). Name, Beschreibung und Definition treffen hier also nicht den reinen Magensaft, sondern den Mageninhalt auf der Höhe der Verdauung. Der Zustand des nüchternen Magens kann ganz normal sein, und erst bei der Verdauung zeigt sich die veränderte Art der Säureverhältnisse.

Oder diese besteht schon im nüchternen Zustand: während da beim gesunden Menschen kleine Mengen eines schwach sauren Magensaftes vorhanden sein können und gewöhnlich sind, findet man hier größere Mengen eines Safts von höherem oder an den obersten Grenzen des Möglichen stehenden Säuregehalt (Supersekretion besser wohl Persekretion). Auf der Höhe der Verdauung kann dieser seine mittlere Höhe behalten oder noch wachsen bis zu den höchsten möglichen Werten (Perazidität mit Supersekretion[1]).

Diese Perazidität des Mageninhalts kann entweder daher rühren, daß der Magen auf jeden Reiz hin einen Saft von besonders starkem Säuregehalt abscheidet[2]; bis 0,6% kann er gehen. Aber man denke, daß das sehr nahe der oberen Grenze der Norm liegt und daß solcher Saft auch sonst abgeschieden wird. Also kommt es hier auch auf die Menge des Magensafts an. Wenn die Menge des abgesonderten Safts besonders reichlich ist, so können bei dem verwickelten Zusammenspiel von Abscheidung und Entleerung zu einer Perazidität unter Umständen auch große Mengen eines nicht besonders stark sauren Safts führen[3]. Eine Art langdauernder Nachsekretion ist oft von Einfluß. Man vergesse nicht, daß Entleerungsstörungen des Magens — und solche spielen gerade hier eine Rolle — die Ausbildung eines Mageninhalts von hohem Säuregehalt befördern können. Nach allem, was wir wissen, kommt es auch am Kranken nicht vor, daß ein Saft von mehr als etwa 0,6% Salzsäuregehalt abgesondert wird.

Die ganze Erscheinung findet sich nicht häufig. Wer sie für etwas Gewöhnliches hält, bedenkt nicht ausreichend die recht weiten Grenzen des Normalen. Eine erhöhte Erregbarkeit der sekretorischen Magennerven bzw. der Schleimhaut oder ihrer Nervengebilde wird man immer zugrunde legen. Zuweilen ist sie verbunden mit allgemeiner Nervosität, mit einer starken seelischen Übererregbarkeit. Manche Kranke bieten direkt die Erscheinungen der Hysterie oder Neurasthenie. Spinale Erkrankungen wie Tabes können z. B. während der gastrischen Krisen das gleiche erzeugen.

v. Bergmann legt mit Recht großen Wert auf eine Disharmonie der vegetativen Nerven[4], und dabei kommt es zu der großen Frage nach den Beziehungen

---

[1] Über Perazidität mit Supersekretion: Riegel, Z. klin. Med. **11, 12**. — Sticker, Münch. med. Wschr. **1886**. — Honigmann, ebenda **1887**. — Allard, Arch. Verdgskrkh. **15** (Lit.). — Strauss u. Bleichröder, Untersuchungen über den Magensaftfluß. **1903**. — Kuttner, in Kraus-Brugschs Handb. **5**. — Günzburg, Albus Abh. **4, 7** (1903). — Katsch, Handb. norm. path. Phys. **3**, B II, 1139.

[2] Heyer, Arch. Verdgskrkh. **29**, 11.

[3] Vgl. Rubow, Arch. Verdgskrkh. **12**, 1. — Borgbjärg, ebenda **14**, 426. — Bickel, Berl. klin. Wschr. **1907**; Biochem. Z. **1**, 153. — Vgl. Rosemann, Virchows Arch. **229**, 67.

[4] v. Bergmann u. Staehelins Handb. **5**, 1099. 2. Aufl.

der Perazidität zum Ulcus ventriculi und duodeni. In der Tat hat eine nicht unerhebliche Anzahl dieser Kranken mit Perazidität ein Ulcus duodeni. Wir werden einige Bemerkungen über die Entstehung des Magendarmgeschwüres im Anschluß an diesen Abschnitt bringen. Dabei wird sich zeigen: eine bestimmte klinische Form des Geschwürs, um dessen Aufklärung v. BERGMANN große Verdienste hat, ist so überwiegend häufig von Perazidität begleitet, namentlich die im Duodenum sitzenden, daß man manchmal fragen möchte: gibt es schwere Perazidität mit Magensaftfluß überhaupt ohne Ulkus? Sehr ernsthafte Forscher bezweifeln das, ich halte jedenfalls daran fest, meine also: ja. Aber sicher recht selten, und die ganzen Umstände liegen noch nicht klar. Einmal wegen der Beziehungen zur allgemeinen Nervosität und zur vegetativen Stigmatisation v. BERGMANNS. Es gibt, wenn ich so sagen darf, allgemein und örtlich erregbare Menschen, die auf einzelne bestimmte Speisen mit Perazidität reagieren. Hier liegen gewiß Übergänge vor vom Gesunden zum Kranken und vielleicht von der „Stigmatisation" v. BERGMANNS zum Ulkus.

Das Ulcus ventriculi[1] „pepticum" oder rotundum sitzt mit Vorliebe am Pylorus oder längs der kleinen Kurvatur. Nach allem, was wir wissen[1], gehört das Ulcus duodeni dem Wesen nach und pathogenetisch durchaus mit ihm zusammen, ist es doch in manchen Fällen eine reine Frage der Benennung, ob man von Magen- oder Duodenalgeschwür sprechen will. Form und Sitz des Magengeschwürs werden vielfach mit den Fragen nach seiner Entstehung in Zusammenhang gebracht. Besonders ASCHOFF legt großen Wert darauf[2], daß die Geschwüre im Magen vorwiegend längs der „Magenstraße" sitzen, also in dem Teil der Schleimhaut, an dem vorbei nach Ansicht mancher Forscher der Mageninhalt in den Dünndarm geführt werden soll; dabei sind der Pylorus und der „Isthmus" besonders hervorzuheben. Allerdings wollen wir bedenken, daß die Bedeutung der „Magenstraße" als Gleitweg, namentlich am entfalteten Magen, von hervorragenden Forschern nur mit Zurückhaltung anerkannt wird[3]. Das berührt natürlich die Tatsache des Sitzes der Geschwüre an den genannten Stellen nicht und auch nicht die doch sehr wahrscheinliche Annahme, daß die Stetigkeit des Sitzes etwas zu tun hat mit den Umständen ihrer Entstehung.

Die Entstehung des Geschwürs ist nicht einheitlicher Natur. In manchen, allerdings seltenen Fällen stellt sich der ganze Vorgang verhältnismäßig einfach

---

[1] Lit. über Ulkus: v. BERGMANN, in Bergmann-Staehelins Handb. 3 I (vorzügliche zusammenfassende Darstellung). — C. HIRSCH, Med. Klin. 1926, Nr 1. — HAUSER, in Henke-Lubarschs Handb. 4 I. — KONJETZNY, ebenda 4 II; Verh. Ges. Verdgskrkh. 6, 63 (Berlin 1926); Erg. inn. Med. 37, 184. — KONJETZNY u. PUHL, Med. Klin. 1927, Nr 26/28. — v. REDWITZ u. FUSS, Pathogenese des pept. Geschwürs usw. N. Dtsch. Chirurgie 42 (vorzügliche Darstellung! Lit.). — GRUBER u. KRATZEISEN, Abh. Verdauungs- u. Stoffwechselkrkh. 8, 2. — OSHIKAWA, Virchows Arch. 248, 217 (ASCHOFF). — ASCHOFF, Lehrb. d. pathologischen Anatomie 2. — BÜCHNER, Veröff. Kriegs- u. Konstit.path. 4, 1. — KALK, Neue dtsch. Klinik 6, 606.

[2] ASCHOFF, Über den Engpaß des Magens. 1918; Über die peptischen Schädigungen des Magendarmkanals. Wien 1929.

[3] KLEE, Handb. norm. path. Phys. 3, 402. — BRAUS, Anatomie 2.

dar, z. B. dann, wenn ein größeres Gefäß verschlossen ist und das von ihm versorgte Gebiet der Nekrose anheimfällt. Aber solche „klaren" Beispiele sind, wie gesagt, so selten, daß sie für die Frage nach der Entstehung der gewöhnlichen Magengeschwüre kaum eine Bedeutung haben. Das muß man aber für den Einzelfall immer im Auge behalten, daß alles, was Ernährung und Durchblutung der Schleimhaut schädigt, die Entstehung von Geschwüren begünstigt. Ich möchte mich immer dafür aussprechen, für das Verständnis des Einzelfalls alle Möglichkeiten zu berücksichtigen.

Das gewöhnliche tiefe Geschwür entwickelt sich aus oberflächlichen Schleimhautverlusten und diese gibt es in zwei Formen[1]: die zahlreichen kleinen, die bei allen möglichen Gelegenheiten im Fundus entstehen und — als für unsere Frage bedeutungsvoll — die spärlicheren, mehr unregelmäßig geformten, größeren, die die oben genannten Teile einnehmen, welche als die hauptsächlichen Sitze der chronischen Geschwüre bezeichnet wurden. Alle, die sich mit der Entstehung des eigentlichen Magendarmgeschwürs beschäftigen, hoben seit COHNHEIMS Darlegungen[2] hervor, daß das zu Erklärende nicht in erster Linie die Entstehung der Erosion, sondern ihre Umbildung zum eigentlichen Geschwür ist, indem die Erosionen im Gegensatz zu ihm in der Regel schnell und leicht ausheilen. Warum geschieht das nicht im Falle des Geschwürs? Warum bildet sich also ein solches aus?

Die Erosionen entstehen wohl häufig gewissermaßen zufällig, d. h. die gewöhnlichen Vorgänge bei der Verdauung vermögen Epithelläsionen hervorzurufen. Dafür läßt sich durchaus verwenden, daß die Geschwüre in der Regel an Stellen liegen, die bei der Verdauung besonders in Anspruch genommen werden. Wahrscheinlicher noch ist es mir, daß auch hier vielfach schon eine Gastritis ulcerosa zugrunde liegt. Dann würde man annehmen dürfen, daß diese gerade an den stark beanspruchten Stellen des Magens die erste Entstehung der Geschwüre durch kleine mechanische und peptische Läsionen begünstigt und daß durch das Bestehen der Entzündung die Heilung aufgehalten wird.

Da haben wir zunächst von den in dem Organismus des Geschwürsträgers liegenden Voraussetzungen zu sprechen. Wie ich meine, sind in diesem Punkte die Menschen, die ein Magendarmgeschwür haben oder bekommen, nicht einheitlich: sowie es nicht einen einzigen und bestimmten Grund für die Entstehung der Erosion gibt, so meines Erachtens auch keine einheitliche Veranlagung, die der Entstehung der Erosion und Umbildung des oberflächlichen Schleimhautverlustes zum tiefen Geschwür zugrunde liegen muß.

Viele Neuere, vor allem G. VON BERGMANN, dem wir viele schöne Beobachtungen und Darlegungen[3] verdanken, sehen das Wesentliche des den Organismus des Ulkusträgers Auszeichnenden in einer „vegetativen Stigmatisation" oder vegetativen Disharmonie dieser Kranken. Diese neigten zu Krampfzuständen, sei es an der Muscularis mucosae, sei es an den Arterien. Es komme dadurch zu mehr

---

[1] ASCHOFF, Vorträge über Pathologie, S. 253. 1925.

[2] COHNHEIM, Vorlesungen über Allgemeine Pathologie 2. 2. Aufl. — Vgl. z. B. ASCHOFF, l. c.

[3] v. BERGMANN, Handb. v. BERGMANN-STAEHELIN 3 I.

oder weniger häufigen Anämisierungen umschriebener Stellen der Schleimhaut des Magens. Das verhindere nicht nur die Heilung von Erosionen, sondern bedinge direkt die Ausbildung tiefer und manchmal auch umfangreicher Geschwüre. Noch dazu, wenn ein stark pepsinhaltiger Magensaft mit einer Azidität am Salzsäureoptimum die Zerstörung nicht widerstandsfähigen Gewebes fördert. Wie auch ich meine, können solche Beziehungen wichtig sein. Denn hin und wieder treten Magengeschwüre mehrfach auf. Nach operativer Entfernung des einen entwickelt sich zuweilen bald ein zweites oder drittes: man könnte dann von „Ulkuskrankheit" sprechen. Einzelne Kranke mit Magengeschwür haben allerlei psychisch-nervöse oder vegetativ-nervöse Erscheinungen. Nicht allzuselten wurden und werden die Symptome des Geschwürs und der „nervösen Dyspepsie" verwechselt! Zuweilen finden sie sich sogar vereint! Es ist sehr interessant, daß O. Müller bei Ulkuskranken an Haut und Magenschleimhaut die Erscheinungen seiner vegetativen Neurose fand[1]. Diese Annahmen gehen also aus von einer konstitutionellen Veränderung des Organismus der Ulkuskranken. Es liegt nahe, dann auch an erbliche und vererbbare Verhältnisse zu denken. Solche sind gewiß bedeutungsvoll[2], wenn auch das einzelne noch nicht aufgeklärt ist.

Zur Stütze der Annahme nervösen Einflusses auf die Entstehung der Geschwüre werden zahlreiche Tierversuche ausgeführt, zum Teil höchst verwickelte und geistreiche. Ich kann mich aber des Eindrucks nicht erwehren, daß die meisten von ihnen zu dem, was am Menschen vor sich geht, doch wenig Beziehungen haben, ja wegen ihrer Gewaltsamkeit darauf kaum Licht zu werfen imstande sind. Auch der Gedanke an umschriebene Anämisierungen der Schleimhaut durch Spasmen der Schleimhautmuskulatur oder Gefäße sind doch im wesentlichen Annahmen oder vielmehr Vermutungen. Aschoff und Konjetzny lehnen sie auf Grund ihrer Beobachtungen für das Ulkus ausdrücklich ab. Nie sah jemand etwas anderes als das häufige Eintreten der Muskelspasmen im Röntgenbild. Schädigen sie denn überhaupt die Ernährung der Schleimhaut? Entziehen sie nicht auf der andern Seite den Grund der Erosionen der Einwirkung des Magensafts?

Die Grundgedanken sind gewiß bedeutungsvoll. Ich habe selbst die Überzeugung, daß es zuweilen Kranke mit Ulcus ventriculi und duodeni gibt, auf die diese Voraussetzungen zutreffen können, die also wirklich in der genannten Hinsicht stigmatisiert sind.

Aber ebenso gewiß trifft es meines Erachtens für viele Kranke mit Ulkus nicht zu. Ich halte die entschiedene Mehrzahl von ihnen für in psychisch- und somatisch-nervöser Hinsicht einfache und unkomplizierte Menschen, bei denen Stigmatisierungen weder psychisch, noch an den zerebrospinalen noch an den vegetativen Nerven nachweisbar sind[3]. Bei der Mehrzahl von ihnen stellt sich nach operativer Entfernung eines Geschwürs kein neues ein; der Kranke ist geheilt, man kann hier nicht von Ulkuskrankheit sprechen. Mich dünkt das Geschwür als Ergebnis eines die Schleimhaut zerstörenden örtlichen (entzündlichen) Vorgangs.

Der zerstörenden Wirkung des Magensafts wird in diesen Fällen eine Bedeutung zugesprochen. Wie ich glaube mit Recht. Schon die Beobachtungen

---

[1] O. Müller u. Heimberger, Dtsch. Z. Chir. 187, 33.

[2] Vgl. z. B. Bauer u. Aschner, Klin. Wschr. 1922, Nr 25/26; Z. Konstit.lehre 10, 592. — Rechmann, Dtsch. med. Wschr. 1925, Nr 49 (Goldscheider). — W. Weitz, Z. Konstit.lehre 11, 777. — Adler, Arch. Verdgskrkh. 37, 393.

[3] Clauss, Arch. klin. Med. 138, 49. — Z. B. Blumenfeldt, Z. exper. Med. 35, 76.

von Matthes[1] sprechen dafür und ebenso die chirurgischen Erfahrungen über das Fehlen neuer Ulzerationen und vor allem des Ulcus pepticum jejuni nach Wegnahme des Antrum pylori und dadurch vermindertem Salzsäuregehalt des Magensafts.

Lassen sich Askanazys Befunde[2] von der Bedeutung der Soorinfektion nicht halten — mir erscheinen sie bedeutungsvoll —, so liegt mir am nächsten die Annahme einer chronischen Gastritis, wie sie Konjetzny macht[3]. Der Befund ist ja vielfach bestätigt, vielfach bezweifelt und vielfach in seiner Bedeutung erörtert worden[4]. Auch mir leuchtet völlig ein, daß man ihn sehr verschieden beurteilen, besonders natürlich als sekundär zum Geschwür hinzukommend und deswegen natürlich als pathogenetisch bedeutungslos ansehen kann. Ich komme aber auf der Grundlage der Annahme von Askanazy für eine große Anzahl Geschwüre — nicht für alle — von dem Gedanken nicht los, daß eine zunächst in einer entzündlichen Erosion sich äußernde infektiöse Entzündung das Wesentliche der Geschwürsbildung darstellt, an sich bei einfachen Menschen. Dabei wirkt gewiß eine Anzahl von Hilfsursachen, wahrscheinlich in vielfacher Verschlingung mit. Z. B. kann die bei Ulcus duodeni sich immer, bei Magengeschwür sich häufig findende starke Pepsin- und Salzsäureabscheidung doch wohl mit zur Zerstörung des Geschwürsgrundes beitragen. Gewiß fehlt verstärkte Salzsäure- und Pepsinbildung in manchen Fällen von Magengeschwür[5]. Aber wir wissen dann nicht, wie es im Anfange war, denn die Subazidität scheint mir doch vorwiegend alte Fälle von Ulkus zu treffen. Zudem ist gerade diese Frage noch nicht als völlig geklärt anzusehen. Wohl gibt es zahlreiche Beobachtungen über tiefe Salzsäurewerte bei Magengeschwür[5]. Indessen wir haben gelernt, daß die fortlaufende Untersuchung der Azidität des Mageninhalts ganz andere Erscheinungen zutage fördert. Seitdem wir sie üben, sah ich bei Duodenalulkus nur hohe Werte, bei Magengeschwür nur zuweilen und nur in späteren Zeiten tiefe.

In der hohen Bewertung der Gastritis für die Ausbildung des Ulkus unterstützt mich auch die Tatsache, daß man die Bedeutung und Häufigkeit der Gastritis, die ein Mann wie Knud Faber immer hervorhob, wieder mehr erkennt[6] und dabei die außerordentliche Ähnlichkeit ihrer Symptomatik mit der des Ulkus mehr und mehr sieht. Daß man im Leben zuweilen nicht unterscheiden kann, ob Gastritis oder Gastritis mit Geschwür vorliegt, haben wir doch nicht allzu selten gesehen.

Diese Annahme der mechanischen oder peptischen Schädigung einer durch Entzündung schon ungünstig gestalteten Schleimhaut wird unterstützt durch die Beobachtungen an den Absatzkälbern[7]: wenn Kälber im ersten Vierteljahre plötzlich statt Milch Rauhfutter erhalten, so entwickeln sich Geschwüre in ihrem Labmagen, die

---

[1] Matthes, Beitr. path. Anat. 13, 309.   [2] Askanazy, Virchows Arch. 250, 370.

[3] Konjetzny, l. c. — Konjetzny u. Puhl, Med. Klin. 1927, Nr 26/28. — Puhl, Virchows Arch. 265, 160.

[4] Vgl. vor allem Hauser, l. c. — v. Bergmann, l. c. — Aschoff, l. c.

[5] Siehe frühere Auflagen dieses Buches. — Seeber, Arch. klin. Med. 153, 152.

[6] Vgl. Forsell, Berg, Gutzeit.

[7] Bongert, Z. Fleisch- u. Milchhyg. 1912. — Tantz, Diss. Gießen 1912. — Konjetzny u. Puhl, Virchows Arch. 262, 615. — Hirsch, Med. Klin. 1926, Nr 1.

denen des Menschen völlig gleichen und zuweilen zur Perforation führen, häufiger, wie jene, mit Bildung strahliger Narben heilen.

Alles was vorher für die Ausbildung einer Anämisierung der Schleimhaut hervorgehoben wurde (Krämpfe der Muscularis mucosae, der Gefäßmuskulatur), könnte in manchen Fällen noch dazu in Betracht kommen. Rössles Gedanke[1], daß das Magengeschwüre eine „zweite Krankheit" sei, d. h. nach vorausgehenden Erkrankungen, namentlich im Quellgebiet der Pfortader sich entwickle, und zwar auf nervös-reflektorischem Wege, würde hier anzuschließen und dürfte tatsächlich für die Entstehung einer Anzahl von Ulkusfällen bedeutungsvoll sein.

Meines Erachtens muß die augenblickliche Forschung die Entstehung des Geschwürs für eine größere Anzahl von Einzelfällen aufzuklären versuchen. Ich erwarte, daß man zwar recht Verschiedenartiges finden wird, aber im allgemeinen doch Einfacheres als die meisten jetzt anzunehmen pflegen. Die Kenntnis der chronischen erosiven Gastritis und die Gastroskopie im Leben schreitet rüstig vorwärts[2]. Es besteht mithin Aussicht, daß wir lernen werden, schon in frühen Zeiten des Ulkus die Schleimhaut zu beurteilen.

Ich neige also dazu, im Sinne von Knud Faber eine örtliche Entstehung des Geschwürs für das Wahrscheinlichste zu halten. Damit ist die Bedeutung konstitutioneller und hereditärer Einflüsse nicht entfernt ausgeschlossen. Gerade da nicht der Nachdruck zu legen ist auf die Entstehung der Erosion, sondern auf ihre Umbildung zum Geschwür, wird man gern nach besonderen Einflüssen suchen, die im erkrankenden Organismus liegen. Hier können alle die besonderen vegetativen Beziehungen, deren Wichtigkeit v. Bergmann schildert, sehr wohl zur Geltung kommen. Aber ich kann noch nicht zustimmen, vegetativ-nervöse Beziehungen als notwendiges Glied in die Pathogenese des Ulkus einzufügen[3]. Für die Bedeutung des örtlichen Einflusses läßt sich, wie gesagt, mit Nachdruck anführen die außerordentliche Häufigkeit der Geschwüre bei Kälbern, die mit Rauhfutter gefüttert wurden und ihr völliges Fehlen bei Kälbern, die saugten[4], auch wenn man den Vergleich mit den Verhältnissen des Menschen natürlich nur zurückhaltend ziehen wird, weil die Tiere wohl untereinander gleichwertiger sind als Menschen.

Ferner kommt aber auch hier wieder der Zustand der Schleimhaut zur Geltung. Perazidität wurde schon früher beschrieben als Folge eines „Magenkatarrhs"[5]. Neuere Untersuchungen über die histologische Beschaffenheit der Schleimhaut bei Perazidität oder Supersekretion ohne Ulkus konnte ich nicht finden. Wegen der Anschauungen über die Beziehung von Geschwür und Entzündung hat die Frage großes Interesse. Aber wenn man geneigt ist, der Gastritis eine Bedeutung für die Entstehung des Ulcus ventriculi und duodeni zuzu-

---

[1] Rössle, Mitt. Grenzgeb. Med. u. Chir. **25**, 766. — v. Ark, Z. Konstit.lehre **14**, 542 (Rössle).

[2] Vgl. Knud Faber, Verh. Ges. Verdgskrkh. **1927**, 108. — Lubarsch, ebenda S. 35, 108. — Gutzeit, Arch. klin. Med. **153**, 334.

[3] Vgl. D. Gerhardt, in v. Schjernings Handb. **3**.

[4] Tantz, Über das Vorkommen usw. des Ulcus pepticum beim Rind. Diss. Gießen 1912.

[5] Reichmann, Berl. klin. Wschr. **1882, 1884, 1887**.

sprechen, wenn man sich erinnert, daß es Kranke gibt, bei denen man im Leben zwischen Ulkus und Gastritis nicht sicher zu unterscheiden vermag, Kranke, die hohe Säurewerte haben, so wird man doch an der Vereinigung von Gastritis und Perazidität festhalten. Indessen gibt es andrerseits höchstwahrscheinlich auch Fälle von Perazidität und Supersekretion ohne (entzündliche) Veränderungen der Schleimhaut, ebenso sicher wie Gastritis mit Subazidität.

Die Form und besonders die zeitlichen Verhältnisse der Abscheidung des Magensaftes, namentlich ihrer Dauer auf einen verhältnismäßig kurzen Reiz hin und die Nachwirkungen sind höchst mannigfaltig. Wenn man sich gegenwärtig hält, welche Einwirkungen verschiedenster Art auf den Zustand des Mageninhalts stattfinden können, so werden wir auf die größten Schwankungen der Befunde gefaßt sein.

Perazidität und Supersekretion machen zwar nicht immer, aber doch recht häufig Beschwerden, besonders Erbrechen und Schmerzen. Von diesen ist nachher noch die Rede. Auch Störungen der Magenentleerung sind häufig. Da Kohlehydrat- und Fettverdauung im Magen aufgehoben sind, da die Pepsinwirkung beeinträchtigt sein kann, da ferner an die Abscheidung von Natriumkarbonat durch Pankreas und Darm große Anforderungen gestellt werden — es ist die Reaktion des Dünndarms gefährdet —, so leidet leicht die Verdauung.

Der normale Magensaft wirkt zweifellos antiseptisch und zerstört vielleicht Gifte. Das wird wohl auf eine reine Säurewirkung zurückzuführen sein. Daß das Pepsin dabei eine Rolle spielt, wird nicht angenommen[1]. Aber völlig klar liegt die Frage noch nicht, denn Magensaft soll stärker bakterienfeindlich wirken als Salzsäure von gleicher Konzentration[2]. Das erweckt also Bedenken für die völlige Ablehnung der Bedeutung des Pepsins und wir müssen berücksichtigen, daß ein Mann wie MINKOWSKI sie hoch hielt[3]. Auch für seine Bedeutung bei bestimmten Prozessen läßt sich manches anführen[4]. Man weiß sicher, daß eine Salzsäure von 0,2% zahlreiche pathogene und nichtpathogene Mikroorganismen nach kürzerer oder längerer Zeit vernichtet (z. B. Coli, die des Typhus, der Cholera, der Fäulnis und Gärung[5]). Indessen sind Sporen sowohl als auch manche Mikroben selbst gegen stundenlange Einwirkung dieser Säurekonzentration völlig unempfindlich. Ferner kommen manche Teile der Nahrung mit der Salzsäure überhaupt nicht in intimere Berührung, beziehentlich sind ihrer Einwirkung nur sehr kurze Zeit ausgesetzt, nämlich alle, die im Beginn der Verdauung schnell in den Darm befördert werden. Ferner diejenigen, die in

---

[1] Vgl. HAJOS, Wien. Arch. klin. Med. **3**, 451.

[2] GREGERSEN, Zbl. Bakter. Orig. **77**, 353.

[3] Vgl. MINKOWSKI, Mitt. med. Klin. Königsberg 1888.

[4] HAMMERSCHLAG, Arch. Verdgskrkh. **2**, 1.

[5] HIRSCHFELD, Pflügers Arch. **47**, 510. — HAMBURGER, Zbl. inn. Med. **1890**, Nr 24. — COHN, Hoppe-Seylers Z. **14**, 75. — DE BARY, Arch. f. exper. Path. **20**, 243. — MILLER, Dtsch. med. Wschr. **1885**, Nr 49; **1886**, Nr 8. — KUHN, Z. klin. Med. **21**, 572. — HOPPE-SEYLER, Arch. klin. Med. **50**, 82. — FRANK, Dtsch. med. Wschr. **1884**, Nr 24. — R. KOCH, ebenda Nr 45. — KAUFMANN, Berl. klin. Wschr. **1895**, Nr 6, 7. — VAN DER REIS, Arch. Verdgskrkh. **27**, 353. — HENNING, ebenda **47**, 1 (Lit.).

der Mitte des Speisebreis liegen[1]. Schließlich ist die Stärke der Salzsäure von
Einfluß. Die Erreger der Milchsäuregärung der Kohlehydrate und manche
pathogene Bakterien scheinen erst bei einer höheren Zahl freier Wasserstoffionen[2],
Cholerabazillen dagegen schon durch viel niedrigere Werte abgetötet zu werden[3].

Ein wichtiges Mittel, um Schädigung durch mikrobiotische Prozesse im
Magen zu verhindern, ist sicher seine rechtzeitige Entleerung, namentlich eine
solche mit einem guten Flüssigkeitsstrom. Hier zeigt sich eine allgemeine Regel,
die wir bei Besprechung der Verhältnisse im Darm wieder treffen werden: ein
vortrefflicher Schutz gegen Bakterienwucherungen innerhalb eines Hohlraums
sind Fortbewegungen seines Inhalts und häufige Entleerungen. Wir meinen
hier Bewegung und Entleerung des Magens nicht nach einem Probetrunk, sondern
bei Zufuhr gewöhnlicher Nahrung. Man wird sich also die Sache so vorstellen
dürfen[4]: In erster Linie hängt das Auftreten verstärkter mikrobiotischer Umsetzungen innerhalb des Magens davon ab, ob sein Inhalt stagniert oder nicht.
Ist das nicht der Fall, so können sie fehlen, auch wenn die Salzsäureabscheidung
eine nur geringe ist. Denn dann wird der Mageninhalt eben in den Darm befördert,
ehe die Bakterien stärker wuchern konnten.

Der Magen mit normaler Sekretion enthält[5] im nüchternen Zustand geringe
Mengen bestimmter Arten von Mikroben: Gram-positive Keime, Milchsäure-Stäbchen,
einige andere Staphylo- und Streptokokken, Enterokokken. Bei den leichten Formen
von Achylie, die auf Histamin ansprechen — ich vermute: die bei denen die Bewegungen des Magens gut sind —, ist es ebenso. Demgegenüber ist bei schweren
Achylien, die histaminrefraktär sind, bei Biermer Anämie, schwerer Gastritis, besonders ihren atrophischen Formen, Karzinom und auch bei Menschen mit ausgedehnten Magenresektionen[6], die fast immer Gastritis haben, die Magenflora
ganz anders. Vor allem finden sich dann Mikroorganismen, die sonst hauptsächlich den Dickdarm bewohnen: Coli, auch Proteus, ferner alle möglichen Arten
von Staphylokokken und hämolytische Streptokokken. Bei Magen- und Duodenalgeschwür sind die Bakterienverhältnisse des Magens etwa wie am Gesunden. Den
Organismus schädigende Bakterienwucherungen im Magen ohne Stagnation kennen
wir nicht. Ist aber die Aufenthaltszeit der Speisen im Magen pathologisch verlängert,
so kommt es auf jeden Fall zu stärkerem Wachstum von Mikroorganismen, und
welche Arten sich dann breitmachen, hängt in erster Linie von der Stärke der Säurewirkung ab.

Ist eine größere Zahl von freien Wasserstoffionen da, kommen sehr wohl Hefe-
gärungen zustande: Zersetzung des Zuckers in Alkohol und Kohlensäure, Bildung
von Essigsäure aus Alkohol. Umwandlung des Traubenzuckers zu Milchsäure, Buttersäure und Wasserstoff erfolgt nur bei geringer Anzahl von freien Wasserstoffionen[7].
Dann entstehen auch Gase[8]: man findet vorwiegend Kohlensäure und Wasserstoff,

---

[1] Vgl. GRÜTZNER, Pflügers Arch. **106**, 463.

[2] MINKOWSKI, Mitt. Med. Klin. Königsberg 1888. — KABREHL, Arch. f. Hyg. **10**, 382.

[3] HAMBURGER, l. c. — KABREHL, l. c.

[4] MINKOWSKI, l. c. — ROSENHEIM u. RICHTER, Z. klin. Med. **28**, 505.   [5] HENNING, l. c.

[6] BITTER u. LÖHR, Arch. klin. Chir. **139**, 67. — MEYRINGH, Mitt. Grenzgeb. Med. u. Chir.
38, 149.

[7] Vgl. STRAUSS u. BIALOCOUR, Z. klin. Med. **28**, 567. — DE BARY, l. c.

[8] Vgl. G. HOPPE-SEYLER, Kongreß inn. Med. **1892**, 392. — KUHN, Z. klin. Med. **21**, 572. —
G. HOPPE-SEYLER, Arch. klin. Med. **50**, 82 (Lit.).

oft Spuren von Methan und nicht selten natürlich auch Sauerstoff und Stickstoff, die von verschluckter Luft herrühren.

In dem Maße also, wie der Salzsäuregehalt des stagnierenden Mageninhalts abnimmt, wachsen in ihm die mikrobiotischen Zersetzungen. Die Gärung der Kohlehydrate, besonders die Bildung von Milchsäure durch die Boas-Opplerschen Bazillen kann dann sehr hohe Grade erreichen[1]. Eiweißfäulnis im Magen ist selten, weil sie wahrscheinlich durch andere Bakterien gehemmt wird. In einzelnen Fällen kommen, je nach der Wirkungsart der eindringenden Mikroorganismen, die sonderbarsten Prozesse vor. Die Frage der Bildung von Milchsäure ist durch die bedeutsamen Untersuchungen von Warburg[2] in neues Licht getreten: vielleicht stammt Milchsäure des Mageninhalts auch aus dem Gewebe von Karzinomen[3].

Wie aus dem Gesagten hervorgeht, ist nicht irgendeine bestimmte Art bakterieller Zersetzung für irgendwelchen klinischen Zustand direkt charakteristisch, sondern die Art der Zersetzungsprodukte ist abhängig einmal von der Art der zur Verfügung stehenden Mikroben, weiter von der Art des Nährbodens, wobei wir bedenken, daß der gleiche Organismus je nach Beschaffenheit des zersetzten Materials verschiedene Produkte erzeugt. Vor allem aber, wie Sick nachgewisen hat[4], noch von der Anwesenheit bestimmter Eiweißkörper. Während die „langen Bazillen“, die die hauptsächlichen Erreger der Milchsäuregärung bei Magenkarzinom sind, bei Abwesenheit von Eiweißkörpern vorwiegend flüchtige Fettsäuren und diese in geringer Menge erzeugen, rufen sie bei Vorhandensein von eiweißartigen Stoffen, die aus Geweben bzw. aus der Neubildung stammen, reichliche Milchsäuregärung hervor. Deswegen sind bei Pyloruskarzinom wegen der so häufig bestehenden Stagnation und Verminderung der Salzsäureabscheidung, sowie wegen des Eiweißgehalts des Mageninhalts die Verhältnisse für die Entstehung von Milchsäure besonders günstig.

Der Ablauf reichlicher bakterieller Zersetzungen ist durchaus nichts Gleichgültiges, denn es entstehen dabei immer Produkte, welche die Magenschleimhaut stark reizen und schädigen (so z. B. die organischen Säuren): Gefühl von Brennen, namentlich dann, wenn durch Aufstoßen organische Säuren in Speiseröhre und Mund gelangen; Schmerzen, Appetitlosigkeit, Erbrechen, vielleicht auch Pyloruskrämpfe und Störungen der Magensaftabsonderung sind dann die Folge. Die oft in großer Menge gebildeten Gase und reichliche Flüssigkeitsmassen, die die Magenwand abscheidet, verstärken die ohnehin bestehende Dilatation. Außerdem kann es aber zuweilen zur Bildung giftiger Stoffe kommen, und nach deren Resorption stellen sich dann allerlei eigentümliche Allgemeinerscheinungen ein. Im Darm ändern sich die bakteriellen Verhältnisse, weil aus dem Magen andere Arten und große Mengen von Mikroorganismen in ihn eintreten. Jedenfalls wächst in ihm die Eiweißfäulnis.

Eine Pathologie der Abscheidung des Magenschleims[5] läßt sich zurzeit noch nicht geben. Offenbar wird die Absonderung durch örtliche Reize ausgelöst. Wir sehen den Schleim bei manchen Zuständen, z. B. bei Perazidität und Supersekretion, zuweilen in auffallend geringer Menge auftreten — vielleicht ist er hier verdaut. In anderen Fällen, z. B. bei manchen Formen von Gastritis, aber auch nach nervösen Erregungen wie im Gefolge gastrischer Krisen und nach anderen Zuständen findet

---

[1] Cahn u. v. Mering, Arch. klin. Med. **39**, 233. — Rosenheim u. Richter, Z. klin. Med. **28**, 505.

[2] Warburg, Über den Stoffwechsel der Tumoren. Berlin 1926.

[3] Mendel u. Engel, Arch. Verdgskrkh. **34**, 370.   [4] Sick, Arch. klin. Med. **86**, 370.

[5] A. Schmidt, Arch. klin. Med. **57**. — Dauber, Arch. Verdgskrkh. **2**. — Schütz, Berl. klin. Wschr. **1909**, Nr 27. — Pewsner, ebenda **1907**, Nr 2/3. — J. Kaufmann, Arch. Verdgskrkh. **13**. — Kuttner, Berl. klin. Wschr. **1905**, Nr 44a; Kraus-Brugschs Handb. **5**, 709. — Dienst, Arch. klin. Med. **171**, 52.

sich, namentlich nüchtern, recht viel Schleim. Das alles sind Erfahrungen klinischer Beobachtung; die Möglichkeit eines theoretischen Verständnisses ist noch nicht gegeben.

Recht häufig wird in das Innere des Magens eine große Menge von Flüssigkeit abgeschieden, die viel weniger den Charakter von Magensaft als den von Wasser oder Salzlösung hat. Schon am Gesunden scheint das zur Verdünnung mancher Speisen vorzukommen; meines Wissens wurde es zuerst von v. MERING beschrieben. Es ist das Wahrscheinlichste, daß ein wäßriges Drüsensekret vorliegt. Denn alle Drüsen haben die Fähigkeit reichlichster Wasserabscheidung. Warum soll man da noch einen besonderen Prozeß des Wasserdurchtretens für die Schleimhaut annehmen? Und an keinem Drüsensekret bleibt der Wassergehalt konstant. Alle sind imstande, große Mengen von Wasser zu liefern. Warum nicht die Magendrüsen?

Die Störungen der Magenbewegungen.

Unsere alten Kenntnisse über die motorischen Leistungen[1], sowie über Form und Lage des Magens wurden später in ausgiebigster und wichtigster Weise ergänzt, erweitert und verbessert durch Beobachtungen am Röntgenschirm[2]. Die Einwendungen gegen die Brauchbarkeit dieser Methode bestehen in dem Umfange, wie sie erhoben wurden[3], gewiß nicht zu Recht. Aber — und darin hat STILLER recht — man muß das Verwickelte des Röntgenverfahrens deswegen immer berücksichtigen, weil es mit „Einwirkungen" und „Stoffen" arbeitet, die dem natürlichen Leben des Magens fremd sind.

Form, Größe und Lage des Magens hängen ab vom Zustand seiner Muskulatur und dem Erregungszustande seiner Nerven, von seinem Inhalt und seiner Entleerung sowie von der Beschaffenheit seiner Befestigungen und seiner Nachbarorgane. So gibt es wohl einige Grundtypen der Magenform, weil bestimmte Verhältnisse sich wiederholen. Aber andererseits ist die Verschiedenheit des auch beim Gesunden Vorkommenden eine außerordentliche. Das soll immer zur größten Vorsicht raten in der Annahme krankhafter Verhältnisse des Magens aus bloßen Eigenarten der Form. Man muß für Gestalt und für die Lage des Magens innerhalb der Breite des Gesunden die größte Variabilität annehmen.

Der nüchterne Magen macht, wie man schon aus alten Zeiten weiß und wie später wiedergefunden wurde[4], Schwankungen seines Tonus und Kontraktionszustands[5] durch; beides ist wohl für diese Angelegenheit das gleiche. Bei der Füllung des Magens wird der Druck in ihm der Füllung[6] angepaßt. Es ist bemerkenswert, daß durch einen Reflex auf die Muskulatur der Bauchwand auch deren Spannung entsprechend reguliert wird[7].

Im Fundusteil wird der Mageninhalt vorwiegend chemisch verändert. Das ausreichend Verarbeitete gelangt durch den Druck, den der tonisch sich zusammen-

---

[1] Die alte Lit. in 7. u. 8. Aufl. dieses Buches, S. 345.

[2] G. v. BERGMANN, in Kraus-Brugschs Handb. 5, 367. — v. BERGMANN u. KATSCH, in v. Bergmann-Staehelins Handb. 3. — ASSMANN, Röntgendiagnostik. — FORSSELL, Beziehungen der Röntgenbilder des Magens usw. 1913. — GROEDEL, Lehrbuch der Röntgendiagnostik. 1924. — KLEE, Handb. norm. path. Phys. 3, 398. — FORSSELL, Verh. dtsch. Röntgen-Ges. 1922, 54; 1925, 4. — SCHWARZ, in Schittenhelms Lehrbuch der Röntgenologie 2, 659. — RIEDER, Fortschr. Röntgenstr. 35, 891. — SCHINZ, BAENSCH, FRIEDL, Röntgendiagnostik. — v. BERGMANN, Verh. dtsch. Ges. Verdgskrkh. 1930, 52.

[3] Z. B. STILLER, Kritische Glossen eines Klinikers usw. Berlin 1911. — Vgl. BEST u. COHNHEIM. Münch. med. Wschr. 1911, Nr 51.

[4] BOLDYREFF, Zbl. Physiol. 18, 489 (1904).   [5] WEITZ u. VOLLERS, Z. exper. Med. 47, 42.

[6] Lit. bei KLEE, Handb. norm. path. Phys. 3, 399. — TETELBAUM, Z. exper. Med. 52, 377.

[7] O. BRUNS, Münch. med. Wschr. 1920, Nr 23.

ziehende Fundus ausübt (Peristole) sowie durch die Peristaltik in den Antrumteil, wo es gemischt, vielleicht auch mechanisch verkleinert wird. Die starken Kontraktionen der Muskulatur des Antrums werfen ihn dann unter hohem Druck rhythmisch in das Duodenum aus. Regelmäßige peristaltische Wellen laufen vom Fundus über den Magen bis zum Pylorus. Sie betreffen die ganze Magenwand. Aber auch die Schleimhaut macht vermöge ihrer eignen Muskulatur, besonders in der Pylorusgegend, besondere Bewegungen[1] und diese Schleimhautbewegungen, die von der Muscularis mucosae ausgehen, dürften für die Verarbeitung des Chymus von sehr großer Bedeutung sein. Unter pathologischen Verhältnissen, wie bei Gastroenterostomien, dienen besonders gestaltete Falten zur Leitung des Inhaltes in die Darmschlinge.

Die Pylorusmuskulatur scheint in der Ruhe den Magen vom Duodenum mit nur sehr geringem Tonus abzuschließen, so daß Speiseteile anfangs leicht hindurchtreten[2]. Treffen Reize den Pylorus, so kann es zu sehr festem Verschluß kommen. Die über den Magen herlaufenden peristaltischen Wellen öffnen zum Teil den Pylorus, aber nicht alle tun es. Gegenüber manchen Speisebrocken bleibt der Pylorus fest verschlossen. Ob von seiten des Magens außer der Peristaltik noch ein besonderer Reiz für das Spiel des Pylorus wirksam ist, wissen wir nicht.

Viel unsicherer ist es geworden[3], ob und wieweit unter physiologischen Verhältnissen vom Duodenum aus Sphinkterschluß und Magenperistaltik durch Säure beeinflußt werden. Daß die Säure vom Duodenum aus etwas machen kann, ist mir nach den Arbeiten von Cohnheim und Best[4] wahrscheinlich. Ob die schon von C. Ludwig beobachtete Hemmung der Magenentleerung durch große Fettmengen vom Duodenum ausgeht, wissen wir nicht.

Auf die Beziehung der Magenbewegungen zu den einzelnen extragastralen Nerven[5] sowie zu den in der Magenwand befindlichen Nervengeflechten gehe ich hier nicht ein, weil sie für pathologische Fragen vorerst noch kaum in Betracht kommen.

Die ungeheuere Mannigfaltigkeit des am lebenden Menschen in bezug auf das Verhältnis zwischen Nahrungsaufnahmen und Magenentleerung Vorkommende ist nicht entfernt ausreichend bekannt. Zwar stellen sich, sowohl für die Gesamtheit der Menschen, als auch individuell einzelne bestimmte Beziehungen ein zwischen Art und Menge der aufgenommenen Speisen und der Zeit der Entleerung. Wenige Erfahrungen liegen darüber vor[6]. Aber der Reichtum des am Gesunden und gar der des am Schwachen und am Kranken vorkommenden ist noch nicht einmal in die Anfänge des Bekanntseins eingetreten. Von seiten des Mageninhalts wirken, wie man gegenwärtig annimmt, hauptsächlich sein Gehalt an Salzsäure und seine mechanische Beschaffenheit. Beides beeinflußt Peristole und Peristaltik und beides wirkt vielleicht auch vom Pylorus und vom Duodenum aus[7], zum Teil sogar in entgegengesetzter

---

[1] Forssell, l. c. — Sick, Klin. Wschr. **1923**, Nr 7. — Forssell, Skand. Arch. Physiol. (Berl. u. Lpz.) **46**, 311. — Berg, Verh. dtsch. Ges. inn. Med. **1926**, 384; Fortschr. Röntgenstr. **40**, 844; Untersuchg. am Innenrelief usw. 2. Aufl. 1931. — Gutzeit, Erg. inn. Med. **36**, 1. — Chaoul, Dtsch. Z. Chir. **214**, 351.

[2] Neuere Lit. über das Verhalten des Pylorus vgl. Klee, Handb. norm. path. Phys. **3**, 421. — Hellmer, Acta radiol. (Stockh.) **4**, 32.

[3] Vgl. Barsony u. Egan, Münch. med. Wschr. **1924**, Nr 17; **1925**, Nr 30.

[4] Cohnheim u. Best, Lit. Path. Phys., 12. Aufl., S. 523, Fußnote 2. — Klee, Handb. norm. path. Phys. **3**, 423.

[5] Vgl. Magnus, Verh. dtsch. Ges. inn. Med. **1924**, 157. — Klee, Handb. norm. path. Phys. **3**, 424.

[6] Z. B. Leube, Arch. klin. Med. **35**, 1. — Penzoldt, ebenda **51**, 535.

[7] Vgl. Hirsch, Zbl. inn. Med. **1892**, 993. — v. Mering, Kongreß inn. Med. **1893**, 471; **1897**, 433. — Moritz, Naturforscherversammlung **1893**, 18; Z. Biol. **32**, 313. — Cannon, Amer. J. Physiol. **20**, 283. — Vogeler, Arch. Verdgskrkh. **25**, 480 (de la Camp).

Weise; wir sprachen schon davon, daß das neuerdings bezweifelt wird. Dazu kommt
noch der Einfluß der Menge des Chymus, seines Wassergehalts und besonderer erregen-
der oder hemmender Substanzen, deren Art und Zahl nicht hoch genug angeschlagen
werden kann; ich erinnere nur an organische Säuren und Gase. Bedenken wir, daß
das alles sich abspielt auf dem Boden von individueller und konstitutioneller Variabilität, wie es kaum einen zweiten im Organismus gibt, daß der Zustand des Seelischen,
aller möglichen Organe, der zerebralen und sympathischen und intramuralen Nervengebilde des Magens auch noch seinen besonderen, und zwar sehr erheblichen Einfluß
ausübt, so ahnen wir die vorerst noch hoffnungslose Verwicklung der Verhältnisse im
einzelnen Falle, weil wir jetzt in der Regel noch nicht zu erfahren imstande sind,
wie das Verschiedene sich gegenseitig beeinflußt. Es ist deswegen sehr wenig richtig,
die Verweildauer bestimmter Mahlzeiten bei verschiedenen Menschen unter ungleichen
Umständen mit der Elle zu messen und auf Grund eines dürftigen Schematismus als
normal oder krankhaft beurteilen zu wollen. Es erscheint mir auch notwendig, sehr
vorsichtig zu sein mit der Übertragung von Ergebnissen, wie sie am operierten Tier
gewonnen wurden, auf die Verhältnisse des Menschen. Dieser ist eben als Individuum
außerordentlich empfindlich und es machen sich bei ihm, wie gesagt, so zahlreiche
Einwirkungen geltend, daß ihr Ergebnis vorerst in der Regel noch nicht zu übersehen ist.

Eine Verstärkung der peristaltischen Magenbewegungen, die
selbst auch den Kranken sehr lästig wird, hat schon Kussmaul unter dem Namen
der peristaltischen Unruhe beschrieben[1]. Bei nervösen Menschen, aber auch bei
Kranken mit Rückenmarksveränderungen, kommt der Zustand vor. Durch die
radiologischen Untersuchungen lernte man ihn im einzelnen kennen und verfolgte genau die Art der Peristaltik. Auch antiperistaltische Bewegungen des
Magens werden dabei gesehen, die man von Beobachtungen an Pylorusstenosen
her schon seit langer Zeit kennt. Mechanische Veranlassungen für ein Pylorushindernis fehlen; man wird also genetisch auf Erregungszustände des Nervensystems oder der Muskeln zurückgehen müssen. Wenn bei Tabes solche peristaltische Unruhe in Form von Krisen eintritt, so ist die Quelle der Erregung in
vegetative Zentren von Rückenmark oder der Peripherie zu verlegen.

Unklar erscheint mir, ob aus den gleichen Anlässen tonische Steigerungen des
Kontraktionszustandes der Fundusmuskulatur vorkommen, das was man in der
Regel als Magensteifungen bezeichnet. Wir kennen sie sicher von Hindernissen am
Pylorus. Ich habe aber den Eindruck, daß auch aus rein nervösen Erregungen eine
Erhöhung der Fundusperistole erfolgen kann. Die interessanten Beobachtungen von
Klee[2] würden sich analogisch durchaus in diesem Sinne verwenden lassen. Es würde
dann eine Erhöhung des Vagustonus bestehen.
Die verstärkten peristaltischen Bewegungen sind mit unangenehmen Empfindungen der Unruhe und mit den bekannten Kolikschmerzen verbunden. Es würde
von Interesse erscheinen, zu erfahren, ob auch die nervösen Erhöhungen der Peristole bestimmte Empfindungen auslösen; namentlich ob sie eine Beziehung haben
zu dem bis jetzt seiner Entstehung nach unklaren Gefühl der Völle. Die feinere Art
der Bewegungsstörungen und die mit jeder Art von ihnen zusammentreffenden Empfindungen müssen noch erforscht werden.

---

[1] Kussmaul, Volkm. Vortr. Nr 181.
[2] Klee, Münch. med. Wschr. **1914**, Nr 19.

Es ist ganz richtig[1], daß örtliche spastische Kontraktionen am Magen bis in die neue Zeit der radiologischen Erfahrungen ungebührlich vernachlässigt wurden. Schon KUSSMAUL hatte am Pylorus immer mit solchen gerechnet, und bei Kindern sind sie häufig, darüber gibt es eine große Literatur. Auch am Erwachsenen begegnen wir ihnen nicht selten, an Pylorus, Kardia, aber auch an den verschiedensten Stellen des Magenkörpers[2]. Die Veranlassungen zu ihrer Entstehung liegen teils in seelischen Vorgängen, teils in geschwürigen Prozessen. Von beiden werden namentlich örtliche tonische Kontraktionszustände gern hervorgerufen. Wir sehen sie häufig an der Stelle einer Ulzeration ringförmig um den Magen herumgehen. FLEINER hat das Krankheitsbild solcher spastischer Dyspepsien eingehend geschildert.

Die Zeit der Magenentleerung — das, worauf es in letzter Linie ankommt — wird nach dem oben Gesagten abhängen von einem Zusammenwirken der verschiedensten Ursachen. Wechselt sie schon bei dem Gesunden je nach der Art der Speisen, aber auch in Abhängigkeit von allen möglichen Einflüssen, so schwankt sie am Kranken nach oben und nach unten noch viel mehr, in sehr weiten Grenzen. Eine Beschleunigung der Entleerung finden wir ganz gewöhnlich im Gefolge des Zustandes der Achylia gastrica. Die Peristaltik ist gesteigert[3]. In der Regel nehmen die Leute allerdings eine fein präparierte Nahrung in nicht großen Mengen: sie sind vorsichtig. Die schnelle Beendigung der Magentätigkeit dieser Kranken gilt meistens, aber durchaus nicht nur für milde Kost.

Auch jede Pylorusinsuffizienz kann zu beschleunigter Entleerung führen. Sogar bei Magenkarzinom (Scirrhus) kommt schnelle Entleerung vor, wenn die Wand des Pyloruskanals in ein starres Rohr verwandelt ist. In den meisten Fällen von Magenkarzinom aber besteht eher Neigung zu verlangsamter Magenentleerung; vielleicht machen sonst noch Fälle mit (hier nicht häufiger) völliger Achylie eine Ausnahme.

Sicher ist nicht jede beschleunigte Entleerung an Subazidität gebunden. FORSCHBACH[4] sah sie auch im Gefolge der Supersekretion. Vor allem besteht sie öfter bei Ulcus duodeni, wenn durch vermehrte Peristaltik gegen den Widerstand eines spastischen Bulbus die Magenbewegungen verstärkt werden. Also unabhängig vom Säuregrade des Magens bzw. Säureinhalt des Duodenums vermag der Magen seine Entleerung zu vollführen. Wie ich meine, sollen wir vorsichtig sein, die wichtigste Tätigkeit des Magens, seine Beweglichkeit in zu enge Regeln und Abhängigkeiten einzuschnüren. Sie ist vielmehr auf der einen Seite in hohem Grade selbständig. Auf der anderen hat doch eine so große Anzahl voneinander entgegengesetzten Wirkungen Einfluß, daß das Ergebnis auch unter scheinbar gleichen Verhältnissen verschieden sein kann.

---

[1] WALDVOGEL, Münch. med. Wschr. **1911**, Nr 2.
[2] Z. B. STIERLIN, Münch. med. Wschr. **1912**, Nr 15/16. — HOLZKNECHT u. LUGER, Mitt. Grenzgeb. Med. u. Chir. **26**, 669. — FLEINER, Münch. med. Wschr. **1919**, Nr 40/41.
[3] SCHICKER, Arch. klin. Med. **104**, 566.
[4] FORSCHBACH, Arch. Verdgskrkh. **15**, 182. — Vgl. VOGELER, l. c.

Sehr viel häufiger ist Verlangsamung der Magenentleerung. Wie ich glaube, beherrscht diese Störung der Funktion die Pathologie des Magens in allererster Linie. Wir wissen, wie leicht und häufig sie eintritt als Folge von Veränderungen in Menge und Zusammensetzung der Nahrung einerseits, vor allem aber auch nach den scheinbar unbedeutendsten Vorkommnissen und Veränderungen des Allgemeinzustandes. Das gilt schon für den Gesunden in ausgedehntestem Maße. Aber auch am Kranken kommt die mangelhafte Entleerung des Magens sehr häufig vor, sie ist meines Erachtens das wichtigste Zeichen der akuten Dyspepsie, jener Störung, die, man möchte sagen, auf der Grenze von Gesundem und Krankem steht[1].

Krankhafte Verlangsamung der Magenentleerung entwickelt sich aber vor allem im Gefolge der Anomalien der Funktion des Pylorus und von Verengerung seines Lumens. Hier ist von jeher der Vergleich mit dem Herzen herangezogen worden, und innerhalb gewisser Grenzen ist er auch durchführbar. Die mannigfachsten Einflüsse können die Weite des Ausgangs verengern, vor allem Neubildungen der Schleimhaut oder Geschwürsnarben. Oder von außen wird ein Druck ausgeübt oder der Magenausgang ist durch Verwachsungen oder Verlagerungen des Magens beeinträchtigt. Auch Krämpfe der Pylorusmuskulatur spielen eine erhebliche Rolle. Man kennt sie schon seit langer Zeit[2], bei Säuglingen finden sie sich nicht selten[3]. Wie bedeutungsvoll sie aber auch für den Erwachsenen sind, namentlich, daß sie sogar Stunden und Wochen anhalten können, haben doch erst die radiologischen Beobachtungen gezeigt. Übermäßiger Säurereichtum und vor allem Geschwüre im Magen, besonders solche, die nahe dem Pylorus sitzen, auch Schleimhautnarben geben in erster Linie die Veranlassung. Wahrscheinlich aber kann es auch starke muskuläre und nervöse Erregbarkeit tun.

Von Naunyn wurden (offenbar spastisch bedingte) Störungen der Magenentleerung als Folge bakterieller Gärung im Magen beschrieben[4].

Wie wir aus radiologischen Beobachtungen wissen, kommen solche Spasmen auch an andern Stellen des Magens vor, z. B. besonders in der Gegend der ja nur funktionell bestehenden und stark schwankenden Abgrenzung zwischen Korpus- und Pylorusteil, ferner oben am Fundus. Das führt zu Formanomalien, die denen nach Narbenbildung ähnlich sind, zuweilen aber auch zu Funktionsstörungen, d. h. zu einer Erschwerung der Förderung des Speisebreies im Magen. Die Veranlassung zur Entstehung dieser merkwürdigen Form von tonischen Zusammenziehungen der Muskeln liegt offenbar auf der einen Seite in Veränderungen der Schleimhaut, z. B. bei Geschwülsten und Geschwüren; es dürfte sich dann also um reflektorische Vorgänge handeln. Die semiotische Bedeutung dieser Erscheinung leuchtet ein. Aber wir bedenken, daß sie auch auf funktioneller Grundlage als primäre Bewegungsstörung vorkommt. Hier stehen Beobachtungen und Kenntnisse noch am Anfange ihrer Entwicklung. Sie haben eine Zukunft für das Verständnis gastrischer Symptome bei allgemeiner Nervosität und bei den „örtlichen Neurosen". Für die von seiten des Magens eintretenden

---

[1] Vgl. Weitz u. Vollers, Münch. med. Wschr. 1926, Nr 15.

[2] Kussmaul, Arch. klin. Med. 6, 455 u. Volkm. Vortr. S. 181. — Rütimeyer, Arch. Verdgskrkh. 7.

[3] Vgl. Ibrahim, Erg. inn. Med. 1, 208.   [4] Naunyn, Arch. klin. Med. 31, 225.

Folgen[1] haben die gleiche Bedeutung wie Verengerung des Pylorus Stenosen des obersten Teils vom Duodenum, die sich infolge von Geschwüren entwickeln.

Erschwerung des Durchtritts der Speisen durch den Pylorus erzeugt zunächst verstärkte Zusammenziehungen der Antrummuskulatur; hier läßt sich die Parallele mit den Verhältnissen am Herzen ziehen. Halten diese kräftigen, mit Ausführung größerer Arbeit verbundenen Zusammenziehungen der Antrummuskulatur längere Zeit an, so wird die stärker arbeitende Muskulatur hypertrophisch. Und so lange als deren kräftigere Aktion die größeren Anforderungen erfüllt, tritt eine Verlangsamung der Entleerung nicht ein, manchmal sogar eine Beschleunigung. Eine Verlangsamung finden wir erst, wenn das Hindernis nicht mehr völlig überwunden wird. Dann bleiben Reste im Magen zurück; anfangs nur wenig länger als normal, dann länger und länger, schließlich dauernd: der Magen entleert sich überhaupt nicht mehr vollständig. Nun beginnt eine große Reihe weiterer Störungen, vor allem die mikrobiotische Zersetzung der im Magen bleibenden Speisen auf der einen, die Schädigung der Magenschleimhaut durch die Zersetzungsprodukte (Gase, organische Säuren) auf der anderen Seite. Dann sondert diese ihre wirksamen Stoffe schlechter ab, dagegen tritt Wasser auf eine noch nicht ganz klare Weise durch sie hindurch in den Magen. Er füllt sich mehr und mehr, weil auch noch von dem, was die Kranken aufnehmen und z. B. an Speichel verschlucken, viel da ist. Die Entleerungsmöglichkeit wird dadurch um so stärker behindert.

Die Stagnation des Mageninhalts, die motorische Insuffizienz des Magens kann bis zur völligen Unmöglichkeit der Entleerung fortschreiten. Das Leben zeigt hier alle Abstufungen. In dem Maße, wie Reste im Magen zurückbleiben, wächst sein Volumen: es bildet sich die Stauungsdilatation aus. Durch die radiologischen Untersuchungen wurden ihre Form und Eigenschaften genau bekannt. Die Muskeln befinden sich dabei in einem Zustande der Dehnung. Über ihre anatomischen Veränderungen weiß ich nichts Genaueres anzugeben, doch dürften nach den Beobachtungen von Kussmaul Entartungen der Fasern vorkommen. Für den Anfang muß man aber annehmen, daß die Veränderungen wenigstens in manchen Fällen ausgleichbar sein können, denn nach Hebung des Pylorushindernisses wird der Magen wieder kleiner.

Im vorausgehenden wurde die verstärkte Peristaltik der Antrummuskulatur als eine Folge von Verengerungen des Pylorus aufgefaßt. Indessen das Verhältnis braucht nicht immer so zu liegen. In manchen Fällen von Perazidität und vielleicht auch von Geschwür dürfte der Krankheitsprozeß als solcher mit verstärkten Erregungszuständen der motorischen Nervenverrichtungen einhergehen, und schließlich kann unter Umständen die Perazidität des Mageninhalts nicht nur auf dem Umwege über den Pylorusreflex, sondern auch durch direkte Erregung der Magenwand ihre Peristole und Peristaltik steigern.

Von jeher hat nun die Klinik außer diesen Entleerungsinsuffizienzen (Stauungsdilatationen) des Magens durch Pylorusstenose noch Bewegungsstörungen

---

[1] Vgl. Katsch, in v. Bergmann-Staehelins Handb. **3**.

und Erweiterungen beobachtet, ohne daß ein Hindernis für die Austreibung des Mageninhalts besteht. Auch hier lassen sich weittragende Analogien vom Herzen her heranziehen.

Zunächst gibt es Erweiterungen mit erhaltener Entleerungsfähigkeit, genau wie wir diastolische Erweiterungen der Herzhöhlen ohne wesentliche Beeinträchtigung ihrer Systole sehen. Das kommt am Magen vielleicht vor bei Eigenarten seiner Lage oder seiner Befestigungen. Man muß mit seinem Urteil deswegen recht vorsichtig sein und zurückhalten, weil die Bestimmung der Größe des Magens während seiner Ruhe, also ohne Speisefüllung, namentlich dann, wenn er ungewöhnlich liegt, oft unsicher bleibt. Wie bekannt, hängt die Magenlage im weiten Umfange ab von seiner gewohnheitsmäßigen Füllung und von dem Zustand der Nachbarorgane. Aber es kommen noch andere Umstände hinzu. Läßt man auch die Kardia im wesentlichen — streng gilt das sicher nicht — an ihrer Stelle bleiben, so wechselt gewiß der Pylorus seinen Ort häufig. Dadurch (zum Teil wenigstens) entstehen die Lageeigentümlichkeiten des Magens, die man in der Regel als Gastroptose bezeichnet. Und diese selbst wieder müssen sehr vorsichtig und können im Einzelfall nur nach sorgfältigster Berücksichtigung aller Verhältnisse beurteilt werden. Denn eine veränderte Stellung des Magens kann leicht zu irgendwelchen mechanischen Behinderungen für die Entleerung führen; sie braucht das nur keineswegs zu tun. Davon ist vorher gesprochen und diese Möglichkeit muß ausgeschlossen sein, wenn wir die Atonie erörtern.

Wir sprechen am Magen von „atonischer Dilatation"[1], wenn er erweitert ist und sich mangelhaft entleert, ohne daß ein Hindernis am Pylorus besteht. Man legt zugrunde einen niedrigen Elastizitätszustand der Muskulatur mit ungenügender Fähigkeit zur Kontraktion und deswegen mangelhafter Entleerung. Sicher ist das sehr selten und wegen der Häufigkeit der Lageanomalien und der immerhin noch bestehenden Schwierigkeiten bei der Bestimmung geringer Entleerungshindernisse ist für die Annahme auch dieser Fälle Vorsicht zu empfehlen, zumal da zuweilen spastische Zustände des Pylorus bestehen können[2]; das letztere ist sehr wichtig und kommt gewiß viel häufiger vor, als wir gemeinhin annehmen. Aber man wird das Vorkommen solcher Fälle von Atonie noch nicht völlig bezweifeln können. Wir werden das um so weniger tun dürfen, als die schwersten, stärksten und gefährlichsten Fälle von allgemeiner Lähmung der gesamten Magenmuskulatur, die es überhaupt gibt, meist verbunden mit Magenerweiterung, die „akuten Dilatationen" wahrscheinlich ohne Pylorushindernis zustande kommen[3]. Dabei hört die Magenentleerung sowie jede Peristaltik völlig auf; so scheint es in den Fällen akuter Bewegunsstörung nach manchen Indigestionen zu sein. Bei diesen akuten Lähmungen und Erweiterungen, die sich vorwiegend nach Operationen am Unterleib, aber auch sonst bei schwersten Allgemeinzuständen und Infektionskrankheiten, bei Scirrhus, Geschwüren, schwersten Entzündungen und Giftwirkungen finden, ist die Magenwand ganz bewegungslos. Große Mengen von Flüssigkeit werden in das Innere des Organs seitens seiner Schleimhaut abgeschieden. In einzelnen Fällen findet sich wohl (?) eine Abknickung am Pylorus oder hoch im Dünndarm. Aber das kann völlig fehlen und fehlt meistens. Das Maßgebende ist die Lähmung und der schwerste Tonusverlust der Wand; der Magen sieht ähnlich aus, wie ein Magen, der dem Einfluß der sympathischen Nerven allein

---

[1] Vogelsang, Volkm. Vortr. Nr 233.

[2] Kaufmann, Arch. klin. Med. **73**, 166. — Schnitzler, Wien. med. Wschr. **1898**, Nr 15.

[3] Riedel, Penzoldt-Stintzings Handb., 1. Aufl., S. 4, VI b. — Fleiner, Arch. Verdgskrkh. **1**, 352. — Vgl. Albrecht, Virchows Arch. **156**, 285. — Braun u. Seidel, Mitt. Grenzgeb. Med. u. Chir. **17**, 533. — Payr, Berl. klin. Wschr. **1913**, Nr 45. — Kuttner, Kraus-Brugsch Handb. **5**, 782. — Nieden, Arch. klin. Chir. **117**, 338. — Katsch, in v. Bergmann-Staehelins Handb. **3**, 515.

überlassen ist[1]. Beides kommt auch in langsamer Entwicklung vor[2]; dann steht der Pylorus offen, der Magen ist bewegungslos, sein Inhalt wird nicht herausbefördert. Ob und wieweit primäre Störungen von Nerven oder Muskeln in Betracht kommen, wie Fundus und Antrummuskulatur betroffen sind, steht noch dahin.

Diese akute Magenstörung ist neuerdings klinisch stark hervorgetreten, weil sie bei Ulkuskranken noch 10—14 Tage nach gut gelungener Resektion nicht allzu selten den Tod zur Folge hat. Die Erscheinungen setzen sich eigenartig zusammen, aus solchen der Erregung und Lähmung: die außerordentlich reichliche Abscheidung von Magensaft führt zu schwerstem Chlor- und Wasserverlust sowie zu einer Alkalose des Körpers; Tetaniesymptome fehlen hier meines Wissens immer. Als Ursache der Magendilatation werden von manchen Spasmen des obersten Dünndarms angesehen[3] und man meint dann, daß der ganze Zeichenkreis sich wesentlich nach Operation solcher Ulkuskranker finde, die an sich zu Magendarmspasmen neigen. Das letztere scheint mir richtig zu sein. Aber für den Magen scheint mir doch während des Zustands alles Spastische zu fehlen, ich wenigstens kenne nur Lähmung. Neue Untersuchungen sind nötig.

Die Vereinigung von Herabsetzung der Magenbewegungen und Verminderung der Saftabscheidung führt zweifellos besondere Störungen der Magenverdauung ein. Zunächst läuft durch den offenen Pylorus (Pylorusinsuffizenz) häufig Pankreassaft zurück[4]. Dann setzt dessen Natriumkarbonat die Azidität herab. Die Folgen, d. h. ob eine Pepsin- oder Trypsinwirkung zustande kommt, wird von dem Verhältnis zwischen Natriumkarbonat und Salzsäure abhängen.

Aus den Kohlehydraten entstehen bei Stauung und Säurearmut durch Gärung besonders reichliche Mengen von Milchsäure. Bis 0,6% haben CAHN und v. MERING davon gefunden[5]. Auch andere organische Säuren treten auf. Bei Stauung des Mageninhalts durch Pyloruskarzinom kann die Milchsäure diesen Ursprung haben. Außerdem aber kann Milchsäure, die, wie WARBURG fand[6], im Krebsgewebe gebildet wird, auch aus diesem in den Magen gelangen[7].

Nicht klar sind die Verhältnisse der Eiweißzersetzung[8]. In manchen Fällen ist die Menge des in Lösung gehenden Eiweißes nur gering — man wird das mit der mangelhaften Saftreaktion in Beziehung bringen. Aber bei anderen Kranken sind die Zahlen für gelöstes Eiweiß doch sehr hoch; dafür wird man die Stagnation verantwortlich machen.

Art und Tiefe der Eiweißspaltung können sicher ganz normal sein: die Menge der Aminogruppen, nach der Methode von SÖRENSEN bestimmt, ist in der Regel nicht erhöht. Wie erwähnt, wurden in der MÜLLERschen Klinik in manchen Fällen tiefere Spaltungen gefunden. Doch fehlen hier quantitative Urteile.

Ein gewisses Rätsel bleibt in vielen Fällen von Stagnation mit herabgesetzter Sekretion das Auftreten der großen Mengen säuregieriger Substanzen, die das sog. Salzsäuredefizit bedingen. Das ist nach allem, was wir wissen, in diesen Fällen weder durch die Masse des gelösten Eiweißes, noch durch die Art seiner Aufspaltung allein zu erklären[9]. Adsorptionen der Salzsäure am ungelösten Eiweiß erscheinen bedeutungsvoll.

---

[1] KLEE, Pflügers Arch. **145**, 557.

[2] SCHLESINGER, Mitt. Grenzgeb. Med. u. Chir. **32**, 30.

[3] REISCHAUER, Bruns' Beitr. **145**, 101; **146**, 140.

[4] BOLDYREFF, Pflügers Arch. **121**; Zbl. Physiol. **1905**, Nr 15, S. 18. — GRAFE u. ROEHMER, Arch. klin. Med. **93** u. **94**.

[5] CAHN u. v. MERING, Arch. klin. Med. **33**, 251.

[6] WARBURG, Über den Stoffwechsel der Tumoren. 1926.

[7] MENDEL u. ENGEL, Arch. Verdgskrkh. **34**, 370.

[8] Vgl. CASTEX, Arch. klin. Med. **100**. — DORNER, ebenda **104**.

[9] Vgl. PEL, Arch. klin. Med. **112**, 369. — GROSS u. WEBER, Kongreß inn. Med. **1911**, 381.

Über die Beziehungen des Magens zum Nervensystem und damit auch zur Tetanie wird im folgenden Abschnitt sowie in dem über das Zusammenwirken der Organe die Rede sein. Hier soll noch etwas gesagt werden über chemische Beziehungen unseres Organs zum Organismus. Die Abscheidung der starken Säure in verhältnismäßig großer Menge aus dem Innern des Körpers (Zellen und Blut) nach außen — denn zum Äußern gehört die Magenhöhle — hat einen Chlor- und Säureverlust des Organismus zur Folge. Dementsprechend zeigen sich im Gefolge der Magenverdauung schon regelmäßig Veränderungen des Säurebasengleichgewichts an Blut und Harn. Diese Erscheinungen werden stets ausgeglichen durch die Aufsaugung der Magensekrete im Darm.

Ganz anders gestaltet sich alles, wenn diese Resorption fehlt, weil der Mageninhalt wegen Pylorusstenose sich nicht in den Darm entleeren kann und die Kranken erbrechen. Das ist deswegen der viel schwerere Fall, weil dann in der Regel eine sehr reichliche Absonderung von Magensaft gleichzeitig stattfindet. Nun vertrocknen die Kranken und der Chlorgehalt des Organismus sinkt in höchstem Maße. Es gibt kein anderes Mittel von gleicher Wirksamkeit, den Chlorgehalt des Organismus herabzusetzen, wie die wiederholte Ausspülung des verdauenden Magens. Es bildet sich eine „Alkalose“ des Blutes aus. Das Kohlensäurebindungsvermögen steigt erheblich, es kann sich sogar die aktuelle Reaktion nach dem alkalischen hin verschieben. Atmung und Harn ändern sich entsprechend.

Es wurde sogar die Ansicht aufgestellt, daß die Säurebasenverhältnisse des Blutes die Ursache von Störungen der Magensaftabscheidung, z. B. bei Ulkus sein könnten[1]. Das erscheint mir als nicht richtig. Nur das bleibt bestehen, daß die Absonderung eines guten Magensafts vom Chlorgehalt des Organismus abhängig ist, weil der Körper mit Chlor außerordentlich sparsam umgeht. Und feinere Beeinflussungen der Abscheidung von Magensaft finden durch alle möglichen körperlichen Vorgänge statt, z. B. starke Muskelarbeit läßt mit fallender Alkalireserve des Blutes die Azidität von Magensaft und Mageninhalt zunehmen[2]. Starke Atmung hemmt die Säureabscheidung des Magens[3], kochsalzarme Diät tut es nicht[4].

Außer den Bewegungen, welche in der normalen Richtung am Magen ablaufen, werden nun weiter solche beobachtet, die den Magen durch die Kardia ausleeren oder auszuleeren sich bestreben. Cahn[5] und Rautenberg[6] beobachteten bei Magendilatation durch Pylorusstenose antiperistaltische Bewegungen.

Eine wirkliche Öffnung der Kardia wird durch drei Vorgänge erreicht: Aufstoßen, Schlucken und Erbrechen.

Man versteht unter Aufstoßen die Entleerung von Gasen aus dem Mund. Das Gas kann zunächst Luft sein und aus dem Ösophagus stammen. Durch tiefe Inspiration bei verschlossener Glottis wird Luft in den Ösophagus und Magen gesaugt und durch Exspiration wieder ausgestoßen. Oder die Gase kommen aus dem Magen und können dann je nach den Umsetzungen, welche in ihm gerade vor sich gehen, die verschiedenste Zusammensetzung haben: Kohlensäure, Wasserstoff, Methan werden aufgestoßen. Diesen Gasen ist immer Sauerstoff und Stickstoff beigemischt, und in einer ganzen Reihe von Fällen bestehen die aus dem Magen entleerten Gase entweder vorwiegend oder lediglich aus Luft. Häufig reißen sie kleine Mengen von Mageninhalt mit in die Höhe, und da Aufstoßen vielfach in den Fällen vorhanden ist, in welchen fette Säuren

---

[1] Vgl. Bálint, Ulkusproblem u. Säurebasengleichgewicht.
[2] Delhougne, Arch. klin. Med. **150**, 78.   [3] Delhougne, Klin. Wschr. **1927**, Nr 17.
[4] Eimer, Dtsch. med. Wschr. **1930**, 997.   [5] Cahn, Arch. klin. Med. **35**, 402.
[6] Rautenberg, Arch. klin. Med. **77**, 308.

im Magen gebildet werden, so gelangen diese mit in Ösophagus und Mund und rufen dort die sog. Pyrosis hervor. Auch Salzsäure kann einen höchst unangenehmen sauren Geschmack erzeugen.

Die Austreibung der Gase geschieht hier wesentlich dadurch, daß der Magen bei geöffneter Kardia durch Bauchmuskeln und inspiratorische Bewegungen des Zwerchfells unter Druck genommen wird; vielleicht genügen auch in einzelnen Fällen die Kontraktionen des Magens.

Wodurch alle diese Bewegungen ausgelöst werden, ist nicht bekannt; am häufigsten geschieht es reflektorisch vom Magen und Peritoneum aus. Gar nicht selten treten Schluckbewegungen nach Art von klonischen Krämpfen ein. Erregungszustände des Zwerchfells bilden dann die Hauptursache, und diese sind unter dem Namen des Schluckens bekannt. Der Mechanismus scheint der gleiche wie beim Aufstoßen zu sein und auch die auslösenden Anregungen sind ähnliche: neben Reflexen von der Magenschleimhaut und vom Peritoneum kommen hier auch noch zentral einsetzende Reize in Betracht, so z. B. beim Schlucken der Hysterischen und Kranker mit schweren Veränderungen der Oblongata. Ganz unbekannt ihrer Entstehung nach sind die schweren Anfälle von Schlucken, die sich zuweilen bei Kranken der verschiedensten Art finden.

Das Erbrechen[1] besteht aus einer Reihe komplizierter Bewegungen der Atmungs- und Magenmuskulatur, welche in bestimmter Reihenfolge ablaufen und Mageninhalt durch den Mund nach außen treiben. Mit dem Gefühl der Übelkeit beginnt eine tiefe Inspiration, es folgt eine krankhafte Kontraktion der expiratorisch wirkenden Bauchmuskeln bei verschlossener Glottis und tiefstehendem Zwerchfell. Der Pylorus ist fest zusammengezogen, der Antrumteil kontrahiert sich ebenfalls, wahrscheinlich sogar auch die Fundusmuskulatur, vielleicht führt sie öfters antiperistaltische Bewegungen aus — in all diesen Einzelheiten scheinen mir doch individuelle Verschiedenheiten vorzukommen. Jedenfalls ist die Kardiamuskulatur völlig erschlafft, die Kardia geöffnet. Bei der erwähnten tiefen Inspiration wird Mageninhalt in die Speiseröhre angesaugt. Das ist leicht möglich, denn deren Ringmuskeln sind erschlafft, ihre Längsschichten zusammengezogen. Sie ist also jedenfalls stark erweitert und setzt dem Mageninhalt nur geringe Widerstände entgegen. Aber der Magen wird auch durch die Tätigkeit seiner Muskulatur ausgedrückt, und jedenfalls werden nun durch die heftige Kontraktion von Zwerchfell und Bauchmuskeln Ösophagus und der mit ihm in offener Verbindung stehende Magen entleert, einfach ausgepreßt. Nach der alten klassischen Auffassung ist letzteres der wichtigste Vorgang.

Levi-Dorn und Mühlfelder[2] schildern Zusammenziehungen des Magens beim Brechakt. Das stimmt mit den neuesten Erfahrungen überein — allerdings konnte Groedel[3] die Beobachtung dieser Autoren nicht bestätigen. Die Kardia ist am

---

[1] Rühle, in Traubes Beitr. 1, 1. — Cohnheim, Allg. Path. 2, 39. — S. Mayer, in Hermanns Handb. Phys. 5 II, 434. — Magnus, Erg. Physiol. 3, 64. — Hesse, Pflügers Arch. 152 (Magnus). — Klee, Arch. klin. Med. 128, 203. — Magnus, Handb. exper. Pharm. 2, 1. — Klee, Handb. norm. path. Phys. 3, 441. — Klee u. Laux, Arch. klin. Med. 149, 183. — Weitz u. Vollers, Z. exper. Med. 34, 152. — Über die Bedeutung des Erbrechens siehe Dumpert, Dtsch. Z. Nervenheilk. 96, 8.

[2] Levy-Dorn u. Mühlfelder, Berl. klin. Wschr. 1910, Nr 9.

[3] F. Groedel, Die Magenbewegungen, S. 138. 1912.

Hund im Verlaufe des Brechakts zweitweise geschlossen und offen[1]. Auch für den Pylorus können wir annehmen, daß er zwischen jenen Kontraktionen offen steht, sonst würde nicht so häufig Galle erbrochen werden.

Diese Reihe komplizierter Bewegungen, die, um den genannten Erfolg zu haben, alle in bestimmter, sorgfältig abgestufter Reihenfolge ablaufen müssen, werden vom verlängerten Mark aus hervorgerufen, und zwar von einer Stelle aus, die dem Atemzentrum nahe liegt. Sie ist einmal durch intrazerebrale Prozesse und Gifte direkt erregbar, wird aber häufiger reflektorisch gereizt, und zwar am häufigsten von den Magenästen des Vagus, vor allem von ihren Endigungen in der Nähe der Kardia aus. Gewiß kann auch die Erregung der andern Vagusäste sogar ihrer Stämme wirksam sein. So entsteht das Erbrechen im Gefolge von Druckerhöhung des Liquor cerebralis. Doch ist nicht ausgeschlossen, daß dieses Moment auch auf die Endigungen der Nerven in der Medulla selbst wirkt. Sehr häufig sind endlich noch reflektorische Erregungen von allen möglichen Stellen des Körpers, besonders von den verschiedenen Stellen des Peritoneums aus. Die Ausführung der Bewegungen wird vom verlängerten Mark aus mit Hilfe der Vagi und des Sympathici geregelt. Die Bedeutung des Erbrechens liegt einmal darin, den Magen zu entleeren, doch gibt es viele Fälle, z. B. das zerebrale Erbrechen, die für diesen Gedanken nicht passen.

Die Brechbewegungen rufen nicht nur am Magen Veränderungen hervor, sondern sie sind einmal häufig mit bestimmten Empfindungen verbunden (Gefühl der Nausea), und sie sind wie erwähnt, vom stärksten Einfluß auf den intrathorakalen und den Blutdruck. Wie TRAUBE[2] gezeigt hat, sinkt der Blutdruck anfangs unter Auftreten von Vaguspulsen, um nachher am Ende des Brechaktes bei gleichzeitiger Pulsbeschleunigung zu steigen. Auch die im Beginn des Erbrechens nachweisbaren Erhöhungen der Speichel- und Schweißabsonderung erweisen, wie ausgedehnte Erregungen der Brechreiz im Organismus erzeugt.

Magenerkrankungen und Nervensystem.

Der Gesunde merkt von seinem Organ nur dann etwas, wenn er Hunger hat oder der Magen stark überfüllt ist. Das Hungergefühl steht unzweifelhaft mit seinem Zustand in Zusammenhang, doch vermögen wir bisher nicht zu sagen, worin die auslösende Bedingung liegt. Auch die Därme sind von Bedeutung für die Entstehung des Hungergefühls. Wenigstens kennt man bei starkem Hunger Empfindungen in ihnen, und es ist an Kranken mit Darmfisteln gesehen worden, daß jene durch die Füllung des Magens nicht vollständig aufgehoben, sondern erst gestillt wurden, nachdem auch in den Darm Nahrung eingeschoben war[3]. Indessen, man wird die Entstehung des Hungergefühls letzten Endes weder auf den Magen noch auf den Darm zurückführen können. Vielmehr liegt es am nächsten seine Entstehung ausgehen zu lassen von den vegetativen Zentren im Zwischenhirn[4], während die Erscheinungen von seiten des Magens und des Darms zum größten Teil wohl als Ausdrucksbewegungen des Zustandes jener Nervenzellen anzusehen sind. Auch unsere Psyche ist direkt von Einfluß auf die Entstehung des Hungergefühls. Fraglich bleibt nur, wieweit das Bedürfnis der Körperzellen nach Nahrungszufuhr bedeutungvoll wird. Auch dafür könnte manches sprechen, z. B. der Hunger mancher Diabetiker und der nach starken Muskelbewegungen.

---

[1] HESSE, l. c.

[2] TRAUBE, Symptome der Krankheiten des Respirations- und Zirkulationsapparates. 1867.

[3] BUSCH, Virchows Arch. **14**, 140.   [4] L. R. MÜLLER, Die Lebensnerven, 3. Aufl.

Immerhin ist der Zustand des Magens für das Eintreten des Hungers von großer Bedeutung. Wir finden Steigerung des Hungergefühls in manchen Fällen von Perazidität, Ulcus ventriculi oder duodeni, auch bei anderen Magenstörungen kommt es vor; eine Erklärung läßt sich nicht geben, es sei denn, daß man feste Zusammenziehungen des leeren Magens annimmt. Viel häufiger aber ist bei den verschiedensten Formen von Magenstörung Mangel an Hungergefühl und deswegen verminderter Trieb zur Nahrungsaufnahme (Appetitlosigkeit). Beide Begriffe sind nicht gleich. Zuweilen haben die Kranken Hunger, aber sie können nicht essen, weil der „Appetit" fehlt. Es ist bis jetzt noch nicht zu entscheiden, welche Veränderungen der Organ- und besonders der Magentätigkeit das Bestimmende für die Erzeugung der Appetitlosigkeit sind — wir beobachten sie jedenfalls bei vielen Störungen der Magenfunktion und der Magenstruktur, aber auch bei allen möglichen anderen Organkrankheiten und vor allem aus psychischen Gründen.

Das Gefühl von Druck und Völle, welches Gesunde erst nach recht starker Überfüllung des Magens empfinden, tritt bei Kranken schon viel früher ein, d. h. ehe die Ausdehnung der Magenwand überhaupt höhere Grade erreicht. Bei schnell entstehenden Dilatationen ist es entschieden am häufigsten und fehlt nicht selten, wenn das Organ allmählich ausgeweitet wird. Das spricht dafür, daß für seine Genese eine erhöhte Spannung der Magenwand durch den Inhalt von Bedeutung sein kann. Auf das Verhältnis von Füllung und Spannung der Wand kommt es wohl an. Bei Kranken ist dann oft die Magengegend vorgewölbt. Der Tonus des Magens und die Peristole haben vielleicht auch Einfluß. Möglicherweise ist für diese Empfindungen auch die Spannung der Bauchwand wichtig.

Schmerzen von seiten des Magens entstehen sicher auf Grundlage von Karzinom, Ulkus, Perazidität und auf Grund schnell beweglicher nervöser und seelisch vermittelter Vorgänge. Diese letzteren haben eine nicht unerhebliche Bedeutung, auch bei den erstgenannten schweren Strukturveränderungen des Magens. Von den Krämpfen der äußern Magenmuskulatur weiß man, daß sie sehr schmerzhaft sein können, aber es nicht immer sind[1]. Es liegt sehr nahe, gerade die unter nervösem Einflusse und sonst plötzlich auftretenden Schmerzen als neurogen-spastisch anzusehen. Wenn im Röntgenbild ein Parallelgehen von Schmerzen und Krämpfen öfters vermißt wurde[2], so liegt das durchaus innerhalb des Bereichs des auch sonst Bekannten: an der Zusammenziehung des Muskels muß, wie die Beobachtungen am Skeletmuskel lehren, etwas Besonderes geschehen, wenn sie schmerzhaft sein soll — am Darm erleben wir das gleiche —, und es wäre sehr wohl verständlich, daß die röntgenologisch beobachteten Kontraktionen da noch keine für uns klaren Unterschiede aufweisen. Man muß also immerhin damit rechnen, daß wohl die Mehrzahl der Muskelkontraktionen keine Schmerzen macht, daß aber bei Kranken mit Ulkus und mit pylorischer Gastritis, wie die eingehenden Beobachtungen von KNUD FABER erweisen[3], das Auftreten von Schmerzen an das Auftreten von Kontraktionen des Magens gebunden ist. Wenn KNUD FABER eigens hervorhebt, daß das umgekehrte

---

[1] Vgl. COBET u. GUTZEIT, Arch. klin. Med. **150**, 295. — L. R. MÜLLER, Münch. med. Wschr. **1919**, Nr 21. — v. BERGMANN, Berl. klin. Wschr. **1918**, Nr 21/22. — WESTPHAL, Arch. klin. Med. **114**, 327.

[2] WESTPHAL, l. c. — COBET u. GUTZEIT, l. c.

[3] KNUD FABER, Verh. dtsch. Ges. inn. Med. **1928**, 209.

Verhältnis nicht gilt, so spricht auch das für die Bedeutung besonderer Arten der Kontraktion für den Schmerz.

Auch Perazidität kann bei Ulkuskranken Schmerzen machen, selbst dann, wenn kein Geschwür da ist. Solche Fälle sind wohl nicht häufig, aber sie dürften doch vorkommen, besonders wenn man bedenkt, daß auch die Pylorusgastritis ohne Ulkus Schmerzen macht[1]. Welche Vorstellung man sich hier über die Entstehung der Schmerzen bilden kann, wird sofort dargelegt werden. Es steht gerade für diese Fälle noch eine eingehende anatomische Untersuchung auf Entzündung der Schleimhaut aus.

Am bedeutungsvollsten sind die Schmerzen bei Magengeschwür: in allen Abstufungen der Heftigkeit und offenbar in den verschiedensten Qualitäten — aber darüber ist ja so schwer von einem anderen Menschen Auskunft zu erhalten — plagen sie viele Kranke außerordentlich. Das zeitliche Verhalten der Schmerzen bei den Anfängen des Magen- und Darmgeschwürs ist seit MOYNIHANS bekannten Mitteilungen vielfach verfolgt worden: nüchterner Zustand, Zeit der Nahrungsaufnahme, Art und Menge der Nahrung sind nicht selten von einer charakteristischen Bedeutung, aber alles in einer höchst individuellen Weise. Auch seelische und äußere Einwirkungen sind wichtig. Ob ein Unterschied bezüglich der Schmerzen zwischen Geschwüren mit erhöhter und ohne erhöhte Säurebildung besteht, weiß ich nicht. Wahrscheinlich macht auch hier Perazidität, die ein Geschwür begleitet, besonders starke Schmerzen. Sie werden vielfach durch Alkali schnell abgestumpft. Also die Säure macht etwas, wenn auch Darreichung von Säure in manchen Beobachtungen keine Schmerzen hervorrief[2], während sie es in andern tat[3]. Daß sie die Nerven des Geschwürsgrundes reizt, ist die übliche Annahme. Das ist durchaus möglich; sonst wird man an Muskelkrämpfe zu denken geneigt sein, die mit der Perazidität in Zusammenhang stehen, oder — und das ist uns das wahrscheinlichste — die Säure reizt die Stellen des Entzündungsprozesses. Die schnelle Wirkung des Alkalis scheint mir in diesem Sinne zu sprechen. Atropin beeinflußt die Absonderung und lindert zuweilen dadurch den Schmerz; das geht natürlich viel langsamer und ist auch unsicherer.

Bei Karzinom hängen die Schmerzen mit Verletzung der Nerven in der Schleimhaut zusammen, jedenfalls wirken hier Ursachen, die im Wachstum der Geschwulst liegen. Das zeigen die klinischen Beobachtungen mit Sicherheit.

Ob die Schmerzen bei Gastritis ihrer Entstehung nach denen bei Ulkus zu vergleichen sind, darüber liegen ausreichende Beobachtungen nicht vor. Aber man wird daran zu denken geneigt sein, wenn Geschwür und Schleimhautentzündung zueinander in Beziehung gebracht werden.

Hier anzuschließen sind noch die Beobachtungen WESTPHALS[4] über allerlei Bewegungsstörungen an Magen und Darm im Gallensteinanfall, von denen

---

[1] Vgl. J. KAUFMANN, Arch. Verdgskrkh. **42**. — PALMER, Arch. int. Med. **38, 39**.
[2] v. BERGMANN, l. c. — COBET u. GUTZEIT, l. c.
[3] SCHÜLE, Münch. med. Wschr. **1926**, Nr 29. — OLIVET, ebenda **1927**, Nr 19.
[4] WESTPHAL, Z. klin. Med. **96**, 1.

ein Teil Muskelkrämpfe verschiedenster Art, ähnlich den im vorausgehenden beschriebenen darstellt. Waren Bewegungsstörungen des Magens bei Erkrankungen der Gallenwege schon früher bekannt — erst WESTPHAL faßte sie systematisch zusammen. Dabei zeigte sich, daß ein Teil dieser spastischen Zustände an der Bewirkung der heftigen Schmerzen des Gallenanfalls beteiligt sein dürften.

Bei Erkrankungen des Zentralnervensystems treten mitunter sehr heftige Schmerzen auf, die ihren Ausdruck finden in Erscheinungen von seiten des Magens (und zuweilen auch des Darms). Am bekanntesten ist das für die gastrischen Krisen der Tabiker. Da hängen die Schmerzen gewiß zusammen mit Reizzuständen sensibler Fasern der vegetativen Nerven, der hinteren Wurzeln und spinaler Fasern und Zellen. Daß das alles vorkommt, wissen wir aus den operativ-therapeutischen Erfahrungen. Diese Schmerzen gehen einher mit den verschiedensten motorischen Reizerscheinungen seitens des Magens[1], mit Krämpfen und Lähmungen der Muskulatur, mit Erbrechen und Appetitstörung; alles das tritt in buntester schnell wechselnder Folge auf. Zuweilen sieht man nur die motorischen Erscheinungen von seiten des Magens, die Schmerzen treten zurück. Tabes und Syphilis des Nervensystems sind die hauptsächlichsten, aber nicht entfernt die einzigen Grundlagen dieser Zustände. Man sieht sie hin und wieder auch bei andern Nervenstörungen — auf das Psychische kommen wir nachher zu sprechen. Im Abschnitt Nervensystem ist von den tabischen Krisen bereits gesprochen.

Beteiligt ist die Funktion des Magens, wie bekannt, bei zahlreichen andern Organerkrankungen, ebenso wie vom Magen aus die mannigfachsten Beziehungen sich nach andern Geweben und Verrichtungen erstrecken. Immer sieht man das vegetative Nervensystem und in Zusammenhang damit die Schar der inkretorischen Drüsen eine besonders innige Beziehung herstellen. Von den Gallenwegen sprachen wir schon. Vom Darm ist noch zu reden. Die Funktion der inkretorischen Drüsen beeinflußt am Magen hauptsächlich den Appetit, soweit man diesen Trieb überhaupt mit dem Magen in Verbindung bringen will. Meist im Sinne der Verminderung. Aber für seine Theorie erscheint es interessant, daß der große Stoffzerfall mancher Kranken mit Hyperthyreoidismus ganz ähnlich wie bei manchen Diabetikern in der Regel, indessen durchaus nicht immer, zu einer Erhöhung des Hungergefühls führt.

An den Krämpfen der zerebrospinalen Muskulatur bei Tetanie beteiligen sich auch die glatten Muskeln der Magenwand[2]. Man sieht hauptsächlich ganz scharfe spastische Einziehungen am Magen, z. B. am Isthmus. Es wird wohl der gleiche durch das Tetaniegift bedingte Erregungszustand zugrunde liegen, den auch die andern Muskeln aufweisen.

Der Magen hat noch eine andere Beziehung zur Tetanie: man weiß, daß im Gefolge alter Magenerweiterungen mit Zurückhaltung des Inhalts und Erbrechen besonders auf dem Boden von Ulkusnarben, kaum je bei Karzinom, sich Anfälle von Tetanie ausbilden und so schwer werden können, daß sie zum Tode zu führen vermögen. Wir werden natürlich zuerst fragen: haben die Kranken nicht zufällig aus ganz andern Gründen Tetanie. Die therapeutischen Erfahrungen lassen diese Annahme mit Sicherheit ablehnen. Da diese Form von Tetanie sich hauptsächlich, wahrscheinlich nur einstellt im Gefolge von Pylorusstenosen, die mit Perazidität und starkem Erbrechen einhergehen, also mit sehr erheblichen Säureverlusten, so wird die Tetanie auf die daraus folgende

---

[1] HELM, Fortschr. Röntgenstr. **25**, 174. — ASSMANN, Acta radiol. (Stockh.) **6**, 85.
[2] FALTA u. KAHN, Z. klin. Med. **74**, 108. — MELCHIOR, Mitt. Grenzgeb. Med. u. Chir. **34**. — ASSMANN, Acta radiol. (Stockh.) **6**, 98. — HANSEN, Nervenarzt **1**, 585.

Alkalose zurückzuführen sein (s. letzter Abschnitt des Buchs). Von besonderer Wichtigkeit scheint die Änderung des Säurebasengleichgewichts zu sein[1].

Vom Magen aus können noch an allerlei andern Organen die verschiedensten Symptome erzeugt werden: ob auf chemischem oder nervösem Wege, kann man oft nicht mit Sicherheit sagen. Ich glaube aber, daß das Reflektorische doch weit bedeutungsvoller ist, z. B. wenn Kopfschmerz, migräneartige Anfälle, Atmungsstörungen und vor allem Anomalien des Herzens, motorisch und sensibel in Erscheinung treten. Roemheld hat[2] mit vollem Rechte die Herzanfälle auslösende Wirkung stärkerer Luftfüllung des Magens sowie von Störungen der Säureabscheidung betont. Für alle solche Fälle, die in der französischen Literatur eine größere Berücksichtigung erfuhren als bei uns, ist hervorzuheben, daß die Organe, die betroffen und in ihrer Funktion beeinträchtigt werden, in der Regel an sich nicht ganz normal sind.

Wohl für alle die mancherlei Beschwerden und Organstörungen, die vom Magen ausgelöst werden können, spielen Luftfüllungen des Magens eine große Rolle. Am häufigsten entstehen solche durch die eigenartige Gewohnheit des Luftschluckens[3]. Ich sah das hauptsächlich oder eigentlich nur bei psychisch eigenartigen Menschen, und es dürfte sich wohl auch im wesentlichen auf Grund besonderer, der einfachen ärztlichen Untersuchung meist undurchsichtiger seelischer Vorgänge entwickeln.

Unter den Ursachen, die Störungen der Magentätigkeit hervorrufen, nehmen seelische Einwirkungen einen hervorragenden Platz ein[4]. Sie können sich neben groben körperlichen Prozessen geltend machen oder sie sind das einzige pathogene Moment. Das erstere kommt in einer ganzen Reihe von Fällen, zuweilen bei Magen- oder Duodenalgeschwür vor, was v. Bergmann hauptsächlich hervorhob; es wird (vgl. Ulkus) mit der Entstehung dieser Geschwüre in Zusammenhang gebracht. Eine Übersicht über die zugrunde liegenden allgemeinen Vorgänge ist im 8. Abschnitt S. 347 ff. gegeben.

Bei aller hohen Schätzung seelischer Zustände für die Beeinflussung der Magenfunktion muß man doch betonen, daß ihre Reichweite zuzeiten überschätzt wurde. Das Ulkus hat seinen alten ihm früher von Leube zugewiesenen Platz wieder erobert und auch die alte Gastritis wurde, nachdem sie lang geschlafen hatte, wieder als häufig erkannt[5]. Sie zeigt klinisch die verschiedensten motorischen und sekretorischen Störungen; das Krankheitsbild ist im einzelnen hier nicht zu erörtern. Höchst interessant erscheint mir die Entstehung gastritischer Prozesse durch Eiweißzerfallsprodukte, die sich bei krankhaft verändertem Stoffwechsel bilden.

Die Störungen der Gallenabscheidung und der Ikterus.

Zu dem Speisebrei im Duodenum entleert sich aus den Gallenwegen nicht in erster Linie frisch abgesonderte, sondern die in der Gallenblase angesammelte

---

[1] Bielschowsky u. Mandowsky, Z. klin. Med. **114**, 470.

[2] Roemheld, Der Magen in seinen Wechselbeziehungen usw. Abh. über Verdauungs- und Stoffwechselkrankh. **6**.

[3] Isenschmid, Schweiz. med. Wschr. **1929**, Nr 23.

[4] v. Strümpell, Arch. klin. Med. **73**, 672. — G. Dreyfus, Nervöse Dyspepsie. Jena 1908. — v. Bergmann, Verh. dtsch. Ges. inn. Med. **1924**, 168. — Katsch, in v. Bergmann-Staehelins Handb. **3**, 606. — Heyer, in Schwarz, Psychogenese körperlicher Symptome. Wien 1925. — Hansen, Verh. dtsch. Ges. inn. Med. **1924**. — Katsch, Klin. Wschr. **1926**, Nr 24. — Schur, Karlsbad. ärztl. Vortr. **1924**, 263.

[5] Arbeiten von Konjetzny bei Ulkus angeführt. — v. Bergmann, Dtsch. med. Wschr. **1929**, Nr 42. — F. Kauffmann, Verh. Ges. Verdgskrkh. **1930**, 263; Neue dtsch. Klinik **7**, 1.

Galle[1]. Sie hat eine andere Zusammensetzung, sie ist bis zum Vielfachen konzentrierter als die frisch abgeschiedene.

Die Gallenblase regelt zusammen mit den Muskeln des Choledochus und dem Sphincter Oddi die Druckverhältnisse der Galle. Sie trägt ein eignes Nervensystem und man kennt das komplizierte, unter dem Einfluß vegetativer Nerven stehende Zusammenwirken von Blasen- und Choledochusmuskulatur. Die Erhaltung eines gewissen Gallendrucks ist wichtig für die Sekretion seitens der Leberzellen. Die Entleerung der Gallenblase erfolgt unseres Erachtens in erster Linie durch die Zusammenziehung ihrer Muskulatur, die reflektorisch vom Duodenum aus namentlich durch die Einwirkung von Fett hervorgerufen werden. Außerdem fördert noch der Einfluß der Atembewegungen den Strom der Galle. Die Kontraktion der Gallenblase habe ich bisher für ganz sicher — eigentlich für selbstverständlich gehalten. Aber es scheint mir jetzt doch, daß sie mindestens nicht sicher erwiesen ist.

Der Aufenthalt der Galle in der Gallenblase ist von größter Bedeutung für ihre Zusammensetzung. Daß sie dort eingedickt wird, sagten wir schon; die Konzentrierung geht bis zum Vielfachen. Am stärksten ist der Wasserverlust. Die andern Bestandteile der Galle werden von der Blasenwand ungleichmäßig weggeschafft, am meisten sind offenbar Cholate und Farbstoffe konzentriert; sie dienen zugleich als Maßstab der Eindickung. Alles das hat große Bedeutung für die Entstehung der Konkremente. Die Galle ist ein System, das seine Bestandteile in kolloidaler Lösung hält. Und diese Lösung verträgt diese Eindickung! Tote Räume in der Blase können da für den Ausfall von Gallenbestandteilen eine große Rolle spielen[2]. Das erscheint mir viel wichtiger als die hypothetischen krankhaften Stauungen, um so wichtiger, als die Gallenblase sich offenbar meist nicht vollständig entleert[3]. Dann ist aber, falls nicht schon Steine in ihr liegen, sehr häufig ein freier toter Raum da. Fehlt die Gallenblase, so stellen sich zuweilen allerlei Störungen ein, z. B. am Magen[4] und überhaupt im Unterleib[5]. Vor allem aber vermag eine Ansammlung von Galle in den Gallenwegen nicht immer mehr stattzufinden. Eine solche ist nur dann möglich, wenn der schließende Muskel an der VATERschen Papille seine Funktion verstärkt. Das geschieht allerdings meistens. Dann erweitern sich die großen Gallenwege und, das ersetzt bis zu einem gewissen Grade die Gallenblase. Kommt das nicht zustande, so wird die Galle ständig in kleinen Mengen in den Darm entleert (?). Auf den Reiz der Nahrung hin kann dann sehr viel weniger und vor allem weniger konzentrierte Galle zu dem Speisebrei zuströmen, als wenn eine Aufspeicherung konzentrierter Galle stattgefunden hatte.

Über die Veränderungen der ausgeschiedenen Gallenmenge[6] bei Krankheiten des Menschen wissen wir für eine eingehende Besprechung naturgemäß nicht genug; bei hämolytischem Ikterus und manchen hämolytischen Anämien ist höchtwahrscheinlich die Menge des Farbstoffs vermehrt.

Auf Grund der physiologischen Verhältnisse darf man mit Sicherheit annehmen, daß in allen Krankheiten, die mit verminderter Nahrungsaufnahme verbunden sind,

---

[1] Vgl. Rost, Mitt. Grenzgeb. Med. u. Chir. **26**, 710. — Westphal, Z. klin. Med. **96**. — v. Bergmann, Dtsch. med. Wschr. **1926**, Nr 42/43. — Kalk, Z. klin. Med. **109**, 118.

[2] Vgl. Lichtwitz, Verh. Ges. Verdgskrkh. **1927**, 192.

[3] Hoesch, Arch. klin. Med. **154**, 313.   [4] Hohlweg, Arch. klin. Med. **108**, 255.

[5] S. Rost, Path. Phys. d. Chir., 3. Aufl., S. 191.

[6] Stadelmann, Ikterus. 1891. — Frerichs, Leberkrankheiten. — v. Noorden, Handbuch. — Minkowski, Erg. Physiol. **2**, 696 (Lit.). — Quincke u. Hoppe-Seyler, Nothnagels Handb. **18**. — Brand, Pflügers Arch. **90**, 494. — Eppinger, Hepatolien. Erkrankg. 1920. — Eppinger u. Fleck, Handb. norm. path. Phys. **3**, 1264.

auch die abgesonderten Gallenmengen sinken, besonders werden Cholate und Wasser vermindert. Betreffs der Farbstoffe muß das Urteil sehr zurückhaltend sein, weil auch am Gesunden beträchtliche Schwankungen vorzukommen scheinen. Aber in einzelnen Fällen hat man am Menschen eine starke Abnahme der Farbstoffe gesehen. Das kommt bei Degeneration der Leberzellen, während des Fiebers von Infektionskrankheiten und bei Tuberkulose vor[1]. Neuerdings sah man eine außerordentliche Verminderung der abgesonderten Gallenmenge bis zum völligen Versiegen der Abscheidung in vielen Fällen von akuter Hepatitis (Icterus catarrhalis). Nicht nur in schweren Fällen, sondern sogar in leichten. Mit Besserung des Zustandes sondern auch die Leberzellen wieder Galle in die Gallengänge ab, während sie sie auf der Höhe der Krankheit offenbar wesentlich in die Lymphgefäße befördern. Hoch ist der Farbstoffgehalt der Galle bei Stauungszuständen. Man kennt auch einzelne Variationen der Zusammensetzung. Leicht diffusible Körper, welche in abnormer Weise im Blute kreisen, gehen häufig in die Galle über, z. B. Zucker, wenn das Blut mehr als 0,3% enthält. Auch andere Stoffe werden mit der Galle ausgeschieden[2]; von ihnen können die Antiseptika vielleicht noch große Bedeutung gewinnen, weil die lang sich hinziehende Ausscheidung von Typhusbazillen mit der Galle vorerst noch nicht sicher beeinflußbar ist. Leicht tritt Eiweiß in der Galle auf; es wurde nach Alkoholeingabe von Brauer beobachtet[3], aber auch bei krankhaften Veränderungen der Leberzellen scheint das häufig vorzukommen. Auch das ist bedeutungsvoll, weil dadurch der Zustand der Galle als physikalisch-chemisches System geändert werden kann

Sehr wichtig sind die Veränderungen der Galle, welche nach der Einwirkung bestimmter Gifte auf Blut und Leber eintreten. Wenn Hämoglobin[4] im Serum gelöst wird oder größere Mengen roter Körper rasch zerfallen, so bemächtigen sich zahlreiche Organe des Farbstoffs (s. Kapitel Blut). In erster Linie tun es Milz- und Leber- sowie die Kupferschen Sternzellen. Die Leber bildet dann eine veränderte Galle, und zwar sinkt zunächst ihre Menge. Dabei ist die absolute Quantität des Farbstoffs nicht unbeträchtlich erhöht, die der Cholate unverändert oder eher geringer; nicht selten enthält sie sogar Oxyhämoglobin[5]. Bei Krankheiten mit reichlichem Blutuntergang sind die Urobilinmengen von Stuhl und Harn groß.

Ebenso wie Hämoglobinzerfall verändern auch Giftwirkungen die Beschaffenheit der Galle, machen sie „pleiochrom", wie Stadelmann dies bezeichnete; wir nennen z. B. Toluylendiamin, Arsenwasserstoff, Phosphor. In den Darstellungen der Pharmakologie ist das besprochen. Über das Verhalten der Galle bei anderen Leberkrankheiten, als den durch die genannten Gifte

---

[1] Zit. bei Gamgee, Phys. Chemie der Verdauung, S. 387. — Kimura, Arch. klin. Med. **79**, 274.

[2] Zusammenstellung der Stoffe bei Charcot, Maladies du foie. 1891. — Peiper, Z. klin. Med. **4**, 402. — Filehne, Virchows Arch. **117**, 415. — Pisenti, Arch. f. exper. Path. **2**, 219. — Gamgee, Physiologische Chemie der Verdauung, S. 385. 1897. — Kuhn, Z. klin. Med. **53**, 64. — Brauer, Hoppe-Seylers Z. **40**, 182. — S. Lang, Z. exper. Path. **3**, 473. — Wandel, Arch. f. exper. Path. **56**, 161.

[3] Brauer, Hoppe-Seylers Z. **40**, 182. — Gürber u. Hallauer, Z. Biol. **45**, 372.

[4] Vgl. Vossius, Arch. f. exper. Path. **11**, 427. — Stadelmann, ebenda **15**, 337; **27**, 93. — Tarchanoff, Pflügers Arch. **9**, 3. — Vgl. die Arbeiten Naunyns und seiner Schüler, Arch. f. exper. Path.

[5] Filehne, Virchows Arch. **121**, 605. — Stern, ebenda **123**, 33.

erzeugten Veränderungen und als bei Icterus catarrhalis, sind wir wenig unterrichtet.

Störungen von seiten der Gallenwege spielen am Krankenbett eine große Rolle. Am längsten bekannt sind die Zustände, die sich um die Bildung der Gallensteine gruppieren. Aber v. Bergmann hat völlig recht mit der Darlegung[1], daß diese doch nur einen Teil des in der Natur Vorkommenden darstellen. Sie sind also im Rahmen des ganzen und neuen zu betrachten, das wir zum großen Teil der Bergmannschen Klinik verdanken. Ich bespreche hier zuerst die Cholelithiasis und füge das übrige ein.

Sehr häufig also scheiden sich Konkremente aus der Galle ab (Gallensteine[2]). Das geschieht bei Frauen häufiger als bei Männern. Man hat diese Tatsache auf die Bedeutung der Gallenstauung, einmal als Folge der mit Einschnürung des Oberteils verbundenen weiblichen Bekleidungsform und dann auf die Schwangerschaften zurückgeführt. Beides sollte Stauung der Galle in den Gallenwegen hervorrufen. Damit berühren wir eine der Grundfragen, die für die Erörterung der Gallensteinbildung von jeher hervorgehoben wurden: die nach den Bedingungen von Gallenstauung.

Denn fast alle Forscher nehmen ohne weiteres an, daß Stauung der Galle, vornehmlich in der Gallenblase, eine der hauptsächlichen Grundlagen für die Bildung von Konkrementen darstellt. Sicher sind dann viel bedeutungsvoller für die Ausbildung von Gallenstauung, als die oben genannten Beziehungen der Frauen, Verhältnisse, die man neuerdings genauer kennenlernte[3]. Umber beschreibt anschaulich[4], wie die ganze Lage der Gallenwege, sowie ihr Verhältnis zu den Nachbarorganen geradezu dazu führen muß, daß leicht Hindernisse in der Fortbewegung der Galle eintreten, d. h. daß Stauung entsteht. Berg und Aschoff sind diesen Bedingungen der Gallenstauung nachgegangen und Aschoff schildert klar seine eignen Vorstellungen und das, was man zur Zeit weiß. Rein mechanische Verhältnisse spielen vielleicht eine gewisse Rolle. Am Cystikus können wohl Hindernisse entstehen durch Klappen- und Faltenbildung an der Schleimhaut oder durch Abknickungen des Gangs. Das Neue an den neuen Auffassungen ist, daß funktionelle Störungen von Nerven und Muskeln der Gallenblase und der Gallengänge für die Ausbildung von Stauungen in den Gallenwegen als viel bedeutsamer angesehen werden, als grob mechanische

---

[1] v. Bergmann, Dtsch. med. Wschr. **1926**, Nr 42/43; **1927**, Nr 40.

[2] Naunyn, Klinik der Cholelithiasis. 1892; Kongreß inn. Med. **1891**, 17; Mitt. Grenzgeb. Med. u. Chir. **33**; Übersicht und Ordnung der Gallensteine. 1924. — Riedel, Gallensteinkrankheit. 1892. — Ehret u. Stolz, Mitt. Grenzgeb. Med. u. Chir. **6, 7, 8.** — Aschoff u. Bacmeister, Die Cholelithiasis. 1909. — Kehr, Kraus-Brugschs Handb. **6.** — Kretz, in Krehl-Marchands Handb. **2 II.** — Lichtwitz, Erg. inn. Med. **13** (Lit.). — Schade, Physikalische Chemie in der inneren Medizin, 3. Aufl., S. 297. — Torinoumi, Mitt. Grenzgeb. Med. u. Chir. **37**, 385; Z. Biol. **72**, 456. — Verh. Ges. Verdgskrkh., Tagung Wien 1927 (v. Fürth, Herxheimer, Lichtwitz). — Brühl, Z. Biol. **74**, 294. — Kleinschmidt, ebenda **72**, 128. — Lichtwitz, Handb. norm. path. Phys. **4**, 598. — K. Westphal u. Gen., Über Gallenwegfunktion und Gallensteinleiden. Berlin 1931; Z. klin. Med. **115**. — Umber, v. Bergmann-Staehelins Handb. **3 II**, 1.

[3] Aschoff, Arch. klin. Chir. **126**, 233; Dtsch. med. Wschr. **1926**, Nr 42/43. — Wilkie, Lancet **211**, bespr. Kongreßzbl. inn. Med. **45**, 56. — Graham, Brit. med. J. **1926**, Nr 3432, bespr. Zbl. ges. inn. Med. **45**, 58. — Schmieden u. Rhode, Arch. klin. Chir. **118**, 14. — Berg, ebenda **126**, 329. — Lütkens, Aufbau und Funktion der extrahepatischen Gallenwege. 1926. — Westphal, Z. klin. Med. **96**, 22.

[4] Umber, in v. Bergmann-Staehelins Hand. d. inn. Med. 2. Aufl. **3 II**, 157.

Hindernisse. Krampfzustände des Cystikussphinkters ebenso wie solche des Sphincter Oddi kommen in Betracht. Die Muskulatur der Gallenblase kann primär erschlafft sein. Es gibt Gallenblasen mit Stauung, vielleicht richtiger Überfüllung, ohne daß man ein mechanisches Hindernis in den Entleerungswegen aufzufinden vermag. In diesen Gallenblasen scheint häufig die Resorption zu leiden. Die Gallenblase kann dann gewissermaßen schlaff und weit, ihre Muskulatur elend sein. Oder sie ist hypertonisch, ihre Muskulatur sogar hypertrophisch. Gerade im letzteren Falle liegt es nahe, Krampfzustände des Choledochus- oder Cystikussphinkters, man sagt vielleicht besser Innervations- und Bewegungsanomalien der von Vagus und Sympathikus versorgten Muskulatur der Gallenwege anzunehmen[1]. Genauere anatomische Untersuchungen und Beschreibungen bringen BERG, ASCHOFF und SCHMIEDEN. In der Monographie von LÜTKENS, die unter ASCHOFFS Leitung geschrieben ist[2], finden sich eingehende Darlegungen über die anatomischen Verhältnisse der Gallenwege unter krankhaften Umständen.

Wir reden hier von den Bedingungen der Entstehung der Gallensteine und der Gallenstauung als einer ihrer Grundlagen. Sind hierfür Bewegungsstörungen der Nerven- und Muskelapparate maßgebend, so rückt mindestens ein Teil der Gallensteinkranken in die Gruppe der Menschen, die v. BERGMANN als vegetativ Stigmatisierte charakterisiert und bezeichnet. Über die Häufigkeit dieser vegetativen Stigmatisation sind die Ansichten sehr verschieden. Ich möchte vorerst noch zur Zurückhaltung in der Beurteilung raten, weil die Charakterisierung der vegetativen Stigmatisation doch zum mindesten noch sehr unbestimmt ist, und weil wir eben noch nicht sicher wissen, ob diese vegetative Stigmatisierung zur Erwerbung bestimmter Krankheiten disponiert[3].

Die Entstehungsverhältnisse der Funktionsanomalien am Verschluß- und Entleerungsapparat der Gallenwege, nervösen wie muskulären Gebilden, beginnen in einzelnen Fällen aufgeklärt zu werden[4]. Z. B. wie gesagt, in der Schwangerschaft und um die Zeit des Gallensteinanfalls kommt es leicht zu Entleerungsstörungen der Galle mit oder ohne Schmerzen, aus denen man auf Sphinkterkrämpfe schließt. WESTPHAL beschreibt[5], wie gerade bei Frauen und besonders in der Schwangerschaft durch endokrine Einflüsse die Bedingungen und die Anlässe hierfür gegeben sind. Aber von einer Klarheit in der Pathologie der „Dyskinesien" der Gallenwege kann meines Erachtens noch keine Rede sein. Die einfache Übertragung physiologisch-experimenteller Beobachtungen und allgemeiner klinischer Überlegungen auf den Einzelfall ist meist noch nicht möglich und oft nicht begründet. Aufklärung der Einzelfälle ist auch hier das Erfordernis[6].

---

[1] WESTPHAL, Z. klin. Med. **96**, 6; Klin. Wschr. **1924**, Nr 25. — v. BERGMANN, Internat. ärztl. Fortbildungskurse Karlsbad **6**, 185 (1924); Dtsch. med. Wschr. **1926**, Nr 42/43. — KALK, Z. klin. Med. **109**, 118. — KUGELMANN, Dtsch. med. Wschr. **1927**, Nr 17. — v. BERGMANN, ebenda **1927**, Nr 40. — KALK u. SCHÖNDUBE, Münch. med. Wschr. **1926**, Nr 9. — ERBSEN u. DAMM, Z. exper. Med. **55**, 748, 757.

[2] LÜTKENS, Aufbau und Funktion der extrahepatischen Gallenwege. 1926.

[3] Vgl. LEHMANN, Berl. klin. Wschr. **1921**, Nr 1; Med. Klin. **1921**.

[4] Bobachtungen u. Lit. z. B. bei WESTPHAL, l. c. — SCHÖNDUBE, Z. klin. Med. **109**, 447. — KALK u. SCHÖNDUBE, Z. exper. Med. **53**, 461.

[5] L. c. S. 130ff; Monographie 1931.

[6] Siehe SCHÖNDUBE, Fortschr. Röntgenstr. **36**, 603.

Meines Erachtens ist jetzt noch nicht der Beweis geliefert, daß im Einzelfalle des Vorhandenseins von Konkrementen Stauung vorhanden war und vor allem nicht, daß zurzeit ihrer Ausbildung die Bedingungen, Möglichkeiten, Wahrscheinlichkeiten des Vorhandenseins von Stauung gegeben waren. Weiter besteht aber immer die Schwierigkeit, daß, wenn sich die Gallenblase in der Tat häufig oder meistens nicht vollständig entleert, die Stauung mit ihren einfachen direkten Folgen eigentlich zum normalen Leben der Gallenblase gehört.

Das gebräuchliche klinische Denken läßt nun die gestaute Galle sich eindicken, und aus dieser eingedickten Galle unter bestimmten Bedingungen bestimmte Bestandteile ausfallen, von denen wir sogleich sprechen werden. Zuweilen würde die Gallenstauung allein der zureichende Grund für die Entstehung von Gallensteinen sein. Das kommt nach Aschoffs Meinung vor, ist aber nach aller, auch Aschoffs Auffassung, nicht häufig, während Berg diesen Vorgang für den gewöhnlichen hält. Aber wie viel stärker als bei jeder Stauung kann die Galle ohnehin in der Blase eingedickt sein! Nun ist es indessen mit der bloßen Stauung als Grundlage von Gallensteinen gar nicht einfach: gerade in den „Stauungsgallenblasen" finden sich meist keine Steine[1]. Wohl aber kommen dabei klinische Erscheinungen, besonders Schmerzen vor; man kann sie vielleicht auf Bewegungsstörungen der glatten Muskeln an Gallenblase und Choledochus zurückführen[2]. Oder auf die Spannung der Wand. Und selbst sehr lange dauernde Gallenstauungen als solche führen meist nicht zur Steinbildung! Ich meine: wir sollen es uns mit der Annahme und Begründung der Gallenstauung bei Kranken mit Gallensteinen nicht leicht, sondern schwer machen, mehr Nachweise und Beobachtungen als Vermutungen geben. Die Verhältnisse liegen sehr verwickelt.

Und es gibt auch sonst Schwierigkeiten: Z. B. in Beobachtungen Rosts[3] und anderer Chirurgen an Kranken mit Cholangitis und Ikterus konnte die Gelbsucht durch Anlegung einer Anastomose zwischen großen Gallenwegen und Darm weggeschafft werden, obwohl von einer Kontraktur des Sphinkter und von Erweiterung der großen Gallengänge, mindestens bei der Operation, nichts nachgewiesen war. Man könnte sich allerdings die Vorstellung machen, daß während der Krankheit ein Sphinkterkrampf bestand, der nach Eröffnung der Blase nachließ und der auf dem Wege über Druckerhöhung der Galle zur Beeinträchtigung der Lebersekretion geführt hatte. Dagegen spricht aber wieder, daß die Kranken keine Erscheinungen von Muskelspasmen hatten, wenn man Schmerzen als solche ansieht. Sehr wichtig wäre die genaue Beobachtung der Stuhlgänge und ihres Wechsels bei solchen Kranken.

Soviel ich sehe, ist eben bei vielen Kranken mit Gallensteinen die Stauung nicht nachgewiesen. Sie gehört, wie es so oft in der Pathologie der Fall ist, zu den Dingen, die man nicht empirisch kennenlernte, sondern die man annahm und nachher zu finden glaubte. Sie ist — das muß ich Rovsing[4] zugeben — mindestens für viele Fälle von Cholelithiasis, mehr ein Postulat, als eine Tatsache.

---

[1] Gundermann, Mitt. Grenzgeb. Med. u. Chir. **39**, 353.
[2] Westphal, Z. klin. Med. **96**, 6.   [3] Rost, Dtsch. Z. Chir. **188**, 66.
[4] Rovsing, Acta chir. scand. (Stockh.) **36**.

Zu dem gleichen Effekt in der Veränderung der Beschaffenheit der Galle wie Stauung muß eine gesteigerte Resorption führen. Westphal legt auf sie großen Wert. Er zeigte mit Gleichmann, daß es beim Hund durch Stauung und Eindickung der Galle zu Störungen der kolloidalen Lösung mit Ausfall von Bilirubinkalkkonkrementen, die denen am Menschen ähnlich sind, auch ohne Infekt kommen kann. Eine Entzündung der Gallenblasenwand bestand dabei nicht.

Konstitutionelle Einflüsse werden für die Entstehung der Gallensteine von den einen für höchst bedeutungsvoll gehalten, andere lehnen sie ab. Ich halte ein Urteil noch nicht für möglich. Aber die Frage ist wichtig. Aschoff sieht konstitutionelle und hereditäre Einflüsse für besonders bedeutsam an bei Ausbildung der reinen Cholesterinsteine. Dann wird eine Art konstitutioneller Hypercholesterinämie in den Mittelpunkt gestellt. Aber diese Annahme macht große Schwierigkeiten[1]. Thannhauser hat gefunden, daß bei abnormen Zuständen der Leber die Cholesterinwerte außerordentlich schwanken und namentlich, daß das Verhältnis von freiem Cholesterin zu Cholesterinester geändert sein kann. Im Gefolge von Gallensteinen sind erhöhte Cholesterinwerte recht selten[2]. Aus der Schwenkebecherschen Klinik beschrieb Panzel einen Fall von familiärer Cholelithiasis mit erhöhtem Cholesterinwert des Blutes. Aber das ist eben eine Ausnahme. Außerdem ist, wie sogleich nochmals erwähnt werden wird, eine Abhängigkeit des Cholesteringehalts der Galle von dem des Blutes nicht erwiesen. Indessen von andern sind alle diese eben genannten Anschauungen bestritten[3]: sie geben sowohl Hypercholesterinämie bei Gallensteinkranken, als auch Abhängigkeit der Menge des Gallencholesterins vom Blutcholesterin an. Bedeutungsvoller als das erscheinen mir die Gelegenheiten und Möglichkeiten, wie sie Westphal[4] nennt, welche zu einer Anreicherung von Cholesterin in der Blase führen. Wir wissen also vorerst noch nicht, wie es ist. Nach Auffassung der meisten Forscher entsteht die Mehrzahl der Steine in der Blase, andere z. B. Aufrecht[5] und Rovsing halten die Entstehung der Grundlagen in den großen Gallengängen für häufiger und wichtiger. Wenn dabei die Abscheidung von „Bilirubinkalk" auf Grund einer Diathese oder Toxämie angenommen wird, so fehlt auch hier teils die Begründung, teils die Wahrscheinlichkeit. Ich persönlich bin der Meinung, daß die Konkremente wesentlich in der Blase entstehen. Das gilt gewiß für die Cholesterin- und für die gemischten Bilirubinkalkcholesterinsteine. Man weiß aber doch neuerdings, daß sich die Niederschläge aus humusartigem Bilirubin, sowie die merkwürdigen Kupferkonkremente zuerst in den Gängen finden[6].

Zuweilen findet sich nur ein Stein, sehr viel häufiger aber bilden sich gleichzeitig mehrere, oft sogar viele — tausende hat man gesehen. Die in einer Blase

---

[1] Vgl. Thannhauser, Lehrbuch des Stoffwechsels, S. 504, 660. — Panzel, Münch. med. Wschr. **1926**, Nr 50.

[2] Thannhauser, Lehrbuch. — Westphal, Monographie, S. 212.

[3] Z. B. von Fürth, Verh. Ges. Verdgskrkh. **7**, 166 (1927). — Vgl. Herxheimer, ebenda.

[4] Westphal, Monographie, S. 212ff.

[5] Aufrecht, Arch. klin. Med. **128**. — Rovsing, Acta chir. scand. (Stockh.) **36**, 103, 207.

[6] Aschoff, Vortrag in Karlsruhe, Nov. 1929.

vorhandenen Steine sind offenbar häufiger zu gleichen, als zu verschiedenen Zeiten entstanden. Das hängt wohl damit zusammen, daß, wenn einmal Konkremente sich gebildet haben, diese gewissermaßen als „Kristallisationszentren" für die in Betracht kommenden, zur Ausscheidung gelangenden Stoffe wirken[1]. Ihre Größe wechselt außerordentlich. Die gleichzeitig in einer Gallenblase liegenden Steine bieten in der Regel auch die gleiche Beschaffenheit. Wie NAUNYN hervorhebt, sieht man häufig einige „Herden", d. h. Gruppen von Steinen gleicher Entstehungszeit.

Diese Entstehungszeit scheint eine recht geringe zu sein, sich höchstens über Wochen zu erstrecken. Der einzelne Stein bildet sich also schnell; ich möchte aber die Einwände hervorheben, die THANNHAUSER gegen die Annahme kurzer Entstehungszeiten macht[2]. Daß der Stein nicht weiter wächst, hängt mit den Verhältnissen seiner Oberfläche zusammen und ist durch sie verständlich gemacht. Unklar bleibt mir aber doch, daß nicht öfters neue Steine sich bilden.

Die Steine bestehen vorwiegend aus Cholesterin und Bilirubinkalk, am häufigsten aus beiden Stoffen. Doch kommen auch Konkremente vor, welche nur einen der beiden Körper enthalten. Dazu kommt noch eine Gerüstsubstanz aus gefällten Kolloiden. Neben diesen Hauptbestandteilen findet man in ihnen inkonstant Kalziumkarbonat, schwere Metalle, reine Farbstoffe und deren Derivate.

Der Kalk stammt in erster Linie aus der Galle selbst, jedenfalls nur zum kleinsten Teil aus den Epithelien der Gallenwege; seine Menge in der Galle ist unabhängig von der Art der Ernährung[3]. Auch die in der Galle auftretenden Cholesterinmengen werden nicht durch die Nahrung beeinflußt, sie wachsen aber mit der Gesamtmenge der Galle[4]. Vorerst möchte ich noch an einer Unabhängigkeit der mit der Galle den Körper verlassenden Cholesterinmengen vom Cholesteringehalt des Blutes festhalten. Zum mindesten ist eine Abhängigkeit nicht erwiesen[5]. Das Cholesterin der Galle stammt aus den Leberzellen, eine Lieferung von Cholesterin durch die Epithelien der Gallenwege, die manche annehmen, leugnet ASCHOFF völlig. Das Cholesterin ist in der Galle mit Hilfe von Cholaten, Seifen und Fetten gelöst, vor allem aber ist es durch Schutzkolloide, Lipoide, Muzin in disperser Phase gehalten[6]. Ebenso ist es mit dem Bilirubinkalk und Bilirubin. Weit größere Mengen dieser Körper, als je in der Galle vorkommen, können durch die genannten Stoffe in Lösung gehalten werden. Die Möglichkeit einer Abscheidung insofern krankhaft zusammengesetzter Galle, als das System leichter als normal gewisse Stoffe aus der Lösung ausfallen läßt[7], stellt meines Erachtens eine durchaus annehmbare Vorstellung dar.

„Die Steinbildung ist ein Vorgang an einer fremden Oberfläche." Diesen Satz von LICHTWITZ müssen wir der Entstehung der Gallensteine zugrunde legen. Die fremde Oberfläche bildet den Steinkern oder, was das gleiche ist, der Steinkern stellt

---

[1] STOLZ, Karlsbader Naturforschervers. 1902, Sektion Chirurgie.

[2] THANNHAUSER, Stoffwechselkrankheiten. 1929.

[3] Vgl. NAUNYN, Cholelithiasis. — LICHTWITZ u. BOCK, Dtsch. med. Wschr. **1914**, Nr 4.

[4] GOODMANN, Beitr. chem. Physiol. u. Path. **9**, 21. — LICHTWITZ, Erg. inn. Med. **13**, 65. — BACMEISTER, Biochem. Z. **26**, 223. — SALOMON u. SILVA, Arch. Verdgskrkh. **36**, 353.

[5] LICHTWITZ, Erg. inn. Med. **13**, 56; Handb. norm. path. Phys. **4**, 613.

[6] Vgl. LICHTWITZ, 3. Tagung f. Verdauungskrankheiten. 1922.

[7] THANNHAUSER, Lehrbuch, S. 662.

die fremde Oberfläche dar, an der die steinbildenden Vorgänge ablaufen. Solche
Steinkerne können durch jedes fremde, in der Galle ungelöste Teilchen geschaffen
werden, und wiederum in der Galle gerade ist sehr leicht und häufig Gelegenheit
zur Bildung von solchen gegeben. Denn in ihr sind, wie gesagt, Cholesterin und
Bilirubin mit Hilfe von gallensauren und fettsauren Alkalien sowie von Kolloid-
schutzkörpern weit über das Maß hinaus gelöst, das das Wasser der Galle an sich
gestatten würde — in ihm allein sind sie fast unlöslich. Finden nun in einer solchen
Lösung, wie sie die Galle darstellt, die Kolloide entgegengesetzte elektrische Ladungen,
z. B. Eiweiß, so führen die daraus sich ergebenden Reaktionen zum Ausfallen von
Bilirubin mit Kalk, von Cholesterin und von Eiweiß[1]. Alle Vorgänge aber, bei denen
Entzündungsprodukte, abgestorbene Bakterien oder abgestoßene Zellen mit ihrem
Eiweiß in der Galle auftreten, geben Veranlassung zur Entstehung solcher Kolloid-
reaktionen mit Bildung von Sedimenten. Und auch sonst findet sich gerade in der
Galle leicht die Gelegenheit dazu. Sie stellt offenbar bezüglich ihrer Kolloide eine
labile Flüssigkeit dar. NAUNYN, dem wir so vieles Wichtige und Grundlegende in
diesen Fragen verdanken, hat schon beschrieben, wie häufig Sedimente aus amorphen
Massen, Fettkörnchen, Cholesterinkristallen in ihr entstehen. Hält man Galle
sterilisiert außerhalb des Körpers, so kann, ohne daß sonst etwas mit ihr vorgenommen wird, Cholesterin kristallinisch ausfallen[2]. Die an dem ausfallenden
Cholesterin sich abspielenden Vorgänge der Tropfenbildung, der Kristallisation, der
Ansammlung von Niederschlägen, der Oberflächenbildung mit den sich anschließenden
Prozessen der Oberflächenwirkung hat SCHADE eingehend geschildert. Abgestoßene
tote Epithelien wirken wahrscheinlich in hohem Maße durch ihre fremde Oberfläche
als Kristallisationszentren mit. Zur Abschilferung von Epithelien ist aber bei den
Mißhandlungen, der die Gallenwege des Menschen bei so vielen Gelegenheiten durch
seine Lebensweise ausgesetzt sind, reichlich Gelegenheit gegeben. Denn aus den
verschiedensten Anlässen könnte es wohl zu einer Schädigung der Epithelien der
Gallenwege z. B. durch Zerrung kommen. So könnten sich auf aseptischem Wege
Kristallisationszentren und die Wirkungen fremder Oberflächen in dem kolloidalen
System der Galle bilden.

ASCHOFF hält den radiären Cholesterinstein für das Produkt aseptisch veränderter
Galle[3]; also seiner Meinung nach kann sich diese Art von Steinen aus normaler
Galle lediglich als Folge einer Stoffwechselstörung unter Begünstigung durch Stauung
und dem Hinzutreten neuer Galle entwickeln. Die Stoffwechselstörung des Cholesterins
vermag ich allerdings ebensowenig wie LICHTWITZ und THANNHAUSER anzuerkennen;
sie ist meines Erachtens nicht erwiesen. Ich möchte aber doch annehmen, daß
Cholesterinsteine ohne Infektion und Entzündung sich bilden können. Denn es
gibt Gallenblasen mit dieser Art von Steinen ohne jede Entzündung. NAUNYN sieht
diese Art der Entstehung von Gallensteinen nicht als erwiesen an. Mir scheint, daß
beides vorkommt, aseptische und infektiöse Entstehung der Cholesterinsolitärsteine,
wenn auch das erstere selten ist. Man findet Cholesterinsteine ohne und solche mit
einem fremden Kern. SCHADE hebt hervor — und an manchen Cholesterinsteinen
scheint sich das zu bewähren —, daß zur Bildung von Konkrementen ein morphologischer Kern durchaus nicht notwendig sei. Nach NAUNYNS Meinung entwickeln
sich alle andern Steine — und das ist die Mehrzahl —, die Cholesterinkalksteine,

[1] LICHTWITZ, Arch. klin. Med. **92**, 100; 3. Tagung für Verdauungskrankheiten, 1922;
Handb. norm. path. Phys. **4**, 591. — SCHADE, Physikalische Chemie in der inneren Medizin,
3. Aufl.

[2] BACMEISTER, Münch. med. Wschr. **1908**, Nr 5—7 (ASCHOFF). — SCHADE, l. c.

[3] ASCHOFF u. BACMEISTER, Die Cholelithiasis. 1919. — ASCHOFF, Münch. med. Wschr.
1913; Dtsch. med. Wschr. **1926**, Nr 42/43.

die Cholesterinpigmentkalksteine, die Bilirubinkalksteine auf dem Boden einer
Infektion. Während die Galle des gesunden Organismus trotz der offenen Verbindung
ihrer Wege mit dem Darm in der Regel entweder steril ist[1] oder wenigstens nur
geringe Mengen von Bakterien enthält — sie kann im Tierversuch verhältnismäßig
leicht infiziert werden[2] —, treten bei Krankheiten z. B. im Gefolge der verschiedenen
Typhen und der Pneumonie[3], vor allem aber bei Staphylokokken- und Streptokokkeninfektion sehr häufig die Krankheitsträger in ihr auf. Besonders oft findet
man Koli in ihr; hämatogene und enterogene Infektion kommt vor. Gleichzeitig
mit Bakteriocholie, z. B. mit der Anwesenheit von Koli in der Galle ist meist eine
abnorme Duodenalflora vorhanden. Was das erste ist, mit andern Worten, ob z. B.
auch bei Abwesenheit von Koli im Duodenum die Infektion der Galle vom Blut
aus vor sich geht oder ob erst das Duodenum und von dort aus die Galle infiziert
wird, wissen wir noch nicht sicher; mir scheint die Infektion vom Blutwege aus das
viel wichtigere zu sein.

Das Wuchern der Mikroorganismen in der Galle führt in manchen Fällen zur
Entzündung der Wandung ihrer Wege[4]. Immerhin geschieht das nur bei einzelnen
der zahlreichen Menschen, die, besonders bei Typhus, Bazillen mit der Galle ausscheiden. Es müssen also besondere Gründe da sein. Mit der Entzündung haben
wir aber den Anfang der Störung des obengenannten Kolloidschutzes[5]; nun sind die
Wirkungen fremder Oberflächen da und damit Kristallisationszentren. Im Versuch
wurde das Ausfallen des Cholesterins aus Lösungen von gallensauren Alkalien, die
mit Typhus und Koli geimpft waren, direkt gesehen[6], wenn man auch immer hervorheben muß, daß gerade Cholesterin wahrscheinlich auch ohne Infekt, bloß durch
Eindickung der Galle ausfallen kann. Zuweilen findet man im Innern von Gallensteinen als ihren Kern Bazillen, besonders solche der Typhusgruppe.

Bei der Anwesenheit dieser neuen kolloidalen Körper, wie Bakterien und Eiweiß,
kommt es also zur Ausfällung von Cholesterin, Bilirubin, von kohlensaurem und
phosphorsaurem Kalk. Bilirubin fällt mit dem Kalk als Bilirubinkalk aus. Um
diese ersten Kerne aus amorphem Cholesterin, aus Bakterien, Zellen, sandartigem
Bilirubinkalk entstehen jetzt die ersten Anfänge der Konkremente. Allerdings —
klar ist die letzte Ursache der Bildung von Gallensteinen auch dann nicht, wenn sich
Niederschläge in der Galle bilden. Oder wenigstens muß für die Entstehung echter
Konkremente noch etwas besonderes, wahrscheinlich physikalisch-chemischer Natur,
vor sich gehen. Denn die Anwesenheit von Sedimenten bedeutet noch nicht die
Bildung von Steinen. Allerdings kann man die Nichtnachweisbarkeit eines Kerns
in alten Steinen nicht für die Annahme verwenden, daß ein Kern nicht dagewesen
sei. Denn Kerne können bei der Umwandlung der Gallensteine auswandern und
durch eindringendes Cholesterin ersetzt werden. Um die Kenntnisse ihrer Weiterentwicklung hat NAUNYN die größten Verdienste. An der fremden Oberfläche werden
eiweißartige Kolloide adsorbiert[7] und an ihnen lagert sich zunächst amorph Cholesterin

---

[1] Vgl. E. FRAENKEL u. P. KRAUSE, Z. Hyg. **32**, 97. — GILBERT u. LESEBOMLEY, C. r.
Soc. Biol. Paris **1903**, 664. — Vgl. EHRET u. STOLZ, l. c.

[2] HOMEN, Zbl. Path. **1894**, 825.

[3] NAUNYN, Cholelithiasis. — CHIARI, Z. Heilk. **15**, 199. — Lit. GUMPRECHT, Dtsch. med.
Wschr. **1895**, Nr 14ff. — PALTAUF, Erg. Path. **1896**. — CHIARI u. KRAUS, Z. Heilk. **18**, 509. —
FORSTER, Münch. med. Wschr. **1908**, Nr 1. — KRAUSE, v. Schjernings Handb. **3**, 103. —
KUGELMANN, Dtsch. med. Wschr. **1928**, Nr 36.

[4] Vgl. NAUNYN, Mitt. Grenzgeb. Med. u. Chir. **29**, 621.

[5] LICHTWITZ, Arch. klin. Med. **92**, 100. — HIRSCH, Verh. dtsch. path. Ges. **1907**, 155.

[6] GÉRARD, C. r. Soc. Biol. Paris **1905**, 1, 348. — LICHTWITZ, l. c.; Münch. med. Wschr. **1908**,
Nr 12. — EXNER u. HEYROWSKI, Wien. klin. Wschr. **1908**, Nr 7.

[7] LICHTWITZ, Erg. inn. Med. **13**.

ab. Oder es wird direkt Cholesterin adsorbiert, dieses kann auch in Kanälchen der Steine eindringen und auskristallisieren; dadurch entsteht eine Umwandlung schon gebildeter Steine. Bilirubinkalk und die andern Kalksalze lagern sich ebenfalls auf der Oberfläche an. Vielleicht treten auch Bilirubin und Bilirubinkalk aus den Steinen wieder aus, und dafür dringt dann durch Kanäle Cholesterin nach. Aschoff lehnt, soviel ich sehe, einen Umbau der Steine ab, Lichtwitz stimmt ihm zu. Ein eignes Urteil habe ich nicht.

Mehrfach regen sich Zweifel an der Bedeutung des Bakteriengehalts und der Infektion der Galle für die Steinbildung[1]. Gundermann fand Mikroben häufig in der Gallenblase ohne Steine; hier könnten andere Bedingungen der Steinbildung fehlen. Außerdem kommt es auf Art und Wirkung der Mikroben an, und Anwesenheit von Bakterien ist noch nicht Infekt oder Entzündung, obwohl die bloße Anwesenheit von Mikroben, von denen ja immer viele abgestorben sind, an sich schon genügen müßte zur Bildung von Kristallisationszentren. Rovsing sah häufig keine Bakterien: hier könnten sie zugrunde gegangen sein. Er gibt genaue Zahlen[2] über die bakterienhaltigen und die bakterienfreien Steingallen; letztere betrugen 60%. Ich verstehe ohne weiteres, daß daraufhin ein Forscher die Naunynsche Theorie in Frage ziehen kann. Um so mehr verstehe ich das, als auch ich den ärztlichen Einwand Rovsings anerkennen muß, daß die hypothetische infektiöse Cholezystitis, die der Entstehung der Steine dann zugrunde liegen müßte, in der großen Mehrzahl der Fälle wenigstens, keine Symptome machen würde. Zum mindesten ist von den Kranken über eine solche in der Regel nichts zu erfahren. Aber eine Cholezystitis ohne merkbare Krankheitserscheinungen anzunehmen, ist schwierig. Das muß man meines Erachtens auch dann sehr energisch hervorheben und geltend machen, wenn man die Erfahrungen über die atypischen Beschwerden berücksichtigt, die Gallensteinkranke haben und auf die Riedel schon immer den größten Wert legte. Ich erinnere mich jetzt auch wieder, daß Riedel in Jena alle steinhaltigen Gallen bakteriologisch untersuchen ließ und mir oft sagte: die Mehrzahl ist steril. Und eine Infektion der Gallenblase könnte natürlich auch sekundär zu Steinen hinzutreten.

Der Einwand, den man diesen Einwürfen immer machen kann, liegt darin, daß es in Wahrheit nur darauf ankommt, ob zur Zeit der Entstehung der Steine Bakterien da waren. Wie leicht können sie zugrunde gegangen sein. Und im Innersten der Steine findet man doch zuweilen Mikroben! Indessen auch die Geringfügigkeit oder das völlige Fehlen der Entzündung in den Steinblasen, wie man sie oft beobachtet, macht wegen der Infektionstheorie sorgliche Bedenken[3]. Selbst auf Grund neuerer Untersuchungen läßt sich nicht viel zugunsten der Bedeutung der Bakterien anführen. Zwar wurden häufig in der Galle und noch häufiger in der Gallenblasenwand Staphylokokken gefunden[4]. Aber mit der Verwendung von diesen Mikroben wird man zum Mißtrauen geneigt sein, besonders da später andere Ergebnisse gewonnen wurden[5]: auch in der Enderlenschen Klinik fanden sich 50% der Gallen- und der Gallenblasenwände steril! Das stimmt gut überein mit andern neuen Beobachtungen[6]. Man sollte die ätiologisch verschiedenen Formen der Cholezystitis voneinander abzugrenzen versuchen und die Bedingungen kennen lernen, unter denen im Blute kreisende Mikroben in die Galle übertreten und hier Schädigungen hervor-

---

[1] Rovsing, Acta chir. scand. (Stockh.) **23**, **36**. — Kliewe, Z. Hyg. **96**. — Gundermann, Mitt. Grenzgeb. Med. u. Chir. **39**, 353.

[2] Acta chir. scand. (Stockh.) **36**, 149.

[3] Aschoff, Dtsch. med. Wschr. **1926**, Nr 42/43.

[4] Gundermann, Mitt. Grenzgeb. Med. u. Chir. **37**, 243, 581, 601. — Huntemüller, Klin. Wschr. **1924**, Nr 9; Z. Hyg. **102**, 210. — Kliewe, Z. Hyg. **96**, 243.

[5] Kliewe-Rose, Münch. med. Wschr. **1928**, 418; Dtsch. Z. Chir. **216**, 78.

[6] Pesch u. V. Hoffmann, Münch. med. Wschr. **1928**, Nr 40 (Lit.).

rufen[1]; hierfür wären lokale Läsionen[2] und, wie immer hervorgehoben, Stauung von Bedeutung. Meines Erachtens muß die Frage der Infektion der Gallenwege in ihrer Beziehung zur Steinbildung erst noch durch umfassende Beobachtungen an frischen Fällen geklärt werden. Ich vermag auch den steinbildenden Katarrh der Gallenwege nicht recht zu verstehen, so wie mir die ganze Lehre von der Cholangie wegen ihrer mangelhaften anatomischen Grundlagen einigermaßen problematisch erscheint.

Sind einmal Steine oder eine Erkrankung der Gallenblase vorhanden, so wird — das stimmt mit alten experimentellen Erfahrungen aus der NAUNYNschen Klinik gut überein — die Galle sehr häufig infiziert. Ebenso ist es bei vielen Fällen von Cholangie. Man findet dann im Duodenalsaft Koli und Enterokokken, aber auch manches andere[3]. Enterokokken sind für den Kranken günstiger als Kolistäbchen.

Sicher ist durch die Forschungen der letzten Jahrzehnte, vor allem durch die Beobachtungen von NAUNYN, ASCHOFF, SCHADE, LICHTWITZ, BERG und ROVSING sehr viel gefördert und gelernt worden. Aber wieviel ist noch unklar! Man beachte allein das Auseinandergehen der Auffassungen so vortrefflicher Physikochemiker wie SCHADE und LICHTWITZ! Aus den bisher vorliegenden Darstellungen ein kausales Verständnis über Entstehung und Umwandlung der Gallensteine zu gewinnen, ist mir trotz aller Mühe, die ich mir gab, nicht möglich, obwohl sie doch von ersten Forschern stammen. Die Betrachtungform der physikalischen Chemie kann und wird die Rätsel lösen. Aber, wie ich glaube, müßte sie sich mehr verbinden mit den Forschungen derjenigen, die andauernd mit der Bildung von Formen aus verschiedenartigen Lösungen zu tun haben. Und sie wird auch den umsichtigen Pathologen nie entbehren können, der die klinischen Bedingungen der Entstehung der Steine von neuem vorurteilslos untersucht.

Man wird leicht fragen, wiefern man einige Jahrzehnte später Annahmen, die große Forscher vom Range eines NAUNYN mit voller Sicherheit machten, viel weniger hoch bewertet, obwohl doch die grundsätzlichen Anschauungen naturwissenschaftlichen Denkens unverändert bleiben. Einmal stellen wir viel strengere Anforderungen an den Nachweis von Erscheinungen als die ältere Pathologie. Man lese die von NAUNYN S. 38 und 39 der Klinik der Cholelithiasis angeführten Gründe für das Bestehen von Gallenstauungen. Alles leuchtet mir auch heute noch ein; erwiesen ist nur Weniges. Und mit der Verwertung bakteriologischer Tatsachen sind wir jetzt außerordentlich viel vorsichtiger und skeptischer als vor 40 Jahren. Eine weitere Zukunft wird weiteres tun. Für das Verständnis der Entstehung der Gallensteine ist das, was wir bakteriologisch heute wissen, genau so wenig klar und ausreichend, wie das, was man vor 40 Jahren wußte. Denn es kommt nicht darauf an: wie ist der bakteriologische Zustand einer steinhaltigen Blase, sondern: wie war er in der wahrscheinlich nur kurzen Zeit, als die Steine entstanden.

---

[1] Vgl. FULD, Arch. klin. Chir. **144**, 369.
[2] BOIT, RAUCH u. STEGEMANN, Bruns' Beitr. **131**, 420.
[3] Lit. u. eigene Beobachtungen bei GUNDEL u. SEEBER, Arch. klin. Med. **164**, 190. — SEEBER, ebenda **167**, 186.

Ich selbst bin in einer zwiespältigen Lage. Die deutsche Auffassung der Entstehung der Gallensteine rechnet mit Stauung, Infektion und in zweiter Linie mit Veränderungen des Stoffwechsels. Meine Überlegungen, die durch Rovsing bestärkt und gleichsam aktiviert werden, sagen mir, daß diese beiden Grundlagen nicht wirkliche Grundlagen sind, weil sie mir in ihrer theoriebildenden Bedeutung nicht sicher erwiesen erscheinen. In dieser Darstellung gehe ich schließlich noch von der Naunyn-Aschoffschen Annahme aus und füge die möglichen Einwendungen ein. Ich weiß eben nichts Besseres an ihre Stelle zu setzen.

Die Anwesenheit von Konkrementen in den Gallenwegen braucht keine Krankheitserscheinungen zu machen. Besonders dann nicht, wenn sie sich im Zustande der Ruhe befinden, d. h. bei offenem Ductus cysticus ruhig in der Blase liegen. Andererseits führt aber häufig die Cholelithiasis zu den mannigfachsten Nachteilen für den Organismus: allerlei unklare Magendarmbeschwerden und unangenehme Empfindungen im oberen Teile des Leibes sind schon längst bekannt und wurden von sorgfältigen Ärzten als Folge einer Cholelithiasis berücksichtigt. Aber noch mehr: qualvolle Schmerzanfälle, Entzündungen, Adhäsionen im Peritoneum, Perforationen, schwere Infektion der Gallenwege können sich einstellen. Die erste Veranlassung zur Ausbildung gefährlicher Zustände gibt, wie wir vor allem durch Riedel wissen, entweder ein entzündlicher Vorgang in der Gallenblase. Vielleicht spielen für seine Entstehung infektiöse Prozesse eine Rolle. Das sieht man namentlich aus den Fällen, in denen bei Kranken mit latenter Cholelithiasis Infektionskrankheiten, die zur Einwanderung von Mikroorganismen in die Gallenblase führen (Typhus, Paratyphus), einen Anfall von Cholezystitis auslösen. Zuweilen entwickelt sich der erste Anfall von Cholezystitis, auch ohne daß Steine vorhanden sind, im Anschluß an eine typhöse Erkrankung. Aber häufiger scheint es mir doch zu sein, daß auf Grund von Infektionen Entzündungen in Gallenblasen entstehen, die schon Steine haben und deswegen der Einwirkung pathogener Mikroben einen besseren Angriffspunkt geben. Manchmal sind Gewalteinwirkungen auf den Leib die Veranlassung zur Ausbildung einer Cholezystitis. Durch die von der Blase auf den Ausführungsgang fortschreitende Entzündung oder auch durch eingekeilte Steine wird nun der Cystikus verlegt. Dann entsteht der bekannte Hydrops der Gallenblase. Hält der Verschluß längere Zeit an, so tauscht ihr Inhalt seine Stoffe mit denen der Lymphgefäße aus. Zuerst verschwinden die Cholate, weiter alle übrigen Gallenbestandteile, und schließlich enthält sie nur noch eine helle Lösung von Salzen, Cholesterin, Nukleoalbumin und einen eigentümlichen Eiweißkörper[1]; sie kann vereitern. Ihre entzündete Wand verwächst nun häufig mit der Umgebung, kann ulzerieren oder auch perforiert werden. Nicht selten treten Steine in die großen Gänge und richten an deren Wänden die gleichen Verheerungen an. Damit ist der Ausgangspunkt für eine ganze Reihe entzündlicher und eitriger Prozesse an Leber, Peritoneum, Magen, Darm und vor allem am Pankreas gegeben. Auf die Bildung der sog. „weißen Galle" in den gesamten Gallenwegen möchte ich hier nicht eingehen. Westphal sieht die hauptsächliche Veranlassung zur Entstehung von Koliken und Beschwerden vielmehr als in Infektionen, in Störungen der Muskelfunktion der Gallenwege, wie sie durch alle möglichen Veranlassungen, vor allem durch nichtbekömmliche Nahrung, hervorgerufen werden.

Durch Stagnation der Galle und Läsionen an den Wänden der Ausführungsgänge sowie durch Perforationsöffnungen wird nun andererseits auch wieder reichlich Gelegenheit zur Infektion der Galle geschaffen[2]: vom Darme her können Mikro-

---

[1] Neumeister, Physik.-med. Ges. Würzburg 1890.
[2] Lit. Gumprecht, l. c. — Chauffard in Charcot usw., Traité de méd.

organismen hinaufwandern, und wenn solche vom Blut her in die Galle gelangen, so haften sie nun besonders leicht und bilden ihrerseits wieder die Veranlassung zur Entstehung allerhand deletärer Prozesse in Gallenwegen, Leber, Pankreas. Es ist bekannt, wie leicht solche nach Gallensteinen eintreten. Auch bösartige Neubildungen können sich auf dem Boden der durch die Konkremente gesetzten Schleimhautläsionen entwickeln. So begleitet das Karzinom der Gallenblase ja leider recht häufig die Cholelithiasis und ist sicher dann als ihre Folge anzusehen: man findet Karzinom der Gallenwege so gut wie ausschließlich auf dem Boden von Cholelithiasis.

Von den Kranken am meisten gefürchtet sind aber die Gallensteine doch wegen der durch sie erzeugten Koliken, d. s. Anfälle von sehr heftigen Schmerzen, oft mit Erbrechen und Fieber, nicht selten auch mit Ikterus. Sie dauern Stunden bis Tage und bringen ihren Trägern häufig die größten Qualen. Die pathologische Grundlage dieser Anfälle besteht manchmal in Entzündungen und Muskelkrämpfen der Gallenwege — auch heftige Zusammenziehungen der Darm- und Ureterenwand können ja äußerst qualvoll sein. Der Magen wirkt oft mit. Schon lang kennt man Sekretionsstörungen[1] und spastische Zustände am Magen bei Cholelithiasis. Jüngst wurden die letzteren in der v. BERGMANNschen Klinik durch WESTPHAL[2] eingehend beschrieben. Es fragt sich nun, wodurch die Krämpfe der Muskulatur der Gallenwege entstehen. In einer Anzahl von Fällen wohl dadurch, daß kleine Steine in die Gänge gelangen und ihre Wände reizen. Sicher kommen aber Koliken auch zustande, ohne daß überhaupt die Möglichkeit einer Steineinklemmung besteht (RIEDEL). Z. B. können Gallenblasen mit großen Steinen und verschlossenem Cystikus, vor allem Gallenblasen ohne Steine, lediglich mit oder sogar ohne Verwachsungen typische Koliken hervorrufen. Auch die frisch erkrankte Gallenblase tut das; man kann die Schmerzen bei akuter Cholezystitis und bei chronischer Cholangitis ohne Steine von den Steinschmerzen ärztlich überhaupt nicht unterscheiden. Das Maßgebende ist dann die Entzündung der Schleimhaut an Blase oder Gängen, und es spricht vieles dafür, im Auftreten dieser Entzündung die Grundlage vieler Gallensteinanfälle zu sehen. Wahrscheinlich treibt die cholezystitische Reizung die Konkremente, wenn sie überhaupt in die Gänge einzutreten vermögen, erst in diese hinein. Wie der die Anfälle häufig begleitende Ikterus entstehen kann, wird später besprochen werden.

Man würde nun noch fragen, was löst die Anfälle selbst, was die Entzündung aus? Diese Frage fällt zum großen Teil zusammen mit der oben aufgeworfenen: Warum werden Gallensteine bei manchen Menschen mobil, während sie bei anderen ruhig bleiben? Wenn wir mit RIEDEL die Entzündung der Gallenblase für das Eintreten des Anfalls in den Vordergrund stellen, so ist deren Entstehung zu ergründen. Manchmal lassen sich, wie gesagt, Gewalteinwirkungen auf den Leib nachweisen. Vor allem müßte aber entschieden werden, wieweit Infekte, d. h. das erneute Eintreten von Entzündungserregern in die Gallenwege, die ausschlaggebende Rolle spielen. Darüber ist genügend Zuverlässiges noch nicht bekannt. Bei vielen Anfällen Kranker mit alter Cholelithiasis weiß man nichts Genaues über die Entstehung des einzelnen Anfalls. Da liegt zunächst die Annahme selbständiger

---

[1] Z. B. HOHLWEG, Arch. klin. Med. **108**, 235.　　[2] WESTPHAL, Z. klin. Med. **96**, 22.

Aufflackerns einer chronisch-infektiösen Entzündung oder die einer neuen Infektion an einer schon geschädigten Stelle doch am nächsten, wenn auch die Bedeutung diätetischer und seelischer Einflüsse sowie der schnelle Ablauf mancher Schmerzen und Koliken häufig an Muskelwirkungen denken lassen.

Damit kommen wir zum zweiten Punkte, der vor allem durch die Arbeiten der v. BERGMANNschen Klinik in das Licht gesetzt wurde. Unter dem Einflusse der infektiös entzündlichen Theorie der Entstehung der Gallensteine und der Koliken waren alte ärztliche Erfahrungen unverdient zurückgedrängt worden. Es gibt, wir haben das oben schon erwähnt, an Kranken alle Erscheinungen der Gallensteinkrankheit mit Koliken, aber ohne Entzündung und ohne Steine[1]. Wir sprechen hier von der Entstehung der Koliken. Man wird bei den Kranken ohne Steine primäre Innervationsstörungen und Spasmen an Gallenwegen, Magen und Darm zugrunde legen[2]. Dann ist aber natürlich auch der weitere Schritt getan: daß auch dann, wenn Steine da sind, Koliken allein durch Vermittlung von Innervationsstörungen entstehen, z. B. nach seelischen Erregungen oder nach diätetischen Einwirkungen oder auch aus andern, zunächst noch unbekannten Gründen. Weitere ärztliche Beobachtung wird zu erforschen haben, wie es im Einzelfalle ist. Aber das läßt sich jetzt schon sagen, daß bei einer Reihe von Kranken funktionelle Störungen von Innervation und Muskulatur der Gallenwege die gleichen oder zum mindesten sehr ähnliche Erscheinungen hervorrufen wie die eigentliche Cholelithiasis[3]. In dem Buche von WESTPHAL sind bereits zahlreiche voneinander zu unterscheidende klinische Formen solch funktioneller Störungen der Gallenwege mitgeteilt.

Wir gingen bei unseren Erörterungen aus von der Verdauung. Sie ist bei den eben besprochenen Prozessen im wesentlichen dadurch gestört, daß Konkremente den Choledochus verschließen und die Galle vom Darm abzuhalten vermögen.

Diesen Effekt haben sie gemeinsam mit anderen Zuständen: Tumoren an der Leberpforte können den Gallengang drücken. Geschwülste, die vom Darm oder Pankreas ausgehen, verschließen die Papille; wahrscheinlich vermögen Krampfzustände des Choledochussphinkters die gleiche Wirkung zu haben, obwohl dieser Nachweis noch nicht sicher erbracht ist. Erkrankung der großen und namentlich der kleinen Gallenwege führen nicht selten zu Ikterus, aber nach allem, was ich sah, zu Gelbsucht, bei der die Galle im Darm nicht fehlt.

Die Folgen für den Darm sind verschieden, je nachdem die Verstopfung des Gallengangs hoch oder an der Mündung sitzt: im ersteren Falle fehlt nur die Galle oder sie ist an Menge vermindert, im zweiten fehlt auch der Pankreassaft. Aus Versuchen am Hund weiß man[4], daß bei bloßer Retention von Galle Eiweiß und Kohlehydrate etwa in der normalen Weise aufgenommen und ausgenutzt werden, während vom Fett 60%, gegenüber nur etwa 10% der Norm, nicht resor-

---

[1] Z. B. FÜRBRINGER, Kongreß inn. Med. **1892**, 313.
[2] Vgl. WESTPHAL, Z. klin. Med. **96**, 22.   [3] WESTPHAL, Monographie (Lit.).
[4] VOIT, Beitr. Biol. **1882**. — RÖHMANN, Pflügers Arch. **29**, 509.

biert werden. Das ist verständlich, denn nur bei Anwesenheit von Galle erfolgt die Lösung der Fette in dem sauren Darminhalt und ihre Aufsaugung daraus[1]. F. Müller[2] hat die Verhältnisse am Menschen untersucht. Fehlt bei ihm die Galle im Darm, so leidet die Aufnahme der Amylazeen nicht, die des Eiweißes nur ganz unbedeutend. Vom Fett entgehen aber etwa 60—80% der Resorption gegen 7—11% der Norm. F. v. Müllers Befunde decken sich also völlig mit denen C. Voits. Andere Autoren geben für die Störung der Fettresorption wesentlich geringere Zahlen.

Jedenfalls ist der Säugetierorganismus bei Mangel der Galle im Darm durch geeignete Nahrung (Eiweiß, Kohlehydrate) sehr gut in seinem Bestande zu erhalten. Auch Verdauungsstörungen können bei der genannten Diät völlig fehlen, namentlich wenn die Fette nicht zu reichlich gegeben werden. Größere Mengen davon werden dagegen erfahrungsgemäß nicht gut vertragen; sie nützen nicht nur nichts, sondern sie können schaden, wahrscheinlich durch einen ungünstigen Einfluß der nicht resorbierten fetten Säuren auf die Schleimhaut des Darmes. Denn wenn auch die Cholate bei Aktivierung der Pankreaslipase mitwirken[3], so erfolgt doch eine Spaltung der Fette zweifellos auch ohne sie[4]; die Indikanbildung im Darm dürfte, entgegen früherer Annahme, nicht steigen[5]. Vielleicht ändern sich die Arten der Kotbakterien (Naunyn). Jedenfalls ist der Geruch der Fäzes ganz gewöhnlich ein abscheulicher.

Die Behinderung des Galleabflusses in den Darm hat nun für den Organismus noch weitere Nachteile, welche zwar nicht mit der Verdauung in direktem Zusammenhang stehen, aber am besten hier betrachtet werden: sie führt zum Ikterus[6], d. h. zur Durchtränkung des Körpers mit Gallenbestandteilen, vor allem mit ihren Farbstoffen. Ist der Abfluß der Galle in den Darm gehemmt, während die Leberzellen weiter sezernieren, so überfüllt sie zunächst die Blase und die großen Gänge, ihre Spannung wächst, und sie dringt durch die auseinanderweichenden Epithelien der Gallengänge[7] sowie durch Einrisse ihrer Wand in Blut- und Lymphgefäße. In den Lymphwegen tritt (indirekt reagierendes) Bilirubin zuerst auf, wie schon C. Ludwig zeigt[8]. Es gelangt in den allgemeinen Kreislauf und durchtränkt meistens alle Organe, nur in einzelnen Fällen ist der Ikterus auf bestimmte Körperstellen beschränkt[9]. Die Gelbfärbung der Haut kann sich einige Stunden nach Beginn der Gallenresorption

---

[1] Krehl, Arch. f. Anat. **1890**, 97. — Verzár u. Kuúthy. Biochem. Z. **205**, 369.

[2] F. Müller, Z. klin. Med. **12**, 45. — Hutchinson u. Flemming, Ber. Physiol. **7**, 508.

[3] Vgl. A. Schmidt, Darmkrankheiten **1**, 32.

[4] Vgl. Brugsch u. Umber, Arch. f. exper. Path. **55**, 164.

[5] Z. B. F. Müller, Z. klin. Med. **12**, 45. — A. Schmidt, l. c.

[6] Daumann u. Pappenheim, Fol. haemat. (Lpz.) **18**, 241. — Naunyn, Mitt. Grenzgeb. Med. u. Chir. **31**. — Stadelmann, Der Ikterus. — Lepehne, Erg. inn. Med. **20**. — Harley, Arch. f. Physiol. **1893**, 291. — Gerhardt, Kongreß inn. Med. **1897**, 460. — H. Eppinger, Erg. inn. Med. **1**, 107; Kraus-Brugschs Handb. **6**, 97; Handb. norm. path. Phys. **3** B **II**, 1264.— Aschoff, Acta path. scand. (Kobenh.) **5**. — Umber, v. Bergmann-Staehelins Handb. **3 II**, 1.

[7] Rabe, Beitr. path. Anat. **86**, 135.

[8] v. Fleischl, Leipziger Ges. d. Wissenschaften **26**, 42.

[9] Hinter u. Rosenberg, Dtsch. med. Wschr. **1928**, Nr 3.

einstellen. Aus dem Blut reißt die Leber einen Teil der Farbstoffe und Cholate rasch an sich und scheidet sie wieder mit der Galle aus.

In den Organen wird der Farbstoff körnig niedergeschlagen und führt zu den bekannten Verfärbungen; die Haut zeigt in verschiedenen Fällen die verschiedensten Farbtönungen, vom lichten Gelb bis zum tiefen Grün und Braun. Ob für die Variationen des Kolorits nur verschiedene Mengen von Gallenfarbstoff im Verein mit der wechselnden natürlichen Hautfarbe und der Dauer der Ablagerung in Betracht kommen, oder ob in der Haut aus Bilirubin andere Farbstoffe entstehen, läßt sich nicht sagen. Die Schweißdrüsen scheiden den Farbstoff aus. Tränen-, Speichel- und Magendrüsen tun es im allgemeinen nicht, in alle entzündlichen Sekrete geht das Bilirubin natürlich über. Unzweifelhaft noch nicht geklärt ist das Verhalten der Nieren. Im allgemeinen gehören sie zu den Drüsen, die den Gallenfarbstoff ausscheiden. Aber, wie wir vor allem aus den wichtigen Untersuchungen von HIJMANS VAN DEN BERGH wissen[1], gibt es doch nicht wenige Zustände von Ikterus ohne Bilirubin im Harn bei sichtlichem Gehalt des Blutplasmas an diesem Farbstoff. Vielleicht scheiden es die Nieren dann nicht aus, wenn die Leberzellen es ausreichend wegnehmen. Oder die Sekretion in den Nieren leidet bei länger dauerndem Ikterus; das letztere ist wahrscheinlicher, wir denken an ein gleiches Verhalten der Nieren bei manchen Kranken mit Hyperglykämie.

Wie wir durch HIJMANS VAN DEN BERGH[1] wissen, gibt das Bilirubin die Diazoniumkuppelung, bei den Ikterusformen, bei denen der Farbstoff die Leber passierte, sofort („direkt"), bei allen dynamischen Ikterusformen, z. B. bei hämolytischer Konstitution und perniziöser Anämie erst nach Alkoholbehandlung („indirekt"). Die Gründe sind eingehend untersucht[2]. Nach dem, was wir sahen[3], ist das nicht die Folge einer besonderen Art von Bilirubin, sondern hängt ab von Begleitstoffen bei der Lösung des Bilirubins.

Mit dem Farbstoff kommen auch die anderen Gallenbestandteile in Lymphe und Blut; von diesen interessieren wegen ihrer giftigen Eigenschaften die Cholate. Ebenso tritt Cholesterin immer in das Blut, so daß man in ihm größere Mengen dieses Körpers findet. Auch sie werden durch die Leberzellen dem Blut entrissen, auch sie gehen in den Harn über. Über die quantitativen Verhältnisse der einzelnen Körper, wieviel bei den verschiedenen Zuständen gebildet, resorbiert, mit Galle und Harn ausgeschieden, oder in Blut, beziehentlich Organen zerstört wird, sind wir nicht ausreichend unterrichtet.

Das Auftreten von Ikterus ist nun keineswegs an einen völligen Verschluß der großen Gallenwege, an das Fehlen der Galle im Darm gebunden. Auch wenn die Passage in einzelnen größeren oder kleineren Gallengängen gehemmt ist, kann es zu lokaler Stauung und Resorption von Galle kommen. Aber allerdings haben Tierversuche ergeben, daß bei normaler Leber Dreiviertel der Gallengänge unterbunden werden kann, ohne daß Ikterus auftritt.

Bei Stauung der Galle erfolgt die Resorption in den feinsten Anfängen der Gallengänge, dort, wo wahrscheinlich auch beim gesunden Menschen kleine Mengen von

---

[1] HIJMANS VAN DEN BERGH, Der Gallenfarbstoff im Blute. 1918.

[2] THANNHAUSER u. ANDERSEN, Arch. klin. Med. 137, 179. — BLUM, Med. Klin. 1923, Nr 49. — LEPEHNE, Arch. klin. Med. 132, 96; 135, 79; Erg. inn. Med. 20. — WIEMER, Arch. klin. Med. 151, 154. — ADLER u. STRAUSS, Z. exper. Med. 44. — WELTMANN, Arch. klin. Med. 161, 203.

[3] P. MÜLLER u. ENGEL, D. Z. inn. Med. 1931.

Galle in Lymph- und Blutgefäße aufgesaugt werden. Daß das stattfindet, wissen wir aus dem regelmäßigen Vorkommen von Bilirubin im Blutserum des Menschen. Hier in den Gallenkapillaren bewegt sich die Galle nur mit Hilfe des Sekretionsdrucks. Bei dessen geringer Größe werden schon geringe Hindernisse ihr Fortschreiten aufzuhalten imstande sein; und zwar wird das um so leichter geschehen, je schwerer beweglich die Galle ist. Deswegen wird ihre Resorption immer dadurch begünstigt, daß sie zähe gemacht, „pleiochromisch" wird, wie es geschieht, wenn größere Mengen von Blut zerfallen. Dann wird eben in den Leber- und Sternzellen eine reichliche, zähe, farbstoffreiche Galle gebildet. Aus diesem Grunde ist Hämolyse stets als ein das Auftreten von Ikterus in hohem Maße begünstigendes Moment anzusehen, und in der Tat finden wir in ihrem Gefolge sehr häufig Gelbsucht. Das hat nichts zu tun mit dem Begriff des hämolytischen Ikterus, über den nachher noch gesprochen werden wird. Die Aufsaugung der Galle könnte man bei manchen Fällen und Formen der Gelbsucht in die feinsten Gallenwege verlegen, dorthin, wo wegen der Enge des Wegs, der Feinheit der Wände und der geringen Höhe des Drucks die Bedingungen für eine Aufsaugung ganz besonders günstig sind. Die Wände dieser feinsten Gallenwege erkranken häufig (nach NAUNYNS Ansicht), besonders auch in Form von infektiöser Entzündung (Cholangitis). Man nimmt an, daß Stauung, Infektion und Entzündung häufig zusammen kommen. Einmal enthält die Galle oft wenige, man möchte sagen latente Mikroben; diese kommen zur Wucherung, wenn die Galle sich staut. Vor allem aber wird, wie man aus vielfältigen Erfahrungen weiß, die stagnierende Galle sehr leicht sowohl vom Blutwege aus, als vom Choledochus her infiziert. Dann entwickeln sich in der stagnierenden und sich verändernden Galle eine Art von „Gallenthromben"[1], die nun ihrereseits diese feinsten Gallenwege verstopfen und Veranlassung geben zu einer Stagnation der Galle, Zerreißung der feinen Wände ihrer Kapillaren und Aufsaugung der Galle in die Lymph- und Blutgefäße. Allerdings wird die Bedeutung der Gallenthromben für die Entstehung der Gelbsucht verschieden beurteilt[2]. ASCHOFF macht mit vollem Recht darauf aufmerksam, wie viele Veränderungen an den Wänden der kleinen Gallenwege als Folge einer Verlangsamung des Gallenstroms und der Beschaffenheit der Galle angesehen werden müssen[3].

Nach verbreiteter Auffassung entsteht auf diese Weise eine große Zahl der Fälle von Resorptionsikterus bei zahlreichen Erkrankungen der Leber: Hepatitis, Zirrhose, Karzinom, Syphilis, bei Vergiftungen und Infektionskrankheiten, bei kardialer Stauung.

Ich möchte die Frage noch nicht für entschieden halten, wie weit hier tatsächlich die Erkrankung der feinen Gallenwege, die Cholangie, und wieweit die Erkrankung der Leberzellen selbst im Vordergrund steht. Wohl kommt eine Cholangie sowohl bei andern Lebererkrankungen, als auch als selbständiges und dann in der Regel infektiöses Leiden vor. Namentlich NAUNYN hat das hervorgehoben[4], und er hält gerade die selbständige Cholangie für eine häufige Krankheit. UMBER ist der gleichen Meinung[5]. Wie bekannt treten Bakterien sowohl vom Blute als vom Darm aus sehr leicht in die Galle über (Staphylokokken, Streptokokken, Koli, Typhus, Paratyphus). Nicht selten leben sie dort ohne irgendwelche örtliche Veränderungen zu erzeugen.

---

[1] EPPINGER, Beitr. path. Anat. **31**, 230; **33**, 123; Verh. dtsch. Ges. inn. Med. **1922**.

[2] UMBER, v. Bergmann-Staehelins Handb. **3 II**, 21.

[3] Vgl. über alle diese Fragen den ausgezeichneten Vortrag von ASCHOFF, Dtsch. med. Wschr. **1926**, Nr 42/43.

[4] NAUNYN, Leyden Vorlesung Dtsch. med. Wschr. **1911**, Nr 44. — Über Ikterus, Mitt. Grenzgeb. u. Chir. **29**, 621.

[5] UMBER, v. Bergmann-Staehelins Handb. **3 II**, 139. — UMBER u. HEIN, Arch. f. exper. Path. **103**, 329.

Jederzeit kann es Entzündungen der Wand der Gallenwege geben, wenn ein besonderes Ereignis hinzukommt. Als solches wird hauptsächlich Stauung angesehen oder die Anwesenheit von Fremdkörpern. Deswegen entsteht Cholangitis so leicht, wenn Steine da sind und wenn die Leber formal leidet. NAUNYN und UMBER heben selbst hervor, daß der anatomische Nachweis der Cholangitis sehr schwer ist, manchmal nicht gelingt. ASCHOFF hält deswegen die Cholangitis, ebenso wie meines Wissens die französischen Kliniker für etwas Seltenes[1]. Auch ich möchte die reine Cholangitis nicht für häufig ansehen und bin mit ihrer Beurteilung skeptisch, weil ich meine, daß bei diesen Zuständen im Grunde eine Erkrankung der Leber vorliegt, die von den Gallenwegen, aber ebensogut vom Blute ausgehen kann. Für die akuten und subakuten schweren Fälle von Ikterus ist das meines Erachtens nachgewiesen[2]. Ich halte diesen also für Folge einer entzündlichen bzw. degenerativen Erkrankung vielleicht der Gallenwege, sicher der Leber[3]. Und besonders bei den reinen Fällen mit Vergrößerung der Leber möchte ich eine Hepatitis bzw. Hepatose ganz in den Mittelpunkt stellen, also die Lebererkrankung für das erste, eine vielleicht sie begleitende Cholangitis für das zweite halten. Denn, namentlich wenn man anatomisch ein Hindernis an den feinen Gallenwegen nicht findet, dürfte die Entstehung der Gelbsucht mit mehr Recht darauf zu beziehen sein, daß die Leberzellen die Galle direkt in die Lymph- oder Blutgefäße eintreten lassen[4]. Für alle Krankheiten, namentlich aber die infektiösen, würde es mir als Fortschritt der Betrachtung erscheinen, wenn vor den Gallengängen in Zukunft das Verhalten der Leberzellen selbst mehr berücksichtigt würde[5]. Auf die feinere Art der Störungen, die zum Ikterus führen, käme es an[6]. Bis jetzt sind die Beziehungen der Morphologie der Leberzellen zur Parapedese der Galle unbekannt.

Großes Interesse hat die Frage nach der Beziehung zwischen Erkrankung der Leberzellen und Gelbsucht für das Verständnis ihrer gewöhnlichsten Form, des sog. katarrhalischen oder duodenalen Ikterus. Früher nahm man auf die bekannte Beobachtung von VIRCHOW hin einen Katarrh des Duodenums mit Schleimverstopfung der VATERschen Papille als Ursache an. Das ist wohl fast immer falsch oder der berühmte Schleimpfropf ist, wie ASCHOFF hervorhebt, eine Leichenerscheinung. Als Arzt gewann ich schon seit Jahrzehnten (vgl. die ältern Auflagen dieses Buchs) immer mehr den Eindruck, daß der Mehrzahl der hierher gehörigen Krankheitsfälle Störungen der Leberzellen selbst, eine Entzündung oder Entartung, also eine Form von Hepatitis oder Hepatose[7], zugrunde liegen. Ich möchte nur den gewöhnlichen Befund der Milzschwellung bei diesen Ikterusformen hervorheben (vgl. EPPINGERS Darlegungen). Meines Erachtens geht von der einfachen Erkrankung des Leberparenchyms („Icterus

---

[1] Vgl. AIELLO, Arch. klin. Chir. **130**, 415.

[2] Z. B. E. FRAENKEL, Münch. med. Wschr. **1918**, Nr 20. — UMBER selbst z. B. Handb. l. c. S. 149. — EICKHOFF, Mitt. Grenzgeb. Med. u. Chir. **35**, 439.

[3] RÖSSLE, Schweizer med. Wschr. **1929**, Nr 1.

[4] NAUNYN, Arch. f. exper. Path. **3**, 158. — MINKOWSKI, Kongreß inn. Med. **1892**, 127; Z. klin. Med. **55**, 34. — LIEBERMEISTER, Dtsch. med. Wschr. **1893**, Nr 16. — NAUNYN, Mitt. Grenzgeb. Med. u. Chir. **31**.

[5] Vgl. EPPINGER, Kraus-Brugschs Handb. **6**, 2 III, 97. — LEPEHNE, Klin. Wschr. **1927**, Nr 23, Lit. — EHRSTRÖM, Acta med. scand. (Stockh.) **65**, 573.

[6] Vgl. NAUWERCK, Münch. med. Wschr. **1907**, Nr 2.

[7] RÖSSLE, Hepatose u. Hepatitis, Schweiz. med. Wschr. **1929**, Nr 1. — EPPINGER, Kraus-Brugschs Handb. **6**, 2 III, 97; Verh. dtsch. Ges. inn. Med. **1922**, 15; Klin. Wschr. **1929**, 679.

catarrhalis") bis zu den schwersten, entweder tödlich („gelbe Leberatrophie") oder mit relativer Heilung chronisch verlaufenden Fällen (manche Zirrhosen[1]) eine allmähliche Reihe von Übergängen. Klinische und zunächst ätiologische und pathogenetische Forschungen müssen hier Ordnung schaffen. Wir wissen jetzt, daß zahlreiche Vergiftungen und Infekte zu einer Veränderung der Leberzellen führen können; Entartungen und Entzündung mischen sich dabei in der sonderbarsten Weise. Die Gallenabscheidung nach den Gallenwegen hin leidet fast immer, wenigstens läßt sich auf der Höhe der Krankheit beim Menschen Galle mittels der Duodenalsonde in der Regel nicht gewinnen[2].

Eine eigenartige Stellung nimmt die Gelbsucht ein, welche etwa 60% der neugeborenen Kinder einige Tage nach der Geburt trifft und fast immer, ohne überhaupt Beschwerden zu erzeugen, verschwindet[3]. Man möchte sie fast zu den normalen Vorkommnissen rechnen. Wahrscheinlich handelt es sich dabei um einen Resorptionsikterus; Gallensäuren wurden in den Körperflüssigkeiten gefunden[4], und sehr wahrscheinlich bestehen Beziehungen zu einem erhöhten Untergang von Blutkörperchen. Denn der Neugeborene ist offenbar besonders reich an Erythrozyten, und die spät abgenabelten Kinder, welche vielleicht noch eine Portion Blut aus der Plazenta erhielten, bekommen den Ikterus, wie scheint, häufiger als andere. Darüber liegen zahlreiche Beobachtungen vor[5]. Der Bilirubingehalt des Blutes solcher ikterischer Kinder ist besonders hoch[6]. Es scheint, daß die Leber des Neugeborenen in ihrer Ausscheidungsfunktion noch beeinträchtigt ist[7] und häufig zunächst die Galle in die Blut- und Lymphgefäße gibt.

Man kann die bisher besprochenen Formen des Ikterus, so verschiedene untereinander sie auch sein mögen, darin zusammenfassen, daß Galle, wie sie in den Leberzellen vorhanden war, in das Blut eintritt. Denn mit dem Farbstoff sind immer auch die andern charakteristischen Bestandteile der Galle, z. B. Cholsäuren und Cholesterin in das Blut eingedrungen und sie sind in ihm immer nachweisbar[8]. Die zahlreichen Bezeichnungen, die man dieser Form der Gelbsucht gegeben hat als Retentions- oder Resorptions- oder mechanischen oder hepatogenen Ikterus sind — jeder in seiner Weise — charakteristisch und berechtigt. Diese Gelbsucht kommt jedenfalls nie ohne Mitwirkung der Leber zustande[9].

Es gibt nun noch eine andere Gelbsucht, bei der nie Gallensäuren im Blut sind, auch das Cholesterin nicht vermehrt ist. Im Harn läßt sich Bilirubin fast nie nachweisen, entweder, weil die Niere es von sich aus nicht ausscheidet, oder weil es durch eine andere Beschaffenheit oder durch eine Bindung im

---

[1] Rössle, l. c.   [2] Kalk u. Schoendube, Münch. med. Wschr. **1926**, Nr 9.

[3] Quincke, Arch. f. exper. Path. **19**, 34; Nothnagels Handb. **18**, 138. — Naunyn, Über Ikterus. — Vgl. Schick, Z. Kinderheilk. **27**, 231. — Ylppö, zit. Ber. Physiol. **7**, 569. — Volhard, Erg. inn. Med. **37**, 465.

[4] Birch-Hirschfeld, Virchows Arch. **87**, 1.

[5] Pappenheim u. Mitarbeiter, Fol. haemat. (Lpz.) **18**.

[6] Ylppö, Z. Kinderheilk. **9**, 208.

[7] Cserna, Verh. dtsch. Ges. inn. Med. **1923**, 217. — Rosenthal, ebenda 268.

[8] Vgl. Umber, l. c.

[9] Stern, Arch. f. exper. Path. **19**. — Minkowski u. Naunyn, ebenda **21**, 1. — Naunyn, Arch. f. Physiol. **1868**, 401.

Blut[1] von der Niere nicht ausgeschieden werden kann. Sicher entsteht ein eisenfreier Farbstoff bei Zerfall von Blut im Bindegewebe. VIRCHOW nannte ihn Hämatoidin und hat ihn mit Bilirubin gleichgesetzt. Chemisch erwiesen ist seine Gleichheit mit Bilirubin durch H. FISCHER[2]. Derivate des Blutfarbstoffs entstehen bei Blutzerfall in den Zellen des Bindegewebes namentlich in den großen Zellen von Milz und Leber, den KUPFERschen Sternzellen. Nun meint die eine Gruppe von Forschern, daß in diesen Zellen das Bilirubin immer entsteht und von ihnen aus fertig in die Leberzellen eintritt. Zerfällt sehr viel Blut, so sind die Leberzellen nicht imstande alles Bilirubin aufzunehmen und in die Gallenwege auszuscheiden. Dann tritt es in großen Mengen direkt vom Bindegewebe ins Blut. So entstehe die Gelbsucht bei der Krankheit „hämolytischer Ikterus", bei Biermerscher Anämie, bei Vergiftungen, die mit Blutzerfall einhergehen. Die Leber habe mit dieser Form der Gelbsucht nicht direkt zu tun (dynamischer oder hämolytischer Ikterus im symptomatischen Sinne; der alte Subpressionsikterus[3]).

Demgegenüber hält eine andere Anzahl von Forschern an den Grundlagen der NAUNYN-MINKOWSKIschen Auffassung fest, daß bilirubinartige Körper zwar im Bindegewebe entstehen, daß aber die Hauptmenge des echten Bilirubins sich nur in der Leberzelle bildet. Zum mindesten aber wäre das Eindringen des Bilirubins in die Organe nur dadurch möglich, daß die nicht normal funktionierenden Leberzellen diesen Farbstoff nicht, wie am Gesunden, aus dem Blut entfernen. Also liege auch dieser Form des Ikterus immer eine Störung der Leber zugrunde.

Über den Umfang dieser Bilirubinbildung haben die neuen und verbesserten Leberexstirpationen nach MANN und MAGATH[4] zwar noch nicht ganz einheitliche Ergebnisse geliefert. Die Tiere leben eben doch nur recht kurze Zeit und sind nur mit wiederholten Traubenzuckereinspritzungen am Leben zu erhalten[5]. ROSENTHAL, LICHT und MELCHIOR fanden bei leberlosen Hunden nach Vergiftung mit Toluylendiamin keinen Ikterus[6]. ENDERLEN, THANNHAUSER und JENKE[7] beobachteten am leberlosen Hund unzweifelhaft Bilirubin, aber nur wenig und fanden die hauptsächliche Verfärbung des rötlichen Serums durch einen besonderen Farbstoff hervorgerufen, dessen Bau noch nicht festgestellt werden konnte (Xanthorubin). In den Beobachtungen von MANN und MAGATH wurde nach Leberexstirpation ebenfalls[8] Gelbfärbung sowie das Auftreten von echtem Bilirubin in den Geweben, Blut und im Harn gesehen[9]. Da nun sicher ist, daß Bilirubin auch bei dem leberlosen Tier im

---

[1] UMBER, l. c.   [2] H. FISCHER u. REINDEL, Hoppe-Seylers Z. **127**, 299.

[3] LEPEHNE, Das Problem der Gallenfarbstoffbildung innerhalb und außerhalb der Leber. 1930.

[4] ASHER-SPIRO, Erg. Physiol. **24**, 379.

[5] Vgl. ASCHOFF, Vortrag im biologischen Verein in Hamburg, 27. April 1926; Klin. Wschr. **5**, Nr 28 (1926). — v. KÁLLÓ, Beitr. path. Anat. **75**, 420 (ASCHOFF). — ASCHOFF, Klin. Wschr. **1924**, Nr 22.

[6] ROSENTHAL, LICHT u. MELCHIOR, Arch. f. exper. Path. **107**, 238; **115**, 138. — EITEL, Beitr. path. Anat. **79**, 700.

[7] ENDERLEN, THANNHAUSER u. JENKE, Verh. dtsch. Ges. inn. Med. **1925**, 277; Arch. f. exper. Path. **120**, 16.

[8] MANN, Asher-Spiros Erg. Physiol. **23 I**, 212; **24**, 379.

[9] Vgl. ENDERLEN, THANNHAUSER, JENKE, Arch. f. exper. Path. **120**, 16.

Blutserum auftritt, da man meines Erachtens wegen dessen schweren Zustands quantitative Verhältnisse nicht sicher heranziehen kann, da schließlich Cholesterinvermehrung und Cholsäuren bei dieser Form des Ikterus immer fehlen, neige ich jetzt der Ansicht zu, daß auch ohne die Leber Bilirubin entsteht und daß in diesen Fällen von Ikterus eine im Bindegewebe (Knochenmark!) vermehrt auftretende Bildung von Bilirubin die Gelbsucht hervorrufen kann. Aber für völlig geklärt halte ich die Angelegenheit deswegen noch nicht, weil wir über die Mengenverhältnisse nicht genügend Sicheres wissen[1], und weil die Zellen der normalen Leber außerordentlich große Mengen Bilirubin aus dem Blut zu entfernen vermögen. Vielleicht ist also zur Entstehung eines ausgesprochenen Ikterus am Menschen immer noch das Fehlen dieser ausgleichenden Leberfunktion, d. h. also eine Lebererkrankung notwendig[2].

Die Bedeutung des Ikterus liegt einmal darin, daß bei einer Reihe von Fällen die Galle im Darm fehlt. Darüber haben wir gesprochen, das kommt natürlich nur dann in Betracht, wenn der Choledochus vollständig verlegt ist. Bei Überfüllung der Gallengänge werden die Leberzellen selbst gedrückt und auseinander gedrängt. Sie fahren beim Menschen wenigstens anfangs mit der Sekretion fort. Doch bei länger dauernder Gallenstauung dürften sie in ihrer Struktur und Funktion[3] leiden. Auch Nekrosen und Entzündungsherde können offenbar leicht in der Leber entstehen[4]. Sie sind wahrscheinlich zum Teil auf die chemische Wirkung der Galle, zum Teil aber auch darauf zurückzuführen, daß Mikroorganismen in der stagnierenden Galle nach oben wandern. Wenigstens gelang es v. FREY und HARLEY bei aseptischer Unterbindung des Choledochus die Ausbildung solcher Herde zu vermeiden[5].

Sehr schwer ist ein Urteil darüber zu gewinnen, wie die Durchtränkung des Körpers mit Gallenbestandteilen den Organismus beeinflußt. Unter ihnen kommen die Cholate vor allem in Betracht. Sie sind zweifellos giftig. Der gesunde Mensch entleert auch große Mengen davon, etwa 10 g am Tage, in den Darm. Aber alle Beobachtungen stimmen darin überein[6], daß auch die Kranken mit echtem Resorptionsikterus aus den verschiedensten Gründen — eine wichtige Rolle spielt wohl die meist geringe Nahrungsaufnahme — nur recht kleine, oft verschwindende Mengen von Cholaten produzieren.

Über die kardialen Folgen der Cholatwirkung s. Abschnitt Kreislauf. Das Hautjucken habe ich in der Regel auf die Ablagerung des Farbstoffes in der Haut zurückgeführt. NAUNYN erinnert daran, daß es unregelmäßig und zuweilen vor dem Auftreten der Gelbfärbung eintritt. Auch an photodynamische Einwirkung vorerst unbekannter Stoffe wurde gedacht.

Zuweilen entwickeln sich im Verlaufe langdauernder Gallenstauungen schwere Hirnerscheinungen: Benommenheit, Delirien, Unruhe,

---

[1] Vgl. demgegenüber MANN, Amer. J. Physiol. 78, bespr. Zbl. ges. inn. Med. 45, 399.

[2] Vgl. ROSENTHAL, LICHT, MELCHIOR, l. c.   [3] QUINCKE, Nothnagels Handb. 18, 57.

[4] BELOUSSOW, Arch. f. exper. Path. 14, 200. — D. GERHARDT, ebenda 30. — PICK, Z. Heilk. 11, 117.

[5] v. FREY, Kongreß inn. Med. 1892, 115.

[6] Vgl. NAUNYN, Über Ikterus usw. — Vgl. YEO u. HERROUN, J. of Physiol. 5, 116. — STADELMANN, Der Ikterus.

Krämpfe, die — manchmal unter hohem Fieber — in wenigen Tagen zum Tode führen[1]. In anderen Fällen werden die Kranken nur benommen und schlafen in den Tod hinüber. Über die Entstehung dieser Zustände läßt sich meines Erachtens ein Urteil nicht abgeben, weil sie sich nicht abtrennen lassen von den Folgen der Leberschädigung. Genau die gleichen Symptome finden sich nämlich auch bei schweren Leberkranken ohne Gelbsucht, und das muß man sich klar sagen: Ikterische mit schweren Allgemeinerscheinungen haben stets schwere Veränderungen der Leberzellen. Und ferner ist zu bedenken, daß von manchen Forschern die schweren Nervenerscheinungen, die die akute gelbe Leberatrophie begleiten, nicht dieser zur Last, sondern als gleichgeordnete Folgen der Krankheitsursache angesehen werden[2].

Die Leberzellen befinden sich im Zustande der höchsten Entartung und des Zerfalls. Ihre Zerstörung dürfte das Maßgebende sein. Bei den vielseitigen Aufgaben der Leber[3] ist verständlich, daß der gesamte Stoffwechsel auf das schwerste leiden muß, falls die Funktion der Leberzellen gehemmt ist. Wir haben hierfür eine ganze Reihe experimenteller Belege. MINKOWSKIS entleberte Gänse starben häufig plötzlich unter Krämpfen, wenn ihnen stickstoffreiche Kost verabreicht wurde[4]. Hunde mit ECKscher Fistel bekommen nach Fleischdarreichung leicht einen Vergiftungszustand[5] mit Amaurose, Ataxie und Krämpfen. Noch andere Erscheinungen schwerster Natur zeigen solche Tiere, deren Leberzellen ohnehin schon einen höchst spärlichen Blutzufluß haben, sobald man sie außerdem noch durch Gifte schädigt, z. B. ihres Glykogens beraubt[6]. FISCHLER hat diese Fragen auf das sorgfältigste durchgearbeitet und in seiner Monographie zusammengefaßt. Der Stoffwechsel aller Hauptsubstanzen: des Eiweißes, der Kohlehydrate und der Fette leidet. Wir fangen ja erst an, die ungemein ausgedehnten und verwickelten Beziehungen des Leberstoffwechsels kennenzulernen. Natürlich müssen wir sie für diese Aufgabe analytisch auflösen. Wie weit sie getrennt, wie weit sie vereinigt gestört werden, läßt sich noch nicht sagen.

Die Krankheitsbilder, die aus verschiedenen Anlässen entstehen, sind verschiedene, und offenbar ist das auch ihre Pathogenese. Abbauprodukte der Nahrung und der Körperzellen, namentlich des Eiweißes, die in der Leber nicht verarbeitet werden, können giftig wirken. Bei der Fleischvergiftung spielt dann das Ammoniak, sei es direkt, sei es als Alkali eine Rolle. Giftige Stoffe aus dem Darm oder aus den Körperzellen werden nicht unschädlich gemacht. Fermente, die entweder aus den Leberzellen oder von anderen Geweben, z. B. vom Pankreas herstammen, können eine verhängnisvolle Wirksamkeit entfalten. Darüber gibt FISCHLER klare Belege. Die Erscheinungen sind höchst verwickelt. Die Leberzellen verarmen an Glykogen, die Bildung des Traubenzuckers leidet. Schon das kann, wie vielfache Experimentalbeobachtungen lehren, schwerste Erscheinungen hervorrufen. Auch die Umsetzung der Fette ist schwer beeinträchtigt. Immer tritt die Vielfältigkeit der Bedingungen, ihre Kombination, hervor. Auch infektiöse Momente machen sich gewiß in manchen

---

[1] FRERICHS, Leberkrankheiten. — QUINCKE, in Nothnagels Handb. **18**, 71.

[2] LÖFFLER, Zbl. Path., Erg.-H. S. 326.

[3] F. HOFMEISTER, Der chemische Haushalt der Zelle. 1902. — FISCHLER, Münch. med. Wschr. **1925**, Nr 45/46.

[4] MINKOWSKI, Arch. f. exper. Path. **21**, 41.

[5] HAHN, MASSEN, NENCKI u. PAWLOW, Arch. f. exper. Path. **32**, 161.

[6] FISCHLER, Arch. klin. Med. **104**, 300; Physiologie und Pathologie der Leber, 2. Aufl. 1925.

Fällen geltend[1]. Wir stehen erst im Anfang unserer Erkenntnisse; die Einzelerfahrungen geben vorerst nur ungenügende Grundlagen.

Daß Gelbfärbung der Haut durch Urobilin erzeugt werden könne, darf man jetzt ablehnen[2]. Das Urobilin ebenso wie seine Vorstufe, das Urobilinogen, entsteht durch die reduzierende Tätigkeit von Bakterien, namentlich bestimmter Anaerobier, die man genau kennt[3], im Darm aus dem Bilirubin, so daß dieses in den Fäzes Gesunder überhaupt fehlt oder nur in äußerst geringen Mengen vorhanden ist. Von der Darmwand wird das Urobilin resorbiert, gelangt in die Körperflüssigkeiten und zum Teil verläßt es den Körper durch die Leber, zum Teil wird es in der Leber zerstört[4]. Wieviel von dem Farbstoff im Körper gebildet wird, hängt in erster Linie von der Gallenmenge ab, welche in den Darm fließt, und von den reduzierenden Mikroorganismen, die dort herrschen. Der Darm ist also bei dem gesunden Organismus die einzige Bildungsstätte dieses Farbstoffs (F. MÜLLER).

Der Harn des Gesunden enthält stets Spuren von Urobilin, ebenso wie das Plasma des gesunden Menschen[5], aber der größte Teil des aus dem Darm aufgesaugten Farbstoffs wird andauernd von der Leber aus der Pfortader weggenommen. Leiden ihre Zellen, so mindert sich diese Fähigkeit, das Pfortaderblut zu reinigen und das Urobilin zu entfernen: Urobilin und Urobilinogen treten in mehr oder weniger großen Mengen in den Körperkreislauf und die Gewebe. Gewiß hat FISCHLER mit der Vorstellung recht, daß die Herabsetzung dieser Funktion der Leberzellen das feinste Zeichen ihrer Erkrankung sei[6].

Stammen die Urobilinkörper am Gesunden immer und am Kranken jedenfalls in der großen Mehrzahl der Fälle aus dem Darm, so ist doch nicht abzulehnen, daß kranke Leberzellen auch ihrerseits Urobilin zu bilden vermögen. Für den Hund ist das wenigstens durch FISCHLER in höchst sorgfältigen Versuchen beobachtet[7]. Zwar lehnt BRULÉ ab, daß bei völligem Fehlen der Galle im Darm und Fehlen jeder Gallenstauung noch Urobilin gebildet werde[8]. Ich möchte aber gerade nach den neuen Beobachtungen FISCHLERS[9] an seiner Meinung durchaus festhalten. Es gibt eben einzelne ganz schwere Veränderungen der Leber, z. B. die Schädigungen, die zur glykopriven Intoxikation (Hypoglykämie) führen, die gleichzeitig mit einer hepatischen Urobilinerzeugung einhergehen.

Der Pankreassaft.

Daß wir von krankhaften Veränderungen der Abscheidung des pankreatischen Safts[10] so wenig wissen, liegt in erster Linie an methodischen Schwierigkeiten. Zwar

---

[1] MEDER u. MARCHAND, Beitr. path. Anat. **17**, 169.

[2] F. MÜLLER, Schles. Ges. f. vaterl. Kultur. 1892; Kongreß inn. Med. **1892**, 118. — D. GERHARDT, Z. klin. Med. **32**, 194. — WEINTRAUD, in v. Noordens Handb. **1**, 754. — MINKOWSKI, Erg. Path. **2**, 699. — FISCHLER, Das Urobilin und seine klinische Bedeutung. 1906; Kongreß inn. Med. **1908**, 544; Arch. klin. Med. **93**, 427; Münch. med. Wschr. **1908**, Nr 27; Monographie, S. 125. — HILDEBRANDT, Münch. med. Wschr. **1909**, Nr 14/15; Dtsch. med. Wschr. **1908**, Nr 12; Z. klin. Med. **59**, 351. — MEYER-BETZ, Erg. inn. Med. **12**.

[3] KÄMMERER u. MILLER, Verh. dtsch. Ges. inn. Med. **1922**, 85.

[4] FISCHLER u. OTTENSOOSER, Arch. klin. Med. **146**, 305.

[5] HIJMANS V. D. BERGH, Der Gallenfarbstoff im Blute. 1918. — STRAUSS u. HAHN, Zbl. inn. Med. **1920**, Nr 11.

[6] FISCHLER, Münch. med. Wschr. **1908**, Nr 27. — Vgl. HILDEBRANDT, l. c. — Demgegenüber NAUNYN, Über Ikterus. 1919.

[7] FISCHLER, Das Urobilin usw.   [8] BRULÉ u. SPILLIAERT, Ann. Méd. **9**, Nr 5.

[9] FISCHLER u. OTTENSOOSER, Arch. klin. Med. **146**, 305.

[10] GROS u. GULEKE, Erkrankungen des Pankreas. 1924. — A. SCHMIDT, Kraus-Brugschs Handb. **6**.

kann man jetzt mit Hilfe der Duodenalsonde auch vom lebenden, nicht operierten Menschen mit Hilfe chemischer Reize, die auf die Duodenalschleimheit ausgeübt werden, Pankreassaft gewinnen. Aber man weiß nie, ob und wieweit das, was man gewinnt, reiner Pankreassaft ist oder ob Darmsaft und Flüssigkeit aus den Gefäßen dabei ist. Es fehlt also jedes Quantitative des Urteils, sowohl über die Zusammensetzung des Pankreassafts als auch über seine abgeschiedenen Mengen.

Ferner haben wir am Kranken ganz gewöhnlich nicht nur eine Störung am Pankreas, sondern meist zugleich an andern Organen, z. B. an der Leber, an den Gallenwegen, am Magen. Schließlich liegen nur recht wenige quantitative Bestimmungen von Nahrung und Kot vor, d. h. echte Ausnützungsversuche. Solche brauchen wir aber durchaus, wenn wir sichere theoretische Kenntnisse gewinnen wollen.

Die gegenwärtige Physiologie läßt die Erregung der Pankreasabsonderung vorwiegend auf dem Blutwege von der Duodenalschleimhaut aus mittels des sauren Mageninhalts zustande kommen; in der allgemeinen Auffassung sind die Nerven unverdient zurückgetreten. Erwiesen scheint mir nur zu sein, daß sie so erfolgen kann, und die Beobachtung am Krankenbett zeigt mit voller Sicherheit, daß sie beim Menschen mindestens zum großen Teil auch auf andere Weise, also wohl vornehmlich durch Vermittlung der Nerven erfolgt. Denn Kranke mit gastrischer Achylie, solche ohne Salzsäure des Magensafts, haben in der Regel[1] eine durchaus gute Ausnützung ihrer Nahrungsstoffe und einen normalen Ernährungszustand aufzuweisen. Das wäre aber ohne Mitwirkung des Pankreas unmöglich. Am Kranken mit Achylia gastrica kommen unzweifelhaft Störungen der Pankreassekretion vor; das stellt eine dann erhebliche Schädigung dar[2]. Aber sicher ist das nicht das Gewöhnliche. In der Regel bleibt bei Achylia gastrica die Pankreasfunktion normal. Das scheint mir mit voller Sicherheit zu erweisen, daß diese im wesentlichen nicht durch Hormone, sondern auf dem Nervenwege erfolgt. Die starke suggestive Beeinflußbarkeit der Pankreassekretion[3] spricht auch mit Sicherheit für die große Bedeutung des Nervensystems für die Absonderung. Die aus methodischen Gründen in ihrer Verwertung sehr schwierigen Tierversuche[4] ergeben kein ohne weiteres klares Resultat. Immerhin zeigen doch auch sie, daß unter den Bedingungen des Versuchs die sekretionserregende Wirkung eines Mageninhalts nicht allein und nicht in erster Linie von seinem Gehalt an Salzsäure abhängt.

Für das klare Verständnis der Pankreaserkrankungen wären Beobachtungen nötig über das isolierte Fehlen des pankreatischen Saftes im Darm. Das ist aber sehr selten. Einmal hat die Drüse zwei Ausführungsgänge, ferner kommt es in ihnen kaum je zu völligen Verstopfungen. Krankhafte Zustände der Drüse, die eine Absonderung wirksamen Saftes völlig verhindern, sind ebenfalls etwas Ungewöhnliches. Ob die erkrankte Drüse ein verändertes Sekret liefert, wissen wir nicht. Endlich leidet bei Störungen am WIRSUNGschen Gange in der Regel gleichzeitig die Ausscheidung der Galle; dann ist aber über unsere Frage nichts Klares mehr zu erfahren. Wir verstehen also, daß man über das reine Fehlen des Pankreassekretes am Menschen nur wenig unterrichtet ist. Es gibt viele Gegensätze in den Beobachtungen und in ihrer Deutung. Vor allem konzentrieren sich Interessen und Meinungsverschiedenheiten um das Verhalten des

---

[1] EHRMANN u. LEDERER, Berl. klin. Wschr. 1908, Nr 31; Dtsch. med. Wschr. 1909, Nr 20.
[2] Vgl. BITTORF, Dtsch. med. Wschr. 1914, Nr 45.
[3] DELHOUGNE u. HANSEN, Arch. klin. Med. 157, 30.
[4] SCHLAGINTWEIT u. STEPP, Arch. klin. Med. 112; Münch. med. Wschr. 1913, Nr 34.

Fettes; Fettstühle gelten als das klassische Symptom der Pankreaserkrankung. F. Müller hat einige Fälle mit ausgedehnter Degeneration der Drüse untersucht[1]. Hier war die Ausnützung des Fettes nicht wesentlich verändert, doch zeigte das in den Fäzes vorhandene Fett eine andere Beschaffenheit als das Stuhlfett bei Gesunden: es war jetzt der Norm gegenüber nur ein kleiner Teil der Fette gespalten. Untersuchungen am Tier mit Verschluß des Pankreasganges stimmen damit überein.

Gerade dieser Punkt wird von anderen auf Grund anderer Beobachtungen sehr verschieden beurteilt. Nicht nur wechselt die Beschaffenheit des Fettes, namentlich der Umfang seiner Spaltung außerordentlich[2]. Auch sein Seifengehalt — es handelt sich um Kalzium- und Magnesiumseifen — wechselt. Und ebenso schwanken die Angaben über die prozentuale und die absolute Menge des nicht resorbierten Fettes.

An pankreaslosen Hunden kann das eingeführte Fett ganz in den Fäzes, und zwar zu 30—85% gespalten, wieder erscheinen[3]; nur vom Fett der Milch wurden 30—50% ausgenutzt. Aber es stimmen auch hier die mit der gleichen Methode ausgeführten Untersuchungen[4] nicht überein, z. B. wurden bei Sandmeyer[5] die Fette in manchen Fällen nicht, in anderen bis zu 80% ausgenutzt. Auf etwaige besondere Einflüsse der völligen Pankreasentfernung komme ich sogleich zu sprechen.

Die Ausnutzung der Eiweißkörper fand F. Müller nur wenig gestört. Auch hier lauten die Angaben sehr verschieden, und auch hier kommt es wohl auf die Form des Eiweißes an. Gerade Fleisch wird schlecht verwertet[6]; das nehmen wenigstens die Erfahrungen von A. Schmidt für den Menschen an. Er macht auf den interessanten Gesichtspunkt aufmerksam, daß die mit Magenerkrankungen in Zusammenhang stehenden Störungen der Pankreasarbeit besonders zur Störung der Fleischverdauung führen. Wie wir wissen, wird Kollagen im wesentlichen durch das Pepsin aufgelöst. Leidet seine Wirkung, so erscheinen die Fleischfasern um so mehr zusammenhängend im Stuhlgang, je mehr auch noch die Pankreasarbeit beeinträchtigt ist. Also hier liegen vielleicht Kombinationen von Fermentwirkungen vor. Weintraud gibt für Entartungen des Pankreas Stickstoffverluste bis zu 60% an[7]. Das ist ungefähr die gleiche Zahl für mangelhafte Ausnutzung des Eiweißes, wie es für pankreaslose Tiere gefunden wurde. Wie sich das mit den Befunden F. Müllers und den Erfahrungen der Physiologen zusammenfügt, vermag ich nicht zu sagen. Gross macht darauf aufmerksam[8], daß man mit der Verwertung von Fleischfasern im Stuhl sehr

---

[1] F. Müller, Z. klin. Med. **12**, 45. — Vgl. Brugsch, ebenda **58**, 519.

[2] Vgl. Brugsch u. Mitarbeiter, Z. exper. Path. **5**, **6**. — v. Hoesslin u. Kashiwodo, Arch. klin. Med. **105**, 576. — A. Schmidt, Kraus-Brugschs Handb. **6**, 1 II, 14.

[3] Abelmann (Minkowski), Diss. Dorpat 1890.

[4] Oser, Erkrankungen des Pankreas, Nothnagels Handb. **18**, 87 (Lit.).

[5] Sandmeyer, Z. Biol. **31**, 72. — Lombroso, Beitr. chem. Physiol. u. Path. 8, 50.

[6] A. Schmidt, l. c.   [7] Weintraud, Die Heilkunde. 1908.

[8] Gross u. Guleke, Erkrankungen des Pankreas, S. 89.

vorsichtig sein muß, weil schnelle Dünndarmpassage diesen Befund allein schon
erheben läßt. Durchfälle kommen aber sowohl bei Magen- als bei Pankreas-
störungen vor. Es ist ein leidiges Verfahren, aus morphologischen Betrachtungen
des Stuhlgangs Schlüsse über die Größe von Resorptionsstörungen abzuleiten.

Für die Kohlehydrate vermißt F. MÜLLER jede Einwirkung des Fehlens
von Pankreassaft. Damit stimmen auch die Angaben der meisten anderen
Forscher. Nur nach Pankreasexstirpation soll selbst die intestinale Ausnützung
des Zuckers erheblich vermindert sein. Also: da ist doch das meiste anders als
bei bloßem Fehlen des Saftes. Man kommt unwillkürlich auf den Gedanken,
daß das Fehlen des Organs (also das Ausfallen von Hormonen) auch für die gesamten resorptiven Fähigkeiten des Darms bedeutungsvoll ist[1].

Meines Erachtens ist durch die letzten Mitteilungen von BRUGSCH[2] die ganze
Frage wesentlich geklärt. Völliges Fehlen des Pankreassaftes macht auch
am Menschen stärkste Störungen der Fettresorption: „schwer verdauliches" Fett
wird so gut wie nicht aufgesaugt, emulgiertes etwa zu 20%. Das Eiweiß wird
unter den genannten Bedingungen zu 50—80% aufgesaugt. Diese Störungen
treten also nur dann ein, wenn der Erguß von Pankreassaft in den Darm völlig
aufgehoben ist. Ein Minimum von Drüse genügt, um die zur Verdauung notwendige Menge von Sekret zu liefern, und es bestehen zwei Ausführungsgänge!
So verstehen wir die Seltenheit ausgeprägter Störungen. Das Schwanken der
Untersuchungsergebnisse am Menschen hängt wohl teils mit der geringen Ausprägung der Erscheinungen seitens der Drüse, teils mit Störungen der Gallenabscheidung, teils damit zusammen, daß wir ja die Stuhlgänge untersuchen,
und für diese die Wirkung der Bakterien eine noch nicht genügend geklärte
Rolle spielt. Auf der anderen Seite werden wir gegen die Verwendung mikro-
skopischer Beobachtungen zur Verwertung der Ausnutzung sehr mißtrauisch.

Am Kranken gibt es auch Herabsetzungen der Saftabscheidung des
Pankreas[3]. Wir kennen Kranke[4], bei denen Durchfälle mit einzelnen Fleischfasern
ohne besondern Fettreichtum, aber herabgesetzter tryptischer Wirkung bestehen.
Diese Kranken magern außerordentlich ab. Darreichung von Pankreassubstanz
führt zu völliger Heilung, und diese hält an. Man findet Ähnliches in verschiedenen Schattierungen und mit den verschiedensten Erscheinungen. Anomalien der
Saftabscheidung können nachweisbar oder nicht nachweisbar sein. Nach KATSCH
sind Schmerzen im obern Teil des Leibes, die nach links ausstrahlen und Hautzonen bei $D_{8/9}$ machen, von Bedeutung. Die Diastasewerte im Blute und im Harn

---

[1] Vgl. H. LOMBROSO, Arch. f. exper. Path. **56**, 357; **66**, 99. — FLECKSEDER, ebenda
59, 407.

[2] BRUGSCH, Z. exper. Path. **20**, 473. — SALOMON, Arch. Verdgskrkh. **46**, 129.

[3] Z. B. VOLHARD, Münch. med. Wschr. **1907**, Nr 9. — A. SCHMIDT, ebenda **1908**
Nr 23; Arch. klin. Med. **87**, 456. — CAMUS u. GLEY, J. Physiol. et Path. gén. **1907**, 987. —
A. SCHMIDT, Pankreas, in Kraus-Brugschs Handb. **6**. — EINHORN, Berl. klin. Wschr. **1915**,
Nr 32. — A. SCHMIDT, Klinik der Darmkrankheiten. — BRUGSCH, Z. exper. Path. **20**, 473. —
GROTE, Zbl. inn. Med. **1922**, Nr 48. — KATSCH, Verh. Ges. Verdgskrkh. **1924**, 89; Klin. Wschr.
1925, Nr 7; **1923**, Nr 39. — ISAAC-KRIEGER, Med. Klin. **1925**, Nr 40/41.

[4] Z. B. GROSS, in GROSS-GULECKE, Pankreaserkrankungen, S. 87.

erreichen meist recht hohe Werte. Man wird in einigen Fällen funktionellsekretorische Störungen zugrunde legen. Häufiger ist wohl eine Pankreatitis da. Wie die Chirurgen uns lehrten, findet sich diese Erkrankung häufig, besonders bei Cholelithiasis. Daran zweifle ich nicht. Aber ich zweifle vorerst noch daran, daß es zur Zeit häufig gelingt, diese Pankreatitis aus den Erscheinungen zu erkennen und nicht aus Analogieschlüssen der Erfahrung zu erschließen.

Von der Wirkung des inneren Sekrets im intermediären Stoffwechsel ist bei Besprechung des Diabetes die Rede. Hier möchte ich nur erwähnen, daß immer wieder die Annahme von einem hormonalen Einfluß des Pankreas auf die Resorption im Darme auftaucht. Die Frage ist einer Bearbeitung dringend bedürftig, denn vorerst scheinen mir keinerlei Beweise vorzuliegen.

Schwerste Krankheitserscheinungen können dadurch eintreten, daß wirksamer Pankreassaft in die Zellen des Organs oder in andere Gewebe oder in die Bauchhöhle eintritt und die Gewebe zerstört. Unter normalen Verhältnissen sind die Zellen der Drüse ja dadurch geschützt, daß auch in ihren Ausführungsgängen sich nur Vorstufen der Fermente befinden, und daß diese erst im Darm durch die Enterokinase des Darmsafts aktiviert werden. Wie es scheint, kann die Aktivierung aber auch noch durch zahlreiche andere Stoffe, z. B. Eiweißkörper verschiedener Art, hervorgerufen werden. In dieser Hinsicht dürften bakterielle Prozesse von Bedeutung sein können. Ob die Galle zu jenen Substanzen gehört, weiß man nicht sicher; es ist wenig wahrscheinlich. Denn bei den häufig so nahen Beziehungen zwischen Ductus Choledochus und Wirsungianus in der Vaterschen Papille und bei der oft vorkommenden, wenigstens zeitlichen Unwegsamkeit der Papillenöffnung (Steineinklemmung, Muskelkrampf) müssen wir bei den Menschen, die das genannte anatomische Verhältnis der beiden Gänge zeigen, nicht selten ein Eindringen von Galle in die Pankreasgänge vermuten, die Pankreasselbstverdauung ist aber selten!

Darmzellen mit gesunder Oberfläche widerstehen der Einwirkung des Pankreassafts. Wie das mit den normalen Pankreaszellen ist, weiß man nicht genau. Werden sie nicht zerstört, weil sie am Gesunden mit aktiven Pankreassaft nicht in Berührung kommen? Oder muß eine andere Schädigung vorausgehen, wenn die Pankreasfermente wirken sollen? Fettzellen, Bindegewebe, Peritonealzellen gehen sofort zugrunde, wenn wirksamer Pankreassaft an sie kommt. Ebenso das Epithel der Oberfläche.

Gelangt am Menschen wirksamer Pankreassaft in die Gänge der Drüse, so nekrotisieren ihre Zellen. Entzündung, Infekte, Blutungen schließen sich an. Kommt der Saft in das Fettgewebe, so sterben die Fettzellen ab[1] (BALSERs Fettgewebsnekrose), das Fett wird gespalten, man trifft auf Fettsäuren und Kalkseifen. Einschmelzungen, Abszesse, mit nekrotischen Massen gefüllte Höhlen bilden sich im Pankreas und in der Umgebung. Die Kranken bieten den denkbar schwersten Allgemeinzustand dar. Sie haben furchtbare Schmerzen im obern

---

[1] BALSER, Virchows Arch. **90**, 520; Kongreß inn. Med. **1892**, 450. — PONFICK, Berl. klin. Wschr. **1896**; Zahlreiche chirurgische Abhandlungen. — ROST, Path. Phys., 3. Aufl., S. 147.

Teil des Leibes, sind außerordentlich unruhig und verfallen schnell. Was am einzelnen Kranken die Aktivierung des Pankreassafts in den Gängen erzeugt, wissen wir nicht immer sicher. Manchmal ist es eindringender Darminhalt. Die meisten Kranken mit Pankreasnekrose sind fett und haben eine Erkrankung der Gallenwege (meist Gallensteine). Es liegt nahe an eine infektiöse Zersetzung der Galle zu denken im Verein mit mechanischen Verhältnissen, denn viele Kranke erkranken unmittelbar im Anschluß an eine reichliche Mahlzeit, also wenn Pankreas- und Gallenwege mit Sekreten überfüllt sind. Wichtig ist, daß, wie KATSCH hervorhebt[1], vielleicht nicht selten leichtere Anfälle mit Schmerzen, die besonders nach links ausstrahlen, vorkommen, teils für sich, teils als Vorgänger jener schwersten Zustände.

Das Experiment hat vielerlei zur Erklärung der Erscheinungen beigetragen[2]. Z. B. Einpflanzung eines normalen Pankreas in die Bauchhöhle eines gesunden Tiers ruft tödliche Nekrose der Bauchspeicheldrüse und des Fettes in der Umgebung hervor[3]. Auch die Einleitung des Ductus pancreaticus in die freie Bauchhöhle, also gewissermaßen die Anlegung einer innern Fistel, führt zu Fettgewebsnekrose.

Beides, Pankreasnekrose und Tod, ist aber zu verhindern, wenn das implantierte Tier vorher mit Trypsin behandelt, also immunisiert war[2]. Man kann sagen: Erkrankung und Tod sind eine Folge von Vergiftung mit aktiven Pankreasfermenten, besonders mit Trypsin. Freilich wissen wir noch nicht, ob die Protease selbst das Wirksame ist. Die Verhältnisse liegen verwickelt. FISCHLER konnte zeigen[3], daß die Leber eine hervorragende Rolle spielt: Tiere mit ECKscher Fistel sind äußerst empfindlic gegen die geringsten Schädigungen des Pankreas, wie sie andere Tiere in keiner Weise beeinflussen. Dabei entsteht eine eigenartige zentrale Nekrose der Leberläppchen, und diese ist, ebenso wie die Empfindlichkeit der Tiere gegen Pankreasschädigungen und ihr Tod, zu verhindern durch Vorbehandlung mit Trypsin!

Die Vorgänge im Darm[4].

Im obern Dünndarm erfolgt die Verarbeitung der Nahrungsmittel, nachdem sie durch den Magen vorbereitet war, mit Hilfe der Galle, der Fermente des Pankreas und des Darmsafts. Von hier an macht sich auch die Bedeutung der Bakterien in zunehmenden Maße geltend. Der durch die genannten Körpersäfte veränderte Chymus gibt jetzt die geeigneten Stoffe schnell an das Innere der Darmwand ab. Es ist eines der größten Rätsel der Physiologie, auf welche Weise die Nahrungssubstanzen des bearbeiteten Chymus trotz der kurzen Zeit seines Aufenthalts im Dünndarm in die Lymph- und Blutgefäße aufgenommen werden. Allerdings ist die Aufsaugungsfläche eine ungeheuer große.

[1] KATSCH, Verh. Ges. Verdgskrkh. 1924.

[2] v. BERGMANN u. GULEKE, Münch. med. Wschr. 1910, Nr 32. — GULEKE, Arch. klin. Chir. 78, 845; 85, 515. — v. BERGMANN, Z. exper. Path. 3, 401. — HESS, Grenzgeb. Med. u. Chir. 19, 637.

[3] FISCHLER, Arch. klin. Med. 100, 329; 103, 156.

[4] Der Darm: COHNHEIM, Physiologie der Verdauung. — MACFAYDEN, NENCKI u. SIEBER, Arch. f. exper. Path. 28, 311. — NOTHNAGEL, Z. klin. Med. 3, 241; 4, 223, 422, 532; 7, 1. — NOTHNAGEL, Sein Handb. 17. — ROSENHEIM, Die Krankheiten des Darms. 1893. — A. SCHMIDT, Klinik der Darmkrankheiten. 2. Aufl. herausgegeben von C. VON NOORDEN. 1912/13, — MORAWITZ, Verh. Ges. Verdgskrkh. 1926, 55. — KATSCH, Darmneurosen. Neue dtsch. Klinik 2, 522. — SEILER u. STRASBURGER, in v. Bergmann-Staehelins Handb. 3 II.

Welche Folgen für die Darmverdauung Störungen der Galle- und Pankreasabscheidung nach sich ziehen, ist oben beschrieben. Auch Magenstörungen können den Darm beeinträchtigen, z. B. führen Achylien manchmal zu Durchfällen.

Störungen der Darmsaftabscheidung sind am Menschen nicht bekannt[1]. Es ist vorerst auch keine Aussicht, etwas darüber zu erfahren, weil man den Darmsaft in seinen Wirkungen qualitativ nicht wird trennen können von denen des Pankreassafts, und weil das quantitative uns natürlich ganz unzugänglich ist.

Unsere weiteren Kenntnisse von Störungen der Darmverdauung knüpfen zunächst an die Verhältnisse der Mikroorganismen an. Obwohl wir doch mit der Nahrung dauernd ungezählte Mengen und Arten von ihnen in unsern Darm einführen, enthält der oberste Teil des Dünndarms, namentlich des Dünndarms am nüchternen Menschen, sehr wenig davon[2] oder kann sogar auch steril sein. Enthält er Mikroben — und das dürfte das Gewöhnliche sein —, so finden sich nur einige wenige fest umschriebene Arten von Kokken und Stäbchen, die die Fähigkeit der Milchsäurebildung aus Kohlehydraten haben. Im weiteren Verlaufe des Dünndarms wächst die Zahl der Keime und die Zahl der Arten. Allmählich im Verlaufe des Jejunums stellt sich Koli ein, der Bacillus lactis aerogenes wird reichlicher. Die Charakterisierung aller dieser Mikroorganismen trifft ja Sammelbegriffe. Ob die Koliarten des einzelnen Menschen immer etwas Besonderes, gewissermaßen an die Person angepaßt sind[3], ist noch nicht sicher. Dafür spricht, daß das Serum des Gesunden nur eignes Koli agglutiniert. Wie mir scheint, muß man mit einer großen Variabilität aller dieser Mikroben rechnen; vielleicht hat das auch Bedeutung für pathologische Verhältnisse.

Im Dickdarm treten zahlreiche neue Arten von Kleinwesen auf, besonders Anaerobier, die im Dünndarm des Gesunden fehlen. Zahl und Beschaffenheit der Mikroben, die im Dickdarm vorkommen, scheinen mir noch nicht ausreichend bekannt zu sein; es läßt sich auch noch nicht sagen, ob hier eine Konstanz der Arten besteht. Die Beziehung zwischen Dünndarm- und Kolonbakteriologie ist noch nicht ausreichend geklärt. Der Biologe wird natürlich geneigt sein, den ganzen Darm als einheitliches Organ aufzufassen, dessen Teile in nächster Beziehung zueinander stehen.

Die Menge der unsern Dickdarm bewohnenden Mikroorganismen unterliegt zwar erheblichen Schwankungen[4], aber sie ist doch unter allen Umständen im ganzen recht groß: beim gesunden Menschen machen sie etwa $1/_4$—$1/_8$ des Gewichts vom trocknen Kot aus. Von diesen großen Bakterienmengen ist der ganz überwiegende Teil abgestorben.

---

[1] Was man sich darüber denken kann, vgl. KALK, Handb. norm. path. Phys. **3**, 1240. — BOGENDÖRFER u. KÜHL, Arch. klin. Med. **142**, 301.

[2] HOEFERT, Z. klin. Med. **92**, 221 (Beob. u. Lit.). — v. D. REIS, Z. exper. Med. **34**, 385. — BOGENDÖRFER u. BUCHHOLZ, Arch. klin. Med. **142**, 318. — LÖWENBERG, Klin. Wschr. **1926**, Nr 13. — KUTTNER u. LÖWENBERG, Med. Klin. **1926**, Nr 37.

[3] Vgl. SEIFERT, Dtsch. med. Wschr. **1911**, Nr 23.

[4] Lit. bei METSCHNIKOFF, Les microbes intestinaux; Bull. Inst. Past. **1903 I**, 217, 264. — LISSAUER, Arch. f. Hyg. **58**, 136. — SCHMIDT u. STRASSBURGER, Die Fäzes des Menschen, 3. Aufl.

Am Säugling sind die Verhältnisse für den Dickdarm genau studiert. Hier haben wir in den Stuhlgängen eine charakteristische und verschiedene Flora, je nachdem das Kind an der Mutterbrust gehalten oder mit Flaschenmilch ernährt wird, und sie ändert sich wiederum beim Übergang zu gemischter Kost.

Wie schon CARL LUDWIG immer lehrte und MATTHES in einer schönen Arbeit 1898 eingehend darlegte[1], wird die Reaktion im obern Dünndarm durch Kohlensäure und Natriumphosphat sauer gehalten. Diese Reaktion hat gewiß eine Bedeutung für die Art der Mikroben, die im Dünndarm leben. Für die Einschränkung ihrer Zahl ist sie ebenfalls wichtig. Daß der Magenverdauung auch eine nicht unbedeutende Einwirkung zukommt, sahen wir schon; es wird nochmals davon die Rede sein. Der Galle und dem Pankreassaft als solchem ist ein bakterienfeindlicher Einfluß nicht zuzusprechen, von Gallen- und Fettsäuren nicht viel zu erwarten. Über die Wirkung des Darmsafts in dieser Hinsicht sind die Ansichten geteilt[2]. Manche meinen, daß Stoffe, die aus den Epithelien der Wand des Dünndarms stammen, Bakterien in ihrer Wirksamkeit zu hemmen bzw. abzutöten vermögen[3]. Viel wahrscheinlicher kommt Substanzen, die aus der Schleimhaut des Antrum pylori stammen, Fähigkeit und Aufgabe zu[4], die Bakterienbesiedlung des Duodenums und obersten Dünndarms zu regeln.

Von großer Bedeutung für die Keimarmut des Dünndarms ist sicher auch der schnelle Durchgang des Chymus durch ihn, denn wir sehen immer im Organismus rasche Bewegung die Siedlung von Kleinwesen hemmen.

Endlich nahm BIENSTOCK an[5], daß die gewöhnlichen Darmbewohner die Wucherung andersartiger Mikroben einzuschränken imstande sind, doch wird dieser Anschauung von GANTER und VAN DER REIS widersprochen[6]. Man wird für diese Frage die Verhältnisse des Dünn- und des Dickdarms gesondert beachten müssen. Bei dem ungeheueren Bakterienreichtum des Dickdarms liegt es nahe, diese Annahme vorwiegend in ihm verwirklicht zu sehen.

Damit steht die große, seit PASTEUR viel erörterte Frage in Zusammenhang, ob und welchen Sinn und Nutzen die Darmbakterien des Warmblüters für diesen haben.

Es scheint doch, daß die Mikroben des Darms, wie das schon PASTEUR vermutet hatte, nützliche oder sogar notwendige Bestandteile der höheren Mikroorganismen darstellen[7]; für den Haushalt der Pflanzen hatte DUCLAUX die Notwendigkeit der Bakterien erwiesen. Die direkt auf die Entscheidung dieser Frage am Tier gerichteten Versuche[8] haben zwar zu einem übereinstimmenden Ergebnis noch nicht

---

[1] MATTHES u. MARQUARDSEN, Kongreß inn. Med. **1898**, 358.

[2] Lit. bei VAN DER REIS, Erg. inn. Med. **27**, 124.

[3] KOHLBRUGGE, Zbl. Bakter. I Orig. **29**, 571. — SCHÜTZ, Arch. Verdgskrkh. **7**, 43. — LIEBERMEISTER u. ROLLY, Arch. klin. Med. **83**, 413. — GANTER u. VAN DER REIS, ebenda **137**, 348. — BOGENDÖRFER, Z. exper. Med. **41**, 620. — LÖWENBERG, ebenda **62**, 184.

[4] HENNIG, Klin. Wschr. **1931**, Nr 15.

[5] BIENSTOCK, Die med. Woche **1901**, Nr 33/34; Ann. Inst. Pasteur **14**, 750 (1900); Arch. f. Hyg. **39**, 390.

[6] GANTER u. VAN DER REIS, Arch. klin. Med. **137**, 348.   [7] Lit. bei BIENSTOCK, l. c.

[8] THIERFELDER u. NUTTAL, Hoppe-Seylers Z. **21**, 109; **22**, 12. — SCHOTTELIUS, Arch. f. Hyg. **34**, 210; **42**, 48; **47**, 177. — METSCHNIKOFF, Ann. Inst. Pasteur **1901**, 631. — KIJANITZKA,

geführt. Indessen ist der Widerspruch zwischen ihnen doch nicht so groß, wie es zunächst erscheint: mit Sicherheit gelingt die Aufziehung jugendlicher körner- und pflanzenfressender Tiere ohne Hilfe von Mikroorganismen, aber unter allen Umständen geht die Ernährung bei Anwesenheit von Bakterien viel besser vor sich als ohne sie. Allerdings ist bei diesen Beobachtungen keine besondere Rücksicht auf ihren Vitamingehalt genommen. Ich habe sogar den Eindruck, daß das selbständige, von der Mutter unabhängige Tier seine Ernährung ohne die Hilfe von Mikroorganismen unter den gewöhnlichen Verhältnissen des Lebens nicht gut zu vollführen vermag. Eine wesentliche Bedeutung haben die Darmbakterien für die Verdauung der Zellulose[1], denn diese wird — wenigstens beim Menschen — durch Verdauungsenzyme nicht angegriffen. Daß die rein chemischen Aufgaben der Verdauung, abgesehen von der Zerstörung der Zellulose, durch die Mikroorganismen auch bei uns gefördert werden, ist ganz unwahrscheinlich. Nur bedarf die Bedeutung der Darmbakterien für die Bildung von Vitaminen noch einer besonderen Berücksichtigung.

Wie die einfache ärztliche Erfahrung lehrt, werden am Kranken die bakteriellen Verhältnisse des Dünndarms sehr häufig verändert, indem Zahl und Arten der im Dünndarm zu findenden Mikroorganismen völlig andere Beziehungen aufweisen. Der Grund liegt letzten Endes in einer Durchbrechung der die normalen Verhältnisse garantierenden Bedingungen. A priori wird man schon der Kost einen Einfluß auf Art und Menge der Dünndarmkeime zuzuschreiben geneigt sein.

Von manchen Beobachtern wurde eine solche gefunden[2], von anderen vermißt[3]. Die Meinungsverschiedenheit dürfte an der Form der Beobachtungen liegen. Meines Erachtens handelt es sich um ihre quantitative Gestaltung, sowie um das Verhältnis der verabreichten Nahrungsmittel zu den Bakterien, die sie führen. Darüber liegen ausreichende Versuche noch nicht vor.

In diesem Sinne spricht auch die Erfahrung, daß die reichliche Abscheidung von Salzsäure im Magen (Perazidität) einen gewissen Einfluß auf die Entwicklung der Keime im obern Dünndarm hat. Bei starker Beeinträchtigung der Absonderung von Magensaft steigt die Menge der Mikroorganismen im Dünndarm[4]. Bogendörfer fand dabei auch das Auftreten anderer Keime, während van der Reis das nicht ohne weiteres anerkennt. Meines Erachtens kann man hier nicht mit den herkömmlichen klinischen Begriffen Per-, Sub-, Anazidität, Achylie operieren, sondern muß die Art der Magenverdauung, Magensekretion und Magenentleerung im Einzelfalle genau studieren und in Beziehung setzen zur Art und zum Bakteriengehalt der Mahlzeit. Denn bei Magenkarzinom wurde doch in der Regel und bei Biermerscher Anämie[5] immer eine an Menge und Arten

---

Virchows Arch. **162**, 515. — Moro, Verh. dtsch. Ges. Kinderheilk. **1905**, 190. — Zusammenfassung: E. Küster, in Kolle-Wassermanns Handb. **6**, 2. Aufl., S. 468. — Nessle, ebenda **6**, 3. Aufl., S. 391.

[1] Lorisch, Z. exper. Path. **5**, 478.

[2] Bogendörfer u. Buchholz, Arch. klin. Med. **142**, 318.

[3] van der Reis, Erg. inn. Med. **27**, 133.

[4] Vgl. Seeber, Arch. klin. Med. **164**, 340. — Löhr, Arch. klin. Chir. **133**, 569. — Vgl. Henning, zit. bei Besprechung der Magenflora.

[5] van der Reis, Verh. dtsch. Ges. inn. Med. **1921**, 569. — Bogendörfer, Arch. Verdgskrkh. **39**, 99. — van der Reis, Z. exper. Med. **35**, 296.

reichere Darmflora gefunden. Das sind aber die Zustände, die zur stärksten Beeinträchtigung der Abscheidung von Magensaft führen und bei denen die Magenverdauung eingeschränkt oder aufgehoben ist, während bei Kranken, die zu den ersteren Gruppen gehören, sich die Magenfunktion oft gar nicht schlecht gestaltet. Auch entzündliche Erkrankungen der Gallenwege führen in der Regel zu einem abnormen Keimgehalt des Dünndarms[1]; hier wurde ebenfalls eine Herabsetzung der Bakterizidie des Dünndarminhalts gefunden.

Die bereits erwähnte Tatsache, von der die Pathologie auszugehen hat, ist, daß im Dünndarm von Kranken sich mehr und andere Mikroorganismen finden, durch die der Kranke geschädigt wird. Die erste Frage ist: können das Kleinwesen des Kranken selbst sein, die aus tieferen Darmteilen aufstiegen[2] und ihm feindlich wurden, sei es weil die Verhältnisse des Darms, sei es weil die der Bakterien sich änderten? Tatsächlich findet man bei manchen Durchfällen im obern Dünndarm Koli und viel mehr Lactis aerogenes, ferner Anaerobier und besondere Koliarten. Im tieferen Dünndarm war in manchen Fällen die Reaktion stärker sauer. Wer will nun sagen, ob hier die Schädigung wirklich durch die eigenen Keime des Kranken vollführt wird, ob nicht fremde Keime ebenso wie andere pathogene Bakterien auf dem Wege über den Magen eingedrungen sind und sich nun aus Gründen, die das Wesentliche des krankhaften Vorgangs ausmachen, im Dünndarm festsetzen gewissermaßen an Stelle der normalen Keime? Mir erscheint diese Annahme für die meisten Krankheitsfälle der Erwachsenen als die wahrscheinlichere. Die lange Dauer vieler dieser Erkrankungen spricht mir dafür. Freilich was Eindringen und Haftung dieser Mikroorgnismen, besonders das letztere ermöglicht, wissen wir nicht. Vermutung einer Abnahme der bakteriziden Kräfte des Darms ist vorerst noch ein Wort. Indessen ich bin keinesfalls der Ansicht, daß man auch für den Erwachsenen ein Aufsteigen gerade für Lactis aerogenes oder Koli, wie es am Kinde doch wahrscheinlich vorkommt[3], ausschließen kann. Wir müssen die Art der Keime weiter differenzieren, ihr Verhältnis zu den normalen Bewohnern zu bestimmen suchen.

Diese Frage ist auch noch offen für eine ganze Reihe von Abwegigkeiten der Darmtätigkeit, man darf kaum sagen: Darmkrankheiten, denn das, was hier zu sagen ist, findet sich im wesentlichen als Zustandsbild, z. B. die sog. gastrogenen Diarrhöen: Durchfälle, die manche Kranke mit Störung der Magensaftabscheidung haben. Hier könnte man die oben besprochene, durch den mangelhaften Magenschutz erzeugte Störung der Darmflora haben. Ich finde aber keine Beobachtungen darüber, was an den bakteriologischen Verhältnissen des Dick- oder Dünndarms verändert ist. Gewiß haben gerade die „gastrogenen" Durchfälle[4] häufig den Charakter der sogleich zu besprechenden Fäulnisdiarrhöen, aber sie können auch ganz anders sein. Man wird daran denken dürfen, daß bei

---

[1] LÖWENBERG, Med. Klin. **1926**, Nr 13; Arch. Verdgskrkh. **37**. — Vgl. MORAWITZ, Verh. Ges. Verdgskrkh. **1926**, 57.

[2] Vgl. MORO, Münch. med. Wschr. **1919**, Nr 40.

[3] BESSAU, Verh. dtsch. Ges. Kinderheilk., S. 280. Jena 1921.

[4] v. BERGMANN, Jkurse ärztl. Fortbildg **1926**, März.

ausfallender Magenverdauung der Dünndarm andern Inhalt erhält, daß der Pankreassaft nicht alle Aufgaben des Magensafts auszugleichen imstande ist, daß also weniger abgeschwächte Mikroben einen andern Chymus vorfinden. Aber: wie viele Achylien gehen ohne Durchfälle einher und wieviel Fäulnisstühle gibt es ohne Achylie. Also es fehlt uns die Kenntnis des Punkts, auf den es ankommt.

Ferner gehören hierher die sog. Gärungs- und Fäulnisdyspepsien des Darmes. Im ersteren Falle wuchern hier große Mengen von Mikroorganismen, die Kohlehydrate, besonders Monosacharide, unter Gasbildung zu Säuren der Fettreihe zersetzen. Im zweiten nimmt die Eiweißfäulnis einen abnormen Umfang an. Beide Vorgänge laufen ja schon im Darme des Gesunden ab, aber hier geschieht es in viel größerem Maßstabe und an abnormen Stellen, nämlich die Gärung ist viel stärker im Dünndarm und die Eiweißfäulnis tritt auch im Dünndarm auf, wo sie beim Gesunden fehlt, und im Dickdarm viel stärker als beim Gesunden.

A. Schmidts Gedanke liegt nahe, die Gärungen im Darm damit in Zusammenhang zu bringen, daß die Zellulose nicht genügend die Stärkekörner den Verdauungssäften freigeben kann — die Beweise fehlen und Zellulose wird nur von Bakterien bearbeitet. Zudem wird die Hauptmenge der Zellulose wesentlich im Dickdarm verdaut, wenn auch der Dünndarm stärker daran beteiligt ist, als man früher dachte[1].

Ich finde keine ausreichenden Beobachtungen darüber, ob es bestimmte Erreger dieser Zustände gibt, und auch hier wieder, ob diese Beziehungen haben zu den normalen Darmbewohnern. Ich vermisse auch klare Darlegungen über die Umstände, unter denen diese Vorgänge sich entwickeln. Wenn man besonders die Gärungsdyspepsie als „konstitutionell" bezeichnet, so kann ich damit nichts anfangen, denn kein Mensch hat Gärungsdurchfälle von Jugend an sein Leben lang. Vielmehr sind beide Formen der Darmdyspepsie Zustandsbilder, die sich bei Darmstörungen finden und noch dazu, wie v. Noorden hervorhob, gar nicht selten miteinander abwechseln. Das spricht dafür, daß zu bestimmten Zeiten oder vielmehr unter bestimmten Umständen bestimmte Erreger ihre Wirksamkeit entfalten, weil sie in den Darm hineinkommen und vielleicht mehr noch, weil sie dort ihre Wirksamkeit entfalten können. Was dem zugrunde liegt, wissen wir wiederum nicht ausreichend. Diätetische Anomalien, mangelhafte Abscheidung von Magensaft, Pankreassaft, Darmsaft können von Bedeutung sein. Zum „schwachen Darm" der Menschen, die durch die Art der Nahrung leicht in Unordnung gebracht werden, gibt es alle Übergänge.

Unter allen Umständen, besonders dann, wenn man auch in den genannten Fällen die Infektion durch Eintreten der Keime von außen geschehen läßt, finden sich viele Vergleichspunkte zu den Krankheiten, bei denen pathogene Keime sicher über den Magen in den Darm gelangen, also z. B. bei Typhus, Cholera, Ruhr[2]. Nach den neueren wichtigen Beobachtungen von van der Reis und amerikanischen Forschern[3], z. B. über die Wirkung hämolytischer Streptokokken und sogar von Tetanusbazillen müssen wir unsern Gesichtskreis erweitern und viel mehr Arten von Kleinwesen als Erreger von Darmstörungen mit darauffolgenden Allgemeininfektionen und Anämien in Betracht ziehen. Auch die Mikroben, die aus entzündlich veränderten Gallenwegen stammen und sich im Dünndarm nachweisen lassen, sind als Erreger von Darmstörungen mehr in Betracht zu ziehen.

---

¹ Strauss, Arch. Verdgskrkh. **34**, 288.
² Brauer, Arch. Schiffs- u. Tropenhyg. **29**, 449.
³ Lit. u. Beobachtungen Erg. inn. Med. **27**, 147.

Jeder Versuch einer Pathogenese dieser Krankheiten muß zunächst untersuchen, ob und wie es überhaupt möglich ist, daß ihre Erreger in den Magen gelangen. Man kann sich diese Wege nicht verschlungen genug vorstellen; im Abschnitt Infektion wurde einiges davon besprochen. Hier beschäftigt uns nur die Frage, wie die Erreger durch den Magen hindurchkommen, aus welchen Gründen sie sich krankhafterweise im Dünndarm halten und warum — das ist kaum ganz davon zu trennen — ein Durchdringen der Darmwand stattfindet. Denn das Epithel des gesunden Menschen läßt, wenigstens beim Erwachsenen, Mikroben nicht leicht hindurchtreten, wenn auch der Schutz gewiß kein absoluter ist; beim Säugling und kleinen Kinde dürfte das Eindringen von Mikrobien durch die Darmwand viel häufiger vorkommen. Hier ist im Dünndarm wohl vor allem auch wieder die schnelle Bewegung seines Inhalts bedeutungsvoll. Ob bei der Stagnation des Chymus im Dickdarm dessen Wand ganz bakterienfest ist, läßt sich noch nicht sicher sagen. Ich möchte es kaum annehmen, wenn auch die Vorstellung, daß besonders bei der Verdauung immer große Mengen von Mikroben durchtreten, gewiß abenteuerlich ist.

Der Bakterienschutz des Darmes ist nun sicher abhängig vom Allgemeinzustand: schlechte Ernährung, Übermüdung mindern ihn. Auch direkte Schädigungen des Darms setzen ihn herab[1], und es wäre natürlich denkbar, daß solche Dinge auch das Eindringen von Mikroben in den Darm sowie das Haften in ihm begünstigen. Daß mutlose, schlaffe, kranke Menschen leichter Cholera erwerben als kräftige, ist bekannt. Hier mag auch die Beziehung zur Salzsäure des Magens etwas ausmachen, denn Choleramikroben erliegen ihr besonders leicht: Magenstörungen begünstigen den Infekt. Die Ruhr ergreift besonders gern elende und kranke Menschen. In all diesen Fällen kann sehr wohl die „Widerstandsfähigkeit" der Darmepithelien vermindert sein und zu einer Herabsetzung ihrer bakterienfeindlichen Leistung führen. Erfahrungen der Kinderheilkunde machen das sehr deutlich. Ich meine auch, daß man auf etwaige Herabsetzung der Dünndarmperistaltik und dadurch bedingte Stagnation des Chymus Wert legen sollte.

Nun kommt es aber auch auf die Verhältnisse der Mikroorganismen selbst an. Diese wirken ja schließlich schädigend auf den Darm mit Hilfe von chemischen Giften. Es gibt Kleinwesen, die sehr starke Gifte erzeugen. Gelangen sie in großen Mengen in den Darm, so wird das besonders gefährlich sein. Das dürfte daraus hervorgehen, daß mitunter alle oder fast alle Menschen erkranken, die von einer bakterienhaltigen Speise aßen.

In den bisherigen Betrachtungen sind die Verhältnisse des Dickdarms auffallend zurückgetreten gegenüber denen des Dünndarms, und das obwohl man wegen der leichteren Zugänglichkeit des Materials durch Untersuchung der Stuhlgänge die Bakteriologie des Dickdarms für viel einfacher halten sollte, als die des Dünndarms. Es ist aber sehr schwierig mit ihr wegen der Anaerobier, der zahlreichen Arten von Mikroben, die im Dickdarm vorkommen, und weil man über ihre Konstanz und ihr Mengenverhältnis noch nicht ausreichend unterrichtet ist.

---

[1] Vgl. z. B. Posner u. Cohn, Berl. klin. Wschr. **1900**, Nr 36.

Sicher ist die Veränderung der Dickdarmflora pathologisch von größter Bedeutung: manche fremde pathogene Keime wuchern mindestens hauptsächlich in ihr, z. B. die verschiedenen Erreger der Bazillenruhr. Wohl auch Protozoen (auf die wir noch viel zu wenig achten), z. B. die Amöben der endemischen Ruhr, Balantidium coli, Zerkomonas und Lamblia. Es ist interessant, daß Kranke, bei denen sich Protozoen im Ileum finden, gleichzeitig eine Veränderung der Ileumflora aufweisen[1]: Faecalis alcaligenes tritt auf. Bei den gewöhnlichen einfachen „Darmkatarrhen" und Dyspepsien des Darmes spielen sich die krankhaften Vorgänge immer auch im Dickdarm ab.

Wenn im Vorausgehenden hervorgehoben wurde, daß die Erkrankung des Darmes durch Umwandlung eigener Bakterien zum mindesten unsicher ist, so gilt das nur für die Frage nach einer pathogenetischen Wucherung von ihnen innerhalb des Darmes. Reißt aber seine Wand, besonders die des Dickdarms, an irgendeiner Stelle, oder wird sie, wie oberhalb eines eingeklemmten Bruches oder einer Strangulation, also an Stellen, an denen ein mikrobenreicher Darminhalt angestaut ist, stark geschädigt, so schwindet ihr Bakterienschutz und es erfolgt eine Infektion oder Vergiftung des Organismus. Meines Erachtens hört bei allen schweren Infekten des Darmes der Bakterienschutz seiner Wand auf. Man sieht immer mehr, daß die Erreger aller schweren Darminfekte sich im Körper verbreiten. Das gilt auch für die des akuten Brechdurchfalls, z. B. Bacillus Breslau.

Krankhafte Wucherung pathogener Keime im Darm führt, wie gesagt, zunächst zur Bildung von chemischen Stoffen, die teils ihre Stoffwechselprodukte sind, teils aus ihrer Leibessubstanz stammen und bei deren Absterben frei werden. In manchen Fällen, wie z. B. bei Infektion mit dem Bacillus van Ermengens sind Gifte wirksam, die von dem Erreger in der Muttersubstanz, mit der er in den Körper eingeführt wurde, schon vorher außerhalb des Organismus erzeugt waren.

Die innerhalb des Darmes vor sich gehenden chemischen Prozesse sind äußerst verwickelte. Der Chymus wird durch die Fermente der Verdauungssäfte bearbeitet. Außerdem wirken im Dünndarm und wegen des längeren Aufenthalts und der Stagnation im Dickdarm die Mikroorganismen mit ihrer fast unbegrenzten chemischen Fähigkeit. Das eine beeinflußt das andere; was sich schließlich ergibt, hängt mithin von zahlreichen vorerst ganz unberechenbaren Umständen ab, indem z. B. ein Kleinwesen ganz verschiedene Stoffe erzeugt, je nach den Substanzen, die ihnen die Verdauungssäfte oder andere Mikroben hergerichtet haben und diese sind natürlich wieder gegeben durch die wechselnde Art und Konstellation der Nahrungstoffe. Aus den Kohlehydraten entstehen die verschiedenen Arten von Säuren der Fettreihe; vielleicht haben diese eine Bedeutung für die Miterhaltung der Peristaltik. Ebenso könnte es mit Abbauprodukten der Fette sein. Gase bilden sich bei diesen Umsetzungen, z. B. Wasserstoff, Kohlensäure, Methan, zuweilen noch andere. Auch das kann unter Umständen der Darmtätigkeit Schwierigkeiten bereiten.

---

[1] v. D. Reis, Münch. med. Wschr. **1923**, Nr 26.

Am bedeutsamsten für chemische Wirkungen ist das, was aus den Eiweißkörpern entsteht[1]. Hier zeigt sich zugleich die überragende Bedeutung der Art der Mikroorganismen, die in den Darm gelangen und in ihm ihre Tätigkeit entfalten, d. h. gewisse pathogene Keime können durch die Eigenart der Produkte, die sie erzeugen, den größten Schaden anrichten. Schon am gesunden Menschen werden im Dickdarm die Eiweißkörper tief abgebaut. Dabei bilden sich gewiß schon Stoffe, die unter Umständen giftig wirken könnten, z. B. solche der Eiweißfäulnis. Wie wir wissen, verfügt der Körper über Schutzmittel gegen sie. Die Abbauprodukte der Eiweißkörper treten durch die Äste der Pfortader in die Leber. Dort werden sie festgehalten, umgearbeitet, entgiftet. Einiges wissen wir: es erfolgt z. B. bei Indol und Skatol eine Anlagerung an Schwefelsäure. Andere Stoffe werden mit Glykokoll oder Glykuronsäuren verbunden[2], wieder andere werden zersetzt. Im ganzen habe ich den Eindruck, daß die Giftigkeit aller dieser Stoffe stark überschätzt wird. Schließlich muß man ins Auge fassen, daß unter den im Darm entstehenden Aminen vielleicht Stoffe sind, wie das Histamin, die nach ihrer Aufsaugung vom Blutwege aus die Abscheidung der Verdauungssäfte fördern. Dann wirken sie also wie Sekretine, die in den Epithelien des Dünndarms und im Darmsaft[3] enthalten zu sein scheinen.

Eine große Rolle spielt die Frage, ob im Darm des Darmgesunden Stoffe entstehen, die von seinen eignen normalen Mikroorganismen gebildet, Krankheits- oder Vergiftungssymptome hervorrufen[4]. Natürlich könnte höchstens der Dickdarm in Betracht kommen, und namentlich für langanhaltende Verstopfung ist das behauptet worden. Wer will die Möglichkeit leugnen? Sie wäre sehr wohl gegeben, und der Gedanke hat auch biologisch etwas Ansprechendes. Es ist aber müßig weiter zu diskutieren, denn wirklich bekannt ist nicht das Geringste.

Sicher aber entstehen, wie schon erwähnt, Vergiftungs- und Infektionserscheinungen, wenn die Fortbewegung des Speisebreis unterbrochen wird. Dann steigen die mikrobiotischen Vorgänge in dem stehenden Chymus oberhalb des Hindernisses sehr schnell, und durch die veränderte Wand eines strangulierten Darmes kommt es bald zur Aufsaugung von chemischen Stoffen und Keimen. Indessen hier läßt sich doch noch nicht sagen, ob letztlich nur die normalen Mikroben wirken.

Die Waage neigt sich also ganz wesentlich nach der Seite, daß die Mehrzahl der bakteriogenen Darmkrankheiten durch bestimmte Mikroorganismen hervorgerufen werden, die von außen in den Darm eindringen und hier ihre besondere, man kann sagen für den Erreger charakteristische Wirksamkeit entfalten: die Erreger des Typhus, des Paratyphus, der akuten Brechdurchfälle, der Cholera, der Ruhr. Wie ich oben schon sagte, wird es unsere Aufgabe sein, durch ein-

---

[1] Über diese Fragen vgl. F. Müller, Kongreß inn. Med. **1898**, 149. — Bogendörfer, Berl. Klin. **35**, H. 395, 1.

[2] Neumeister, Phys. Chemie, 2. Aufl., S. 264.

[3] Bogendörfer, Verh. dtsch. Ges. inn. Med. **1926**, 405.

[4] Vgl. F. Müller u. Brieger, Kongreß inn. Med. **1898**, 149. — Magnus-Alsleben, Handb. norm. path. Phys. **3**, 1027.

gehende Erforschung jedes Krankheitsfalls die Kenntnis dieser „spezifischen" Keime zu vermehren.

Ich besprach bisher die Ursachen von Störungen der Darmfunktion. Sind Mikroorganismen der schuldige Teil, so bildet sich bei ihrer Wucherung im Darm dann häufig eine Veränderung der Darmwand aus, die in der Regel in das Gebiet der Entzündung gehört. Es mag Grenzfälle geben, in denen einerseits die durch pathogene Keime erzeugte Wanderkrankung das erste ist, die Wucherung der Kleinwesen im Innern folgt, vielleicht kann ersteres sogar allein da sein. Andererseits kann erst die letztere stattfinden und dadurch die Darmwand dann erkranken — das zweite ist gewiß das häufigere. In der Regel findet sich eine Vereinigung beider Vorgänge; Stärke und Form der Wanderkrankung wird dann ihrerseits von der Art der Bakterien, ihrer Zahl und der Dauer ihrer Einwirkung abhängen. Das die Entzündung Vermittelnde, ja das die Einwanderung in die Schleimhaut Fördernde werden immer Stoffwechselprodukte der Mikroben sein. Die Entzündung der Wand kann noch besondere Schädigungen einführen: Hemmung der Darmsaftabsonderung, verminderte Bildung der gegen die Bakterien gerichteten Schutzkörper, Abscheidung von Schleim und von eiweißreicher entzündlicher Flüssigkeit, und diese kann z. B. im Ileum und im Dickdarm zu besonderen Bakterienwucherungen Veranlassung geben.

Inwiefern wird durch alle die genannten Einwirkungen die Darmfunktion krankhaft verändert? Zunächst rufen die pathogenen Mikroorganismen abnorme Zersetzungen hervor und diese können zu Vergiftungen führen; das wurde schon oben erwähnt.

Die Störungen der Darmfunktion äußern sich in mehrfacher Weise: es können die Aufsaugung und Ausnutzung der Nahrungsstoffe, die Bewegungen des Darms sowie seine sekretorische Tätigkeit leiden.

Die Aufsaugung der für den Organismus notwendigen Stoffe findet in der ganzen Länge des Dünndarms statt und ist, für organische Substanzen wenigstens, im oberen Teile offenbar noch stärker als im unteren. Im Dickdarm ist die Resorption nach den zuverlässigsten Nachrichten nur eine geringere. Von den resorbierten Stoffen treten Zucker und Eiweiß in das Blut, die Fette in die Lymphgefäße über. Über die Mechanismen der Resorption wissen wir sehr wenig, d. h. die uns geläufigen chemischen und physikalischen Vorstellungen reichen zu ihrem Verständnis vorerst noch nicht aus.

Zunächst werden Störungen der Aufsaugung hervorgerufen durch Anomalien der Leber- und Pankreasfunktion. Darüber ist früher schon gesprochen worden.

Wie verhält sich nun die Resorption bei Veränderungen des Darminhalts und Erkrankungen der Darmwand? Nur wenig brauchbares Untersuchungsmaterial liegt vor. Zirkulationsstörungen, welche mit einer Verlangsamung des Kreislaufs verbunden sind, haben nach der wichtigen Untersuchung F. Müllers[1] nur eine Verminderung der Fettresorption zur Folge;

---

[1] F. Müller, Kongreß inn. Med. 1887, 404; Z. klin. Med. 12, 45. — Grassmann, ebenda 15, 183.

Eiweiß und Zucker werden wie in der Norm aufgenommen. Die bei Leberzirrhose beobachtete Störung der Fettresorption dürfte ebenfalls mit der Beeinflussung des Kreislaufs durch die Lebererkrankung zusammenhängen[1]. Stärker ist die Hemmung der Fettaufnahme, wenn die Lymphgefäße am Darm verlegt sind, wie es z. B. durch tuberkulöse Prozesse gar nicht selten geschieht. Erkrankungen der Darmschleimhaut, die fleckweise auftreten, wie tuberkulöse und typhöse Geschwüre, haben fast keinen Einfluß[2]; hier dürften die dazwischenliegenden unversehrten Partien helfend eintreten Verbreitete Veränderungen der Mukosa, z. B. Enteritis oder Amyloid, setzen in leichteren Graden wiederum fast nur die Fettresorption, in schwereren jedoch die Aufnahme aller drei Arten von Nahrungsstoffen gleichmäßig, und zwar je nach der Intensität der Schleimhautveränderung in verschiedener Stärke herab. Die Gründe für die Störung der Aufsaugung liegen sicher vor allem in einer Schädigung der Epithelien. Ihnen müssen wir ja bei der Resorption wohl eine bestimmte Anziehungskraft zusprechen, und diese kann offenbar leicht leiden, auch ohne daß erheblichere anatomische Läsionen vorhanden sind. Dazu kommt vielleicht noch die schnelle Bewegung des Chymus durch den Darm, obwohl die Bedeutung dieses Moments, wie A. SCHMIDT mit Recht hervorhebt, gewiß nicht sehr hoch anzuschlagen ist und von vielen Ärzten weit überschätzt wird. Die meisten der genannten Zustände sind mit Durchfall verbunden. Über die direkte Bedeutung des Durchfalls für die Resorption der Nahrung fehlen meines Erachtens noch die entscheidenden Versuche — jedenfalls brauchen Durchfälle nicht unter allen Umständen zu mangelhafter Ausnutzung des Chymus zu führen[3]. Aber gerade hier sollte man vom „Durchfall" nicht als von etwas Einheitlichem sprechen. Und vor allem: der als Durchfall bezeichnete Zustand ist im wesentlichen eine Funktion der Dickdarmtätigkeit, die Resorption findet aber, wenigstens vorwiegend, im Dünndarm statt.

Wie sich einzelne besondere Stoffe bei Störungen der Aufsaugung verhalten, wissen wir noch kaum. Schon am Gesunden ist das ja für die einzelnen Substanzen äußerst verschieden, ich brauche nur daran zu erinnern, daß Thyroxin aufgenommen wird, Insulin nicht. Was kann es da, wenn wir dem einzelnen nachgehen, für elektive Störungen geben! Und am Kind sind die Verhältnisse gar noch besondere, vermag doch die Schleimhaut des Säuglings sogar echtes Eiweiß aufzunehmen. Da kann eine Beeinträchtigung der Resorption natürlich noch viel mehr bedeuten.

Auch wie sich das Wasser verhält, ist noch nicht nach allen Richtungen hin klargestellt. Die schönen Versuche von v. MERING[4] und MORITZ[5] zeigen, daß es beim Gesunden zum großen Teil im oberen Dünndarm aufgenommen wird. Enthält der Darminhalt Salze von hohem Wasserbindungsvermögen, die selbst schwer resorbierbar sind, so können diese Wasser innerhalb des Darmes

---

[1] WENDT, Klin. Wschr. 1929, 1566.
[2] F. MÜLLER, l. c. — v. HÖSSLIN, Virchows Arch. 89, 95, 303.
[3] DAPPER, Z. klin. Med. 31, 382. — Vgl. PLESCH, Z. exper. Path. 3, 446.
[4] v. MERING, Kongreß inn. Med. 1893, 471.
[5] MORITZ, ebenda; Naturforscher-Versammlung Nürnberg 1893.

zurückhalten und die Fäzes in flüssiger Form zur Ausscheidung bringen Ähnlich vermögen vielleicht Stoffe zu wirken, die unter krankhaften Verhältnissen in den Darm gelangen, und eine erkrankte Duodenalschleimhaut kann wohl auch Störung der Wasserresorption zeigen. Auch fehlen uns noch klare Vorstellungen über die Wassermenge, die durch Absonderung der Schleimhaut des Dünndarms am Gesunden zu dem Chymus abgeschieden wird. Wie mir scheint, ruft allein schon diese Absonderung von Darmsaft eine flüssige Beschaffenheit des Darminhalts im unteren Ileum hervor.

Am Gesunden erfolgt nun eine zweite Wasserresorption im Dickdarm. Ihr Ausbleiben bei krankhaft gestörter Tätigkeit des Dickdarms könnte schon die Entleerung einiger dünnen Stuhlgänge zur Folge haben. Aber die erheblichen Wassermassen, die bei jedem stärkeren Durchfall den Darm verlassen, stammen mit Sicherheit daher, daß seitens der krankhaft veränderten Schleimhaut des Dünn- und des Dickdarms eine abnorme Flüssigkeitsausscheidung stattfindet. Von der Natur dieser Wasserausscheidungen wird sogleich die Rede sein. Sie können durch ihre Größe, wie z. B. bei der Cholera, starke, ja außerordentliche Wasserverluste des Körpers im Gefolge haben[1].

Die Störung der Umsetzungen im Darm führt außer zu Anomalien der Resorption in der Regel auch zu solchen der Bewegungen. Hier müssen die Verhältnisse des Jejenum-Ileums und die des Kolons getrennt betrachtet werden. Denn die Bewegungen beider sind schon in der Norm ganz verschieden[2].

Am Krankenbett kommt zunächst eine größere Zahl von Stuhlentleerungen vor. Diese ist dann in der Regel bei wechselnder Zahl der Ausscheidungen und längerem Anhalten des Zustandes immer verbunden mit der Produktion von Stuhlgängen, die stärker wasserhaltig sind als am Gesunden. Man spricht von Durchfall, Diarrhöe. Der Gesunde entleert den Inhalt seines Dickdarms. Der Dünndarm, in dem sowohl die große Mehrzahl der für die Präparation der Nahrungsmittel wichtigen Umsetzungen, als auch das Wesentliche der Aufsaugung vor sich geht, wird schnell, offenbar in Bruchteilen einer Stunde, durchlaufen. Aus dem Chymus, der in den Dickdarm gelangt, wird der Kot gebildet. Da bei Diarrhöe die Stuhlgänge nicht nur häufiger erfolgen, sondern auch abnorm beschaffen sind, so haben wir für die Erörterung der Entstehung dieser eigenartigen Gestaltung zunächst zu fragen: Wie weit ist der Dünn-, wie weit der Dickdarm daran beteiligt?

---

[1] Vgl. C. Schmidt, Zur Charakteristik der epidemischen Cholera.

[2] Schwarzenberg, Z. ration. Med. 7, 311. — Ludwig, Lehrbuch Phys. 2, 614, 2. Aufl. — Jacobj, Arch. f. exper. Path. 29, 171. — Nothnagel, Virchows Arch. 88, 1. — Magnus, Pflügers Arch. 102, 123, 349; Erg. Physiol. 7, 27. — Starling, Erg. Physiol. 1, 446. — Stierlin, Erg. inn. Med. 10, 383. — G. Schwarz, Klin. Röntgendiagnostik des Dickdarms. 1914. — v. Bergmann, Katsch, Borchers, Z. exper. Path. 12. — Hotz, Mitt. Grenzgeb. Med. u. Chir. 20, 256. — Klee, Handb. prakt. Therapie 1, 638. — Forssell, Verh. dtsch. Röntgen-Ges. 13, 54 (1922); 16, 4 (1925). — Schwarz, in Schittenhelms Röntgendiagnostik, S. 2. — Rieder, Fortschr. Röntgenstr. 33, 461. — P. Trendelenburg, Arch. f. exper. Path. 81, 55; Handb. norm. path. Phys. 3 II, 452. — Ganter, Pflügers Arch. 201, 101. — Weitz u. Vollers, Z. exper. Med. 52, 747.

Es gibt zweifellos Krankheitsfälle, in denen die Beschaffenheit der Stuhlgänge eine Beteiligung des Dünndarms am Krankheitsprozeß erweist. Dann finden sich in ihm Bestandteile der Nahrung, die bei regelrechter Tätigkeit des Dünndarms der Verarbeitung oder Aufsaugung nicht entgangen sein könnten: die Stuhlgänge enthalten Dünndarminhalt, z. B. unverändertes Bilirubin. Hier steht die Erkrankung des Dünndarms natürlich im Mittelpunkt, aber die diarrhöische Ausscheidung des Dünndarminhalts erfordert doch auch eine regelwidrige Tätigkeit des Dickdarms, sei es, daß er durch das Eintreten veränderten Inhalts in ihn oder durch gleichzeitige Erkrankung zu verstärkter Peristaltik angeregt wird.

An der abnormen Beschaffenheit der Stuhlgänge interessiert zunächst ihr großer Wassergehalt. Wie wir schon sahen, kommt als Ursache eine mangelhafte Wasserresorption für die Mehrzahl der Fälle allein gewiß nicht in Betracht. Man muß vielmehr mit verstärter Wasserabscheidung der krankhaft veränderten Darmwand rechnen.

Die entzündete Darmwand vermag große Mengen von Wasser abzuscheiden. Das ist vor allem von der Cholera her bekannt. Aber wie mir scheint, können auch rein funktionelle Zustandsänderungen der Darmwand, vielleicht in Verbindung mit einer besonderen Beschaffenheit des Darminhalts, Flüssigkeit reichlich in das Darminnere hinüberführen. Wenigstens sieht man schnell wieder verschwindende, reichliche wäßrige Entleerungen unter Umständen, die auf der einen Seite eine bloße Störung der Wasserresorption, auf der andern eine Entzündung des Darmes mit voller Sicherheit ausschließen lassen.

Wie ich meine, ist überhaupt die wasserabscheidende Fähigkeit der Darmwand noch nicht klar — ich erinnere an die gleichen Schwierigkeiten für den Magen. Denn diese Mengen von Flüssigkeit sind doch auch als Entzündungsprodukt etwas ganz Ungewöhnliches. Ebenso wie am Magen vielleicht die Abscheidung von Wasser aus den Drüsen von Bedeutung ist, haben wir möglicherweise einen Teil des Wassers der durchfälligen Stühle als Darmsaft anzusehen. Cohnheim hat das schon für die Cholera vermutet. Das ist auch aus allgemeinen Gründen wahrscheinlich, denn die Drüsen, deren Funktion wir genauer kennen, z. B. Nieren und Speicheldrüsen, vermögen große Mengen eines wasserreichen, dünnen, an besondern Bestandteilen armen Saftes abzuscheiden. Die Herkunft der Flüssigkeit in den diarrhoischen Ausleerungen bedarf dringend einer Untersuchung.

Wahrscheinlich gibt es solche krankhaft verstärkte Steigerungen der Ausscheidung aber nicht nur für das Wasser, sondern auch für Eiweißkörper. In Verbindung mit Verstopfung sowie allerlei örtlichen Beschwerden von seiten des Darmes, vor allem aber auch in Begleitung von allgemeiner Nervosität, sieht man bei manchen Menschen anfallsweise über lange Zeiten hin die Ausscheidung häutiger und röhrenförmiger Gebilde. Ihre chemische Substanz scheint mir noch nicht sicher festgestellt zu sein. Meist handelt es sich um Muzin. Aber auch um andere Eiweißarten[1]. Neuere Untersuchungen fehlen. Es gibt eine große Literatur über diese merkwürdigen Zustände[2], und es gibt zwei Auffassungen. Die eine sieht sie als eine „Sekretionsneurose" an. Sehr interessant sind da die in Deutschland namentlich von Strümpell hervorgehobenen Beziehungen zur Eosinophilie, zur Bronchiolitis exsudativa, zur Neuropathie und zum Arthritismus und vor allem zur Allergie. Auf der anderen

---

[1] Kitagawa, Z. klin. Med. **18**, 9 (v. Leube).
[2] Nothnagel, Sein Handb. **17**, 139 (Lit.). — C. v. Noorden, in Schmidt-v. Noordens Klinik der Darmkrankheiten, S. 327.

Seite nimmt man einen entzündlichen Ursprung an, wie er sich im Namen der Colitis mucosa erweist. Wie ich meine, kommt beides vor. Die spärlichen pathologisch-anatomischen Beobachtungen zeigen meist auffallend geringe entzündliche Veränderungen der Schleimhaut; aber solche wurden beobachtet. Die rektoskopischen Angaben wechseln stark und bringen auch beides; ich habe den Eindruck, daß man doch recht häufig Rötung der Schleimhaut sieht. Aber Verstopfung mit hartem Kot führt sekundär zu Reizung der Schleimhaut und Schleimbildung. Ich meine: der Prozeß findet sich als Folge von Colitis. Aber er kann auch entstehen auf psychisch-nervöser, vielleicht auch rein vegetativer Grundlage als Ausdruck einer funktionellen Störung der Zellausscheidung und der Bewegungen. Die Beziehungen zur Überempfindlichkeit wären gerade für diese Fälle erst noch herzustellen. Auch müssen wir erst noch erfahren, was die Schleimabsonderung der Darmzellen soll und will; ich kann nicht zugeben, daß man darüber irgendetwas weiß.

Die häufige Entleerung von Stuhlgang, wie sie die Diarrhöe stets begleitet, muß natürlich auf besonders lebhafte Erregungen zur Defäkation beruhen. Worin liegen nun diese Erregungen? Jedenfalls gehen sie vom unteren Teil des Rektums aus; von ihm aus ist der zur Entleerung führende reflektorische Vorgang auszulösen. Diese Auslösung hängt beim Gesunden von der Gas- und Kotfüllung des Mastdarms ab. Übersteigt diese ein gewisses Maß, so tritt Stuhldrang ein. Wie wir annehmen müssen, füllen die selten und periodisch auftretenden „großen" Dickdarmbewegungen zuzeiten das Rektum, so daß der Entleerungsvorgang eingeleitet wird. Da dieser bei manchen Menschen gewohnheitsgemäß zu bestimmten Tageszeiten eintritt, so sind wahrscheinlich die großen Dickdarmbewegungen durch Gewohnheit und Übung einstellbar. Aber vielleicht wirkt — ähnlich wie bei der Blase — auf den Entleerungsreflex nicht nur die Menge, sondern auch die Beschaffenheit des Darminhalts. Will man die Mechanik der Diarrhöe erklären, so ist zu untersuchen, aus welchem Grunde sich der Dickdarm so häufig mit flüssigem Inhalt füllt, und aus welchem Grunde seine Peristaltik verstärkt ist. Im Kolon des Gesunden wird der Chymus eingedickt, auch im Mastdarm geschieht das noch. Veränderte Peristaltik des Kolons könnte hier stärker wasserhaltigen Inhalt in das Rektum bringen. Für die wirklich wäßrigen Fäzes würde dieser Mechanismus nicht ausreichen — hier brauchen wir vielmehr noch die oben erwähnten Wasserabscheidungen in den Darm. Der Dünndarm verhält sich verschieden: in leichteren, rasch vorübergehenden Diarrhöen scheint er häufig unbeteiligt zu sein, wenigstens spricht die Art der Fäzes nicht notwendig für eine veränderte Tätigkeit von ihm. In anderen Fällen, wir dürfen sagen in allen schweren Krankheiten, bewegt er sich sicher ebenfalls lebhafter, z. B. häufig beim Typhus. Dann enthalten die Stühle, wie gesagt, unzersetztes Gallenpigment und abnorme Mengen nicht resorbierter Stoffe. Ob der Dünndarm teilnimmt oder nicht, hängt davon ab, wie die krankhaften Einflüsse auf Resorption, Wasserabscheidung und Peristaltik sich an ihm geltend machen.

Wir kennen auch Durchfälle, deren Ursache nicht im Darm zu suchen ist: Abkühlungen der Haut z. B. oder psychische Erregungen erzeugen bei manchen Menschen, ohne das Befinden irgendwie zu stören, diarrhoische Stühle. Gerade hier gehen normale, individuell-eigentümliche Verhältnisse ohne scharfe Grenze in das

Pathologische über[1]. Denn die genannten Reize wirken bei dem einen nur selten und wenn sie stark ausgeprägt sind. Bei anderen hat bereits die geringste Erregung, ja oft schon die Vorstellung einen solchen Erfolg, und schließlich tritt ein „nervöser“ Durchfall auch ein, ohne daß eins jener Momente deutlich ist. Kommt diese Form der Diarrhöe auf die genannte Veranlassung hin auch bei ganz gesunden, nur etwas leicht erregbaren und sensitiven Menschen vor, so trifft sie doch viel häufiger solche, die auch sonst noch Stigmata der Nervosität, der Neurasthenie und Hysterie an sich tragen, und gerade bei solchen findet sie sich dann oft auch ohne deutliche Veranlassung. In diesen Fällen ist eine Beteiligung des Zentralnervensystems am Vorgange außerordentlich wahrscheinlich. Auch der Wasserwechsel auf der Darmschleimhaut kann, wie gesagt, offenbar sehr leicht auf nervösem Wege geändert werden. Vielleicht ist in manchen Fällen aber auch die Erregbarkeit des Darmes selbst gesteigert; dann könnten seine Bewegungen, vielleicht aber auch seine sekretorische oder osmotische Wasserausscheidung wachsen. Z. B. muß man in manchen Fällen an starke Abscheidungen von Drüsensaft denken, wie bei der Polyurie der Niere. So würde vielleicht auch ohne Zwischenkunft des Zentralnervensystems auf die gewöhnlichen Reize hin ein Durchfall bei vegetativ empfindlichen Menschen entstehen können. Ferner sind noch die Diarrhöen mancher Kranken mit anatomischen Prozessen am Nervensystem zu erwähnen, z. B. bei den Darmkrisen der Tabiker.

Hierher gehören auch die Durchfälle, die sich bei Morbus Basedowii finden. Ob das Thyroxin oder irgendein anderer Stoff in cholinartiger Weise den Darm erregt, wissen wir nicht. Und ebenso dunkel bleiben pathogenetisch die anaphylaktischen Durchfälle. Wenn man die Analogie des Tierversuchs zugrunde legt, wird man sie auch am Menschen annehmen. Aber ich glaube allerdings, daß man mit ihrer Diagnose jetzt zu freigebig ist.

Das sind seltene Fälle im Vergleich zu den Diarrhöen, die von der Schleim haut des Darmes aus erzeugt werden. Nun steht eine Gruppe von Durchfällen pathogenetisch gewissermaßen in der Mitte von beiden, wir meinen die bei Allgemeinerkrankungen auftretenden, und zwar bei solchen Zuständen, welche sicher nicht vom Darm ausgehen. Hier sind mancherlei Möglichkeiten des Zusammenhanges denkbar, und die verschiedensten kommen auch vor. Zunächst wohl können an irgendwelcher Stelle des Organismus eindringende Mikroben, z. B. Typhus- oder Cholerabazillen, in den Darm ausgeschieden werden und dann von dort aus weiter wirken. Oder bei bakteriellen Prozessen an irgendwelcher Stelle des Körpers gebildete Gifte erhöhen die Peristaltik, wie das manche bekannte chemische Stoffe auch tun. Von den Infektionskrankheiten lassen manche, z. B. die Pneumonie, den Darm häufig — durchaus nicht immer — unberührt, andere, wie die Masern, ziehen ihn doch recht oft in Mitleidenschaft. Von der v. Bergmannschen Klinik wurde die Entstehung gastritischer Prozesse durch Zerfallsprodukte des Eiweißes hervorgehoben, die sich auch ohne Bakterienwirkung bilden können. In ähnlicher Weise können offenbar auch Darmstörungen entstehen. Das hat Beziehungen zu den von SCHITTENHELM beschriebenen anaphylaktischen Durchfällen.

Die wichtigste Ursache für die Entstehung von Durchfällen liegt in einer Erregung des Darmes durch abnormen Inhalt. Der

---

[1] Vgl. NOTHNAGEL, Sein Handb. 17, 52.

Reiz trifft die Schleimhaut. Die Übertragung auf die Muskulatur verläuft am Kranken wohl nach den gleichen Grundsätzen wie am Gesunden durch die in der Darmwand liegenden Nervengebilde. Wenn wir die Art der wirksamen Reize zusammenstellen, so finden wir zahlreiche Beziehungen zu den normalen Verhältnissen. Zunächst mechanisch wirken grobe, harte Massen, deren Auflösung Verdauungssäften und Mikroben nur schwierig gelingt, vor allem die verschiedenen Teile der Pflanzenfasern und Pflanzenzellen, z. B. auch die Zellulose, von der der gesunde Mensch etwa die Hälfte verdaut[1]. Häufiger sind chemische Körper die Ursache der Peristaltikerregung. Manche von ihnen verwenden wir ja täglich in der Praxis, um Verstopfung zu bekämpfen. Diese interessieren hier aber weniger als die pathologisch im Darm vorhandenen und in ihm entstehenden Stoffe. Welche Substanzen in Betracht kommen, ist früher schon angeführt. Für diese Besprechung eint sie die gemeinsame Eigenschaft, die Darmbewegungen anregen zu können. Besonders angeführt seien die organischen Säuren und Gase[2], die zweifellos sehr oft Durchfälle verursachen. Schon im Darm des Gesunden vorhanden und vielleicht auf für dessen Bewegungen bedeutungsvoll, werden sie bei allerlei Erkrankungen ja ganz besonders reichlich erzeugt. Wahrscheinlich gehört unter diese peristaltikanregenden Stoffe auch das Wasser. Man kann sich z. B. vorstellen, daß bei Darmamyloid Störung der Wasseraufsaugung zur Bildung dünner Stuhlgänge führt.

Die urämischen Durchfälle dürften durch den Reiz erzeugt sein, den Ammoniumkarbonat auf die Schleimhaut ausübt. Bei Urämie wird Harnstoff reichlich in den Darm abgeschieden und erfährt dort eine Umwandlung zu kohlensaurem Ammoniak.

Am Krankenbett steht im Mittelpunkt als bedeutsamster und wichtigster Vorgang für die Erzeugung von Diarrhöen die abnorme Besiedlung des Dünn- und Dickdarms mit Bakterien. Aus ihr folgen, wie früher dargelegt wurde, die Bildung giftiger Stoffe und die Veränderung der Darmwand. Beides führt zur Störung des Wasserwechsels im Darm und zur Verstärkung der Peristaltik. Auf diese Weise entstehen die Durchfälle bei den Infektionskrankheiten, die sich im Darme abspielen.

Daß auch die gewöhnlichen Reize der Ingesta verstärkt wirken müssen, wenn Schleimhaut, Muskel oder Nerven abnorm erregbar sind, leuchtet ein; die Bedingungen hierfür dürften gegeben sein in den Fällen von akuter Entzündung[3]. Das stimmt mit anderen Erfahrungen gut überein: auch am entzündeten Kehlkopf z. B. erzeugen schon die geringsten Reize lebhafte Hustenbewegungen, und man darf sich für beide Fälle die gleichen Vorstellungen bilden. Bei der akuten Enteritis wird Durchfall noch besonders leicht eintreten, weil mit der erhöhten Erregbarkeit auch noch abnorme Zersetzungen innerhalb des Darmkanals einhergehen; wie diese fast stets zur Erzeugung stark reizender Stoffe führen, haben wir schon früher besprochen. Die Erhöhung der Erregbarkeit gilt nicht allgemein für die

---

¹ LOHRISCH, Z. exper. Path. **5**, 478.
² BOKAI, Arch. f. exper. Path. **23**, 209; **24**, 153.   ³ NOTHNAGEL, Z. klin. Med. **4**, 532.

chronischen Entzündungen und noch dunkel liegen die Verhältnisse bei der Anwesenheit von Ulzerationen, denn da wechselt sie in hohem Maße. Da können wir z. B. bei tuberkulösen Geschwüren schwere Durchfälle und ebensogut normalen Stuhl beobachten, ohne daß wir bisher die Unterschiede mit dem Sitz oder der Zahl der Geschwüre in Zusammenhang zu bringen vermögen. Wahrscheinlich kommt es auf den Zustand der Schleimhaut neben den Geschwüren an.

Eigenartige Erscheinungen macht die Erkrankung der tiefsten Darmteile, besonders des Rektums. Es kann dabei Durchfall, es kann auch Verstopfung bestehen; das hängt wohl in erster Linie von Veränderungen und Funktion des Kolon ab. Ist eine Erkrankung des Rektums vorhanden, so haben die Kranken vor allem Stuhlzwang, Tenesmus. Es kommt hierfür weniger auf die Art der Erkrankung als auf ihren Sitz an: Gonorrhöe und Syphilis, einfache Entzündung und Dysenterie rufen annähernd die gleichen Erscheinungen hervor wie das Karzinom. Das Charakteristische ist der krankhaft immer wiederholte Reiz zur Entleerung mit äußerst quälenden Empfindungen. Die Zahl der Entleerungen ist sehr verschieden groß; ich sah bei Dysenterie 150 am Tage! Entleert werden die Produkte der erkrankten Schleimhaut, meist Blut, Schleim, entzündliches Serum mit etwas Kot.

Die Bedeutung des Durchfalls für den Organismus ist kaum direkt zu besprechen, denn meist beherrscht die Ursache der Diarrhöe, das Grundleiden, vollkommen die Situation. Man könnte höchstens über diejenigen Fälle reden, in welchen — tatsächlich kommt das kaum vor — die Erhöhung der Peristaltik die einzige Krankheitserscheinung ist. Dann hängt die Schädigung ganz vorwiegend davon ab, ob der obere Teil des Dünndarms zu rasch durcheilt wird. Ist das der Fall, so kann die Resorption und damit die Ernährung des Organismus leiden, es tritt Unterernährung ein. Im Gegensatz hierzu werden Durchfälle, die lediglich von erhöhter Dickdarmperistaltik abhängen, oft lange Zeit auffallend gut vertragen — das ist verständlich, im Dickdarm wird eben, abgesehen vom Wasser, verhältnismäßig wenig resorbiert. Wie ich meine wird in ärztlichen Kreisen eine Resorptionsstörung durch Durchfall viel zu häufig angenommen. Sie ist meist ganz unerwiesen und unwahrscheinlich.

Wir verstehen unter Obstipation[1] eine abnorme seltene Stuhlentleerung. Der Chymus verweilt dabei länger im Dickdarm. Es findet eine stärkere Wasserresorption in ihm statt, die Fäzes werden härter, trockener. Auch ihr Gehalt an energiegebender Substanz ist geringer infolge von ausgiebigerer Resorption, wenn diese auch am Gesunden an sich gering ist. Es bestehen hier zahlreiche Übergänge zur Norm, eine zweimalige Defäkation am Tage liegt ebensogut in ihrem Bereich wie eine zweitätige, und die pathologische Verstopfung beginnt erst dann, wenn die Kranken von ihr Beschwerden haben.

Es kann nicht zweifelhaft sein, daß auch für die Entstehung der Obstipation

---

[1] Über Obstipation siehe TROUSSEAU, Med. Klin. — LEICHTENSTERN, v. Ziemssens Handb. 7 II. — NOTHNAGEL, Sein Handb. 17. — BAMBERGER, Virchows Handb. 6, 1. — HURST, Constipation and all. int. disorders. 2. Aufl. London 1921. — G. SCHWARZ, Klin. Röntgendiagnostik des Darms. 1914. — STIERLIN, Erg. inn. Med. 10, 383. — v. BERGMANN u. LENZ, Dtsch. med. Wschr. 1911, Nr 31. — FLEINER, Jkurse ärztl. Fortbildg 1920, März; Kraus-Brugschs Handb. 6.

in erster Linie abnorme Tätigkeit des Dickdarms in Betracht kommt. Worin diese liegt, wird man nicht eher erfahren, als bis wir wissen, warum die Defäkation überhaupt so selten stattfindet. Schon Nothnagel bezeichnet das als den Kardinalpunkt. Im Mittelpunkt steht immer die durch das Nervensystem vermittelte Einstellung, Regulation und Gewohnheit der Darmtätigkeit. Hierüber hat v. Bergmann geistreiche Gedanken mitgeteilt[1].

Nach unseren gegenwärtigen Kenntnissen würde ich es für das Wahrscheinlichste halten, daß die „großen" Bewegungen des Dickdarms, wie sie Holzknecht und v. Bergmann[2] beschreiben, den Mastdarm stark anfüllen und daß dann von dort aus (reflektorisch) ein neuer Bewegungsreiz für den Darm eintritt.

Zugleich wird auch das ganze System quergestreifter Muskeln, die den Mastdarm auszudrücken imstande sind, also vor allem Bauchpresse und Muskeln des Beckenbodens in Erregung versetzt. Ich finde es schon für den gesunden Menschen noch nicht ausreichend geklärt, wie weit gewohnheitsmäßig die Bewegungen des Dickdarms den Inhalt des Mastdarms herausbefördern, wie weit die Bauchpresse dazu verwandt wird. Das erstere ist sicher möglich, aber, wie mir scheint, das seltenere, weil die meisten Menschen gewohnheitsmäßig erst willkürlich und dann von selbst ihre Bauchpresse mit in Tätigkeit setzen.

Daneben kommt noch ein anderes Verhältnis zwischen Mastdarmfüllung und Defäkationserregung in Betracht. Da die Bewegungen des Dickdarms durch Gewohnheit beeinflußbare Perioden haben, die „von selbst" eintreten, so entspricht meines Erachtens die Stuhlentleerung des „Kulturmenschen" vielfach einer solchen Periode: in ihr wird Koloninhalt in den Mastdarm eingetrieben.

In einem Teil der Fälle beruht die Verstopfung sicher lediglich auf mangelhafter Entleerung des Mastdarms. Darüber liegen viele ärztliche Erfahrungen vor. Auch dann noch können verschiedene einzelne Momente von Bedeutung sein. Vor allem aber scheint eine ungenügende Erregung der notwendigen Bewegungen von der Schleimhaut des Mastdarms aus in Betracht zu kommen. Dieser mangelhafte Reiz würde zunächst natürlich die Kolonbewegungen treffen. Aber auch die Bauchpresse vermag nichts daran zu helfen. Offenbar hat willkürlicher Einfluß überhaupt recht enge Grenzen; er kommt nur zur Geltung, wenn das Kolon in gewisser Weise mithilft oder wenigstens sich in bestimmtem Zustande befindet. Hier ist aber die Beschaffenheit der Mastdarmampulle eine ganz besondere: sie ist mit weichem oder auch mit hartem Kot überfüllt und weit über ihr gewöhnliches Maß ausgedehnt. Das ist das Charakteristische, und das ist auch der Unterschied gegen die Norm. Am Gesunden ruhen die auf Entleerung wartenden Massen im Kolon und werden für die Defäkation weitergeschoben.

Aus welchem Grunde der Entleerungsreflex nicht ausgelöst wird oder keinen Erfolg hat, läßt sich meist nicht ausreichend feststellen. Unzweifelhaft werden zuweilen die Folgen schlechter Gewohnheit wirksam, nachdem jahrelang der Reiz des Stuhldrangs willkürlich unterdrückt wurde. Vielleicht wird dadurch die Erregbarkeit ihrer sensiblen Vorrichtungen oder die Dickdarmperistaltik beeinträchtigt.

---

[1] S. Kissinger Fortbildungskurse 1925; Therapie der Gegenwart 1928.
[2] Holzknecht, Münch. med. Wschr. **1909**, Nr 47; v. Bergmann u. Lenz, l. c.

Aber zuweilen liegt der Fehler doch auch auf Seite der quergestreiften Muskeln. Einzelne Menschen mit schlaffer, schlechter Bauch- und Beckenmuskulatur oder mit speziellen Störungen davon vermögen trotz des Anreizes den Stuhlgang nicht aus dem Darm hinauszubringen. Manchmal ist die mangelhafte Entleerung auch auf Schmerzen, namentlich am Darmausgang (Fissuren), zurückzuführen. Dann entstehen von den schmerzhaften Stellen reflektorisch aus auf der einen Seite Krämpfe der Sphinkteren und auf der anderen wahrscheinlich ungeordnete Zusammenziehungen und Schwächungen oberer Darmpartien. Zuweilen ist die Anfüllung der Ampulle eine so übermäßige, daß alle Kraft der Darmentleerung aus rein mechanischen Gründen nichts erreicht. Dann muß der Arzt mit den Fingern nachhelfen. Öfters sind auch bei dieser Form der Stuhlträgheit seelische Hemmungen bedeutungsvoll.

Weiter kommen als Ursache der Verstopfung Störungen der Dickdarmbewegungen in Betracht. Auch hier wird es sich wohl in erster Linie um eine Mangelhaftigkeit der großen Kolonbewegungen handeln; es ist der Zustand, der sehr wenig zweckmäßig mit dem unklaren Wort Atonie bezeichnet wird. Da liegen dann sehr nahe Beziehungen zu dem eben genannten vor: der Dickdarm treibt seinen Inhalt bis an eine gewisse Stelle vor, sogar bis in die Ampulle. Aber seine Mitwirkung bei der Entleerung fehlt. Durch die Röntgenforschungen haben wir recht viel Neues kennengelernt. So bleibt in manchen Fällen der Darminhalt in der Flexura sigmoidea. Aus ihr wird er nicht hinausbefördert, auch ohne daß mechanische Hindernisse vorliegen. Die Flexura sigmoidea liegt dann als ausgedehnte Masse im Leib, und das führt begreiflicherweise zu allen möglichen Störungen.

Gar nicht in allen Fällen dieser Form von Verstopfung rückt der Darminhalt soweit vor, sondern recht oft bleibt er lange Zeit im Cökum, sowie in dem aufsteigenden und der ersten Hälfte des queren Kolons liegen[1]. Auch das haben uns die Röntgenbeobachtungen mit Sicherheit gezeigt. Dieser Teil des Dickdarms bildet funktionell, wie es scheint, einen Abschnitt für sich[2]. In ihm wird der Chymus hin und her bewegt und mit der Schleimhaut in Berührung gebracht. Offenbar dient das zur Resorption z. B. von Wasser und Produkten der Zelluloseverdauung. Vielleicht ist der Digestionsprozeß im Kolon mancher Menschen vielfältiger und stärker, als wir bisher annahmen.

Viele interessante Einzelheiten haben sich ergeben. Sie zeigen wiederum höchst eindrucksvoll das Entferntsein der Natur von jedem Schematismus, nicht die Einförmigkeit und Einfachheit, sondern die Vielfältigkeit, den Wechsel der Erscheinungen. Nur in einem Teile der Fälle liegt lediglich eine Abschwächung der Peristaltik vor. In anderen hemmen ausgedehnte oder örtlich begrenzte Krampfzustände der Darmmuskulatur den Fortgang des Speisebreis. Vor allem aber hat man den Eindruck, daß gar nicht selten sich beides vereinigt. Es erscheint mir durchaus richtig, mit G. Schwarz hier den Gedanken an eine Art von Koordinationsstörung der

---

[1] Stierlin, Z. klin. Med. **70**, 376; Münch. med. Wschr. **1910**. — G. Boehm, Arch. klin. Med. **102**, 431.

[2] G. Schwarz, Münch. med. Wschr. **1926**, Nr 31.

Muskelbewegungen zu haben. Wir müssen auch bedenken, daß der richtige Erfolg doch abhängt von einem sehr verwickelten Zusammenspiel von Zusammenziehungen und Erschlaffungen. Dann ist natürlich auch vielfältigen Störungen des Mechanismus der Darmbewegungen für die Entstehung von Verstopfung Tür und Tor geöffnet. Wiederum zeigte uns die Röntgenbeobachtung hier viele Einzelheiten. Wie erwähnt, wird im aufsteigenden und ersten Teil des Querkolons der Chymus hin und hergeschoben; dabei finden rückläufige Bewegungen in der Muskulatur des Transversums und Aszendens statt. Durch Steigerung dieser Rückförderung dürften manche Verstopfungen hervorgerufen sein; so besonders die mancher jugendlicher Neurastheniker. Bei solchen ist eine Rückbeförderung von kleinen Kontrastklymen aus der Ampulle bis zum Cökum beobachtet (G. SCHWARZ)[1]. Mancher Fall von „Retention" von Speisebrei im Cökum ist richtiger als ein zeitweiliger Ruhezustand nach Rücktransport anzusehen. Es kommt dann, wie in manchen Fällen von Abschwächung der Peristaltik, zu einer starken Anfüllung des Cökums. Oder Spasmen im distalen Teile des Kolons[2] führen erst zu verstärkter Arbeit, dann zu Schwäche des Anfangsteils vom Dickdarm.

Über das Vorkommen von Antiperistaltik im Darm gibt es ja geteilte Meinungen[3]. Schon längst weiß man, daß Flüssigkeit ebenso wie feste Körper vom Mastdarm weit hinauf wandern können. RIEDER weist darauf hin, daß das durchaus nicht auf Antiperistaltik zu beruhen braucht. Zweifellos überwiegt weit der retrograde Transport durch Ausweichen des Chymus nach oben in Folge von örtlichen Zusammenziehungen. Wahrscheinlich aber sind auch diese Bewegungsstörungen nur eine Teilerscheinung verwickelter Anomalien der Funktion. Wie ich nochmals betonen möchte, sollte man daran festhalten, daß das gleiche Endergebnis auf sehr verschiedene Weise erreicht wird, durch Lähmung, Krämpfe, falsche Bewegungsrichtung und falsche Zusammenordnung von Muskeltätigkeit. Je nachdem kann auch der Kot die verschiedenste Form haben. Trocken dürfte er immer sein, wenn die Bewegung des Chymus, namentlich im aufsteigenden Dickdarm, eine langsame ist. Die dabei stattfindende Wasserresorption kann sekundär, d. h. durch den länger dauernden Aufenthalt bedingt, aber sie kann wohl auch primär sein. Dann würde verstärkte Resorption im Vordergrund stehen.

Unter besonderen Umständen, vor allem wenn bestimmte ätiologische Momente wirksam werden, können wohl auch bestimmte Formen von Bewegungsstörungen allein das Feld beherrschen. Z. B. erzeugt die Bleivergiftung ganz echte und ausgedehnte Krämpfe der Ringmuskulatur des Darmes. Wir sehen solche auch hin und wieder im Gefolge von Erkrankungen des zentralen Nervensystems. Und andererseits gerade in diesem Falle auch völlige Darmlähmungen. Häufiger noch kommen diese letzteren vor bei entzündlichen Vorgängen in der Leibeshöhle, vor allem am Peritoneum. Ich erinnere hier an die eigenartige Auffassung von E. F. MÜLLER, daß Erweiterung und Ruhe des Darmes ein Ergebnis der Erregung darstellt[4]. Kaum wird man reine Fälle von atonischer Obstipation im Sinne von FLEINER finden. Denn in Wirklichkeit kommt die Erscheinung der Obstipation durch viel verwickeltere Vorgänge und meist gewiß durch eine Inkoordination von Erschlaffung und Kontraktion zustande. Aber in der Tat — und das ist für die Behandlung wichtig — überwiegt bei manchen Kranken der Spasmus, bei andern die Verminderung der Peristaltik.

Eine gewisse Rolle spielen in den Erklärungen der Verstopfung Veränderungen der Lage des Dickdarms, angeborene Anomalien, Enteroptose, Verwachsungen,

---

[1] G. SCHWARZ, Münch. med. Wschr. **1926**, Nr 31.
[2] ROST, Pathologische Physiologie der Chirurgen, 2. Aufl., S. 241.
[3] RIEDER, Fortschr. Röntgenstr. **35**, 891.
[4] E. F. MÜLLER, Mitt. Grenzgeb. Med. u. Chir. **41**, 417.

Abknickungen und Einschnürungen durch Geschwülste oder alte entzündliche Prozesse. Ist durch sie die Höhlung des Darmes in der Tat beschränkt, so wird unzweifelhaft ein Hindernis geschaffen und, wenn dessen Maß eine gewisse Grenze nicht überschreitet und sich nicht verstärkt, so kann eine einfache Verstopfung daraus folgen. Wächst aber die Beschränkung des Lumens, so kommt es zur eigentlichen Darmverengerung; davon wird später die Rede sein. Der Einfluß bloßer Verwachsungen und Lageanomalien auf die Fortbewegung des Darminhalts ist sehr schwer zu beurteilen und gewiß kein großer. Oft wird er wohl dadurch erst wirksam, daß er sich mit Störung der verschiedenen Formen von Bewegungen verbindet, die dann vielleicht reflektorisch von den erkrankten Stellen ausgelöst werden. Bei manchen Anomalien der Lage und manchen Erweiterungen dürfte es sich erst um Folgen langdauernder Verstopfung handeln. Namentlich die berühmten Verwachsungen kann man, soweit nicht echte Stenosen entstehen, als Ursache der chronischen Obstipation im wesentlichen ausschalten. Als solche entstanden sie meines Erachtens hauptsächlich in der Phantasie.

Das ist wohl das Wichtigste der motorischen Beziehungen, die zum Endergebnis der Verstopfung führen. Veranlaßt wird die Störung der Bewegungen dadurch, daß die gewöhnlichen Voraussetzungen zu ihnen nicht ausreichend in Kraft treten oder treten können. Wahrscheinlich spielt für die Darmbewegungen die persönliche Lebensweise eine große Rolle. Das hat man schon längst gewußt[1], und das wurde auch neuerdings immer wieder bestätigt. Diese Gewohnheiten sind teils insofern natürliche, als sie in der Anlage liegen. Teils werden sie aber auch durch die Lebensverhältnisse anerzogen — es ließe sich über die Gewohnheit als biologisches Prinzip sehr vieles sagen[2]. G. v. BERGMANN legt geistvoll dar, wie die „Domestikation" des Menschen, die Gewöhnung an die Beherrschung der Kotentleerung die Quelle der Verstopfung notwendig in sich trage. NOTHNAGEL hat schon auf Veränderungen der peristaltischen Gewohnheiten hingewiesen. Sehr merkwürdig und vorderhand noch unerklärt ist die Förderung der Peristaltik durch Körperbewegungen.

Dazu kommt aber sicher noch der Einfluß der Nahrung in mechanischer und chemischer Beziehung. Am Gesunden befördern vielleicht Stoffe, die aus der Schleimhaut des Verdauungskanals ausziehbar sind[3], vor allem Cholin[4], die Darmbewegungen; über ihre Vermehrung oder Verminderung am Kranken wissen wir vorerst noch nichts Sicheres. Die große Bedeutung der Zusammensetzung des Chymus für die Erregung der Darmbewegungen erwähnten wir schon. Man kann sogar durch geeignete Wahl der Nahrung jeden Menschen und auch viele Tiere verstopft machen und ebenso von ihrer Verstopfung befreien. Eine beträchtliche Anzahl von Menschen ernährt sich eben verkehrt; bei ihnen ist der Darm reizbar wie bei Gesunden, aber die Reize fehlen. Schafft man sie, so werden die Kranken gesund. Auch Wassermangel des Chymus, seine abnorme Eindickung kann Verstopfung erzeugen; deswegen wirken reichliche Flüssigkeitsabscheidungen an anderen Körperstellen zuweilen in diesem Sinne. Vielleicht ist auch die Obstipation von Kranken mit Magenerweiterung durch die geringe Wasserzufuhr zu den tieferen Darmteilen und die reich-

---

[1] Vgl. SCHWARZBERG, l. c.   [2] G. VON BERGMANN, Kissinger Fortbildungskurse. 1925.
[3] ZUELZER, DOHRN, MARKERES, Berl. klin. Wschr. 1908, Nr 46. — ZUELZER, Ther. Gegenw. 1917, Nov. — WEILAND, Pflügers Arch. 147, 171.
[4] LE HEUX, Pflügers Arch. 173, 8; 190, 301.

liche Sekretion von Flüssigkeit in den Magen sowie seine Resorption im oberen Dünndarm verstärkt. Jede Verstopfung dürfte sich so selbst weitersteigern, weil der ruhende Darminhalt mehr und mehr Wasser verliert.

Durch STRASBURGER und A. SCHMIDT sowie deren Mitarbeiter[1] kennen wir die bessere Ausnützung des Chymus der Verstopften. Das kann wegen der Resorption im aufsteigenden Dickdarm eine Folge der verlangsamten Bewegung sein. Aber andererseits wurde eine außergewöhnliche gute Ausnützung der Nahrung, auch der Zellulose, als Veranlassung zur Verstopfung betrachtet. Nach den Beobachtungen aus v. BERGMANNs Klinik[2] ist die Frage aber noch nicht klar. Denn in ihnen war trotz sehr guter Ausnützung speziell der Zellulose die Darmentleerung gut.

Die gemeinsame Veranlassung zu einer verlangsamten Bewegung des Speisebreis lag bisher in dem mangelhaften Vorhandensein oder in der ungenügenden Wirkung der Reize, die zur Peristaltik führen. Gewiß kann Verstopfung nun aber auch zuweilen bedingt sein durch eine zu geringe Erregbarkeit der sensiblen Apparate in der Schleimhaut oder auch in den Ganglien. Wie mir scheint, ist das selten und wohl noch nicht sicher begründet. Man nimmt es so an für die Endstadien chronischer Katarrhe des Darmes mit Atrophie der Schleimhaut. Andererseits wird man bei ihnen auch mit einer Übererregbarkeit rechnen müssen. Am Ende kommt es immer an auf mangelhafte Koordination.

Es ist aber noch der Bedeutung psychischer Momente und des zentralen Nervensystems zu gedenken[3]. Sowohl unter seelischem Einflusse als auch bei Erkrankungen von Hirn und Rückenmark beobachteten wir nicht selten starke Verstopfungen; ich möchte die Bedeutung psychischer Momente, vor allem die der gesamten Stimmungslage für die ganze Verstopfungsfrage außerordentlich hoch, sogar am höchsten stellen. Durch Vagi und Sympathici vermögen ja die zentralen Vorrichtungen auf die Darmbewegung und auf das lokale Nervensystem einzuwirken. Am Krankenbett sehen wir dann Krämpfe und Lähmungen der Därme, und vor allem spielen, wie mir scheint, Hemmungen eine große Rolle[4].

Die reinen Folgen der Obstipation sind ganz vorwiegend psychische und subjektive. Der Ernährungszustand der Kranken leidet nicht, aber die Stuhlentleerung ist häufig äußerst anstrengend, und die Sorge um diese Defäkation, die ängstliche Beobachtung der Nahrung stören das geistige Gleichgewicht. Unmittelbar nach Entleerung der Fäzes wird der Kopf frei, die Stimmung gehoben. Diese Wirkung ist gewiß zum großen Teil eine suggestive, dafür läßt sich mancherlei anführen: ihre verschiedene Intensität bei verschiedenen Personen, ihre größte Stärke bei den Menschen, welche sich am meisten über die Defäkation sorgen. Indes ist sie kaum eine rein psychische, denn wenn auch der vielgenannte Begriff der „intestinalen Autointoxikation" mit Recht skeptisch aufgefaßt wird[5], weil er viele Unklarheit und manchen Unfug angerichtet hat, so sind andererseits doch einige bemerkenswerte Tatsachen bekannt[6]: z. B. kommen bei Verstopften Albuminurie und Zylindrurie

---

[1] STRASBURGER, Z. klin. Med. **46**, 430. — LOHRISCH, Arch. klin. Med. **79**, 383. — TOMASCEWSKI, Med. Klin. **1909**, Nr 12.

[2] STRAUCH, Z. exper. Path. **14**, 462.

[3] Vgl. SCHLAYER, Z. ärztl. Fortbildg **1927**, Nr 18.

[4] Vgl. KATSCH, Z. exper. Path. **12**, 225.

[5] Vgl. F. MÜLLER, Kongreß inn. Med. **1898**, 149.

[6] EBSTEIN, Berl. klin. Wschr. **1909**, Nr 41; Die chronische Stuhlverstopfung. 1901.

vor; beides verschwindet nach ausreichender Abführung. Ihr Auftreten läßt sich auch experimentell durch Opium oder Tannalbin erzeugen[1]. Diese Tatsachen legen die Annahme einer Resorption toxischer Substanzen recht nahe. Schließlich kommt es zuweilen durch das Liegenbleiben von Kotmassen an bestimmten Stellen (Blinddarm, Flexuren, S-romanum, Mastdarm) durch die Eindickung und Verhärtung zur Bildung von Kotgeschwülsten, die die Darmwand ulzerieren und, weil sie das Vorbeirücken von Kot gestatten und ihm Blut mit Entzündungprodukten beimischen, eigenartige Krankheitsbilder mit „paradoxer" Stuhlentleerung erzeugen können.

Das Fortschreiten des Chymus kann durch Verengerung des Darmlumens[2] erschwert, durch Verschluß völlig gehemmt werden; ich übergehe die Besprechung ihrer Veranlassungen, weil sie von Chirurgen, die sie am lebenden Menschen direkt sehen, doch besser geschildert werden können[3]. Erwähnt sei nur, daß auch reine Darmspasmen als Veranlassung zum Darmverschluß bedeutungsvoll sind. Sogar Lähmungen einer umschriebenen Darmstrecke können seine Erscheinungen hervorrufen — vgl. demgegenüber die Auffassung von E. F. Müller[4].

Das Gemeinsame ihrer Einwirkung ist eine Beeinträchtigung des Darmlumens. Diese tritt je nach der im Einzelfall bestehenden Ursache allmählich oder plötzlich ein, und die Folgeerscheinungen sind dementsprechend verschiedene. Ist der Darm nicht vollkommen verlegt, so ziehen sich die oberhalb gelegenen Partien kräftiger zusammen, ihre Muskulatur wird hypertrophisch[5]. Als Grund für diese verstärkten Kontraktionen gilt in letzter Linie die zu leistende Arbeit; diese verstärkt je nach den Einrichtungen der Muskelsubstanz ihre Zusammenziehungen. Sicher können selbst enge Stenosen, besonders bei geeigneter Ernährung, monatelang vollkommen ausgeglichen werden. Erst wenn auch die hypertrophische Muskulatur der Mehrarbeit nicht mehr gewachsen ist, kommen die Verschlußsymptome zustande. Der Dickdarm erlahmt schneller als der Dünndarm, was man bei alten Leuten am deutlichsten beobachten kann.

Wenn nun die Bewegung des Darminhalts vollkommen aufgehoben ist, sei es, daß in den erwähnten Fällen von chronischer Stenose sich aus irgendwelchen Gründen (massige Nahrung, Degeneration der Muskulatur) ein Mißverhältnis zwischen Stärke der Stenose und Kräften des Darmes einstellt, oder daß durch einen der in Betracht kommenden Prozesse das Rohr akut völlig verlegt wird, so beobachten wir die Erscheinungen des Darmverschlusses.

Jetzt staut sich der Darminhalt oberhalb des Hindernisses; die Mikroben sind in ihrer Entwicklung nicht mehr durch Bewegung gehemmt, sie kommen

---

[1] Robitschek, Berl. klin. Wschr. **1910**, Nr 18.

[2] Über Darmstenose siehe Leichtenstern, Kongreß inn. Med. **1889**, 19. — Curschmann, ebenda **1889**, 58. — Reichel, Dtsch. Z. Chir. **35**, 495. — Kader, ebenda **33**, 57. — Nothnagel, Sein Handb., S. 17. — v. Mikulicz, Ther. Gegenw. **1900**. — Murphy, Dtsch. Z. Chir. **45**, 506. — Kocher, Grenzgeb. Mitt. Med. u. Chir. **4**, 195. — Wilms, Der Ileus, Neue dtsch. Chir. **46**. — Rost, Pathologische Physiologie des Chirurgen, 3. Aufl. **2**. — Enderlen u. Hotz, Grenzgeb. Med.u. Chir. **23**, 755. — Hotz, ebenda **20**, 257. — Braun u. Worthmann, Darmverschluß. 1924.

[3] Rost, Pathologische Physiologie des Chirurgen, 3. Aufl.

[4] E. F. Müller, Mitt. Grenzgeb. Med. u. Chir. **41**, 461, l. c.

[5] Herczel, Z. klin. Med. **11**, 221.

voll zur Entfaltung. Sicher gestalten sich die Zersetzungen verschieden, je nach Art und Menge der vorhandenen Bakterien und zersetzbaren Stoffe: so ist es verständlich, daß bei Dünndarmstenosen die Fäulnisprozesse intensiver sind, als wenn das Hindernis im Kolon sitzt. Ja sogar bei völligem Verschluß des Dickdarms kann eine abnorme Zersetzung des Chymus aus nicht verständlichen Gründen lange Zeit hindurch völlig vermißt werden. Tritt sie aber ein, so entstehen natürlich alle die bekannten Produkte der Eiweißfäulnis, und zwar oft in enormer Menge. Man kann sich nun sehr wohl vorstellen, daß, falls ihre Bildung eine überreichliche wird, die Entgiftung nicht mehr vollständig stattfindet (mangelhafte Tätigkeit der Leberzellen), und daß dann sie oder andere differente Stoffe resorbiert werden, innerhalb des Organismus zur Wirkung gelangen und so manche der sogleich zu besprechenden Allgemeinsymptome hervorrufen. Das ist sehr wohl möglich; manche Erscheinungen, z. B. die nicht selten entstehende Albuminurie (Nephritis), weisen durchaus darauf hin.

Die Möglichkeit der Stuhlentleerung hört auf, höchstens im Anfang kann der Inhalt, des unterhalb der Stenose gelegenen Darmstückes noch ausgetrieben werden. In einzelnen seltenen Fällen, z. B. bei Invaginationen, die das Lumen nicht ganz verschließen, bestehen Durchfälle; es wird dann Kot aus den oberhalb gelegenen Darmpartien entleert.

In der Regel sind aber die unterhalb gelegenen Darmpartien leer, und die Defäkation ist völlig unterbrochen. Auch Winde gehen nicht mehr durch den After ab. Vielmehr sammeln sich Gas und Chymus jetzt oberhalb der verengten Stelle an und treiben den Darm allmählich in der Richtung nach dem Magen zu auf. Das geschieht in verschiedenen Fällen sehr verschieden stark und schnell, denn die mannigfachsten Momente, vor allem auch der Sitz des Hindernisses sind maßgebend für die Menge der nicht aus dem Darm entfernten Massen. In den Darmpartien oberhalb des Hindernisses werden die Kontraktionen der Muskulatur zunächst heftiger und heftiger. Peristaltische Bewegungen und tetanische Zusammenziehungen einzelner Darmstücke wechseln miteinander ab. Oft kann man das durch die Bauchdecken sehen, und zwar besonders dann, wenn hypertrophisch gewordene Muskeln sich kontrahieren, d. h. also in erster Linie bei chronischen Stenosen. Diese Muskelkrämpfe, wie es scheint, besonders die tonischen, sind sehr häufig mit außerordentlich heftigen Schmerzen verbunden, und dewegen gehören die „Kolikschmerzen" durchaus zum Bilde der Darmverengerung und -verlegung. Manche Kranke erbrechen schon frühzeitig, andere erst nach Tagen. Reizungen von Vagusfasern an der Okklusionsstelle dürften das initiale Erbrechen, das im Moment der Einklemmung und auch zuweilen bei der Obturation eintritt, erklären. Deswegen ist das Erbrechen viel stärker und häufiger bei Strangulation als bei der bloßen Verlegung des Darmes. Anfangs wird Mageninhalt entleert oder bei leerem Magen zurücklaufende Galle. Doch bleibt es dabei nicht, sondern bald erbrechen die Kranken den fäkulenten Darminhalt — das ist der entsetzliche, von der Klinik als Miserere oder Ileus bezeichnete Zustand. Es handelt sich fast ausnahmslos um die Entleerung dünner, grüngelblicher, kotartig riechender Massen aus Magen und Mund. Daß auch geformte Skybalenteile erbrochen werden können, wird behauptet, ist aber, wenn es überhaupt vorkommt, jedenfalls äußerst selten[1]. Diese flüssigen Produkte sind nun zweifellos Darminhalt, der wegen der Störung der Darmwand nicht resorbiert, gewiß auch pathologisch abgesondert, jedenfalls bei der Stagnation vor dem Hindernis durch die massenhaften Bakterien zersetzt worden ist. Wie er in den Magen gelangt, ist lange strittig gewesen. Die Meinungsverschiedenheit drehte sich um Antiperistaltik oder Ausweichen, gewissermaßen Überlaufen des Chymus nach oben. Sicher ist Antiperistaltik am Dünndarm, wenn sie überhaupt vorkommt, sehr selten[2]. Was bei Ileus geschieht, weiß vorerst niemand.

Unter diesen entsetzlichen Erscheinungen verfallen die Kranken mehr und mehr, Tiere mit künstlichem Ileus verlieren die Fähigkeit zum Aufbau des Glykogens und des Laktazidogens[3]. Auf die stürmische Peristaltik der ausgedehnten Darmschlingen folgt schließlich eine völlige Lähmung; als ihre Ursache ist die Überdehnung und die sich meist anschließende Entzündung der Darmwand anzusehen. Das läßt sich mit Sicherheit nachweisen, denn man kann beobachten, wie stark gefüllte Schlingen still stehen, aber sich wieder zu bewegen beginnen, sobald sie vom Inhalt entlastet werden. Wenigstens ist dies eine gewisse Zeitlang möglich. Nachher tritt aber endgültig eine Lähmung der Muskulatur ein, und das betreffende Darmstück wird gänzlich unerregbar.

Auf diese Verhältnisse zu achten, ist für den Arzt äußerst wichtig, das Aufhören der peristaltischen Bewegungen bei Darmverschluß ist immer von schwerwiegender Bedeutung. Im Kollaps gehen die Kranken zugrunde, falls nicht auf die eine oder andere Weise Hilfe gebracht wird. Während alle Beobachter darüber einig sind, daß bei der chronischen Darmstenose die erhöhte Peristaltik eine erhebliche Rolle spielt, schwanken die Angaben über das Verhalten der Darmbewegungen bei akutem Darmverschluß. Soviel ich sehe, sind im Beginn auch bei diesen Fällen die Bewegungen der oberhalb des Hindernisses gelegenen Darmschlingen meist gesteigert. Zweifelhaft ist, ob auf die Erhöhung der Peristaltik sehr schnell eine Lähmung folgt. Ich persönlich möchte das nicht glauben. Allerdings sieht man zuweilen die Peristaltik bei Darmstenosen fehlen. Dann dürfte es sich aber meiner Auffassung nach in der Regel um entzündliche Prozesse und dadurch bedingte Lähmung handeln oder um Reflexvorgänge, die durch die Schnürung bzw. den plötzlichen Verschluß ausgelöst werden.

Der Verlauf gestaltet sich in verschiedenen Fällen sehr verschieden und ganz besonders wechselt der Einfluß einer Darmokklusion auf den Allgemeinzustand. Während bisweilen erst nach Tagen schwerer Meteorismus, Koterbrechen, Kräfteverfall und Kollaps eintreten, sehen wir in anderen Fällen das alles sich schon wenige Stunden nach Verschluß des Darmes entwickeln. Dieses wechselvolle Verhalten hängt sicher in erster Linie von der Art des Verschlusses ab: die einfache Okklusion des Darmrohrs ist weit harmloser als die „Strangu-

<hr>

[1] LEICHTENSTERN, Kongreß inn. Med. **1889**, 56. — WILMS, Ileus, l. c.
[2] RIEDER, Fortschr. Röntgenstr. **35**, 891.
[3] LANGE, Münch. med. Wschr. **1925**, Nr 28.

lation"[1]. Während bei der Okklusion Auftreibung und Erbrechen nur langsam und allmählich eintreten, dürften bei der Strangulation die Zerrung des Peritoneums mit seinen Nerven sowie der Verschluß von Mesenterial- und Darmvenen bei erhaltenem arteriellem Zufluß, also wohl auch Ernährungsstörungen, für den schnellen Eintritt der hierher gehörigen Erscheinungen maßgebend sein. Die Wand des strangulierten Darmstückes wird zyanotisch, von Flüssigkeit durchtränkt und hämorrhagisch infarziert. Die Wandspannung wird durch eindringende Bakterien und durch die Zirkulationsstörungen geschwächt, so daß er den sich reichlich entwickelnden Gasen keinen Widerstand mehr leisten kann. Da auch die Resorption geringer ist, so kommt es meist zu recht starker Aufblähung der strangulierten Partien (lokaler Meteorismus). Meist sind dann, wenn ein Darmstück stark geschnürt ist, alle Erscheinungen sehr schwer, sowohl die lokalen (heftigste Schmerzen, unausgesetztes Erbrechen) als auch die allgemeinen: Verfall, Kollaps, Kreislaufstörungen. Die Entstehung der letzteren ist noch nicht mit Sicherheit klargelegt. Einmal sind wohl Reflexe auf Herz und Gefäße, speziell auf das Splanchnikusgebiet von Bedeutung: wenigstens können solche vom Peritoneum aus sehr leicht und stark erzeugt werden. Dazu kommt aber die Resorption giftiger Substanzen. Weniger stürmisch, aber wesensähnlich sind die Erscheinungen bei einfacher Okklusion des Darmes.

Bei einer Reihe von Krankheiten wird der Darmkanal durch Gase mehr oder weniger stark ausgedehnt[2], um so leichter natürlich, je nachgiebiger die Bauchdecken sind (Zustand des Meteorismus).

Auch der Darm des gesunden Menschen enthält immer Gase[3], sie stammen zu einem Teil aus verschluckter Luft, zum anderen werden sie innerhalb des Verdauungskanals selbst gebildet, und zwar, wie man weiß, weniger durch die Wirkung der Verdauungssäfte auf die Nahrungsbestandteile, als durch die Tätigkeit von Bakterien. Von den Gasen des Darms tritt am schnellsten die Kohlensäure, langsamer der Sauerstoff, am langsamsten Stick- und Wasserstoff ins Blut über. Kohlensäure wird im Dünndarm produziert einmal durch das Zusammentreffen von Säuren mit den Karbonaten des Bauchspeichels, der Galle und des Darmsaftes und weiter durch die verschiedenen Gärungen der Kohlehydrate; bei diesen entwickelt sich außerdem noch Wasserstoff, Grubengas, und im Dickdarm bei der Eiweißfäulnis neben den genannten Gasen Schwefelwasserstoff in geringen Quantitäten. Schon am gesunden Menschen wechselt je nach der Art der aufgenommenen Nahrung sowie nach Beschaffenheit und Menge der im Darm vorhandenen Mikroorganismen Quantität und Qualität der gebildeten Gase außerordentlich. Dabei kann unter verschiedenen Verhältnissen das Volum des Abdomens zwar in geringem Maße schwanken, aber es kommt nie zu starken Auftreibungen, denn der normale Darm ver-

---

[1] Kirstein, Dtsch. med. Wschr. 1888, Nr 49. — Reichel, Dtsch. Z. Chir. 35, 495. — Kader, ebenda 33, 57. — v. Mikulicz, Ther. Gegenw. 1900.

[2] Zuntz, Dtsch. med. Wschr. 1884, 717. — Litten, ebenda. — Nothnagel, Sein Handb. 17, 64.

[3] Über Darmgase: Ruge, Chem. Zbl. 1862, 347. — Frerichs, Hwb. Physiol. 3, 1, 864. — Maly, in Hermanns Handb. 5 II, 249. — Tappeiner, in Arbeiten aus dem pathol. Inst. zu München. 1886. — Tacke, Diss. Berlin 1884. — Nowack u. Bräutigam, Münch. med. Wschr. 1896, Nr 38 ff. — Bunge, Physiologische Chemie, 3. Aufl., S. 280. — Fries, Amer. J. Physiol. 16, 468. — Schoen, Arch. klin. Med. 147, 224; 148, 86.

mag auch reichlich gebildete Gase teils in das Blut, teils durch den After zu entfernen, dafür sorgt der Tonus der gesunden Muskulatur.

Ganz anders bei Krankheiten des Magen-Darmkanals! Je nach Umfang und Art der in ihm ablaufenden Zersetzungsprozesse werden sicher oft sehr viel größere Mengen von Gasen gebildet und wahrscheinlich gerade die schwer resorbierbaren, wie Methan und Wasserstoff — den Schwefelwasserstoff können wir für diese Betrachtungen auslassen, weil von ihm immer nur sehr wenig produziert wird.

Für uns ist die Frage: Warum werden in manchen Zuständen Darmschlingen auf das Vielfache des mittleren Volums aufgebläht? Daß Mengen schwer diffundierender Gase, die jeder Entfernung spotten, gebildet werden, können wir von der Hand weisen. Nach allem, was wir wissen, führt die reichliche Entstehung von Gasen allein noch nicht zur Aufblähung des gesunden Darmes, auch die Darmverschließung als solche erzeugt keineswegs immer Meteorismus. Wohl besteht aber eine Beziehung zwischen ihm und einer Erkrankung der Darmwand. Wir beobachten die stärkste Tympanie bei Peritonitis und bei manchen Fällen von Darmverschluß. Auf gleichzeitige Herabsetzung des Muskeltonus und der Resorption sowie auf Lähmung der Darmmuskulatur ist mit größter Wahrscheinlichkeit das Hauptgewicht zu legen; wie wir wissen[1], führen Kreislaufstörungen und Darmatonie zu starker Beeinträchtigung der Gasaufsaugung. Gibt aber die Darmwand der Gasspannung nach, so muß der Meteorismus sich selbst verstärken, denn im aufgetriebenen Darm leidet der Kreislauf und damit die Gasresorption.

Haben wir so zunächst gesehen, daß das wichtigste Moment für die Ausbildung einer Darmaufblähung im Zustand der Darmwand liegt, so ergibt sich weiter, daß sich Meteorismus dann besonders leicht entwickeln wird, wenn abnorme Zersetzungen und Gasbildungen mit einer Schwächung der Darmmuskeln verbunden sind. So entstehen die geringen Grade der Tympanie bei Dyspepsien, Enteritis, Typhus abdominalis und Erkrankung der Leber, so die höheren bei allgemeiner Peritonitis. Dunkel ist der hysterische Meteorismus, indessen mit einem gewissen Recht können wir ihn auf vorübergehende Muskelatonie und auf reichliches Verschlucken von Luft zurückführen. Sicher ist, daß Hysterische sehr häufig große Mengen von Luft in den Magen verschlucken. Der so schwer in die Körperflüssigkeiten übergehende Stickstoff wird dann die Därme um so leichter aufblähen müssen, je nachgiebiger sie sind. Nun kommen Lähmungen und Paresen quergestreifter Muskeln bei Hysterie ja recht häufig vor, und es ist durchaus nicht auszuschließen, daß auch der Kontraktions-(vielleicht auch der Tonus-)zustand glatter Muskeln durch psychische Einwirkungen für längere Zeiten verändert werden kann. Manche Fälle von hysterischem Meteorismus erklären sich vielleicht durch Krampf des Zwerchfells bei Erschlaffung der Bauchdecken. Dafür spricht das Verschwinden in Chloroformnarkose.

Wir haben die Darmbewegungen bisher wesentlich vom Standpunkte ihres Einflusses auf die Fortbewegung des Chymus besprochen. Wie wir aber bei den Darmverengerungen sahen, kann es auch örtliche tonische und klonische Zusammenziehungen geben. Schon am Gesunden macht ja der Darm örtliche Pendelbewegungen. Am Kranken gibt es lokale Störungen der Bewegung ziemlich häufig und von der verschiedensten Stärke. Heftige Peristaltik des Dünndarms allein sehen wir oft bei Hysterie durch seelischen Einfluß. Dann wird Luft unter lautem Gurren, in der Regel zu großer Unzufriedenheit der Kranken vorwärtsgetrieben. Örtlich beschränkte Spasmen kommen ebenfalls bei Nervösen nicht selten und meist mit Schmerz verbunden vor. Man wird eine erhöhte Erregbarkeit der nervösen in der Darmwand liegenden Vorrichtungen zugrunde legen.

---

[1] Schoen, l. c.

Von besonderem Interesse sind noch Störungen der zur Darmentleerung führenden verwickelten Bewegungen. Wie wir schon sahen, kann Herabsetzung der Erregbarkeit von Schleimhaut oder Nervenzentrum zum Liegenbleiben des Kotes im Mastdarm führen. Auf der anderen Seite wächst bei erhöhter Erregbarkeit die Zahl der Stuhlentleerungen, das kann sich mit zwei oder dreien noch in den normalen Grenzen halten. Indessen bei Erkrankungen der Schleimhaut bei Kolitis, Karzinom, Syphilis, Gonorrhöe des Mastdarms und ganz besonders bei Ruhr kann es zu sehr häufigen Ausleerungen kommen. Ich sah bei Ruhr 150 in 24 Stunden. Ein äußerst qualvoller Zustand, ganz besonders auch deswegen, weil er mit dem Gefühle des Zwangs, des Tenesmus verbunden ist. Ganz sicher sind hier die Bewegungs- wie die Empfindungsstörungen zurückzuführen auf die Erkrankung der Schleimhaut des Mastdarms, denn mit ihrer Stärke steigen und fallen sie.

Seitdem wir durch FORSSELL[1] auf die Häufigkeit und Stärke der Schleimhautbewegungen an Magen und Darm aufmerksam gemacht wurden, haben wir die Aufgabe, auf ihre Physiologie und Pathologie mehr zu achten. Eine ungeheuere Bedeutung werden sie im Dünndarm für die Verarbeitung des Chymus durch die Verdauungssäfte und für die Aufsaugung haben. Es wird durch sie, durch die Bewegung und den Wechsel der Falten gewissermaßen eine neue Vergrößerung der Schleimhautoberfläche geschaffen, und wenn wir auch den Darm als Ganzes wegen des Einflusses des Tonus der glatten Muskeln jetzt für kürzer halten müssen, als die Anatomie annahm[2], so überwiegt die Vergrößerung der Oberfläche durch die Faltenbildung und der Nutzen für die Resorption durch den Wechsel doch weit. Welche Bedeutung diese Schleimhautbewegungen für krankhafte Verhältnisse, z. B. gerade für die Entleerungen und den Zwang des Ruhrkranken haben, wissen wir noch nicht.

Während die Darmtätigkeit des Gesunden so gut wie unbemerkt abläuft, können dem Kranken mancherlei Beschwerden von seiten des Darmes erwachsen. Zunächst sind die Auftreibungen und Anfüllungen der Leibeshöhle mit einem Gefühl der Völle und, sobald das Zwerchfell verlagert wird, der Beängstigung und Atemnot verbunden. Heftige Zusammenziehungen der Darmmuskeln erzeugen häufig außerordentlich starke Schmerzen, die bekannten Koliken, welcher jeder von sich selbst her kennt. Das Wirksame sind aber dann nie die fortschreitenden peristaltischen Bewegungen, sondern nur tetanische Kontraktionen sollen schmerzhaft werden, und solche treten ja immer ein, sobald kräftige Reize für die Darmbewegungen erfolgreich wirken. Am häufigsten und stärksten treffen wir sie im Gefolge von Darmstenosen und bei der Bleikolik; auch die Enterokatarrhe und die Cholera können sehr heftige Schmerzen hervorrufen. Über die Entstehung der Schmerzen vgl. Abschnitt Nervensystem.

---

[1] FORSSELL, Fortschr. Röntgenstr., Verh. dtsch. Röntgenges. **13**; **16**. — H. H. BERG, Röntgenuntersuchungen am Innenrelief des Verdauungskanals. 2. Aufl. 1931.
[2] Vgl. VAN DER REIS u. SCHEMBRA, Z. exper. Med. **43**, 94.

12. Die Atmung.

Wir verstehen unter Atmung den Gaswechsel des Körpers. Jede Zelle bildet in ihrem Stoffwechsel Kohlensäure, und jede Zelle braucht zu ihrer Erhaltung und zur Durchführung ihres Stoffwechsels Sauerstoff. Die Vorgänge, die sich um Aufnahme und Verbrauch von Sauerstoff, sowie um Bildung und Abgabe von Kohlensäure an Zelle und Gewebe abspielen, werden unter dem Begriff der „innern Atmung" zusammengefaßt, während die äußere „Atmung" die Vorgänge der Aufnahme von Sauerstoff in den Organismus und die Ausscheidung der Kohlensäure in den Lungen, sowie die Beförderung der Gase durch Blut und Lymphe umschließt.

Die Atmung des einzelnen Organs wird bestimmt durch die Atmung seiner Zellen. In der Zelle fällt der Vorgang der Atmung zusammen mit den Vorgängen des Stoffwechsels. Er bildet gewissermaßen ihren Schlußstein. D. h. die chemischen und physikalischen Prozesse, die den Stoffwechsel charakterisieren, führen zur Bildung von oxydablen Körpern, die am Ende der Oxydation in der Zelle anheimfallen   Diese wird nach den Vorstellungen von O. WARBURG[1] dadurch bewirkt, daß das Eisenatom katalytisch das Sauerstoffmolekül spaltet und den naszierenden Sauerstoff überträgt. Die Atmung wird also, ebenso wie so viele andere Grundvorgänge des Körpers, durch einen Fermentkörper[2] bewirkt. Nach der Auffassung A. WIELANDS[1] stehen Wasserstoffakzeptoren im Mittelpunkt des Geschehens bei der Atmung.

Die Blausäurevergiftung hebt die Zellatmung dadurch auf, daß die Zyanwasserstoffsäure vermöge ihrer Affinität zu Schwermetallen an die Eisenmoleküle der Zelle adsorbiert wird und dadurch die Bindung des Sauerstoffs an den Katalysator verhindert[3]. Es genügen schon kleinste Gaben des Gifts, um die Störung der Zellfunktion hervorzurufen; deswegen sterben die Kranken fast unmittelbar nach Einatmung kleinster Mengen des äußerst flüchtigen Gifts. Zunächst ruft dieses Gift in seinen ersten kleinen Dosen Reizerscheinungen von seiten des Atemzentrums hervor; sie gehen entsprechend der oben genannten allgemeinen Zellwirkung der Blausäure sehr schnell in Lähmung über. Ich spreche von der Blausäure hier nur deswegen, weil ihre verhältnismäßig gut bekannte Form der Einwirkung als Beispiel

---

Pathologie der Atmung: MINKOWSKI u. BITTORF, in Krehl-Marchands Handb. Path. **2.** — TENDELOO, Allg. Path. 1919. — HOFBAUER, Atmungspathologie. 1921; Handb. norm. path. Phys. **2.** — DAUTREBANDE, Erg. inn. Med. **40,** 336.

[1] O. WARBURG, Biochem. Z. **119,** 134. — Vgl. demgegenüber A. WIELANDS Theorie. Lit. bei WARBURG, Biochem. Z. **142,** 518.

[2] O. WARBURG, Katalytische Wirkungen der lebenden Substanz. 1928. — SCHOEN, Jb. Physiol. Bibliogr. Jb. **7,** 397; **9,** 361.

[3] O. WARBURG, Biochem. Z. **136,** 266.

dienen soll für eine besondere Form der Atemstörung in allen Zellen. Als Pathologe wird man fragen: Kommt eine im Prinzip ähnliche Form der Störung nicht auch am Kranken vor? Wir wissen, daß Inkrete, z. B. das der Schilddrüse, die Höhe des Stoffwechselniveaus beeinflussen. Im Myxödem sinkt die Sauerstoffaufnahme, bei Thyreotoxikose steigt sie. Das hängt sicher mit einem Einfluß der Schilddrüsenstoffe auf die Körperzellen zusammen, wenn auch ein Einfluß auf den Erregungszustand gewisser Hirnteile außerdem noch anzunehmen ist[1]. Auch bei manchen andern Vergiftungen, z. B. mit Phosphor, Antimon, Eisen[2], vielleicht auch mit Säuren[3] ist es so. Hier treffen sich die Vorgänge der Atmung mit denen der intimsten Stoffwechselprozesse in der Zelle. Es ist eine Formfrage[4], ob man hier von Atmungs- oder von Stoffwechselvorgängen sprechen will. Wir erörtern das, was sich pathologisch sagen läßt, mit den letzteren.

Bestimmt wird also die Größe der Atmung des Gesamtkörpers durch Bedürfnis und Leistung aller Organe. Wenn ein Gleichgewicht des Gaswechsels bestehen soll, so muß Aufnahme und Ausscheidung der Gase in den Lungen eingerichtet und angepaßt sein an die gesamten Bedürfnisse des Organismus, und diese setzen sich zusammen aus den Anforderungen der einzelnen Teile. D. h. der Körper tritt auch hier wieder als Einheit auf, der mit Hilfe seiner Lungen und seines Kreislaufs für die verschiedenen und wechselnden Bedürfnisse seiner Organe sorgt. Die Einheit des Organismus verkörpert sich für diese Aufgabe in dem sog. „Atemzentrum", in Ganglienzellengruppen, die in der Formatio reticularis des Kopfmarks liegen, in der Nähe des Hypoglossuskerns[5].

Kranialwärts reicht das für die Atmung sorgende Gewebe viel weiter hinauf, als man früher annahm[6], nämlich bis nahe an die Höhe der hintern Vierhügel: Also auch hier erfüllt sich die neuerdings allgemein gemachte Erfahrung, daß im Zwischenhirn die obersten Stellen der vegetativen Zentren lokalisiert sind, soweit sie zur bloßen Erhaltung des Lebens dienen.

Jeder Mensch hat einen ganz gleichmäßigen Grundumsatz. Dementsprechend ist die alveoläre Kohlensäurespannung durch eine bestimmte Stärke der Atmung gleichmäßig genau eingestellt. Schlafen und Wachen, Licht und Dunkelheit, Ruhe und Bewegung, Art und Umfang der Nahrung, die Jahreszeiten, alles das hat einen charakteristischen, bei verschiedenen Menschen verschiedenen Einfluß auf Atmung, alveoläre Kohlensäurespannung und die Verhältnisse der Kohlensäure im Blut. H. Straub, der selbst an der Aufklärung der in Betracht kommenden Verhältnisse große Verdienste hat, setzt unter Berücksichtigung der schon vorliegenden Literatur das alles zusammenfassend auseinander[7]. Ebenso bringt das Handbuch der normalen und pathologischen Physiologie ausgezeichnete Darlegungen[8].

---

[1] H. H. Meyer, Arch. internat. Pharmacodynamie 38.
[2] Hans Meyer, Arch. f. exper. Path. 14, 313.
[3] Walter, Arch. f. exper. Path. 7, 148. — Chvostek, Zbl. klin. Med. 14, 329.
[4] Vgl. Bethe, Handb. norm. path. Phys. 2, 1.
[5] Vgl. G. Bayer, Handb. norm. path. Phys. 2, 230.
[6] Lumsden, J. of Physiol. 57, 153, 354; 58, 81.
[7] H. Straub, Erg. inn. Med. 25, 1.
[8] v. Liljestrand, Handb. norm. path. Phys. 2, 190. — Bayer, ebenda 2, 230.

Auf Grund der wichtigen Untersuchungen von HALDANE[1] und von WINTER-STEIN[2] wird jetzt angenommen, daß der Stoffwechsel der Zellen des Atemzentrums die äußere und innere Atmung regelt, und zwar gilt die Größe der in diesen Zellen herrschenden H-Ionenkonzentration als der wirksame Reiz. Schon hier sind die Einzelvorgänge äußerst verwickelt. Denn auch der Sauerstoffmangel ist von Bedeutung, nicht nur dadurch, daß er zur Bildung saurer Körper führt, sondern er hat auch einen Einfluß auf die Erregbarkeit der Zellen des Atemzentrums. Diese ist ohnehin von allen möglichen Einflüssen abhängig, z. B. von der Belichtung des Körpers; ferner dürfte sie unter krankhaften Einwirkungen erheblich schwanken. Auf diese, bei wechselnden Zuständen verschieden erregbaren Zellen des Atemzentrums wirkt nach der genannten Auffassung als Reiz die in ihnen herrschende Reaktion ein, und diese hängt ab einerseits vom Stoffwechsel dieser Zellen, vor allem aber — und das ist das für den Arzt ungleich Bedeutsamere — von der H-Ionenkonzentration des zu ihnen tretenden, also des arteriellen Blutes. Mit der Frage nach der Erregbarkeit des Atemzentrums[3], über die wir gut sprechen können, weil wir so wenig davon wissen, ist ein Moment eingeführt, das sich für Theorien leicht verwenden läßt. Und besonders werden solche erleichtert, wenn man noch annimmt Schwankungen des örtlichen Blutversorgens der Atemzentren durch Verengerung oder Erweiterung von Gefäßen. Auch über diese läßt sich mancherlei vermuten, aber nie etwas Sicheres, d. h. durch Beobachtung Erfahrenes aussagen. Immerhin scheint doch z. B. unter dem Einfluß des Höhenklimas die Erregbarkeit des Atemzentrums zu wachsen. Sehr interessant ist auch die Herabsetzung der Erregbarkeit des Atemzentrums, die UHLENBRUCK und MERBECK bei Kranken mit chronischer Zyanose sahen[4] unter dem Einfluß der Einatmung von sauerstoffarmer oder kohlensäurereicher Luft.

Im Blute sammelt sich die Summe aller Stoffe, die im Stoffwechsel der Gewebe entstehen. Wie bekannt spielen unter diesen Säuren und von diesen namentlich die Kohlensäure eine bedeutende Rolle. Durch die wichtigen Arbeiten englischer, amerikanischer, skandinavischer und deutscher Forscher — ich nenne vor allen BARCROFT, HALDANE, LAWRENCE HENDERSON, Y. HENDERSON, VAN SLYKE, KROGH, WINTERSTEIN, GESELL, HASSELBALCH, H. STRAUB — haben sich unsere Kenntnisse über die Aufnahme und Abgabe der Kohlensäure seitens des Blutes erheblich vermehrt. Man weiß jetzt, in welchem Maße und wie Natriumbikarbonat, Natriumbiphosphat, Plasma-Eiweiß und Hämoglobin einen Einfluß auszuüben vermögen sowohl auf die Bindung, als auf die Abgabe der Kohlensäure[5]. Es ist höchst reizvoll, den wunderbar abgestuften Einrichtungen dieser Vorgänge nachzugehen; das gehört natürlich nicht hierher. Dadurch, daß mit verschiedener Häufigkeit und Tiefe des Atmens die Ausscheidung der Kohlensäure in weitem Maße wechseln kann, gelingt es den Atemzentren, die Reaktion, d. i. die H-Ionenkonzentration des arteriellen Blutes am gesunden Menschen immer, am Kranken für die große Mehrzahl der Fälle in mittleren Grenzen zu halten (nach den gegenwärtigen Vorstellungen zwischen p_H 7,25 und 7,42), solange Kreislauf und äußere Atmung ihre Funktion richtig ausüben. Es

<hr>

[1] BOYCOTT u. HALDANE, J. of Physiol. **37**, 355.

[2] WINTERSTEIN, Pflügers Arch. **187**, 293.

[3] Lit. bei R. SCHOEN, Jber. Physiol. **7, 9**. — Vgl. DOUGLAS u. HALDANE, J. of Physiol. **38**, 420. — HESS, Die Regulierung der Atmung. Leipzig 1931. — DAUTREBANDE, l. c. S. 439.

[4] UHLENBRUCK u. MERBECK, Z. klin. Med. **114**, 256.

[5] Vgl. L. HENDERSON, Asher-Spiros Erg. **8**, 254; Klin. Wschr. **1928**, Nr 46.

ist auch außerordentlich bedeutsam, daß die Kohlensäurebindung des Globins den Sauerstoffdruck erhöht.

Vielleicht noch nicht völlig entschieden ist die Frage, ob allein die H-Zahl des Bluts bzw. der Zellen des Atemzentrums den Atemreiz darstellt, wie WINTERSTEIN annimmt, oder ob, wie H. H. MEYER meint[1], die Kohlensäure in zureichender Spannung, sowie die Spannung des Sauerstoffs die Erregbarkeit und Erregung der Zellen des Atemzentrums bedingt[2] (vgl. die interessanten Darlegungen von H. STRAUB, l. c. S. 187), ganz abgesehen von der Bedeutung von Reflexen, namentlich von solchen seitens der Lungen. Ich selbst neigte früher dazu, der herrschenden Bedeutung der Wasserstoffionenkonzentration nicht beizupflichten, bin aber doch mehr und mehr zu ihrer Anerkennung gekommen, weil ich doch sah, daß die veränderte Atmung des Diabetikers bei Azidose stets mit einer individuellen Veränderung seines Blut-p_H verbunden ist. Und WINTERSTEIN hält streng daran fest, daß es nur auf die H-Ionenkonzentration im Atemzentrum ankommt[3].

Wenn in irgendeinem Gewebe die Arbeit der Zellen wächst, so steigt auch die Bildung von Kohlensäure; häufig entstehen, wie z. B. in den Muskeln, aber auch in allen anderen Geweben noch andere Säuren, die dem Blut und Gewebe Alkali entziehen und dadurch noch mehr Kohlensäure frei machen. Die im Blut enthaltene Menge der Kohlensäure und ihre Spannung wird für den Augenblick erhöht, das Verhältnis der freien zur gebundenen Kohlensäure steigt und damit die Wasserstoffzahl im Blut und im Atemzentrum. Nun tritt dessen regulatorische Tätigkeit in Kraft: die Atembewegungen werden tiefer. In der Alveolarluft steigt der Partiardruck des Sauerstoffs und sinkt der der Kohlensäure. Die dissoziable Kohlensäure aus dem Blut tritt in die Alveolarluft und damit nach außen. Die Menge der gebundenen Kohlensäure, ihre Spannung und damit die Wasserstoffzahl in Blut und Gewebe sinken. Durch das dauernde Zuströmen neuer Kohlensäuremengen zum Blut, z. B. bei Muskelbewegungen — auch fixe Säuren, vor allem Fleischmilchsäure sind von Bedeutung — wiederholt sich der Vorgang immer von neuem, und es stellt sich, solange die Muskelbewegungen andauern, ein neuer Gleichgewichtsvorgang ein. Der Gaswechsel bei Muskelbewegungen ist genau untersucht[4] und zeigt deutlich die oben erörterten Verhältnisse. Hören die Muskelbewegungen auf, so dauert der Zustrom saurer Stoffe eventuell noch längere Zeit an; so lange ist auch noch die Veränderung der Atmung vorhanden.

Grundsätzlich die gleichen Vorgänge wiederholen sich bei allen krankhaften Zuständen, die mit vermehrter Gewebsatmung verbunden sind, und bei denen gleichzeitig die Erregbarkeit des Atemzentrums und die Funktionsfähigkeit der Werkzeuge für die äußere Atmung erhalten ist.

Es ist nicht notwendig, alle Krankheiten hier anzuführen, bei denen diese Verhältnisse gegeben sind. Immer, wenn aus irgendwelchen Gründen der Stoff-

---

[1] MEYER-GOTTLIEB, Experimentelle Pharmakologie, 7. Aufl., S. 412. — Vgl. GOLLWITZER-MEIER, Arch. f. exper. Path. **125**, 2 78.

[2] Lit. über diese Frage bei SCHOEN, Jber. Physiol. **7 I**, 414.

[3] WINTERSTEIN, Pflügers Arch. **222**, 411; Klin. Wschr. **1928**, Nr 6.

[4] HILL, Proc. roy. Soc. Lond. (B) **96** (1924). — Vgl. STRAUB, l. c. S. 101.

zerfall wächst, sei es durch Infektionen, durch Vergiftung oder durch die Wirkung von Geschwülsten, tritt mehr Kohlensäure ins Blut über, und das gibt mit den genannten Mittelgliedern den beschriebenen Reiz für die veränderte Einstellung der Atmung — vorausgesetzt, daß die Erregbarkeit des Atemzentrums unverändert, die Funktion der äußeren Atmung normal ist.

In einer Reihe von Krankheitszuständen aber treffen wir noch auf besondere Verhältnisse. Wie im Abschnitt Stoffwechsel dargelegt ist, können im Diabetes mellitus und bei manchen andern Zuständen fixe organische Säuren, besonders Betaoxybuttersäure und Azetessigsäure, in größeren Mengen entstehen und in den Kreislauf eintreten. Das gibt eine starke Verminderung der Alkalireserve von Geweben und Blut und damit eine Herabsetzung seiner Aufnahmefähigkeit für die Kohlensäure des Stoffwechsels. Es ist höchst interessant, wie der Organismus des Menschen die anfänglich auftretende starke Verminderung seines Bestands an Alkalien bald ausgleicht durch Schaffung von Ammoniak[1].

In einem geschlossenen Raume würde die Spannung der Kohlensäure des Blutes natürlich stark erhöht sein. In Wirklichkeit ist sie aber erheblich herabgesetzt, weil eine Überventilation besteht, und dadurch ein erheblicher Teil der Kohlensäure das Blut verläßt. Die alveolare Tension der Kohlensäure ist durch die verstärkte Atmung ebenfalls stark vermindert. Man darf sogar den Grad dieser Verminderung als ein Maß für die Gesamtmenge der in den Kreislauf eintretenden Säuren ansehen.

Im Zustande der ausgesprochenen diabetischen Intoxikation mit Kussmauls großer, tiefer, meist etwas beschleunigter Atmung liegt eine Erregung des Atemzentrums durch eine erhöhte Wasserstoffzahl des Blutes vor. Wenigstens ist eine solche Erhöhung der H-Ionenkonzentration in einzelnen Fällen von diabetischem Koma gefunden worden[2]. Dadurch scheint mir die Atemstörung genetisch klar zu sein. In der Tat dürfte dieser Befund der gewöhnliche sein. Im Koma ist p_H immer an der unteren Grenze der Norm. Das Normale selbst schwankt individuell ziemlich stark. Zahlen des p_H, die nicht abnorm erscheinen, sind im Koma für den betreffenden Menschen tief. Jedenfalls steigt die Zahl, wenn die Kranken aus dem Intoxikationszustande herauskommen. Zudem scheinen schon kleinste Veränderungen der Wasserstoffzahl die Tätigkeit des Atemzentrums zu beeinflussen. Also ich meine jetzt, daß bei diabetischer Intoxikation mit Kussmaulscher Atmung die Wasserstoffzahl des Bluts immer zu hoch ist.

Bei Nierenkranken[3] mit Störungen der Ausscheidungsfähigkeit der Niere liegen die Verhältnisse äußerst verwickelt; sie können sich sehr verschieden gestalten. Zunächst gibt es auch hier bei „großer Atmung" eine Verminderung der alveolaren Kohlensäurespannung[4] mit Hypokapnie. Die Azidose selbst kann hier eine verschiedene Bedeutung haben[5]. Nach Straubs Annahme entstehen auch hier manchmal im Stoffwechsel größere Mengen einer Säure. Allerdings

---

[1] Dennig, Dill, Talbott, Arch. f. exper. Path. **144**, 287.   [2] Straub, l. c. S. 136.

[3] H. Straub u. K. Meier, Biochem. Z. **124**, 259. — Straub, Erg. S. 137.

[4] H. Straub u. Schlayer, Münch. med. Wschr. **1912**, Nr 11.

[5] Eine Besprechung der Frage in der großen Arbeit von H. Straub, Erg. inn. Med. **25**, 137. Gesamte Lit. des Gegenstandes. — Dautrebande, Erg. inn. Med. **40**, 450.

wird das von amerikanischen Forschern auf Grund der Analyse aller Säuren und Basen jetzt abgelehnt[1]. Sicher hängt meistens die Säuerung damit zusammen, daß bei manchen Arten der Nahrung reichlich Säureäquivalente eingeführt werden und daß die in ihrer Verrichtung gestörten Nieren Säuren nicht genügend ausscheiden, vor allem aber vermag, wie man jetzt mit Sicherheit weiß[2], die erkrankte Niere das zur Säureneutralisation notwendige Ammoniak nicht mehr zu liefern. Dadurch nehmen die Säuren die fixen Basen in Beschlag und es entsteht eine relative Alkaliverarmung bzw. Säuerung.

Da in anderen Fällen von Nierenerkrankung die Exkretionsstörung mehr die basischen Valenzen trifft, so kann das Blut höchst mannigfaltig verändert sein. Neben der oben besprochenen Hypokapnie gibt es Eukapnie und Hyperkapnie. Die H-Zahl des arteriellen Blutes kann herabgesetzt, normal oder erhöht sein. Nur für die letzteren Fälle kann man die erhöhte H-Ionenkonzentration als Atmungsreiz gelten lassen. Nur diese rechnet STRAUB zur hämatogenen urämischen Dyspnoe.

Noch bei mancherlei anderen Krankheitszuständen wird durch eine veränderte H-Zahl des Blutes die Atmung verändert. Hier sind aber dann noch andere direkte Störungen der äußeren Atmung dabei, und wir gehen dann bei deren Erörterung auf die Veränderung der Atmung und ihre Ursachen ein.

Wohl aber sind hier noch zu erwähnen die Einflüsse einer direkt veränderten Tätigkeit des Atemzentrums, also die Einwirkungen, die nicht mit Hilfe des Blutes von anderen Geweben aus erzeugt werden. Daß zerebral die Atmung beeinflußt werden kann, wissen wir aus dem, was willkürlich zu erreichen ist. Es ist in letzter Zeit auch sehr genau studiert worden, welch mächtige Veränderungen der Atmung und des Blutzustandes auf willkürlichem Wege erreicht werden können, wir brauchen nur an die Atmungstetanie zu erinnern.

Seelisch vermittelt, aber unwillkürlich können ebenfalls sehr starke Veränderungen der Atmung eintreten. HEYER setzt höcht interessant[3] auseinander, wie vielfach gerade die Atmung in ihrer Form und Art der Ausdruck seelischen Geschehens ist, und wie umgekehrt von Menschen, die eine starke Disziplinierung Anderer herbeiführen wollen, für diese Aufgabe in erster Linie methodische Atemübungen verwendet werden; das ist ein alter Gebrauch zahlreicher Kultusformen, z. B. des Buddhismus.

Die Atmung als Ausdrucksbewegung ist nicht nur am gesunden Menschen bedeutungsvoll. Auch am kranken, besonders am Psychisch-Nervösen spielt das eine große Rolle, und namentlich haben geschlechtliche Verkehrtheiten Einfluß auf die Atmung. Man sieht bei solchen Leuten höchst eigenartige Formen der Atmung, nicht selten mit erheblichen subjektiven Beschwerden. Diese Anomalien haben in erster Linie pathogenetisches und symptomatisches Interesse.

---

[1] Vgl. PETERS u. Gen., J. clin. Invest. **6.**

[2] MAGNUS-LEVY, Z. klin. Med. **107,** 197. Hier die amerikanische Literatur. Vgl. Abschnitt Niere.

[3] C. R. HEYER, Das körperlich-seelische Zusammenwirken in den Lebensvorgängen, S. 12. 1925. — RECHNITZER, Z. klin. Med. **109,** 613.

Das letztere geht uns hier nichts an. Pathogenetisch dürften sich seelische Wirkungen aus dem Reiche des Unbewußten geltend machen von dort, wo — das ist natürlich nicht räumlich gedacht — die Radikale unserer Vorstellungen, Empfindungen und Gefühle aufbewahrt werden und eine dauernde Beeinflussung ausüben auf Leben, Charakter und Handeln. Unzweifelhaft ist hier das Sexuelle höchst bedeutungsvoll. Unter keinen anderen Verhältnissen kommen so mannigfache und eigenartige Veränderungen der Atembewegungen, oft mit starken Beschwerden verbunden, vor, wie bei den verschiedenen Arten sexueller Mißbräuche. Für den, der diese Störungen kennt, sind sie oft unmittelbar charakteristisch. Auch die sehr verschiedenen Formen hysterischer Atemstörungen gehören hierher.

Interessant sind die von HOFBAUER[1] nach Art der ENGELMANN-WENCKEBACH-schen Herzrhythmusstörungen aufgedeckten Anomalien der Atemfolge. Neben ganz unregelmäßigen Einatmungen kommen solche vor, bei denen — wie bei den ventrikulären Extrasystolen — trotz Ausfallens einzelner Erregungen der Rhythmus eingehalten wird. Das findet sich unter all den Umständen, bei denen überhaupt Störungen der Atmung beobachtet werden.

Einen höchst eigenartigen, von dem Atemzentrum ausgehenden Erregungszustand stellt der Singultus dar. Dabei sind klonische Kontraktionen des Zwerchfells vorhanden, verbunden mit kurzer Spannung der Stimmbänder. Die in die Lunge einstreichende Luft ruft dann an den Stimmbändern das eigenartige schluchzende Geräusch hervor. Der Krampf kann reflektorisch oder toxisch oder auch durch ganz unbekannte Erregung des Atemzentrums entstehen. Aus welchen Gründen er in letzter Linie zustande kommt, wissen wir nie. Ungefähr bei allen Krankheitszuständen kann man ihn finden. So verschiedenartig wie die Entstehung ist auch die Bedeutung des Singultus: ganz harmlos nach einer Überladung des Magens, kann er bei Infektionen oder nach Unterleibsoperationen von ernstester Bedeutung sein.

Auf den Gaswechsel und den Zustand des Blutes dürften alle diese Störungen nur in den seltensten Fällen einen Einfluß haben, weil sie mit Ausnahme der hysterischen Polypnoe zu kurz dauern. Für die letztere liegen leider genaue Untersuchungen meines Wissens nicht vor; man wird mit einer sehr starken Ausschwemmung von Kohlensäure rechnen dürfen, jedenfalls kann sich Tetanie anschließen.

Genau so wie die seelischen Erregungen können körperliche bei Hirnerkrankungen die Atmung von den Atemzentren aus beeinflussen. Wir sehen das bei mancherlei Erkrankungen, die im verlängerten Mark sitzen, bei keiner andern so häufig wie bei Enzephalitis. Die Form der Atmung kann da die allerverschiedensten Bilder aufweisen: sie kann vertieft, verlangsamt, beschleunigt sein[2]. Veränderungen der Ganglienzellen wurden gefunden. Da sie gerade bei dieser Krankheit nicht selten längere Zeit anhalten — zuweilen wochenlang —, so ist von vornherein ein Einfluß von ihnen auf Blutgase und Zusammensetzung der Alveolarluft anzunehmen. In der Tat wurde ein solcher auch in einzelnen Fällen beobachtet[3].

---

[1] HOFBAUER, Handb. norm. path. Phys. 2, 354.
[2] Beobacht. u. Lit. bei REGELSBERGER in L. R. MÜLLER, Lebensnerven, 3. Aufl., S. 463.
[3] Lit. STRAUB, l. c., S. 176.

Sklerose der Hirnarterien führt ganz besonders leicht und häufig zu Atemstörungen, die vom Atemzentrum ausgehen. Klinisch ist das schon längst bekannt; wir werden bei Besprechung der periodischen Atmung auf das gleiche zurückkommen. H. STRAUB und Frau GOLLWITZER-MEIER[1] haben diese Atemstörungen hinsichtlich ihres respiratorischen Effekts genau untersucht und von der soeben erörterten urämischen Dyspnoe mit Hypokapnie sowie vom cardialen Asthma abgegrenzt. Da viele dieser Kranken gleichzeitig eine arteriosklerotische Granularatrophie haben, so liegt die Verwechslung mit der urämischen Dyspnoe nahe. Durch STRAUB wurde nachgewiesen, daß diese zerebrale Dyspnoe der Kranken mit Arteriosklerose unabhängig von der Erkrankung der Nieren mit Eu- oder sogar mit Hyperkapnie und mit Alkalose einhergeht. Hier dürfte der krankhafte Atemreiz im Atemzentrum liegen und dort wohl durch Sauerstoffmangel im Gefolge von Gefäßspasmen hervorgerufen sein. Diese letzteren sind im Einzelfalle natürlich nicht nachgewiesen. Man nimmt sie an, weil sie erfahrungsgemäß bei Gefäßerkrankung häufig vorkommen. Im allgemeinen bin ich mit v. ROMBERG und STRAUB[2] der Meinung, daß dieses „cerebrale Asthma" in der großen Mehrzahl der Fälle auch diagnostisch von der urämischen und der cardialen Form getrennt werden kann.

Und das gleiche muß man sagen, wenn jetzt vom periodischen Atmen gesprochen wird. Wir kennen zwei Formen davon: bei der einen (CHEYNE-STOKES) schwillt die Tiefe der Atemzüge an, erreicht eine erhebliche Höhe, mindert sich, wird unmerklich klein, dann tritt eine mehr oder weniger lange Pause ein. Nun beginnt das Spiel von neuem. Bei der andern Form (BIOT) sind in die gewöhnliche Atmung einfach Pausen eingeschoben. Periodisches Atmen haben zuweilen schon gesunde Leute, besonders im Schlafe, häufig Kinder und alte Leute. Echtes Cheyne-Stokessches Atmen haben nicht selten Kranke mit zerebraler Ateriosklerose, ohne daß sie sonst irgendwie auffällige Hirnerscheinungen zu bieten brauchen, aber auch bei zahlreichen anderen Krankheitszuständen kommt es vor. Merkwürdigerweise tritt es auch ein nach künstlicher, durch Überventilation erzeugter Apnoe.

Die Ansichten über die Entstehung des periodischen Atmens haben stark gewechselt[3]. Alle Forscher sind darin einig, daß hier mit den durch die H-Zahl des Blutes gegebenen Reizen noch irgendeine andere Form eines Reizes interferiert. Erregbarkeitsschwankungen des Atemzentrums sowie einen allgemeinen oder auch örtlichen, durch wechselnde, im Bereich der Oblongata sich abspielende Gefäßspasmen entstehenden Sauerstoffmangel war und ist man geneigt, zugrunde zu legen. Wie gesagt, läßt man diesen jetzt auch durch Bildung von Säuren wirken. Die Bedeutung des Sauerstoffmangels wird bei uns gegenwärtig im Vergleich zur Anhäufung von Kohlensäure oft unterschätzt; er erhöht die Erregbarkeit des Atemzentrums, seine An-

---

[1] H. STRAUB u. Frau GOLLWITZER-MEIER, Arch. klin. Med. **138**, 208. — HESS u. POLLAK, Med. Klin. **1924**, Nr 41.

[2] v. ROMBERG, Z. ärztl. Fortbildg **1930**, 69.

[3] Die älteren Vorstellungen z. B. bei COHNHEIM, Allg. Path. **2**, 269, 2. Aufl. — KREHL, Pathologische Physiologie, 8. Aufl., S. 289. — Die neueren bei H. STRAUB, Erg. inn. Med. **25**. — DAUTREBANDE, ebenda **40**.

sprechbarkeit für den Reiz der Kohlensäure. Es kann keine Rede sein, daß lokaler, auf die Gegend des Atemzentrums beschränkter Sauerstoffmangel nachgewiesen wäre. Aber die Annahme von Gefäßspasmen, die zu ihm führen, hat auf dem Boden allgemein-pathologischer Gedanken über Arteriosklerose durchaus etwas Ansprechendes. Sauerstoffmangel ist jedenfalls ein sehr starker Atemreiz. Er würde ein erhebliches Ansteigen der Respiration mit Überventilation, vollständiger Sauerstoffsättigung und verminderter Kohlensäurespannung des Blutes zur Folge haben. Ist dabei die Alkalireserve erhalten, so ist die Blutreaktion nach der alkalischen Seite verschoben. Solche Fälle gibt es; sie sind sowohl in der ausländischen als auch in der deutschen Literatur mitgeteilt[1]. Die Periodizität der Atmung wird dann teils von der durch die Dyspnoe und die Apnoe wechselnd gestalteten Kohlensäurespannung der Alveolarluft abhängen, teils durch die von dem wechselnden Kohlensäure- und Sauerstoffgehalt des Bluts wechselnd gestaltete Erregung des Atemzentrums bedingt sein, die direkt eintritt oder indirekt durch An- und Abschwellen der Gefäße hervorgerufen ist, welches seinerseits wieder mit dem wechselnden Gasgehalt des Bluts zusammenhängt. Sehr interessant ist, daß Durig[2] auf dem Monte Rosa Cheyne-Stokessches Atmen beobachtete: hier kamen Sauerstoffmangel und Sinken der alveolaren Kohlensäurespannung zusammen[3], ähnlich wie bei schweren Anämien.

Es gibt aber auch ganz andere Fälle, solche, bei denen die Sauerstoffsättigung des Blutes ungenügend, seine Kohlensäurespannung sehr hoch, die Reaktion nach der saueren Seite verschoben ist. Hier dürfte bei dem „schwer erregbaren" Atemzentrum erst der Sauerstoffmangel zur Atmung führen. Ist dieser dann ausgeglichen, so genügt der gewöhnliche Kohlensäurereiz nicht mehr und die Atmung hört auf, bis das Spiel von neuem beginnt. Freilich ist die Annahme von Erregbarkeitsveränderungen und von Gefäßkrämpfen — eben nur eine Annahme, und da bei sonstiger Vermutung dieser Erregbarkeitsabnahme die Atmung nicht entfernt einen periodischen Charakter zeigt, so wird man die Erregbarkeit sich wechselnd verändern lassen müssen, wie das die alten Forscher vermuteten, und damit ist die Erklärung auch wieder verschoben.

Für ein klares Verständnis müssen noch weitere Beobachtungen gesammelt werden. Interessante Anfänge sind, wie gesagt, da. Höchst merkwürdig sind auch die Perioden, die sich nach englischen Beobachtungen an die durch starke willkürliche Atmung erzeugte Apnoe anschließen. Durch Einatmung von Kohlensäure und von Sauerstoff wird das Cheyne-Stokessche Atmen in manchen, nicht in allen Fällen beseitigt. Die Kohlensäure wirkt natürlich als Atemreiz. Die Zufuhr reinen Sauerstoffs kann nur dann von Bedeutung sein, wenn das Blut unvollständig damit gesättigt wenn der Partiardruck des Sauerstoffs in der Alveolarluft stark gesunken ist. So liegen die Verhältnisse bei erheblicher Verkleinerung der Atemfläche.

Eine völlig andere Auffassung der Entstehung des periodischen Atems hat Hofbauer[4]. Er führt es zurück auf Störungen des Zusammenarbeitens zwischen Hirnrinde und den tiefer liegenden Respirationszentren, indem der normale depressorische Einfluß der ersteren aus funktionellen Gründen gehemmt sei.

Die äußere Atmung.

Für den Gasaustausch der Zellen ist, wie schon oben hervorgehoben wurde, Bedingung, daß ihnen Sauerstoff in ausreichender Menge und mit dem notwendigen Druck zugeführt wird, sowie daß die Endprodukte der Atmung ent-

---

[1] Vgl. H. Straub, l. c. (Lit. u. eigene Beobachtungen). — Kl. Meier-Gollwitzer, Dtsch. med. Wschr. 1925, Nr 24. — Dautrebande, l. c.

[2] Durig, Wiener akadem. Denkschriften 86, 374.

[3] Haldane u. Douglas, J. of Physiol. 38, 401.

[4] Hofbauer, Handb. norm. path. Phys. 2, 352.

fernt werden können. Die Vorgänge, die das besorgen, bezeichnen wir als „äußere Atmung". Mit ihrer Durchführung sind zwar die Lungen betraut, aber ebenso, wie die Arbeit der Lungen, brauchen wir hier diejenige anderer Werkzeuge, vor allem die des Kreislaufs und die des Blutes. Man muß sagen: die äußere Atmung ist eine Funktion, an deren Durchführung die Lungen, das Herz, die Gefäße, das Blut in völlig gleicher Weise beteiligt sind. Also Störungen der Atmung können von den verschiedensten Teilen ausgehen.

Wir betrachten zunächst die Störungen der Zufuhr von Sauerstoff zur atmenden Fläche in den Lungen, dabei wird die Abfuhr der Kohlensäure in der Regel gleichsinnig beeinträchtigt sein.

In den oberen Luftwegen besteht die Gefahr, daß Nahrungsmittel an der Kreuzungsstelle von Atmungs- und Ernährungsbahnen in sie eindringen und daß Fremdkörper, die eingedrungen sind oder krankhafte Produkte, die in ihnen entstehen, nicht ausreichend entfernt werden. Der Körper schützt sich durch die Aufhebung des Atembedürfnisses während des Schluckens und durch den Abschluß der Luftwege dabei. Aber diese Einrichtungen können gestört sein, namentlich bei Erkrankungen des Nervensystems. Das, was eingedrungen ist, kann durch besondere Einrichtungen entfernt werden.

Längs des ganzen Atmungsweges von der Nase bis in die feinen Bronchien wird durch zahlreiche Drüsen ein flüssiges muzinhaltiges Sekret auf die Schleimhaut ergossen[1]. Es hat einmal die wichtige Aufgabe, die Einatmungsluft anzufeuchten sowie die Oberfläche der beweglichen Teile, z. B. am Kehlkopf, glatt zu erhalten. Ferner kommen ihm starke bakterizide Eigenschaften zu. Kleine Teilchen von Kohle, Staub, Bakterien kleben an ihm fest und werden dann durch die Flimmerbewegung der Epithelien nach außen geschafft[2]. Diese werden bei entzündlicher Reizung lebhafter[3], aber sonst ist ihr Verhalten unter krankhaften Verhältnissen noch nicht ausreichend erforscht. Von der Menge und Zusammensetzung des Schleimhautsekrets scheint die Flimmerbewegung in hohem Maße abhängig zu sein, z. B. sinkt sie bei übermäßiger Abscheidung.

Verhältnismäßig gut bekannt sind die Störungen, die in der Nase durch verminderte Absonderung und Eintrocknung einerseits, durch übermäßige Abscheidung auf der anderen Seite hervorgerufen werden; meist liegen dann örtliche Ursachen, Schleimhauterkrankungen zugrunde.

Eine gewaltsame Reinigung der Luftwege erfolgt durch Husten und Niesen. Die Reihe sehr verwickelter Bewegungen, die zu diesen Vorgängen führen, werden von der Gegend des Atemzentrums zusammengeordnet. Auf eine tiefe Einatmung folgt eine gewaltsame krampfhafte Exspiration. Anfangs gegen die verschlossene Glottis. Der intrapulmonale Druck steigt sehr stark, die Glottis öffnet sich. Die unter hohem Druck stehende Luft schießt nach außen. Beim

---

[1] F. v. Müller, Sitzgsber. Ges. Naturwiss. Marburg **1896**, Nr 6; Münch. med. Wschr. **1897**, Nr 49. — v. Skramlik, Handb. norm. path. Phys. **2**.
[2] Kraft, Pflügers Arch. **47**, 196. — Pütter, Erg. Physiol. **2 II**, 1.
[3] Lommel, Arch. klin. Med. **94**, 365.

Husten schließt der weiche Gaumen den Nasenrachenraum ab: der Inhalt von
Kehlkopf, Luftröhre und vielleicht auch von den großen Bronchien wird in den
Mund geschleudert. Bei den Bronchien ist die Sache etwas zweifelhaft, weil sie
ja auch Druck von der Bifurkation her erhalten; wie ich meine, spielt bei ihnen
für die Herausbeförderung des Sekrets bis nach der Luftröhre zu eine Hauptrolle
die Flimmerbewegung und erst am Ende der großen Bronchien wird ihr Inhalt
vom Husten erfaßt.

Beim Niesen[1] ist ein Teil der Bewegungen, die Druck in der Lungenluft er-
zeugen und die gepreßte Luft dann entweichen lassen, ähnlich. Es fehlt aber der
Abschluß von Luftröhre und Kehlkopf gegen die Nase und die unter Druck stehende
Luft entweicht durch Mund, Nase, hauptsächlich durch die letztere; auf ihrer Schleim-
haut findet sogar noch eine besondere Sekretion statt. Jedenfalls wird, so wie beim
Husten Inhalt der Luftröhre in den Mund, so hier solcher des Nasenrachenraums aus
Mund und Nase geschleudert. Es scheint mir, daß es vielleicht verschiedene Formen
des Niesens gibt.

Der Reiz zum Niesen wird auf der Nasenschleimhaut mit Hilfe des Nervus
trigeminus ausgeübt, hauptsächlich dann, wenn dort frische Entzündungsprozesse vorhanden sind, deren Abscheidungsprodukte die Nasenwege zu verstopfen
drohen, namentlich wenn die Schleimhaut geschwollen ist. Der Husten wird
hauptsächlich vom Vagus ausgelöst, vor allem am Kehlkopf und an der hinteren
Wand der Trachea, doch können bei krankhaft erhöhter Erregbarkeit zahlreiche
andere Körperstellen die Hustenbewegung in Gang setzen, z. B. die Pleura, das
Peritoneum an Leber und Milz, vielleicht auch an Magen und Uterus, oder dort
sogar die Schleimhaut. Sicher kommen auch direkte zerebrale Erregungen
vor (willkürlicher, hysterischer, enzephalitischer Husten). Die Bewegung wird
immer um so leichter eintreten, je stärker die Erregbarkeit in der Peripherie oder
im Zentrum erhöht ist. Andererseits gibt es z. B. bei manchen chronischen Entzündungen auch eine Herabsetzung der Erregbarkeit und dadurch eine Abschwächung des Hustens oder auch eine Abstumpfung der Erregbarkeit der Reflex-
zentren. Und alle sensibeln Erregungen nützen natürlich nichts, wenn neu-
ritische oder myelitische oder muskuläre Lähmungen die Ausführung der Bewegung
unmöglich machen. Dann kommt die Lunge in Gefahr, namentlich wenn, wie es
häufig geschieht, gleichzeitig durch Abschwächung der Atembewegungen die
Lüftung der Lunge leidet oder sich an den Luftwegen Hemmung der Flimmerbewegung einstellt, Entzündungsprozesse sich entwickeln und deren Produkte
nun nicht mehr entfernt werden können.

Dem Gasaustausch erwachsen Gefahren durch Verengerung der zuführenden
Röhren. Ist die Nase verschlossen, so wird das eine Gefahr für den Säugling,
weil er dabei nicht gut saugen kann. Der Erwachsene lernt zwar schnell durch
den Mund atmen, aber ein voller Ersatz für die Nasenatmung ist die Mundatmung
nie, im Gegenteil: sie schafft Nachteile. Einmal fällt die Entstäubung, Vor-
wärmung und Anfeuchtung der Einatmungsluft geringer aus[2]. Nach HOFBAUERS

---

[1] NAGEL, Arch. f. Physiol. **1905**, 111.　　　　[2] Vgl. KAYSER, Pflügers Arch. **41**.

Vorstellung wird dann auch die Tiefe der Atembewegungen weniger groß, die Lüftung der Lungen, namentlich in den Spitzen und im Hilus weniger vollständig[1]. Wenn damit auch nicht alle Beobachtungen übereinstimmen, so meine ich doch, daß im Grunde HOFBAUER recht hat, und ich bin von der Schädlichkeit fehlender Nasenatmung ärztlich fest überzeugt. Beim heranwachsenden Kinde leidet durch fehlende Nasenatmung die Ausbildung des Oberkiefers. Schließlich ist für jeden natürlichen Menschen die Störung der Nasenatmung eine unangenehme Sache. Wenn man neuerdings das Gefühl des nächtlichen Alpdrucks mit Schwellungen der Nasenschleimhaut zusammenbringt, so erscheint mir das völlig verständlich, denn plötzliche Schwellung der Nasenschleimhaut macht in der Tat ein Angstgefühl.

Von ganz anderer Bedeutung für den Gasaustausch sind natürlich Stenosen der Luftwege vom Pharynx bis zur Bifurkation. Der Ursachen gibt es viele: Strumen und Geschwülste können Kehlkopf oder Trachea zusammendrücken oder verziehen. Entzündungsprozesse (Diphtherie) können die Glottis verengen, natürlich um so leichter, je enger sie an sich ist, also besonders bei Kindern. Bei Pseudokrupp und Keuchhusten[2] und ebenso bei Spasmus glottidis stellen sich Krämpfe der Stimmbandschließer ein, im ersteren Falle wohl von der Schleimhaut ausgelöst. Aber in den beiden letzteren muß doch ein besonderes Etwas da sein, das die Entstehung von Krämpfen begünstigt („spasmophile Diathese") und bei Keuchhusten könnte man beides denken. Denn die Schleimhaut der Trachea ist hier sicher verändert und es besteht außerdem eine Neigung zu Krämpfen.

Der Husten wendet also erhebliche Gefahren ab, wenn er Fremdkörper an ihrem Eindringen in die Kehle hindern oder sie aus ihr herausschaffen kann.

Andererseits bringt er keinen Vorteil, sobald er nur durch eine abnorme Reizbarkeit der Schleimhaut oder reflektorisch von anderen Organen als der Lunge aus entsteht, falls also — und darauf kommt es an — nichts aus der Lunge herauszubefördern ist. Dann ist er sogar sehr unerwünscht, denn der Hustenakt ist durchaus kein für den Organismus gleichgültiger Vorgang. Bei den heftigen gepreßten Exspirationen steigt der intrathorakale Druck sehr stark, der Einfluß des Venenbluts in die Brust ist erschwert, der arterielle Druck überall gewachsen. Es drohen Gefäßzerreißungen, die Füllung des Herzens kann während des Anfalls in hohem Grade leiden. Die Lunge selbst wird während der gewaltsamen Ausatmungen durch den hohen Druck, der in ihr herrscht, stark gedehnt.

Eine Verengerung des Kehlkopfs oder der Luftröhre hat einen sehr verschiedenen Einfluß auf die Atmung, vor allem je nach ihrer Stärke und der Schnelligkeit ihrer Entwicklung. Bei langsamer Ausbildung, z. B. bei Kropfstenosen, gewöhnen sich die Kranken in weitgehendem Maße daran, und sie richten ihre Leistungen nach ihren Fähigkeiten ein. Auch manches andere ist von Einfluß auf die Größe der Störung, die aus der Verengerung der Luftwege

---

[1] HOFBAUER, Handb. norm. path. Phys. 2, 407.
[2] Vgl. STICKER, in Nothnagels Handb. 4.

folgt: ich erinnere nur an das Temperament des Kranken, sowie an Kraft und Ausbildung der Atemmuskeln. Bei manchen Kranken fehlen deswegen Störungen ganz oder fast ganz, andere haben keinen ruhigen Augenblick.

Ist durch Verengerung der großen Luftwege der Zutritt der Luft zu den Lungen erschwert, so wird die Lüftung der Lunge zunächst aufrechterhalten ohne daß die Kranken irgendeine abnorme Empfindung davon haben. Dann atmen die Kranken heftiger, gewaltsamer, mit größerer Anstrengung und manchmal seltener. Beide Atemphasen, In- und Exspiration, werden länger und gedehnt, die Atempause ist verkürzt. Die gewöhnlichen Inspirationsmuskeln: Skaleni, Intercostales externi und Zwerchfell ziehen sich stärker zusammen, und die Erregung verbreitet sich über weitere Muskeln, die auch die Einatmung fördern können, z. B. Pectoralis major, Serratus anticus major, Levatores costarum. Da die äußere Luft bei Verengerung der großen Luftwege nicht schnell zu Bronchiolen und Alveolen gelangt und in diesen also der Druck sinkt, so werden die beweglichen Teile des Brustkorbs durch den überwiegenden Atmosphärendruck eingedrückt. So entstehen die bekannten inspiratorischen Einziehungen an Jugulum, Epigastrium, Klavikulargrube und an den seitlichen Teilen des Brustkorbs. Letztere folgen, wenn sie rachitisch weich sind, wohl auch einem direkten Zuge des Zwerchfells. Aber sonst kommt dieser Mechanismus, wie schon DUCHENNE hervorhob, kaum in Betracht[1].

Die Exspiration wird bei Stenosen der großen Luftwege „aktiv" durch die Innervation von Muskeln herbeigeführt, die imstande sind, die Rippen herabzuziehen, den Brustkorb zusammenzudrücken und das Zwerchfell durch Verkleinerung der Unterleibshöhle zu wölben und in die Höhe zu drängen. Hauptsächlich treten hier die Musculi transversi, recti und obliqui abdominis in Wirkung. Das laterale Bündel des Latissimus preßt den Brustkorb zusammen und zieht die Rippen aufeinander[2].

Mit der Vertiefung der Atmung tritt bei Verengerung der großen Luftwege eine Erhöhung der Mittellage, d. h. der Summe von Residual-, Reserve- und der Hälfte der gewöhnlichen Atemluft ein. Das wurde durch die Beobachtung des Zwerchfellstands bei Kindern mit diphtherischer Larynxstenose von G. LIEBERMEISTER[3], spirometrisch an Kranken von SIEBECK[4] sowie von FORSCHBACH und BITTORF[5] und pneumographisch von O. BRUNS[6] festgestellt. Über die Bedeutung und die Entstehungsweise dieser Erhöhung der Mittellage möchte ich mich noch eines Urteils enthalten[7]. Vergrößerung der Atemfläche?

Manchmal macht sich die Verengerung der großen Luftwege nur bei einer Atmungsphase geltend, z. B. Lähmung der Musculi cricoarythenoidei postici, die bei der Einatmung die Glottis öffnen, führt zu einer Erschwerung der Inspi-

---

[1] D. GERHARDT, Z. klin. Med. **30**, 37.   [2] WENCKEBACH, Volkmanns Vortr. Nr 465, 466.
[3] G. LIEBERMEISTER, Dtsch. med. Wschr. **1908**, Nr 39.
[4] SIEBECK, Arch. klin. Med. **97**, 219.
[5] FORSCHBACH u. BITTORF, Münch. med. Wschr. **1916**, Nr 25.
[6] O. BRUNS, Z. exper. Path. **7**, 1.
[7] Vgl. FORSCHBACH u. BITTORF, l. c. — SIEBECK, l. c. — BASS, Klin. Wschr. **1926**, Nr 35.

.ration, denn die Stimmbänder sind dann bei der Einatmung schlaff und werden nach der Trachea zu angesaugt. Oder bewegliche Teile, die unterhalb oder oberhalb der Glottis flottieren, rufen in sehr seltenen Fällen durch Ansaugung eine Erschwerung der Ein- oder Ausatmung hervor. Dann treten die obengenannten Störungen nur bei der Atemphase ein, deren Ablauf auf Widerstand stößt.

·Durch die beschriebenen Veränderungen der Atmung wird erreicht, sowohl am Tier[1] als auch am Menschen[2], daß die tatsächlich ein- und ausstreichenden Luftmengen — solange die Stenose gewisse Grenzen nicht überschreitet — nicht nur nicht abnehmen, sondern sogar wachsen. Die Blutgase bleiben am Tier unverändert. Die alveolare Kohlensäurespannung braucht dabei nicht erhöht zu sein, zuweilen ist sie sogar ein wenig vermindert[2]. Also in diesen Fällen ist der notwendige Gaswechsel aufrechterhalten und das, obwohl die stark arbeitenden Atemmuskeln mehr Sauerstoff brauchen und mehr Kohlensäure bilden, als am Gesunden.

Die Verlangsamung der Atembewegungen beï Verengerung der großen, Luftwege werden vielfach nach HERING-BREUERschem Prinzip darauf zurückgeführt, daß der Dehnungszustand der Lungen reflektorisch mit Hilfe der Vagi den Eintritt der Ein- und Ausatmung reguliert. Es steht dahin, ob diese Erklärung noch genügt. Die HERING-BREUERsche Auffassung wurde vielfacher Kritik und vielfachen Modifikationen unterworfen. Ich meine, daß die Atemreflexe, namentlich die der Kranken, eines erneuten fundamentalen Studiums bedürfen. MINKOWSKI hebt mit Recht dazu noch die Bedeutung zentripetaler Erregungen an Atemmuskeln, Rippenknorpeln und Gelenken hervor[3]. Auch die Verstärkung der Atembewegungen dürfte reflektorisch von den Luftwegen oder Lungen ausgehen. Ich habe überhaupt den Eindruck, daß wir diese Reflexe unterschätzen gegenüber den Einwirkungen des Blutes. Eine Ableitung der Atmungsform von der Veränderung der Blutgase allein kommt hier deswegen nicht in Frage, weil Verlangsamung und Vertiefung der Atmung schon eintritt, ehe die Partialdrucke der Gase in den Alveolen sich ändern. Ehe die Blutgase anders werden, fehlt dem Menschen jede Empfindung von Atemnot[2]. Macht sich eine solche bemerkbar, so zeigt sich immer auch eine Erhöhung des alveolaren Kohlensäuredrucks. Dann sind natürlich auch die Blutgase verändert, und nun wird die Verstärkung der Atembewegungen auch dadurch gefördert. Daß die einzelnen Kranken die Verengerung von Kehlkopf oder Luftröhre so sehr verschieden vertragen, hängt nach dem eben Gesagten also einmal mit dem Grade der Verengerung zusammen. Bedeutungsvoll ist aber auch die Schnelligkeit der Entwicklung und die daraus folgende Gewöhnung, denn die Einübung der Atembewegungen spielt eine sehr große Rolle. So gewöhnen sich auch viele Kranke an eine Verminderung ihrer Leistungsfähigkeit und richten ihre Körperbewegungen danach ein; die Bedeutung des Temperaments tritt hier hervor.

---

[1] KÖHLER, Arch. f. exper. Path. **7**, 1.
[2] MORAWITZ u. SIEBECK, Arch. klin. Med. **97**, 201.
[3] MINKOWSKI, in Krehl-Marchands Handb. **2 I**, 461.

Der Luftzutritt zu den Alveolen kann weiter durch Verengerung gröberer oder. feinerer Bronchien erschwert werden. Für die Folgeerscheinungen kommt hier alles auf Sitz und Ausbreitung der Läsion an: wenn z. B. beide Hauptbronchien verengert sind, so beobachten wir genau dasselbe wie bei den Stenosen der ungeteilten Luftröhre. Ist der Hauptbronchus einer Seite verengt, so kann bei geringerem Grade der Stenose die Atmung unverändert bleiben. Bei stärkerer Verengerung leidet sie und wird angestrengt, zeigt aber in der Regel nicht den für Trachealstenosen so charakteristischen Rhythmus, offenbar, weil die Lunge der gesunden Seite die normale Führung gestattet. Völlige Verlegung eines großen Bronchus führt zu Atelektase des zugehörigen Lungenteils.

Die Lumina der größeren Bronchien sind am Erwachsenen soweit, daß besonders schwere Veränderungen dazu gehören, um sie merkbar zu verengern. Die entzündlichen Prozesse der Schleimhaut reichen hierfür nicht aus. Es kommen besonders in Betracht Geschwülste, die von den Luftwegen oder den Drüsen des Mediastinums ausgehen, Narben und Aneurysmen der Aorta.

Störungen vieler oder aller Bronchien sind am häufigsten die Folge von Entzündungen. Für die Atmung völlig gleichgültig, wenn sie ohne Fieber nur die großen Luftwege eines Erwachsenen betreffen, können sie bei erheblicher Ausdehnung und Lokalisation in den feinsten Röhren zu den allerschwersten Störungen führen. Ganz besonders gilt dies für Kinder mit ihren an sich engen Bronchien und ihren schwachen Respirationsmuskeln, oder z. B. für Kyphoskoliotische, Herzkranke, sowie für alle Leute, deren Atmung ohnehin nicht ganz frei ist.

Bei allen ausgedehnteren Entzündungen feiner Bronchien sind die Atembewegungen oberflächlich und beschleunigt: 40—60 Respirationen in der Minute sieht man hierbei nicht allzu selten. Die Vermehrung der Atmungsfrequenz ist entschieden am höchsten bei den fiebernden Kranken, aber auch nichtfiebernde Bronchitiker atmen, wenn ihre Erkrankung irgendwie ausgedehnt ist, häufiger und dabei oberflächlich. Gewiß wirkt hier ursächlich die Veränderung des Blutes mit. Denn alle diese Kranken sind zyanotisch; daraus läßt sich ein verminderter Sauerstoffgehalt des Blutes erschließen. Der Kohlensäuregehalt der Alveolarluft ist nach L. Ludwig und Haldanes Verfahren u. E. nicht bestimmbar, denn die Kranken können die notwendige tiefe Ausatmung nicht ausführen; zum mindesten ist er in seinem Werte unsicher. Blutgasanalysen sind vorhanden[1] und zeigen eine Verarmung des arteriellen Blutes an Sauerstoff, sowie eine Vermehrung seiner Kohlensäure. Wenn die Atembewegungen hier häufiger und oberflächlicher werden, so dürfte das einmal mit den Gasverhältnissen und ferner, wie schon Cohnheim vermutete, mit Vagusreflexen zusammenhängen, die von der entzündlichen Schleimhaut ausgehen. Anderes kommt wohl dazu. Bittorf hebt[2] mit Recht die Verhinderung tiefer Atmung

---

[1] Stadie, J. of exper. Med. **30**, 215. — Meakins u. Dawies, Respiratory function in disease. 1922. — Dautrebande, Erg. inn. Med. **40**, 444.

[2] Bittorf, Krehl-Marchands Handb. **2 I**, 75.

durch den dabei eintretenden Hustenreiz hervor. Nach Scotts Auffassung[1] hängt von Zustand und Integrität der Vagi das Verhältnis ab, in dem eine Ventilationszunahme durch Vergrößerung des Volums der einzelnen Atmung oder durch Steigerung der Frequenz erreicht wird. Auch hier wären umfassende neue Untersuchungen nötig, die einerseits den Zustand des Blutes, andererseits die zahlreichen möglichen Reflexe umfassen. Die Bedeutung der oberflächlichen Atmung ist untersucht[2]. Die Entstehung kann auf die verschiedenste Weise zustande kommen; sowohl bei Sauerstoffmangel, als bei Kohlensäureüberfluß und auch bei Verstopfung von Lungengefäßen tritt sie ein. Reflexe von den Lungen sind sicher wichtig, denn nach Durchfrierung des Vagus hört die beschleunigte Atmung auf. Wie Erhöhung der Atemfrequenz und der Atemtiefe in ihrem Verhältnis zueinander gestaltet werden müssen, um das Bestmögliche des Gaswechsels zu erreichen, wäre noch eingehend festzustellen.

Einer besonderen Besprechung bedarf der als Asthma bronchiale bezeichnete Zustand[3]. Er gehört hierher, denn es läßt sich annehmen, daß in den dabei auftretenden Anfällen eine allgemeine Bronchostenose vorliegt. Wir meinen jene außerordentlich heftigen Attacken von Dyspnoe, die, unabhängig vom Zustande des Kreislaufes, anfangs in der Regel nachts, später zu jeder Zeit auftreten und Stunden bis Tage dauern. Die Kranken machen sowohl bei In- wie bei Exspiration heftige und verlängerte, mit Hilfe aller verfügbaren Muskeln ausgeführte Atembewegungen, doch ist die Anstrengung beim Ausatmen am stärksten. Zyanose und tiefe inspiratorische Einziehungen aller weichen Teile des Thorax fehlen fast nie. Die Zahl der Respirationsbewegungen kann vermindert oder normal sein, meist ist sie aber erhöht.

Während des Anfalles vergrößert sich das Volumen der Lungen in kurzer Zeit beträchtlich, sie erreichen bald tiefe Inspirationsstellung. Man hört über ihnen reichliche Rasselgeräusche der verschiedensten Art. Anfangs sind die Kranken in der Zeit zwischen den Anfällen völlig gesund, später leiden sie auch dann an Bronchialkatarrh, Husten, auch oft, wenigstens zeitweise, an Dyspnoe.

Die während der Anfälle und in schweren Fällen auch sonst bestehende Verengerung kleiner Bronchiolen ist nicht einfacher Natur. Einmal besteht Hyperämie und Schwellung der Schleimhaut. Sie ist autoptisch nachgewiesen, und da sehr häufig auch die Nasenschleimhaut verändert ist, wie man annehmen muß, aus gleicher Ursache, wie die der Bronchien, also ihr koordiniert, so kann man an dieser Stelle der Atmungswege die Schleimhautschwellung direkt sehen. Anfangs, namentlich in den flüchtigen Anfällen, besteht wohl wesentlich Hyperämie und

---

[1] Scott, J. of Physiol. **37**.

[2] Binger, Brow u. Strauch, J. clin. Invest. **1**.

[3] E. Leyden, Virchows Arch. **54**, 324. — Referate von Curschmann u. Riegel, Kongreß inn. Med. **1885**. — Curschmann, Arch. klin. Med. **32**, 1. — F. A. Hoffmann, Nothnagels Handb. **13**, 3, I, 200. — v. Strümpell, Med. Klin. **1908**, Nr 1. — F. Marchand, Beitr. path. Anat. **61**, 251; Arch. klin. Med. **127**, 184. — Morawitz, Kraus-Brugschs Handb. **3 II**, 1. — Kongreß inn. Med. **1926** (Ref. Klewitz u. Diskussion).

eine vermehrte Absonderung. Dabei finden sich, wie F. Müller zeigte[1], massenhaft eosinophile Zellen in dem Sekret, sowie die von H. Curschmann aufgefundenen eigenartigen spiraligen Gebilde mit den Charcot-Leydenschen Kristallen[2], die ihrerseits wohl aus den eosinophilen Zellen hervorgehen. Später tritt eine echte Entzündung dazu, die bekannte von Leyden und H. Curschmann beschriebene[3] Bronchiolitis asthmatica (exsudativa). Die klinisch-anatomische Form der Schleimhautveränderung mit ihrer Verstärkung der Sekretion und dem Auftreten reichlicher azidophiler Zellen in Auswurf und Blut gibt, wie Schittenhelm hervorhob[4], die Verbindung zu anaphylaktischen Zuständen; davon wird sogleich zu sprechen sein.

Die Bluteosinophilie[5] ist beim Asthmatiker hauptsächlich um den Anfall herum da, aber bei der Hälfte der Kranken doch auch lange Zeit außerhalb der Anfälle. Sie ist eine der klinischen Manifestationen der Allergie, aber nicht untrennbar mit ihr verbunden. Es gibt auch besondere Bronchitisformen mit reichlichen azidophilen Zellen im Auswurf. Diese Bronchialkatarrhe haben zweifellos Beziehungen zur „Asthmakrankheit", aber sie brauchen nicht mit Anfällen verbunden zu sein.

Interessante Beziehungen des Asthma zu anderen Organerkrankungen können in diesen Fällen da sein. Strümpell erinnert an die zur Enteritis membranacea[6], einem Zustande, bei dem Eosinophilie auch eine Rolle spielt. Ferner zum Quinckeschen Ödem und zur Urtikaria, also zu Anfällen mit vasomotorischer Erregung. Hofbauer legt das größte Gewicht auf eine krankhafte Beeinflußbarkeit der Vasomotoren bei allen Asthmatikern. Wie wir sogleich sehen werden, kommen wir auch hier wieder auf den Begriff der Überempfindlichkeit.

Zu diesen vasomotorischen Zuständen kommt während des Anfalls vielfach noch ein Krampf der vom Vagus versorgten Bronchialmuskeln dazu; dafür scheint mir der oft beobachtete Nutzen von Atropin und Adrenalin zu sprechen. Daß Krämpfe der Bronchialmuskeln Atemnot, Verlängerung der Respirationsphasen, Erschwerung der Exspiration und Lungenblähung zu erzeugen imstande sind, ist erwiesen[7]. Die Erschwerung der Exspiration dürfte in erster Linie von der Verminderung der Elastizität der Lungen abhängen, vielleicht aber auch von der exspiratorischen Kompression der kleinen Bronchien[8]. Bronchialkrämpfe spielen auch bei dem anaphylaktischen Anfall eine Rolle. Vielleicht werden sie hier von der Schleimhaut ausgelöst. Oder sie entstehen zentral. Ob Spasmen der Bronchiolenmuskeln allein ohne Schleimhautveränderung den asthmatischen

---

[1] Gollasch, Fortschr. Med. **1889**. — F. Müller, Sitzgsber. Ges. Naturwiss. Marburg **1896**, Nr 6.

[2] Curschmann, Arch. klin. Med. **32**, 1.

[3] Leyden, Virchows Arch. **54**, 324. — Curschmann, l. c.

[4] Schittenhelm, Jber. Immun.forschg **6 I**, 115 (1910). — Schwenkenbecher, Z. phys. Ther. (A) **37**, 181.

[5] Schwenckenbecher, Z. physik. Ther. **37**, 181. — Peipers, ebenda **39**, 304.

[6] Strümpell, Med. Klin. **1908**, Nr 1.

[7] Gerlach, Pflügers Arch. **13**, 491. — MacGillavry, Arch. neerl. scienc. Biol. **12**. — Einthoven, Pflügers Arch. **51**, 367.

[8] Biermer, Volkm. Vortr. Nr 12.

Anfall hervorrufen können, ist nicht sicher erwiesen; ich erinnere mich nicht, es beim echten Asthma gesehen zu haben. Aber es gibt allerdings Beklemmungen, bei denen man an solches denken kann, vor allem bei erregbaren Menschen. WENCKEBACHS „asthmoide" Zustände dürften hierher gehören; er hebt für sie Stuhlverstopfung als ätiologisch bedeutungsvoll hervor. Auch die wichtigen Beobachtungen von JAGIĆ[1] gehören hierher.

Die Erscheinungen des bronchialen Asthmas, der Sekretionsstörungen und der Muskelkrämpfe sowie die sich entwickelnden entzündlichen Vorgänge stellen sich in einer großen Reihe von Fällen als Folge von Überempfindlichkeit eines sensibilisierten Organismus ein. Die Sensibilisierung wird erzeugt durch das immer wiederholte Eindringen fremder Stoffe in Kreislauf und Gewebe.

Diese „fremden Stoffe" können fremde Lebewesen ebensogut sein, wie auch physikalische oder chemische Körper, darüber ist bei der Anaphylaxie gesprochen (S. 55). Das Eindringen der sensibilisierenden Stoffe kann von der (verletzten) äußern Haut oder von den verschiedensten Stellen aller Schleimhäute aus erfolgen: darauf kommt es an, daß sie in den Kreislauf, den Lymphstrom und die Zellen hineingelangen. Ist das Antigen Eiweiß, so ist der größte Wert zu legen auf parenterales Eindringen. Möglichkeiten der Aufnahmeförderung, wie z. B. für den Magendarmkanal durch Alkohol[2], muß man immer in Betracht ziehen. Wenn wir hier von Überempfindlichkeit gerade der Bronchialschleimhaut sprechen[3], so muß erwähnt werden, einmal, daß ein allergischer Zustand sehr wohl an verschiedenen Organen des gleichen Organismus ganz verschieden entwickelt sein kann[4], aber andererseits auch, daß es solche anaphylaktische Erscheinungen wie an der Bronchialschleimhaut auch von seiten aller möglichen anderen Gewebe gibt. Das Ganze wird jetzt unter dem Namen der „allergischen Krankheiten" zusammengefaßt[5]. Hierher gehören außer vielen Fällen von Asthma z. B. das Quinckesche Ödem, zahlreiche Magendarmstörungen, Hautkrankheiten der verschiedensten Art, der Heuschnupfen[6], die Enteritis membranacea, der anaphylaktische Shock, der, vorwiegend den Kreislauf treffend, zuweilen tödlich ist.

Im einzelnen ist die Art der für die Entstehung von Asthma in Betracht kommenden Stoffe und Stoffträger eine außerordentlich große, von einer gar nicht zu beschreibenden Vielseitigkeit. Staubförmige Körper der Atmosphäre („Luftplankton"), wie sie in unseren mehr und mehr industrialisierten Lebensverhältnissen naturgemäß in erschreckender Menge sich häufen, sind neuerdings in den Vordergrund getreten, ferner die allerverschiedensten Pflanzenbestandteile, namentlich solche von Blüten, ferner Tierschuppen, Tierhaare, Nahrungsbestandteile wären zu erwähnen; Staub der verschiedensten Haushaltungsgegenstände. Wie verwickelt die Sachen liegen, zeigt, daß Parasiten in Federn oder Mehlarten bedeutungsvoll sind. Manche Tiere wirken vielleicht hauptsächlich pathogen durch die Schimmelpilze, die ihre Haare oder Federn verunreinigen. Regionäre Verbreitung der Allergene

---

[1] JAGIĆ u. SPENGLER, Emphysem und Emphysemherz. Berlin 1924.

[2] HANSEN, Neue dtsch. Klinik **1**, 295.   [3] FRUGONI, Beitr. Klin. Tbk. **61**, 203.

[4] KLEWITZ, Jber. ärztl. Fortbildg **22**, H. 2 (1931).

[5] STORM VAN LEEUWEN, Allerg. Krankh. 1925. — KLEWITZ, Kongreß inn. Med. **1926**, 84; Das Bronchialasthma. 1928. — KÄMMERER, Allerg. Diathese usw. 1926; Z. Ohrenheilk. **20**, 38. — STICKER, Das Heufieber usw. 1912. — KÄMMERER, Z. Hals- usw. Heilk. **20**, 38. — BLOCH, Verh. dtsch. Ges. Kinderheilk. **1929**. — HANSEN, Neue dtsch. Klinik **1**, 271. — HANSEN, ROST, DECKER, Praktikum der allergischen Krankheiten.

[6] HANSEN, Dtsch. med. Wschr. **1928**, Nr 35.

in Zusammenhang mit der Beschaffenheit des Bodens sind wichtig[1], ebenso jahreszeitliche Schwankungen[2]. Zum großen Teile sind es Körper von weitester Verbreitung, mit denen sehr viele Menschen zu tun haben, die nicht erkranken. Und andrerseits kommt jeder einzelne Kranke wiederum ganz gewöhnlich mit vielen dieser Stoffe zusammen. Es leuchtet also ein, daß es im Einzelfalle sehr schwer sein wird, den schuldigen zu finden, besonders weil auch die Wege, auf denen er im Einzelfalle eindringt, meist dunkel sind, nicht nur eindringt in den Organismus überhaupt, sondern auch in die Zellen eines bestimmten Gewebes, denn das letztere bedingt die Form der allergischen Krankheit. Für Auffindung des wirksamen Allergens ist das wichtigste eine sehr sorgfältig durchgeführte und auf alle Einzelheiten sich erstreckende Erforschung der besonderen Lebensverhältnisse jedes Kranken, seines „Lebensraums"; der Arzt muß mit größter Phantasie und einer Art Spionenfähigkeit gerüstet sein. Weiter ist eine Besichtigung der Aufenthaltsräume des Kranken sehr bedeutungsvoll[3]. Hansen hebt eindruckvoll hervor, wieviele eigenartige, besonders durch Parasiten bedingte Schädigungen man dann findet. Schließlich werden nach dem Vorgange amerikanischer Autoren Versuche gemacht mit der Erzeugung von Hautreaktionen durch die Einimpfung von Extrakten aus Stoffen, die man im Einzelfalle für pathogenetisch bedeutungsvoll hält[4]. Da man, wenn nicht die Anamnese auch hier wenigstens ungefähr die Richtung weist, sehr häufig mit seinen Vermutungen im Dunkeln tappt, so ist man meist aufs Probieren angewiesen, muß also eine sehr große Anzahl von Extrakten versuchen. Schon das hat Schwierigkeiten und in der Tat ist die Zahl der Fälle, deren Art der Überempfindlichkeit man mittels dieses Verfahrens erfährt, vorerst noch eine verhältnismäßig recht geringe. Das ist auch die Ansicht des sehr erfahrenen Klewitz. Das kann sich gewiß mit der Erwerbung größerer Erfahrung bald bessern oder vielmehr, es hat sich schon gebessert, denn die neueren Beobachtungen, z. B. die von Hansen und Berger, geben schon eine viel größere Anzahl positiver Ergebnisse als die älteren, z. B. die von Klewitz. Ich habe bisher nicht den Eindruck gewinnen können, daß die Zahl der Fälle, in denen man mit dem Impfverfahren zu einer eindeutigen Diagnose gelangt, groß ist. Es kommt auf viele Einzelheiten an, z. B. ist es wichtig, die Extrakte bis zur äußersten Verdünnung auszuwerten. Dann zeigen sich manche interessante Dinge: kein Kranker hat das gleiche „Hautreaktionsspektrum" wie der andere[5]. Das erweist also das äußerst spezialisierte Verhältnis zwischen Antigen und Organismus. Eine Schwierigkeit des Impfverfahrens liegt jetzt noch darin, daß viele Kranke auf mehrere oder zahlreiche verschiedene Extrakte gleichzeitig ansprechen. Auf Grund Ehrlichscher Gedanken läßt sich das verstehen. Alle Extrakte sind ja auch völlig unrein, sind Gemische zahlreicher Substanzen. Man könnte sich da vorstellen, daß ähnliche Substanzen, z. B. Eiweißkörper bestimmter Zusammensetzung mehreren Auszügen antigenhaltiger Substanzen gemeinsam sind. Deswegen braucht noch nicht jede Muttersubstanz, deren Extrakt eine Reaktion hervorruft, die allergische Krankheit zu erzeugen, denn im natürlichen Leben kann die Verteilung des Stoffes ganz anders sein. Schließlich ist auch die Konzentration der Auszüge bedeutungsvoll, denn nicht wenige Stoffe, z. B. Eiweißkörper, wirken in der Haut an sich reizend. Z. B. tun

---

[1] Tiefensee, Arch. klin. Med. **155**, 270; Schr. Königsberg. gelehrte Ges., Naturwiss. Kl. **3**, H. 6 (1926).

[2] Wiechmann u. Paal, Münch. med. Wschr. **1926**, Nr 44.

[3] Frugoni u. Ancona, L'asma bronchiale Padua. 1928. — Hansen, Neue dtsch. Klinik **1**.

[4] Storm van Leeuwen, l. c. — Klewitz u. Wigand, Klin. Wschr. **1927**, Nr 27. — Hansen, Rost, Decker, l. c. — Berger u. Hansen, Arch. klin. Med. **170**, 499.

[5] Berger, Verh. dtsch. Ges. inn. Med. **1928**, 194. — Berger u. Hansen, Dtsch. Arch. klin. Med. **170**, 458 u. 499.

das die Bakterientoxine, ebenso der Extrakt aus Askarislumbrikoides immer. Bei andern Extrakten ist das sehr verschieden.

Nun kommt aber noch — auch für die Frage der Hautreaktionen — ein ganz anderer Umstand in Betracht, daß ist die Überempfindlichkeit als solche (vgl. Abschnitt 2, S. 55). Die neusten Erfahrungen mit dem Primelgift zeigen, daß mit ihm jeder oder fast jeder Mensch allergisch gemacht werden kann. Dem entspricht die Tatsache, daß auch ganz gesunde Menschen in der zweiten Hälfte des Lebens noch Erscheinungen von Überempfindlichkeit erwerben können. Warum sind gegenüber weit verbreiteten Antigenen wie z. B. manchen Grasblüten, Mehlen, Nahrungsmitteln nur verhältnismäßig wenige Menschen überempfindlich? Auch hier ist, wie bei Entstehung der Infektionskrankheiten erörtert wurde, das Eindringen des Antigens in den Organismus fast immer nicht so leicht, wie man denkt; also die Exposition ist höchst bedeutungsvoll. Zieht man die Erfahrungen mit dem Primelgift, mittels dessen wie scheint jeder Mensch sensibilisiert werden kann, in Betracht, so wächst auch für die Entstehung der allergischen Krankheiten die Bedeutung der Frage nach dem Eindringen des Antigens. Ich möchte aber nicht meinen, daß man jene Frage verallgemeinern darf. Die verschiedene Empfindlichkeit verschiedener Menschen ist eine Binsenwahrheit. Ärztlich muß man, wenigstens jetzt, den Eindruck haben, daß nicht wenige Allergische gewisse Eigenschaften haben, die man kaum als Folge der Allergie, sondern vielmehr als konstitutionelle Eigentümlichkeit und somit viel eher als Grundlage der Allergie ansehen wird. Nicht wenige dieser Kranken sind körperlich zart, viele haben die allgemeinen Erscheinungen der Nervosität und seelischen Erregbarkeit[1], sowie eine eigenartige Reaktionsweise auch anderer Organsysteme[2]. Offenbar ist die Neigung zur Allergie konstitutionell angelegt und vererbbar[3]. In der Jugend der Kranken spielen als Zeichen dieser Bereitschaft Ekzeme, exsudative Diathese, Lymphatismus eine Rolle. Endokrine Einflüsse sind wohl auch von Bedeutung[4]. Nach den Erfahrungen über das Primelgift steigt aber, wie gesagt — ähnlich wie bei der Erwerbung der Infekte —, die Wichtigkeit der Exposition.

Die Bedeutung einer dispositionellen Grundlage der Allergie kann man verschieden auffassen. Mir scheint am nächsten die Annahme zu liegen, daß diese körperlich und psychisch bedingte und sich ausdrückende Disposition die Einwirkung der Allergie ermöglicht, erleichtert, steigert. Jedenfalls ist der Einfluß des Seelischen auf Entstehen und Vergehen der Anfälle von höchster Bedeutung[5]. Darüber kann kein Zweifel sein; das weiß man aus zahlreichen Erfahrungen, ja das ist ein Grundstock unserer Behandlung der Asthmatiker. Gerade deswegen wurde auch auf die richtige Erziehung der Kinder bei Neigung zu Bronchitiden und zur Erwerbung asthmatischer Zustände viel Wert gelegt. Es scheint durchaus, daß jene seelisch körperliche Voraussetzung der Allergie, ihre Erwerbung, ihre Ausbreitung, ihre Äußerungsform und ihre Festigkeit seelisch beeinflußbar ist. Die Bedeutung des Psychischen für das Asthma wird aber von andern, z. B. von HANSEN in geistreicher Weise mehr gesehen in der Förderung des Anfalls auf seelischem Wege unter weitgehender Verwertung der PAWLOWschen Gedanken über den bedingten Reflex. Wie ich überzeugt bin, spielt auch das eine große Rolle und jede Behandlung des Asthma hat auch das streng und

---

[1] Vgl. z. B. SCHWENCKENBECHER, Z. physik. Ther. **35**, 276.

[2] Vgl. DENNIG u. PETERS, Dtsch. Arch. klin. Med. **169**, 236.

[3] Z. B. KÄMMERER, Münch. med. Wschr. **1922**, Nr 15. — PEIPERS, Z. physik. Ther. **39**, 315.

[4] H. CURSCHMANN, Arch. klin. Med. **132**, 362.

[5] Vgl. z. B. LAUDENHEIMER, Ther. Gegenw. **1926**, H. 8. — HANSEN, Dtsch. med. Wschr. **1927**, Nr 35. — ROEMER, Klin. Wschr. **1924**, Nr 9. — HEYER, Das körperl. Zusammenwirken usw. 1925. — H. SCHULZ, Zbl. inn. Med. **1925**, Nr 15. — HANSEN, Nervenarzt **2**, 633.

vielseitig zu berücksichtigen. HANSEN bringt höchst beachtenswerte Gründe bei für die Auffassung, daß auf psychischem Wege, z. B. durch Hypnose, hauptsächlich die Anfälle (und die Angst vor ihnen) weggeschafft werden. Denn bei Kranken blieb, nachdem sie durch seelische Behandlung anfallsfrei wurden und absichtliche Exposition vertragen gelernt hatten, die Hautreaktivität erhalten. Allerdings — geht diese den Anfällen parallel? Es wäre sehr wichtig, eine genauere psychische Analyse des Wesens einer größeren Anzahl von Asthmatikern zu gewinnen[1]. Unzweifelhaft hat alles Seelische bei den meisten Asthmatikern auf das ganze Verhalten, auf die Auslösung und Häufigkeit der Anfälle einen ungeheueren Einfluß. Wie mir scheint, steht es pathogenetisch nicht selten ganz im Mittelpunkt. Aber ich muß HANSEN recht geben, daß man sich seinen Einfluß oft zu primitiv und einfach vorstellt. Viel häufiger ist es eingebaut in ein Zusammenwirken mit einer großen Reihe verschiedenartiger pathogenetischer Momente.

Jedenfalls also ist ein erheblicher Teil der Asthmafälle allergischer Natur und wahrscheinlich wird sich dieses Gebiet, ebenso wie das der ganzen allergischen Krankheiten überhaupt, noch weiter vergrößern. Denn man bedenke: wie jung und verhältnismäßig wenig ausgebildet ist hier noch Denkform und Methodik. Aber auf der andern Seite gibt es sicher Asthmakranke, bei denen eine Allergie zum mindesten nicht nachweisbar ist. Man muß jetzt noch diese Annahme machen. Wie könnte es auch anders sein, da doch die Erweisung der Allergie vielfach noch auf so schwachen Füßen steht. Z. B. können sich asthmatische Zustände mit und ohne Eosinophilie bei chronischer Bronchitis entwickeln. Gewiß gibt es auch ein rein „nervöses“ (psychogenes) Asthma. Nach dem, was ich sah, halte ich das für ganz sicher. Aber ich gestehe ein, daß man mit dieser Annahme sehr vorsichtig sein muß wegen der Unmöglichkeit, eine verborgene Allergie auszuschließen; HANSEN teilt[2] ein hierfür höchst lehrreiches Beispiel mit. Theoretisch würde man in diesen Fällen an spastische Zustände der Bronchialmuskeln als physiologische Grundlage der Anfälle denken müssen — wie gesagt, macht das Schwierigkeiten. Mir ist wahrscheinlich, daß der eigenartige vasomotorische und sekretorische Prozeß der Bronchialschleimhaut wie anaphylaktisch so auch psychisch entstehen kann, und daß er vielleicht die Spasmen der Bronchiolenmuskulatur erzeugt.

Eine weitere Reihe von Gefahren droht für den Gasaustausch dann, wenn Thorax und Lunge sich nicht genügend ausdehen und zusammenfallen können; Starre der Wirbelsäule und der Rippen, frühzeitige Verknöcherungen der Knorpel, Ankylosierungen von Gelenken, Kyphoskoliose der Wirbelsäule und verschiedne Anomalien der Form der Brust gehören hierher. Es kann kein Zweifel sein, daß alles das die Atmung zu schädigen vermag und, namentlich bei starker Ausprägung, auch schädigt. Z. B. in schweren Fällen von Kyphoskoliose sind ganze Lungenabschnitte luftleer. Das führt natürlich zu einer erheblichen Störung der Atmung. Wir werden bei Erörterung des Emphysems nochmals auf die Bedeutung des starren Brustkorbs zu sprechen kommen, weil manche Forscher ihm eine große Bedeutung für die Entstehung dieses Zustandes zusprechen.

---

[1] HANSEN, Nervenarzt **2**, 633 (1929); **3**, 513 (1930).
[2] HANSEN, Dtsch. med. Wschr. **1927**, Nr 35; Nervenarzt, l. c.

Im ganzen wundert man sich doch ärztlich immer wieder, wie wenig auch bei erheblichen Formanomalien des Brustkorbs gerade die Atmung gestört zu sein braucht. Eine viel größere Rolle spielen die Formveränderungen des Thorax nach der Auffassung mancher Forscher für die Erwerbung der Tuberkulose; wie ich glaube, kann man diesen Gedanken jetzt fallen lassen.

Für die Atmung höchst bedenklich ist jede Erkrankung der Inspirationsmuskeln und ihrer Nerven, wie sie bei Myelitis, Poliomyelitis, Neuritis, Landryscher Lähmung, Muskelatrophie und Muskeldystrophie vorkommt. Dann hört die Atmung allmählich auf, die Kranken können nicht aushusten, bekommen Pneumonien und ersticken schließlich qualvoll. Ausgleichungen spielen hier eine sehr große Rolle in der Weise: Muskeln, die unter normalen Verhältnissen nie zur Atmung benutzt werden, die aber dadurch ihr dienen können, daß sie einen Ansatz am Brustkorb haben, bewegen nun bei Feststellung ihres andern Ansatzes den Thorax. Das Verständnis des Einzelfalls kann nur so erfolgen, daß man genau betrachtet, aus welchen Gründen gerade dieser Muskel diese Wirkung hat. Man wird die allermerkwürdigsten Beobachtungen machen, die um so reizvoller sind, als man hier geneigt sein kann, in die letzten Gründe des organischen Geschehens zu schauen. Gegeben ist die Aufgabe der Lungenlüftung. Diese wird nach einem Plane auf Rippen- und Zwerchfellatmung verteilt. Schon beim Gesunden gibt es da große Verschiedenheiten. Und nun gar am Kranken, bei dem einzelne Teile des Werkzeugs gestört sind und wie kompliziert gestört! Immer bestreben sich die Regulationen, die Durchführung der Aufgabe einzuhalten, das ist ihr Sinn. Und wie es der feinste Künstler und Techniker nicht können würde, wird die Gesamtwirkung der Thoraxinspiration mit Hilfe der gewöhnlichen ebenso wie aller andern Muskeln, die den Brustkorb erweitern können, mit der Funktion des Zwerchfells so in Übereinstimmung gebracht, daß der Plan durchgeführt wird.

Die Bedeutung des Zwerchfells[1] für die Atmung wurde früher anders beurteilt als jetzt. Früher sah man seine Lähmung für tödlich an. Das ist nach den Beobachtungen SAUERBRUCHS nicht richtig.

Der Nervus phrenicus ist nicht der einzige motorische Nerv des Zwerchfells, aber er besorgt doch gegenüber dem Sympathikus und den Interkostalnerven die Hauptsache. Der Phrenikus selbst hat mehrere Wurzeln und es erscheint mir noch nicht mit Sicherheit erwiesen, wie sich die Atmung nach doppelseitiger Lähmung des ganzen Phrenikus verhält. Nach FICKS[2] und SAUERBRUCHS Auffassung besteht die hauptsächlichste Aufgabe des Zwerchfells in der Herstellung einer steifen Scheidewand zwischen Brust und Leib bei der Inspiration.

Natürlich wird niemand das Zwerchfell als entbehrlich für die Atmung ansehen. Offenbar ist das Verhältnis zwischen Zwerchfell- und Brustatmung in verschiedenen Fällen sehr verschieden. Auch die Schnelligkeit des Ausfalls der Zwerchfellatmung ist von Bedeutung. Bei mancherlei Störungen der Phrenikus-

---

[1] EPPINGER, Pathologie des Zwerchfells, in v. Bergmann-Staehelins Handb. 2, 673. — SAUERBRUCH, Handb. norm. path. Phys. 2, 449; Chirurgie der Brustorgane 2, 651. — W. FELIX, Dtsch. Z. Chir. 171, 283.

[2] FICK, Arch. f. Anat. 1897, Suppl. S. 73.

funktion ist wohl auch die Thoraxbewegung nicht mehr ganz normal, z. B. bei Diphtherie, Polyneuritis, Landryscher Paralyse. Die früheren Atemgewohnheiten des betreffenden Kranken werden eine Rolle spielen; es gibt doch Menschen, die gewohnheitsmäßig bei der Inspiration die Baucheingeweide höher treten lassen (HOFBAUERS „verkehrte Atmung“). Stellung und Tonus des Zwerchfells sind von Bedeutung. Hochstand des Zwerchfells durch Meteorismus, Aszites, Geschwülste kann durch Einschränkung des Brustraumes erhebliche Atemstörungen hervorrufen. Namentlich dann, wenn Atmung oder Kreislauf ohnehin schon beeinträchtigt sind. Bei Pneumothorax mit stark negativem Druck kann das Zwerchfell sogar inspiratorisch angesaugt werden.

Von großer Bedeutung sind auch Hemmungen der Atmung durch pleuritische und peritonitische diaphragmatische Schmerzen. Sie können so bedenklich werden, wie Lähmungen; therapeutisch ist das von großer Bedeutung. Die Formen der Atmung, die sich dabei ergeben, sind zuweilen höchst sonderbar: es kommt immer darauf hinaus, daß der Kranke mit den Teilen atmet, die noch arbeitsfähig sind und deren Funktion keine Beschwerden bereitet.

Der gleiche Gesichtspunkt kommt auch in Betracht für Stellung und Lage, die Kranke mit Atemstörungen einnehmen. In der alten Klinik spielt das ja für diagnostische Zwecke eine große Rolle. Ich rate da zu großer Vorsicht und Zurückhaltung im Urteil, denn eigentliche Regeln gibt es nicht, weil im Einzelfalle viele und nicht immer von vornherein berechenbare Dinge für das Ergebnis zusammenwirken. Der Kranke hält und legt sich so, wie es ihm für sein Befinden am bequemsten und angenehmsten ist: beste Ausführung der Atmung, Vermeidung von Schmerz, Gewohnheiten spielen eine Rolle. Für die Atmung ist die Beweglichkeit der Rippen, die Möglichkeit der besten Inspiratorenwirkung, die Raumverteilung eines Ergusses in verschiedenen Lagen, der Stand des Zwerchfells, die exspiratorische Wirkung der Bauchwandmuskulatur, die Erhaltung der Lungenspannung von Bedeutung. Man muß versuchen, durch sorgfältige Analyse ein Verständnis für die Erscheinungen des Einzelfalls zu gewinnen.

Wenn am Kranken häufige und starke Inspirationen und Exspirationen gegen Widerstände in den kleinen Bronchien sich mehr oder weniger lange Zeit nacheinander folgen, so blähen sich die Lungen auf; sie nehmen jetzt einen größeren Raum ein (Volumen pulmonum auctum). Auch wenn sie von der Pleura losgelöst werden, sinken sie nicht oder nur wenig zusammen. Einmal weil die Luft durch die Bronchiolen nur schlecht entweicht, aber auch weil die Vollkommenheit der Elastizität gelitten hat. Aus diesen beiden Gründen ist auch die Atmung geschädigt. Läßt die Bronchialveränderung nach, so geht der Zustand zurück, die Lunge erreicht wieder ihr altes Volumen, und in der Tat wurde mit seiner Rückbildung eine Verbesserung der Atmung gefunden[1]. Wir beobachten diese Lungenblähung im Gefolge von schnell eintretenden Verengerungen der feinsten Bronchien, bei der akuten Entzündung ihrer Schleimhaut, bei Bronchitis, bei Asthma und Diphtherie der Bronchiolen.

<hr>

[1] BITTORF u. FORSCHBACH, Münch. med. Wschr. **1910**, 1327.

Die höchsten Grade von Elastizitätsveränderung und Störung ihrer Vollkommenheit erfährt die Lunge in den seltenen Fällen von echtem Emphysem. Sie ist dann stark ausgedehnt, hat einen größeren Elastizitätsmodul und fällt an der Leiche bei Eröffnung des Brustkorbs kaum zusammen. Auch im Leben erfolgt wegen der weniger vollkommenen Elastizität die Exspiration schwer und langsam; der Strom der Ausatmungsluft hat nur geringen Druck (Volhard). Es besteht ein erheblicher Untergang von Lungengewebe: zahlreiche Alveolarsepten schwinden, dadurch entstehen mehr oder weniger große lufthaltige Höhlen in der Lunge[1]. Die Atemfläche ist erheblich verkleinert, mit den Alveolarsepten sind natürlich Blutkapillaren untergegangen: zur Schädigung der Atmung kommt noch die des Kreislaufs, nämlich die durch den Untergang von Lungengewebe und die Einengung der Strombahn bedingte Erhöhung des Widerstandes in den Lungengefäßen, sowie die mangelhafte Ansaugung des Blutes in den Thorax. Es ist eine Anämie der Lunge vorhanden.

Nur ungern und zurückhaltend wird sich der Pathologe generell über das Lungenemphysem äußern. Denn was man in der Klinik so zu nennen pflegt, scheint mir doch ein Sammelbegriff für ihrer Entstehung und ihrem Wesen nach ganz verschiedene Zustände zu sein. Vielleicht ist die Entwicklung des Emphysems auch deswegen so unklar und so kompliziert, weil die Entstehung nicht unter allen Umständen zusammengehöriger Zustände häufig zusammen behandelt wird. Wie mir scheint, haben die einzelnen Formen in ihrer Ausbildung und der klinischen Erscheinung nur zum Teil Gemeinsames. Vor allem aber wird jede Erörterung physiologischer Verrichtungen der emphysematösen Lunge außerordentlich erschwert durch die Frage der Bronchitis. So wie diese wahrscheinlich zur Entstehung des echten Emphysems gehört, so findet sie sich auch bei der Mehrzahl der Emphysematiker dauernd oder wenigstens meistens, wenn auch in sehr verschiedenem Grade. Wie wir sahen, führt die Kapillarbronchitis für sich schon zu schwersten Störungen der Atmung. Wer will da bei einem Emphysemkranken mit Bronchitis ohne weiteres sagen, was zu ihr und was zum Emphysem gehört? Wir brauchen hier neue und reichlicher variierte Beobachtungen, einmal für die Emphyseme verschiedenen Ursprungs oder, vielleicht richtiger gesagt, an Kranken mit den verschiedenen Formen der Atemstörung, die man jetzt in das Emphysem hineinzurechnen pflegt. Vor allem aber ist das funktionelle Verhalten von Emphysematikern mit und ohne Bronchitis zu studieren. Wenn möglich an dem gleichen Kranken. Denn es gibt — allerdings selten — einzelne Kranke, die wenigstens zeitweise frei von Bronchitis sind.

---

[1] Virchow, Berl. klin. Wschr. 1888, Nr 1. — Biermer, Virchows Handb. 5 I, 795. — F. A. Hoffmann, Nothnagels Handb. 14. — Eppinger, Prager Vierteljahrsschr., S. 132. — Tendeloo, Erg. inn. Med. 6, 1. — Bruns, Berl. klin. Wschr. 1910, Nr 6. — v. Hansemann, ebenda 1899. — Staehelin, Erg. inn. Med. 14, 516; Klin. Wschr. 1922, Nr 35; Handb. v. Bergmann-Staehelin 2 II, 1690. — Loeschcke, Beitr. Klin. Tbk. 68, 213; Handb. spez. pathol. Anat. 3 I, 612. — Henke-Lubarsch, Handb. 3 I, 974. — Tendeloo u. Gen., Z. Krankheitsforschg 7, 163, 177.

Für die Entstehung des Lungenemphysems können primäre Veränderungen des Lungengewebes im Verein mit mechanischen Einwirkungen auf die Elastizität in Betracht kommen. Die Befunde von Eppinger und Orsos[1] sprechen dafür, daß entzündliche und degenerative Vorgänge das elastische Gewebe der Lunge schädigen und schließlich zum Untergang bringen; allerdings kann man den Einwand machen[2] — und er wurde gemacht —, daß die Veränderungen des elastischen Gewebes sekundärer Natur sind. Emphysem entsteht sicher am häufigsten als Folge von Asthma bronchiale und chronischen Bronchitiden. Da hier schädliche Einwirkungen auf die Struktur des Bronchialbaums sowie dann auch entzündliche Veränderungen dauernd vorhanden sind, so läßt sich auch das im genannten Sinne verwenden.

Andererseits führt das Asthma bronchiale zu den stärksten mechanischen Einwirkungen: im Anfall und später auch sonst im Gefolge der chronischen Bronchitiden sind In- und Exspiration erschwert. Die Einatmung wird mit starker Gewalt ausgeführt, und die Ausatmung der Luft erfolgt gegen die Widerstände in den durch die Entzündung verengten Brochien und wegen der Elastizitätsveränderung der Lunge auch mit Gewalt. Beides führt zu Dehnungen und Überdehnungen des elastischen Gewebes der Lungen. Von jeher wurde die Bedeutung dieser mechanischen Momente für die Entstehung des Lungenemphysems hervorgehoben. In letzter Zeit hat das namentlich Tendeloo getan[3]. Er legt dar, daß Sitz und Ausdehnung des Emphysems stets dem Angriffspunkt der übermäßig dehnenden Kraft entsprechen. Um so eher und leichter werden solche mechanischen Einwirkungen die Bildung von Emphysen erreichen, je mehr die Widerstandsfähigkeit der Lunge durch Erkrankung ihres Gewebes sinkt. Aber von jeher wurde auch angenommen, daß bloße Störungen der Atmung, namentlich der Exspiration, doch auch der Inspiration, bei langer Dauer Emphysem im Gefolge haben können. Wer will aber den Einfluß von Ernährungsstörungen der Lunge oder den der Bronchitis ausschalten? Bei Tendeloo und Staehelin sind diese Fragen erörtert.

Das Verhalten des Brustkorbs, seine Beweglichkeit, seine Starre ist für die Entstehung mancher Formen von Emphysem gewiß auch von Bedeutung. Darauf wurde man aufmerksam durch die schon alten Beobachtungen von W. A. Freund[4] über die Verknöcherung der ersten Rippenknorpel und die dadurch bedingte starre Erweiterung des Thorax. In der Tat hat die Durchtrennung dieser verknöcherten Knorpel auch schon einige Erfolge erzielt. Aber die Bedeutung des Brustkorbs für die Entstehung von Lungenveränderungen geht offenbar weiter. v. Salis hebt den Einfluß von Erkrankungen der Rippenwirbelgelenke hervor[5], Loeschcke den des Zustands der Wirbelsäule auf das Verhalten der Lunge[6]. Alles, was die Beweglichkeit des genannten knöchernen und knorpligen Brustkorbs beeinträchtigt, zu einer Starre von ihm und zu einer Erweiterung des Thoraxraumes führt, vermag einen Einfluß auszuüben auf die Elastizität und den respiratorischen Stand der Lungen. Also auch hier wieder die außerordentliche Verwicklung der Pathogenese. Indessen es scheint mir: man sollte die große Komplikation der Verhältnisse vielleicht weniger

---

[1] Eppinger, Prager Vierteljahrsschr. **132**; Erg. Path. 8, 285. — Orsos, Beitr. Klin. Tbk. **41**, 95.

[2] Vgl. Kläsi, Virchows Arch. **104**, 583. — Sudsuki, ebenda **157**, 438.

[3] Tendeloo, Die Ursachen der Lungenkrankheiten. 1902.

[4] W. A. Freund, Über primäre Thoraxanomalien. Berlin 1906. — Die Arbeiten W. A. Freunds zusammengefaßt bei Staehelin, l. c. — Pässler u. Seidel, Dresdner Naturforscher-Versammlung **1907**. — Friedrich, Marburger Naturf.-Ges. **1908**.

[5] v. Salis, Die Bedeutung der Rippengelenke usw. Diss. Basel 1910.

[6] Loeschcke, Dtsch. med. Wschr.**1911**, Nr 20; Naturforscher-Versammlung Münster **1917**; Verh. dtsch. path. Ges. **1913**, 435.

für die Entstehung des Emphysems, als für die Frage nach der Abgrenzung besonderer Atemstörungen berücksichtigen. Gewiß werden solche durch Veränderungen der elastischen Verhältnisse des Brustkorbs in hohem Maße erzeugt. Aber es möchte mir als noch nicht entschieden, ja sogar unwahrscheinlich vorkommen, daß dann der gleiche Zustand eintritt wie im echten Emphysem. Ist doch die Veränderung des Brustkorbs und der Wirbelsäule, die zu Atemstörungen führt, nicht entfernt etwas Einheitliches. Vor allem wäre auch noch zu erwägen, wie weit Veränderungen des Brustkorbs Folgen gestörter Atmung sind. HOFBAUER steht[1] z. B. auf diesem letzteren Standpunkt. Ihm ist das Emphysem, soviel ich sehe, stets pulmonaler Entstehung, er begründet das u. a. auch mit den Erfolgen seiner Atmungstherapie. Wie ich meine paßt das aber nur für manche Fälle.

Luftwechsel und Atmung bei Emphysem sind genau untersucht[2]. Ihr Verhalten hängt offenbar weniger davon , ob ein Emphysem überhaupt besteht, als von der Ausbreitung und Stärke des Zustandes, sowie von dem Eingreifen der ausgleichenden Atembewegungen ab, vor allem aber vom Zustande der Bronchien. Zunächst gibt es Kranke, bei denen der mittlere Füllungszustand der Lungen (Residual-, Reserveluft und das halbe Volum einer mittleren Atmung) nicht über das gewöhnliche Maß hinausgeht.

Meist aber ist der mittlere Füllungszustand, die Mittelkapazität, stark vergrößert. Die Residualluft ist gewöhnlich vermehrt, die Reserveluft vermindert. Die Vitalkapazität sinkt eben durch diese Verminderung der Reserveluft. Am wichtigsten für die Entstehung der Atemstörungen ist[3] die herabgesetzte Verbreitung der Inspirationsluft eines Atemzugs im Bronchialbaum. Der einzelne Atemzug führt deshalb zu einer viel geringeren und viel ungleichmäßigeren Durchmischung der Luft innerhalb der Lungen. Weit mehr Inspirationsluft als am Gesunden verläßt unverändert die Luftwege. Dadurch leidet die gleichmäßige Ventilation der Alveolen in hohem Maße, und die Neigung der Emphysematiker zu Dyspnoe wird ohne weiteres verständlich. Für die Entstehung einer Erschwerung der Atmung macht sich noch eine ganze Reihe weiterer Momente geltend, vor allem die Schädigung der Elastizität[4], die sich vor allem in einer Verlangsamung des Luftstroms bei der Ausatmung zeigt (VOLHARD). Ferner die Verkleinerung der gasaustauschenden Oberfläche und, worauf BITTORF mit vollem Rechte großen Wert legt, die Veränderung der Oberfläche selbst. Um so mehr wird Atemnot leicht eintreten, als, wie gesagt, bei jedem schweren Emphysem der Kreislauf leidet: der Untergang von Kapillaren führt zur Verkleinerung der Strombahn, zu Hypertrophie und dann häufig zu Insuffizienz des rechten Herzens.

Die Schwierigkeiten der Atmung werden auch bei dem Emphysem zum Teil ausgeglichen durch Veränderungen der Atembewegungen und der Lungen-

---

[1] HOFBAUER, Handb. norm. path. Phys. 2, 337.
[2] SIEBECK, Arch. klin. Med. 97, 219; 100, 204; 102, 390. — BITTORF u. FORSCHBACH, Z. klin. Med. 70, 474. — O. BRUNS, Med. Klin. 1910, Nr 39. — STAEHELIN u. SCHÜTZE, Z. klin. Med. 75, 15. — HERBST, Arch. klin. Med. 162, 129.
[3] SIEBECK, Arch. klin. Med. 102, 390.
[4] Vgl. darüber auch BÖNNIGER, Z. exper. Path. 5, 409.

lüftung[1]. Diese ist vergrößert. Zur Entfernung einer gewissen Menge Kohlensäure braucht und hat der Emphysemkranke einen größeren Luftwechsel als der Gesunde. Alle neuen und größeren Anforderungen an die Gasversorgung der Zellen führen zu ungleich größeren Anstrengungen als in der Norm, weil sie mit einem viel umfangreicheren Luftwechsel verbunden sind. Trotzdem reicht die Atmung der Emphysematiker in schweren Fällen schon für die Bedürfnisse der Ruhe und in leichteren für alle neuen Anforderungen nicht aus, dann ist im arteriellen Blut die Sauerstoffsättigung herabgesetzt, der Kohlensäuregehalt erhöht[2]. Der Gasgehalt der Alveolarluft ist u. E. nicht bestimmbar. Allerdings wurde auch hier der sehr erhebliche Einfluß der Bronchitis erst in neuerer Zeit ausreichend berücksichtigt. Die Form der Atmung ist bei Emphysem im wesentlichen nur dann verändert, wenn gleichzeitig Kyphose besteht[3]. Dann ist die Atmung ähnlich der des Menschen mit Kyphose ohne Emphysem.

Angenommen, daß die Luft ungehindert zu den Alveolen treten kann, daß die Atembewegungen durchaus in der normalen Weise abzulaufen und genügende Mengen Luft zu den Alveolen hinzuführen vermögen, so werden der Atmung weitere Hindernisse dann erwachsen, wenn die Größe der Fläche, auf welcher der Gasaustausch erfolgt, abnimmt. Sie muß, soll er ungehindert vor sich gehen, eine große sein. Denn für den Gasaustausch, der jedenfalls in der Hauptsache mit kleinen Druckunterschieden durch Diffusion stattfindet, ist die Größe der Oberfläche, die die Gase berühren, von größter Bedeutung. Am Gesunden ist sie ja außerordentlich groß und ist imstande, dem Gasaustausch bei den Bedürfnissen zu genügen, wie sie starke Muskelarbeit schafft. Wenn trotzdem noch ein Teil des Hämoglobins unter den gewöhnlichen Verhältnissen nicht mit Sauerstoff gesättigt ist, so kann das nur an der geringen Größe des Druckunterschieds des Sauerstoffs in Blut und Alveolenluft, sowie an der Größe des Blutstroms liegen. Wie MINKOWSKI hervorhebt, vergrößert Erweiterung des Lungenvolumens die atmende Fläche. In diesem Sinne wirkt auch die bei manchen Atemstörungen aufgefundene Vergrößerung der Mittellage.

Unter den früher genannten Zuständen geht das Emphysem mit einer Verkleinerung der Atemoberfläche einher, weil bei ihm ein erheblicher Teil von Lungengewebe zerstört wird. Eine Verkleinerung der Austauschfläche wird ferner durch zahlreiche Krankheiten der Lungen und Bronchien hervorgerufen, deren Gemeinsames darin liegt, daß ein größerer oder kleinerer Teil der Lunge luftleer wird. Das kann entweder durch entzündliche Exsudate geschehen, welche die Alveolen ausfüllen — darauf beruht zum Teil die Schädigung der Atmung durch alle Arten von Pneumonie —, oder pleuritische Ergüsse hindern die Entfaltung der Lunge. Oder es werden bei Bronchitis feine Bronchien verstopft. Bei der Pneumonie des Menschen fand BINGER[4] das arterielle Blut

---

[1] STAEHELIN u. SCHÜTZE, Z. klin. Med. **75**, 15. — REINHARDT, Arch klin. Med. **109**, 192 (SIEBECK). Beide Arbeiten gleichzeitig.

[2] DAUTREBANDE, Erg. inn. Med. **40**, 440.   [3] ENGELHARD, Arch. klin. Med. **145**, 59.

[4] BINGER, J. clin. Invest. **6**, 203.

oft nur bis 80—89, selten sogar bis 60% mit Sauerstoff gesättigt. Der Kohlensäuregehalt des arteriellen Bluts wurde verschieden gefunden[1], erhöht, normal und herabgesetzt. Das hängt — ebenso wie der Sauerstoffgehalt des Bluts — von den verschiedensten Umständen ab: z. B. Ausdehnung der Infiltration, Atmung und vor allem auch vom Kreislauf.

Wenn aus irgendwelchen Gründen Flüssigkeit sich in einer Pleurahöhle ansammelt[2], so wird in dem Maße, wie ihre Menge wächst, die Lunge sich nach ihrer elastischen Gleichgewichtslage retrahieren. Dabei nimmt ihr Luftgehalt mehr und mehr ab, schließlich fällt sie völlig zusammen. In der großen Mehrzahl pleuritischer Ergüsse ist der Druck negativ, wenn man den hydrostatischen Druck der Flüssigkeitssäule an der Punktionsstelle vom Gesamtdruck abzieht. Das hängt zusammen mit der ansaugenden Kraft der andern (gesunden) Lunge. So versteht man, daß bei frischen auch größeren, Exsudaten, wenn die Lunge der anderen Seite einen starken Zug ausübt, der Druck immer negativ ist. Positiv wird er im allgemeinen bei älteren Exsudaten, bei eitrigen und karzinomatösen, wenn die Wände des Exsudats starr wurden.

Jede Ansammlung von Exsudat in einer Pleurahöhle wird die Atmung wesentlich schädigen, und dafür ist in erster Linie die Größe des Exsudats maßgebend. Denn jede Retraktion der Lunge führt natürlich zu Verkleinerung ihrer atmenden Oberfläche. Und wenn ein starker Zug der gesunden Seite durch die Druckdifferenz das Mediastinum nach der letzteren verzieht, so wird auch die gesunde Lunge in ihrer Funktionsfähigkeit beeinträchtigt. Die Verdrängung des Mittelfells und der in ihm liegenden Organe wird um so stärker, je mehr der Druck in der kranken Seite sich dem Nulldruck nähert, am stärksten, wenn er gar positiv wird. Dabei leidet endlich auch der Kreislauf nicht unbeträchtlich. Denn die Aufrechterhaltung des negativen Drucks im Innern des Brustkorbs und namentlich in der erkrankten Pleurahöhle ist nur möglich durch stärkste Anstrengung der Inspirationsmuskeln[3]. Da liegt die Gefahr des Nachlassens dieser andauernden Arbeit sehr nahe. Mit dem Eintreten von Ermüdung wächst aber die Schwierigkeit für den Einfluß des Venenbluts in den Brustkorb. Es droht also Verschlechterung der Blutzufuhr zu Lungen und rechtem Herzen. Läßt die Atmung nach, so erwachsen dem rechten Herzen Widerstände durch Erschwerung des Blutumlaufs in den Lungen. Der veränderte Stand von Mediastinum und Herz, ihre Verlagerung nach der gesunden Seite, sowie deren Raumbeschränkung schaffen weitere Schwierigkeiten für Atmung und Kreislauf. Man sieht so die Bedeutung der Größe des Flüssigkeitsergusses. Alle größeren Ergüsse bedrohen das Leben, weil der Nachlaß der mit größter Anstrengung arbeitenden Atemmuskeln sofort zu einem Zusammenbruch von Atmung und Kreislauf führen muß.

[1] Lit. bei DAUTREBANDE, Erg. inn. Med. **40**, 458.

[2] Vgl. BARD, Rev. méd. **22**, 253, 340. — WEITZ, Arch. klin. Med. **92**, 526. — D. GERHARDT, Z. klin. Med. **55**, 195; Arch. f. exper. Path. **1908**, Festschrift S. 228. — STAEHELIN, in v. Bergmann-Staehelins Handb. **2 II**, 1740.

[3] GERHARDT, l. c.

Wenn es durch Verletzung der Brustwand oder Zerreißung der Lungen (bei Tuberkulose, Abszessen, Gangrän, Emphysem, Verwundung) zum Eindringen von Luft in den Pleuraraum kommt, so wird sich die Lunge in ähnlicher Weise retrahieren, wie es eben besprochen wurde. Der Druck in einem solchen Pneumothorax ist bei großer offener Kommunikation mit der Außenluft und ruhender Atmung gleich dem Luftdruck.

Ist die Verbindungsöffnung klein, so wird der Druck bei der Einatmung stets negativ werden, wahrscheinlich hält er sich überhaupt während des größten Teils der Respirationsphasen unterhalb der Nullinie. Jedenfalls aber ist dabei ein höherer Druck vorhanden, als gewöhnlich bei pleuritischen Exsudaten.

Schließt sich die Perforationsöffnung ab, so ist der Druck immer negativ und sinkt noch bei jeder Inspiration. Allmählich wird die Luft resorbiert, zunächst der Sauerstoff und langsam der Stickstoff. Aber auch er tritt allmählich in das Blut über: der Pneumothorax verschwindet und in gleichem Maße entfaltet sich die Lunge.

Die Zusammensetzung der Luft ist natürlich in verschiedenen Fällen ganz verschieden, denn in dem Maße, wie die Höhle von der äußeren Luft abgeschlossen ist, sinkt ihr Gehalt an Sauerstoff und wächst derjenige an Kohlensäure, ganz abgesehen vom Stickstoff.

Die Entfaltung erfolgt so, daß bei der Inspiration allmählich mehr und mehr Luft in die Alveolen eintritt, weil die Lunge sich außer bei dem breit offenen oder Spannungspneumothorax inspiratorisch ausdehnt. Bei Exspiration entweicht die Luft schlechter aus den Alveolen, denn die exspiratorischen Kräfte sind an sich und besonders unter diesen Verhältnissen geringer. Die Resorption der Luft scheint mir nur dann öfters auszubleiben, wenn die Pleurawand entzündlich verändert ist, wie bei gleichzeitig bestehenden pleuritischen Exsudaten. Dann behalten die Kranken ihren Pneumothorax zuweilen sehr lange oder immer. Ein positiver Druck, und zuweilen sogar ein hoher, entwickelt sich, wenn der Verschluß eines Pneumothorax sich „ventilartig" gestaltet, so daß bei der Inspiration zwar Luft hereindringt, die Ausatmung aber die Kommunikationsöffnung abschließt; nun erfolgt natürlich ein starker Druck sowohl auf die Lunge der kranken, als auch auf das Mediastinum und auf die Lunge der gesunden Seite. Dieser Zustand scheint mir recht selten zu sein.

Die Folgen eines Pneumothorax für Atmung und Kreislauf hängen in erster Linie vom Verhalten der gesunden Lunge ab. Vermag diese ihre Funktion ungestört auszuüben, so genügt das in der Ruhe durchaus zur Erhaltung des Lebens, selbst dann, wenn ein Pneumothorax sich schnell entwickelt. Der Zustand der gesunden Lunge wiederum ist im wesentlichen durch das Verhalten des Mediastinums und dieses außer durch seine anatomische Beschaffenheit durch die Größe der Kommunikationsöffnung zwischen Pneumothorax und Außenluft bedingt[1]. Ist diese groß,

---

[1] GARRÉ, in Garré-Quincke, Grundriß der Lungenchirurgie, S. 40. 1913. — FRIEDRICH, Arch. klin. Chir. 82; Sitzgsber. Ges. Naturwiss. Marburg **1908**, Nr 6. — SAUERBRUCH, Bruns' Beitr. **60**, 450. — O. BRUNS, Habil.-Schrift, Marburg 1909; Beitr. Klin. Tbk. **12**, 1. — BRAUER, Beitr. Klin. Tbk. **12**, 49.

so wird durch die bei der Inspiration auftretende Druckdifferenz zwischen erkranktem und gesundem Pleuraraum das Mediastinum nach der gesunden Lunge hin angesogen. Dadurch kann diese nur ganz unvollkommen atmen. Das fällt weg bei starrem Mediastinum oder bei kleiner Kommunikationsöffnung. Schwere Kollapse, welche durch ein großes Loch in der Pleura erzeugt werden, lassen sich deswegen durch Fassen und Anziehen der Lunge oder des Mediastinums überwinden. Vielleicht spielt für die Atemstörungen bei Pneumothorax auch die von BRAUER angenommene Pendelluft eine gewisse Rolle. Nach seiner Auffassung saugt die gesunde Lunge bei der Inspiration Luft aus der pneumothorazischen und gibt bei der Exspiration Luft in diese ab. Das würde eine ungünstige Vergrößerung des schädlichen Raums bedeuten. Von erheblicher quantitativer Bedeutung durfte dieser Vorgang kaum sein.

Endlich kann die Entzündung der feinen Bronchien zu einer Verkleinerung der gasaustauschenden Fläche führen. Denn in ihnen wird ja durch die Schwellung der Schleimhaut sehr leicht das Lumen vollständig verlegt, und dann fallen die dazugehörigen Alveolen für die Atmung aus. Sind die Bronchiolen oder auch größere Bronchien längere Zeit hindurch verstopft, so wird in den von ihnen versorgten Lungenpartien die Luft bald durch das Blut absorbiert und diese Teile der Lunge werden luftleer[1]. Auf den Mechanismus der Entstehung dieser Atelektasen gehe ich hier nicht ein, weil die Lehrbücher der pathologischen Anatomie das erörtern. In Wirklichkeit, d. h. am Kranken bilden sich im Gefolge kapillarer Bronchitiden meistens nicht Atelektasen, sondern Bronchopneumonien aus, denn die Bronchitiden sind infektiöser Natur. Darüber wird am Ende dieses Abschnitts gesprochen werden. Hier besprechen wir noch Verminderungen des Luftgehalts, namentlich in den unteren Lungenteilen, wie sie an Kranken öfters vorkommen. Bekanntlich gibt es bei Schwerkranken aller Art häufig passive Hyperämien der untersten Lungenpartien; das dürfte mit der Rückenlage namentlich schwerer Kranker, mit einer Verlangsamung des Lungenkreislaufs und mit mangelhafter Lüftung der untersten Lungenteile zusammenhängen. Hier entstehen auch Atelektasen und sehr leicht Entzündungen des Lungengewebes, offenbar deswegen, weil wegen der mangelhaften Lungen- und Kreislaufsfunktion Entzündungserreger aus den Luftwegen tiefer hinabsteigen oder auch, weil sich in diesen von der Funktion ausgeschalteten Lungenteilen Mikrobien hämatogen ansiedeln. Indessen auch sonst weisen die untersten Lungenteile nicht selten ein eigenartiges Verhalten auf. Z. B. ähnliche Lungenveränderungen an diesen Teilen treffen nicht selten Kranke nach Abdominaloperationen. Die Narkose ist hier nicht der schuldige Teil[2], denn bei Lokalanästhesie findet sich das genau so. Die Bedeutung von Alter, Gewicht der Kranken, Kreislaufs- und Atemstörungen ist nicht direkt ersichtlich. Wahrscheinlich steht die durch Schmerz oder Verband beeinträchtigte Atmung doch im Mittelpunkt.

Die Größe der Atemstörung bei diesen Verkleinerungen der austauschenden Fläche ist abhängig von der Ausdehnung der für die Respiration verlorenen

---

[1] LICHTHEIM, Arch. f. exper. Path. **10**, 54.
[2] v. LICHTENBERG u. L. MÜLLER, Münch. med. Wschr. **1909**, Nr 9.

Partien, von der Schnelligkeit des Verlustes und der dadurch geschaffenen Möglichkeit einer Übung und Gewöhnung, von den Ansprüchen an den Gaswechsel und von der ausgleichenden Hilfe der Atembewegungen. Diese müßten, wenn ein Nutzen für die Gasversorgung der Zellen sich ergeben sollte, vor allen Dingen tiefer werden, so daß also das Atemvolum steigt. Das ist wohl auch nicht selten so. Denn es gibt Kranke, die frei von jeder Zyanose sind, die also eine ausreichende Sauerstoffversorung des Blutes haben. Sicher ist auch in nicht wenigen Fällen die Wasserstoffzahl des Blutes, Sauerstoffsättigung und alveolare Kohlensäurespannung normal. Z. B. bei Pleuritiden und manchen Pneumothoraxformen, auch bei Bronchitis wurde das so gefunden[1]. Es gibt sogar Beobachtungen, die eine Überventilation zeigen: ein Pneumothorax, der bei schwerer einseitiger Tuberkulose mit Gasstörungen des arteriellen Bluts angelegt wurde, führte eine völlig normale Sauerstoffsättigung des Bluts herbei[2].

Bei allen schweren Bronchitiden, namentlich der kleinen Röhren, Bronchopneumonien und Pneumonien ist aber die Atmung häufiger — auch das würde noch nützen, solange gewisse Grenzen nicht überschritten werden —, aber sie wird auch oberflächlich. Das letztere bedeutet eine Schädigung der Atmung[3], denn hier fällt das, was man physiologisch als schädlichen Raum bezeichnet, SIEBECKS Reduktionsvolumen, der Teil der Inspirationsluft, der wenig verändert wieder ausgeatmet wird, prozentarisch in hohem Maße und schädlich ins Gewicht. Die Einatmungsluft wird schlecht verteilt und schlecht gemischt. Tatsächlich steigt in solchen Fällen die alveolare Kohlensäurespannung[4], man kann auf eine Erhöhung der Wasserstoffzahl des Blutes schließen und diese würde an sich Vertiefung der Atembewegungen zur Folge haben, also das, was die Schädigung ausgleichen könnte und würde. Im Tierversuch sah O. BRUNS[5] bei schweren pulmonalen Atemstörungen in der Tat die entsprechenden Veränderungen im Gasgehalt des arteriellen Bluts: Abnahme des Sauerstoff-, Zunahme des Kohlensäuregehalts, und am Menschen wurde das ebenfalls gefunden.

Wenn tatsächlich sehr häufig die nützliche Form der Atmung nicht erreicht wird, sondern wenn die Kranken eine oberflächliche und beschleunigte Atmung aufweisen, so liegt das an den verschiedensten Ursachen. Die Einwirkung von Fieber kann sich geltend machen. Husten oder pleuritische Schmerzen hemmen jede tiefe Einatmung. Bei ausgedehnten Pneumonien oder Ergüssen ist die Ausdehnung der Lunge unmöglich[6]; die Vitalkapazität kann nahe bis an die Größe des Atemvolumens herabgesetzt sein. Bei Pleuritiden könnte Total- und Mittelkapazität um die Menge des Exsudats abnehmen. Über die Atmung bei Emphysem sprachen wir schon.

Die Regulation geht in erster Linie auf Vertiefung der Atembewegungen hinaus, mit einer gewissen Beschleunigung. Von seiten des Atemapparats selbst

---

[1] Z. B. F. KRAUS, Z. klin. Med. **22**, 584. — DAUTREBANDE, Erg. inn. Med. **40**.

[2] DAUTREBANDE, Erg. inn. Med. **40**, 522.

[3] SIEBECK, Arch. klin. Med. **102**, 401; **107**, 252.

[4] PORGES, LEIMDÖRFER, MARKOVICI, Z. klin. Med. **77**, 460.

[5] O. BRUNS, Arch. klin. Med. **107**, 468.   [6] SIEBECK, Arch. klin. Med. **100**, 204.

erwachsen dann mechanische oder durch Reflexe erzeugte Beeinflussungen im anderen Sinne. Die Atmung des Einzelfalls ist durch dessen eigentümliche Verhältnisse aufzuklären. Wir brauchen noch weitere Untersuchungen, in denen gleichzeitig die Gase der Alveolarluft, die des Blutes und der gesamte Gaswechsel festgestellt werden.

Bisher sprachen wir davon, wie Störungen der Luftzufuhr zur atmenden Oberfläche der Lungen, sowie ihre krankhafte Verkleinerung die äußere Atmung verändern. Man wird nun fragen: Ist nicht auch die Beschaffenheit der austauschenden Zellen, ihr chemischer und physikalischer Zustand von erheblichster Bedeutung für den Ablauf des Gaswechsels? Sicher ist er das, auch wenn der Gasaustausch auf der Lungenoberfläche im wesentlichen durch Diffusionsprozesse zustande kommt, obwohl für diese Annahme, die jetzt offiziell ganz zum Siege gelangte, doch immer wieder Einwendungen erwachsen. Ich erinnere an die merkwürdigen Erfahrungen bei der Besteigung des Mount Everest: in 8200 m Höhe war eine Angewöhnung ohne Bergkrankheit und ohne Sauerstoff möglich. Jede Form von Veränderung der Endothelien in den Kapillaren könnte eine wichtige Rolle spielen, denn wir wissen aus den Untersuchungen des AschOFF-schen Instituts, daß die Endothelzellen der Lungenkapillaren gleichsam nackt in die Alveolen hineinragen. Schon die ersten Anfänge des Lungenödems in Form von dünnster Flüssigkeitsbelegung der Alveolarwände werden den Widerstand für den Durchtritt der Gase außerordentlich zu erhöhen imstande sein[1]. Leider haben wir für die Beurteilung der austauschenden Zellen nur spärliche anatomische Daten. Z. B. bei der Stauungslunge sind sie wohl morphologisch verändert; es liegt sehr nahe, daraus auf eine abnorme Funktion zu schließen. In der Tat besteht sie. Wir besprechen die kardialen Atemstörungen im Abschnitt Kreislauf; ihre Entstehung ist sicher äußerst verwickelt.

Bei allen bisherigen Erörterungen war angenommen, daß die zur atmenden Fläche dringende Luft die mittlere Zusammensetzung hat, also Sauerstoff, Stickstoff, Wasserdampf und Kohlensäure in den bekannten Mengen enthält, sowie daß ihr Druck sich in den mittleren Grenzen bewegt. Variationen des Luftdrucks haben für den Ablauf der Atmung die gleiche Bedeutung wie Schwankungen in der Zusammensetzung der Luft, wenigstens soweit diese den Sauerstoffgehalt betrifft. Denn das Eindringen dieses Gases durch die Lungenepithelien in das Blut hängt von seinem Partiardruck in der Alveolarluft ab. Dieser kann bei normaler Atmung aber sinken, sowohl wenn weniger Sauerstoff in der Atmosphäre ist, als auch, wenn der Gesamtdruck der Luft geringer wird. Verminderungen des Sauerstoffgehalts in der Luft bei mittlerem Druck kommen nur vor beim Aufenthalt eines Organismus in einem kleinen luftdicht verschlossenen Raum. Dann treten natürlich alle Erscheinungen der Erstickung ein.

---

[1] LOEWY u. ZUNTZ, in Michaelis Handb. der Sauerstofftherapie.

Viel wichtiger ist eine Herabsetzung des Luftdrucks bis zu höheren Graden[1]. Sie ist praktisch von Bedeutung für Menschen, welche im Luftverkehr oder bei Bergbesteigungen große Höhen erreichen. Sinkt der Partiardruck des Sauerstoffs in der umgebenden Luft, so stellen sich anfangs unangenehme, später aber bedrohliche Erscheinungen ein, nur liegt die kritische Grenze des Sauerstoffdrucks individuell und je nach den Umständen, unter denen die Luftverdünnung auf den Menschen einwirkt, sehr verschieden hoch. Kurzatmigkeit, Kopfschmerzen, große Müdigkeit, Schwäche und Schlaffheit der Glieder, schließlich völlige Benommenheit befällt die Luftfahrer, wenn sie große Höhen erreichen, und ganz ähnlich sind die unter dem Namen der Bergkrankheit bekannten Leiden der Bergsteiger: Mattigkeit, Kopfschmerz, Schlafsucht, Herzklopfen, Brechreiz, Beschleunigung des Pulses und der Atmung, vor allem aber wirkliche Atemnot treten dann ein und machen den Zustand außerordentlich unangenehm. In beiden Fällen rühren die Beschwerden nicht nur von der Verminderung des Barometerdrucks her, sondern Kälte, Wind, grelle Beleuchtung, körperliche und seelische Anstrengungen tragen das ihre dazu bei und rufen noch andere Störungen hervor, z. B. nicht selten eine Schädigung des Kreislaufs. Indessen dürfte das Wichtigste doch das Sinken der Sauerstoffspannung sein[2], unseres Erachtens auch bei der Bergkrankheit. Dafür spricht unter anderem ihr typisches Eintreten bei Leuten, die sich auf hohe Berge tragen ließen, ohne irgendwelche Muskelbewegung selbst auszuführen[3]. Hand in Hand mit dem Sinken des Sauerstoffdrucks geht eine Verminderung der Kohlensäuremenge und -spannung. Auch sie ist offenbar von großer Bedeutung.

Nach neueren Untersuchungen vermag die Verdünnung der Luft eine recht beträchtliche zu sein, ohne daß Störungen des Gaswechsels eintreten[4]. Die meisten Menschen und Tiere können eine Verminderung des Luftdrucks bis 450 oder 400 mm Quecksilber ohne alle Beschwerden ertragen, obwohl die Atmung häufig dabei schon verändert ist. Bei manchen darf er sogar bis auf eine halbe Atmosphäre und noch weiter sinken. Die Grenze liegt eben individuell verschieden, und maßgebend für ihren Stand sind die mannigfachsten Dinge. Einmal die Gewöhnung und bei vielen auch die Geschwindigkeit des Übergangs von einem Ort hohen zu solchen niederen Drucks. Welche Rolle die Gewöhnung spielt, zeigen die interessanten Beobachtungen Somervells bei seinem Versuch der Besteigung[5] des Mount Everest. In erster Linie steht aber zweifellos die Art der Atembewegungen. Den Ausschlag für die Gestaltung

---

[1] Siehe P. Bert, La pression barometrique. — A. Fraenkel u. Geppert, Wirkungen der verdünnten Luft auf den Organismus. — Loewy, Untersuchungen über Respiration und Zirkulation usw. 1895. — Miescher, Arch. f. exper. Path. **39**, 464. — Mosso, Der Mensch auf den Hochalpen. 1899. — Kronecker, Bergkrankheit. 1903. — Cohnheim, Erg. Physiol. **2 I**, 612. — Zuntz, Müller u. Caspari, Höhenklima u. Bergwanderungen. 1906. — Jaquet, Die physiologische Wirkung des Höhenklimas. Basel 1904. — Boycott u. Haldane, J. of Physiol. **37**, 355. — Ward, ebenda **37**, 378. — Haldane u. Poulton, ebenda **37**, 390. — Hill u. Flack, ebenda **37**, 77. — Barcroft, Atmungsfunktion des Blutes. Übersetzt 1927. — Dautrebande, Erg. inn. Med. **40**, 524.

[2] Vgl. Loewy, Pflügers Arch. **207**, 632.

[3] Siehe Egli-Sinclair, Wien. med. Blätter **1895**, Nr 8 u. 9.

[4] Lit. S. 464, Nr 1. — N. Zuntz, Pflügers Arch. **65**, 477.

[5] Somervell, J. of Physiol. **60**, 282.

der Atmung gibt ja nicht der Sauerstoffdruck der Atmosphäre, sondern der der Alveolarluft. Dieser ist natürlich zunächst von jenem abhängig, aber außerdem ganz wesentlich zu beeinflussen durch die Art der Atmung[1], die an sich individuell höchst verschieden ist. Je nachdem die Atembewegungen sich gestalten — und sie verändern sich bei Erniedrigung des Barometerdrucks —, wird die Sauerstoffversorgung des Blutes eine ganz verschiedene sein können, auch bei gleichem äußeren Druck der Atmosphäre, eben weil die Art der Respiration in ausgedehntem Maße die Höhe der alveolaren Sauerstoffspannung garantiert. So kann es sogar kommen, daß Muskelbewegungen die Symptome des Sauerstoffmangels zu vermindern imstande sind, weil sie die alveolare Sauerstoffspannung durch vertiefte Atmung verbessern. Das gilt aber nur innerhalb von Grenzen. In den Höhenlagen von 7000 m stellen Muskelbewegungen eine ungeheuere Belastung des Gaswechsels dar. Aber doch ganz wesentlich anfangs. Auch hier tritt eine gewisse Gewöhnung ein.

Organismen, die andauernd in großen Höhen leben, bilden wahrscheinlich ihre Atemmechanik so aus, daß sie die intraalveolare Sauerstoffspannung viel günstiger gestalten, als der zum erstenmal in die Höhe vordringende Neuling. Alles kommt an auf die Beziehungen zwischen Dissoziation des Oxyhämoglobins und der Sauerstoffspannung der Umgebung[2]. In einer mangelhaften Sauerstoffversorgung der Zellen, namentlich der des Gehirns, liegt die Gefahr; auf ihre Verhütung gehen die Ausgleichsvorrichtungen hinaus, vor allem auch die bei längerem Aufenthalt im Hochgebirge sich einstellende Hyperglobulie (s. Abschnitt Blut). In dem Maße, wie die Sauerstofftension des Blutes sinkt, entwickelt sich durch die verstärkte Atmung eine arterielle Alkalose.

Die Kohlensäure dunstet, wie gesagt, nicht nur in normaler Weise, sondern verstärkt ab; die alveolare Kohlensäurespannung sinkt. Das kommt der Sauerstofftension in der Lunge zugute[3].

Eine Verdichtung der Luft bis fast zum doppelten Druck ist nach neueren Erfahrungen[4] ohne Einfluß auf „Quantität und Qualität" des respiratorischen Stoffwechsels; Gefahren treten erst bei viel höheren Drucken ein. Die merkwürdigen Erscheinungen von erhöhtem Appetit und Abmagerung, welche man bei länger dauernden Arbeiten unter erhöhtem Druck fand, sind demnach kaum auf Anomalien der Atmung zurückzuführen. Bei unvorsichtiger und zu schneller Dekompression treten Schäden durch Gasentwicklung im Blut auf.

Schließlich kann die Inspirationsluft abnorme, und zwar für den Körper giftige Substanzen enthalten. Bis zu einem gewissen Grade schützt vor solchen die Einschaltung des Riechorgans in den Anfang der Luftwege: Ammoniak und Schwefelwasserstoff z. B. wird jeder Mensch mit klarem Bewußtsein zu vermeiden trachten. Gegen Blausäure nutzt die Geruchsempfindung nichts, weil, wenn die Anwesenheit dieses Gases bemerkt ist, auch schon die Lebensgefahr droht. Wohl kann sie aber zur Abwehr des Kohlenoxyds bis

---

[1] Siehe ZUNTZ u. GEPPERT, Pflügers Arch. **42**, 231. — Ferner MIESCHER, Schweiz. Korrespondenzblatt **1893**, 809. — EGGER, Kongreß inn. Med. **1893**, 274. — A. LOEWY, l. c.; Pflügers Archiv **58**, 409. — WARD, l. c.

[2] LOEWY, Zbl. Physiol. **13**, 449 (1899). — HÜFNER, Arch. f. Physiol. **1901**, 187. — LOEWY u. ZUNTZ, ebenda **1904**, 166.

[3] DOUGLAS, Erg. Physiol. **14**, 371.

[4] Siehe Loewy, Untersuchungen über Respiration und Zirkulation. 1895. — DAUTREBANDE, Erg. inn. Med. **40**, 529.

zu einem gewissen Grade helfen, denn in Wirklichkeit wird dies Gas meist zugleich mit riechenden Stoffen, besonders als Leuchtgas geatmet. Andererseits treffen aber gerade die Kohlenoxydvergiftungen mit Vorliebe schlafende Menschen und dann ist natürlich die Erregung des Olfaktorius gegenstandslos. Einen gewissen Schutz vor der Einatmung störender Gase gewähren ferner noch gewisse Reflexe, die von der Schleimhaut der größeren Bronchien ausgelöst werden, und welche die Stärke der Atmung einschränken[1].

Auf die Vergiftung mit Kohlenoxyd kann nicht ausführlich eingegangen werden; sie ist in den Abhandlungen über Toxikologie genau besprochen. Hier seien nur einige Bemerkungen gemacht wegen der Ähnlichkeit der Beziehungen des Hämoglobins zu Kohlenoxyd und Sauerstoff. Das Plasma absorbiert Kohlenoxyd[2] natürlich nur nach Maßgabe seines Absorptionskoeffizienten. In das Plasma tritt es aus der Atmungsluft schon bei sehr geringem Gehalte über, weil der Partiardruck im Blute 0 ist. Das Hämoglobin nimmt Kohlenoxyd[2] selbst bei niedrigem Partiardruck deswegen so leicht auf, weil seine Affinität zu ihm 300mal größer ist als die zum Sauerstoff, ja es vermag sogar diesen aus dem Sauerstoffhämoglobin zum Teil zu verdrängen. Die Bindung des Kohlenoxyds an Hämoglobin ist fester als die des Sauerstoffs. Anwesenheit auch verhältnismäßig kleiner Mengen von Kohlenoxyd in der Atmungsluft ist also sehr gefährlich für die Sauerstoffversorgung der Gewebe; natürlich kommt alles darauf an, wieviel Farbstoff durch das Gift in Beschlag genommen wird. Kleine Mengen sind für die Atmung unbedenklich, besonders wenn keine hohen Ansprüche an sie gestellt werden. Solche geringe Mengen des Gases werden dann allmählich wieder ausgeschieden, denn, wenn die Einatmungsluft frei von Kohlenoxyd ist, dissoziiert sich die Verbindung schließlich doch. Zirkulieren dagegen größere Massen des vergifteten Farbstoffs[3], so verliert das Blut schnell die Fähigkeit, die Organe mit Sauerstoff zu versorgen. Zwar wird der Gaswechsel zum Teil annähernd ungestört vor sich gehen: die an Alkali gebundene Kohlensäure vermag, da ihr Partiardruck in der Alveolenluft nicht verändert ist, wie in der Norm abzudunsten. Es entsteht keine Anhäufung davon im Körper, wohl aber eine intensive Sauerstoffverarmung, und diese wird gefährlich, sobald über 50% des Hämoglobins sich an Kohlenoxyd gebunden hat. Durch die Akapnoe hört die Atmung vollkommen auf. Wir haben also ein anderes Bild als bei der akuten Erstickung. Rettung ist dadurch möglich, daß gegen ein indifferentes Gas geatmet wird, und zwar ist die Zufuhr reinen Sauerstoffs besser als die atmosphärischer Luft. Das Kohlenoxydhämoglobin dissoziiert dann allmählich. Deswegen hilft oft die stundenlang fortgesetzte künstliche Atmung[4]. Vor allem aber kommt es darauf an, die Atemzentren zu tiefen Einatmungen anzuregen. Das geschieht am besten, wenn man Sauerstoff mit 5% Kohlensäure einatmen läßt[5]. Seitdem wir das bei allen Kranken mit Kohlenoxydvergiftung stets von Anfang an tun, kommen diese sehr viel schneller zu eigner Atmung. Es ist eine außerordentlicher Fortschritt.

Es sind jetzt die Störungen, welche auf der einen Seite der Atmungsfläche und an dieser selbst angreifen, besprochen. Soll der Gasaustausch in richtiger

---

[1] Vgl. MAGNUS, Erg. Physiol. **1 II**, 241.

[2] Siehe HÜFNER, Arch. f. exper. Path. **48**, 87. — Mosso, zit. Jber. Tierchem. **30**, 576 (1900). — HALDANE, J. of Physiol. **18**, 201. — GRÉHANT, Hyg. expér., l'oxyde de carbone. 1903. — DAUTREBANDE, Erg. inn. Med. **40**, 539.

[3] DRESER, Arch. f. exper. Path. **29**, 119.

[4] GRÉHANT, C. r. Soc. Biol. Paris **102**, 825. — GAGLIO, zit. Jber. Tierchem. **1886**, 402.

[5] YANDELL HENDERSON, Brit. med. J. **1925, 1926**.

Weise ablaufen, so muß auf der anderen Seite die für die Aufnahme des Sauerstoffs geeignete Flüssigkeit mit einer gewissen Geschwindigkeit vorbeigetrieben werden. In erster Linie kommt hier alles auf das Hämoglobin innerhalb der Erythrozyten an. Wenn zu wenig Hämoglobin kreist, oder wenn es in einer für die Sauerstoffumsetzung ungeeigneten Form vorhanden ist — z. B. als Kohlenoxyd- oder Methämoglobin —, so kann in dem Maße, wie die Menge des normalen Hämoglobins abgenommen hat, die Sauerstoffzufuhr für die Erhaltung des Lebens ungenügend werden. Deswegen sterben Blutende bei einem Blutverlust von etwa 70% des Gesamtblutes, und in einer ungenügenden Sauerstoffzufuhr zu den Zellen lag ja die tödliche Gefahr schwerer Kohlenoxydvergiftungen.

Ist überhaupt noch funktionsfähiges Hämoglobin vorhanden, so hängt die Erhaltung des Lebens zunächst von seiner Menge ab. Jedenfalls ist eine ausreichende Atmung möglich auch bei recht beträchtlichen Verminderungen des Farbstoffes, ganz besonders dann, wenn sie langsam eintritt und der Organismus Zeit hat, sich an sie zu gewöhnen. Hier liegen die Verhältnisse ganz ähnlich wie bei den allmählich sich entwickelnden Beschränkungen der Atemfläche. Über die Grenzen, bis zu denen die Verminderung des Farbstoffs gehen kann, ohne daß das Leben gefährdet wird, sind wir nicht genügend unterrichtet. Immerhin kann man wohl soviel sagen, daß eine langsam eintretende Verminderung auf etwa $^{1}/_{10}$ des normalen Hämoglobingehalts noch ertragen wird.

Nun finden wir tatsächlich den Gaswechsel, die in der Zeiteinheit für 1 kg abgegebenen Kohlensäure- und aufgenommenen Sauerstoffquantitäten, auch bei schweren Anämien vollständig im Bereich der Norm[1]. Wie ist das möglich? Zunächst schränken sicher alle Anämischen ihre körperlichen Leistungen auf das geringste Maß ein. Sie vermeiden jede nicht ganz notwendige Bewegung und, wenn ihr Gaswechsel normal groß gefunden wurde, so gilt dies natürlich nur für die Ruhe. Wie wenig Anämische stärkeren Anforderungen gegenüber leistungsfähig sind, ist ja jedem Arzte bekannt. Kraus hat den Gaswechsel solcher Kranker auch bei Körperbewegungen untersucht und fand ihn größer als in der Ruhe, doch kamen keineswegs die gleichen Steigerungen wie bei Gesunden vor. Was garantiert[2] nun in der Ruhe trotz starker Verminderung des Hämoglobins den relativ günstigen Ablauf der Atmung?

In erster Linie kommt wohl eine Beschleunigung der Atmung und des Kreislaufs in Betracht. Eine vermehrte Blutstromgeschwindigkeit bei Anämien wurde schon von Kraus[3] angenommen, da darin die einzige Möglichkeit einer ausreichenden Kompensation bei stark vermindertem Hämoglobingehalt gegeben zu sein schien. In der Tat hat Plesch[4] mit einer von ihm angegebenen Methode zur Bestimmung des Schlagvolumens eine oft sehr starke Vermehrung der Stromgeschwindigkeit bei Anämien gefunden. Bei künstlich erzeugten chronischen Anämien von Hunden sah Weizsäcker[5] eine Beschleunigung des Blutstroms in der Karotis. Jeden-

---

[1] E. Grafe, Pathologie des Stoffwechsels, S. 454 (Lit.).

[2] F. Kraus, Z. klin. Med. 22, 574; Erg. Path. 1896, 416; Die Ermüdung als ein Maß der Konstitution. Bibl. medica (D) 1, 3. — Mohr, Kongreß inn. Med. 1905, 226; Z. exper. Path. 2, 335. — Matthes, v. Noordens Handb. 1, 828. — Morawitz, Med. Klin. 1908, Nr 8.

[3] Kraus, Die Ermüdung als ein Maß der Konstitution. Bibl. medica (D) 1.

[4] Plesch, Hämodynamische Studien. Berlin 1909.

[5] Weizsäcker, Arch. klin. Med. 101, 198.

falls muß man zugeben, daß eine Vermehrung der Stromgeschwindigkeit wahrscheinlich der wichtigste kompensatorische Faktor für die O_2-Versorgung der Gewebe bei Anämien ist. Eine weitere Rolle düfte noch eine vermehrte Ausnutzung des vorhandenen Sauerstoffs in den Kapillaren spielen. Normalerweise enthält das venöse Blut noch ca. 66% des Sauerstoffs, der im arteriellen Blute sich findet[1]. Es werden also nur etwa 34% des O_2 in den Kapillaren verbraucht. Bei Anämien scheint die Ausnutzung oft erheblich höhere Werte zu erreichen. Immerhin findet sich auch bei schweren Anämien eine vermehrte Ausnutzung des Sauerstoffs keineswegs regelmäßig[2]. Bei Kranken mit Anämie kommt eine Ausgleichung der Atmung auf verschiedene Weise zustande: manche haben erhöhtes Minutenvolum, andere eine größere Sauerstoffausnutzung[3].

Es kommt also für die Aufrechterhaltung der äußeren Atmung nicht nur auf die Qualitäten des Blutes an, sondern auch auf seine Bewegung an der inneren Seite der austauschenden Fläche in den Lungen: die Geschwindigkeit des Kreislaufs muß eine ausreichende sein. Die für die Sauerstoffsättigung des Farbstoffs in der Lunge notwendige Zeit ist sehr kurz, beträgt wenige Sekunden. Bei der großen Oberfläche und der ungeheuren Zahl von Kapillaren genügt diese kurze Zeit nach allem, was wir wissen, für die Aufnahme des Sauerstoffs in der Lunge, falls die Endothelien der Gefäße und die Epithelien der Lunge normal sind. Zellstörungen könnten natürlich sehr leicht den Gasaustausch beeinträchtigen und tun es wohl auch. Für den Umsatz der Kohlensäure freilich scheinen die kurzen zur Verfügung stehenden Zeiten bei unsern bisherigen Anschauungen nicht zu genügen[4]. Es scheint nur das Karbhämoglobin seine Kohlensäure schnell genug abzugeben. Wird die Zeit eingehalten, so nützt jede Beschleunigung des Kreislaufs der Sauerstoffversorgung der Gewebe. Beschleunigung des Kreislaufs ist immer notwendig, wenn die Atmung verbessert werden soll und findet auch bei jeder Vertiefung der Atembewegungen statt. Auf die Mittel zu ihrer Erzeugung gehe ich nicht ein, weil sie nicht geklärt zu sein scheinen, wenigstens nicht für den Kranken!

Wenn durch irgendeine Erkrankung der Kreislaufswerkzeuge die Blutmengen, die die Lungen in der Zeiteinheit durchströmen, herabgesetzt werden, so bedeutet das unter allen Umständen eine Schädigung der Atmung. Denn die gewöhnliche Geschwindigkeit des Blutes reicht für den Gasaustausch aus. Dann wird an den empfindlichen Stellen des Nervensystems, den „Atemzentren“, ein an H-Ionen reicheres Blut vorhanden sein. Es entsteht dadurch eine Vertiefung der Atembewegungen. Diese fördert den Unterschied des Gasdrucks zwischen Alveolarluft und Blut. Sie nützt aber auch direkt der Förderung des Kreislaufs. Ich wenigstens bin fest davon überzeugt — mir sprechen die Ergebnisse der alten wie der neuen[5] Literatur, aber auch die einfache Erwägung

---

[1] Loewy u. v. Schrötter, Z. exper. Path. **1**, 197.

[2] Mohr, l. c. — Morawitz u. Röhmer, Arch. klin. Med. **94**.

[3] Richards u. Strauss, J. clin. Invest. **5**, 161.

[4] Henriques, Asher-Spiros Erg. **28**, 624.

[5] O. Bruns, Arch. klin. Med. **107**, 468. — Ebert, Arch. f. exper. Path. **75**, 391 (D. Gerhardt). — Vgl. Hess, Arch. klin. Med. **106**, 478 (Morawitz).

dafür —, daß die Lunge bei der Inspiration Blut ansaugt und blutreicher wird. Die Darlegungen von GEPPERT und MINKOWSKI heben mit vollem Recht hervor, daß die dyspnoische Vertiefung der Atemzüge in allen Fällen von Ausschaltung einzelner Lungenteile nur dann der Sauerstoffversorgung nützen, wenn gleichzeitig der durch die Lunge fließende Blutstrom wächst. Diese Form der Atemerregung dürfte auch bei einem erheblichen Teil der bisher erörterten Lungenstörungen von Bedeutung sein. Denn wenn Lungenteile luftleer werden, bleibt in ihnen die Arterialisation des Blutes aus. Solches Blut mischt sich dann mit dem Blut, das in der Lunge geatmet hatte. In das Nervensystem gelangt verändertes Blut: es entsteht wieder eine Erregung des Atemzentrums.

Also alle schädigenden Einwirkungen auf die äußere Atmung rufen sogleich die Tätigkeit von Einrichtungen ins Leben, durch die der Organismus den ungestörten Fortgang seiner äußeren und inneren Atmung zu garantieren sucht. Die Atmungsinsuffizienz, wie MINKOWSKI die Störung allgemein bezeichnet[1], führt zur Verstärkung und Beschleunigung der Atmung. Diese fördert die Erneuerung der Alveolarluft und steigert damit ihren Sauerstoff-, vermindert ihren Kohlensäuredruck. Sie unterstützt also dadurch den Austausch der Gase. Im vorausgehenden sprachen wir ja immer davon: reflektorisch wird in den Lungen mit Hilfe der Vagi, aber auch von zahlreichen andern Stellen, besonders der Atmungswerkzeuge ein Einfluß auf die Atembewegungen ausgeübt; viele nicht thermisch bedingte reine Beschleunigungen wären wohl so zu erklären. Aber auch von den Lungen aus kommt eine Vertiefung der Atembewegungen, namentlich der Inspiration zustande. Und die Erregung des Atemzentrums vom Blute aus führt zunächst zur Vertiefung.

Bei tiefen Einatmungen tritt eine stärkere Durchmischung der Alveolarluft mit der frischen Einatmungsluft ein. Es sinkt also in den Alveolen Gehalt und Partiardruck der Kohlensäure, und es wächst beides für den Sauerstoff. Die Diffusion durch die Schleimhaut wird gefördert. Im vorausgehenden haben wir nach den verschiedensten Richtungen hin hervorgehoben, wie mannigfach verschlungene Verhältnisse und Bedingungen im einzelnen erfüllt sein müssen, damit die Mischung der Einatmungsluft mit der Luft der tiefen Lungenteile gut erreicht wird. Es kommt nicht nur darauf an, daß die frische Luft in die Trachea eingeführt, sondern auch darauf, daß die Inspirationsluft gleichmäßig in dem ganzen Alveolargebiet verteilt wird[2]. Der durch die Atembewegungen bewirkte Luftwechsel gelangt zwar schon nicht mehr bis in die feinen Bronchien hinein; aber hier tritt die Diffusion als das Wichtigste hinzu.

Alle die genannten Veränderungen der Atmung und des Kreislaufs gehen darauf hinaus, die Versorgung des Blutes mit Sauerstoff und seine Entlastung an Kohlensäure zu fördern. Ob und in welchem Maße das gelingt, wird von den zahlreichsten Bedingungen und ihrem Zusammentreffen abhängen. Da liegen,

---

[1] MINKOWSKI, in Krehl-Marchands Handb. 2.
[2] SIEBECK, Z. Biol. 40; Skand. Arch. Physiol. (Berl. u. Lpz.) 25; Arch. klin. Med. 102.

ich möchte sagen, für jeden kranken Menschen die Verhältnisse besonders, und der Erfolg wird zuweilen durch Einzelheiten gesichert, die geradezu paradox erscheinen. In der Tat erreichen die Ausgleichvorrichtungen nun auch häufig, daß auch bei beträchtlichen Störungen der äußeren Atmung trotz der durch die Dyspnoe versuchten Muskelarbeit der gesamte Gaswechsel sich annähernd so wie in der Norm gestalten kann. Das ist sowohl am krank gemachten Tier[1] als an erkrankten Menschen[2] für die verschiedensten Zustände (Pleuritis, Pneumothorax, Emphysem, Bronchitis, Tuberkulose) festgestellt. Ob das im Einzelfall eintritt oder ob den Störungen der äußeren Atmung eine Veränderung der Blutgase folgt, hängt von den Umständen ab, die wir in der vorausgehenden Darstellung hervorzuheben suchten.

Werden die Störungen der äußeren Atmung größer, als daß Veränderungen der Respirationsbewegung sie ausgleichen können, so ist Erstickung die Folge. Sie zeigt sich in sehr verschiedenen Bildern, je nachdem sie langsam und allmählich oder plötzlich eintritt. Im ersteren Falle verläuft sie mild und gewissermaßen uncharakteristisch. Die Vermehrung der Kohlensäure wirkt narkotisierend. Wenn durch lange Zeiträume hindurch immer abnorme Mengen von Kohlensäure die Zentralorgane umspülen, so wird ihre Erregbarkeit allmählich mehr und mehr herabgesetzt, die Atemzüge werden immer schwächer, und das Leben erlischt schließlich. Die evidenten gewaltsamen Folgen des Sauerstoffmangels sind dann also wegen der herabgesetzten Erregbarkeit der Zentralgebilde nicht zu merken.

Höchst charakteristisch sind die Erscheinungen nach plötzlicher Abschneidung der Sauerstoffzufuhr zu dem normal erregbaren Hirn. In der Pathologie kommt das verhältnismäßig selten vor: Flüssigkeitsergüsse in die Lunge, Abknickung einer Säbelscheidentrachea, schwere Blutungen und große Lungenembolien sind wohl noch die häufigste Ursache. Der Sauerstoffmangel führt dann sofort zu den heftigsten und tiefsten Atemzügen, auf welche rasch eine sehr charakteristische Veränderung des Kreislaufs folgt. Das vasomotorische Zentrum wird stark gereizt, die Splanchnicusgefäße ziehen sich zusammen, die Hautgefäße sind erweitert, der arterielle Druck steigt, Vagusreizung verlangsamt die Schlagfolge des Herzens. Durch diese Kreislaufsveränderungen wird bewirkt, daß dem Gehirn noch so viel als möglich Blut und damit Sauerstoff zugeführt wird. Bald stellen sich allgemeine tonisch-klonische Krämpfe ein und nach einem kurzen Lähmungsstadium erfolgt der Tod.

Häufig sind mit Störungen der Atmung lebhafte und unangenehme Empfindungen verbunden. Ja man kann sagen: erreicht die Verminderung des

---

[1] Z. B. Thoma u. Weil, Virchows Arch. **75**, 483. — Harley, J. of Physiol. **29**, 555. — O. Bruns, Arch. f. klin. Med. **107**, 473. — Sackur, Z. klin. Med. **29**, 25.

[2] Z. B. Möller, Z. Biol. **14**, 542. — Geppert, Char. Ann. **9**, 283. — Pick, Z. klin. Med. **16**, 21. — Regnard, Rech. expér. usw. 1879. — Hannover, De quantitate relat. et absol. acid. carbon. usw. 1845. — O. Bruns, Arch. klin. Med. **107**, 473. — Reinhardt, Arch. klin. Med. **109**, 192 (Siebeck). — Staehelin u. Schütze, Z. klin. Med. **75**, 15.

Gaswechsels einen bestimmten Grad, so fehlt das Gefühl des Lufthungers nie, wenn nicht durch narkotische Substanzen eine Unempfindlichkeit des Hirns erzeugt oder wenn seine Empfindlichkeit nicht durch längere Gewöhnung abgestumpft ist. Man nennt dies Gefühl des unzureichenden Gaswechsels Dyspnoe[1]. Leider bezeichnet aber der Sprachgebrauch mit diesem Worte vielfach auch die durch Störung der Respiration eintretende Veränderung der Atembewegungen, gleichgültig, ob sie häufiger, seltener, tiefer oder oberflächlicher werden.

Dyspnoe als subjektives Gefühl der Kurzatmigkeit ist stets die Folge einer unzureichenden Gasversorgung der Gewebe. Wir können die Orte, an denen es entsteht, nicht sicher nennen, doch dürfte nach den herrschenden Anschauungen eine ungenügende innere Atmung gewisser Partien des Hirns das Maßgebende sein, und zwar wird es sich wohl um die sog. Atemzentren sowohl in tiefen Hirnteilen als auch in der Rinde handeln. GOLDSCHEIDER ist der Meinung, daß die subjektive Empfindung von Atemnot auf sensorische Erregungen zurückzuführen ist, die von erhöhtem Tonus der Atemmuskeln ausgehen. Dyspnoe als Gefühl der Atemnot und veränderte Atmung im Sinne einer Verbesserung des Gaswechsels sind nicht notwendig aneinander gebunden. Aus den Untersuchungen von MORAWITZ und SIEBECK[2] an Gesunden mit künstlicher Trachealstenose wissen wir, daß das Gefühl der Atemnot sich erst dann bemerkbar macht, wenn der Kohlensäuredruck in den Alveolen, also auch im Blute wächst, während die vorausgehenden Vertiefungen der Atmung nicht in diesem Sinne empfunden werden. Vielleicht hängt also das Gefühl der Dyspnoe wirklich mit Erhöhung des Kohlensäuredrucks in Blut und Atemzentren zusammen. Daß es, auch wenn man eine solche annehmen muß, nicht immer vorhanden ist, kann sehr wohl durch Gewöhnung oder Unachtsamkeit bedingt sein. Oder es ist für die Auslösung der Empfindung eine gewisse Höhe des H-Ionengehalts notwendig. Im Einzelfalle hängt natürlich das Eintreten der Dyspnoe ganz davon ab, wie das Verhältnis von Sauerstoffbedürfnis des Organismus und Störung der Respiration sich gestaltet. Nicht die Art des Atemhindernisses ist von Bedeutung: ob ein Teil der Lungenalveolen mit Exsudat ausgefüllt ist, oder ob das Blut viel langsamer fließt, ob Erythrozyten oder Gewebszellen den Sauerstoff nicht mehr umsetzen können, ist ganz gleichgültig. Es kommt vielmehr auf den Grad der Störung an. Und jede Läsion des Gasaustausches wirkt um so mehr, je lebhafter das Sauerstoffbedürfnis der Zellen ist. Aus diesem Grunde sind viele Kranke völlig frei von Dyspnoe, solange sie Ruhe halten. Die Not beginnt bei ihnen erst mit körperlichen Bewegungen. Deswegen ist der Wert der Übung, die Gewöhnung so hoch anzuschlagen, weil viele erst ganz allmählich lernen, ihre Bewegungen auf das sparsamste einzurichten, sie gewissermaßen ökonomisch zu gestalten.

Auch wirkliche Schmerzen entstehen bei den Krankheiten der Atemwerkzeuge; davon ist im Abschnitt Nervensystem die Rede.

---

[1] Vgl. GOLDSCHEIDER, JOACHIMOGLU, ROST, Med. Klin. **1926**, Nr 7/8.
[2] MORAWITZ u. SIEBECK, Arch. klin. Med. **97**.

13. Die Harnabsonderung.

Wir werden versuchen, die krankhaften, in der Niere ablaufenden Vorgänge[1] von ihrer Hauptaufgabe aus zu entwickeln. Das ist die Ausscheidung von Stickstoffwechselprodukten, Salzen, körperfremden Stoffen und von Wasser, sowie die Aufrechterhaltung der Isoionie und Isohydrie von Blut und Geweben. Die letztere Aufgabe wird teils von der Niere allein, teils von ihr gemeinsam mit Lungen, Haut und Darm gelöst.

Eine besondere Rolle spielt das Wasser. Die von der Niere auszuscheidenden Stoffe werden unseres Wissens in Wasser gelöst abgeschieden. Aber Wasser kann auch für sich[2] von der Niere abgesondert werden; dadurch wacht dieses Organ mit über den Wassergehalt des Blutes und der Gewebe.

Folgt man der Vorstellung PÜTTERS, daß im Glomerulus mehr oder weniger große Mengen Wasser abgeschieden werden und daß dazu aus den Epithelien Harnstoff, Mineralien und andere Stoffe hinzutreten, so scheint es mir unmöglich die Grenzen der Konzentrationsarbeit mit Sicherheit zu erkennen, die die Niere leistet. Unzweifelhaft schafft sie Konzentrations- und AzidItätsdifferenzen und unzweifelhaft sind diese für die verschiedenen Substanzen ganz verschieden. Das hat LICHTWITZ immer hervorgehoben[3], und das ist von größter Bedeutung. Vergleicht man die mittlere Zusammensetzung des Harns mit der des Blutes, so läßt sich für jeden Stoff auch die Größe der Konzentrationsdifferenz feststellen, aber für die Arbeit der Nierenzellen im einzelnen sagt das nichts, weil wir den Lösungsgrad, in dem jeder Stoff in den Harn eintritt, für den Menschen nicht sicher kennen. PÜTTER hat[4] z. B. für den Menschen eine Konzentrierung des Harnstoffs vom Blut zum Sekret der „Stickstoffdrüse" wie 1:154 berechnet. Das ist ein ganz anderer Wert, als wir ihn uns vorstellten. v. SLYKE zeigte[5], daß bei reichlicher Wasserabscheidung in 1 Min. immer

---

[1] Über Pathologie der Harnabsonderung: FRERICHS, Die Brightsche Nierenkrankheit. 1851. — E. WAGNER, Der Morbus Brightii. — STRAUSS, Die chronischen Nierenentzündungen; Akute Nephritis, in Kraus-Brugschs Handb. — v. KORÀNYI u. RICHTER, Physikalische Chemie und Medizin. 1908. — KÖWESI u. ROTH-SCHULZ, Pathologie und Therapie der Niereninsuffizienz. 1904. — F. v. MÜLLER, Verh. dtsch. path. Ges. **1905**; seiner Schüler (v. MONAKOWS) Arbeiten im Arch. klin. Med. — SCHLAYERS u. seiner Mitarbeiter Arbeiten, ebenda. — VOLHARD u. FAHR, Die Brightsche Nierenkrankheit. 1914. — F. v. MÜLLER, in v. Mering-Krehls Lehrbuch, 16. Aufl. — VOLHARDS große Abhandlung in Mohr-Staehelins Handb. **6**, 2. Aufl. — HIRSCH, in v. Schjernings Handb. — SIEBECK, Beurteilung und Behandlung der Nierenkranken. 1920. — LICHTWITZ, Die Praxis der Nierenkrankheiten. 1921. — MUNK u. STRAUSS, Die Nephritiden usw., 4. Aufl. 1926. — SCHLAYER, Handb. d. Urologie **1**, 281. — UMBER u. ROSENBERG, Acta med. scand. (Stockh.) **53**, 523. — v. KORÀNYI, Vorlesungen über funktionelle Pathologie und Therapie der Nierenkrankheiten. 1929.

[2] Über diese Fragen vgl. PÜTTER, Die Dreidrüsentheorie der Harnbereitung. 1926.

[3] Die Praxis der Nierenkrankheiten. 1921. — MAINZER, Med. Klin. **1930**, Nr 40; Arch. klin. Med. **169**, 1.

[4] L. c. S. 108.   [5] v. SLYKE, J. clin. Invest. **6**.

soviel Harnstoff ausgeschieden wird, wie in 75 ccm Blut enthalten ist. Für die einzelnen Stoffe kommen, wenn man die Zusammensetzung des 24 stündigen Harns mit der des Blutes vergleicht, sowohl Erhöhungen als auch Erniedrigungen der Konzentration in Betracht. Namentlich von MAINZER wurden Gründe dafür angeführt, daß für die Beurteilung der Nierenleistung die Konzentration der einzelnen Stoffe nicht nur mit der im Plasma, sondern auch mit derjenigen im normalen Harn verglichen werden muß.

Leider stehen die meisten Erörterungen über die in den Nieren ablaufenden krankhaften Vorgänge stark unter dem Einflusse der Auffassungen über die physiologische Theorie der Nierenarbeit. Diese ist aber ihrerseits noch so unvollkommen, daß sie als Grundlage weiterer Schlußfolgerungen sich noch nicht eignet. Wir müßten vielmehr suchen aus klaren pathologischen Beobachtungen Schlüsse zu ziehen auf die physiologischen Vorgänge. Mir erscheint das um so notwendiger, als bei der Empfindlichkeit der Nierenzellen die Methoden der experimentellen Pathologie meines Erachtens — es wird mir schwer das zu sagen — noch ganz im argen sind, sowohl für die Größenbestimmung des Blutstroms der Niere, als auch für die Untersuchung der Sekretion. Alle künstlichen Durchleitungen der Niere arbeiten mit sehr stark veränderten Zellen. Ja selbst in Nieren, die von allerersten Technikern autotransplantiert wurden, sind histologisch die Epithelien nicht entfernt normal! Das hat für die Verwertung physiologischer Beobachtungen natürlich die größte Bedeutung.

Ich selbst sehe die Abscheidung der harnfähigen Stoffe als Folge eines Vorgangs an, den wir als Drüsensekretion zu bezeichnen pflegen, und möchte[1] annehmen, daß in den Glomeruli im wesentlichen Wasser abgeschieden und feste Bestandteile mit ausgeschwemmt werden, während deren eigentliche Absonderung in den Epithelien der Kanäle erfolgt. Über die wirksamen Kräfte brauche ich mich nicht zu äußern, weil niemand etwas darüber weiß. Der Vorgang der Wasserabscheidung im Glomerulus ist offenbar etwas ganz Besonderes und spottet vorerst noch jeder physikalischen Analogie. Durch die neueren Vorstellungen über das Synzytium des Bindegewebes[2] und die Zugehörigkeit der Glomeruli mit ihren Kapillaren und ihren eigenartigen Membranen zu ihm wird die Art des Wasseraustritts aus den Glomeruli sehr nahe an die Vorgänge im Bindegewebe herangerückt.

Die Harnmenge ist natürlich gegeben durch die Menge des abgeschiedenen Wassers. Wie alte ärztliche Erfahrung annimmt, sinkt bei Ernährung mit bestimmten Nahrungsmitteln und bei bekannter Wasserzufuhr die Harnmenge immer dann, wenn die die Nierengefäße in der Zeiteinheit durchfließende Blutmenge unter ein gewisses Maß hinuntergeht. Wir finden also Herabsetzung der Harnmenge bei all den allgemeinen Kreislaufstörungen, die mit einer Herabsetzung des Stromvolumens verbunden sind, sofern sich der Blutumlauf in der Niere an der Störung beteiligt. Das kommt vor bei allen Formen von Herzinsuffizienz mit venöser Stauung, bei Erschwerung des Bluteinflusses in Brustkorb und Lungen, sowie bei Gefäßlähmung mit Anhäufung des Blutes im Splanchnikusgebiet. Ferner sinkt die Harnmenge immer, wenn an anderen Stellen des Körpers z. B. auf der Haut, im Magen oder besonders von Seiten der Darmschleimhaut große Mengen Wasser abgeschieden werden. Örtlich kann die Wasserabscheidung in einer Niere leiden, wenn durch Thrombose, Geschwülste oder Gefäßkrämpfe das Gebiet ihres Blutstroms eingeengt wird.

---

[1] Vgl. PÜTTER, l. c.

[2] Vgl. Abschnitt Wasserhaushalt. Über die Ähnlichkeit zwischen Glomerulus und Bindegewebe siehe auch NONNENBRUCH, Erg. inn. Med. **26**, 137.

In all diesen Fällen sinkt die Harnmenge, das spezifische Gewicht steigt. Wasser, das in größeren Mengen zugeführt wird, verläßt den Körper nicht oder nicht vollständig. Häufig wächst bei Vermehrung des Getränks die Wasserausscheidung der Stauungsniere um weniges, aber zuweilen fehlt jede Erhöhung der Harnmenge[1]. Hierfür ist auf der einen Seite der Grad der Kreislaufstörung von Bedeutung. Aber auch die Menge der ausscheidungsbedürftigen, harnfähigen Substanzen und der Zustand der Gewebe machen sich geltend. Man kann — wie schon VOLHARD hervorhob — die innigen Beziehungen zwischen Nieren und Geweben, namentlich dem Bindegewebe, gar nicht genug betonen.

Der Harnstoff wird von der Stauungsniere im allgemeinen gut ausgeschieden. Nur bei schwerer Stauung fehlt es daran, vielleicht kommen dann sogleich zu erörternde besondere Verhältnisse in Betracht. Kochsalz wird bei Störungen des Kreislaufs sehr leicht zurückgehalten[2]. Aber hier beginnen die Verhältnisse dadurch verwickelt zu werden, daß man im Einzelfalle nicht immer weiß, wie weit die Gewebe es von sich aus aufnehmen, zurückhalten und also der Niere nicht übergeben. Der Kochsalzgehalt des Blutes scheint bei Stauung meist normal zu sein. Es gibt auch Angaben über Verminderung[3]. Diese Verhältnisse sind noch nicht geklärt. Wir müssen bedenken: das Blut erhält seine Zusammensetzung möglichst; Bindegewebe und Niere nehmen ihm das Zuviele ab. Aber: wie gesagt, auch die Gewebe können in krankhaftem Zustande speichern und nicht ans Blut abgeben. Dann kann eine mangelhafte Verrichtung der Niere vorgetäuscht werden.

Wenn bei einem Kranken von selbst oder mit Hilfe der Digitalis das Stromvolumen wieder in Ordnung kommt, so kehrt auch die Funktion der Niere, insbesondere die Fähigkeit zur Wasserausscheidung zurück, von der wir hier reden. Das spricht mir dafür, daß die Kreislaufstörung in der Tat die Veranlassung zur Beeinträchtigung dieser Nierenarbeit gibt. Meines Erachtens stimmt das mit alten berühmten Annahmen der Physiologie überein. Ich weiß wohl, daß man gegenwärtig die Bedeutung des Blutstroms für die Tätigkeit der Niere nicht hoch einschätzt[4], und wenn jemand einwendet: die Veranlassung zur Störung liege nicht am Blutstrom, sondern an den Nierenzellen, so läßt sich ein Gegenbeweis nicht geben. Denn damit muß man rechnen: die Epithelien leiden schnell unter der Verminderung des Stromvolumens. Aber vorerst möchte ich doch an einem erheblichen Einflusse des Nierenblutstroms auf die Harnabscheidung festhalten.

Es gibt in der Tat Grenzfälle, in dem Entzündung und Stauung zuweilen nahe zusammenliegen, weil die Schädlichkeiten, die auf das Herz wirken, auch die Niere mitnehmen. Ich erinnere daran, daß FRERICHS in seinem berühmten Werk die Stauungsniere als „Erstes Stadium des Morbus Brightii" bezeichnete.

---

[1] Vgl. NONNENBRUCH, l. c. — KLEIN, Wien. Arch. inn. Med. 7, 219.

[2] VAQUEZ u. DIGNE, Soc. médic. des hopit., Juni u. Juli 1905. — Vgl. BARANTSCHIK, Arch. klin. Med. 114, 167. — SIEBECK, Beurteilung usw., l. c. — LICHTWITZ, Praxis der Nierenkrankheiten usw., l. c.

[3] Z. B. VEIL, Erg. inn. Med. 23, 780.

[4] Vgl. LINDEMANN, Asher-Spiros Erg. 14, 638. — ASHER, Biochem. Z. 14, 38. — PÜTTER, Dreidrüsentheorie, S. 50.

Bei den eigentlichen Entzündungen der Niere, besonders bei der akuten, aber auch bei nicht wenigen chronischen Formen oder, besser gesagt, Zuständen ist die Harmenge ebenfalls herabgesetzt. Soweit man sich dabei überhaupt an die Niere zu halten berechtigt ist — es muß in all diesen Fällen erwogen werden, wieweit primär der Zustand der Gewebe bedeutungsvoll ist (vgl. Abschnitt Wasserhaushalt) —, könnte man hier auch an die Veränderung des Stromvolumens denken, die jede Entzündung begleitet; wenigstens kann das von Bedeutung sein. Wahrscheinlich ist, daß die Verminderung der Harnmenge direkt von den entzündlichen Veränderungen abhängt, und man wird in erster Linie an Störungen der Knäuelarbeit denken: die entzündliche Veränderung der Gefäße dürfte mit der der Epithelien zusammenwirken.

Wie SIEBECK hervorhebt, wird bei der akuten Nephritis die Höhe der herabgesetzten Harnmenge zäh festgehalten auch gegenüber durchaus wechselnden Angeboten an Wasser. Das zeigt doch mit größter Wahrscheinlichkeit, daß eben die Niere das Wasser nicht auszuscheiden vermag. Gibt man den Kranken kein Getränk, so sinkt die Harnmenge nicht oder nicht wesentlich; die Kranken scheiden dann von ihren Wasserdepots aus.

Auch Erhöhungen der Harnmenge kommen bei Störungen der Nierenfunktion vor; SCHLAYER hebt hervor, daß Polyurie als Reizerscheinung eine Rolle spielen kann. Meines Erachtens dürfen wir hier an den Kreislauf anknüpfen. Wenn nach allgemeiner venöser Stauung das Stromvolumen wächst, so tritt die im Bindegewebe liegende Salzlösung in das Blut, und die Nieren scheiden, nachdem ihr Kreislauf wieder hergestellt ist, große Mengen von Wasser und Kochsalz, sicher auch von anderen Stoffen, aus. Hier haben wir wenigstens eine gewisse Berechtigung zur Annahme, daß die Reinigung der Gewebe mit der Erhöhung des Stromvolumens anfängt und die Steigerung der Nierenarbeit ihr folgt; freilich ist der letzte Grund für das zweite noch unklar. Wir wissen nicht, was die Diurese vermittelt, wenn es nicht die Verbesserung des Stromvolumens ist.

Eher noch unklarer liegen die Verhältnisse bei akuter Nephritis. Zur Zeit der Besserung verlassen auch hier die zurückgehaltenen harnfähigen Stoffe die Nieren in großer Menge mit dem Harn. Vielleicht könnte man annehmen — erwiesen ist es nicht und manche Beobachtungen sprechen dagegen —, daß ihre Schwelle im Blute hoch ist und dadurch ein diuretischer Reiz auf die Nieren ausgeübt wird. Allerdings ist die Frage der Schwellen gerade für die Nieren noch nicht genau genug untersucht[1], und man muß auch mit einem Schwanken der Schwelle rechnen. Die starke Stoffausscheidung in der Rekonvaleszenz bei akuter Nephritis ist immer mit erheblicher Wasserabsonderung verbunden: die Kranken haben einen reichlichen hellen Harn von niedrigem spezifischem Gewicht. Den Sinn dieser Steigerung der Harnmenge versteht man wohl, aber für eine kausale Erklärung haben wir, soviel ich sehe, noch keine irgendwie feste Grundlage[2]. Alles was man als Grundlage annahm, z. B. erhöhter Wassergehalt des Blutes oder Steigerung seines Gehalts an harnfähigen Substanzen, hat sich nicht bestätigt.

---

[1] Vgl. NONNENBRUCH, Erg. inn. Med. **26**, 119.   [2] Vgl. NONNENBRUCH, l. c. Lit.

Dauernd gesteigerte Harnmengen finden sich bei nicht wenigen Kranken mit chronischer Erkrankung der Nieren, besonders bei den sog. sekundären und primären Schrumpfnieren. Dann ist der Harn gleichzeitig hell, wenig konzentriert, von niedrigem und meist von gleichmäßig fixiertem spezifischem Gewicht (Hypo- und Isosthenurie); die tiefsten spezifischen Gewichte findet man bei hydronephrotischen Schrumpfnieren. Die reichliche Harnausscheidung besteht manchmal gleichmäßig durch Tag und Nacht. In andern Fällen, wohl namentlich dann, wenn der Kreislauf nicht mehr ganz in Ordnung ist, harnen die Kranken nachts, wenn sie liegen, mehr.

Die helle Farbe des Harns dieser Kranken hängt damit zusammen[1], daß Chromogene, die er enthält (vielleicht in der Niere), nicht in die Farbstoffe umgewandelt werden. Oder diese selbst werden entfärbt. Durch Ablagerung von Chromogenen in der Haut und ihre Überführung durch Lichtwirkung entsteht vielleicht die gelbliche Farbe mancher Nierenkranken[2].

Das niedrige spezifische Gewicht wird festgehalten, unabhängig vom Zustand des Kreislaufs, vom Angebot an harnfähigen Substanzen und unabhängig vom Angebot an Wasser. Die Erhaltung der Polyurie ist für diese Kranken ein Lebensbedürfnis. Denn die Niere hat hier ihre so wichtige Fähigkeit zur Konzentration eingeschränkt oder verloren. Die Ausscheidung der notwendigen Menge harnfähiger Substanzen gelingt also nur bei reichlicher gleichzeitiger Wasserausscheidung.

Nach der (nicht guten) Sitte wurde wiederum nur von der gesamten Konzentration des Harns gesprochen. Im einzelnen wissen wir: das Kochsalz ist zuweilen im Harn genau so konzentriert, wie im Blut, es besteht eine Art von „Kochsalzisotonie"[3]. Selten kommen sogar Erniedrigungen des Harns unter diesen Grad vor, häufiger ist der Kochsalzgehalt im Harn über den des Blutes erhöht. Das hat eine sehr große Bedeutung für den Kochsalzhaushalt des Organismus. Vielleicht ist diese Kochsalzisotonie, die von der Harnmenge unabhängig ist, zurückzuführen auf Ausschwemmung von Kochsalz in der Wasserdrüse (Pütter). Ist nun gleichzeitig die Harnmenge hoch, so verarmt der Organismus an Kochsalz. Um so leichter wird das geschehen, als solche Kranke manchmal auch noch eine kochsalzarme Diät erhalten. Peters hat gezeigt[4], daß Kranke mit Schrumpfniere in der Tat leicht an Kochsalz verarmen.

Auch die Harnstoffkonzentration des Harns ist gegenüber der der Norm weit gesunken[5], aber immer viel höher als im Serum. Einzelheiten und das Verhalten anderer Stoffe werden später erwähnt werden.

Erhalten diese Kranken aber genügend viel Flüssigkeit, namentlich längere Zeit hindurch, so vermögen sie innerhalb gewisser Grenzen auch Salz- und Harnstoffzulagen genügend auszuscheiden. Die Kochsalzkonzentration im Harn bleibt dabei unverändert, während die Harnstoffkonzentration oft ein wenig steigt. Einmaligen Zulagen von Wasser, Salz, Harnstoff folgen die Nieren in der Regel

---

[1] G. Klemperer, Berl. klin. Wschr. **1903**, Nr 14. — Stepp, Münch. med. Wschr. **1918**, Nr 21. — E. Becher, Zbl. inn. Med. **1925**, Nr 37; Arch. klin. Med. **148**, 46.

[2] E. Becher, Münch. med. Wschr. **1930**, Nr 45; Klin. Wschr. **1931**, H. 4.

[3] Lichtwitz, l. c. — Siebeck, l. c.   [4] Peters, J. clin. Invest. **6**.

[5] Siebeck, Monographie, S. 77; eigene Untersuchungen u. Lit.

nicht. Wohl aber länger durchgeführten, da bei dieser Art des Vorgehens die Wasserausscheidung sich verhältnismäßig gut gestalten kann. Das Verdünnungsvermögen ist also in der Regel besser als das Konzentrationsvermögen[1]. Aber dieses letztere ist nicht aufgehoben. Denn auch wenn bei diesen Kranken die Gefrierpunktserniedrigung von Blut und Harn etwa gleich ist, schafft die Niere doch Konzentrationsdifferenzen: der Stickstoff wird in der Regel 3—4mal konzentriert, das Kochsalz etwa zur Hälfte verdünnt. Im Blut ist die molare Konzentration und die Menge des abiureten Stickstoffs dabei in der Regel gestiegen, die Kochsalzwerte schwanken.

Aus den oben angeführten Gründen läßt sich über die Arbeit der Nierenzellen an all diesen Kranken nichts sagen. Denn wir wissen auch hier wiederum nicht, in welcher Konzentration der einzelne Stoff abgeschieden wird und wir wissen nicht, was Ausschwemmungs- und was Sekretionswasser ist.

Das Wasserausscheidungsvermögen als solches ist also ebenfalls gestört. Gibt man diesen Kranken eine größere Menge Wasser auf einmal zu trinken, so verläßt diese den Organismus nur verzögert. Die Verhältnisse sind ganz anders als am gesunden Menschen. Die bloße Wasserausscheidung als solche ist ähnlich wie bei Kranken mit akuter Nephritis. Für die Theorie dieser Zustände ist das natürlich von großer Bedeutung.

Diese polyurische Isosthenurie finden wir bei weit ausgebildeter Schädigung der Drüsensubstanz. Sie ist also für uns vorerst die Folge einer Funktionsstörung der ganzen Niere. Die gleiche Erscheinung sahen PÄSSLER und HEINEKE bei Verkürzung der Nieren auf einen gewissen prozentarischen Anteil ihres Gewebes[2], im wesentlichen dann, wenn Fleich verabreicht wird[3]. Ärztlich finden wir sie bei den verschiedenen Formen der Schrumpfniere; hier ist der größte Teil der Glomeruli verödet, das Tubulusepithel ist flach und schlecht in seiner Struktur. Ferner bei anderen Arten der Verminderung des Nierengewebes, z. B. bei der doppelseitigen schweren Zystenniere sowie bei langsam eintretender doppelseitiger Hydronephrose, z. B. nach Prostatahypertrophie. Besserungen des Zustands kenne ich bei akuter Nephritis, bei Syphilis der Niere sowie bei Beseitigung von Harnstauungen.

Der Punkt, auf den es an dieser Stelle ankommt, ist die Erklärung der eigenartigen Wasserausscheidung. Welchen Sinn sie hat, verstehen wir. Aber kausal? Zu erklären ist die Ausscheidung des dünnen Harns. Es kann keine Rede davon sein, daß er etwa die Folge einer durch abnormen Durst bedingten reichlichen Wasseraufnahme sei; in solchen Fällen liegen die Verhältnisse ganz anders[4]. Bei unseren Kranken steht in der Mitte die Fixierung der Konzentration und

---

[1] Über alle diese Verhältnisse vgl. SIEBECK u. DOLL, Arch. klin. Med. 116, 551. — SIEBECK u. HEFTER, ebenda 114, 497. — SIEBECK, ebenda 128, 173; 137, 311. — v. MONAKOW, ebenda 122, 123. — v. DOLIVO, ebenda 131, 109. — LICHTWITZ, Die Praxis der Nierenkrankheiten. 1921. — VOLHARD, v. Bergmann-Staehelins Handb. 6 I, 176, 2. Aufl.

[2] PÄSSLER u. HEINEKE, Verh. dtsch. path. Ges. 1905, 99. — Vgl. HARTWIG, Kongr. inn. Med. 1929, 187, 201.

[3] MARK, Z. exper. Med. 59, 601.   [4] Vgl. SIEBECK, Monographie, S. 85.

seine Unabhängigkeit von der Minderung der Zufuhr, d. i. die feste Zusammenordnung zwischen Menge der gelösten Substanz und Menge des Wassers, die Unfähigkeit, die einzelnen Stoffe entsprechend zu konzentrieren. Ein „Blutfiltrat" liegt nicht vor. Schlayer denkt an eine Überempfindlichkeit der Nierengefäße. Hier würde also der Blutstrom der Niere in den Mittelpunkt gestellt sein[1]. Mir erscheint diese im wesentlichen von experimentellen Beobachtungen an künstlichen Nierenschädigungen hergeleitete Ansicht deswegen bedenklich, weil doch pathologisch-anatomisch die Schädigung der Nierenzellen die eindrucksvollste Erscheinung ist. Siebeck denkt an eine osmotische Wasserverschiebung zwischen Blut und Harn durch die in ihren eigensten Eigenschaften krankhaft gestörten Zellschichten der Niere und der Kapillaren; diese müßten dann als osmotische Systeme wirken. Volhard bespricht in seinem großen und grundlegenden Werke für die verschiedenen Formen von Hypo- und Isosthenurie die Möglichkeiten eines Verständnisses der Konzentrationsstörung und der Polyurie. Immer liegt der Niereninsuffizienz eine Insuffizienz der Tubuluszellen zugrunde. Ich vermag eine Vorstellung nicht zu äußern. Die Angelegenheit rührt an die letzten Fragen der Regulation im Organismus. Wir müßten erst wissen, wie der Haushalt des Wassers, der Ionen und der organischen Endprodukte im Organismus reguliert wird und in welcher Form, mit Hilfe welcher Erregungen die Niere in diese Regulation eingeschaltet ist. Die Regulationsstörung betrifft hier alle Stoffe, sowohl das Wasser, als auch die festen Substanzen. Das Eigenartige des Zustands liegt in der Zusammenordnung von festen Substanzen und Wasser.

Ich schließe hier an den Versuch einer kurzen Darstellung des Diabetes insipidus. Der Moderne wird diese Krankheit in den Abschnitt über den Wasserhaushalt zu stellen geneigt sein. Am Ende glaube auch ich, daß er dorthin gehört. Indessen ist so wenig über sein eigentliches Wesen bekannt, die Angaben schwanken so sehr, Störungen der Nierenfunktion sind bei dieser Krankheit so sicher gestellt, daß diese Krankheit vorläufig auch hier Platz finden kann.

Bei Diabetes insipidus wird ein reichlicher dünner Harn ausgeschieden in Mengen von 10 bis 20 Liter täglich, in seltenen Fällen sogar bis zu 30 oder 40 Liter. Das spezifische Gewicht hält sich in der Regel nahe über 1000. Besondere Bestandteile fehlen in ihm; der Inosit, den man öfters fand, ist wohl aus den Muskeln ausgeschwemmt.

Der Harn gleicht dem, der nach Aufnahme von großen Mengen Flüssigkeit gelassen wird. Es gibt besondere Beobachtungen über das Verhalten des Organismus, der Niere und des Harns nach Trinken großer Wassermengen[2]. Dabei wurden (Regnier) eigenartige Einwirkungen auf den Wassergehalt von Blut und Geweben sowie die Anfänge einer „Sucht zum Trinken" gesehen, die mancherlei Beziehungen haben zu Verhältnissen bei manchen Fällen von Diabetes insi-

---

[1] Schlayer, Arch. klin. Med. 102, 350.

[2] Steyrer, Beitr. chem. Physiol. u. Path. 2, 320. — Regnier, Z. exper. Path. 18, 139. — Veil, Arch. klin. Med. 119, 376. — Haldane u. Pristley, J. of Physiol. 50, 296. — Strauss, Klin. Wschr. 1, Nr 26 (1922). — Kunstmann, noch nicht veröffentlicht.

pidus. Ich gehe darauf nicht ein, weil diese Beobachtungen von Strauss nicht bestätigt wurden. Wir müssen weitere Untersuchungen abwarten. Solche wurden inzwischen auf unserer Klinik angestellt. Ich kann leider noch nicht über sie berichten, weil sie noch nicht abgeschlossen sind. Ich meine aber, daß die Arbeit von Dr. Kunstmann mancherlei Aufklärung bringen wird. Gewöhnung an das Trinken größerer Wassermengen führt in der Tat zu einer Art von Sucht. Für den Haushalt von Wasser, Kochsalz, Harnstoff und andern Körpern ergaben sich allerlei Gesichtspunkte.

Diese Beobachtungen haben deswegen für den Arzt ein besonderes Interesse, weil es in der Tat Fälle von Diabetes insipidus gibt, in denen das einmalige oder mehrmalige Trinken großer Flüssigkeitsmengen zur Angewöhnung an das Trinken mit den Erscheinungen der Sucht führte[1]. Hier entwickelte sich also aus dieser Angewöhnung der klinische Zeichenkreis des Diabetes insipidus. Die erste Veranlassung zum Trinken ist mannigfaltiger Natur. Von rein zufälliger übermäßiger Durststillung und von wohlbedachter Angewöhnung an die Aufnahme großer Flüssigkeitsmengen bis zu den undurchsichtigen Beweggründen seelisch krankhafter Persönlichkeiten — denn das sind viele dieser Kranken — kommt alles vor. Einzelne dieser Kranken sind durch Energie, Behandlung, Erziehung und Gewalt zu heilen[2]. Aber andere bedürfen einer verwickelten und völlig kunstgerechten seelischen Behandlung, damit kann Ausgezeichnetes erreicht werden. Auch diese Kranken machen während der Wasserentziehung qualvolle Stunden und Tage durch, aber es kommen in diesen Fällen dabei nie die bedrohlichen Erscheinungen des Verdurstens vor. Der Erfolg hängt von Willen und Tatkraft des Kranken und des Arztes und namentlich von seiner Kunstfertigkeit ab.

Den anatomischen Befund solcher Kranken kenne ich nicht. Mir liegt die Annahme am nächsten, daß vom zentralen Nervensystem aus nervöse Beeinflussungen der Harnabscheidung stattfinden, die einer seelischen Einwirkung zugänglich sind. Aus vielfachen Untersuchungen[3] kennt man die Abhängigkeit der Nierenarbeit vom Nervensystem. Zwischen den bedeutsamen vegetativen Zentren in der Gegend des Tuber cinereum und der sehr verwickelten peripheren Innervation scheinen chemische Körper eingeschaltet zu sein, die wohl aus der Hypophyse stammen.

Die Innervation der Niere erstreckt sich auf die Ausscheidung von Wasser und von festen Substanzen. Zweifellos besteht also der alte Eckhardsche Gedanke von der Existenz echt sekretorischer Nervenfasern zu Recht, ja er ist

---

[1] Reichardt, Arb. Psych. Klinik Würzburg **1908 II**, 49. — Schwenkenbecher, Münch. med. Wschr. **1909**, Nr 50. — Ellern, Arch. klin. Med. **109**, 85. — Veil, ebenda **119**, 376.

[2] A. Westphal, Berl. klin. Wschr. **1889**, 772.

[3] Ich nenne hier die letzten umfassenden: Ellinger u. Hirt, Arch. f. exper. Path. **106**, 135. — Asher u. Pearce, Z. Biol. **63**, 83. — Asher, Naturwiss. **5**, H. 28 (1917). — Rohde, Kongreß inn. Med. **1913**, 223. — Ellinger u. Rohde, Arch. f. exper. Path. **90**, 77. — Jost, Z. Biol. **64**, 441. — E. Meyer u. Jungmann, Arch. f. exper. Path. **73**, 49. — Wiedhopf, Bruns' Beitr. **141**, 171. — Meyer-Bisch u. Koennecke, Z. exper. Med. **45**, 343.

jetzt bis ins feinste ausgebaut, indem wir durch die neueren Arbeiten[1] den Einfluß nervöser Vorgänge auf die Abscheidung der einzelnen Stoffe kennenlernten (Beziehungen der Fasern der Vagi zur Wasser-, die der Splanchnici majores zur Wasser- und Kochsalzabscheidung). Auf der anderen Seite darf man die außerordentliche Freiheit der von aller Verbindung losgelösten Niere nicht übersehen[2] — das erweist die Bedeutung chemischer Stoffe für die Funktion. Allerdings enthalten diese Nieren noch viele Nervenfasern und Zellen.

Die starke Wasserabscheidung wird man, wenn wir die Vorstellungen Pütters[3] annehmen, als Folge einer Erregung der Wasserdrüse in den Glomeruli verstehen können. Wird mit großen Mengen Wasser gleichzeitig Kochsalz gegeben, so steigt die Konzentration des Harns an Kochsalz in einzelnen Portionen über die des Serums[3], das würde für ungestörte Verrichtung der Kochsalzdrüse sprechen.

In einer großen anderen Gruppe von Fällen dieser Krankheit — und das sind die echten Fälle von Diabetes insipidus — ist nicht das Trinken großer Wassermengen, sondern die Ausscheidung übermäßiger Mengen von Harn das Maßgebende: die Kranken trinken viel, weil sie viel Harn lassen; sie haben eine Zwangspolyurie. Entzieht man ihnen das Wasser, so kann das ein Teil von ihnen ertragen. Manche leiden schwer, andere weniger, jedenfalls ist keine Gefahr mit dem Versuche verbunden. So lange man die zugeführten Wassermengen nicht unter ein größeres Maß herabsetzt, können die Kranken dann mit einer geringeren Wassermenge auskommen. Aber die Untersuchungen sind nicht zahlreich genug, als daß wir zu sagen vermöchten, wie weit und wie lang das möglich ist. Meines Erachtens haben diese Fälle keine Beziehungen zu denen der ersten Gruppe. Z. B. unterscheidet sie das von den Fällen der ersten Gruppe, daß eine Wasserentziehung nicht zur Heilung führt.

Bei einem dritten Teil dieser Kranken kann man das Wasser nicht entziehen, ohne die größte Lebensgefahr des Verdurstens in kürzester Zeit heraufzubeschwören. Bei Wasserentziehung lassen diese Kranken ihre alten großen Harnmengen weiter. Sie verfallen[4] in kürzester Zeit, werden maßlos erregt, die Konzentration in Serum und Geweben steigt, der Gefrierpunkt sinkt, der Kranke trocknet also ein. Es ist vollkommen richtig, wenn Veil diesen lebensgefährlichen Zustand als Verdursten bezeichnet. Durch Flüssigkeitszufuhr wird er sofort beseitigt.

Die Kranken mit echtem Diabetes insipidus weisen in der Mehrzahl der Fälle keine charakteristischen anatomischen Veränderungen auf: weder an den Nieren, noch an ihren Nerven, noch am Zwischenhirn. Das gilt aber nur für unsere Zeit, und ich möchte bezweifeln, daß eine fortgeschrittene histologische

---

[1] E. Meyer u. Jungmann, l. c. — Hirt u. Ellinger, l. c.

[2] Lobenhoffer, Mitt. Grenzgeb. Med. u. Chir. **16**, 197. — Enderlen u. Borst, Dtsch. Z. Chir. **99**, 54. — Lurz, ebenda **194**, 25.

[3] Vgl. Handb. norm. path. Phys. **17**, 246.

[4] Vgl. Strubell, Arch. klin. Med. **65**, 89. — Veil, Erg. inn. Med. **23**, 737; Biochem. Z. **91**, 278.

Untersuchung diese Annahme aufrecht erhalten wird. Denn in einer Reihe von Fällen finden sich Veränderungen[1] in den grauen Massen am Boden des Zwischenhirns oder am hinteren Teil der Hypophyse[2], jedenfalls an den Nervenzentren, die, vegetativer Natur, mit diesem Organ in Verbindung stehen. Das dürfte auch in den Fällen, in denen die Hypophyse verändert ist, das Maßgebende sein[3]. Geschwülste und verschiedene Formen von Entzündung wurden gefunden. Es gibt Fälle mit Veränderungen allein im Zwischenhirn und solche mit Veränderungen allein der Hypophyse. Wahrscheinlich kommt es, wie gesagt, auf die Nervenzentren an, die mit der Hypophyse zu tun haben, hauptsächlich das „Ganglion parahypophyseos" (LEWY[4]). Neuere Beobachtungen haben feinere Veränderungen an diesen Kernen gefunden. Es wäre zu wünschen, daß diese Beobachtungen sich allgemein bestätigen würden.

Ursächlich ist über den Ursprung dieser Fälle nichts bekannt, als daß die Krankheit manchmal in Familien zu finden ist und sich in diesen weiter vererbt[5]. Das sind dann meist mildere Fälle mit nicht sehr großen Harnmengen. Auch Lues kann von Bedeutung sein. Die Kranken haben in der Regel kaum Beschwerden, wenn sie das Wasserbedürfnis zur Leistung dieser Harnmengen befriedigen.

Für diese Fälle von echtem Diabetes insipidus ist eine Menge funktioneller Einzelheiten bekannt, es gelingt aber noch nicht, aus ihnen ein klares Bild der pathologischen Physiologie des Diabetes insipidus zu gewinnen. Denn es liegen nicht genügend viele Beobachtungen vor, wie häufig sich bestimmte funktionelle Polyurien finden und namentlich nicht, wie sie sich im Verlaufe des gleichen Falls zu verschiedenen Zeiten gestalten. Es sind eben noch längst nicht genug Fälle auf alle diese Einzelheiten genau untersucht. Das aber folgt aus der außerordentlichen Seltenheit der Erkrankung. Deswegen verfügt jeder Beobachter nur über verhältnismäßig wenige Beobachtungen, und nun wird von Einzelheiten der Erfahrung verallgemeinert — das größte Hemmnis jeder wahren allgemeinen Pathologie: Erscheinungsweisen, Fälle und Formen der Krankheit werden durcheinander geworfen. Es ist bei der Untersuchung der Einzelvorgänge auch methodisch nicht alles in Ordnung. Zu weitgehende Schlüsse werden aus manchen Methoden gezogen. Jedenfalls kann ich manchmal die Ansichten mit den Tabellen, aus denen sie gefolgert werden, nicht in Übereinstimmung bringen.

Am häufigsten — immer? — findet sich eine Störung der Niere, das Chlorion im Harn über die Höhe, wie es im Blut vorhanden ist, zu konzentrieren[6]. Ebenso

---

[1] Z. B. FINKELNBURG, Arch. klin. Med. **100, 33**. — LESCHKE, Z. klin. Med. **87**, 201. — KARY, Virchows Arch. **252**, 734.

[2] Z. B. DOMAGK, Klin. Wschr. **2**, Nr 3 (1923).

[3] LESCHKE, Z. klin. Med. **87**, 201.

[4] Lit. bei KARY, l. c. — DRESEL nach Beobachtungen von BRUGSCH u. LEWY, in Kraus-Brugschs Handb. **10**, 3, 41.

[5] Z. B. WEIL, Virchows Arch. **95**, 70. — WEIL (Sohn), Arch. klin. Med. **93**, 180. — GÄNSSLEN u. FRITZ, Klin. Wschr. **3**, Nr 1 (1924).

[6] LICHTWITZ u. STROMEYER, Arch. klin. Med. **116**, 127. — LICHTWITZ, Arch. f. exper. Path. **65**, 128; zusammenfassend Klinische Chemie, S. 263. — SOCIN, Z. klin. Med. **78**, 294.

ist die Fähigkeit zur Konzentrierung des Bikarbonats beeinträchtigt[1]. TALLQUIST[2] und nach ihm E. MEYER[3] beobachteten eine Herabsetzung der Fähigkeit, allgemein einen konzentrierten Harn zu liefern. LICHTWITZ zeigte dann, daß diese Störung sich auf das Chlorion erstreckt, während z. B. der Harnstoff immer ganz normal konzentriert wird.

Gibt man diesen Kranken Kochsalz, so wird das nur dann völlig ausgeschieden, wenn genügende Wassermengen zur Verfügung stehen. Wegen der Beeinträchtigung der Kochsalzkonzentration macht sich häufig ein erheblicher Einfluß der Diät auf die Harnmenge geltend. Aber das erscheint mir noch nicht ganz sicher, ob die Veränderung der Kochsalzabscheidung fehlen kann[4], wenn auch LICHTWITZ wohl recht hat mit der Annahme, daß das nicht erwiesen ist.

Bei manchen Kranken scheint die Störung auf die Erregung der Wasserabscheidung in der Niere und die Beeinträchtigung der Kochsalzkonzentration beschränkt zu sein[5]. Das sind zugleich die Fälle, in denen eine Entziehung von Wasser immerhin besser möglich ist, ohne daß die schwersten Erscheinungen der Verdurstung sich einstellen, aber allerdings gibt es doch auch bei diesen Kranken dann öfters sehr unangenehme Zustände[6]. In diesen Fällen ist der Kochsalzgehalt des Blutes normal oder etwas vermindert[7] und bei ihnen hat die Einspritzung von Extrakten aus dem Hinterlappen der Hypophyse[8] keinen Einfluß auf die Größe der Harnmenge[7] und die Fähigkeit, das Chorion zu konzentrieren.

In einem andern Teil der Fälle — und das sind die allerschwersten — besteht außerdem wahrscheinlich noch eine Störung des Stoffaustauschs zwischen Blut und Gewebe[9]: das wird daraus geschlossen, daß bei Dursten trotz starker Eindickung des Bluts sein Kochsalzgehalt nicht wesentlich steigt oder sogar sinkt. Auch nach Aderlaß vermehrt sich der Kochsalzgehalt des Blutes nicht. Also tritt aus den Geweben eine kochsalzarme Flüssigkeit in das Blut. In diesen Fällen soll der Kochsalzgehalt des Blutes gesteigert sein. W. VEIL hatte das zuerst gesehen[10] und diese Fälle als hyperchlorämische von der erstgenannten Gruppe der hypochlorämischen abgetrennt als zwei verschiedene Formen der Krankheit. Ich möchte das Material noch nicht für ausreichend ansehen, um ein Urteil abzugeben, ob es sich um getrennte Formen oder um Zustandsbilder handelt, die ineinander übergehen. Jedenfalls kann man die Hyperchlorämie beseitigen durch mehrfache Aderlässe und durch Darreichung von Hypophyse[11].

Nach Meinung mancher Forscher soll es sich also um wohl charakterisierte Gruppen handeln: diese Fälle von hyperchlorämischem Diabetes sind die

---

[1] MAINZER, Dtsch. Arch. klin. Med. **169**, 1.   [2] TALLQUIST, Z. klin. Med. **49**, 181.

[3] E. MEYER, Arch. klin. Med. **82**, 1; Z. klin. Med. **77**, 158.

[4] Vgl. z. B. FINKELNBURG, Arch. klin. Med. **91**, **100**, 33. — FORSCHBACH u. WEBER, Z. klin. Med. **73**, 221. — LICHTWITZ u. STROMEYER, Arch. klin. Med. **116**, 127. — VEIL, Erg. inn. Med. **23**, 735.

[5] Z. B. E. MEYER u. MEYER-BISCH, Klin. Wschr. **3**, Nr 40 (1924).

[6] Z. B. BAUER u. ASCHNER, Wien. Arch. inn. Med. **1**.

[7] VEIL, Biochem. Z. **91**, 278.   [8] V. D. VELDEN, Berl. klin. Wschr. **1913**, Nr 45.

[9] E. MEYER u. MEYER-BISCH, Arch. klin. Med. **137**, 225; Z. klin. Med. **96**, 469.

[10] VEIL, Biochem. Z. **91**, 317.   [11] E. MEYER u. MEYER-BISCH, Z. klin. Med. **96**, 469.

schwersten, sie vertragen die Wasserentziehung nicht und nur bei ihnen setzt Hypophysensubstanz während der Zeit seiner Wirksamkeit Harnmenge und erhöhten Kochsalzgehalt des Blutes herab[1]. Die Einwirkungsorte der Hypophysensubstanz dürften sich auf die Niere[2] und auf die Gewebe[3] erstrecken.

Ich gab hier die Meinung wieder, die auf Grund namentlich der Arbeiten von Veil und E. Meyer weit verbreitet ist. Aber ich kann diese Meinung nicht teilen, weil alles, was ich sah, nicht damit übereinstimmt[4]. Ich glaube nicht, daß es sich bei dem hyper- und hypochlorämischen Diabetes und bei dem Nieren- und Gewebsdiabetes um wohl charakterisierte Krankheitsgruppen handelt, sondern ich denke mehr an Verschiedenheiten der Stärke und des Verlaufs der Krankheit. Sicher können auch Kranke mit niedrigen Kochsalzgehalt des Blutes verdursten und können eine gute Pituitrinwirkung zeigen und Kranke mit hohen Kochsalzwerten des Blutes vertragen zuweilen den Durst ausgezeichnet.

Alles in allem möchte ich jetzt annehmen, daß dem Diabetes insipidus Störungen der Innervation des Wasserhaushalts der Niere und wohl auch der Gewebe zugrunde liegen. Gestört ist in der Niere die Abscheidung des Wassers und des Kochsalzes und die Regulation beider aufeinander. Man wird bestimmte Zellen der vegetativen Zentren in der Gegend der Hypophyse (Nucleus parahypophyseos?) verantwortlich machen. Die Funktion der Zellen ist in manchen Fällen wohl seelisch zu beeinflussen, in manchen jedenfalls chemisch angreifbar. Ich möchte daran erinnern, daß die Störung auch in schwersten Fällen jederzeit verschwinden kann, z. B. unter dem Einflusse fieberhafter Infekte[5]. Man wird sich daraus gewisse Vorstellungen machen dürfen über die Art der Zellveränderungen.

Wir haben jetzt die Störung der Ausscheidung fester Substanzen seitens der Niere zu besprechen. Manches davon wurde schon erwähnt. Denn besonders die normal im Körper vorkommenden harnfähigen Stoffe werden ja teils mit dem Wasser ausgeschwemmt, teils nach allem, was wir wissen, in wässeriger Lösung abgesondert. In ihrer Beziehung zum Wasser also besprachen wir manches schon.

Stellen wir die festen Körper in den Mittelpunkt der Betrachtung, so stoßen wir auf große Schwierigkeiten. Denn wir brauchten, um zu einem endgültigen Urteil zu gelangen, Bilanzen. Solche wären für den Harnstoff zu gewinnen; dafür reicht die Methode aus. Schon für die anderen Stoffe des Eiweißstoffwechsels sind solche kaum möglich. Von den Mineralien gar nicht zu reden. Solche mustergültige Untersuchungen, wie die von Soetbeer[6] oder von L. Henderson[7] und Dennig[8] sind am Erwach-

---

[1] Veil, Biochem. Z. **91**, 317. — Leschke, Z. klin. Med. **87**, 201.

[2] Vgl. Oehme, Z. exper. Med. **9**, 251. — Über Wirkung des Hypophysenextrakts: v. d. Velden, Berl. klin. Wschr. **1913**, Nr 45. — C. u. M. Oehme, Arch. klin. Med. **127**, 261. — Gorke, Arch. Verdgskrkh. **26**, 365.

[3] Veil, Erg. inn. Med. **23**, 737. — E. Meyer u. Meyer-Bisch, Arch. klin. Med. **137**, 225.

[4] Vgl. Stepp, in v. Mering-Krehls Lehrbuch, 16. Aufl., **2**, 145.

[5] Vgl. Weber u. Gross, Erg. inn. Med. **3**, 26. — Veil, ebenda **23**, 737.

[6] Soetbeer, Hoppe-Seylers Z. **38**, 85.   [7] L. Henderson, Klin. Wschr. **1928**, Nr 46.

[8] Dennig, Dill, Talbott, Arch. f. exper. Path. **144**, 297.

senen entweder kaum durchführbar oder wenigstens jedenfalls nicht durchgeführt, weil
ihre Mühe das in der Regel Mögliche übersteigt. Meist wird deswegen — in den besten
vorliegenden Untersuchungen — bei annähernd gleichmäßiger Ausscheidung eines
Stoffes eine Zulage von ihm gegeben, dann also in ganz andern Verhältnissen, als bei
der natürlichen Ernährung. Für die Prüfung des Stickstoffumsatzes wird sogar Harnstoff gereicht. Also alles völlig anders als bei der gewöhnlichen Arbeit der Niere; wir
denken daran, daß sogar Wasser anders ausgeschieden wird, wenn man es in das Blut
einspritzt, als wenn es getrunken wird. Ich erinnere an das verschiedene Verhalten[1]
von Marks Tieren mit verkürzter Niere, je nachdem man ihnen Harnstoff oder Fleisch
verabreichte. Der Schluß aus der oben genannten Art von Versuchen auf die Störung
des natürlichen Geschehens, namentlich auf ihre ersten Anfänge, kann nur sehr vorsichtig gemacht werden. Um so mehr werden wir mit unserem Urteil zurückhalten,
als meist nicht einmal das oben genannte Verfahren verwandt wird: oft ziehen wir
unsere Schlüsse daraus, ob ein Stoff im Blut zurückgehalten wird oder für das Kochsalz, ob durch die gleichzeitige Retention von Wasser das Körpergewicht anwächst!

Der Harnstoff wird von der Niere des gesunden Menschen unter allen Umständen stark konzentriert; die Epithelien der gewundenen Kanälchen dürften
das tun. Seine im Harn erscheinende Menge hängt einmal ab von der Eiweiß-
menge, die im Körper zerfällt, andrerseits von der Ausscheidungsfähigkeit der
Niere für diesen Stoff. Eine primäre Zurückhaltung in den Geweben dürfte
kaum von erheblicher Bedeutung sein oder wenigstens nur eine untergeordnete
Rolle spielen. Harnstoff bildet im allgemeinen 80—90% des Stickstoffs der Stoffwechselprodukte des Eiweißes. Der Rest verteilt sich auf Harnsäure, Kreatinin,
Purinkörper, Aminosäuren, Ammoniak, Indikan und einiges andere.

Bei einer ganzen Reihe von krankhaften Zustandsbildern der Nieren leidet
die Ausscheidung des Harnstoffs[2]. Offenbar zeigt sich die Störung quantitativ in sehr verschiedener Auswirkung. In leichten fehlt sie, wenn der Körper
nur wenig Eiweiß nimmt und tritt erst bei stärkerer Belastung auf. Das ist
natürlich wichtig für die Behandlung dieser Kranken. Und wichtig ist auch,
daß sich die Niere durch systematische Übung oft an die Ausscheidung größerer
Harnstoffmengen gewöhnen läßt, namentlich wenn die Wasseraufnahme entsprechend gestaltet wird.

Die mangelhafte Ausscheidung des Harnstoffs finden wir dann, wenn eine starke
und ausgedehnte Veränderung der Niere vorliegt, also bei den schweren Formen von
akuter und chronischer diffuser Glomerulonephritis und den Zuständen, die man
klinisch als (primäre und sekundäre) Schrumpfniere bezeichnet sowie bei Defekten der
Niere (Zystenniere) und bei hydronephrotischer Druckerhöhung in den Harnwegen.
Auf die ausgedehnte und starke Veränderung der Nierenparenchymzellen kommt es
an. Man könnte den Gedanken erwägen, ob eine besondere Beteiligung der Glomeruli
eine besondere Rolle spielte. Das könnte man deswegen annehmen, weil einmal bei
den genannten Formen von Nierenerkrankung die Glomeruli in der Regel besonders
stark beteiligt sind und weil gerade die seltenen Formen von Nierenerkrankung,

---

[1] Mark, Z. exper. Med. **59**, 501.
[2] Strauss, Chronische Nierenentzündung. 1902. — Widals Arbeiten, zit. Kongreß inn.
Med. **1909**, 43; Erg. inn. Med. **4**, 523. — v. Monakow, Arch. klin. Med. **102, 112, 115, 122,
123.** — Schlayer, ebenda **90, 91, 98, 102, 114, 116.** — Volhard, Monographie, l. c. — Siebeck,
Monographie, l. c.

bei denen angeblich nur die Kanalepithelien entarten (manche Fälle von Amyloid, manche von Syphilis, die überaus seltenen genuinen Fälle von „Nephrose"), ohne Erhöhung des abiureten Stickstoffs im Blut einhergehen. Diese Annahme macht aber große Schwierigkeiten, denn bei Amyloid sind in der Regel gerade die Glomeruli erkrankt. Syphilis ist in ihrer Lokalisation ganz unberechenbar und wechselt außerordentlich. Und im Verlauf der Sublimatvergiftung steigt sogar der abiurete Stickstoff im Blut außerordentlich; hier wirken Anurie und der gesteigerte Eiweißzerfall zusammen. Die höchsten Werte, die ich kenne, sah ich hier: bis über 500 Milligrammprozente abiureten Stickstoffs. Außerdem sind hier auch die Glomeruli verändert[1]. Die Mehrzahl der üblich angenommenen sog. genuinen Nephrosen sind, wie wir jetzt mit Sicherheit wissen, Zustandsbilder der chronischen Glomerulonephritis („große weiße Niere"). Bei ihnen tritt die Entartung der Kanalepithelien stark hervor, aber auch die Glomeruli sind verändert. In diesen Fällen wird die Harnstoffausscheidung als normal angegeben. Indessen das gleiche finden wir bei zahlreichen Nephritiskranken, bei denen nach der jetzt berechtigten Vermutung beide Reihen von Zellen, die an den Glomeruli und die an den Tubuli verändert sind, nur offenbar in nicht so schwerem Grade. Auf Art und vor allem Intensität der Erkrankung scheint es mir anzukommen; das ist der Refrain. Es bleibt also im wesentlichen dabei, daß starke und ausgedehnte Erkrankungen aller Zellen beider Nieren die Ausscheidung des abiuretischen Stickstoffs hemmen. Ganz normal ist sie in den seltenen Fällen genuiner Nephrose. Ich persönlich habe diesen Zustand außer bei Syphilis nie gesehen. Es scheint hier eine eigenartige, ihrem Wesen und ihrer Ursache nach unbekannte Erkrankung des Stoffwechsels vorzuliegen, von der man nur zwei Erscheinungen kennt, die lipoide Degeneration der Tubulusepithelien und die Cholesterinvermehrung im Blut.

Wir sprachen bisher vom Harnstoff, weil dieser, wie gesagt, bei weitem die größte Menge des abiureten Stickstoffs bildet. Er ist gewissermaßen der Repräsentant dieser stickstoffhaltigen Endprodukte. Bestimmt wird entweder der Gesamtstickstoff oder auch direkt der Harnstoff. Eine erschöpfende Betrachtung müßte noch über die Zurückhaltung anderer stickstoffhaltiger Substanzen, vor allem des Kreatinins, der Harnsäure und des Indikans sprechen. Denn die Ausscheidung dieser Stoffe geht nicht einmal im großen und ganzen mit der des Gesamtstickstoffs und des Harnstoffs parallel. Im einzelnen finden sich mancherlei Abweichungen[2]. Z. B. die Harnsäure ist meistens in ihrer Ausscheidung zuerst gestört und kann bei akuten Nephritiden am längsten gestört bleiben[3]. Auch das Indikan geht manchmal besondere Wege und ist im Blut, wenn die Niere überhaupt retiniert, meist sehr frühzeitig zurückgehalten[4]. Ich sehe aber noch keine Möglichkeit, aus solchen Abweichungen bestimmte Gesichtspunkte abzuleiten. Man bedenke nur immer: alle diese Untersuchungen gingen aus von diagnostischen Überlegungen und Absichten. Es fehlt uns hier so sehr die Untersuchung der Zurückhaltung und Ausscheidung der verschiedenen Stoffe am gleichen Kranken und im Verlauf seiner Krankheit.

---

[1] ASKANAZY u. NAKATA, Schweiz. Korresp.bl. **1919**, Nr 3.

[2] Lit. bei SIEBECK, Monographie. — Für Harnsäure: CZONICZER, Arch. klin. Med. **138**, 289. — Indikan: BAAR, Indikanämie. Wien 1922.

[3] KRAUSS, Arch. klin. Med. **138**. — P. MÜLLER u. KRUMEICH, ebenda **165**.

[4] OBERMAYER u. POPPER, Z. klin. Med. **72**, 332.

Man ist nicht einmal ganz klar, wie unter krankhaften Verhältnissen die Fraktion des Harnstoffs und die der andern stickstoffhaltigen Endprodukte zueinander stehen. v. Monakow[1] fand den Teil des abiureten Stickstoffs, der nicht Harnstoff ist, bei Urämie vermehrt. Andere nehmen das Gegenteil an. Jedenfalls schwanken die verschiedenen Fraktionen des Reststickstoffs unabhängig voneinander. Es muß weiter untersucht und kann noch nichts allgemein Gültiges behauptet werden.

Wenn die Niere die abiureten stickstoffhaltigen Abbauprodukte des Eiweißes nicht mehr so zu entfernen vermag, daß das Blutplasma und die Gewebe[2] auf ihrem mittleren Gehalte bleiben, so häufen sie sich in Blut und Geweben an. Zahlreiche Untersuchungen liegen darüber vor. Gegenwärtig wird man annehmen müssen, daß der sehr leicht diffusible Harnstoff von seinen Bildungsstätten in das Blut und von dort aus in die Gewebe eintritt. Die verschiedenen Gewebe enthalten verschieden viel. Andererseits haben wir noch kein ausreichendes Urteil über die Art der Gewebe, in denen Harnstoff entsteht und über seine Mengen im einzelnen. Die zahlreichen vorliegenden Untersuchungen schwanken so sehr, daß ein Urteil über das Verhältnis der Harnstoffmengen in den einzelnen Geweben und im Blute noch nicht möglich ist. Es scheint das auch nach Art und Schwere der Erkrankungen verschieden zu sein, z. B. bei nephrektomierten Tieren anders als bei nephritischen Menschen.

Am nephrektomierten Hund enthielt das Blut in Soetbeers Beobachtungen am meisten davon[3]. Andere fanden auch beim nierenlosen Hund in der Muskulatur mehr[4]. An menschlichen Leichen Nierenkranker sammelt sich die größte Menge in der Muskulatur an[5]. Offenbar finden mancherlei verschiedene Einflüsse statt auf die Beziehungen des Gehalts an abiuretem Stickstoff in Blut und Gewebe[6]; allgemein gültige Regeln lassen sich meines Erachtens noch nicht aufstellen und keinesfalls man allein aus dem Gehalt des Blutes an abiuretem Stickstoff mit irgendwelcher Sicherheit auf die Stärke der Retention schließen, weil der Gehalt des Blutes und der Gewebe an abiuretem Stickstoff keine feste Beziehung zueinander haben.

Für das Kochsalz liegen die Verhältnisse noch verwickelter, einmal weil die Beziehungen zum Wasser innigere sind und ferner, weil die Gewebe, namentlich das Bindegewebe, für ein Festhalten von Kochsalz und Wasser ganz anders in Betracht kommen. Das kann für den Einzelfall Schwierigkeiten der Beurteilung schaffen.

Vom gesunden Menschen wird Kochsalz annähernd in gleichem Maße durch die Nieren entfernt, wie es in den Körper eintritt[7]. Der gesunde Mensch ist also gemeinhin im Kochsalzgleichgewicht. Nimmt er an einzelnen Tagen wesentlich mehr auf als seiner Gewohnheit entspricht, so scheidet er im allgemeinen diese Zulage unter

---

[1] v. Monakow, Schweiz. Arch. Neur. **6**, 183.

[2] Z. B. Soetbeer, Kongreß inn. Med. **1909**, 226. — Becher, Arch. klin. Med. **135**, 1; **134**, 321; **128**, 1. — Barát u. Hetényi, ebenda **138**, 154. — Becher, Z. exper. Path. **20**, 149.

[3] Soetbeer, l. c.   [4] Z. B. Nonnenbruch, Zbl. inn. Med. **1927**, Nr 42.

[5] Becher, l. c. — Umber u. Rosenberg, Acta med. scand. (Stockh.) **53**, 523. — Marshall u. Davis, J. of biol. Chem. **18**, 53.

[6] Barát u. Hetényi, l. c.

[7] Tuteur, Z. Biol. **51**. — v. Hoesslin, Arch. klin. Med. **103**, 271. — Brenner, Z. klin. Med. **65**, 438.

stärkerer Konzentration des Harns, meist auch unter reichlicherer Aufnahme und Abgabe von Wasser, selbst bis zu recht hohen Gaben innerhalb 24—48 Stunden völlig oder nahezu völlig wieder aus. Aber man sei sehr vorsichtig mit der Annahme starrer Regeln. Einmal treffen wir gerade hier auf nicht geringe individuelle Verschiedenheiten. Ferner machen sich für den Umsatz des Kochsalzes sehr leicht geringe Störungen des Kreislaufs und mancherlei Beziehungen des Gesamtbestandes des Organismus an Kochsalz und Wasser geltend. Der Gesunde hat nämlich ein mittleres Maß des Kochsalzbestandes. Dieses kann nach der oberen und unteren Grenze hin schwanken und ist gleichzeitig vom Wasserbestand abhängig. So kann es kommen, daß eine reichlichere Salzdarreichung unter Umständen zu einer Zurückhaltung von Wasser und Kochsalz mit Änderung des Niveaus führt. Und etwas ganz Gewöhnliches, namentlich bei gut genährten und, wenn man so sagen darf, stärker wasserhaltigen Menschen ist eine Entziehung von Kochsalz und Wasser bei dem Wechsel von salzreicher zu salzarmer Kost[1]. Hier gehen die Verhältnisse ohne scharfe Grenze in das Krankhafte über (vgl. Fettleibigkeit).

Nun gibt es wahrscheinlich einzelne Fälle, in denen mangelhafte Ausscheidung des Kochsalzes durch die Nieren im Mittelpunkt steht[2]. Dann sinkt bei Darreichung von Kochsalz die Harnmenge, es steigt zunächst der Kochsalzgehalt des Blutes, in der Regel auch sein Wassergehalt. In den Geweben, namentlich im Bindegewebe, lagern sich Kochsalz und Wasser ab; die Ödemflüssigkeit ist noch kochsalzreicher als das Plasma. In einzelnen merkwürdigen Fällen wird, wie die französischen Forscher hervorheben, Kochsalz ohne die entsprechende Wassermenge zurückgehalten. Man wird dann an eine Adsorption denken müssen. Das Körpergewicht steigt. Läßt man das Kochsalz aus der Nahrung weg, so bilden sich alle Erscheinungen zurück: die Ausscheidung von Salz und Wasser durch die Nieren wächst, das Körpergewicht fällt. Über diese immerhin seltenen Fälle ist im Abschnitt Wasserhaushalt gesprochen.

In anderen Fällen geht aber die Zurückhaltung von Kochsalz (und Wasser) nach verbreiteter Annahme nicht von den Nieren, sondern von den Geweben aus. Die Einsicht in die pathogenetischen Verhältnisse ist dadurch noch besonders erschwert, daß die krankhaft veränderte Tätigkeit der Gewebe unzweifelhaft ihrerseits wieder in einer Beziehung zur Arbeit der Nieren steht. Es gibt Kranke mit chronischer Nephritis, die verminderte Kochsalzwerte des Plasmas zeigen[3]; hier bleiben in dem krankhaft veränderten Bindegewebe Kochsalz und Wasser liegen (s. Abschnitt Wasserhaushalt).

Da, soviel ich sehe, zurzeit irgendwie gesicherte Anhaltspunkte für eine primäre Zurückhaltung von Kochsalz in den Gewebszellen selbst fehlen, vielmehr die Veranlassung zur Ansammlung von Kochsalz und Wasser in den Kapillaren des Koriums, der Muskeln sowie in den Endothelien der serösen Höhlen liegt, so würde deren Beziehung zum Zustande der Nieren zu erörtern sein.

---

[1] Über diese Beziehungen vgl. das Referat von W. H. VEIL, Erg. inn. Med. **23**.

[2] STRAUSS, Ther. Gegenwart **1903**. — WIDAL u. JAVAL, Soc. d. hôpit. **1903**. — VIOLLE, C. r. Soc. Biol. Paris **86**, Nr 7.

[3] W. VEIL, Biochem. Z. **91**, 267. — Vg. v. MONAKOW, Arch. klin. Med. **123**. — THANNHAUSER, Z. klin. Med. **89**, 181. — EPPINGER, Zur Pathologie des menschlichen Ödems. 1917. — SIEBECK, Arch. klin. Med. **137**.

Darüber ist im Abschnitt Wasserhaushalt geprochen. Hierin liegt die Schwierigkeit der sicheren Beurteilung, ob die Kochsalzzurückhaltung allein von der
Niere ausgehen kann oder ob und wie weit sie in den Geweben liegt. Daß in
einem Falle von Ödem ohne nachweisbare Nierenbeteiligung Natrondarreichung
die Ödeme steigerte, Salzsäuregaben sie minderte[1], ließe sich für die Ansicht
verwenden: auch in den berühmten Fällen von WIDAL und STRAUSS könnte das
Bindegewebe pathogenetisch im Mittelpunkt stehen. Schließlich muß man,
wie gesagt, gerade für den Stoffwechsel des Kochsalzes auch die Verhältnisse
des Kreislaufs in Betracht ziehen, weil seine Schwäche gern Kochsalz und Wasser,
vor allem im Bindegewebe zurückhält.

Für die Störungen der Nierenfunktion spielt der Kreislauf eine Rolle.
SCHLAYER hat das unermüdlich hervorgehoben, aber ich glaube nicht, daß man
es ausreichend beachtet hat. Im Abschnitt Wasserhaushalt wurde schon davon
gesprochen, wie häufig für die Entstehung der Ödeme bei Kranken mit chronischer
Nephritis Stauung mitwirkt. Wie ich meine, ist sie sogar noch viel öfters anzunehmen, als wir das tun und es ist ein recht großer Teil der Ödeme dieser
Kranken unter Mithilfe von Stauung entstanden. Die Unterscheidung zwischen
nephrogenen und kardiogenen Ödemen wird für meine Begriffe mit viel zu großer
Sicherheit gemacht. Da aber die Stauungsniere unter allen Umständen die
renale Ausscheidung des Kochsalzes erschwert, so möchte ich für die Zurückhaltung von Natriumchlorid bei Nephritis renalen Kreislaufstörungen doch einen
größeren Einfluß zusprechen, als das jetzt im allgemeinen geschieht.

Das oben Genannte würde dann im wesentlichen gelten für die Kapillaren im
Bindegewebe. Vom Bindegewebe selbst läßt sich nichts sagen. So wissen wir auch
nicht, wie es bei dem Diabetiker ist. Manche Diabetiker, längst nicht alle, halten,
ohne Nephritis zu haben, auf Darreichung von Natrium bicarbonicum, nicht wenige
auch nach Insulin, Wasser und Kochsalz zurück. Schließlich scheint es darauf hin-
auszukommen, daß jede Alkalose Wasserretention, jede Azidose Wasserausscheidung
hervorruft. Das sieht aus wie Gewebsstörung, aber auch der Kreislauf ist bei schweren
Diabetikern vielfach nicht in Ordnung. Alles in allem möchte ich für die Kochsalzretention die Hauptbedeutung doch einer Störung des Bindegewebes und seiner
Gefäße zusprechen.

Die Folgen der Kochsalz- und Wasserretention bestehen also in einer Anreicherung des Organismus an Kochsalz und Wasser, in dem Auftreten von
Ödemen (vgl. Wasserhaushalt). Im einzelnen äußern sich die Erscheinungen
der Ausscheidungsstörung des Kochsalzes natürlich recht verschieden, weil es
eben verschiedene Grade und Formen der Anomalie gibt. Entweder erscheinen
schon die gewöhnlichen Kochsalzmengen oder eine Zulage über diese hinaus
nicht mehr völlig im Harn. Dabei vermag die Niere zuweilen das Kochsalz
noch in der gewöhnlichen Weise (bis etwa 4 : 1 gegenüber dem Blutserum) zu konzentrieren, in andern Fällen leidet diese Fähigkeit. Jedenfalls sinkt die Gesamtmenge des ausgeschiedenen Kochsalzes. Aber auch bei renaler Eliminations-
störung ist die Kochsalzausscheidung in höchstem Maße vom ganzen Zustande

____
[1] WYSS, Arch. klin. Med. **111**, 112.

und Stoffbestande des Organismus, sowie von der Form der Wasser- und Salz-zufuhr abhängig[1]. Die Trägheit der Einstellung ist das, was im Vordergrund steht. In manchen Fällen vollführt bei länger fortgesetzter Darreichung die Niere die Ausscheidung. In den schweren Fällen gelingt auch das nicht; jedenfalls dauert es immer viel länger als am Gesunden, bis die entsprechende Menge Koch-salz entfernt ist.

Wir begegnen einer Zurückhaltung von Kochsalz und Wasser wiederum in erster Linie bei schweren und ausgedehnten Nierenläsionen. Auch hier wurde der Versuch gemacht, die schuldigen Nierenteile aufzufinden, und man neigte dazu, für die Kochsalz- und Wasserretention nun gerade den alten historisch-deutschen „Gegenpol", also die Kanalepithelien verantwortlich zu machen. Dafür werden als Begründung immer die altberühmten Fälle von „großer weißer Niere" angeführt, bei denen die Lipoidentartung der Kanalepithelien ganz in den Vordergrund tritt und die man jetzt gern als Nephrosen bezeichnet. Daß Kranke mit der Nephrose der modernen Nomenklatur in den ersten Zeiten Koch-salz gut ausscheiden können, hebt FREY in schönen Beobachtungen hervor[2]. Später leidet dann die Kochsalzelimination. Aber die Fälle, die als Beispiele von „Nephrosen" zur Untersuchung herangezogen wurden, sind häufig solche von Amyloid, zum Teil bei Tuberkulose und solche von Syphilis. Also jedenfalls Formen von Nierenerkrankung, die ihrerseits wieder ein Problem einschließen und kompliziert sind. Schwere Fälle oder Zustände von akuter oder chronischer Nephritis oder der beiden Formen der Schrumpfniere zeigen häufig eine Störung der Kochsalzausscheidung[3].

Nach den Gedanken von PÜTTER wird man als Grundlage für die Ausscheidungs-störung des Kochsalzes in erster Linie an Veränderungen der Schleifenzellen denken. Beobachtungen darüber sind mir nicht bekannt. Ich kann aber auch nicht zugeben, daß der Beweis erbracht sei, daß die Epithelien der gewundenen Kanälchen der schuldige Teil seien. Auf Grund der Erfahrung läßt sich höchstens das sagen: im Zustandsbild der großen weißen Niere sowie in den späteren Stadien der Fälle von genuiner Nephrose, bei denen ja im wesentlichen eine lipoide Entartung der Tubulus-epithelien besteht, wird Kochsalz meist weniger gut ausgeschieden.

Natürlich gibt es Nierenkranke, bei denen die Ausscheidung des Koch-salzes und der stickstoffhaltigen Endprodukte zusammen leidet — wahrscheinlich sind das die meisten der Kranken, bei denen überhaupt eine Niereninsuffizienz besteht. Und hier werden gleichzeitig auch alle möglichen anderen Stoffe, organische wie anorganische, Anionen wie Kationen in ihrer Elimination beeinträchtigt sein. Über das letztere fehlen noch ausreichende Kenntnisse, weil, wie wir schon erwähnten, noch nicht viele umfassende Unter-suchungen vorliegen[4].

---

[1] SCHLAYER, Med. Klin. 1918, Nr 1. — SIEBECK, Arch. klin. Med. 137, 311. — SIEBECK u. HEFTER, ebenda 114. — SIEBECK u. DOLL, ebenda 116, 549. — POST, Diss. Heidelberg 1920. — SCHERER, Diss. Heidelberg 1921.
[2] FREY, Erg. inn. Med. 19, 493.   [3] Z. B. FREY, l. c.
[4] Wie z. B. SOETBEER, Hoppe-Seylers Z., l. c. — STRAUB, Lehrb. inn. Med. 2, 1 (1931).

Immerhin ist doch eine große Reihe von Einzeltatsachen bekannt. Z. B. die im letzten Jahrzehnt viel bearbeitete Säuerung[1]. Magnus-Levy zeigte[2] in Übereinstimmung mit amerikanischen Arbeiten, daß der Vorgang, der sich ausgeprägt nur in den letzten Zeiten schwerer Nierenerkrankungen darstellt, auf einer mangelhaften Ammoniaklieferung seitens der Niere und einer dadurch gegebenen ungenügenden Absättigung der Schwefelsäure und Phosphorsäure beruht. Da nach moderner Auffassung[3] die zur Säureneutralisation — gewissermaßen rückwärts — erfolgende Bildung von Ammoniak in der Niere stattfindet, so kann man verstehen, daß die Lieferung des Ammoniaks bei Anforderungen an die Neutralisation von Säuren in der kranken Niere gestört ist. D. h. die berühmte von Schmiedeberg und Naunyn beschriebene Ausgleichung jeder Säurevergiftung durch Bildung von Ammoniak fällt hier wahrscheinlich weg. Die Säuren nehmen die Basen in Beschlag und das hat notwenig eine Verarmung des Organismus an Basen zur Folge.

Magnus-Levy legt[4] Wert darauf, daß bei Nephrosen im Gegensatz zu Nephritiden die Ammoniakbildung in der Niere nicht gestört ist. Trotz meiner besonders großen Hochschätzung des vortrefflichen Forschers vermag ich aber den Beweis nicht als erbracht anzusehen. Denn unter den untersuchten Fällen scheint mir nur einer zu sein, der autoptisch als klassische Nephrose festgestellt ist. Die anderen Fälle gehören teils zur Syphilis, teils zur Sublimatvergiftung, teils fehlt die autoptische Bestätigung, teils sind es Mischfälle. „Mischfälle" muß ich aber nach meiner Überzeugung als Nephritiden ansehen, bei denen, wie schon immer bekannt war, Entartungen der Epithelien gleichzeitig vorhanden sind. Es scheint mir also für die Störung der Ammoniakbildung auf die Art der Funktionsstörung anzukommen und nicht auf die Frage, ob degenerativ oder entzündlich.

Zahlreichen Gelehrten[5], besonders H. Straub und seinen Schülern sowie andern Forschern verdanken wir in Deutschland Einblicke in den Stoffwechsel bzw. die Ausscheidung einzelner Stoffe. Wir lernten Anomalien der Kohlensäurespannung und des Bikarbonatgehalts des Blutes, Vermehrung seines Gehalts an Kalium[6], Störung der Ausscheidung von Phosphorsäure, der Veränderung der Gefrierpunktsdepression im Harn kennen. Man kann sich die Vorgänge nicht bunt und variabel genug vorstellen. Sehr genaue und eingehende Untersuchungen verdanken wir Peters und seinen Mitarbeitern[7]. Von ihnen sind bei einer erheblichen Anzahl von Nephritiskranken alle An- und Kationen des Harns bestimmt. In den Fällen von Säuerung besteht häufig ein Basenmangel.

---

[1] Münzer u. Begün, Z. exper. Med. **20**, 78. — Henderson, J. of biol. Chem. **21**, 57. — Vgl. Beckmann, Jkurse ärztl. Fortbildg **1926**, April. — Straub u. Meier, Biochem. Z. **124**, 259.; Arch. klin. Med. **138**, 205; **142**, 146. — Vor allem Peters u. Mitarbeiter, J. clin. Invest **6**, Nr 4.

[2] Magnus-Levy u. Siebert, Kongreß inn. Med. **1927**, 166; Z. klin. Med. **107**, 197 (Amerikanische Lit.). — Magnus-Levy, Von Basen und Säuren. Leyden Vorlesung 1930. — Vgl. Emden u. Schumacher, Pflügers Arch. **223**, 487.

[3] Nash u. Benedict, J. of biol. Chem. **48**, 463.

[4] Magnus-Levy, Z. klin. Med. **112**, 257; Leyden Vorlesung l. c.

[5] L. c. u. Straub, Erg. inn. Med. **25**, 137.

[6] Noguchi, Arch. f. exper. Path. **108**, 73.   [7] L. c.

Die Annahme einer unbekannten Säure kann dadurch vorgetäuscht werden, daß zu wenig Alkali da ist, weil die erkrankte Niere das Ammoniak nicht zu liefern imstande ist. Außerdem vermag sie im kranken Zustand häufig nicht „den wechselnden Anforderungen entsprechend überschüssige Säure und basische Valenzen prompt auszuscheiden" (STRAUB[1]). Die merkwürdigsten Variationen kommen vor, z. B. Verdrängung eines Ions durch ein anderes. Das Bikarbonat kann entfernt werden bei Zunahme des Chlorions; für die Gasverhältnisse des Blutes hat das Bedeutung. Austauschvorgänge zwischen Blut und Gewebe spielen regulatorisch eine Rolle.

Mir macht den größten Eindruck, daß für die Stärke der Ausscheidungsstörung weit bedeutsamer als die Form der Nierenerkrankung die Schwere der anatomischen Läsion ist. Meines Erachtens dürfen wir erhebliche und vielseitige Ausscheidungsstörungen für die Fälle annehmen, in denen starke Läsionen des gesamten Epithels vorhanden sind. Das gilt meines Erachtens für alle Stoffe und gilt dann, wenn der Kreislauf gleichzeitig erheblich gelitten hat. Wir beobachten es bei der schweren akuten Nephritis, bei deren schwersten Fällen trotz starker Herabsetzung der Harnmenge das spezifische Gewicht des Harns niedrig ist, und bei den Endzuständen der chronischen Nephritis, der Schrumpfniere, besonders wenn der Kreislauf nicht mehr intakt ist, bei den Endzuständen der doppelseitigen Hydronephrose und der Zystenniere. Das entspricht schon alten Beobachtungen an einseitigen Nierenstörungen[2].

Wir müssen aufhören mit unseren Schulvorstellungen über Funktion der Glomeruli und Tubuli. Beide wirken zusammen für eine Aufgabe, und das Prinzip dieses Zusammenwirkens kennen wir noch nicht. Es wird in dieser Hinsicht alles darauf ankommen, ob die Vorstellungen von PÜTTER sich bewähren; sie geben klare Anschauungen.

Wie ich meine, kann man so sagen: in dem Maße wie Epithel und Kreislauf der Niere ausgedehnt und intensiv beeinträchtigt sind, in dem gleichen Maße sinkt ihre Ausscheidungsfähigkeit im wesentlichen für alle Substanzen. Die feineren Momente, die auf die Elimination der einen oder anderen Substanz einwirken, sind uns noch verschlossen. Daraus geht zugleich hervor: ist der pathologischanatomische Prozeß an den Epithelien und ist die Entzündung nur wenig verbreitet oder ihrer Schwere nach gering, so sind Funktionsstörungen nur wenig ausgesprochen oder sie fehlen, weil genügend viel funktionsfähige Zellen dann noch vorhanden sind. Wir verstehen so die außerordentliche Variation des im Leben Vorkommenden und wir verstehen, warum soviele Nierenkranke ihre nierenfähigen Stoffe, zum mindesten unter den mittleren Anforderungen des Lebens, völlig ausreichend ausscheiden.

Die Niere gehört zu den Organen, die die Isotonie und Isoionie des Körpers über das Blut zu regulieren haben. Für die Isoionie ist sie auf nächstes Zusammen-

---

[1] STRAUB, Erg. inn. Med. **25**, 153.

[2] Z. B. v. JLLYES u. KÖVESI, Berl. klin. Wschr. **1902**. — ALLARD, Arch. f. exper. Path. **57**, 241.

wirken mit Lunge und Magen angewiesen, weil diese einen Teil der Säuren entfernen. Ebenso wirkt natürlich die Niere auf die Atmung ein, weil alle Alkalien und die festen Säuren ganz vorwiegend von ihr aus dem Organismus entfernt werden; für die Salze der Erden und Schwermetalle sowie die Phosphorsäure kommt daneben noch der Darm in Betracht und für die Schwermetalle die Leber.

Von Ausscheidungsmöglichkeit der Lungen und der Nieren hängt aber — Bildung und Eintritt bleiben hier außer Betracht — der Säurebasenbestand des Blutes ab. Die Reaktion des Blutes ist durch den Quotienten $\frac{H_2CO_3}{NaHCO_3}$ charakterisiert, dessen Bedeutung namentlich durch LAWRENCE HENDERSON gelehrt wurde[1]. Wie oben dargelegt wurde, ist bei schweren Nierenerkrankungen die Abscheidung der verschiedensten Anionen und Kationen beeinträchtigt. Dadurch kann es zu erheblichen Veränderungen der Kohlensäurespannung im Blut, zu Hypo- und Hyperkapnie kommen[2]. Die Alkalireserve kann sich sehr stark ändern. Azidosen und Alkalosen in dem früher erörterten, von SCHMIEDEBERG und NAUNYN definierten Sinne können sich einstellen und die normale H-Ionenkonzentration wird nur dadurch erhalten, daß die Atmung das Verhältnis zwischen freier und gebundener Kohlensäure des Blutes innerhalb einer engen Grenze konstant erhält. Tiefgreifende Umwälzungen in der Zusammensetzung des Blutes stellen sich ein; das zieht allerlei funktionelle Störungen nach sich, z. B. solche der Atmung[3] (vgl. Abschnitt Atmung). Auch hier stehen wir noch im Anfang unserer Kenntnisse, und es gibt noch mancherlei Unklarheiten. Vor allem stimmen die einzelnen Formen der Ausscheidungsstörungen nicht miteinander überein; davon sprachen wir schon. Es sind hier höhere Wasserstoffionenkonzentrationen gefunden worden, denen gegenüber die zähe Festhaltung der Reaktion, von der man in der Regel spricht, hinfällig wird. Und diese Verschiebung des H-Ionengehalts nach der sauren Seite kann lange Zeit dauern.

Die Veränderung des osmotischen Drucks — erschlossen aus der Herabsetzung des Gefrierpunkts — erfolgt in erster Linie durch den abiureten Stickstoff, also Harnstoff; das Kochsalz spielt daneben fast immer eine untergeordnete Rolle; nicht selten ist der Kochsalzgehalt sogar vermindert. Aber es dürften auch hier noch unbekannte Stoffe in Betracht kommen, denn ein Parallelismus zwischen Gefrierpunktdepression und der Zurückhaltung der bekannten hier wirksamen Stoffe besteht nicht.

Ganz von selbst hat unsere Untersuchung schon darauf hingeführt, daß schwerere Störungen der Nierenfunktion, die sog. „Niereninsuffizienz" durch die mangelhafte Ausscheidung harnfähiger Körper zu einer Ansammlung von solchen in Blut und Geweben führen können oder führen müssen und damit zur

---

[1] ASHER-SPIRO, Erg. Physiol. **8**, 254 (1909).

[2] v. JAKSCH, Z. klin. Med. **13**, 350. — MÜNZER, Z. exper. Med. **20**. — STRAUB u. SCHLAYER, Münch. med. Wschr. **1912**, Nr 11. — H. STRAUB, Arch. klin. Med. **142**, 145. — STRAUB u. MEIER, Biochem. Z. **124**, 259. — MARRACK, Biochemic. J. **17**, 240; ref. Kongreßzbl. inn. Med. **35**, 376.

[3] STRAUB u. MEIER, Arch. klin. Med. **138**, 208.

Möglichkeit einer Schädigung des Organismus. Von Veränderungen der Isoionie und Isohydrie sprachen wir schon, auch von der krankhaften Zurückhaltung von Säuren. Werden nun ferner giftige Substanzen, die im normalen oder krankhaft veränderten Stoffhaushalt entstehen, nicht ausreichend ausgeschieden, so kommt es leicht zu echten Vergiftungserscheinungen im Gefolge von Nierenkrankheiten. Man faßt die Folgeerscheinungen, die im Organismus am Zentralnervensystem sowie an andern Organen als Folge von Veränderungen der Niere sich ausbilden, unter dem Begriff der Urämie zusammen. Nun ist das, was man gemeinhin als Urämie bezeichnet, ein recht vielgestaltiger Symptomenkomplex; man ist keineswegs darüber einig, was alles hineingehört. Im Verlaufe von Nierenkrankheiten kommen eben alle möglichen Störungen von seiten des Nervensystems und anderer Organe vor. Ferner bringen die vermeintlichen Nierenkrankheiten ja oft nicht nur Veränderungen der Niere, sondern andere Organe erkranken mit; man braucht z. B. nur an die Erkrankung der Gefäße zu denken. Es ist ein Verdienst von Volhard, daß er die Abtrennung der von Funktionsstörung der Hirnarterien abhängigen Krankheitserscheinungen von der Urämie scharf verlangt hat. Wir haben hier nur das zu betrachten, was als direkte Folgeerscheinung von Niereninsuffizienz sich einstellt und damit in näherer oder entfernterer Beziehung zu ihr steht. Auch wenn man daran denkt, ist die Art der Symptome und die Form ihres Auftretens außerordentlich verschieden. Von jeher hat man zwischen akuter und chronischer Urämie unterschieden. Die Krankheitserscheinungen brechen nämlich manchmal schnell, sogar plötzlich herein und halten auch nur kürzere Zeit an, indem sie zur Heilung oder zum Tode führen. In andern Fällen können sich die Erscheinungen über Monate, sogar Jahre hinziehen. Die Form der Symptome zeigt auch in den beiden „Arten“ der Urämie erhebliche, bis zu einem gewissen Grade charakteristische Verschiedenheiten. Man hat daraufhin verschiedene Formen der Urämie grundsätzlich voneinander getrennt[1] und jede einzelne auf eigenartige Ursachen zurückgeführt. Ich bin jetzt auch der Meinung, daß die Entstehungsursachen für die verschiedenen Formen der Urämie nicht einheitliche und gleiche sind.

Kopfschmerzen, Benommenheit, epileptiforme Krämpfe, Sehstörungen, Erbrechen, Pulsverlangsamung oder Pulsbeschleunigung sind die hauptsächlichsten Erscheinungen der akuten Urämie. Entzündungen der serösen Häute können sich hinzugesellen. Manche Kranke haben furchtbare Zustände von Erregung. Die Atmung kann tief, langsam oder auch stark beschleunigt sein. Herderscheinungen, z. B. Lähmungen einzelner Muskelgruppen oder einer Seite, werden nicht selten beobachtet, sie sind flüchtiger Natur. Auch ich folge jetzt der Ansicht von Volhard und Lichtwitz, daß die Krankheitserscheinungen der akuten Urämie am wahrscheinlichsten auf abnormes Funktionieren der Hirn-

---

[1] Vgl. E. Wagner, Morbus Brightii.— Ascoli, Vorlesungen über Urämie. 1903. — Umber, Char. Ann. **27**, 160 (1903). — F. Müller, Verh. dtsch. path. Ges. **1905**; v. Mering-Krehl, Lehrb. **2**, 1. — Volhard u. Fahr, Die Brightsche Nierenkrankheit. 1914. — Volhard, Jkurse ärztl. Fortbildg **1931**, April; v. Bergmann-Staehelin, Handb. inn. Med. 2. Aufl. S. 6.

gefäße zurückzuführen ist. Namentlich die Symptomatologie der Eklampsie scheint mir in diesem Sinne zu sprechen. Bei der **chronischen Urämie** entwickelt sich ein schweres Siechtum mit Abmagerung, Teilnahmslosigkeit, Kopfschmerzen, allen möglichen Organstörungen wie Hautjucken, Erbrechen, Durchfällen, nicht selten dysenterischer Art. Auch hier können schwerste seelische und körperliche Erregungszustände vorkommen. Das sind die hauptsächlichsten Erscheinungen. Daneben kommt aber noch mancherlei anderes vor. Es gibt viele rudimentäre Fälle, viele mit wenigen Symptomen und ganz eigenartigen Kombinationen der Erscheinungen. Sieht man Schulbeispiele der einen oder anderen klinischen Form der Urämie, so zeigt sich das Symptomenbild gewiß recht verschieden. Aber die Erscheinungen gehen doch auf der anderen Seite auch in hohem Maße ineinander, z. B. Krampfanfälle, sowohl allgemeine als auch örtliche Konvulsionen findet man auch bei der chronischen Urämie nicht selten.

Die chronische Urämie beobachten wir im Gefolge fortschreitender Beschränkung der Eliminationsfähigkeit der Nieren, also bei allen Arten der Schrumpfniere, bei der chronischen Glomerulonephritis, bei doppelseitiger Hydronephrose, der doppelseitigen Zystenniere. Auch wenn die Harnabscheidung aus irgendwelchen Gründen völlig aufhört, entwickeln sich Erscheinungen, die sehr ähnlich sein können, die aber andererseits Beziehungen zur akuten Urämie haben.

Wir sahen ja oben schon, in wie mannigfaltiger Weise die Beschränkung der Ausscheidungsfähigkeit der Nieren zu einer Umänderung im Stoffbestande des Organismus führt: Veränderung des Säurebasengleichgewichts, Zurückbleiben von Mineralien und von allerlei organischen harnfähigen Substanzen, darunter die sämtlichen Abbauprodukte der Eiweißkörper. Das letztere zeigt sich, wie auch schon erwähnt wurde, in der Vermehrung abiureter stickstoffhaltiger Körper in Geweben und Blut. Bei allen Fällen chronischer Urämie finden wir diese auch[1]. Es ist kein Parallelismus da zwischen Menge des abiureten Stickstoffs im Blut und Erscheinungen der Urämie. Aber ein solcher Parallelismus wäre auch gar nicht zu erwarten, selbst wenn in diesen Substanzen das hypothetische urämische Gift zu suchen ist, denn es käme dann nicht auf seinen prozentarischen Anteil im Blute, sondern auf seine Ansammlung in bestimmten Geweben an, und zwischen dem Gehalt der Gewebe, hier wesentlich des Hirns und dem des Blutes, besteht keine strenge Beziehung. Auch nicht bei der Urämie, obwohl bei ihr — wahrscheinlich im Gefolge der Retention von Kali — die Permeabilität der Muskeln häufig herabgesetzt ist[2].

In einer Vergiftung mit nicht ausgeschiedenen Stoffen des normalen oder krankhaft veränderten Stoffwechsels hat man von jeher die Grundlage der Urämie, jedenfalls ihrer chronischen Form gesehen; das drückt ja auch der Name aus. In früheren Auflagen dieses Buches ist zusammengestellt, welche

---

[1] Vgl. KLEIN. Zbl. inn. Med. **1925**, 411. — HOHLWEG, Arch. klin. Med. **104**, 216.

[2] Vgl. ROHONYI u. LAX, Z. klin. Med. **93**, 217. — NONNENBRUCH, Verh. dtsch. Ges. inn. Med. **1925**, 397; Zbl. inn. Med. **1927**, Nr 42.

Arten von Stoffen angeschuldigt wurden. Alle sichern Kenntnisse fehlen auch heute noch. Man ist jetzt am meisten geneigt, das schuldige Gift unter den Produkten des Eiweißstoffwechsels zu suchen.

Strittig war lange Zeit der Harnstoff, darüber gibt es eine große Literatur[1]. Seine Giftigkeit ist sicher sehr gering, aber allerdings können im Organismus bei solchen Kranken außerordentlich große Mengen davon zurückbleiben, deswegen wurde seine Bedeutung neuerdings wieder hervorgehoben[2]. Sogar die alte FRERICHS-sche Theorie der Bildung von Ammoniumkarbonat ist für den Darm wieder aufgelebt[3]. Meines Erachtens kommt der Harnstoff nicht in Betracht.

BECHER sieht[4] jetzt im Darm entstehende und von den erkrankten Nieren mangelhaft ausgeschiedene Phenole, namentlich Kresol als das wirksame Gift an. Stimmt man dem zu, so tritt natürlich der Darm mit seinen Vorgängen, bei denen diese aromatischen Substanzen entstehen, eindrucksvoll hervor[5]. Es ist möglich, daß hier die „Liquorschranke" bedeutungsvoll wird[6]. Auch ich bin der Meinung, daß das fragliche Gift in der Nichtharnstoff-Fraktion des abiureten Stickstoffs zu suchen ist, möchte aber seine Art noch nicht für geklärt ansehen.

Wie diese Urämie sich nur bei gestörter Eliminationsfähigkeit der Niere findet, wurde schon erwähnt. Ist die Größe der austauschenden Nierenfläche eingeschränkt, so wirken auslösend alle Geschehnisse, die nun noch die Harnmenge herabsetzen, z. B. Herzschwäche. Andrerseits gibt es Urämie bei schneller Aufsaugung von Ödemen. Aber dann treten eben Stoffe ins Blut, die sich bisher im Bindegewebe gewissermaßen unschädlich angesammelt hatten.

Bei einem erheblichen Teil der Kranken mit eklamptischer Urämie fehlt die Vermehrung des abiureten Stickstoffs im Blute, z. B. in nicht wenigen Fällen von akuter Urämie mit Krämpfen. Doch finden sich auch hier genug Beispiele für eine Vermehrung des abiureten Stickstoffs bei akuter Urämie. Es gibt sogar Vermehrung der Phenole bei ihr[7].

Die akute Form der Urämie wurde als etwas anderes von der Retentionsurämie abgetrennt. Nicht nur klinisch, sondern auch pathogenetisch. VOLHARD hat z. B. wieder die alte TRAUBEsche Annahme des Hirnödems mit Hirnanämie und Hirndruck für sie herangezogen. Tatsächlich ist bei manchen dieser Kranken — nicht bei allen — der intralumbale Druck erhöht, und die Lumbalpunktion bringt Erleichterung. Aber das findet man auch ohne ähnliche Beeinträchtigung. Und es findet sich die eklamptische Urämie doch auch bei Kranken, bei denen der Hydrops im Krankheitsbild keineswegs maßgebend hervortritt, und, wie schon JULIUS COHNHEIM in seinem herrlichen Werke darlegt[8], Hirnödem autoptisch fehlt. Andrerseits gibt es schwerstes Hirnödem auch ohne Erscheinungen, die denen der akuten Urämie gleichen. Mir macht die Grundlegung von Hirnödem noch deswegen Schwierigkeiten, weil im

---

[1] Siehe frühere Auflagen dieses Buches.   [2] BECHER, Zbl. inn. Med. **1924**, Nr 13.

[3] BECHER, Verh. dtsch. Ges. inn. Med. **1925**, 402.

[4] BECHER, Arch. klin. Med. **145**, 333. — BECHER u. KOCH, ebenda **148**, 78. — BECHER u. Mitarbeiter, Z. klin. Med. **104**, mehrere Aufsätze. — BECHER, Verh. dtsch. Ges. inn. Med. **1926**, 345; Münch. med. Wschr. **1926**, Nr 41. — SCHRECK, Med. Klin. **1927**, Nr 4. — VOLHARD u. BECHER, Klinische Methoden der Nierenfunktionsprüfung. 1929.

[5] BECHER, Verh. dtsch. Ges. inn. Med. **1925**, 401.

[6] BECHER, Münch. med. Wschr. **1926**, Nr 4.

[7] Vgl. BECHER, Münch. med. Wschr. **1926**, Nr 41.

[8] J. COHNHEIM, Allgemeine Pathologie **2**, 464, 2. Aufl.

Gefolge von Kreislaufsstörungen das Krankheitsbild der akuten Urämie nicht vorkommt. Gerade in dieser Frage sind neue, eigens auf ihre Entscheidung angestellte
Beobachtungen der pathologischen Anatomie notwendig. Denn hier ist doch sie und
nicht die klinische Beobachtung zur letzten Entscheidung berufen. Lichtwitz führt[1]
die Entstehung der zerebralen Symptome bei der eklamptischen Urämie auf Gefäßspasmen zurück, die im Zentralnervensystem durch Giftwirkungen ausgelöst werden.

Wie wir oben schon auseinandersetzten, ist der Gehalt des Blutserums an abiureten
stickstoffhaltigen Substanzen unter bestimmten Bedingungen nur ein Zeichen dafür,
daß diese von der Niere mangelhaft ausgeschieden werden. Also, daß nach dieser
Richtung hin im Organismus etwas vor sich geht. Aber für das Verständnis der Giftwirkung kommt es an auf die Wirkung des Giftes im Gewebe. Darüber können wir
keine Vorstellung äußern, weil wir das Gift nicht kennen. Dafür, daß es zu den abiureten Produkten gehören könnte, bringt Lichtwitz[2] einen sehr schönen Beleg:
er sah nach Ablauf einer eklamptischen Urämie, ohne daß eine Erhöhung des abiureten
Stickstoffs im Blute bestand, eine sehr starke Stickstoffausschwemmung mit dem
Harn. Diese erweist die Ansammlung abiureter Produkte in den Geweben, ohne dazu
gehörige Veränderung des Blutes. Ähnliches beobachtete Umber[3]. Der akuten
Urämie eine chlorämische Vergiftung zugunde zu legen vermag ich deswegen nicht
zu tun, weil Herzkrankheiten mit ihrer enormen Kochsalz- und Wasserspeicherung
nie die Erscheinungen der akuten Urämie erzeugen. Obwohl man eine Tätigkeit
der Niere im intermediären Stoffwechsel aus der Bildung von Hippursäure schon
lange kannte, ist der Umfang und die Verschiedenartigkeit von Vorgängen, die in
dieses Gebiet hineingehören, doch erst in der letzten Zeit genauer bekannt geworden.
Und wenn wir auch Einzelheiten als Belege vorerst noch nicht nennen können, so
müssen wir doch immer im Auge behalten, daß Allgemeinstörungen von dem Charakter
von Vergiftungen recht wohl auf diese Weise entstehen können. Ich will mit alledem
nur sagen, daß mir die Frage der Vergiftung bei der akuten Urämie noch nicht
entschieden ist. Gefäßstörungen könnten sie begleiten; sie sind vorerst wohl als
das funktionell wirksame anzusehen.

Meines Erachtens sind also die Erscheinungen der Urämie Folgen der Vergiftung mit einem unbekannten Gifte (oder auch mit mehreren Giften). Dieses
erzeugt je nach seinen Mengenverhältnissen und der Form seines Einwirken
einerseits, sowie je nach dem Zustande des erkrankten Organismus andererseits
verschiedene Symptome.

Die Abscheidung des Harns in der Niere erfolgt nur dann in geordneter
Weise, wenn der Abfluß ungehindert vor sich geht. Der Druck des Harns in den
Kanälchen ist offenbar nicht hoch, Gegendruck schafft sehr leicht ein Hindernis.
Bei vielen Erkrankungen der Niere findet man feste Massen in den Kanälchen
liegen: Hämoglobin, Bilirubin, Harnsäure, Kalk, Harnzylinder. Da kommt man
aber oft nicht zu einem Urteil über die kausale Beziehung, denn man vermag in
der Regel nicht klar zu entscheiden: liegen jene Gebilde in den Harnkanälchen,
weil der Wasserstrom zu gering ist, um sie mitzunehmen oder ist ihre Ablagerung
die Ursache der Sekretionsstörung? Für die Zylinder möchte ich ebenso wie
Lichtwitz annehmen, daß sie Harnkanälchen verstopfen können.

Verlegungen des Ureters auf einer Seite führen zu Hydronephrose und hydro-
nephrotischem Nierenschwund. Die sich vergrößernde andere Niere übernimmt die

---

[1] Lichtwitz, Praxis der Nierenkrankheiten. 1921. — Mainzer, Z. exper. Med. **56**, 498.
[2] Lichtwitz, Klinische Chemie, 1. Aufl., S. 280. [3] Umber, Acta med. scand. (Stockh.) **53**, 523.

Verrichtungen der erkrankten völlig ausgleichend für den Organismus. Die Einzelvorgänge der Sekretionsstörung in der erkrankten Niere sind vielfach untersucht, am kranken Menschen und experimentell am Tier[1]. Ich sehe hier von einer Besprechung ab, weil noch nicht auseinanderzuhalten ist, was im einzelnen der Gegendruck des Harns sowie Reflexe von den Ureteren ausmachen.

Ist durch Prostatahypertrophie, durch große Uterusmyome oder durch eine Verengung der Urethra der Abfluß des gesamten Harns erschwert, so entwickelt sich eine eigenartige Störung der Nierenfunktion[2] mit Allgemeinerscheinungen. Gestört wird die Abscheidung von Harnstoff, Kreatinin, Harnsäure, Kochsalz — diese sind untersucht. Abiureter Stickstoff sammelt sich im Blute an. Sein Kochsalzgehalt wächst öfters, aber weniger regelmäßig. Das Wasser wird sehr reichlich ausgeschieden: die Kranken haben eine hypostenurische Polyurie; in ihrem Harne ist das spezifische Gewicht besonders niedrig. Eintrocknungserscheinungen, Mattigkeit, Müdigkeit, große Widerstandsunfähigkeit folgen nicht selten. Der arterielle Druck steigt.

Unzweifelhaft ist also die sekretorische Funktion der Nieren erheblich gestört und diese Störung muß von der Stauung des Harns abhängen, weil ihre einzelnen Erscheinungen teils sofort, teils langsamer verschwinden, sobald der Druck in den Ureteren beseitigt ist. Ist seine Ursache endgültig weggeschafft, z. B. durch Prostataresektion, so sind die Kranken völlig gesund, sofern der krankhafte Zustand nicht allzulange Zeit anhielt und nicht irreparable anatomische Veränderungen sich bereits eingestellt hatten.

Über den Mechanismus der Nierenfunktionsstörung, namentlich über das Verhältnis von Polyurie und Hyposthenurie lassen sich sichere Anschauungen nicht äußern. Mir persönlich ist es am wahrscheinlichsten, daß beide bis zu einem gewissen Grade unabhängig voneinander verlaufen[3]. Die Sekretionsstörung der festen Teile dürfte von der Schädigung der Nierenzellen durch den Gegendruck des Harns abhängen. Wie so häufig ist die Störung anfangs, und zwar oft über längere Zeit hin, eine rein funktionelle. Allmählich aber leiden die Zellen und schließlich verfallen sie der Atrophie. Die Endzustände doppelseitiger Zystennieren gleichen ihnen außerordentlich. Und die Form der Ausscheidungsstörung entspricht doch auch dem, was wir immer wiederholen müssen: die Schädigung der Nierenzellen setzt die Abscheidung aller festen Substanzen herab, wenn das auch für die einzelnen in verschiedenem Grade geschieht. Die Polyurie dürfte entweder eine reflektorische durch Gefäße bzw. Nerven vermittelte sein; das ist mir das Wahrscheinlichere. Man denke an die Reflexe, die von den Harnwegen auf die Niere ausgeübt werden. Oder wir haben es mit ähnlichen Verhältnissen zu tun, wie bei der Granularatrophie.

---

[1] Z. B. COHNHEIM, Allgemeine Pathologie 2, 390. 2. Aufl. — HERMANN, Sitzgsber. Akad. Wiss. Wien, Math.-naturwiss. Kl. 45 II, 317. — Lit. z. B. bei v. MONAKOW u. MAYER, Arch. klin. Med. 128, 20. — Vgl. frühere Auflagen dieses Buches.

[2] COHNHEIM, Allgemeine Pathologie 2, 390. 2. Aufl. — HERMANN, Sitzgsber. Akad. Wiss. Wien, Math.-naturwiss. Kl. 45 II, 317. — W. VEIL, Bruns' Beitr. 102, 365. — v. MONAKOW u. MAYER, Arch. klin. Med. 128, 20.

[3] Vgl. v. MONAKOW u. MAYER, l. c.

Wir sprachen bisher davon, daß die kranke Niere gewisse Stoffe nicht ausreichend oder in abnormer Menge ausscheidet, weil der Blutumlauf in ihr verändert ist, oder weil ihre austauschenden Zellen eine morphologische bzw. funktionelle Veränderung erfahren haben. Dabei ist vorausgesetzt, daß der allgemeine
Kreislauf die auszuscheidenden Stoffe an die Niere überhaupt heranbringt;
auch dieser Punkt wurde schon besprochen. Stillschweigende Annahme war
ferner ein ausreichender Gehalt des Blutes an diesen Substanzen. Jetzt muß
nun besprochen werden, welche Bedeutung eine Störung der Blutbeschaffenheit für die Nierenfunktion hat. Wie im lebendigen Organismus alles
zusammenhängt, so hat auch dieser Punkt schon hin und wieder Erwähnung
finden müssen, denn auch bei bisher besprochenen Störungen der Nierenfunktion
war oder wurde die Blutbeschaffenheit öfters gestört. Jetzt fragen wir aber,
was wird aus der Nierentätigkeit, wenn der wesentliche Schaden darin liegt, daß
die Mischung der Blutstoffe sich ändert. Man ist ja in neuerer Zeit sehr skeptisch
geworden darüber, wie sich die Anwesenheit eines Stoffes im Blut gestalten muß,
damit er ausgeschieden wird[1]. Indessen an der Bedeutung der Schwelle für jede
Substanz muß man meines Erachtens festhalten, auch wenn scheinbar Beobachtungen dagegen sprechen. Offenbar[2] handelt es sich bei den Schwellen um
Einstellungen von einer Feinheit, die wir mit unseren gegenwärtigen analytischen
Methoden häufig noch nicht erreichen. Aber wie mir scheint, geht auch eine Art
von Empfindung für die Gesamtmenge der im Blut befindlichen Substanzen in
die Tätigkeit der Nierenzellen ein[3]. Erst dadurch werden sie befähigt, im wahren
Sinne des Worts Wächter des Blutes zu sein.

Die Stoffe, auf die es hier ankommt, sind teils dem Körper fremde, teils
gehören sie zu ihm, sie entstammen seiner Tätigkeit. Jene kommen entweder
zufällig oder künstlich oder bei einem Krankheitsvorgang in den Organismus,
und dieser entledigt sich ihrer mit Hilfe der Nieren. Häufig erkranken die Nieren
während der Ausscheidung dieser Substanzen. Die Entfernung eines großen
Teils dieser Stoffe durch die Nieren wird dort besprochen, wo ihre andern pathologischen Beziehungen erörtert werden; sie treten ja nicht auf Grund eines besondern Zustands der Nieren in den Harn über, sondern die Nieren scheiden nur
aus, was abnorm im Blut ist. Es liegt also die Frage vor, warum diese Stoffe
ins Blut kommen.

Auch feste und unlösliche Körper vermag die Niere auszuscheiden, z. B.
Mikroorganismen. Diese treten, wenn sie im Blut vorhanden sind, recht häufig
durch die Nieren aus; auch dabei können die Nieren erkranken. Daß durch
erkrankte Nierenzellen oder Nieren auch die Erythrozyten und Leukozyten des
Blutes durchtreten, ist ja bekannt.

Unter den Stoffen, die von der kranken Niere ausgeschieden werden, hat
keiner solch ein allgemeines und vor allem praktisches Interesse gefunden, wie

---

[1] Vgl. NONNENBRUCH, Erg. inn. Med. **26**, 119.
[2] PÜTTER, l. c.
[3] Vgl. v. MONAKOW, Arch. klin. Med. **122**, 123.

das Eiweiß; galt und gilt sein Erscheinen im Harn[1] doch vielen als das charakteristische Zeichen von Erkrankung der Niere, wenn das auch weder nach der einen, noch nach der andern Seite richtig ist.

Eiweißkörper können im Harn auftreten, weil sie als blutfremd von der Niere ausgeschieden werden. Welche Arten von Eiweiß nach parenteraler Einverleibung vom Organismus zersetzt werden und welche, als von ihm unangreifbar, ihn wieder verlassen, ist vielfach untersucht[2]. Zu den letzteren gehört z. B. das Eieralbumin. Nach sehr reichlichem Genuß von Eiern in rohem Zustand kann es bei manchen Menschen, besonders bei Kindern, unverändert durch die Darmwand gehen und im Harn auftreten; wirkliche Bedeutung hat diese Erscheinung nicht, denn sie kommt kaum je vor. Auch aufgespaltene Eiweißkörper, Albumosen und Peptone erscheinen leicht im Harn. Hierzu gehört auch der Bence-Jonessche Eiweißkörper, der vom Organismus zum Teil zersetzt, zum Teil ausgeschieden wird. Wahrscheinlich fallen in diesen Bereich auch Eiweißarten, wie sie sich zuweilen bei anderen Geschwülsten finden. Ob auch der mit Essigsäure fällbare Eiweißkörper[3] hierher zu rechnen ist, steht noch dahin.

Bei der Ausscheidung körperfremden Einweißes leiden leicht die Nierenzellen, und es erscheint dann auch Serumeiweiß im Harn. Für das Hämoglobin wird das gleiche zu erwähnen sein.

Die Eiweißkörper, die bei Erkrankung der Nieren im Harn zu finden sind, sind solche des Plasmas, und zwar sein Albumin und Globulin. Schon der normale Harn enthält Spuren dieses Eiweißes. Sie sind außerordentlich geringfügig, aber schon innerhalb der Grenzen der Norm kann seine Menge wesentlich wachsen, z. B. nach starken Körperbewegungen[4], kalten Bädern, großen Trinkgelagen und vielen anderen Einwirkungen[5].

Fast jede äußere Veränderung vermag — bei den geeigneten Individuen — von Bedeutung zu sein. Wer Menschen unter den wechselnden Umständen des Lebens zu untersuchen gewohnt ist, wird vorübergehende, durch äußere Einwirkung vermittelte Eiweißausscheidung viel häufiger beobachten, als gemeinhin angenommen wird. Wir kommen auf diesen Punkt sofort nochmals zu sprechen bei seinem Übergang in das Krankhafte.

Das Eiweiß, das man hier erhält, ist wohl Serumalbumin und Globulin. Zuweilen fallen diese Stoffe schon bei bloßem Zusatz von Essigsäure aus, weil der Harn Substanzen, besonders Chondroitinschwefelsäure, aber in andern Fällen auch Nuklein- oder Taurocholsäure enthält, die mit Eiweiß zusammen bei Essigsäurezusatz unlösliche Verbindungen geben[6]. Das Auftreten der essigsäurefällbaren Eiweißkörper kann also darauf beruhen, aber es kann auch etwas Besonderes sein (s. oben). Mukoide können aus den Harnwegen stammen. Über das Auftreten von Muzinen und Nukleoalbuminen läßt sich noch nichts Sicheres sagen.

[1] Schlayer, Neue deutsche Klinik 1, 244. — Hartwig, Erg. inn. Med. 38, 44.

[2] Z. B. Neumeister, Physiologische Chemie, 2. Aufl., S. 301.

[3] F. Müller, Arb. med. Klinik Würzburg 1885 I, 259. — Obermeyer, Zbl. inn. Med. 1892, Nr 1.

[4] Z. B. Leube, Virchows Arch. 72, 145; Z. klin. Med. 19, 1.

[5] Lit. z. B. 4. Aufl. dieses Buches, S. 500.

[6] K. A. Mörner, Skand. Arch. Physiol. (Berl. u. Lpz.) 6, 332.

Das Verhältnis von Albumin und Globulin im Harn wechselt stark und hat keine sichere Beziehung zu ihrem Verhältnis im Plasma[1]. Man kann mit diesem viel besprochenen „Eiweißquotienten“ vorerst nichts anfangen. Im allgemeinen enthält das Harneiweiß wesentlich mehr Albumin als Globulin. Bedeutungsvoll scheint mir zu sein, daß bei Amyloid der Nieren in der letzten Zeit der Krankheit die Albuminfraktion im Eiweiß des Harns stark sinkt. Bei diesen Betrachtungen soll man immer berücksichtigen, daß die Eiweißkörper des Plasmas, namentlich die Globuline, nichts weniger als wohl charakterisierte Stoffe sind. Darin liegt auch die Schwierigkeit der Beurteilung für die ganze Frage. Weil sichere Methoden zur qualitativen und quantitativen Feststellung dieser Eiweißkörper fehlen, weiß man nicht einmal mit absoluter Sicherheit, ob diese Eiweißkörper dem Blut entstammen. Mir ist nach den vorliegenden Beobachtungen bei weitem am wahrscheinlichsten, daß mindestens der allergrößte Teil des gewöhnlichen Harneiweißes aus dem Blut kommt; das würde ich schon wegen der großen Mengen von Eiweiß annehmen, die nicht selten ausgeschieden werden. Wieviel aber Zelleiweiß, Eiweiß aus dem Nierenepithel dabei ist, ist noch nicht entschieden. Daß die krankhaft veränderten Nierenepithelien Eiweißkörper abgeben, ist sicher, bei der Erörterung über die Zylinder wird davon nochmals gesprochen werden.

Wenn schon am gesunden Menschen auf allerlei äußere Veranlassungen hin Albuminurie auftritt, so wirken diese „Veranlassungen“ doch nicht entfernt bei allen Menschen. Vielmehr muß in den so albuminurischen Menschen etwas Eigenartiges, wie wir sagen Konstitutionelles gegeben sein. Man spricht auch von einer „angeborenen Nierenschwäche“[2]. Sehr interessant ist, daß WUNDERLICH schon die Bevorzugung bestimmter Familien bei der Scharlachnephritis beschrieb.

Das konstitutionelle Moment tritt auch stark hervor bei einer Form der Eiweißausscheidung, die sich auf der Grenze von Gesundheit und Krankheit entwickelt und als orthostatische Albuminurie (juvenile, zyklische) bezeichnet wird. Im Harn mancher Menschen tritt nämlich Eiweiß auf schon bei dem Übergang vom Liegen zum Stehen. Beim Stehen, Sitzen und Gehen kann dann die Albuminurie anhalten. Häufiger verschwindet sie wieder. Zuweilen weist sie während der gewöhnlichen Körperhaltung auch Perioden auf; stets am stärksten ist sie morgens, einen zweiten Höhepunkt erreicht sie zuweilen nachmittags. Aber im Liegen verschwindet sie fast immer. Das trifft zumeist Kinder und junge Leute um die Pubertät herum. In der Regel sind es zarte Menschen, die man auch sonst als konstitutionell schwach bezeichnen möchte, häufig ist es bei Rachitis. Mit Hebung des gesamten Kräftezustandes vermindert sich die Erscheinung oder verschwindet völlig. Wenn MARTIUS diese Albuminurie als Anzeichen einer zarten Konstitution ansieht[3], so möchte ich ihm in dieser Vorstellung durchaus beipflichten.

Familiäre Momente können eine Rolle spielen. Auch äußere Einwirkungen vermögen das zu tun; so tritt ein symptomatisch gleicher Zustand manchmal nach Infektionen auf, auch in der Rekovaleszenz von echten Entzündungen der Niere; aber das ist von dem eigentlichen Zustand der juvenilen Albuminurie zu trennen. Die Hauptsache für die Entstehung der echten orthotischen Albuminurie ist immer der

---

[1] Lit. u. eigene Beobachtungen bei GROSS, Arch. klin. Med. **86**, 578. — GEILL, Z. klin. Med. **110**, 334.

[2] Vgl. BAUER, Konstitutionelle Disposition, 3. Aufl., S. 576.

[3] MARTIUS, LEUTHOLD, Festschrift **1**, 497.

schwächliche Körperzustand. Die jungen Leute sehen häufig blaß aus, sie fühlen sich schlecht. Oft haben sie Schwellung der lymphozytären Organe in Mund und Rachen, gar nicht selten Herzerscheinungen, besonders die sog. Wachstumstörungen des Herzens[1]. Das, was beim kräftigen Menschen erst sehr stark wirken muß, genügt hier schon in viel geringerem Grade, z. B. Stehen, Muskelbewegungen und kühle Bäder. Zuweilen führen starke körperliche Bewegungen nicht zu Albuminurie, sondern zu Hämaturie und Hämoglobinurie[2]. Hier können dann ganz ähnliche Bedingungen Bedeutung haben wie für die Ausscheidung von Plasmaeiweiß. Von großem Interesse ist die Möglichkeit, daß das Hämoglobin nach körperlichen Anstrengungen vielleicht aus den Muskeln stammt[3].

Mit Nephritis hat der Zustand dieser Albuminurie nichts zu tun. Man kann viele Jahre lang eine Anzahl solcher Fälle verfolgen und hat nie einen Übergang in echte Nieren erkrankung gesehen. Bei einer wichtigen Beobachtung HEUBNERS waren die Nieren anatomisch normal[4]. In der Regel heilt diese orthotische Albuminurie. Aber ich habe den Eindruck, daß sie sich manchmal lange Zeit, vielleicht ein Leben lang, in völlig ungefährlicher Weise hält. Diagnostisch kann die Unterscheidung von nephritischen Albuminurien, die zuweilen namentlich bei ausklingenden Zuständen sich nach orthostatischem Typus zeigen, sehr schwierig werden; — natürlich bedeuten diese letzteren etwas ganz anderes.

Dieser Zustand kann nur auf funktionellen und flüchtigen Ursachen beruhen. Eine besondere Empfindlichkeit der Nierenzellen liegt zugrunde, die Auslösung hängt wahrscheinlich von Schwankungen des Blutumlaufs in der Niere ab, die Bedeutung nervöser Einflüsse ist noch nicht geklärt[5]. Wir wissen ja von den Variationen der Zirkulation, die in einzelnen Organen unabhängig vom Gesamtkreislauf vor sich gehen, noch recht wenig. Hier spricht manches für eine Störung des Kreislaufs im Sinne einer mangelhaften Durchströmung der Nieren. Diese Menschen neigen auch sonst zu lokalen Zirkulationsanomalien, z. B. zu Ohnmachten, und sie haben oft Herzstörungen. Auch Störungen des allgemeinen Wasserhaushalts wurden gefunden[6]. LOEBS Beobachtungen[7] sprechen für die Bedeutung von Kreislaufstörungen. Durch JEHLE wurde die interessante Tatsache festgestellt[8], daß die Eiweißausscheidung auch in aufrechter Stellung ausbleibt, wenn die im Aufrechtstehen vorhandene Lordose der Wirbelsäule vermieden wird. Das läßt sich wegen des Einflusses der Körperstellung auf die Zirkulation in den Nierenvenen gut mit der Annahme von der Bedeutung des Kreislaufs vereinigen. Man würde also die besondere Empfindlichkeit dieser Menschen in den Verhältnissen der Nierengefäße suchen. Offenbar wird bei Lordose der Wirbelsäule die längere linke Nierenvene besonders leicht gezerrt und verengt[9]. Wichtig ist aber auch der Zustand der Nierenzellen. Das zeigt

---

[1] Vgl. BASS u. WESSLER, Arch. int. Med. **11**, 405. — KREHL, Herzmuskelerkrankungen, 2. Aufl.

[2] Darstellung u. Lit. bei E. MEYER, in Kraus-Brugschs Handb. **8**, 938.

[3] GÜNTHER, Virchows Arch. **230**, 146.   [4] O. HEUBNER, Berl. klin. Wschr. **1907**, Nr 1.

[5] Vgl. LICHTWITZ, Praxis der Nierenkrankheiten, S. 36.

[6] SEYDERHELM u. GOLDBERG, Z. klin. Med. **105**, 539.

[7] A. LOEB, Arch. f. exper. Path. **54**, 314; Arch. klin. Med. **83**, 452.

[8] JEHLE, Münch. med. Wschr. **1908**, Nr 12; Die lordot. Albuminurie. 1909. — KRAUS-BRUGSCH, Handbuch **7**, 631.

[9] SONNE, Z. klin. Med. **90**, 1.

sich z. B. darin, daß die Nieren solcher Kinder auch durch infektiös-toxische Einwirkungen besonders leicht geschädigt werden.

Das Eiweiß, das bei dieser orthotischen Albuminurie ausgeschieden wird, ist im allgemeinen das gewöhnliche des Blutplasmas[1], wenn auch bei vielen Kranken schon eine mehr oder weniger geringe Fällung mit verdünnter Essigsäure erfolgt; über die Bedeutung der letzteren Reaktion wurde schon gesprochen.

Krankhafte Albuminurien dieser Art, daß Plasmaeiweiß im Harn auftritt, finden sich fast bei allen Formen von Schädigung der Nierenepithelien an Glomeruli und Tubuli, mögen sie chemischer, infektiöser oder zirkulatorischer Art sein. In diesen Fällen sehen wir die Ausscheidung von Plasmaeiweiß so häufig, daß diese, wie gesagt, ärztlich als das wichtigste Zeichen zur Erkennung renaler Erkankungen gilt.

Die Eiweißausscheidung aus dem Blut in den Harn ist auf ein verändertes Verhalten der Nierenepithelien zurückzuführen. Denn auch Zirkulationsstörungen, die zu Albuminurie führen, rufen Veränderungen an den Nierenzellen hervor. Sehr schmerzlich ist es aber, gestehen zu müssen, daß wir über das einzelne der Vorgänge gar nichts wissen. Das zeigt sich schon bei der Frage nach dem Ort der Eiweißausscheidung in der Niere. Nach den alten berühmten Untersuchungen von RIBBERT[2] sind die Glomeruli der hauptsächliche Ort der Eiweißausscheidung, und in der Tat ist durch zahlreiche Beobachtungen einwurfsfrei bestätigt, daß bei krankhaften Prozessen an den Nieren in der Glomeruluskapsel Eiweiß nachgewiesen werden kann. Auch das Eiweiß, das sich im Harn Gesunder findet, wird ja in die Glomeruli ausgeschieden[3]. Indessen keinesfalls ist der Prozeß auf die Knäuel beschränkt.

Bei Nierenerkrankungen, bei denen histologische Veränderungen der Glomeruli gegenüber solchen am Tubulusepithel zum mindesten stark zurücktreten, findet man nämlich zuweilen besonders große Mengen von Eiweiß im Harn. Ferner besteht keine feste Beziehung zwischen Stärke der Epithelveränderung und Eiweißausscheidung. Nach beiden Richtungen kann ein solcher Parallelismus fehlen. Wir kennen Zustände mit sehr stark veränderten Epithelien und geringer Albuminurie, so z. B. bei den Endstadien der beiden Formen von Granularatrophie. Da sind die Glomeruli zum großen Teil verödet, das Epithel der Tubuli ist schwer verändert, ihre Zellen sind abgeplattet und die Albuminurie ist meist gering. Und wir kennen starke Albuminurie bei auffallend geringen Zellveränderungen. Das kommt z. B. vor bei Vergiftungen und bei manchen Fällen von Amyloidniere. Es fehlt auch hier wieder die Übersicht über eine größere Anzahl genau beobachteter Krankheitsfälle, in denen die funktionelle Leistung kurz vor dem Tode verglichen wird mit einer genauen Beschreibung des Verhaltens der Nierenzellen.

---

[1] GROSS, Arch. klin. Med. **86**, 578. — KELLER, Diss., Breslau 1896. — FLENSBURG, Skand. Arch. Physiol. (Berl. u. Lpz.) **4**, 416.

[2] RIBBERT, Nephritis und Albuminurie. 1881. — SCHMID, Arch. f. exper. Path. **53**, 419.

[3] POSNER, Virchows Arch. **104**, 497.

Wie wir annehmen müssen, dringt das Eiweiß durch Gefäßendothel, Grundmembranen und Nierenepithelien. Welche Arten von Kräften die große Eiweißmoleküle hindurch befördern, bleibt ganz unklar; von reinen Druckwirkungen kann keine Rede sein. Die außerordentlich merkwürdige Beobachtung[1] der Ausscheidung eines Harns mit 30% Eiweiß zeigt meines Erachtens die völlige Ratlosigkeit unserer gegenwärtigen Vorstellungen von der Entstehung des Übertretens von Eiweiß.

Im ärztlichen Bewußtsein ist die Vereinigung von Albuminurie und Nierenerkrankung fast identisch; vermöge einer Art Gewohnheit! Das wissen wir schon ganz sicher, daß es — und noch dazu gerade schwere — Nierenerkrankungen gibt, die ohne Ausscheidung von Eiweiß einhergehen, wenn das auch recht selten ist. Nur fehlt uns vorerst noch jede klare Charakterisierung dieser Zustände.

Man muß natürlich erwarten, daß auch aus den veränderten Nierenzellen stammendes Eiweiß bei Nephritis im Harn auftritt. Es liegen auch Untersuchungen vor, die sich mit dieser Frage beschäftigt haben. Wie die Beobachtungen lehren[2], finden sich die Zeichen davon, ebenso wie Albuminurie, ja eher noch häufiger als diese, auch bei ganz gesunden Menschen nach allen möglichen Einwirkungen.

Mit voller Sicherheit können wir das Vorhandensein von Nierenzelleneiweiß aus dem Befunde mancher Arten Harnzylinder erschließen. Wenn Nierenepithelien zusammengeballt in der Form von Harnzylindern im Harn erscheinen, so bedeutet das eine Desquamation von Epithelien der Tubuli.

Die berühmten HENLEschen „Fibrinzylinder", die man jetzt hyaline nennt, bestehen sicher aus Eiweiß. Sie geben Fibrinfärbungen[3], doch läßt sich daraus ihre Fibrinnatur nicht erschließen[4]. Ein geronnenes Eiweiß dürfte zugrunde liegen. Wie weit es aus dem Blut, wie weit es aus den Epithelien stammt, wie weit verschiedene Stoffe, z. B. gerinnfähiges Eiweiß und Gerinnungsferment ihren wesentlichen Bestand bilden, läßt sich noch nicht sagen[5]. Am wahrscheinlichsten ist, daß gerinnungsfähiges Eiweiß aus den Nierenzellen in die Harnkanälchen übergeht und hier gerinnt. Die saure Reaktion des Harns dürfte die Gerinnung fördern[6]. Eine Mikroanalytik der Eiweißkörper durch Farbstoffe fehlt hier in hohem Maße. Gekörnte und Wachszylinder dürften auf besondere Eiweißarten oder Eiweißveränderungen hinweisen. Alle möglichen Zellen oder Zellprodukte können sich auf den Zylindern niederlassen und dadurch die Herkunft dieser Zellen als renal erweisen. ERNST hat Schaumstrukturen in den Harnkanälchen beschrieben[7]. Sie haben Harnkolloide als Grundlage. Die nicht zum Eiweiß gehörigen kolloidalen Substanzen des Harns, die, wie wir durch LICHTWITZ und PÜTTER wissen, für die Absonderung so bedeutungsvoll sind, müßten in ihrer pathologischen Bedeutung noch eingehend erforscht werden.

---

[1] STEPP u. PETERS, Arch. klin. Med. **153**, 53.

[2] KLIENEBERGER u. OXENIUS, Arch. klin. Med. **80**, 25.

[3] Z. B. ERNST, Beitr. path. Anat. **12**, 553.   [4] LUBARSCH, Zbl. Path. **4**, 209 (1893).

[5] Über Zylinder ASCHOFFS Lehrbuch. — H. STRAUSS, in Kraus-Brugschs Handb. **7**, 183. — Dieses Buch 8. Aufl., S. 587. — LICHTWITZ, Praxis der Nierenkrankheiten, S. 43.

[6] LICHTWITZ, Arch. f. Dermat. **131**, 95. — FEUCHTWANGER u. LEDERER, Jb. Kinderheilk. **112**, 7.

[7] ERNST, Virchows Arch. **254**, 751.

Sicher ist das Auftreten von Zylindern das erste und feinste Zeichen einer Schädigung der Nierenepithelien[1], dafür sprechen jetzt alle Erfahrungen. Sie können sich auch ohne Eiweiß und vor seinem Auftreten im Harn finden.

Daß bei Erkrankungen der Nierenepithelien und Kreislaufstörungen Plasmaeiweiß und Erythrozyten durch die Nierenepithelien durchzutreten vermögen, besprachen wir schon. In gleicher Weise scheidet die Niere Hämoglobin aus, wenn der Blutfarbstoff irgendwo im Organismus so aus den Scheiben austritt, daß er in das Blut gelangt. In diesem verhält es sich zum Teil jedenfalls wie fremdes Eiweiß: es wird nicht oder nicht vollständig assimiliert und tritt deswegen ganz oder zum Teil in den Harn über. Wie und mit Hilfe welcher Kräfte Hämoglobin durch Gefäßendothel, Grundmembranen und Nierenepithel hindurch befördert wird, wissen wir ebensowenig wie für das Eiweiß.

Die Umstände, unter denen Hämoglobinurie auftritt, die Veranlassungen, die sie hervorrufen, würden nur dann an dieser Stelle zu erörtern sein, wenn die Niere für den Hämoglobinaustritt aus den Körperchen eine besondere Rolle spielte. Obwohl diese Auffassung für manche Formen von Hämoglobinurie nicht ganz abzulehnen ist, erfolgt die Auflösung der Scheiben doch sicher viel allgemeiner und ihr Auftreten ist deswegen im Abschnitt Blut besprochen. Nur ein Punkt ist hier noch besonders zu erwähnen. Wenn Hämoglobinurie längere Zeit besteht, so bildet sich immer eine Schädigung der Nierenepithelien aus, die mit Plasmaalbuminurie einhergeht; das ist ärztlich längst bekannt. Nicht völlig klar ist, welcher Körper die Niere schädigt. Arteigenes Hämoglobin ist nämlich verhältnismäßig wenig giftig[2], jedenfalls unvergleichlich viel weniger schädlich als artfremdes[3]. Vielleicht ist für die Schädigung der Niere nicht das Hämoglobin selbst in erster Linie von Bedeutung, sondern eine Reihe anderer Bestandteile der aufgelösten Scheiben. Ferner ist bei manchen Einwirkungen, die zu Hämoglobinurie führen, ihr eigner, die Niere schädigender Einfluß zu berücksichtigen.

Die Harnwege.

Der in den Nieren abgesonderte Harn kann noch auf dem Wege bis zur Mündung der Urethra allerlei Veränderungen erfahren. Denn die Wand der Harnwege erkrankt nicht selten, hauptsächlich gilt das für Nierenbecken, Blase und Harnröhre. Erstere beiden stehen in naher Beziehung zueinander. Ist das Nierenbecken zuerst erkrankt, so läuft der veränderte Harn in die Blase und schädigt sie. Andererseits pflanzen sich von ihr aus sehr leicht Entzündungen durch die Ureteren nach dem Becken zu fort. Dieser Modus ist sogar eine häufige Ursache für die Entstehung von Pyelitis, und darin liegt die ausgesprochene Gefahr jeder Art von langdauernder Zystitis, gleichgültig, welche Ursache sie haben mag, daß möglicherweise der Prozeß nach oben zu auf Nierenbecken und Niere fortschreitet. Sonst kann das Nierenbecken noch von der Niere oder vom Blute aus erkranken, oder unter pathologischen Verhältnissen enthält der Harn Substanzen, welche die Schleimhaut der Harnwege und zunächst natürlich die von Becken und Kelchen schädigen. Von erheblicher ätiologischer Bedeutung ist die Ausbildung von Konkrementen in ihm.

---

[1] KOSSLER, Berl. klin. Wschr. **1895**, Nr 14. — ALBER, Diss. Würzburg 1894. — J. MÜLLER, Münch. med. Wschr. **1896**, 1181. — LÜTHJE, Arch. klin. Med. **74**, 163. — KLIENEBERGER u. OXENIUS, l. c.

[2] Vgl. J. E. SCHMIDT, Arch. klin. Med. **91**, 225.

[3] LÉVY, Arch. klin. Med. **81**, 359. — RIBBERT, Zbl. Path. **24**, 241 (1913).

Die Harnblase kann, wie gesagt, von den Nieren her erkranken; oder Entzündungen, die an Nachbarorganen entstehen, und Steine schädigen ihre Wand. Das alles tritt aber an Bedeutung und Häufigkeit zurück gegen die Einwirkungen, welche von der Harnröhre ausgehen. Ist diese zunächst selbst erkrankt, so pflanzt sich der Prozeß sehr häufig rückwärts auf die Blase fort. Von der die Harnröhrenmündung umgebenden Haut gelangen Mikroorganismen durch die Urethra in die Blase. Einmal glaubt man, daß bei Lähmung des Sphincter vesicae Spaltpilze sich durch die in der Harnröhre stehende Flüssigkeit nach oben bewegen. Jedenfalls werden sie häufiger durch Katheter direkt in die Blase eingeführt, und sie müssen hineingelangen, wenn diese durch Fisteln mit lufthaltigen Hohlräumen in offener Verbindung steht. Ob die eingebrachten Mikroben aber in dem Organ zur Entwicklung kommen, hängt in erster Linie davon ab, wie die Blase sich entleert. In der normal funktionierenden Blase vermögen Mikroorganismen, selbst wenn sie künstlich hineingebracht werden, sich nicht zu halten. Stagnation des Harns dagegen durch Strikturen der Harnröhre, durch Prostatahypertrophie oder Detrusorlähmung begünstigen ihre Entwicklung auf das allerbeste. Und das Bedenklichste ist, daß Stagnation und Kathetergebrauch ja fast stets zusammenfallen. Die Art der in die Blase eingebrachten Mikroorganismen hängt also im wesentlichen davon ab, welche Spezies die Harnröhre bewohnen. Für die Frau hat BAISCH sehr interessante Verhältnisse aufgedeckt[1], indem er zeigte, in wie hohem Grade die Art der in der Harnröhre zu findenden Mikroben von den äußeren Lebensverhältnissen des Individuums abhängt. Recht häufig wandert Bacterium coli vom Darm aus ein.

Durch die Beimischung entzündlichen Sekrets kann der Harn weniger sauer oder sogar neutral werden, dann ist für eine Reihe von Salzen die Gelegenheit zum Ausfallen erleichtert. Wenn Mikroorganismen in den stagnierenden Harn gelangen, so entstehen die mannigfachsten Umsetzungen — verschieden je nach der Art der Spaltpilze, die eindringen. Jedenfalls ist keine wichtiger, als die ammoniakalische Harngärung. Verschiedene Mikroben sind imstande, einen Teil des Harnstoffs zu kohlensaurem Ammoniak umzuwandeln[2]. Aus dem neutralen Schwefel des Harns kann Schwefelwasserstoff entstehen[3]. Durch diese chemischen Veränderungen des Harns erwachsen mancherlei Gefahren. Zunächst können wohl Ammoniaksalze ebenso wie Schwefelwasserstoff von der erkrankten Schleimhaut resorbiert werden. Beide Stoffe sind giftig; Ammoniak seinerseits wirkt aber außerdem stark ätzend und schädigt die Blasenwand.

Harnsteine[4] können sich in Niere, Nierenbecken und Blase selbständig entwickeln, sehr häufig werden sie aber auch aus den höher gelegenen Partien in die tiefen gespült und geben dort den Anlaß zu neuen Bildungen. An ihrem

---

[1] BAISCH, Beitr. Geburtsh. **8**, 297.

[2] LEUBE, Virchows Arch. **100**, 540. — v. JAKSCH, Hoppe-Seylers Z. **5**, 395.

[3] F. MÜLLER, Berl. klin. Wschr. **1887**, Nr 23/24.

[4] EBSTEIN, Natur und Behandlung der Harnsteine. 1884. — ULTZMANN, Deutsche Chirurgie, Lfg 32. — ROSENBACH, Mitt. Grenzgeb. Med. u. Chir. **22**, 630. — KLEINSCHMIDT, Die Harnsteine. 1911 (ASCHOFF). — LICHTWITZ, Erg. inn. Med. **13**, 1; Kraus-Brugschs Handb. **1**, 1; Handb. norm. path. Phys. **4**, 665. — KOHLER, Erg. inn. Med. **17**, 473 (1919). — SCHADE, Physikalische Chemie usw., 3. Aufl., S. 353 (Zusammenfassung und eigene Untersuchung).

Aufbau nehmen die verschiedensten Substanzen teil: Harnsäure, Urate, Zystin, Xanthin, oxalsaurer Kalk, kohlensaure und phosphorsaure Erden, besonders phosphorsaure Ammoniakmagnesia. Jedes Konkrement kann nur aus einem Körper bestehen oder auch deren mehrere enthalten. Das letztere kommt unzweifelhaft viel häufiger vor; es dürfte die Regel sein. Fast immer findet sich in den Steinbildnern ein Gerüst aus kolloider, oft eiweißartiger Substanz. In vereinzelten Fällen tritt dieses Gerüst so in den Vordergrund, daß man von Eiweißsteinen sprechen kann[1]. Die Beziehungen zwischen den Steinbildnern und jener organischen Masse sind verschieden. Im allgemeinen bestimmt das Gerüst[2], genau wie bei den Gallensteinen, Form und Art der Steinbildung.

Die Steine enthalten einen Kern. Dieser kann durch die verschiedensten Bestandteile bestimmt sein, das wird sich aus dem Folgenden ergeben. Sehr bedeutsam sind als Steinkerne Sedimente der steinbildenden Stoffe. Dadurch treten die Sedimente und ihre Entstehung in eine Beziehung zur Steinbildung. Aber immer ist die Steinbildung etwas Besonderes. Die Entstehung der Harnsteine erfolgt durch Ausscheidung ihrer Substanzen aus übersättigten Lösungen. Solche stellt der Harn dar für alle Stoffe, die als Steinbildner in Betracht kommen. Am Beispiele der Harnsäure zeigt sich das am besten; sie ist ja auch der wichtigste und häufigste Bestandteil von Konkrementen der Harnwege. Schon lange war bekannt, daß der Harn außerordentlich viel mehr Harnsäure aufzunehmen vermag, als dem Lösungkoeffizienten gleicher Temperatur entspricht. Der Harn stellt eine übersättigte Lösung von Harnsäure und Natriumurat dar. Für die Frage des Ausfallens kommt es ganz wesentlich auf die Azidität, auf die Zahl der H-Ionen an. Diese ist ungleich wichtiger als der absolute Gehalt des Harns an den in Betracht kommenden Substanzen. Denn dieser Gehalt ist ohnehin so hoch, daß eine Neigung zum Ausfallen besteht. Natürlich ist die absolute Menge, die Konzentration der Steinbildner im Harn, nicht bedeutungslos, denn die Ausscheidung erfolgt um so leichter, je mehr die Übersättigung der oberen möglichen Grenze sich nähert. Aber wie gesagt: das ist im ganzen doch ein sekundärer Punkt. Bei Leukämie werden häufig außerordentlich große Mengen von Harnsäure ausgeschieden. Nierensteine kommen bei ihr vor, sind aber offenbar durchaus nicht häufig.

Ist im Harn die Menge der Kolloide vermehrt und treten besonders andere, vor allem anders geladene Kolloide in ihm auf, so ist, da die Harnsäure wohl zum Teil unter Kolloidschutz in Lösung gehalten wird[3], Veranlassung zum Ausfallen von Harnsteinen gegeben. Es entstehen dann die gemischten Kolloid-Kristalloidsteine[4], indem in das ausfallende Kolloidgerüst kristalloide Stoffe aus dem Harn eindringen und in ihm auskristallisieren. Die Entstehungsweise dieser Harnsteine ist, wie gesagt, der der kombinierten Gallensteine zu vergleichen.

---

[1] Morawitz u. Adrian, Mitt. Grenzgeb. Med. u. Chir. **17**, 579.
[2] Ebstein, Dtsch. med. Wschr. **1908**, Nr 32. — Moritz, Kongreß inn. Med. **1896**, 253.
[3] G. Klemperer, Kongreß inn. Med. **1902**, 219. — Lichtwitz, l. c.
[4] Schade, l. c. S. 360.

In diesen Fällen können die Veränderungen von Zustand, Art und Menge der ausfallenden Kolloide durch entzündliche Vorgänge der Schleimhaut gegeben sein, aber genau so kann ein abnormes Verhalten der Kolloide eintreten bei normaler Schleimhaut der Harnwege. Wahrscheinlich kann die Verrichtung der Nieren wichtig sein für den Zustand der Kolloide im Harn.

Nach Meinung mancher Forscher können Steine aus Harnsäure und Uraten auch ausfallen ohne Mitwirkung von Kolloiden[1]. Die Azidität des Harns, die im wesentlichen durch die beiden Formen des phosphorsauren Natrons bestimmt ist, hat den größten Einfluß auf das Ausfallen von Harnsäure. Nach den Beobachtungen von KOHLER vermag Harnsäure sich bei Gegenwart von Urat lange in Lösung zu halten. Bei bestimmter Azidität — ich habe den Eindruck, daß hier die Einzelheiten noch nicht völlig klar sind — fällt aus der übersättigten Lösung ein Bodenkörper aus. Nach SCHADES Auffassung finden auch hier besondere Vorgänge statt. Die ausfallende Harnsäure hat teils kuglige, teils kristallinische Gestalt. An solche Kerne lagert sich nun aus der übersättigten Lösung neue Substanz an. Kolloide können mitgerissen werden, sind aber für die Entstehung dieser Form von Harnsteinen vielleicht nicht notwendig. Sicher aber kann hier durch die Ablagerung reichlicher oder veränderter Kolloide auf der Oberfläche ein Übergang nach der Form der kombinierten Harnsteine entstehen. Man sieht, wie die Vorgänge ineinandergreifen.

Die vorwiegend aus Harnsäure und ihren Salzen bestehenden Steine sind am häufigsten. Sie kommen in jedem Alter vor, oft gerade auch im jugendlichen, und viel öfters bei Knaben als bei Mädchen. Wie wir wissen, scheidet sich ja bei zahlreichen Feten, Neugeborenen und jungen Kindern Harnsäure in den Epithelien und Kanälchen der Niere aus (Harnsäureinfarkte[2]). Eine primäre Schädigung der Nierenzellen fehlt dabei in der Regel[3]; das Bedeutsame ist offenbar die Anwesenheit und die Erhaltung fester Harnsäure in den Kanälchen. Meist werden diese kleinen Niederschläge mit dem Harn aus Nieren und Harnwegen angeschwemmt, aber bei einer Reihe von Kindern, wie gesagt bei Knaben häufiger als bei Mädchen, geschieht das nicht. Bleiben sie liegen, so bilden sie, sei es im Nierenbecken, sei es in der Blase, leicht den Kern für die Entwicklung größerer Harnsteine.

Der Kern kann auch aus ganz anderen Dingen entstehen, vor allem können z. B. Blutgerinnsel oder Körper, die zufällig in die Harnwege hingelangten, die Veranlassung zur Bildung eines Kernes abgeben. Häufig ist die Entwicklung des Kerns das Problem, die weitere Anlagerung erfolgt mit voller Sicherheit durch Auskristallisieren von Harnsäure aus der übersättigten Lösung. Der nächste Grund für das Auskristallisieren an der fremden Oberfläche kann dann einmal in der Aufhebung des Kolloidschutzes liegen, aber auch daran, daß es „infolge von Adsorption zu einer Verdichtung und zu einer lokalen, so großen Konzen-

---

[1] SCHADE u. BODEN, Hoppe-Seylers Z. **83**, 347. — KOHLER, l. c.
[2] VIRCHOW, Gesammelte Abhandlungen.
[3] ASCHOFF, Verh. dtsch. path. Ges. München **1899**, 422.

trationserhöhung kommt, daß ein Spontanausfall einiger Kristalle an dem fremden Kern eintritt, wodurch nun die Bedingungen für weiteres Wachstum gegeben sind". Findet eine Anhäufung von Kolloiden an der Oberfläche statt, so erfolgt das Wachsen des Steins durch Niederschlag von Steinbildnern aus der übersättigten Lösung in dem Kolloidgerüst.

Die Entstehung der aus **oxalsaurem Kalk** bestehenden Steine ist wenig erforscht. LICHTWITZ spricht auch hier den Kolloiden erhebliche Bedeutung zu. Ob die Konzentration der Oxalsäure von Wichtigkeit ist[1], wird verschieden beurteilt. Ihre Löslichkeit wird vielleicht begünstigt durch einen bestimmten Grad saurer Reaktion und vielleicht auch durch das Verhältnis von Magnesia und Kalk. Aber auch darüber herrscht keineswegs Einigkeit, und unter allen Umständen tritt hier die Bedeutung der Reaktion ganz zurück gegenüber den Störungen des Kolloidschutzes, deren Entstehung wir nicht kennen. Das hat LICHTWITZ mit Sicherheit erwiesen.

Konkremente aus phosphorsauren Erden scheiden sich aus, wenn die Reaktion des Harns alkalisch wird. Sehr häufig bildet sich dann bei ammoniakalischer Gärung Ammoniummagnesiumphosphat in Kristallen. Auch hier gibt es ein Ausfallen der Salze mit Steinbildung ohne Infektion, sogar ohne ammoniakalische Harngärung, lediglich infolge der veränderten Reaktion. Da die Reaktion des Harns über Zeiträume hin wechselt, so finden wir mitunter Schichten aus ganz verschiedenen Substanzen. Viel häufiger aber haben gerade diese Steine einen Kern, und dieser besteht aus etwas ganz anderem: aus Uraten oder einem Blutgerinnsel, oder aus Fremdkörpern, die künstlich in die Blase eingeführt wurden, z. B. Katheterstücke, Haarnadeln oder ähnliches. Um diese lagern sich dann die phosphorsauren Erden ab, falls der Harn alkalisch ist.

Die Veranlassung zur alkalischen Reaktion des Harns liegt bei diesen Fällen viel häufiger als in primären Veränderungen des Harnzustands in Erkrankungen der Wände der Harnwege. Häufig ist eine Zystitis da mit alkalischer Harngärung. Gleichzeitig besteht oft eine Erschwerung der Harnausscheidung, und diese begünstigt wieder die Unterhaltung der Zystitis. Diese Steine finden sich ganz vorwiegend in der Blase und bei Männern, wohl weil bei ihnen die Entleerung der Blase eine weit schwierigere ist. Da für die Entstehung und vor allem die weitere Ausbildung dieser Konkremente entzündliche Veränderungen der Nierenbecken- und Blasenwand so bedeutsam sind, so werden sie häufig auch als „entzündliche" bezeichnet.

Zystin und Xanthin sind beide sehr schwer löslich. Ihr reichlicheres Auftreten im Harn hängt ab von den Verhältnissen des Stoffwechsels. Über die Gründe des Ausfallens ist wohl vorerst nichts anderes zu sagen, als was allgemein auch für die anderen Konkremente gilt.

---

[1] G. KLEMPERER, Berl. klin. Wschr. **1901**, 1289. — KLEMPERER u. TRITSCHLER, Z. klin. Med. **44**, 337; Beobachtungen und Darstellung von LICHTWITZ, in v. Bergmann-Staehelins Handb. **4 I**, 965, 2. Aufl. — THANNHAUSER, Stoffwechsel, S. 650.

Es ist mit einigen Worten darauf einzugehen, daß recht häufig Ausscheidungen von Salzen im Harn vorkommen, die nicht zur Bildung von Konkrementen führen. Solche Sedimente können Steinkerne werden. Aber im Vergleich zu ihrer Häufigkeit ist das ganz die Ausnahme. Man muß, wie gesagt, daran festhalten, daß die Steinbildung etwas Besonderes, etwas für sich darstellt. Indessen die Sedimentbildung gibt häufig dadurch, daß der Harn entweder trüb entleert wird oder mehr oder weniger schnell nach der Entleerung sich trübt, Anlaß zu ärztlicher Diskussion. Im wesentlichen handelt es sich um Niederschläge von Natriumbiurat sowie von Kalziumphosphat und -karbonat.

Der Ausfall von Natriumbiurat und Harnsäure hat Beziehungen zur Entstehung der gleichartigen Konkremente; das erwähnten wir schon. Man hat vielfach von Harnsäurediathese gesprochen[1]. Das ist im physiologischen Sinn vorerst ein Wort und nichts mehr. Ob sie mit der Gicht etwas zutun hat, darüber ist nichts anderes bekannt, als daß Gichtiker zeitweise häufig Harnsäuresedimente haben. Aber ob diese nicht bei anderen Menschen ebenso häufig vorkommen, weiß kein Mensch ganz sicher. Ärztlich wird man sich aber des Eindrucks nicht erwehren, daß das häufige oder gar regelmäßige Auftreten solcher Niederschläge doch irgendwie mit der berühmten gichtigen Konstitution zusammenhängt; ich wenigstens neige zu dieser Annahme. Für das Ausfallen der Sedimente haben die Reaktion des Harns, seine Temperatur sowie sein Gehalt an Harnsäure gewiß Bedeutung. Ob andere Momente?

Die Phosphatniederschläge bestehen im wesentlichen aus Kalziumphosphat mit Karbonat. Sie bilden sich leicht aus, wenn größere Mengen Alkalien irgendwelcher Form mit der Nahrung aufgenommen werden. Säureverluste wirken ebenso; deswegen findet man diese Niederschläge auch im Gefolge von reichlicher Ausscheidung der Magensalzsäure, z. B. bei anhaltendem Erbrechen. Endlich kommen sie vor aus zunächst noch völlig unbekannten Gründen, und da ist in erster Linie auffallend, wie oft die Menschen, die sie bieten, jugendliche konstitutionell Nervöse sind. In der französischen Literatur wird geradezu von einem Diabète phosphatique gesprochen und eine nahe Beziehung zur Nervosität aufrecht erhalten. Der Zustand der Phosphaturie[2] wird familiär beobachtet. Seine Beziehungen zur konstitutionellen Nervosität, sowie zur Entstehung gewisser Beschwerden, erscheinen mir von höchstem Interesse. Es besteht eben die Tatsache, daß unter gleichen äußern Umständen am häufigsten konstitutionell Nervöse so veränderte Reaktionsverhältnisse des Harns aufweisen, daß der Harn alkalisch und trüb entleert wird, oder daß beim Kochen des Harns und dem dadurch bedingten Entweichen von Kohlensäure das genannte Sediment auftritt. Wie HEYER zeigte[3], läßt sich die Vermehrung des phosphorsauren Kalks im Harn sogar auf hypnotischem Wege hervorrufen. Schon MINKOWSKI stellte[4] für den ganzen Prozeß die Funktion der Niere in den Vordergrund, LICHTWITZ schließt sich dieser Auffassung an und rückt[5] in den Mittelpunkt für die Genese der Fälle von gewissermaßen genuiner Phosphaturie die Störung einer Partialfunkton der Niere, nämlich der Bildung eines sauren Harns. Die Beeinträchtigung dieser Teil-

---

[1] BRUGSCH u. SCHITTENHELM, Der Nukleinstoffwechsel. 1910. — LICHTWITZ, in Kraus-Brugschs Handb. **1** I, 239; v. BERGMANN-STAEHELIN, Handb. **4** I, 853.

[2] SENDTNER, Münch. med. Wschr. **1888**, Nr 40. — SOETBEER, Jb. Kinderheilk. **56**, 1. — SOETBEER u. KRIEGER, Arch. klin. Med. **72**, 553. — MINKOWSKI, v. Leydens Handb. **2**. — TOBLER, Arch. f. exper. Path. **52**, 116. — UMBER, Stoffwechselkrankheiten, 3. Aufl. — LANGSTEIN, Med. Klin **1906**, Nr 16. — G. KLEMPERER, Ther. Gegenw. **1908**. — LICHTWITZ, Kraus-Brugschs Handb. **1**, 1; Hand. inn. Med. v. Bergmann-Staehelin **4** I, 971.

[3] HEYER, Verh. dtsch. Ges. inn. Med. **1922**.

[4] MINKOWSKI bei v. LEYDEN, Handbuch der Ernährungstherapie.

[5] Handb. inn. Med. v. BERGMANN-STAEHELIN **4** I, 971.

verrichtung wird verglichen mit der der Harnsäureabscheidung bei Gicht. In beiden Fällen sei der Vorgang in der Niere nicht primärer Natur, sondern stehe unter dem Einflusse des Nervensystems. Dazu paßt ausgezeichnet das Vorkommen der Phosphaturie bei nervösen Menschen, dazu paßt ausgezeichnet ihre Abhängigkeit von der hypnotischen Einwirkung in Heyers Beobachtungen. Der Körper verliert in diesem Zustande Alkali. Ein Schutz erfolgt auch hier durch die Bildung von Ammoniak seitens der Niere. Der Harn selbst ist bez. mit Kalk übersättigt. Ist dabei seine Reaktion alkalisch oder ganz schwach sauer, so wird, wie Lichtwitz zeigte, das Ausfallen eines Kalziumsediments durch ein ätherlösliches Kolloid verhindert. Wir sehen auch hier wieder die Bedeutung der Schutzkolloide.

Meines Erachtens stellen die Fälle von Phosphaturie kaum etwas Einheitliches dar. Wir können noch kein endgültiges Urteil über ihr Wesen und ihre Entstehung fällen, weil meines Erachtens längst nicht genug Kranke mit diesem Zustande genau untersucht sind. Es gibt Kinder und junge Menschen, bei denen, wie Soetbeer fand, eine vermehrte Abscheidung von Kalk durch die Nieren stattfindet. Gewiß sind an sich für das Auftreten von Phosphaturie weder die absoluten Mengen der ausgeschiedenen Phosphorsäure, noch die des Kalks, noch die des Verhältnisses beider das letzte, das den Ausschlag gibt für die Bildung des Sediments von Kalziumphosphat. Auch ich möchte die mangelhafte Bildung eines sauren Harns genetisch in den Vordergrund stellen. Wenn aber in den Beobachtungen von Soetbeer und Tobler genau die gleiche Kalkmenge, die gegenüber den Kontrollen im Harn mehr ausgeschieden wurde, im Stuhlgang fehlt, so möchte ich daraus schließen, daß in solchen Fällen die Niere in der Tat für den Darm eingetreten ist, und daß in ihnen die gesteigerte Anforderung an die Kalkausscheidung wenigstens erschwerend ins Gewicht fällt. Kolloidbildung und herabgesetzte Fähigkeit zur Säureausscheidung seitens der Niere ist, soviel ich sehe, in diesen Fällen nicht untersucht.

Die Gefahren der Harnsteine sind ähnliche wie die der Gallenkonkremente. Die harten höckrigen Gebilde (besonders solche aus Harnsäure und Kalkoxalat) können die Schleimhaut reizen, Entzündungen in ihr oder in der Umgebung, Schmerzen und Blutungen hervorrufen. Wenn größere oder besonders scharfkantige Steine in die Ureteren eintreten, so erzeugen sie Koliken: Anfälle mit sehr heftigen Schmerzen und Erbrechen. Dauert der Verschluß eines Ureters längere Zeit an, dann kommt es zu Hydronephrose. Trifft dieser Verschluß beide Harnleiter oder die Harnröhre, so entsteht Harnretention mit ihren schon dargelegten Folgeerscheinungen.

Früher als diese schweren Zustände erzeugen Blasenkonkremente oft Störungen der Harnentleerung. Dadurch, daß sie sich vor die Urethralmündung legen, wird das Ausfließen des Harns anfangs erschwert oder im Verlaufe unterbrochen. Die Kranken haben dabei häufig ein sehr unangenehmes Gefühl des Drängelns in der Blase, des Tenesmus, wie es für den Darm bei Rektumkrankheiten beschrieben wurde. Diese eigentümliche Empfindung ist durchaus nicht den Steinen ausschließlich eigen. Man findet sie vielmehr bei allen Erkrankungen des Blasenhalses: Entzündungen, Geschwülsten und Prostatahypertrophien. Auf Sitz und Intensität des krankhaften Prozesses, nicht auf seine Art kommt es an. Über Störungen der Harnentleerung und abnorme Empfindungen seitens des Harnapparats vgl. Abschnitt Nervensystem.

14. Das Zusammenwirken der Organe.

In allen vorausgehenden Abschnitten dieses Buches war schon vielfach davon die Rede, daß verschiedene Organe und Gewebe für irgendeine bestimmte Funktion zusammenwirken. Soll sie in geordneter und zweckmäßiger Weise ablaufen, so muß die Arbeit der einzelnen Gewebe und ihrer Teile in feinster Weise aufeinander abgestimmt sein. Ich erinnere z. B. an Herz und Gefäße, an Nieren und Herz, an Wärmebildung und Wärmeabgabe, an Herz und Lungen. Man braucht nicht nach Beispielen zu suchen. Denn das Zusammenwirken ist nicht nur das Gewöhnliche, sondern es ist das, was ausschließlich vorkommt. Wir sprechen zwar am höheren Tier von einer Verteilung der Verrichtungen auf verschiedene Gewebe. Aber die Durchführung der Pläne eines Organismus, ebenso wie die seiner einfachsten Funktionen erfordert die eingehendste Korrelation aller Organe. Das Leben kennt überhaupt keine isolierte Organtätigkeit, diese ist vielmehr nur eine Schöpfung unserer auflösenden Betrachtung. Organphysiologie und Organpathologie waren notwendige Phasen in der Entwicklung der Medizin; nur mit ihrer Hilfe kamen wir aus dem unklaren Strome deduktiver Naturauffassung auf das feste Land induktiver Betrachtung. Aber das Land, das wir bisher kennen, ist nicht die Welt. Sie ist viel weiter und unsere Aufgabe wird jetzt wieder eine umfassendere, größere: die Erkenntnis des Zusammenwirkens der Organe nicht nur zur Einheit des Menschen, sondern ihre Bedeutung schon für viel einfachere Leistungen, man übertreibt nicht, wenn wir sagen: für jede Tätigkeitsäußerung des Organismus.

Eine Störung der Harmonie dieses Zusammenwirkens vermag allein schon die lebhafteste Beeinträchtigung der Körpertätigkeit hervorzurufen. Wenn die Muskeln bei kräftigen Körperbewegungen viel Sauerstoff und Nahrungsstoffe brauchen, so werden sie von einer großen Blutmenge durchströmt. Die Gefäße der verschiedenen Organe stimmen ihre Funktion aufeinander und auf die Tätigkeit des Herzens ab. Das Herz paßt sein Schlagvolumen, sowie die Zahl und den Umfang seiner Zusammenziehungen den Bedürfnissen des Muskelblutstroms an, und die Atmung sorgt sowohl für den Gaswechsel des Blutes in der Lunge, als auch für den Kreislauf in ihr. Das Leberglykogen geht als Zucker zur energetischen Bestreitung der Muskelarbeit in den Kreislauf; schwindet es, so muß Ersatz geschaffen werden. An der außerordentlich großen, hierfür notwendigen Zahl von chemischen, physikalischen, biologischen Vorgängen, sowie ihrer Abstufung und Zusammenordnung beteiligen sich die mannigfachsten chemischen, nervösen und morphologischen Einwirkungen, die von Muskeln, Blut und den

Nerven aller Organe ausgehen. Wir alle wissen, welche Fülle von Störungen an jeder Stelle dieses verwickelte Zusammenwirken beeinträchtigen und damit Schädigung der zu erreichenden Aufgabe hervorrufen kann. Schließlich ist also jede physiologische Betrachtung lebender Wesen eine Würdigung des Zusammenwirkens von Organfunktionen in einheitlichen Persönlichkeiten, die eine Aufgabe verfolgen. Und jede theoretische Pathologie hat es zu tun mit Beeinträchtigung der Persönlichkeit sowie ihrer Leistungen durch Störung dieses Zusammenwirkens.

Zu allen Zeiten haben Physiologen wie Pathologen von diesen Korrelationen gesprochen. Wenn solche Erörterungen in der wissenschaftlichen Arbeit und in der Literatur bis in die neuere Zeit wenig hervortraten, so lag das wohl in erster Linie an den zu einfachen Grundvorstellungen vieler Naturforscher; sie ließen alle Gedanken an Harmonie und Pläne nicht recht aufkommen. Neuerdings ist das anders. Die Korrelation der Organe wurde fast zum Schlagwort. Dazu hat wohl die unzweifelhafte Wandlung naturphilosophischer Vorstellungen beigetragen. Aber gewiß mehr noch der ungeahnte Aufschwung unserer Kenntnisse über die endokrinen Drüsen[1]; wurde doch der Begriff der Organkorrelation geradezu gleichgestellt mit der Zusammenarbeit dieser Drüsen!

Daß ein Gewebe, und zwar jedes Gewebe, Stoffe an das Blut abgibt, die für Leben und Funktion seiner eigenen sowie der anderer Zellen in mannigfachster Hinsicht nützlich, ja notwendig sind, war eine Annahme der Physiologie, die vor allem von Brown-Séquard gepflegt, im allgemeinen wohl deswegen nicht häufiger behandelt wurde, weil bestimmte Einzelheiten nicht bekannt waren. Gaule[2] hat schon vor langer Zeit eigenartige Vorstellungen für das Zusammenwirken verschiedener Gewebe, Zuntz hat chemische Beziehungen für den Einfluß tätiger Muskeln auf Atmung und Kreislauf erwogen.

Zuntz' Gedanke, daß im Stoffwechsel der Zellen Stoffe entstehen, die für ihr Leben eine Bedeutung haben, wurde in neuerer Zeit weiter verfolgt und ausgearbeitet[3], sowie für die Beurteilung pathologischer Vorgänge herangezogen. In der Tat ist auch eine Grundlage schon vorhanden. Denn wie namentlich aus den Beobachtungen von Freund und Gottlieb hervorgeht[4], vermögen z. B. Zerfallsprodukte der Blutplättchen, aber offenbar ebenso diejenigen anderer Zellen, Art und Grad der Wirkung chemischer Stoffe an den Körperzellen zu beeinflussen. Im Tierversuch wird durch sie z. B. die Erregbarkeit der Speichel-

---

[1] Die gesamte Lit. bei Biedl, Innere Sekretion, 3. Aufl. — Ferner Falta, Erkrankungen der Blutdrüsen. 1913. — Morawitz u. Biedl, Naturforschervers. Karlsruhe 1911. — Gley, Lehre von der inneren Sekretion. 1920. — Falta, in v. Bergmann-Staehelins Handb. 4. — Bauer, Innere Sekretion. 1927. — Bayer u. v. d. Velden, Lehrbuch der Inkretologie. 1927. — Hirsch, Handbuch der inneren Sekretion. 1927. — H. Zondek, Krankheiten der endokrinen Drüsen, 2. Aufl. 1921. — H. Curschmann, Endokrine Krankheiten. 1927. — P. Trendelenburg, Die Hormone. 1929.

[2] Gaule, Ludwigs Festschrift 1887. — Weil, Die innere Sekretion. 1921.

[3] Guggenheim, Die biogenen Amine. 1920. — Freund u. Gottlieb, Münch. med. Wschr. 1921, Nr 13.

[4] H. Freund, Med. Klin. 1920, Nr. 17; Arch. f. exper. Path. 86, 266; 88, 39; 91, 272. — Freund u. Dresel, ebenda 91, 317. — Freund u. Gottlieb, ebenda 93, 92.

drüsen gegen Physostigmin sowie die der Gefäßnerven gegen Adrenalin stark erhöht. Das Froschherz wird für Digitalisstoffe sensibilisiert. Die milzbrandfeindliche Wirkung des Serums steigt. Es liegt die Annahme nahe, daß der pathologisch veränderte Zellhaushalt und Zelluntergang zur Entstehung solcher Substanzen in besonderem Maße Veranlassung gibt, und daß darauf alle möglichen allgemeinen und speziellen Wirkungen krankhaft funktionierender Zellen zurückzuführen sein können. Die Frage liegt ähnlich wie für die Gefahr des Freiwerdens von Endotoxinen der Mikroben. Diese sind tatsächlich äußerst giftig und können wohl bei reichlicherem Bakterienzerfall schweren Schaden heraufbeschwören. Aber in Wirklichkeit werden sie meist schnell zu ungiftigen Substanzen abgebaut (vgl. Abschnitt Infektion). Das gleiche ist für die Substanzen des normalen Zellstoffwechsels das gewöhnliche, für die des kranken liegt, wie FREUND und GOTTLIEB mit Recht darlegten, ein großes Forschungsgebiet vor uns. Bei zahlreichen, und zwar den verschiedensten Krankheitszuständen des Menschen wurden solche Einflüsse von FREUND und seinen Mitarbeitern schon gefunden, und ebenso nach mancherlei therapeutischen Einwirkungen z. B. nach dem Aderlaß oder der parenteralen Einspritzung von Eiweißkörpern. Das Gemeinsame dürfte dann immer in dem Untergang von Gewebszellen und dem Freiwerden bestimmter Substanzen liegen. FREUND hat für die aus dem Blut entstehenden bisher festgestellt, daß sie alkohollöslich sind. Ich hoffe den Fortschritt namentlich von streng chemischen Beobachtungen. Möge die „biologische Arbeitsmethode", die Verwendung von vieldeutigen „Extrakten" den Boden bereiten — das ist notwendig —, dann aber chemisch werden; das wird der Wissenschaft einen Zickzackweg ersparen, wenn wir auch auf dem klaren Wege langsamer vorwärts kommen. Zu welchen Unsicherheiten hat der „biologische Weg" in der Adrenalinforschung geführt[1]!

Über den endokrinen Drüsen wurde die inkretorische Verrichtung der anderen Organe in krankhaft verändertem Zustande einigermaßen in den Hintergrund gedrängt. Wir wissen von den Störungen ihrer inneren Tätigkeit deswegen bei manchen wenig, bei anderen nichts, obwohl sie offenbar bei allen von höchster Bedeutung ist. Selbst über den Zentralort aller nach innen wirkenden Drüsen, die Leber, sowie die Störung ihrer Aufgaben sind unsere Kenntnisse verhältnismäßig geringe[2]. Leider verließ die Betrachtung der endokrinen Drüsen vielfach den Weg ruhig abwartender Forschung und schuf viel zu zeitig, und deswegen in dogmatischer Form, Auffassungen von einer dürftigen Einfachheit und doch zugleich von einer anmaßenden Bestimmtheit, wie sie durch die Tatsachen noch keineswegs gerechtfertigt waren[3].

Dadurch wurde die ganze Frage nach der Form des Zusammenwirkens zweifellos in einseitige Bahnen gelenkt, und zwar geht sie vielfach in dem Schema

---

[1] Vgl. O'CONNOR, Arch. f. exper. Path. **67**, 195. — P. TRENDELENBURG, ebenda **79**, 154.

[2] Vgl. FISCHLER, Über Physiologie und Pathologie der Leber, 2. Aufl. 1925.

[3] Vgl. MINKOWSKI, Med. Klin. **1911**, Nr 27. — LANDAU, Die Nebennierenrinde. **1915**, 117 (ASCHOFF).

auf: eine Art Zellen erzeugt einen chemischen Stoff, der eine andere Art erregt oder lähmt, höchstens noch sensibilisiert. Schon chemisch sind ganz andere Vorstellungen möglich — ich erinnere z. B. an H. Zondeks Vorstellung von der Wirkung dieser Stoffe als Katalysatoren, an Harms Anschauung[1] einer enzymartigen Wirkung der Inkrete —, aber selbst für jenes magere Schema ist die wirkliche Grundlage äußerst gering[2]. Von gut definierten Stoffen kennen wir die Kohlensäure, das Cholin, das Insulin, das Thyroxin und das Adrenalin. Aber von den beiden letzteren nehmen wir nur an, daß sie im Blut sind und einige bestimmte Wirkungen haben k ö n n e n. Was sie im Haushalt des gesunden Organismus wirklich und notwendig tun, ist vorerst noch unsicher. Allerdings ist für die Schätzung des Fehlens z. B. von Thyroxin und Adrenalin im Blut immer zu berücksichtigen, daß die Wirkung — und damit hier der Nachweis — dieser Hormone von allerlei Umständen abhängt, ich brauche nur die Reaktion zu nennen und die Mischung der Mineralien. Weiter kommen wir wohl nur mit strenger chemischer Forschung. Die Organextrakte sind für das Gewinnen von Verständnis ein zu übles Machwerk. Klar liegt die Sache für das Cholin. Durch die schönen Untersuchungen[3] von Le Heux in Magnus' Institut wissen wir, daß dieser Stoff in der Darmschleimhaut die Nervenapparate erregt und durch seine Verbindungsfähigkeit mit bestimmten Körpern deren Einwirkung auf die Darmperistaltik zustande kommen läßt.

Wenn man den Standpunkt der Korrelation der Organe als leitendes Prinzip hervorheben wollte, so könnte in diesem Kapitel die gesamte Pathologie nochmals unter diesem besonderen Gesichtspunkte zusammengefaßt werden. Wir erwähnen hier nur einige Zustände, bei denen diese Momente besonders hervortreten.

Die hauptsächliche uns bisher bekannte W i r k u n g d e r e n d o k r i n e n D r ü s e n geht — das ist ganz gewiß nur eine von vielen — auf die Ausgestaltung der Form und Verrichtung des Körpers für seine körperlich wichtigste Aufgabe, die Fähigkeit zur Erhaltung der Art. Die Ausbildung der Körperform als männliches oder weibliches Geschöpf mit den Geschlechtsmerkmalen wird von ihnen geleitet. Hier wirken Hypophyse, Zirbeldrüse, Schilddrüse, Nebennierenrinde und die Geschlechtsorgane zusammen. Die Thymusdrüse ist wahrscheinlich beteiligt und vielleicht auch das gewöhnliche lymphoide Gewebe. Dafür spricht seine starke Entwicklung und seine häufige Erkrankung im Kindesalter. Von höchstem Interesse würde mir, wenn sie sich bestätigen sollte, die Beobachtung[4] erscheinen, daß die inkretorischen Drüsen des Menschen schon anatomisch einen höchst variablen Bau haben, ja geradezu individuell angelegt sind. Das würde ein Licht werfen auf die persönlichen Verschiedenheiten der Menschen.

Die Folgeerscheinungen einer Störung dieser Drüsenfunktionen sind verschieden, je nachdem sie sich vor oder nach der Ausbildung der geschlechtlichen

---

[1] Harms, Dtsch. med. Wschr. 1925, Nr 16. — Vgl. Abderhalden, Asher-Spiros Erg. 24, 176.
[2] Vgl. Leupold, Z. Biol. 67, 472.   [3] Magnus, Naturwiss. 8, 383 (1920).
[4] Lyssakovskij u. Zerebzova, ref. Zbl. ges. inn. Med. 46, 150.

Merkmale geltend machen. Aber sie sind auch verschieden je nach der Drüse, die erkrankt, und je nach der Art, wie sie erkrankt. Und doch sind auf der anderen Seite in den verschiedenen Fällen große Ähnlichkeiten da. Das spricht für eine starke Zusammengehörigkeit dieser Drüsen untereinander[1]. Dabei hat aber jede von ihnen auch die lebhaftesten Beziehungen zu allen anderen Organen und doch eine große Selbständigkeit. Für die Prinzipien, nach denen die Drüsen zusammenwirken und für das, was sie tun, fehlt uns meines Erachtens noch jede Möglichkeit eines Verständnisses. Da kommen wohl andere Betrachtungsformen in Frage, als wir sie gegenwärtig üben.

Meines Erachtens ist auch die Beziehung zum Nervensystem zu sehr vernachlässigt worden. Es scheint doch, daß z. B. in der Ontogenese der Funktionsbeginn inkretorischer Drüsen stets an eine vorausgehende Innervation gebunden ist[2]. Über die nähere Beziehung der Drüsen zueinander und namentlich einzelner bestimmter zu andern bestimmten ist eine Reihe von Tatsachen bekannt und eine Reihe von Vermutungen geäußert. Z. B. der Hypophysenhinterlappen und die Schilddrüse, die Hypophyse und die Geschlechtsdrüsen, die Schilddrüse und die Geschlechtsdrüsen sind für die Verrichtungen des Organismus sicher in besonderer Weise miteinander verbunden. Dafür läßt sich eine ganze Reihe gesicherter ärztlicher und pathologisch-anatomischer Erfahrungen anführen. Hier muß eingehende Arbeit weiterbauen. Nur seien wir etwas mißtrauisch gegen die üblichen „Förderungen“ und „Hemmungen“ sowie gegen die „Dreiecke“, die alles klären. Nicht ein überkünstliches und vieldeutiges Tierexperiment ist der rettende Hafen, sondern die klare Beobachtung unter klaren Bedingungen, sei es am Menschen oder am Tier.

Wenn an der Gestaltung der Vorgänge, von denen wir hier reden, stets mehrere Drüsen beteiligt sind, so erschwert dies das Verständnis der Einheitlichkeit in hohem Maße. Andererseits spricht doch manches für das Vorherrschen der Funktion bestimmter Zellen in bestimmten Symptombildern. Vielfach reichen zur scharfen Abgrenzung unsere Kenntnisse noch nicht aus. Und überall leuchten durch die Beziehungen zum Nervensystem, die sich auf körperlichem und seelischem Gebiete für jede dieser Drüsenfunktion zeigen und allerlei Vorstellungen erwecken für einheitliche Auffassungen. Man möchte manchmal die Tätigkeit dieser Drüsen als ein chemisches Korrelat zur physikalischen Arbeit der Nerven ansehen, das heben auch die Grundgedanken der KRAUS-ZONDEKschen Untersuchungen hervor. Suchen müssen wir Art und Grundsätze dieses Zusammenwirkens; darin liegt offenbar das neue des Problems.

Wenn im Kindesalter die Leistung der Hypophyse leidet[3], so folgen daraus in der Regel Störungen des Wachstums, jedenfalls behält der Körper kindliche Formen. In den seltenen Fällen von völligem Ausfall des Hypophysengewebes entsteht ein Zwergwuchs mit Ernährungsstörungen an den Genitalen und meist

---

[1] H. ZONDEK u. KOEHLER, Handb. norm. path. Phys. 16 I, 656.

[2] HAMMAR, zit. Zbl. ges. inn. Med. 42, 857.

[3] FALTA, Blutdrüsen. — CUSHING, Pituitary body usw. — v. NOORDEN, Fettsucht. — ASCHNER, in Hirschs Hand. der inneren Sekretion 2. — P. TRENDELENBURG, Asher-Spiros Erg. 25, 364; Die Hormone 1, 98 (1929). — FISCHER, Hypophyse, Akromegalie usw. 1910. — FALTA, in v. Bergmann-Staehelins Handb. 4. — BORCHARDT, Fortschr. Med. 47, Nr 1 (1929). — GIGON, Schweiz. Arch. Neur. 24, 53.

erhaltener Intelligenz. Die Fettverteilung gestaltet sich wie bei den jetzt zu besprechenden Fällen eigenartig; manchmal ist Fettsucht da. Viel häufiger sind gewissermaßen mildere Hypophysenerkrankungen im kindlichen Alter, Zustände, bei denen die Verrichtung der Hypophyse nicht ausfällt, sondern nur herabgesetzt ist. Auch dann ist die Knochenbildung mangelhaft (Knochenkerne und Epiphysenschluß). Die Keimdrüsen, die Ausbildung der Geschlechtsorgane und Geschlechtsmerkmale bleiben zurück. Gleichzeitig häuft sich ein erhebliches Fettpolster besonders an den Brüsten und um das Becken herum, doch auch an anderen Stellen (Dystrophia adiposo-genitalis, hypophysäre Dystrophie). Die Wachstumsschädigung fehlt natürlich, wenn die Erkrankung nach Ausbildung der Körperform sich entwickelt. Die Rückbildung der Keimdrüsen erfolgt aber auch dann, und meistens stellen sich nun in der ganzen äußern Form Ähnlichkeiten mit dem Aussehen ein, wie es sich nach früher Entfernung oder früherem Schwund der Keimdrüsen entwickelt (FALTAS Späteunuchoidismus). Mir scheint dewegen der Gedanke FALTAS, daß die Fettentwicklung bei diesen Krankheitszuständen der Hypophyse mit den Veränderungen der Keimdrüsen zusammenhängt, durchaus wahrscheinlich.

Die genannten „Krankheitsformen" erscheinen mir im wesentlichen als klinische Abstraktionen aus einer Fülle von Beobachtungen, die sich alle in einigen Grundsymptomen gleichen (Art und Stärke des Fettpolsters, Unterentwicklung der Geschlechtsorgane), aber im einzelnen recht große Verschiedenheiten aufweisen. Das hängt damit zusammen[1], daß der zugrunde liegende anatomische Vorgang fast in jedem Fälle anders ist: entzündliche und zu den Geschwülsten gehörige Prozesse an der Hypophyse, in der Hypophyse, um die Hypophyse. Wegen der Verschiedenheit der an der Drüse sich abspielenden morphologischen Vorgänge im einzelnen ist auch die funktionelle Störung so variabel und trägt immer wieder neue Züge. Man sieht Einwirkungen auf die Sehnerven, auf das Infundibulum, auf alle möglichen Stellen der Hirnbasis dieser Gegend, vor allem aber auf das Zwischenhirn mit seinen so verschiedenartigen Zentren, die hauptsächlich vegetativen Funktionen dienen[2]. Zuweilen sind sogar wesentlich anatomische Veränderungen im Zwischenhirn da: es gibt eine Fettleibigkeit zerebraler und eine solche hypophysärer Natur. An der Hypophyse kann der vordere Teil, der mittlere oder der hintere hauptsächlich ergriffen sein. Bei den außerordentlich nahen räumlichen Beziehungen nicht nur der einzelnen Teile der Hypophyse, sondern auch des ganzen Organs zu Infundibulum und Zwischenhirn sind bei diesen Erkrankungen reinliche Scheidungen die Ausnahme, Kombinationen die Regel. Aber seitens der Hypophyse dürfte für diese Vorgänge — das kann man nach den experimentellen Beobachtungen ASCHNERS mit Sicherheit sagen — die Bedeutung des Vorderlappens ganz im Vordergrund stehen.

Über klinische Kasuistik liegt ein großes, über physiologische Beobachtungen, namentlich über den Stoffwechsel, liegt ein nicht kleines Material vor[3]. Aber es fehlt das: wir brauchen eine Reihe von Fällen, die auf ihre Symptomatik und ihre physiologischen Funktionen im Leben genau untersucht wurden, und deren Sektion die Pathogenese aufklärt. Bisher ist viel genetisch Unsicheres untersucht, viel

---

[1] Vgl. H. ZONDEK, Med. Klin. **1928**, Nr 18.

[2] Vgl. BERBLINGER, Verh. dtsch. path. Ges. Göttingen **1923**, 259.

[3] Über beides vgl. FALTA, in v. Bergmann-Staehelins Handb. **4**, 1198. — TRENDELENBURG, Hormone **1**.

Unvergleichbares verglichen worden. Immer wieder werden viel zu viel Krankengeschichten ohne anatomischen Befund veröffentlicht und aus funktionellen Beobachtungen werden Schlüsse gezogen, die keine morphologische Begründung haben. Das gibt eine falsche Pathologie. Deswegen tappen wir für jede klare Anschauung im Dunkeln.

Die Bedeutung der technisch ungeheuer schwierig zu gewinnenden operativen Beobachtungen scheint mir durch Aschner[1] gesichert zu sein, dadurch, daß er lernte Infundibulum und Zwischenhirn zu schonen. Ihm ist es gelungen, die Hypophyse ganz oder bis auf geringste Überreste zu entfernen, ohne Verletzung der im Zwischenhirn gelegenen Zellen und Fasern. Bei jungen Tieren entsteht dann, ganz in Übereinstimmung mit Beobachtungen am Menschen, eine sehr erhebliche Beeinträchtigung der Körperentwicklung und auch eine solche der Ausbildung der Geschlechtswerkzeuge mit Herabsetzung ihrer Funktion. Am erwachsenen Tier sind die Störungen nur gering; höchstens die Fettentwicklung wächst bis zu einem gewissen Grade. Der Grundumsatz hypophysenloser Hunde ist vermindert[2].

Bei allen Erkrankungen des Menschen kommt zur Schwierigkeit der Beurteilung der örtlichen Verhältnisse noch die im Einzelfalle während des Lebens unberechenbare Beteiligung anderer inkretorischer Drüsen an der Erkrankung; namentlich die der Schilddrüse und der Geschlechtsorgane. Nach den Befunden von B. Zondek[3] ist die Einwirkung der Hypophyse auf die Genitalien von allerhöchstem Interesse und muß eine genaue Erforschung jedes einzelnen Falls einleiten.

Fällt am Erwachsenen die Funktion des Vorderlappens der Hypophyse völlig aus[4] durch einfache Entartung, häufiger noch durch infektiöse Entzündung, durch Verletzung, durch metastatische Geschwülste oder, wie es einmal beschrieben wurde, durch Embolie in die Arterie des Vorderlappens, so entwickelt sich eine Verkümmerung anderer inkretorischer Drüsen, aber auch zahlreicher anderer Organe. Die geschlechtlichen Verrichtungen hören auf, die Behaarung schwindet, die Knochen atrophieren, Pigmentierungen stellen sich ein. Der Grundumsatz soll sinken[5]. Schließlich entwickelt sich eine allgemeine Kachexie mit Anämie und äußerster Hinfälligkeit und Gleichgültigkeit. Der Zustand kann sich viele Jahre hinziehen. Er endet nicht selten plötzlich in einem Koma. Das letzte Stadium hat manchmal Ähnlichkeit mit den Erscheinungen des schnell auftretenden Nebennierenverlusts. Diese hypophysäre Kachexie ist wegen der ganzen Beziehung des Stoffwechsels zum Nervensystem von höchstem Interesse, aber sicher selten, und auch hier hat schon wieder eine üppig emporschießende, ungenügende Kasuistik so manches verdorben. Ein Teil dieser Fälle[6] ist wegen des Vorhandenseins von Syphilis oder Karzinom ganz unklar. Auch die bisher beschriebenen Beispiele für eine „zentral-hypophysäre Magersucht" erscheinen mir nicht sicher genug. Es fehlt meines Wissens jede Sektion!

---

[1] Aschner, in Hirschs Handb. der inneren Sekretion **2**, 277.
[2] Aschner u. Porges, Biochem. Z. **39**, 200.   [3] B. Zondek, Klin. Wschr. **1928**, Nr 11.
[4] Simmonds, Dtsch. med. Wschr. **1914**, Nr 7. — Fahr, Dtsch. med. Wschr. **1918**, Nr 8 (Lit.). — Lichtwitz, Klin. Wschr. **1922**, Nr 38. — Graubner, Z. klin. Med. **101**, 249. — Falta, v. Bergmann-Staehelins Handb. **4**, 1189.
[5] Z. B. Nonnenbruch, Arch. klin. Med. **156**, 312.
[6] H. Zondek, Dtsch. med. Wschr. **1928**, Nr 47.

Eine „hypophysäre Kachexie" kann sich auch im Wachstumsalter entwickeln. Dann ist sie zuweilen mit hypophysärem Zwergwuchs verbunden.

Endlich stehen Erkrankungen der Hypophyse, und zwar ganz vorwiegend Adenome und Adenokarzinome, wie wir durch PIERRE MARIE wissen, im Zusammenhang mit eigenartigen Krankheitserscheinungen, die man wohl als eine Krankheitseinheit ansehen darf (Akromegalie[1]): Verlängerungen und Verdickungen der Knochen an vielen, am stärksten an bestimmten Stellen, z. B. Unterkiefer, Händen, Füßen, und ein Wachstum der Weichteile an Händen, Füßen, Nase, Zunge sind zunächst das Gewöhnliche. Zuweilen kommt es aber auch zu einem Riesenwuchs des ganzen Körpers; die meisten Riesen scheinen sich als Akromegalen herauszustellen. Die Erkrankung beginnt dann nicht, wie manche bedeutende Forscher annahmen, in der Jugend. Gewiß gibt es sehr seltene Fälle von Akromegalie schon in der Kindheit. Bei ihnen entstehen eigenartige Erscheinungen, die denen der Akromegalie bei Erwachsenen ähneln, nicht die des Riesenwuchses. Die übergroße Mehrzahl der Fälle von Akromegalie, namentlich der akromegalen Riesen, entwickelt sich an ausgewachsenen Menschen.

Von seiten der Geschlechtsdrüsen sind anfangs öfters Reizerscheinungen vorhanden, die sich in geschlechtlicher Erregung, in dem Auftreten abnormer Behaarung oder einer Vergrößerung der äußeren Geschlechtsorgane zeigen. Später erfolgt dann in der Regel Herabsetzung, schließlich Aufhebung der Genitalfunktionen. Wir haben also auch hier wieder den geheimnisvollen Zusammenhang zwischen den Drüsen. Man pflegt jetzt meist eine verstärkte Tätigkeit des Drüsenteils der Hypophyse durch die adenomatöse Erkrankung in den Mittelpunkt zu stellen und von ihr aus einen Einfluß auf die Keimdrüsen, auf die Schilddrüse, auf die Nebennierenrinde ausgehen zu lassen. Freilich, was eigentlich geschieht, wissen wir nicht, und auch die anatomischen Veränderungen der sekundär erkrankenden Teile erscheinen mir noch nicht genügend geklärt. Auch hier wieder treffen wir Veränderungen des Stoffwechsels, die vielleicht mit einem Einfluß auf das Zwischenhirn zusammenhängen, vor allem Glykosurien und echten Diabetes. Öfters scheint auch der Purinstoffwechsel nicht in Ordnung zu sein[2]. Insipidusartige Polyurien kommen vor. Sehstörungen, besonders durch Defekte des Gesichtsfelds, mannigfache Symptome von seiten des Nervensystems, Schmerzen und Parästhesien gehören zum Gewöhnlichen, eine gewisse Apathie ist nicht selten.

Sehr interessante allgemeine Beziehungen sind vorhanden. Vermutlich reziproke mit den Geschlechtsorganen. FALTA macht auf akromegale Erscheinungen in der Schwangerschaft aufmerksam, und ich möchte daran erinnern, wie verhältnismäßig häufig man bei sonst ganz gesunden Menschen einzelne schwach ausgeprägte akromegale Züge oder Typen trifft, z. B. an Zunge, Unter-

---

[1] PREITZ, Akromegalie in Kraus-Brugschs Handb. **1 II**, 627. — FALTA, in v. Bergmann-Staehelins Handb. **4**, 1164.

[2] FALTA, v. Bergmann-Staehelins Handb. **4**, 1175. — THANNHAUSER u. CURTIUS, Arch. klin. Med. **143**, 287.

kiefer, Händen. Die ausgebildete Akromegalie führt schließlich ganz gewöhnlich zu psychischen Abnormitäten, oder sie geht mit ihnen einher. Aber sie verbindet sich auch noch mit zahlreichen anderen Symptomen von seiten der verschiedensten Organe, vor allem der Schilddrüse. Auch eigenartige Veränderungen des Stoffwechsels wurden beobachtet[1].

Von der Schilddrüse kennen wir ein Hormon. Wahrscheinlich wirkt sie auch noch durch andere Stoffe, dafür sprechen manche Beobachtungen, aber wir wissen sicher nur von einem, dem Thyroxin[2], ein Paraoxydijodphenyläther des Dijodtyrosins. Oswald sieht das Thyroxin allerdings nur für ein in der Schilddrüse nicht befindliches Spaltprodukt des Thyreoglobulins[3] an, und auch v. Fürth spricht ihm nicht die ganze Schilddrüsenwirkung zu. Es enthält viel Jod: der Jodhaushalt des Organismus gruppiert sich vorerst um diesen Körper und um die Schilddrüse. Die Schilddrüse speichert Jod, das uns immer mit Luft, Wasser und allen Nahrungsmitteln zugeführt wird, im Thyroxin, aber offenbar auch auf andere Weise, denn nur ein Teil ihres Jods ist im Thyroxin enthalten.

Das Thyroxin verläßt auf dem Blutwege[4] die Schilddrüse, in ihrer Vene ist es nachweisbar. Höchst interessant ist aber die Angabe, daß Schilddrüsensekret in die Lymphwege fließt, und daß diese zur Thymus und den Epithelkörperchen laufen sollen. Letztere Annahme wird mir von meinem Freunde Kallius nicht bestätigt. Die Abscheidung des Thyroxins steht unter dem Einflusse vegetativer wohl wesentlich sympathischer Nerven; was sie regelt, wissen wir nicht sicher. Aber gewiß vermag ionisiertes Jod, wenn seine Menge im Blute eine gewisse Schwelle überschreitet, die Inkretion der Drüse anzuregen[5]. In den Körperzellen entfaltet es seine Wirkung auf die Höhe des Stoffhaushalts[6] und auf die Bildung der Form. Stuber meint[7], daß die Vermittlung des Eintritts von Alkylresten in organische Stoffe eine besondere Aufgabe des Jods sei. Jedenfalls hat das Jod im Stoffwechsel oxydierende und katalysatorische Fähigkeiten[8] sowie eine ausgiebige Bedeutung[9] für die Regulation zahlreicher Vorgänge des vegetativen Nervensystems. Dem Thyroxin ähnliche chemische Stoffe wie Jodtyrosin und Jodtyramin wirken in ähnlicher Weise, wirken aber viel schwächer. Es erscheint interessant, daß eine Kost, die arm ist an tryptophanhaltigem Eiweiß (Mais), den Morbus Basedowii günstig beeinflussen soll[10]. Das Jodion

---

[1] Z. B. Thannhauser u. Curtius, Arch. klin. Med. **143**, 287.

[2] Kendall, J. of biol. Chem. **39**, 125; **40**, 265; **43**, 149. — Harington, Biochemic. J. **20**, 293. — Bericht über die internationale Kropfkonferenz. Bern 1927. — Hirsch, Handb. der inneren Sekretion. — Moebius, Die Basedowsche Krankheit. — v. Fürth, Phys. u. Path. Chem. **1**, 518, 2. Aufl. — Abelin, Physiologie der Schilddrüse, in Handb. norm. path. Phys. **16 I**, 94.

[3] Oswald, Dtsch. med. Wschr. **1924**, Nr 38.

[4] Über diese Verhältnisse siehe Asher, in Hirschs Handb. der inneren Sekretion **2**.

[5] Sturm, Z. exper. Med. **74**, 514.   [6] Vgl. Kowitz, Erg. inn. Med. **27**, 307.

[7] Stuber, Klin. Wschr. **1923**, Nr 20.

[8] Engländer, Wien. klin. Wschr. **1925**, Nr 7 u. 12.

[9] Herzfeld, Z. exper. Med. **53**, 332.   [10] Bálint, Klin. Wschr. **4**, Nr 26 (1925).

soll seinen Einfluß auf dem Wege über die Schilddrüse entfalten. Jod ist nämlich unzweifelhaft imstande, bei Menschen mit einer „Anlage" die Schilddrüse zur Abscheidung von Thyroxin zu reizen. Diese Anlage geht sehr häufig mit einer Schwellung der Schilddrüse einher. Histologisch kann dann die Drüse wie bei Basedowstrumen Epithelwucherungen und Zapfenbildung zeigen, aber es kommen auch die verschiedensten anderen morphologischen Zustände vor. Der Jodgehalt kann in den durch Jod leicht zur Abscheidung reizbaren Strumen hoch oder niedrig sein. Der Beurteilung des anatomischen Zustandes von normalen Schilddrüsen erwachsen dadurch so außerordentliche Schwierigkeiten[1], daß die Untersuchung nur an Menschen möglich ist, die nie Jod erhielten, daß nicht nur die verschiedenen Stellen einer Schilddrüse verschieden gebaut und zusammengesetzt sind, sondern daß auch Schilddrüsen aus verschiedenen geographischen Gegenden verschiedenen Bau und verschiedene Zusammensetzung haben. Es entspricht auch nicht sicher einer Schilddrüse bestimmter Funktion ein bestimmter zugehöriger Bau. Nur die ausgesprochene Basedow- und hyperthyreotische Schilddrüse hat noch am ehesten eine charakteristische Struktur, die durch Epitelwucherungen, Zapfenbildung, Kolloidarmut und Lymphozytenherde charakterisiert ist[2].

Die Schilddrüse ist eben ein Organ, das sicher seine Funktion und wahrscheinlich seine Form nach Bau und Größe unter den verschiedensten äußeren und inneren Umständen des Lebens verschieden gestaltet: Geographische Lage, Jahreszeiten, Alter, Zeiten geschlechtlicher Veränderungen wie Pubertät, Menstruation, Schwangerschaft, Menopause sind von Bedeutung.

Es ist doch sehr merkwürdig, daß der Jodgehalt des Blutes im Spätsommer größer ist als im Winter[3]; das weist mit Wahrscheinlichkeit auf eine stärkere sommerliche Tätigkeit der Schilddrüse hin. Auch Schwankungen des Jodgehalts vom Blut wurden festgestellt; z. B. Vermehrung während der Menstruation und gegen Ende der Schwangerschaft, sowie bei den „rein kardial bedingten" Tachykardien. Zugeführtes Jod soll beim Gesunden viel schneller ausgeschieden werden als vom Basedowkranken. Aber auch da liegen die Verhältnisse höchst verwickelt und in den verschiedenen Fällen ganz ungleichmäßig[4]. In kropffreien Orten soll die Jodausscheidung mit dem Harn viel größer sein als in Kropfgegenden[5]. Allerdings wird die Güte der v. FELLENBERGschen Methode der Jodbestimmung angezweifelt.

---

[1] Vgl. SPATZ, Arch. klin. Med. **158**, 257 (F. v. MÜLLER). — H. MAY, Arch. klin. Chir. **149**, 501 (ASCHOFF).

[2] Über diese Fragen SIMMONDS, Naturforscherversammlg 1911. — A. KOCHER, in Kraus-Brugschs Handb. **1** II. — RAUTMANN, Mitt. Grenzgeb. Med. u. Chir. **28**, 539. — KLOSE, Bruns' Beitr. **102**, 1. — HELLWIG, Mitt. Grenzgeb. Med. u. Chir. **32**, 508 (ASCHOFF).

[3] VEIL u. STURM, Arch. klin. Med. **147**, 166. — Vgl. VEIL, Münch. med. Wschr. **1928**, Nr 5/6; **1925**, Nr 16. — STURM, Kongreß inn. Med. **1927**, 116. — MAURER u. DIETZ, Münch. med. Wschr. **1926**, Nr 1.

[4] STURM, Kongreß inn. Med. **1927**, 116.

[5] v. FELLENBERG, Biochem. Z. **184**, 85. — Vgl. F. BLUM, Schweiz. med. Wschr. **1927**, Nr 34.

Was die diffuse Wucherung des Schilddrüsengewebes, nicht die durch Tumoren bedingte, sondern der einfache Kropf, besonders der der heranwachsenden jungen Menschen bedeutet, wissen wir nicht. Charakteristische klinische Symptome gehören ihm nicht zu; der respiratorische Stoffwechsel von Menschen mit einfachem Kropf ist normal[1]. Höchstens findet man manchmal geringe Erscheinungen von allgemeiner Nervosität, die nach einem leichten Hyperthyreoidismus hinüberdeuten. Auf der anderen Seite heben aber gute Ärzte, die in Kropfgegenden leben[2], hervor, daß man bei Kropfträgern doch gar nicht so selten Andeutungen von Hypothyreose sieht und zuweilen auch geringe Verminderungen des Grundumsatzes. Der Jodgehalt des Blutes soll bei diesen Kranken herabgesetzt sein, während des Winters weniger als im Sommer[3]. Nach operativer Verkleinerung des Organs sank der Jodgehalt des Blutes noch mehr.

Solche Strumen erwachsen, ebenso wie die Kropfbildungen der Kretinen nach Auffassung einer Reihe von Forschern[4] unter Bedingungen, die dem Organismus zu wenig Jod zukommen lassen. Diese Meinung ist durch sorgsame medizinische, geographische und geologische Beobachtungen gestützt, und auch ich möchte mich zu ihren Gunsten aussprechen. Aber auf der Kropfkonferenz in Bern[5] haben sich gewichtige Stimmen dagegen ausgesprochen. Der feinere Bau der Kröpfe ist in diesen Fällen kein einheitlicher.

Noch nicht klar sind, soviel ich sehe, die Anschauungen über den Jodgehalt dieser Kröpfe. Nach dem Bericht über die Verhandlungen der Kropfkonferenz[6] ist er in den Jugendkröpfen prozentarisch „meist entschieden geringer". Aber der Gesamtjodgehalt ist (mit Hilfe der Vergrößerung der Schilddrüse) „durchschnittlich sogar um das Zweifache größer". Größe der Schilddrüse und relativer Jodgehalt verhalten sich etwa umgekehrt, doch ist kein sicheres Verhältnis da. Das gleiche fanden JANSEN und ROBERT[7] für die Gesamtzahl ihrer euthyreotischen Strumen. SPATZ[8] sah dies nur an den Schilddrüsen Erwachsener, dagegen bei Adoleszentenstrumen: „besonders niedrigen prozentualen und absoluten Jodgehalt haben die Adoleszentenstrumen". Im Blut dieser Kranken ist der Jodgehalt herabgesetzt[9], im Sommer häufiger als im Winter! Zugeführtes Jod wird unter Verkleinerung des Kropfs gespeichert.

Recht häufig, und zwar in allen Abstufungen von den Grenzen der Norm bis zu den schwersten Fällen, beobachteten wir Zustände, in denen die Verrichtung

---

[1] DE QUERVAIN u. PEDOTTI, Mitt. Grenzgeb. Med. u. Chir. **39**, 646.

[2] ISENSCHMID, l. c. S. 320.   [3] VEIL, Münch. med. Wschr. **1925**, Nr 16.

[4] Z. B. HUNZIGER, Die Prophylaxe der großen Schilddrüse. 1924. — EGGENBERGER, in Hirschs Handb. der inneren Sekretion **3**, 684. — SCHMITZ-MOORMANN u. MEIS, Mitt. Grenzgeb. Med. u. Chir. **41**, 131 (ASCHOFF). — PAYR, Jkurse ärztl. Fortbildg **1928**, Dez. — SNAPPER, bespr. Kongreßbl. inn. Med. **58**, 634.

[5] Vgl. F. MÜLLER, Münch. med. Wschr. **1927**, 1605. — Vgl. WEGLIN, in Henke-Lubarschs Handb. **8**, 403.

[6] F. MÜLLER, l. c. S. 1606. — Vgl. ABELIN, Arch. f. exper. Path. **124**, 1. — SCHMITZ-MOORMANN, Mitt. Grenzgeb. Med. u. Chir. **39**.

[7] JANSEN u. ROBERT, Arch. klin. Med. **157**, 243.

[8] SPATZ, Arch. klin. Med. **158**, 333.

[9] VEIL u. STURM, Arch. klin. Med. **147**, 166. — JANSEN u. ROBERT, l. c.; Kropfkonferenz, l. c. S. 1606. — Über alle diese Fragen ISENSCHMID, l. c. S. 341.

der Schilddrüse gesteigert ist. Dann tritt mehr jodhaltige Substanz, wohl Thyroxin zu den Geweben. Das Blut enthält mehr Jod[1]. Die Schilddrüse ist fast immer vergößert und enthält im ganzen bei einem Teil der Fälle, den sog. leichten Hyperthyreosen, mehr Jod[2]. Man wird sich die Vorstellung machen können, daß in diesen Schilddrüsen mehr spezifisch wirksame Substanz da ist, und daß diese aus irgendwelchen Gründen reichlicher in das Blut übertritt.

Wie unklar aber alles noch ist, zeigen die Mitteilungen, daß in den schwersten Fällen von Hyperthyreose, die zum primären und sekundären Morbus Basedowii gehören, der Gesamtjodgehalt der Schilddrüse erniedrigt ist[3]. Man müßte für diese Fälle annehmen, daß die hyperthyreotischen Erscheinungen auftraten, weil viel wirksame jodhaltige Substanz (Thyroxin) die Schilddrüse verließ und sich in den Geweben geltend macht. Und diese an Jod ärmste Schilddrüsensubstanz kann auf die Metamorphose der Kaulquappen die stärkste Wirkung[4] haben! Aber in andern Fällen hat sie keine Wirkung[5].

Würde man geneigt sein, den Jodgehalt der Schilddrüse zu Art oder Stärke ihrer Funktion in irgendwelche Beziehung zu setzen, so müßte man die Ergebnisse der Untersuchungen als trostlos ansehen — um so mehr als diese Beobachtungen aus Instituten ersten Ranges stammen, mithin sicher richtig sind. Ich möchte aber kaum glauben, daß jene Annahme der Voraussetzung zutrifft[6]. Niemand weiß Zuverlässiges über die Beziehungen des Thyroxins zum Gesamtjodgehalt der Schilddrüse. Bei Darstellung des Thyroxins wird, auch bei Benutzung der besten Methoden, nur ein verhältnismäßig kleiner Teil des Jods in Form von Thyroxin gewonnen. Man muß also mit der Möglichkeit rechnen, daß ein erheblicher Teil des Jods in anderer Form von der Schilddrüse aufbewahrt wird. Amerikanische Forscher halten das für sicher und sprechen wieder von Jodthyreoglobulin. Daß dieser Körper aber verschiedene Mengen Jod enthalten kann, weiß man. Wie weit differente, wie weit indifferente jodhaltige Körper in Betracht kommen, weiß man nicht. Jedenfalls könnte man sich die Vorstellung bilden, daß Jodgehalt und Thyroxingehalt der Schilddrüse etwas ganz Verschiedenes sind. Vielleicht kommt es auf die Bildung des Thyroxins aus andern jodhaltigen Stoffen an. Das würde die widersprechenden Ergebnisse der genannten Beobachtungen erklären.

Auch diesen Zuständen, bei denen eine verstärkte Tätigkeit der Schilddrüse jedenfalls eine Rolle spielt, kommt eine einheitliche anatomische Veränderung nicht zu. In der Mehrzahl der Fälle weist sie, wie gesagt, Veränderungen auf, die eine erhöhte Tätigkeit anzeigen, vor allem Zellwucherungen und, soweit man überhaupt auf das Kolloid Wert legen will, Verflüssigung, vielleicht Veränderungen des Kolloids. Indessen die Bedeutung des Kolloids für die Funktion ist einigermaßen problematisch und jedenfalls sind diese Drüsen kolloidarm. Die Follikel sind in ihnen klein und unregelmäßig gestaltet. Lymphzellenherde finden sich sehr häufig in diesen Schilddrüsen. Diese Veränderungen, die teils primär, teils an vorher schon erkrankten Schilddrüsen vorhanden sind, haben jede für sich genommen, nichts für die Hyperthyreosen allein

---

[1] JANSEN u. ROBERT, l. c. S. 243; Kropfkonferenz, l. c. S. 1606. — ISENSCHMID, l. c. S. 332, Lit. — LUNDE, Biochem. Z. **206**, 271.

[2] JANSEN u. ROBERT, l. c. S. 243. — ABELIN, Arch. f. exper. Path. **124**, 1.

[3] Kropfkonferenz, l. c. S. 1606. — JANSEN u. ROBERT, l. c. S. 243. — SPATZ, l. c. S. 333. — ABELIN, l. c. — Vgl. demgegenüber LUNDE, Biochem. Z. **206**, 248.

[4] SPATZ, Z. Biol. **87**, 41. — Über diese Frage siehe ISENSCHMID, l. c. S. 341 ff.

[5] ABELIN, l. c. — Vgl. MARK u. STRADAL, Pflügers Arch. **212**, 486.

[6] Vgl. ABELIN, Klin. Wschr. **1927**, Nr 14.

Charakteristisches[1], z. B. kann die großfollikuläre Hyperplasie der Schilddrüse nahe Beziehungen zur Basedowveränderung gewinnen[2]. Aber wenn die genannten morphologischen Veränderungen durch die ganze Drüse hin stark ausgesprochen vorhanden sind, so kann man doch mit großer Sicherheit das Bestehen einer schweren Hyperthyreose, eines primären oder sekundären Morbus Basedowii annehmen[3].

Interessant ist es, daß die Funktion der basedowischen Schilddrüse verändert gefunden wurde. Z. B. ist das Gärungsvermögen gegenüber einer normalen Schilddrüse auf das Doppelte gesteigert[4].

Wir besprechen hier alle die Zustände, bei denen eine verstärkte Tätigkeit der Schilddrüse anzunehmen ist. Sie umfassen das große Gebiet von den leichtesten Hyperthyreosen an, die ganz allmählich sich entwickeln vom einfachen Kropf mit den ersten Erscheinungen etwas lebhafterer Funktion der Drüse durch zahlreiche Übergänge und Varianten bis zum klaren Morbus Basedowii[5]. Klinisch nicht entfernt etwas Einheitliches. Nur die Schilddrüse ist in der Regel geschwollen, das verbindet klinisch symptomatisch diese Zustände. Aber auch dieses Symptom kann fehlen, d. h. die verstärkte Verrichtung der Drüse äußert sich nicht immer durch eine Vergrößerung des Organs.

Die Erscheinungen seitens des Herzens, die unter dem Einfluß der Schilddrüsenstoffe bei Hyperthyreose und bei Basedowscher Krankheit auftreten, sind im Abschnitt Kreislauf geschildert. Im allgemeinen handelt es sich um eine Erregung der gesamten Zirkulation. Auch die umlaufende Blutmenge — beurteilt nach der Einspritzung von Trypanrot — soll erhöht sein[6]. Bei der Steigerung des Stoffwechsels war das zu erwarten.

Nosologisch wird der einzelne Fall von verschiedenen Forschern und Ärzten ganz verschieden beurteilt. Das ist um so eher möglich, als wir, wenn nicht Jodwirkung vorliegt oder sehr erhebliche psychisch-nervöse Erregungen sich bei „disponierten" Menschen geltend machten, über die Ursachen und die Entstehung dieser Zustände gar nichts wissen. Dementsprechend wechselt auch die Nomenklatur erheblich.

Eine verstärkte Arbeit der Schilddrüse bei diesen Zuständen dürften wir mit sehr großer Wahrscheinlichkeit daraus erschließen, daß die künstliche Darreichung von Schilddrüse einen Teil der Symptome dieser Kranken erzeugen kann: die Erscheinungen des Stoffwechsels, die Beschleunigung der Herzschlagfolge mit

---

[1] SIMMONDS, Naturforscher-Versammlung 1911. — A. KOCHER, l. c. — RAUTMANN, Mitt.-Grenzgeb. Med. u. Chir. 28, 539. — KLOSE, Bruns' Beitr. 102, 1. — MAYER u. FÜRSTENHEIM, Virchows Arch. 278, 391.

[2] HELLWIG, Mitt. Grenzgeb. Med. u. Chir. 32, 508 (ASCHOFF).

[3] SPATZ, l. c.   [4] STURM, Z. exper. Med. 74, 555.

[5] MOEBIUS, Die Basedowsche Krankheit, 2. Aufl. (Lit.). 1906. — SATTLER, Die Basedowsche Krankheit. 1910. — CHVOSTEK, Morbus Basedowi und Hyperthyreosen. 1917. — KRAUS u. TH. KOCHER, Kongreß inn. Med. 1906. — A. KOCHER, in Kraus-Brugschs Handb. 1 II. — OSWALD, Die Schilddrüse usw. 1916. — F. KRAUS, Berl. klin. Wschr. 1913, Nr 40/41. — OSWALD, Münch. med. Wschr. 1915, Nr 27. — DEUSCH, Hyperthyreosen, in Hirschs Handb. 3. — ISENSCHMID, Handb. norm. path. Phys. 16 I, 238; ausgezeichneter Aufsatz! — A. ZONDEK u. WISLICKI, Klin. Wschr. 1931, Nr 21.

[6] WISLICKI, Klin. Wschr. 1929, 1568; Z. exper. Med. 71, 696. — H. ZONDEK, Dtsch. med. Wschr. 1930, Nr 9/10.

ihren unangenehmen Palpitationen und den vielleicht kürzeren Systolen, die seelische Erregtheit und Unruhe, manchmal sogar mit Verwirrung, das Zittern, die Schweiße, sowie mancherlei andere nervöse Symptome, die, Seelisches und Körperliches treffend, auf Störung zentraler und peripherer Teile beruhen.

Über den Stoffwechsel unter verstärkter Einwirkung des Thyroxins auf die Zellen ist schon früher gesprochen (Abschnitt Kraftwechsel). Dort wurde dargelegt, wie sich die Höhe des gesamten Energiehaushalts gestaltet und wie die Zersetzung der einzelnen Nahrungsstoffe abläuft. Man wird zugrunde legen, daß das Schilddrüsensekret die normale Höhe des Stoffwechsels leitet, dafür können wir seine Herabsetzung bei Fehlen des Thyroxins anführen. Es entspricht also völlig unsern Voraussetzungen, wenn bei Hyperthyreosen der Energieumsatz erhöht ist. Nach modernen Auffassungen ist das sogar in allen Fällen von Thyreoidismus so. Ich kann das aber nicht anerkennen, denn es gibt sichere Fälle von Hyperthyreoidismus mit Zeiten ohne Stoffwechselsteigerung[1]; das scheint mir jetzt auch die allgemeine Ansicht zu sein. Man bedenke, wie viele moderne Respirationsversuche wegen ungenügender Übung der Untersucher falsch sind!

Als wichtig und bedeutungsvoll möchte ich hier nochmals zwei Besonderheiten des Schilddrüsenstoffwechsels hervorheben: Hyperthyreotische brauchen für die gleiche Muskelleistung einen größeren Energieaufwand als Gesunde[2], und der dynamische Stoffverbrauch ist bei ihnen erhöht[3]. Alles das weist auf eine erhöhte Erregbarkeit vegetativ-nervöser Vorrichtungen hin, wie sie ja die Schilddrüsensubstanz hervorruft.

Die Art der Einwirkung des Schilddrüsenstoffs ist in mehrfacher Hinsicht etwas Beonderes[4], sie erhöht oder mindert nicht einfach eine Leistung, sondern beeinflußt einen Zustand, und ihr Effekt ist von dessen Höhe und Art abhängig. Also das Verhalten des der Einwirkung unterliegenden Organs ist von größter Bedeutung für das, was geschieht.

Zuweilen — allerdings selten — wurde sogar Exophthalmus nach Einnahme von Schilddrüsensubstanz gesehen[5], auch am Tier[6]. Immerhin muß man die experimentelle Erzeugung der Augensymptome am Tier sehr zurückhaltend beurteilen. Die übrigen Erscheinungen, die wir eben nannten, entstehen viel leichter und regelmäßiger am Tier, besonders nach länger währender Verfütterung der Drüse.

Nicht alle Funktionsstörungen treten nach Darreichung von Schilddrüsensubstanz bei jedem Menschen oder bei jedem Tier auf. Vielmehr müssen an dem Organismus Bedingungen erfüllt sein: wie eben schon erwähnt wurde, kommt es auf die Art des gerade bestehenden Zustands der Organe an. Sehr merkwürdig ist

---

[1] Vgl. Jaguttis, Arch. klin. Med. 155, 1 (Matthes). — Möller, Acta med. scand. (Stockh.) Suppl. 21, 1. — Zahlreiche weitere Mitteilungen.

[2] Boothby u. Sandiford, J. amer. med. Assoc. 81, 795 (1923). — Kisch, Klin. Wschr. 1926, Nr 16. — Bansi, Dtsch. med. Wschr. 1929, 347. — Bansi u. Groscurth, Z. klin. Med. 116, 583. — Kommerel, Pflügers Arch. 227, 1.

[3] Pribram u. Porges, Wien. klin. Wschr. 1908, 1584. — Weiss u. Adler, Klin. Wschr. 1, Nr 32 (1922). — Adler, Biochem. Z. 101, 197; 137, 273.

[4] Vgl. F. Kraus, l. c.   [5] Vgl. v. Notthaft, Zbl. inn. Med. 1898, Nr 15.

[6] Kraus u. Friedenthal, Berl. klin. Wschr. 1908.

doch z. B., daß Thyroxin und Jod am hyper- und hypothyreotischen Organismus viel stärker wirken als am normalen. Das ist dem Experiment gemeinsam mit der Krankheit selbst: auch sie entsteht wohl nicht an jeder Art Mensch. Vielmehr muß so etwas wie eine Anlage in ihm vorhanden sein; auf diese werden wir sogleich eingehen. Ist sie aber einmal da, so vermag auch schon die einfache Darreichung jodhaltiger Substanzen die Krankheit hervorzurufen. Dann wirkt Schilddrüsensubstanz sowohl als auch ionisiertes Jod, letzteres wohl durch Vermittlung der Schilddrüse.

Soweit die Schilddrüse funktionell für die Entstehung der Basedowschen Krankheit von Bedeutung ist, kommen wir meines Erachtens mit der Annahme einer verstärkten Tätigkeit von ihr aus. Ich sehe ebenso wie eine ganze Reihe von Forschern[1] keine Notwendigkeit, die Bildung veränderter Schilddrüsenstoffe anzunehmen, wie es andere tun[2]. Die sicheren therapeutischen Erfolge einer Verkleinerung der Schilddrüse, sowie die Fähigkeit, mit dem normalen Sekret die Erscheinungen des Thyreoidismus zu erzeugen und endlich die Beobachtungen, die mit dem normalen wie mit dem basedowischen Saft in gleicher Weise das Myxödem zu verhüten vermochten, sprechen mir in diesem Sinne[3]. Da der Gehalt der Drüsen, sowohl der gesunden wie der kranken, an der wirksamen Substanz stark wechselt, so lassen sich alle Beobachtungen, die mit Drüsenextrakten angestellt wurden, nur mit großer Zurückhaltung beurteilen[4].

Die Hauptsymptome der eigentlichen Basedowschen Krankheit: Exophthalmus, Tachykardie, Palpitationen, Schilddrüsenschwellung, Zittern, großer Stoffverbrauch sind nur manchmal vereint da; recht häufig kann eine oder die andere Erscheinung fehlen. Und um sie herum gruppiert sich eine große Anzahl weiterer Störungen von seiten der verschiedensten Organe, namentlich des Nervensystems und zahlreicher endokriner Drüsen. Zahl, Art und Mannigfaltikeit dieser Symptome ist außerordentlich, fast verwirrend groß und ich verstehe sehr gut, daß ein Teil gern von der eigentlichen Basedowschen Krankheit getrennt und einer „Anlage" zugesprochen wird[5], denn ein Teil dieser Komplexe hat wirklich kaum noch etwas mit ihr gemein.

Unzweifelhaft wird das Ganze zwar durch das Band einer verstärkten Schilddrüsentätigkeit zusammengehalten, und kein geringerer als MÖBIUS hat in einem Hyperthyreoidismus das Wesentliche der Basedowschen Krankheit gesehen. Diese Ansicht hat zweifellos viel Klares, Einfaches und Vereinfachendes. Es gibt nicht wenige Kranke, bei denen man schwanken kann, bei denen es gewissermaßen Benennungsfrage ist, ob man von Hyperthyreoidismus oder Basedowscher Krankheit sprechen soll. Aber vortreffliche Ärzte möchten beides doch vorerst noch trennen[6]. Auch ich habe rein ärztlich diese Neigung gehabt. Indessen letzten Endes glaube ich doch, daß von dem leichten Thyreodismus bis zur genuinen echten Basedowschen Krankheit eine ununterbrochene Reihe von Übergängen besteht. Denn in einzelnen Fällen entsteht aus einer einfachen

---

[1] Z. B. OSWALD, KRAUS, FALTA.
[2] Z. B. LAMPÉ, LIESEGANG u. KLOSE, v. Bruns' Beitr. 77. — Vgl. BARUCH, Zbl. Chir. 1911 u. 1912. — DE QUERVAIN, Schweiz. med. Wschr. 1927, Nr 35.
[3] Vgl. die Darlegungen von OSWALD, l. c. S. 46. — Demgegenüber WALTER u. HOSEMANN, Z. Neur. 23, 98.
[4] Vgl. die Ausführungen von OSWALD.   [5] Besonders CHVOSTEK.
[6] WEGELIN, l. c., S. 403. — FR. v. MÜLLER, Kropfkonferenz. Bonn 1927.

Struma durch Jodgebrauch der ganze volle Symptomkomplex der schwersten Basedowschen Krankheit[1]. Daß hier das Jod so wirkt, beruht auf einer Anlage, es ist etwas Ungewöhnliches und erfordert ein besonderes Verhalten des Organismus. Dieses Verhalten kann mit der Anlage zur Basedowschen Krankheit gleichbedeutend sein: auf dieser Grundlage wirkt dort das Jod und hier eine unbekannte Schädlichkeit in dieser eigenartigen Weise.

Die meisten neueren Schriftsteller[2] nehmen, wie gesagt, an, daß der Entwicklung der Basedowschen Krankheit eine Anlage zugrunde liegt. Mit dieser Anlage ist die Erkrankung der Schilddrüse und offenbar auch die Veränderung einer wechselnden Zahl von anderen endokrinen Drüsen verquickt; auf ihrer Grundlage wird sie ausgelöst. Veränderungen der Haut, Erscheinungen von seiten des Knochenwachstums und der Geschlechtsorgane, das Verhalten des Stoffwechsels der Kohlehydrate, Durchfälle mit starker Störung der Fettresorption erweisen die Mitbeteiligung anderer Organe[3]: der Hypophyse, der Keimdrüsen, der Nebennieren, der Thymusdrüse, des Pankreas. Wir wissen nicht, wie sie zur Veränderung der Schilddrüse und auch nicht, wie sie zur Anlage stehen. Weitere Forschungen müssen enthüllen, warum und wie die endokrinen Drüsen auch in dieser Form so häufig kombiniert erkranken; die Tatsache steht fest[4].

Unter den Drüsen, die zum Symptombild der Basedowschen Krankheit beitragen können, hat die Thymusdrüse[5] neuerdings besonderes Interesse gewonnen, denn bei einer nicht unerheblichen Anzahl von Basedowkranken findet sich eine im Vergleich zum Alter noch auffallend große Thymus, und es ist sogar gelungen, nach bloßer Thymusresektion einzelne Kranke mit echter Basedowscher Krankheit ganz wesentlich zu bessern, ja zu heilen[6]. Manche Forscher nehmen sogar eine „thymogene" Gruppe der Basedowschen Krankheit an[7] und empfehlen[8], stets mit der Verkürzung der Schilddrüse die der Thymus zu verbinden, falls diese vergrößert ist. Auch ich habe den Eindruck einer Bedeutung der Thymusdrüse für manche Basedowfälle. Es wäre gerade in dieser Beziehung sehr interessant, wenn die — thyroxinführenden — Lymphgefäße der Schilddrüse in die Thymusdrüse gehen sollten (was doch ganz unwahrscheinlich ist). Aber ihre Bedeutung für den Morbus Basedowii ist in ihren Einzelheiten noch völlig unklar. Ich unterlasse es, auf Vermutungen über die Stellung der Thymus einzugehen, weil sie meines Erachtens noch zu wenig begründet werden können. Indessen eine Gedankenrichtung scheint mir beherzigenswert. Auffallende Größe und Erhaltung der Drüse hat Beziehung zum „Lymphatismus", also zur Schwellung lymphozytärer Organe, auch der Milz, mit Vermehrung der Lymphozyten im Blut; ich erinnere an PALTAUFS Status thymolymphaticus. Dieser aber soll in manchen Fällen eine Bedeutung besitzen für die Anlage zur Basedowschen Krankheit. Man findet bei ihr Lymphatismus (vgl. auch ASCHOFF, Berner

---

[1] Solche Fälle, die ich selbst auch kenne, bei ISENSCHMID, S. 284f.

[2] Z. B. OSWALD, FALTA, ganz besonders CHVOSTEK.

[3] Vgl. z. B. LAMPÉS Befunde, Arch. klin. Med. **120**, 419. — BORCHARDT, ebenda **143**, 35. — SCHÖNDUBE, Z. klin. Med. **100**, 97.

[4] MORAWITZ, Naturforscherversammlung **1911**. — FALTA, l. c.

[5] WIESEL, Handb. norm. path. Phys. **16 I**, 366.

[6] GARRÈ, CAPELLE u. BAYER, Bruns' Beitr. **86**, 509 (Lit.). — v. HABERER, Arch. klin. Chir. **109**. — Vgl. VISCHER, Schweiz. med. Wschr. **1926**, Nr 45.

[7] Vgl. v. HANSEMANN, Berl. klin. Wschr. **1905**. — HART, Arch. klin. Chir. **104**.

[8] v. HABERER, Arch. klin. Chir. **109** (Lit.); Mitt. Grenzgeb. Med. u. Chir. **32**, 329.

Kropfkonferenz); vielleicht gibt er zuweilen ihre Grundlage ab. Das ist wohl eine Art der Beziehung, doch erschöpft sich damit weder die Bedeutung der Thymusdrüse, noch gar das Wesen der Anlage.

Wir wollen mit dem Wort „Anlage" nichts weiter sagen, als daß von seiten des Organismus irgendwelche Bedingungen erfüllt sein müssen, wenn die Krankheit entstehen soll; ihr ganz überwiegendes Vorkommen bei Weibern gehört mit hierher. Diese Bedingungen können zum Teil angeboren sein, aber sie brauchen es nicht zu sein. Der Lymphatismus zählt vielleicht unter sie. Wer will aber sagen können, ob nicht möglicherweise eine eigenartige Veränderung der Schilddrüse zum Lymphatismus gehört? Das vom Organismus Ausgehende kann sehr wohl in einem oder in einzelnen Organen liegen. An ein besonderes, im Mittelpunkt stehendes Verhalten der Schilddrüse bei diesen Leuten dachte ich immer wegen des Einflusses von Jodpräparaten. Aber unzweifelhaft müssen über die in der Persönlichkeit liegenden Voraussetzungen der Basedowschen Krankheit noch weitere Erfahrungen im einzelnen gesammelt werden, ehe ein Urteil über die Anlage möglich ist. Dann werden wir auch sehen, in welcher Weise sich z. B. der degenerative Zustand und die Bildung der Organe äußern, auf die CHVOSTEK großen Wert legt[1].

Und mit der Schilddrüse ist noch das Nervensystem ebenso wie das Seelische auf das engste verbunden. Die Arbeit der Schilddrüse wird jedenfalls auch durch Nerven vom Vagus und Sympathikus geregelt[2]. Andererseits haben wenige Organe einen solchen Einfluß auf das Nervensystem wie die Schilddrüse. Die ältesten Theorien der Krankheit gehen vom Nervensystem aus. Unzweifelhaft ist die Symptomatik des Morbus Basedowii erfüllt von nervösen Erscheinungen, und sicher sind diese auf der einen Seite Folgen der Schilddrüsen- und anderer Organveränderungen, auf der anderen Seite aber — worauf vor allem CHVOSTEK den größten Wert legt — gegeben durch eben die Persönlichkeit des Kranken, der den Basedowschen Zustand bekommt. Und hier besteht zweifellos ein Zirkel: eine gewisse Disposition des Nervensystems für die Entstehung der Basedowschen Veränderungen ist in manchen Fällen vorhanden. Ich möchte sogar der Meinung derer sein, die die Veranlassung zur Basedowschen Veränderung der Schilddrüsenfunktion im Nervensystem suchen, wenn auch die Glandula thyreoidea vielleicht durch Eigenarten sie erst ermöglicht. Die erhöhte Tätigkeit der Schilddrüse beeinflußt nun ihrerseits wieder zahlreiche nervöse Apparate, z. B. die des Herzens, sie sensibilisiert und erregt mancherlei Funktionen der Eingeweideinnervation, mögen sie von sympathischen oder zerebrospinalen Fasern herrühren; das Wie wurde oben schon besprochen.

Aber sehr vieles ist doch noch unklar: wie weit das Nervensystem sonst direkt verändert ist, wie die früher angeführten Funktionsbeeinflussungen der anderen endokrinen Drüsen zur Veränderung des Nervensystems und der Schild-

---

[1] CHVOSTEK, l. c., S. 37 u. 267.

[2] OSSOKIN (ASHER), Z. Biol. **63**, 443. Hier Lit. (v. CYON, ASHER). — ASHER, in Hirschs Handb. der inneren Sekretion **2**.

drüse stehen, alles das wissen wir zur Zeit ebensowenig, wie wir die zur Erkrankung erforderlichen Bedingungen an Nervensystem, Schilddrüse und anderen Organen kennen.

Die Stoffe der Schilddrüse wirken, wie scheint, auf alle Körperzellen ein[1]; wie mir scheint werden sowohl das Zentralnervensystem, als die Körperzellen — jede Gruppe für sich — in besonderer Weise beeinflußt. Es wurde schon oben hervorgehoben, daß diese Wirkung zum Teil eine verwickelte ist, indem sie einen Zustand herstellt. Über die Art der Wirkung gibt es allerlei Vorstellungen[2]. Die merkwürdigen und interessanten Reaktionen des thyreotisch oder hypothyreotisch beeinflußten Organismus sind höchst mannigfaltig; zu den oben genannten kommen noch die Sensibilisierung der sympathischen Nerven für Adrenalin, die Beeinflussung der Zyanmethyl- und Morphinvergiftung bei manchen Tieren[3], die des Verhaltens gegen Sauerstoffmangel, gegenüber dem Salz- und Wasserwechsel, der Einfluß auf den Sauerstoffverbrauch, den Eiweißumsatz, auf die Kreatininbildung, auf die Phagozytose der Leukozyten. Sehr merkwürdig ist auch die Verminderung des Glykogengehalts vom Herzen durch Thyroxin[4].

Manches davon findet sich am kranken Menschen direkt wieder, für anderes sind Analogien da. Für eine Theorie der Schilddrüsenstoff(Thyroxin)wirkung fehlen aber doch noch die Unterlagen.

Verminderung oder Fehlen der Schilddrüsenwirkung[5] führt zu einer Einschränkung der Arbeit zahlreicher Körperzellen; im Abschnitt über den Stoffwechsel war davon schon die Rede: der Grundumsatz sinkt. Die Eigentemperatur ist herabgesetzt, der Puls wird langsam. Schon viel geringere Mengen von Nahrung reichen zur Erhaltung des Körperbestandes aus. Am Erwachsenen verändert sich die Beschaffenheit der Gewebe. Die Haut wird trocken und spröde, die Haare fallen aus. Im Unterhautgewebe sammelt sich eine eigenartige Flüssigkeit an, die muzinähnliche Substanzen enthält. Das Fettpolster kann reichlich werden. Bei allen schweren Kranken stellen sich Gleichgültigkeit und Verkümmerung des Verstandes ein. Mit ihrer heiseren Stimme und dem struppigen Aussehen machen diese armen Menschen einen höchst eigenartigen Eindruck.

Eine ganze Reihe Gewebe leidet nun mit. In den Arterien kann sich Sklerose ausbilden. ZONDEK berichtet über Veränderungen des Herzens (Abschnitt Kreislauf). Vor allem aber trifft die Veränderung auch hier wieder Nebennieren, Hypophyse und Geschlechtsorgane; die Menses setzen aus. Alle Folgeerscheinungen hängen natürlich ab von der Stärke der Schilddrüsenstörung und der Schnelligkeit ihrer Entwicklung; wie weit Eigenschaften des erkrankenden Organismus selbst in Betracht kommen, wissen wir nicht. Von größter Bedeutung für den Gang der Ereignisse ist das Lebensalter, in dem die Störung der

---

[1] Vgl. ASHER, HIRSCHS Handb. der inneren Sekretion **2**, 168. — BAUER, Innere Sekretion, S. 32. 1927. — In beiden Werken Literatur.

[2] Z. B. KENDALL, bespr. Zbl. ges. inn. Med. **40**, 595; **44**, 421.

[3] Vgl. PAAL, Arch. f. exper. Path. **148**, 232.

[4] ABDERHALDEN u. WERTHEIMER, Z. exper. Med. **72**, 472.

[5] SCHOLZ, Kraus-Brugschs Handb. **1 II**, 543. — EWALD, Nothnagels Handb. **22**. — KLOSE u. BÜTTNER, in Hirschs Handb. der inneren Sekretion **3**, 591. — H. CURSCHMANN, Med. Klin. **1926**, Nr 15.

Schilddrüsenfunktion eintritt. Gerade das zeigt wiederum die innige Beziehung der Schilddrüse zu anderen endokrinen Drüsen. Entwickelt sich ihr Ausfall am Kind, so hört das Wachstum ebenso auf, wie jede körperliche und geistige Entwicklung. Hier liegen offenbar Beziehungen zum sporadischen und wahrscheinlich auch zum endemischen Kretinismus vor. Für den letzteren ist die Thyreoaplasie wohl nur eine Teilerscheinung, wenigstens sieht ein so maßgebender Forscher wie BIRCHER diesen Zustand als viel verwickelter an[1]. Doch sind nicht alle dieser Meinung, und jedenfalls spielt die Beeinträchtigung der Schilddrüsenfunktion für seine Ausbildung eine hervorragende Rolle. Ich erinnere an die sehr interessanten Erfahrungen über das Auftreten von Kropf, Myxödem und Kretinismus[2]. Am Erwachsenen kommen die Erscheinungen des Myxödems spontan oder — jetzt außerordentlich selten — nach operativer Entfernung der ganzen Schilddrüse vor. Warum sie bei spontanem Myxödem ihre Arbeit einstellt, ist vorderhand noch dunkel, soweit nicht angeborene Zustände, Traumen oder eine zu starke Einwirkung von Röntgenstrahlen in Betracht kommen.

Zur Entstehung der Erscheinungen der Athyreosis dürften chemische Störungen das Wichtige sein: es fehlen zum Haushalt vieler, vielleicht aller Körperzellen Stoffe aus der Schilddrüse, wesentlich das Thyroxin. Ihr künstlicher Ersatz schafft mit voller Sicherheit Rückgang der Symptome.

Ein dunkler Punkt sind die ganz leichten bzw. rudimentären Fälle von spontanem Hypothyreoidismus[3]. Unzweifelhaft gibt es solche Fälle, ich möchte auch dem beistimmen: sie sind vielleicht wesentlich häufiger als man gemeinhin denkt. Ihre Erkennung ist eben außerordentlich schwer und ihre Beurteilung häufig ganz unsicher, weil sich hier die Erscheinungen des echten Myxödems bis zur Unkenntlichkeit zu verwischen pflegen. Das, was man sieht, ist meist so unbestimmt, daß zu seiner Einordnung mehr ein Raten als ein Erkennen nötig ist. Zudem ist von manchen Seiten die Symptomatik dieses Zustands so maßlos übertrieben worden, daß der gerade Denkende schaudert.

Vor allem durch Wiener Forscher[4] wurde der rudimentäre Hypothyreoidismus zu manchen Formen der Fettleibigkeit in Beziehung gebracht. Auch das ist sicher ein guter und fruchtbarer Gedanke. Aber für die große Mehrzahl solcher Fälle scheinen mir die Beweise zu fehlen. Denn ein Erfolg der Behandlung mit Schilddrüse sagt hier natürlich garnichts.

Die der Schilddrüse so nahe liegenden Epithelkörper[5] stellen ein eigenes Organ für sich dar. Ob die Beziehung zur Schilddrüse nur eine räumliche oder eine physiologische ist, kann wohl als sicher entschieden noch nicht angesehen

---

[1] BIRCHER, Beih. med. Klinik **1908**, Nr 6.

[2] Vgl. OSWALD, Die Schilddrüse, S. 67. 1916 (Lit.). — FALTA, l. c. — EGGENBERGER, in Hirschs Handb. der inneren Sekretion **3**, 684.

[3] HERTOGHE, Die Rolle der Schilddrüse ... und der chronisch gutartige Hypothyreoidismus. Deutsch, München 1900. — KLOSE u. BÜTTNER, l. c. Lit. — H. CURSCHMANN, Med. Klinik **1924**, Nr 1. — HIRSCH, Handb. **3**.

[4] C. VON NOORDEN, Die Fettsucht. 1910. — EPPINGER, Pathologie des menschlichen Ödems. 1917. — FALTA, Die Blutdrüsen.

[5] GLEY, C. r. Soc. Biol. Paris **1897**. — HERXHEIMER, Spezielle pathologische Anatomie **8**, 548. — PINELES, Handb. norm. path. Phys. **16 I**, 346.

werden. Gehen wirklich die Lymphgefäße der Thyreoidea zu den Epithelkörpern (?), so erweist dies das letztere Verhältnis. Aber der Wechsel der räumlichen Beziehung beider Drüsen bei verschiedenen Tieren spricht im ersteren Sinne.

Werden die kleinen Drüsen völlig entfernt, so entwickelt sich ein als Tetanie bezeichneter Zustand, der charakterisiert ist durch Reizerscheinungen an zerebrospinalen und vegetativen Nerven, an glatten und quergestreiften Muskeln.

Tiere wie Menschen ohne Epithelkörper bekommen Krämpfe, vorwiegend und zuerst in bestimmten Muskeln, z. B. der Mensch an Muskeln der Unterarme, Hände und Füße. Aber auch alle möglichen andern Muskeln, wie die des Gesichts, können betroffen sein. Tonische und klonische Krämpfe werden beobachtet. In nicht wenigen Fällen treten allgemeine epileptische Konvulsionen auf. Wie diese Epilepsien zu den sogenannten genuinen stehen, wissen wir noch nicht genau. DENNIG machte die wichtige Beobachtung[1], daß eine Säurebehandlung mancher Epilepsien auch ohne Tetanie die Krämpfe für Zeiten zum Verschwinden bringt. Die Krämpfe bei Tetanie sind in der Regel schmerzhaft.

Auch an den glatten Muskeln der vegetativen Organe (Magen, Darm, Blase u. a.) treten allerlei tonische und klonische Krampfzustände auf; das gibt eine Fülle von Symptomen[2].

Die sensiblen Nerven sind gegen ihre gewöhnlichen Reize überempfindlich[3]. Auch die motorischen Nerven werden seit der berühmten Untersuchung ERBS[4] immer für übererregbar gegenüber dem elektrischen Strom gehalten. Aber jetzt[5] weiß man doch mit Sicherheit, daß die Elektrizitätsmenge, die notwendig ist zur Erzeugung der minimalen Erregung, größer ist als am gesunden Organismus. Außerdem ist die Chronaxie eines Nerven und des von ihm innervierten Muskels nicht wie am Gesunden gleich, sondern verschieden. Man wird also die Meinung von der galvanischen Übererregbarkeit der motorischen und sensibeln, zerebrospinalen und vegetativen Nerven zum mindesten revidieren müssen. Meines Erachtens lehren die Tatsachen auch nur, daß Zustände von Erregung an Muskeln und Nerven da sind. Das braucht nicht zu liegen an einer erhöhten Erregbarkeit der Gebilde, sondern kann ebensogut bedingt sein durch die Einwirkung abnormer Reize und durch eine Veränderung der Nerven, die nicht einfach aufgeht in der Formel „erhöhte Erregbarkeit". Doch sind das Fragen, die noch einer eingehenden Untersuchung bedürfen.

Der veränderte Zustand der Nerven und Muskeln (nach der herrschenden Auffassung die „erhöhte Erregbarkeit") hat einen Grund wohl in veränderten Verhältnissen der Kalziumionenwirkung.

Man weiß schon lange, daß Kalkarmut der Säfte und Gewebe die Funktion („Erregbarkeit") der nervösen Gebilde steigert, Kalkreichtum sie mindert. Das Blut nach Entfernung der Epithelkörper enthält weniger Kalk, jedenfalls — und darauf kommt es an — weniger Kalk in ionisierter Form[6]. Die Einwirkung von Tetanieserum auf das Froschherz spricht in diesem Sinne[7]. Für die Erregbarkeit der Ge-

---

[1] DENNIG, Dtsch. Z. Nervenheilk. **103**, 275.   [2] Lit. im Abschnitt Magen.

[3] J. HOFFMANN, Arch. klin. Med. **43**; Neurol. Zbl. **1887**.

[4] ERB, Arch. Psych. **4**.   [5] GYÖRGY u. STEIN, Klin. Wschr. **1928**, Nr 51.

[6] GYÖRGY, bei STEPP-GYÖRGY, Avitaminosen, S. 310/311 (Lit.). — GYÖRGY, Erg. inn. Med. **36**, 752.

[7] TRENDELENBURG u. GOEBEL, Arch. f. exper. Path. **89**, 171.

webe ist neben ihrem Kalkgehalt doch der des Blutes wichtig. Über die Kalziumverhältnisse des Protoplasmas kann man nicht sprechen, sie sind aus denen des Serums an sich nicht zu erschließen[1], aber immerhin könnte doch ein veränderter Kalziumgehalt der Gewebe mit einer gewissen Wahrscheinlichkeit nach der Verminderung der Kalziumionen im Blut anzunehmen sein. Wenn brauchbare Beobachtungen über den Kalkgehalt des Gehirns Tetanoider noch fehlen, so ist das in den methodischen Schwierigkeiten der Untersuchung von Leichenorganen auf Kalk begründet[2]. Gewisse Bedenken in der Annahme veränderten Gewebskalks könnte man vielleicht darin sehen, daß bei der Atmungstetanie die Krämpfe schon Minuten nach Beginn der veränderten Atmung eintreten. Aber wahrscheinlich liegt doch hier nur eine Reaktionsverschiebung vor und solche verbreiten sich offenbar sehr schnell. Legt man für das Verständnis der Tetanie allen Wert auf die veränderten Kalziumverhältnisse der Nervensubstanz[3], so können wir auch in Kauf nehmen, daß es sonst noch Herabsetzung des Blutkalks ohne alle Erscheinungen von Tetanie gibt[4]. Andererseits könnte wohl das Fehlen der gesamten Kalziumabnahme des Blutes bei Atmungstetanie bedeutungslos sein, weil man bei der Alkalose an sich eine geringere Ionisierung annehmen muß[5]. In diesem Sinne spricht, daß Darreichung von Phosphaten die Tetanie nur dann steigert, wenn man alkalische Phosphate gibt[6].

Die Ionisation des Kalks im Plasma ist weiter abhängig von seinem ganzen so äußerst verwickelten Säurebasengleichgewicht[7]: also Natriumkarbonat in seinen Formen, Natriumphosphat in seinen Formen, Hämoglobin als Rezipient von Kohlensäure und stärkste Puffersubstanz, die Kohlensäure selbst, Kalzium, Natrium und Chlor sind von Bedeutung. Alles was — bei erhaltener Regulation der Wasserstoffionenkonzentration — die Alkalireserve steigert, also was das Blut nach der alkalischen Seite verschiebt, schränkt die Ionisation des Kalks ein und fördert die Tetanieneigung, alles, was die Verhältnisse des Blutes nach der sauren Seite verschiebt, hemmt sie. Das zeigt sich vor allem aus den therapeutischen Erfahrungen: Verminderung der Alkalireserve unter das mittlere Maß hebt alle tetanoiden Reizerscheinungen auf[8]. Darin ist die ausgezeichnete Heilwirkung der Darreichung von Kalziumchlorid und Ammoniumchlorid begründet. Nicht ganz klar ist mir die Tatsache, daß Fleischdarreichung die Tetanie steigert, Milchnahrung sie hemmt[9]; allerdings sind diese Beobachtungen am fleischfressenden Tiere angestellt. F. BLUM hat es schon seit vielen Jahren gezeigt[10]: nach Entfernung der Epithelkörper bleiben alle krankhaften Erscheinungen aus, wenn die Tiere Blut oder Milch erhalten, im Gegensatz zu einer Fleischkost. Auch am Menschen ist es so. Milch und Blut scheinen ein wichtiges Hormon aus den Epithelkörpern zu enthalten. Im ganzen meine ich, daß die Veränderungen des Säurebasenhaushalts oder die Veränderungen des Kalks nicht das allein Bedeutungsvolle oder das Wesentliche der Tetanie darstellen[11]. Bei Veränderungen des Säurebasenhaushalts verschieben sich auch alle andern Ionen.

Die vorliegenden Beobachtungen über das Säurebasengleichgewicht bei Tetanie nach Epithelkörperentfernung sind noch nicht völlig einheitlich. Es gibt sichere Fälle von parathyreopriver Tetanie an Mensch und Tier mit normaler Alkalireserve.

---

[1] Vgl. S. G. ZONDEK, Elektrolyte, S. 254. [2] Vgl. GYÖRGY, Vitamine, S. 315.

[3] GYÖRGY, l. c. [4] ZONDEK, PETOW u. SIEBERT, Klin. Wschr. 1922, Nr 44.

[5] GYÖRGY, Avitaminosen, S. 318. [6] GYÖRGY, Avitaminosen S. 319.

[7] Vgl. GYÖRGY, Zbl. Kinderheilk. 14, 1. — MAINZER, 38. Kongreß inn. Med. 1926, 427.

[8] FREUDENBERG u. GYÖRGY, Jb. Kinderheilk. 96, 5. — ADLERSBERG u. PORGES, Z. exper. Med. 42, 678. — DENNIG, Münch. med. Wschr. 1927, Nr 16.

[9] DRAGSTEDT, Amer. J. Physiol. 63, 408; 65, 368.

[10] F. BLUM, Studien über die Epithelkörperchen. 1925; Pflügers Arch. 208, 318; Mitt. Grenzgeb. Med. u. Chir. 41.

[11] Vgl. DAUTREBANDE, Erg. inn. Med. 40.

Am Tier ist zunächst immer eine Verschiebung des Säurebasengleichgewichts nach der alkalischen Seite da. Ich möchte mit GYÖRGY annehmen, daß der Befund im bestimmten Falle wesentlich von Einzelheiten mit bedingt ist, wie z. B. von der Atmung und von dem Eintreten der Krämpfe; diese letzteren verschieben das Säurebasengleichgewicht natürlich nach der sauren Seite.

Die ganze Tetaniefrage ist dadurch verwickelt, daß die Erscheinungen der Tetanie ein Symptom sind, das sich aus den verschiedensten Anlassen einstellt und daß auf Grund der vorliegenden Untersuchungen noch nicht sicher zu sagen ist, ob die ätiologish verschiedenen Tetanieformen pathogenetisch zusammengehören. Die Tetanie nach Epithelkörperentfernung gibt uns den einzigen dürftigen Ausblick auf die Funktion der Epithelkörper: sie haben offenbar etwas zu tun mit der Regelung der Kalkversorgung der Gewebe, weiteres läßt sich nicht sagen.

Von größter Bedeutung ist es, daß es neuerdings gelang[1], durch ein Extrakt aus Epithelkörpern die Erscheinungen der parathyreopriven Tetanie zum Schwinden zu bringen unter gleichzeitiger Kalziumanreicherung des Blutes.

Am Menschen sehen wir Tetanie[2] „von selbst" auftreten außer nach unglücklichen Halsoperationen, die die Epithelkörper entfernen, bei manchen Menschen, besonders z. B. Schuhmachern, und an bevorzugten Orten, namentlich im Frühjahr. Ferner in Zusammenhang mit Schwangerschaft und Geburt, bei bestimmten Magenstörungen (Kapitel 11), bei Infekten und vor allem bei Säuglingen — hier in einem gewissen Zusammenhang mit Rachitis und auch vorwiegend im Frühjahr. Endlich nach länger fortgesetzter tiefer und gewaltsamer Atmung.

Die verschiedenen Formen der menschlichen Tetanie haben alle gemeinsam das klinische Symptombild und auch mancherlei gemeinsam an chemischen und chemisch-physikalischen Veränderungen z. B. hinsichtlich des Kalks. Häufig auch in der alkalotischen Verschiebung des Säurebasenhaushalts. Aber gerade da machen sich doch schon Nebenumstände wie z. B. die Atmung stärker geltend. Am nächsten stehen sich wohl die parathyreoprive Tetanie und die Tetanie der Säuglinge. Über diese beiden Formen und die Atmungstetanie ist auch am meisten bekannt. Bei der Säuglingstetanie ist eben sehr günstig, daß die Kinder bei gleichmäßiger Ernährung einen ganz gleichmäßig zusammengesetzten Harn produzieren, und daß dessen Reaktion innerhalb gewisser Grenzen mithin als Maßstab für das Säurebasengleichgewicht von Säften und Geweben dienen kann. Das wird wenigstens angenommen. Ich möchte bei Nichtuntersuchung der Atmung ein gewisses Fragezeichen dahinter setzen. Jedenfalls scheinen mir direkte Beobachtungen des Blutes äußerst wünschenswert zu sein.

Wie weit die verschiedenen Formen der „von selbst" auftretenden Tetanie Beziehungen zu den Epithelkörpern haben, läßt sich noch nicht sagen. Es liegen wohl Untersuchungen vor[3]. Z. B. entstehen zuweilen bei der Geburt Blutungen

---

[1] COLLIP, Amer. J. Physiol. **72**, 182; J. of biol. Chem. **63**, 395. — BLUM, l. c.

[2] Vgl. MORO, Klin. Wschr. **1926**, Nr 21.

[3] ERDHEIM, Beitr. path. Anat. **33**, 158; Z. Heilk. **25**, 1. — Besprechung u. Lit. in dem ausgezeichneten Aufsatz von HERXHEIMER, Henke-Lubarschs Handb. **8**, 608.

in die Epithelkörper mit nachfolgender Degeneration. Einzelne Fälle von Kindertetanie sind auf diese Weise anatomisch verständlich.

So wie die parathyreoprive Tetanie völlig nur in Erscheinung tritt, wenn alle Epithelkörper fehlen, während bei Erhaltung eines von ihnen die Krämpfe nur zuzeiten und auf Anlässe sich einstellen, so gibt es bei vielen Tetanien der Säuglinge und der Erwachsenen chronisch latente Formen. Dann haben wir oft eigenartige Krankheitsbilder. Nicht selten zeichnen sie sich auch hier wieder durch Vereinigung mit Erscheinungen von seiten anderer endokriner Drüsen aus, z. B. der Schilddrüse oder der Nebennieren (Pigmentierungen). Zuweilen gibt es Ernährungsstörungen an Haut, Haaren, Augen (Katarakt), Knochen, Zähnen. Die Knochenveränderungen sind bedeutungsvoll wegen der Beziehungen der Kindertetanie zur Rachitis und wegen der Verhältnisse des Kalks. Von der Schätzung der eigenartigen Veränderungen des Zahnschmelzes als charakteristischen Erscheinungen der Tetanie ist man neuerdings etwas zurückgekommen. Aus unbekannten Gründen entwickelt sich zuweilen eine Kachexie. Krämpfe treten auch hier nur zuzeiten und nach Anlässen auf.

Es besteht also eine sichere Beziehung zwischen Epithelkörperchen, Tetanie und Stoffwechsel des Kalks. Noch nicht völlig geklärt ist das Verhältnis der Guanidinvergiftung[1] zu den genannten Dingen.

An der Katze ist das Bild der Vergiftung mit Dimethylguanidin dem der parathyreopriven Tetanie völlig gleich. Das Guanidin entsteht gewiß, wie das ihm nahe verwandte Kreatinin im Stoffwechsel des Muskels; beide dürften dem Arginin entstammen. Im Harn parathyreopriver Tiere wurde Methylguanidin in stark vermehrter Menge gefunden[2]; ebenso ist es bei tetaniekranken Menschen[3]. Guanidinvergiftung macht auch Veränderungen des Kalkstoffwechsels sowie des Säurebasenhaushalts[4] und innerhalb gewisser Grenzen vermag Darreichung von Kalk oder von Säure zu helfen. Es sind also gewisse Beziehungen da[5]. Hervorragende Forscher sehen in dem Methylguanidin das gesuchte Tetaniegift und meinen, daß die Epithelkörperchen nicht nur mit dem Stoffwechsel des Kalks, sondern auch mit dem der Argininabkömmlinge zu tun hätten. Sie verhindern die Entstehung des Methylguanidins: dieser Körper sei das Tetaniegift. Ich möchte diese Auffassung noch nicht als gesichert ansehen, ich halte vor allem die Beziehungen zum Kalkstoffwechsel noch nicht für geklärt.

Von großem Interesse ist die Beziehung der Nebenschilddrüsen zu Erkrankungen der Knochen. Es gibt ja schon zahlreiche Beobachtungen darüber, daß bei Ostitis fibrosa (PAGET) die Epithelkörper pathogenetisch eine Rolle spielen. Nun ist es neuerdings gelungen[6], durch vorsichtige Verabreichungen von COLLIPS Parathormon bei jungen Hunden eine generalisierte Ostitis fibrosa hervorzurufen. Man kann

---

[1] Die Arbeiten von KOCH, von NOEL, PATON u. FINDLAY, sowie von FRANK, STERN u. NOTHMANN bei HERXHEIMER, l. c. — Vgl. BAYER u. FORM, Z. exper. Med. **40**, 445. — HERXHEIMER, Virchows Arch. **256**, 275; Dtsch. med. Wschr. **1924**, Nr 43.

[2] Schon KOCH, J. of biol. Chem. **12**, 313. — FRANK, HARING, KÜHNAU, Arch. f. exper. Path. **115**, 48.

[3] Z. B. FRANK u. KÜHNAU, Klin. Wschr. **1925**, 1170 (Lit.). — HERXHEIMER, l. c., S. 466. — KÜHNAU, Arch. f. exper. Path. **115**, 75; **110**, 76.

[4] GOLLWITZER-MEIER, Z. exper. Med. **40**, 59.   [5] Darüber HERXHEIMER, l. c.

[6] JAFFE u. BODANKSKY, J. of exper. Med. **52**, 669, bespr. Kongreßzbl. inn. Med. **61**, 24.

das nur erreichen bei vorsichtiger Dosierung. Gibt man von vornherein zu große
Gaben, so erreicht man einen allgemeinen Kalkschwund in den Knochen ohne
fibröse Regeneration.

Die eigenartige und ganz fundamentale Stellung der Nebenniere[1] kann
durch nichts besser charakterisiert werden als durch die berühmte alte und
immer neu bestätigte Beobachtung, daß der Anencephalus mit dem Fehlen
des Vorderhirns gleichzeitig eine Verkümmerung der Nebenniere zeigt, die vom
Rindenteil infolge vorzeitiger Rückbildung ausgeht[2]. Sie zeigt sich aber auch in
einer ganzen Reihe merkwürdiger Beobachtungen[3], in denen schwere Zerstörung der Nebenniere vom Tode gefolgt war, und auf der anderen Seite ein
schneller Verfall des Körpers der Möglichkeit des Verständnisses nichts anderes
bot als eine tiefgehende Veränderung der Nebenniere. Wir kennen schon die
mannigfachsten Veranlassungen: ausgedehnte Verbrennungen, manche Arten
von Infektion, z. B. mit den Erregern des Gasbrands, der Puerperalsepsis, die
Einwirkung von Diphtheriegift. Wahrscheinlich werden diese Forschungen
noch große Bedeutung gewinnen für das Verständnis krankhafter Vorgänge.
Allerdings ist vielfach die Größe der Behauptungen der Sicherheit der Beobachtungen vorausgeeilt[4].

Wir teilen hier die Beobachtungen mit, die sich bei Schädigungen der Nebennieren ergeben ohne Rücksicht auf die physiologischen Erfahrungen, die sich für
die Nebennieren in erster Linie um das Adrenalin konzentrieren[5] und für die
biologische Betrachtung vorerst deswegen als trostlos erscheinen, weil eben im
Blut des normalen Tieres oder Menschen Adrenalin mit allen jetzt zur Verfügung
stehenden Mitteln nicht nachweisbar ist. Wie sollen wir da die erregenden und
sensiblisierenden Wirkungen des Adrenalins z. B. für Blutdruck und Zuckerstoffwechsel verstehen? Und am Kranken ist es nicht besser! LICHTWITZ sieht
einen rettenden Ausweg darin, daß das Adrenalin nicht in den Gefäßen, sondern
wie das Tetanusgift im Nerven wandert[6]. Allerdings stößt diese Annahme auf
starken Widerspruch. Interessant ist auch der Gedanke[7] einer chemischen
Beeinflussung der in der Nebenniere liegenden Nervengebilde örtlich durch das
Adrenalin, sowie seiner Weiterwanderung in diesen sympathischen Nerven.
Was nun gar die Rinde bedeutet, davon haben wir noch keinerlei Vorstellung.
Weil man von den Nebennieren so wenig weiß, ist um so mehr phantasiert

---

[1] LICHTWITZ, Das Nebennierenproblem. Klin. Wschr. **1922**, Nr 45. — P. TRENDELEN-
BURG, Die Hormone **1**, 185 (1929). — WIESEL, Handb. norm. path. Phys. **16 I**, 510.

[2] LANDAU, Die Nebennierenrinde (ASCHOFF). 1915.

[3] v. NEUSSER u. WIESEL, Erkrankungen der Nebennieren. 1910. — BITTORF, Die Pathologie der Nebennieren. 1909. — GOLDZIEHER, Die Nebennieren. 1911. — DIETRICH, Zbl. Path.
29, 169. — Vgl. PFEIFFER, Z. exper. Med. **10**, 1. — DIETRICH u. SIEGMUND, Handb. spez.
path. Anat. **8**, 951.

[4] STEWARD, Endocrinology, S. 5; ref. Ber. Physiol. **8**, 455.

[5] P. TRENDELENBURG, Asher-Spiros Erg. **21** (1922); Handb. exper. Pharm. **2**; Hormone
1, 219. — LICHTWITZ, Klin. Wschr. **1922**, Nr 45. — SCHLOSSMANN, Arch. f. exper. Path. **121**,
160.

[6] LICHTWITZ, Arch. f. exper. Path. **58**, 221. — TRENDELENBURG, Hormone **1**, 249.

[7] AVERJANOV, zit. Zbl. ges. inn. Med. **44**, 522.

worden; vor allem das Adrenalin war für Vermutungen im Gebiete der Pathologie sehr geduldig. Alles was man über seine Beziehungen z. B. zum Diabetes und zur arteriellen Hypertonie annahm, ist meines Erachtens bisher völlig unbegründet. Es beruht auf Überschätzung einer falschen experimentellen Pathologie.

Wird die Nebenniere aus dem Organismus entfernt[1], so stirbt er innerhalb kurzer Zeit. In den meisten Beobachtungen hört die Fähigkeit der Wärmeregulation auf. Das Tier verfällt in wenigen Tagen unter tiefem Sinken der Eigenwärme, des Grundumsatzes und des Blutzuckers. Das ist eine Folge des Fehlens der Rindensubstanz. Wir können das erschließen aus den Beobachtungen an Fischen, die das Rindengewebe in gesondertem Organ führen, und auch aus den Versuchen am Säugetier. Ein Ausgleich kann nur eintreten, wenn versprengte Rindenkeime vorhanden sind, wie sie sich bei manchen Tieren und auch am Menschen nicht allzu selten finden. Aus diesem Grunde sind die Beobachtungen über Folgen der Nebennierenentfernung so verschieden ausgefallen. Manche Tierarten vertragen sie gut, weil sie fast immer Rindengewebe noch an anderen Stellen besitzen. Aber auch bei den Spezies, die die Exstirpation in der Regel nicht aushalten, gibt es einzelne mit versprengten Rindenkeimen, und diese können dann scheinbar ohne Nebenniere leben. Das Markgewebe, das auch sonst noch so reichlich im Organismus an zahlreichen Stellen vorhanden ist, kommt für diese Frage nicht in Betracht. Die eigentliche, uns vorerst noch völlig unbekannte Funktion der Nebenniere ist, wie uns scheint, auf ein inniges Zusammenwirken von Mark und Rindenzellen angewiesen. Diese herbeizuführen, sucht die ganze Gestaltungsform der Nebenniere, namentlich die von LANDAU hervorgehobene Faltung ihrer Rinde. Und das Ausfallen des Zusammenwirkens hat den Tod zur Folge. Aber das Rindengewebe stellt, falls es nicht sonst im Körper durch abirrende Keime vertreten ist, das Unersetzliche dar.

Schwerste Einwirkungen auf den gesamten Organismus durch Beeinträchtigung der Nebennieren haben wir auch bei der berühmten Krankheit, durch deren Entdeckung ADDISON die Aufmerksamkeit auf dieses Organ lenkte[2]. In akuten Verschlimmerungen der Addisonschen Krankheit sehen wir ganz ähnliche Zustände von Verfall, wie sie eben beschrieben wurden. Und sie entwickeln sich offenbar auf die gleiche Weise. Denn diese Krankheit steht mit einer Veränderung der Nebennieren in Zusammenhang. Meist findet sich an ihnen Tuberkulose, doch kommen auch andere primäre oder sekundäre Veränderungen vor, z. B. solche durch Atrophie, Syphilis oder Geschwülste. Wenn zuweilen Addisonsche Krankheit ohne Veränderung der Nebennieren und auf der anderen Seite eine Erkrankung der Nebennieren ohne Addisonsche Symptome gefunden wurden, so frage man für jenes nach dem Umfang mikroskopisch nachweisbarer Veränderungen und für beides nach dem Verhalten von Nebenkeimen der Rindensubstanz und dem Zustand des übrigen chromaffinen Gewebes.

Äußerste Hinfälligkeit, schwere Magen-Darmstörungen, Herabsetzung des Blutdrucks und Blutzuckers, sowie Anhäufung eines eisenfreien, wie es scheint, nicht mit dem Blutfarbstoff in Zusammenhang stehenden Pigments in Haut und Schleim-

---

[1] Lit. bei P. TRENDELENBURG, Hormone 1, 192.　　[2] Lit. Nr 3, S. 696.

häuten charakterisieren die Erkrankung. Rudimentäre Symptome, z. B. Mattigkeit und Pigmentierungen, kommen zuweilen als Nebenerscheinungen bei Kranken mit Tuberkulose und Syphilis der Nebennieren vor; sie können sich mit dem Grundleiden bessern. Aber die echte schwere Addisonsche Krankheit führt zum Tode.

Auch bei Addisonscher Krankheit gibt es die Verbindung mit Symptomen, die durch Veränderungen anderer inkretorischer Drüsen entstehen, z. B. mit solchen seitens der Schilddrüse[1] oder des Pankreas[2]. Hoden und Ovarien atrophieren fast immer.

Ihre einzelnen Erscheinungen lassen sich aus dem, was wir über Funktion von Rinde und Mark wissen, nur zum kleinen Teil ableiten. Man wird an eine verminderte Leistung der ganzen Drüse denken. Offenbar ist aber auch hier die Funktionsstörung der Rinde das Maßgebende (MARCHAND[3]). Die Herabsetzung des Blutdrucks könnte man vielleicht mit dem Adrenalin in Zusammenhang bringen. (??) Die Entstehung des Pigments führen manche Forscher[4] auf Umsetzungen der aromatischen Bestandteile des Eiweißes zurück, von denen einzelne wohl die Muttersubstanz des Adrenalins bilden. Von dem Befund BLOCHS[5] über die Bildung von Melanin aus Dioxyphenylalanin durch ein Ferment der Epithelzellen würde auf den ganzen Vorgang Licht geworfen, indessen ist es doch zweifelhaft geworden[6], ob das Dioxyphenylalanin als Chromogen der Wirbeltiere anzusehen ist. Vielleicht ist es aber das Tyrosin. Möglicherweise werden Vorstufen des normalen Hautpigments, die, aus den aromatischen Gruppen des Eiweißes stammend, zugleich Vorstufen des Adrenalins sind, wegen des Funktionsausfalls der Nebennieren nicht in Adrenalin umgewandelt. Sie häufen sich im Organismus an und gehen unter dem Einflusse des genannten Ferments der Epithelzellen in Pigment über. Eine Vermehrung dieses Ferments anzunehmen, haben wir keine Veranlassung. HEUDORFER[7] führt die Pigmentierung der Haut bei Addisonscher Krankheit auf eine verstärkte Funktion des Epithels zurück. Dieses könne vielleicht „eine den Nebennieren gleichsinnige Funktion ausüben". Die Dunkelfärbung des Chromogens entstehe lediglich durch Reduktion der farblosen Vorstufe des Pigments.

Eine eigenartige Rolle spielen die Nebennieren in einzelnen äußerst seltenen Fällen, wenn sich bei kleinen Kindern Geschwülste in ihnen entwickeln, für das Wachstum des ganzen Körpers und besonders der Geschlechtsorgane[8]. Aber merkwürdigerweise entsteht das gleiche oder zum mindesten ein äußerst ähnliches Bild bei Entwicklung großer Geschwülste in Epiphyse, Hypophyse oder den Ovarien bzw. Hoden selbst. Die Kinder wachsen dann außerordentlich schnell, so daß sie an Körpergröße gleichaltrigen 12—13 Jahre voran sind. Die Geschlechtsorgane werden wie in der Pubertät ausgebildet und funktionieren. Die sekundären Geschlechtsmerkmale stellen sich ein. Alles das geht im frühesten Kindesalter oder bei Jugendlichen vor sich.

Wie weit hier ein Zusammenarbeiten verschiedener Drüsen stattfindet, ob die Verrichtungen der einen gesteigert, der andern herabgesetzt sind, alles das wissen

---

[1] RÖSSLE, Verh. dtsch. path. Ges. **1914**, 220. — M. B. SCHMIDT, ebenda **1926**, 213.

[2] ARNETT, Arch. int. Med. **39**, 698.

[3] KARAKASCHEFF, Beitr. path. Anat. **36**, 401. — v. HANSEMANN, Berl. klin. Wschr. **1896**.

[4] Lit. bei BIEDL, Innere Sekretion. — Lit. bei FALTA, Blutdrüsen.

[5] BLOCH, Hoppe-Seylers Z. **98**, 226. — BLOCH u. LÖFFLER, Arch. klin. Med. **121**, 262 (Lit.). — MEIROWSKY, Frankf. Z. Path. **2**. — BITTORF, Arch. f. exper. Path. **75**, 143.

[6] PRZIBRAM, DEMBOWSKI, BRUHER, Arch. Entwicklungsgesch. **48**, 140. — Vgl. THANNHAUSER, Verh. dtsch. Ges. inn. Med. **1922**, 156.

[7] HEUDORFER, Arch. f. Dermat. **134**, 339 (DIETRICH).

[8] Lit. bei DIETRICH u. SIEGMUND, Handb. spez. path. Anat. **8**, 1017.

wir nicht. Ebensowenig können wir uns irgendeine Vorstellung darüber machen, was geschieht. Hier liegt doch nicht die einfache chemische Beeinflussung einer Art von Zellen vor oder mehrerer, vielmehr wird hier in die Wege geleitet die Ausführung eines äußerst verwickelten Plans, genau wie bei dem Wachstum der Eizelle. Mir scheint: hier kommen völlig neue Gesichtspunkte in Betracht, die wir noch nicht ahnen. Sollte das Zufall sein, daß sich ganz oder fast die gleichen Störungen bei Geschwülsten der Keimdrüsen, der Epiphyse und der Nebennierenrinde entwickeln und ähnliche bei solchen der Hypophyse? Die letzten drei Drüsen stellen aber in ihrer innigen Vereinigung von Drüsen- und Nervengewebe zweifellos etwas Besonderes dar. Und diese drei Drüsen haben Einfluß auf die Geschlechtswerkzeuge!

Den innigen Zusammenhang aller inkretorischen Drüsen zeigt nichts so deutlich wie die Beteiligung der Geschlechtsdrüsen an all den bisher genannten Zuständen. Wie die inkretorischen Drüsen zusammenhängen, wissen wir nicht. So können wir uns auch noch keine Vorstellung darüber bilden, in welcher Weise die vorwiegende und im Mittelpunkt stehende Erkrankung einer Drüse — so war es in den bisher besprochenen Fällen — die funktionellen Störungen der andern nach sich zieht. Ganz ähnlich liegt es bei den sog. primären Erkrankungen aller Blutdrüsen. Diese seltenen und meines Erachtens meist recht unklaren Fälle weisen Erscheinungen von seiten der verschiedensten Drüsen auf. Dann können sie alle, gewissermaßen nebeneinander, von einer Ursache aus erkrankt sein: so nimmt man es für die „multiple Blutdrüsensklerose" an. Oder es erkrankt auch hier eine Drüse in erster Linie und das zieht dann, wie bisher, die Funktionsstörung der übrigen nach sich. Offenbar kommt beides vor. Ob beides ganz scharf zu trennen ist, läßt sich meines Erachtens noch nicht sagen. Bei der multiplen Blutdrüsensklerose nimmt man zurzeit eine gerade die inkretorischen Drüsen ergreifende, wohl meist infektiöse Entzündung mit nachfolgender Bindegewebsbildung an.

Gerade die Geschlechtsdrüsen können nun aber auch für sich direkt erkranken[1]. Ich will nicht sagen, daß die andern Drüsen dann immer normal sind. Aber es gibt Krankheitsfälle, in denen die Erkrankung der männlichen oder weiblichen Geschlechtsdrüsen das erste ist und klinisch-symptomatisch mit ihren Folgeerscheinungen im Vordergrund steht. Von seiten der übrigen inkretorischen Organe beobachten wir dann nur das, was direkt aus der Veränderung der Geschlechtsorgane folgt.

Die dann eintretenden Erscheinungen des Stoffwechsels sind im Abschnitt 5 geschildert. Auf die Veränderungen der Körperform möchte ich nicht eingehen, weil mir eigene Erfahrungen zu sehr fehlen.

Von den übrigen Organen, hauptsächlich von der Leber, wurde die Störung der inneren Beziehungen zu den anderen Organen in den einzelnen Abschnitten dieses Buches erörtert. Die Analogie zu dem, was wir hier aus längerer Erfahrung wissen, muß uns zugleich vor gewissen Einseitigkeiten schützen, denen ein Teil der Forschung über die sog. endokrinen Drüsen öfters anheimzufallen droht.

---

[1] J. BAUER, Konstitut. Disposition usw., 3. Aufl., S. 597.

Vor allem sollten wir uns methodisch freies Feld halten. Z. B. die morphologische Betrachtungsform kam hier zweifellos manchmal zu kurz.

Das sehen wir an den Funktionen der Milz, auf die hier wegen ihrer Beziehungen zu denen der Leber noch eingegangen werden muß. Wir begegneten der Milz schon an mehreren Punkten unserer Darstellung. Es zeigt sich, daß das Eindringen fremder chemischer, besonders eiweißartiger und morphologischer Körper in unseren Organismus häufig zu einer Anschwellung dieser Drüse führt, weil solche Körper in der Milz zurückgehalten und weiter verarbeitet werden. Das hat zweifellos eine Beziehung zu normalen Verhältnissen, indem das Organ die große Zahl im Leben dauernd zugrunde gehender Erythrozyten auffängt, verarbeitet und ihrer weiteren Bestimmung zuführt[1]. Aus dem gleichen Grunde schwillt die Milz an bei einer ganzen Anzahl von Anämien, die aus einem verstärkten Untergang von Erythrozyten folgen. Im Abschnitt Blut ist das geschildert.

Über die Bedeutung der Milz für die Umwandlung der eisenhaltigen Stoffe im Organismus haben wir neuerdings mancherlei gelernt[2]. Sie bereitet wohl Eisenverbindungen für die Gewebe aus dem Eisen toter Blutkörperchen und aus dem der Nahrung[3]. Die Milz speichert den eisenhaltigen Blutfarbstoff auf und führt ihn zum Teil der Leber zu. Seine weitere Verarbeitung dürfte nicht nur den Leberzellen, sondern auch den Endothelien der Milz und den KUPFERschen Sternzellen der Leber vorbehalten sein; beide gehören offenbar zusammen[4]. Dadurch ist auch für diese Aufgabe ein Zusammenwirken der beiden Organe festgestellt. M. B. SCHMIDT fand die bemerkenswerte Tatsache der Bildung von Milzgewebe in der Leber nach Entfernung der Milz[5]. Die Beziehung zu einigen modernen Fragen der Milzfunktion ist gegeben[5].

Nach neuerer Auffassung[6] zerstört nämlich die Milz nicht nur die verbrauchten Erythrozyten, die von ihr zurückgehalten werden, sondern sowohl im gesunden als ganz besonders im erkrankten Zustande vermag sie nach verbreiteten Anschauungen gleichsam aggressiv zu werden und ruft dadurch einen direkten Untergang roter Körperchen hervor. Zunächst wurde das für die BIERMERsche Anämie angenommen und darauf die operative Entfernung der Milz vorgeschlagen. Der Verlauf dieser Krankheitsfälle ist aber außerordentlich schwer zu beurteilen, es gibt, wie auch ich sah, natürliche Dauer von 10 bis 15 Jahren. Mir scheint der Erfolg der Milzexstirpation bei BIERMERscher Anämie noch problematisch[7], wenn ich auch eine auffallende und sehr lang anhaltende

---

[1] K. ZIEGLER, Das Milzproblem. Berl. Klinik **1915**, 317. — EPPINGER, Hepatolienale Erkrankungen. 1920. — DE LA CAMP, Arch. klin. Chir. **126**, 443.

[2] ASHER u. Mitarbeiter, Biochem. Z. **17**; Dtsch. med. Wschr. **1911**, Nr 27. — DUBOIS, Biochem. Z. **82**, 141. — ASHER, Naturwiss. 5, Nr 43 (1917).

[3] CHEVALLIER, La rate organe d'assimil. du fer. 1913.

[4] M. B. SCHMIDT, Verh. dtsch. path. Ges. **1914**; Verh. physik.-med. Ges., Würzburg, **1916**, Dez. — Arbeiten aus Aschoffs Institut. Z. B. LEPEHNE, Beitr. path. Anat. **64**, 55.

[5] M. B. SCHMIDT, Verh. dtsch. path. Ges. **1914**; Z. Geburtsh. **86**, 261.

[6] Amerikanische u. englische Arbeiten zit. ZIEGLER, Erg. Chir. 8, 625. — DUBOIS, l. c. — EPPINGER, l. c. — Vgl. demgegenüber LAUDA, Erg. inn. Med. **34**, 1.

[7] Vgl. LAUDA, Erg. inn. Med. **34**, 89.

Besserung darnach kenne. Ist auf wirkliche Besserung nicht häufiger zu rechnen, so fällt allerdings ein wichtiger Grund für die Annahme einer Blutzerstörung in der Milz. Ferner kann von der Milz aus sicher das Knochenmark zur Neubildung von Erythrozyten angeregt werden.

Mit viel mehr Recht nimmt man eine erythrozytenzerstörende Fähigkeit der Milz bei dem als hämolytische Konstitution bezeichneten Zustande an[1]. Über ihn ist in dem Abschnitt Blut gesprochen. Hier bessert in der Tat bei vielen Fällen die Entfernung der Milz den Zustand wesentlich, wenn auch die eigenartige Anomalie der Erythrozyten erhalten blieb. Die Zerstörung des Blutes erfolgt dauernd, ist aber offenbar in Anfällen, in einer Art Krisen verstärkt. Hämoglobin, das in der Milz aus den Erythrozyten austritt, wird in ihr und in der Leber zu Bilirubin verarbeitet. Auch hier wieder dürften, wie Aschoff und M. B. Schmidt vor allem hervorhoben, die Endothel-Bindegewebszellen von Milz und Leber, in ihr besonders die Kupferschen Sternzellen zusammenarbeiten. Nach Eppingers Auffassung stellen diese größere Mengen von Bilirubin her, als die Leberzellen auszuscheiden vermögen. Dann tritt Farbstoff in das Plasma über, so entstehe die Gelbsucht. Das geht dauernd vor sich, und es wird in den Anfällen verstärkt. Nun aber leidet auch die Leber.

Lehnt man die Blutzerstörung in der Milz ab, so bleibt vorerst völlig unklar, wo und wie sie bei hämolytischem Ikterus stattfindet. Ich möchte doch der Annahme dieser Tätigkeit der Milz für diese Fälle zuneigen, hauptsächlich deswegen, weil die Entfernung der Milz hier hilft, ohne daß der Zustand der Erythrozyten verbessert wird.

Eine besondere Beziehung ist zweifellos zwischen Leber und Milz vorhanden, indem zahlreiche Leberkrankheiten von Anfang an mit einer Anschwellung und Veränderung der Milz einhergehen, ohne daß etwa eine grob mechanische Einwirkung wie z. B. Pfortaderstauung die Anschwellung der Milz verursacht. Auch das letztere kommt sicher vor, das ist bekannt genug. Aber bei einer ganzen Reihe von frischen Lebererkrankungen, z. B. Hepatitis acuta (sog. Icterus catarrhalis), bei manchen Formen von chronischer Hepatitis, also von Zirrhose, in denen jede portale Stauung zum mindesten in Anfange fehlt, ist die Milz von Anfang an beteiligt. Es kann natürlich auch das Verhältnis zwischen Milz und Leber vorliegen, das Banti für die nach ihm benannte (für unsere Gegend wohl problematische) Krankheit annahm, daß die Schädlichkeit zuerst die Milz ergreift. Der Erfolg der Milzexstirpation ließe sich in diesem Sinne verwenden. Hier ist meines Erachtens die Beziehung zu den tropischen und subtropischen Protozoeninfekten gegeben, wie Kala-Azar und Malaria; in diesen Fällen halten sich eben die Krankheitserreger ganz vorwiegend in der Milz auf — ich möchte immer denken, daß eine erhebliche Anzahl primärer großer Milztumoren mit Leukopenie auch bei uns in dieses Kapitel hineingehört. Den Erfolg der Milzexstirpation, den Banti bei seiner Krankheit hatte, sah Eppinger ja auch bei einer Anzahl von Fällen, die man in das große und unscharf begrenzte Gebiet

---

[1] Einwände dagegen bei Lauda, Erg. inn. Med. **34**, 102.

der chronischen Hepatitis (Leberzirrhose) hineinrechnen würde. Allerdings muß man mit der Verwertung eines „Erfolgs" bei der vielfach nahezu unberechenbaren Beziehung des Verlaufs dieser Krankheiten mehr als vorsichtig sein. Eine Erörterung über die Abgrenzung der Leberzirrhose und der Bantischen Krankheit gehört nicht hierher. Man kann auch da nur die größte Zurückhaltung üben, besonders deswegen, weil alle Abgrenzungen nach den rein anatomischen Veränderungen der Milz, an die ich früher noch glaubte, allmählich recht unsicher wurden[1]. Hier kam es nur darauf an hervorzuheben, daß bei einer Reihe von Krankheitszuständen Leber und Milz in einer vorerst unerklärlichen Weise zusammen erkranken.

---

[1] HUECK, Kongreß inn. Med. **1928**, 629. — NAEGELI, ebenda **1928**, 511, 629. — LUBARSCH, ebenda **1928**, 527.

Sachverzeichnis.

Apoplexie 273, 382.
Appetit 138, 535.
Apraxie 259ff.
Arginase 148.
Arginin 148, 160.
Arrhythmia perpetua 431ff.
Arrhythmien 414ff.
Arterien 436ff.
Arteriosklerose 10, 382, 387.
— und Apoplexie 382.
— und Atmung 602.
— und Blutzucker 202.
— und Gicht 182.
— und Hirndruck 255.
— und Stoffwechselsteigerung 144, 382.
Arthritis alcaptonurica 172.
Arthritismus 16, 19, 23, 175.
Assimilationsgrenze 207.
Asthenie 17, 18.
Asthma bronchiale 23, 62, 609ff.
— — und Anaphylaxie 610.
— — und Diathese 20.
— cardiale 409, 410.
Ataxie 292ff.
—, sensorische (zentripetale) 294ff.
Atemnot 463.
Atemzentrum 566, 631.
—, seine Erregung 597.
Athetosis 270.
Athyreose 151.
Atmung 594—633.
— und Alveolen 625.
—, äußere 602ff.
—, innere 630ff.
— bei Asthma bronchiale 609ff.
— und Bronchitis 623.
— nach Cheyne - Stokes und Biot 601, 602.
— bei Emphysem 617.
—, „große" 598.
— bei Hämoglobinmangel 629.
— und Herzrhythmus 600.
— und Hirnsklerose 601.
— und Kohlensäure 628.
— und Kyphoskoliose 614.
— und Lage des Körpers 616.
— und Luftdruck 626.
— und Nervensystem 609.
— und Luftzusammensetzung 625.
— von Organen 128.
— bei Pleuraexsudat 621.
— bei Pneumonie 620.
— bei Pneumothorax 622.
— und Psyche 599.
— und Schmerzen 616.
—, ihre Steuerung 605ff.
— und Zellen 625.

Atrophie der Muskeln 340.
— und Trigeminus 342.
Aufstoßen 532.
Auge und Bewegung 293, 296.
Augenmuskellähmung 302.
Ausstrahlung der Schmerzen 329.
Autoinfektion 74.
Avitaminosen 161ff.
— und Ödem 240.
Azetaldehyd 190.
Azetessigsäure 191ff.
Azeton 191ff.
Azidose 189, 190ff., 196.
— bei Diabetes 197, 598.
— bei Nephritis und Urämie 598, 651ff.

Bakterien im Darm und ihre Bedeutung 83.
—, Eintrittspforten derselben 76, 80ff.
—, Bedeutung der Menge 76.
—, ihre Gifte, s. a. Toxine 78, 79.
—, Kapselbildung 77.
— im Stuhl 73.
—, ihre Variabilität 78.
—, ihre Virulenz 76.
Bakterizidie 43, 72.
— des Blutes 40.
— der Sekrete 84.
Bakteriolyse 69.
Bakteriotropine 72.
Bantische Krankheit 150.
Barlowsche Krankheit 161, 164.
Basedowsche Krankheit 145, 393, 682ff.
— — und Abmagerung 138.
— — und Durchfälle 580.
Bauchdeckenreflex 284.
Bazillenträger 74.
Bellsches Gesetz 320.
Bergkrankheit 626.
Beri-Beri 161, 162, 164.
Bewegung, willkürliche 264ff.
—, ihr Zusammenspiel 265ff.
Bewegungsstörungen 258ff.
— und Zentralganglien 269.
Biermersche Anämie s. a. Anämie 149, 454ff.
— — und Achylia gastrica 513.
— — und Darmflora 569.
Bilirubin 544, 558.
Biuretreaktion 166.
Blausäurevergiftung und innere Atmung 594.
Blausucht 463.
Blasenentleerung 289ff.
Blei 8, 12.
— und Gicht 176.
— und Porphyrinurin 175.
— und Rückenmark 273.
Bleikolik 182, 585.
Blut 448—497.